翻译此书,对学科意义深远。
我很赞赏译者的眼光和努力……

张激

学术经典权威著作

古世清

整形外科学

Plastic Surgery: Lower Extremity, Trunk, and Burns

下肢、躯干与烧伤卷

第 4 版

人民卫生出版社
·北 京·

图书在版编目（CIP）数据

整形外科学. 下肢、躯干与烧伤卷 /（美）大卫·H. 宋（David H. Song）主编；范巨峰，沈余明，胡志奇主译. —北京：人民卫生出版社，2023.5

ISBN 978-7-117-34780-8

Ⅰ.①整… Ⅱ.①大…②范…③沈…④胡… Ⅲ.①整形外科学②下肢 – 烧伤 – 整形外科学③躯干 – 烧伤 – 整形外科学 Ⅳ.①R62②R644

中国国家版本馆 CIP 数据核字（2023）第 083723 号

| 人卫智网 | www.ipmph.com | 医学教育、学术、考试、健康，购书智慧智能综合服务平台 |
| 人卫官网 | www.pmph.com | 人卫官方资讯发布平台 |

图字：01-2020-5488号

整形外科学：下肢、躯干与烧伤卷

Zhengxing Waikexue：Xiazhi、Qugan yu Shaoshang Juan

主　　译： 范巨峰　沈余明　胡志奇
出版发行： 人民卫生出版社（中继线 010-59780011）
地　　址： 北京市朝阳区潘家园南里 19 号
邮　　编： 100021
E - mail： pmph @ pmph.com
购书热线： 010-59787592　010-59787584　010-65264830
印　　刷： 廊坊一二〇六印刷厂
经　　销： 新华书店
开　　本： 889×1194　1/16　　印张：32
字　　数： 1280 千字
版　　次： 2023 年 5 月第 1 版
印　　次： 2023 年 6 月第 1 次印刷
标准书号： ISBN 978-7-117-34780-8
定　　价： 459.00 元

打击盗版举报电话： 010-59787491　**E-mail：WQ @ pmph.com**
质量问题联系电话： 010-59787234　**E-mail：zhiliang @ pmph.com**
数字融合服务电话： 4001118166　**E-mail：zengzhi @ pmph.com**

总主编　Peter C. Neligan
总主译　范巨峰

整形外科学
Plastic Surgery: Lower Extremity, Trunk, and Burns

下肢、躯干与烧伤卷

第 4 版

主　　编　David H. Song
多媒体主编　Daniel Z. Liu
主　　译　范巨峰　沈余明　胡志奇
副 主 译　郭　澍　薛红宇
主　　审　李世荣　范巨峰　吕国忠

人民卫生出版社
·北　京·

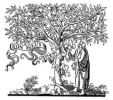

ELSEVIER

Elsevier (Singapore) Pte Ltd.

3 Killiney Road

#08-01 Winsland House I

Singapore 239519

Tel: (65) 6349-0200

Fax: (65) 6733-1817

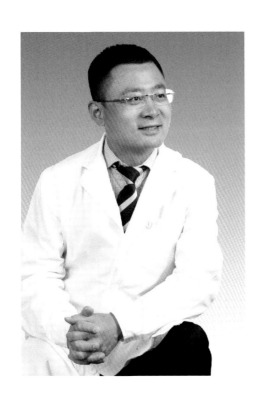

范巨峰,教授,主任医师,博士研究生导师。中国协和医科大学博士,美国哈佛大学医学院博士后。

中国医学科学院整形外科医院博士(硕士师从岳纪良教授,博士师从李森恺教授),美国哈佛大学医学院博士后(师从Michael Yaremchuk教授),美国宾夕法尼亚大学附属医院访问学者(师从Linton Whitaker教授),美国纽约大学医学院访问学者(师从Joseph McCarthy教授),以及美国哈佛大学医学院附属波士顿儿童医院、附属麻省眼耳医院、附属布列根和妇女医院及美国费城儿童医院访问学者。

现任北京朝阳医院整形美容中心主任,首都医科大学博士研究生导师,国家远程医疗与互联网医学中心整形美容专家委员会主任委员,中华医学会医学美容分会常务委员、美容技术学组组长,中国医师协会美容与整形医师分会常务委员、新技术学组组长,北京医学会医学整形外科分会副主任委员,北京医学会医学美学与美容学分会副主任委员,中国整形美容协会脂肪医学分会副会长、抗衰老分会副会长,《中国美容整形外科杂志》副主编等职。

从事整形外科工作30年,主要擅长面部年轻化综合治疗,脂肪移植,面部埋线提升,眼部、鼻部、乳房美容整形等。作为课题负责人与课题组主要成员,主持并参加国家自然科学基金项目、卫健委临床学科重点项目、教育部博士点基金等多个科研项目。入选北京市"215"高层次卫生技术人才项目、北京市科技新星计划、北京市优秀人才计划、首都医学发展科研基金项目、北京市"十百千"卫生人才"百"级项目。获北京市科学技术奖三等奖。发表SCI论文和国内核心期刊论文40余篇。

主编、主译人民卫生出版社专著14部:总主译第3版《麦卡锡整形外科学》(共6卷),主译第4版《麦卡锡整形外科学:乳房卷》,主译第4版《麦卡锡整形外科学:美容卷》,主译第2版《整形外科学:核心技术卷》;主编《注射美容外科学》,主编《埋线美容外科学》,主编《简明美容外科手术精要》,主编《医学抗衰老》。

译者名录

主　译　范巨峰　沈余明　胡志奇

副主译　郭　澍　薛红宇

主　审

李世荣　中国人民解放军陆军军医大学　　　　　　吕国忠　江南大学附属医院

范巨峰　首都医科大学附属北京朝阳医院

译　者

曾　东	中国人民解放军南部战区总医院	佟　爽	中国医科大学附属第一医院
沈余明	北京积水潭医院	孙　强	中国医科大学附属第一医院
覃凤均	北京积水潭医院	金石峰	中国医科大学附属第一医院
王　浩	北京积水潭医院	吕梦竹	中国医科大学附属第一医院
宁方刚	北京积水潭医院	薛红宇	北京大学第三医院
田　彭	北京积水潭医院	谢宏彬	北京大学第三医院
黎　明	北京积水潭医院	孙艺谋	北京大学第三医院
王　成	北京积水潭医院	贾　琳	新疆医科大学第一附属医院
温春泉	北京积水潭医院	黄　铿	汕头大学医学院第二附属医院
杜伟力	北京积水潭医院	张万聪	汕头大学医学院第二附属医院
赵筱卓	北京积水潭医院	梁伟中	应急管理部应急总医院
张　琮	北京积水潭医院	李小林	江西省人民医院
程　琳	北京积水潭医院	肖志波	哈尔滨医科大学附属第二医院
张慧君	北京积水潭医院	朱梦茹	大连医科大学附属第一医院
尹　凯	北京积水潭医院	胡守舵	北京中西医结合医院
张　颖	北京积水潭医院	李薇薇	北京清华长庚医院
范巨峰	首都医科大学附属北京朝阳医院	赵红艺	北京医院
陈晓芳	首都医科大学附属北京朝阳医院	易阳艳	南昌大学第二附属医院
胡志奇	南方医科大学南方医院	熊　伟	新疆石河子大学医学院第一附属医院
陶　然	中国人民解放军总医院第一医学中心	郝永生	广州华美医疗美容医院
郭　澍	中国医科大学附属第一医院	张雅巍	大连普兰店区中心医院
王晨超	中国医科大学附属第一医院		

各卷主编团队

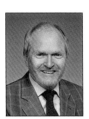

Editor-in-Chief
Peter C. Neligan, MB, FRCS(I), FRCSC, FACS
Professor of Surgery
Department of Surgery, Division of Plastic Surgery
University of Washington
Seattle, WA, USA

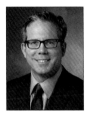

Volume 1: Principles
Geoffrey C. Gurtner, MD, FACS
Johnson and Johnson Distinguished Professor of
Surgery and Vice Chairman,
Department of Surgery (Plastic Surgery)
Stanford University
Stanford, CA, USA

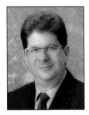

Volume 2: Aesthetic
J. Peter Rubin, MD, FACS
UPMC Professor of Plastic Surgery
Chair, Department of Plastic Surgery
Professor of Bioengineering
University of Pittsburgh
Pittsburgh, PA, USA

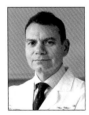

Volume 3: Craniofacial, Head and Neck Surgery
Eduardo D. Rodriguez, MD, DDS
Helen L. Kimmel Professor of Reconstructive
Plastic Surgery
Chair, Hansjörg Wyss Department of Plastic
Surgery
NYU School of Medicine
NYU Langone Medical Center
New York, NY, USA

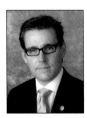

Volume 3: Pediatric Plastic Surgery
Joseph E. Losee, MD
Ross H. Musgrave Professor of Pediatric Plastic
Surgery
Department of Plastic Surgery
University of Pittsburgh Medical Center;
Chief Division of Pediatric Plastic Surgery
Children's Hospital of Pittsburgh
Pittsburgh, PA, USA

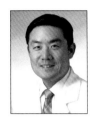

Volume 4: Lower Extremity, Trunk, and Burns
David H. Song, MD, MBA, FACS
Regional Chief, MedStar Health
Plastic and Reconstructive Surgery
Professor and Chairman
Department of Plastic Surgery
Georgetown University School of Medicine
Washington, DC, USA

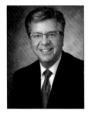

Volume 5: Breast
Maurice Y. Nahabedian, MD, FACS
Professor and Chief
Section of Plastic Surgery
MedStar Washington Hospital Center
Washington, DC, USA;
Vice Chairman
Department of Plastic Surgery
MedStar Georgetown University Hospital
Washington, DC, USA

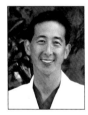

Volume 6: Hand and Upper Extremity
James Chang, MD
Johnson & Johnson Distinguished
Professor and Chief
Division of Plastic and Reconstructive Surgery
Stanford University Medical Center
Stanford, CA, USA

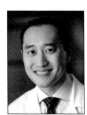

Multimedia editor
Daniel Z. Liu, MD
Plastic and Reconstructive Surgeon
Cancer Treatment Centers of America at Midwestern Regional Medical Center
Zion, IL, USA

下肢、躯干与烧伤卷编者

Christopher E. Attinger, MD
Professor, Interim Chairman
Department of Plastic Surgery
Center for Wound Healing
Medstar Georgetown University Hospital
Washington, DC, USA

Lorenzo Borghese, MD
Plastic Surgeon
Chief of International Missions
Ospedale Pediatrico Bambino Gesù
Rome, Italy

Charles E. Butler, MD, FACS
Professor and Chairman
Department of Plastic Surgery
Charles B. Barker Endowed Chair in Surgery
The University of Texas M. D. Anderson Cancer
Center
Houston, TX, USA

David W. Chang, MD
Professor of Surgery
University of Chicago
Chicago, IL, USA

Karel Claes, MD
Department of Plastic and Reconstructive
Surgery
Ghent University Hospital
Ghent, Belgium

Mark W. Clemens II, MD, FACS
Associate Professor
Plastic Surgery
MD Anderson Cancer Center,
Houston, TX, USA

Shannon M. Colohan, MD, MSc
Assistant Professor of Surgery
University of Washington
Seattle, WA, USA

Peter G. Cordeiro, MD
Chief
Plastic and Reconstructive Surgery
Memorial Sloan Kettering Cancer Center
New York, NY, USA

Salvatore D'Arpa, MD, PhD
Department of Plastic and Reconstructive
Surgery
Ghent University Hospital
Ghent, Belgium

Michael V. DeFazio, MD
Department Plastic Surgery
MedStar Georgetown University Hospital
Washington, DC, USA

A. Lee Dellon, MD, PhD
Professor of Plastic Surgery
Professor of Neurosurgery
Johns Hopkins University
Baltimore, MD, USA

Sara R. Dickie, MD
Clinical Associate of Surgery
University of Chicago Hospitals
Pritzker School of Medicine
Chicago, IL, USA

Ivica Ducic, MD, PhD
Clinical Professor of Surgery
GWU Washington Nerve Institute
McLean, VA, USA

Gregory A. Dumanian, MD
Stuteville Professor of Surgery
Division of Plastic Surgery
Northwestern Feinberg School of Medicine
Chicago, IL, USA

John M. Felder III, MD
Fellow in Hand Surgery
Plastic Surgery
Washington University in Saint Louis
St. Louis, MO, USA

Goetz A. Giessler, MD, PhD
Professor Director
Plastic-Reconstructive, Aesthetic and Hand
Surgery
Gesundheit Nordhessen
Kassel, Germany

Kevin D. Han, MD
Department of Plastic Surgery
MedStar Georgetown University Hospital
Washington, DC, USA

Piet Hoebeke
Department of Urology
Ghent University Hospital
Ghent, Belgium

Joon Pio Hong, MD, PhD, MMM
Professor of Plastic Surgery
Asan Medical Center, University of Ulsan
Seoul, South Korea

Michael A. Howard, MD
Clinical Assistant Professor of Surgery
Plastic Surgery
NorthShore University HealthSystem/University
of Chicago
Chicago, IL, USA

Jeffrey E. Janis, MD, FACS
Professor of Plastic Surgery, Neurosurgery,
Neurology, and Surgery;
Executive Vice Chairman, Department of Plastic
Surgery;
Chief of Plastic Surgery, University Hospitals
Ohio State University Wexner Medical Center
Columbus, OH, USA

Leila Jazayeri, MD
Microsurgery Fellow
Plastic and Reconstructive Surgery
Memorial Sloan Kettering Cancer Center
New York, NY, USA

Grant M. Kleiber, MD
Assistant Professor of Surgery
Division of Plastic and Reconstructive Surgery
Washington University School of Medicine
St. Louis, MO, USA

Stephen J. Kovach III, MD
Assistant Professor
Division of Plastic Surgery
University of Pennsylvania
Philadelphia, PA, USA

Robert Kwon, MD
Southwest Hand and Microsurgery
3108 Midway Road, Suite 103
Plano, TX, USA

**Raphael C. Lee, MS, MD, ScD, FACS,
FAIMBE**
Paul and Allene Russell Professor
Plastic Surgery, Dermatology, Anatomy and
Organismal Biology, Molecular Medicine
University of Chicago
Chicago, IL, USA

L. Scott Levin, MD, FACS
Chairman of Orthopedic Surgery
Department of Orthopaedic Surgery
University of Pennsylvania School of Medicine
Philadelphia, PA, USA

Otway Louie, MD
Associate Professor
Surgery
University of Washington Medical Center
Seattle, WA, USA

Nicolas Lumen, MD, PhD
Head of Clinic
Urology
Ghent University Hospital
Ghent, Belgium

Alessandro Masellis, MD
Plastic Surgeon
Euro-Mediterranean Council for Burns and Fire
Disasters
Palermo, Italy

Michele Masellis, MD
Former Chief of Department of Plastic and
Reconstructive Surgery and Burn Therapy
Department of Plastic and Reconstructive
Surgery and Burn Therapy - ARNAS Ospedale
Civico e Benfratelli
Palermo, Italy

Stephen M. Milner, MB BS, BDS
Professor of Plastic Surgery
Surgery
Johns Hopkins School of Medicine
Baltimore, MD, USA

Arash Momeni, MD
Fellow, Reconstructive Microsurgery
Division of Plastic Surgery
University of Pennsylvania Health System
Philadelphia, PA, USA

Stan Monstrey, MD, PhD
Department of Plastic and Reconstructive
Surgery
Ghent University Hospital
Ghent, Belgium

**Venkateshwaran N, MBBS, MS, DNB, MCh,
MRCS(Intercollegiate)**
Consultant Plastic Surgeon
Jupiter Hospital
Thane, India

Rajiv P. Parikh, MD, MPHS
Resident Physician
Department of Surgery, Division of Plastic and
Reconstructive Surgery
Washington University School of Medicine
St. Louis, MO, USA

Mônica Sarto Piccolo, MD, MSc, PhD
Director
Pronto Socorro para Queimaduras
Goiânia, Goiás, Brazil

Nelson Sarto Piccolo, MD
Chief
Division of Plastic Surgery
Pronto Socorro para Queimaduras
Goiânia, Goiás, Brazil

Maria Thereza Sarto Piccolo, MD, PhD
Scientific Director
Pronto Socorro para Queimaduras
Goiânia, Goiás, Brazil

Vinita Puri, MS, MCh
Professor and Head
Department of Plastic, Reconstructive Surgery
and Burns
Seth G S Medical College and KEM Hospital
Mumbai, Maharashtra, India

Andrea L. Pusic, MD, MHS, FACS
Associate Professor
Plastic and Reconstructive Surgery
Memorial Sloan Kettering Cancer Center
New York, NY, USA

Vinay Rawlani, MD
Division of Plastic Surgery
Northwestern Feinberg School of Medicine
Chicago, IL, USA

Juan L. Rendon, MD, PhD
Clinical Instructor Housestaff
Department of Plastic Surgery
The Ohio State University Wexner Medical
Center
Columbus, OH, USA

Michelle C. Roughton, MD
Assistant Professor
Division of Plastic and Reconstructive Surgery
University of North Carolina at Chapel Hill
Chapel Hill, NC, USA

Hakim K. Said, MD, FACS
Associate Professor
Division of Plastic surgery
University of Washington
Seattle, WA, USA

Michel Saint-Cyr, MD, FRSC(C)
Professor
Plastic Surgery
Mayo Clinic
Rochester, MN, USA

Michael Sauerbier, MD, PhD
Professor, Chair
Department for Plastic, Hand, and
Reconstructive Surgery
Academic Hospital Goethe University Frankfurt
am Main
Frankfurt am Main, Germany

Loren S. Schechter, MD
Associate Professor and Chief
Division of Plastic Surgery
Chicago Medical School
Morton Grove, IL, USA

David H. Song, MD, MBA, FACS
Regional Chief, MedStar Health
Plastic and Reconstructive Surgery
Professor and Chairman
Department of Plastic Surgery
Georgetown University School of Medicine
Washington, DC, USA

Yoo Joon Sur, MD, PhD
Associate Professor
Department of Orthopedic Surgery
The Catholic University of Korea, College of
Medicine
Seoul, Korea

Chad M. Teven, MD
Resident
Section of Plastic and Reconstructive Surgery
University of Chicago
Chicago, IL, USA

世界整形外科历经了 2 600 多年的发展历程。"plastic" 一词出现于 1818 年,标志着整形外科的正式开始。"plastic" 起源于希腊语的 "*plastikos*",由德国外科医师 Karl Fedlinand von Graefe(1787—1840 年)在 1818 年出版的专著 *Rhinoplasty* 中首先使用了这一术语。1914—1939 年是现代整形外科发展的初始阶段,这个时期奠定了今天整形外科的基本概念;而 1939 年及其以后的时代则是整形外科稳步发展的时期。

Plastic Surgery 是世界整形外科的经典教材和权威著作,原名 *Reconstructive Plastic Surgery*,它总结了之前已出版的各整形专科著作,第 1 版出版于 1964 年,主编 John Converse。1977 年,Converse 主编出版了第 2 版 *Reconstructive Plastic Surgery*。1990 年,Joseph McCarthy 担任了这套书的主编,并改书名为 *Plastic Surgery*,丛书共 8 卷,这套巨著无论对国际整形外科还是对中国整形外科,都产生了巨大的影响。2006 年,Stephen J. Mathes 主编出版了第 2 版 *Plastic Surgery*。遗憾的是,当时尚无中文译本,语言成了中国医生阅读这套巨著的障碍!

2013 年,Peter C. Neligan 主编出版了第 3 版 *Plastic Surgery*。同年,首都医科大学附属北京朝阳医院整形外科的范巨峰主任作为总主译,组织了全国 120 多位专家开始翻译这套巨著。至 2019 年,这套 6 卷、共 3 000 多万字的中文译本终于由人民卫生出版社全部出版,取名为《麦卡锡整形外科学》,以纪念本套书中最著名、影响力最大的由 McCarthy 主编的 1990 年版本。中译版的译者们不仅为中国医生解决了语言问题,而且在翻译中融入了自身经验和理解,非常有助于年轻医生对经典著作的学习和理解,为帮助中国医生走向国际整形外科学术殿堂搭起了桥梁。

2018 年,Peter C. Neligan 主编出版了第 4 版 *Plastic Surgery*,范巨峰教授于第一时间组织了全国最优秀的整形外科专家们开始翻译。

如果仅仅从章节标题来看,第 4 版和第 3 版的区别并不大,但是,由于原著一些分卷主编和部分章节作者发生了变更,内容自然会有相应变化。而且即便是一些没有变动的作者,近年来观念的更新也体现在了一些章节的核心内容里。医学翻译工作的特点是:"越是核心的内容越在细微处,越是细微的差别越见专家真功夫"。这就需要中文译者们花费大量的时间和精力去理解、分析、鉴别这些变化和更新。"新观念不一定就是对的,老观念经过了时间检验,也未必是错的"。不要小看这部分工作,翻译专家只有花费大量的时间去检索和阅读文献,并且结合自己的临床经验,才能准确翻译,当译者质疑原作观点时,中译版有时还会附上主流观点,以供读者参考。为了精益求精,第 4 版中译版很多章节内容,先后邀请了国内 4~5 组专家反复翻译和审校,这比第 3 版的翻译标准高出许多(第 3 版每章请一组专家翻译,另一组审校,共两组)。

中译版的翻译和审校工作非常有特色,集中了国内近年来整形美容领域优秀且活跃的一批大专家、大教授们。他们的个人临床经验丰富、专业水平非常高;都有国外留学经历,英文水平高;最重要的是,他们对中国整形外科事业有着强烈的责任感和使命感。正是由于参与翻译和审校的专家们投入了巨大的心血和努力,才呈现给了我们这套学术经典和权威著作。个人感觉本书的翻译水平较上一版上了一个更高的台阶。当然,最终的评价取决于广大读者。

从第 4 版 *Plastic Surgery* 开始,中译版更名为《整形外科学》。

2020 年开始翻译第 4 版 *Plastic Surgery* 之时,正值新冠疫情肆虐,每位专家既要克服疫情带来的巨大压力,又要投入各自岗位的抗疫工作中去,同时还要保质保量地完成翻译工作,实属不易!这段人类历史上的特殊时期令我们终生铭记!

我为第 4 版《整形外科学》能在疫情期间高效完成翻译且保证了高水平的翻译质量感到高兴和欣慰。

希望这部新版经典著作能在上一版的基础上,进一步帮助更多的中国医生打开眼界、了解世界、学到知识、提高技术,从而与世界接轨,更好地提高医术、更好地为患者服务。

我很荣幸为第 4 版《整形外科学》作序。

李世荣

中国人民解放军陆军军医大学 三级教授 主任医师 博士生导师

中华医学会医学美容分会 主任委员

《中华医学美学美容杂志》主编

中华医学会医学美容教育学院 院长

2023 年 1 月

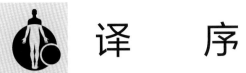

译 序

  Plastic Surgery 是国际经典的整形外科学著作,被誉为"整形外科学的圣经"。然而受语言的影响,国内真正能够通读整套英文原著的医生并不多,这大大限制了国内医生对世界整形外科学先进技术和理念的学习,从而限制了中国整形外科整体医疗水平的发展。我一直有一个想法,如果能把这套 *Plastic Surgery* 翻译成中文,该有多好!这个念头,最早开始于我读研究生时。当 2006 年我在纽约大学见到当时 *Plastic Surgery* 的主编 Dr. McCarthy 本人时,这个想法变得更为强烈,直到 2013 年人民卫生出版社的一位老师鼓励我把理想变为现实。

  2013 年,刚好 Elsevier 出版社出版了第 3 版 *Plastic Surgery*。Elsevier 出版社和人民卫生出版社都非常支持我的想法,翻译此书的事情一拍即合。我们邀请到了全国 120 余位专家参与翻译工作。邀请的专家都有着共同的特点:博士学历、丰富的临床工作和手术实践经验、扎实的英文及中文功底,最重要的是对这项工作都有着极大的热情和使命感。大家倾注了大量的心血,历经数载,至 2019 年 6 月,终于为读者完整呈现了 3 000 余万字的第 3 版《麦卡锡整形外科学》。正是由于参与翻译工作的专家们极高的专业水平和认真的工作态度,第 3 版《麦卡锡整形外科学》出版后收获了很好的反响,证明了 *Plastic Surgery* 著作本身的权威性和中文翻译专家们的高超水平。*Plastic Surgery* 中译版为中国整形外科医生们提供了宝贵的学习资源。

  第 3 版《麦卡锡整形外科学》的翻译和出版受到了整形外科学界前辈们的悉心关怀和大力支持。张涤生院士于去世前两个月在病榻上为本书题词"翻译此书,对学科意义深远。我很赞赏译者的眼光和努力!"中华医学会医学美容分会李世荣主任委员为多部分卷作序,并为全书题词"学术经典,权威著作"。最重要的是,每当听到一位医生或在读研究生告诉我,他从《麦卡锡整形外科学》中学到了知识、更新了观念时,我都倍感欣慰和喜悦。

  所以,当第 4 版 *Plastic Surgery* 出版后,人民卫生出版社又与我商讨继续翻译新版著作时,我毫不犹豫地答应了。

  比起上一版,第 4 版更新和补充了不少内容,增加了新的整形美容的知识和观点,对于我们参与翻译的医生而言,也是最好的学习和更新知识的机会。至少就我个人而言,深感受益良多。

  在翻译和审校的过程中,也发现了一些问题。这些年,随着国内外学术界的频繁交流,国内专家的很多认识和观念已经与世界同步。在第 4 版的翻译过程中,译者们发现原著中个别作者的观点与主流的国际前沿观点存在差异,我们本着充分尊重原著的精神进行了翻译,但同时标注了学术界的主流观点,以此希望提醒广大国内读者,对于一些学术观点差异,要兼收并蓄,既要重视原著,也要坚持自己的独立思考。

  第 4 版,与第 3 版相比,内容粗看大致相似,但是一些分卷的主编更换了,同时新增和更换了部分章节作者。相对于第 3 版,有些章节虽然篇幅变化不大,但是核心内容明显存在更新迭代,而一旦参与翻译和审校的国内专家没有与时俱进地更新观念或者知识面不够宽广,就会出现用"老思维解释新概念"的问题。有些内容更新虽然看起来似乎只有一点点,但是失之毫厘谬以千里,甚至可能出现南辕北辙的理解和翻译错误。为了精益求精,第 4 版中译版的部分章节先后邀请了国内 4~5 组专家多次反复翻译和审校,这比第 3 版的翻译标准高出许多。

  从第 4 版开始,中译版更名为第 4 版《整形外科学》。

  衷心感谢所有参与第 3 版《麦卡锡整形外科学》、第 4 版《整形外科学》翻译和审校的专家们!衷心感谢所有为《整形外科学》顺利出版作出贡献的朋友们!衷心感谢一直喜欢和支持《整形外科学》的读者同道们!

第 4 版《整形外科学》的翻译和出版过程,是疫情之下整形界同道不忘初衷、同舟共济、砥砺前行的过程,让我们铭记这段人类历史上的特殊时期!

愿全球疫情早日结束,愿人类永远健康!

范巨峰

首都医科大学附属北京朝阳医院整形外科　主任

首都医科大学　教授　主任医师　博士生导师

国家远程医疗与互联网医学中心整形美容专家委员会　主任委员

中华医学会医学美容分会　常务委员、美容技术学组组长

中国医师协会美容与整形医师分会　常务委员、新技术学组组长

2023 年 1 月

原　　序

　　我在写本书第 3 版序言的时候提到,能够成为这个伟大系列著作的总主编,我感到无比荣幸和惊喜。这一次,对于能够参与这个系列的更新工作,我同样感到无比感激。当 Elsevier 出版社给我来电话,建议我开始准备第 4 版的时候,我的第一反应是为时过早。从 2012 年第 3 版出版到现在,整形外科领域能发生什么变化呢?而事实上,该领域在过去几年已经取得了长足的发展,我也希望本版著作能够将新的知识纳入其中。

　　我们的专业领域可谓意义非凡。最近,Chadra 和两位 Agarwal 在 *Plastic and Reconstructive Surgery—Global Open* 杂志中发表了一篇题为《整形外科学细分》(*Redefining Plastic Surgery*)的文章,并在文中提出了以下定义:"整形外科学是外科学的一个专业分支,它解决的是器官在感观、活动与保护身体外向通道方面的畸形、缺陷和异常问题,方法包括但不限于组织的再造、植入、回植与移植,目的是恢复和改善器官的形态与功能,并使其更加美观。"这是一个包罗万象却又十分恰当的定义,体现了本专业领域所涉的范围之广。

　　在第 3 版中,我介绍了每一位分卷主编。事实上,整形外科所涉及的分支领域已经十分多元,一个人已无法成为所有分支领域的专家,我本人自然也不是这样的专家。我认为这次的编写工作能够顺利进行,是因为各个分卷的主编不仅能凭借其专业知识成为各个分支领域的代表,并且十分熟悉各自领域的新进展和推动其发展的人物。我们在新版著作中延续了这样的合作模式。上一版著作的 7 位主编中的 4 位继续为本版做出了贡献,带来了全新、专业的内容。Gurtner、Song、Rodriguez、Losee 和 Chang 负责各自分卷的更新工作,对部分内容作了保留,部分作了大范围修改,部分作了补充,还有部分作了删减。Peter Rubin 接替了 Rick Warren,负责《美容卷》的编写工作。美学分支在整形外科领域的地位有些特别,但同样十分重要。Warren 出色地完成了第 3 版《美容卷》的编写工作。然而,尽管他十分热爱这样的工作,但再次接受这一任务超出了他本人的意愿。与之类似,Jim Grotting 也出色地完成了上一版《乳房卷》的编写工作,但他决定,在新版中对该卷内容作大量修改的工作应该由一位观点新颖的人来担任。于是,Maurice Nahabedian 接过了这一任务。我希望读者会喜欢这两卷中修改的内容。

　　Allen Van Beek 是上一版的视频主编,他汇总了大量优质的视频资料,作为文本的补充。这一次,我们希望更进一步。虽然我们对文本相关的视频已经作了大量补充(视频总数超过了 170 个),但我们同时还补充了与所选章节相关的讲座视频。我们筛选出了关键的章节,并将章节中所用的图片加入讲座视频中,制作了章节的口述展示版本,并在线上发布。Daniel Z. Liu 接替了 Van Beek,担任了本版的多媒体主编(非视频主编),对本书的出版做出了巨大的贡献。本书各关键章节的展示视频一共超过 70 个,最大程度上方便了各位读者以最简单的方式获取知识。其余展示由 Liu 教授和我根据各章节内容进行汇编。希望这些内容能够对读者有所帮助。

　　读者或许想知道这一系列工作都是如何完成的。在对本版进行规划期间,由 Belinda Kuhn 带领的 Elsevier 团队和我在旧金山进行了一次面对面会谈。各分卷的主编以及在伦敦工作的编辑团队也都参加了会议。我们花了整整 1 周的时间,把第 3 版著作逐卷、逐章审阅了一遍。随后,我们决定了哪些内容需要保留,哪些需要补充,哪些需要修订,哪些需要改写。我们同时还决定了各章节的作者,保留了许多现有的作者,也让一些新作者接替了原作者,这样做的目的是让著作能够真实反映该领域所发生的变化。此外,我们还决定要对著作进行一些务实的改动。例如,读者会注意到,我们省略了总共 6 个分卷中的第二到第六分卷的全部索引,只突出了这几个分卷的目录。这让我们得以为每个分卷省下几百页的篇幅,降低了出版成本,并将这部分成本用于升级的网络内容的制作。

　　自第 3 版出版以来,我走遍了世界各地,见证了这一版著作对该领域产生的巨大影响,尤其是人才培养方面的影响,并对此深感触动。无论我走到哪里,都有人告诉我,这部著作是他们重要的教学资源,是知识的源泉。第 3 版著作已被译成葡萄牙语、西班牙语和中文,我对此倍感欣慰,也得到了极大的鼓励。我希望此次出版的第 4 版能够继续为该领域做出贡献,为执业外科医生提供宝贵资源,也能够让正在接受培训的人员做好准备,迎接未来在整形外科领域的职业生涯。

Peter C. Neligan
于美国华盛顿州西雅图市

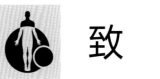

致　谢

我的妻子 Gabrielle Kane 一直是我的坚强后盾。在工作中,她不仅给予我鼓励,还依据她本人在医学领域的工作和教育经验,对我提出了建设性的批评意见。对此,我无以为报。本系列著作得以付梓,得益于 Elsevier 出版社的编辑团队。感谢 Belinda Kuhn 带领的团队,成员包括 Alexander Mortimer,Louise Cook,Sam Crowe。Elsevier 出版社的加工团队在本项目的推进过程中同样发挥了关键作用。Geoff Gurtner,Peter Rubin,Ed Rodriguez,Joe Losee,David Song,Mo Nahabedian,Jim Chang 和 Dan Liu 作为分卷主编,对本版著作进行了编写和修订,对保持本系列著作的专业性和时效性作出了重要贡献。Nick Vedder 带领的、我在华盛顿大学的同事团队为我提供了持续不断的鼓励与支持。最后,也是最重要的,感谢参与了本项目的各位住院医师和实习医师,是他们让我们保持专注,并为他们提供很好的解决方案。

Peter C. Neligan,MB,FRCS(I),FRCSC,FACS

我要感谢所有作者对本分卷作出的贡献,其中包括我的同事,以及芝加哥大学医学中心、MedStar Health 和乔治城大学医学院的住院医师们,他们的不懈努力推动了本书的完成。感谢我的父母,他们是我探索知识的启蒙者。最重要的是,感谢我的妻子 Janie 以及我的女儿 Olivia,Ava 和 Ella,没有她们,我的一切工作都将失去意义。

David H. Song,MD,MBA,FACS

目　录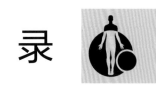

献给未来的整形医生们。

接过火炬，带领我们前进吧！

Dedicated to future plastic surgeons.

Take up the torch and lead us forward!

第一篇

下肢外科

第1章

下肢解剖

Grant M. Kleiber, Rajiv P. Parikh

概要

■ 下肢的重建手术依赖于对结构和功能解剖的全面了解，以便准确分析缺陷并制订有针对性的治疗方案，保存和恢复正常的形态和功能。

■ 重建外科医生主要任务是治疗下肢特定组织缺陷或在下肢部位切取组织后转移进行修复。

■ 本章旨在全面回顾下肢的三维解剖结构，从而利于重建外科医生的手术和临床决策。

■ 本章详细描述了下肢每个区域的骨骼支撑、肌肉筋膜解剖学、血供、淋巴引流、神经解剖学、皮肤与软组织。

■ 本章对各区域现有的软组织供区、植骨供区、常见下肢皮瓣的解剖学基础以及神经损伤和卡压的共同点进行了广泛的概述，以便在临床上对下肢解剖学进行相关讨论，以此作为重建手术共同挑战的框架。

胚胎学

在胚胎的第3周，首次可以分辨出下肢结构。最开始下肢沿着腹外侧方向生长。根尖表皮脊缓慢生长持续到第5周，此时小的扁平状足板已经开始发育。最初，足完全没有背屈的形状，并且足底朝向头侧。在胫腓骨出现骨骼发育的同时，足底开始向外侧旋转。第6周时，趾线及趾蹼开始出现。第6周至第8周开始软骨化，进程并将一直贯穿于未来骨性结构以及下肢的生长。

第8周时胚胎期过渡到胎儿期。此时，趾骨、跖骨、跗骨、踝关节、胫骨、腓骨以及股骨都已经出现。可检测到骨化的最初征象开始于足部，特别是远端指骨和跖骨体。跗骨在第5个月开始骨化，首先是距骨和骰骨。下肢其他部位的骨化持续整个孕期。

胚胎的下肢血管解剖结构与成人的不同，主要在于坐

骨动脉的发育和短暂的存在[1]。坐骨动脉起始于脐动脉，与股动脉分开走行，它沿大腿、膝关节及小腿的后侧下行，是胚胎早期发育最主要的下肢血管。股动脉沿大腿前侧下行，并分支成最初的胫后动脉、胫前动脉及腓动脉。随着胎儿的生长，股动脉逐渐增强而坐骨动脉逐渐减弱。在正常发育中，孕期第8周，坐骨动脉会逐渐消失并演变为臀下动脉、股深动脉、腘动脉及腓动脉(图1.1)。然而，约有0.01%~0.05%的人群，坐骨动脉会持续存在整个胎儿时期，并且保留至成人[2]。坐骨动脉的持续存在会导致动脉瘤、血栓及栓塞的形成。虽然这是一种罕见的异常，但对这罕见情况认识不足，会导致下肢血管解剖类型的认知出现错误。

臀部

臀部骨骼结构

骨盆由对称的髋骨及中间的骶骨组成，并通过两侧的骶髂关节连接。髋骨由髂骨、耻骨和坐骨融合形成。在3块骨的融合位置形成髋臼。骨盆宽大的骨性突起为大腿及髋部的肌肉提供附着点(图1.2)。这些突起也在临床上与压疮的形成有关，最常见的位置是坐骨结节、骶骨突起和股骨大转子。致密的韧带增强骨盆的连接并能分散多个作用于骨盆的相反作用力。骶棘韧带起自骶骨止于坐骨棘，组成坐骨大孔的下界。骶结节韧带附着在骶骨和坐骨结节，组成坐骨小孔。腹股沟韧带起自髂前上棘止于耻骨结节。大腿的大部分肌肉起始于骨盆。髋关节周围的屈肌、伸肌及内、外旋肌能够在人行走时稳定和固定躯干。

临床相关-髂骨移植

髂嵴是自体骨移植的主要来源，可以重建各种缺损。骨移植可以是皮质骨、松质骨或者皮质骨与松质骨一体。皮质骨结构稳定，具有成骨活性，非常适合于需要立即具有机

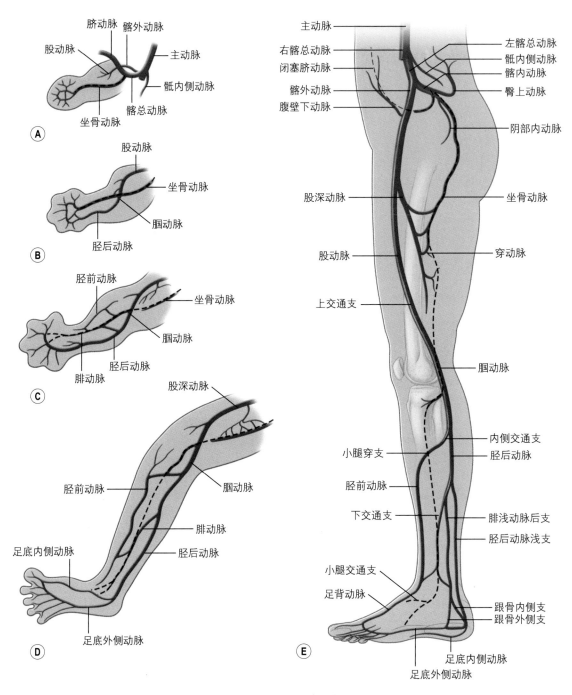

图 1.1　下肢血管发育

械稳定性的结构缺陷。松质骨具有骨诱导性、成骨活性,具有快速的骨重建和血管化,非常适合骨不连和骨融合。松质骨在髂骨的内、外板之间取得。髂前嵴和髂后嵴是松质和皮质松质骨移植的常用供体部位,平均移植骨量分别为13cm³和30cm³[3](图 1.3)。在前方取髂骨,通常在髂结节、与髂前上棘平行后方 3~4cm 位置,能够取得最大骨量并且最小限度地损伤股外侧皮神经。髂嵴位于来自腹外斜肌和髂肌的肌肉筋膜层深处。髂腹股沟神经沿髂肌内侧表面走行,因此从前髂嵴取髂骨时,有损伤此神经的危险。与桡骨远端或尺骨鹰嘴相比,髂前嵴提供了两倍的松质骨填充量。

3 层皮质骨可以从前髂嵴的内、外板取得,皮质松质骨既可以从外板也可从内板取。在髂后上棘与骶髂关节顶端连接线上方的区域,骨最厚,收获最好。从髂后上棘远端约 4cm的区域取髂骨,可以防止骶髂关节的损伤[4]。单皮质和皮质松质骨移植可从后髂嵴的外板获得,并从髂骨的内板获取额外的松质骨。髂嵴还可以为各种软组织和骨缺损复合修复提供带血管蒂的骨组织瓣。带血管蒂的皮质松质骨可以在髂嵴的外侧部分外侧皮质切取,这部分由旋股外侧动脉升支供血[5]。髂骨的外侧皮质则由旋髂深动脉的滋养动脉供血,是另一种带血管蒂骨组织瓣的来源。

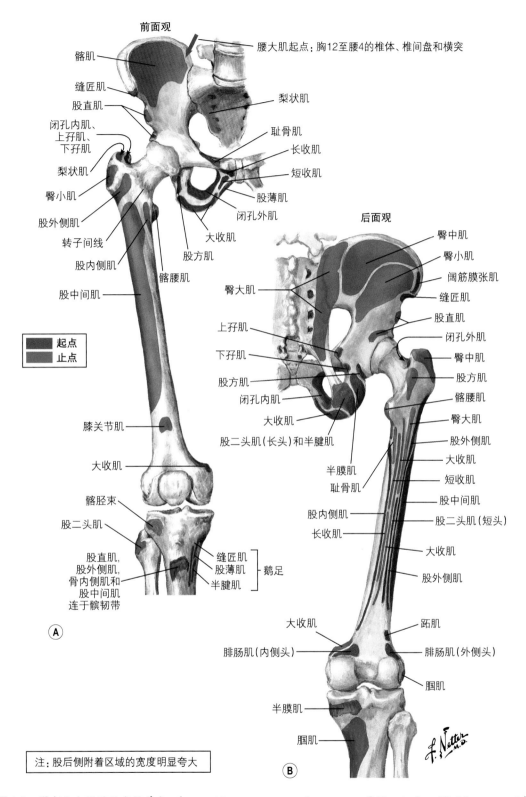

前面观

髂肌

缝匠肌

股直肌

闭孔内肌、
上孖肌、
下孖肌

梨状肌

臀小肌

股外侧肌

转子间线

股内侧肌

股中间肌

腰大肌起点：胸12至腰4的椎体、椎间盘和横突

梨状肌

耻骨肌

长收肌

短收肌

股薄肌

闭孔外肌

大收肌

股方肌

髂腰肌

膝关节肌

大收肌

髂胫束

股二头肌

股直肌，
股外侧肌，
骨内侧肌和
股中间肌
连于髌韧带

缝匠肌
股薄肌   } 鹅足
半腱肌

后面观

臀中肌

臀小肌

阔筋膜张肌

缝匠肌

股直肌

闭孔外肌

臀中肌

股方肌

髂腰肌

臀大肌

股外侧肌

大收肌

短收肌

股中间肌

股二头肌（短头）

大收肌

股外侧肌

跖肌

腓肠肌（外侧头）

腘肌

臀大肌

上孖肌

下孖肌

股方肌

闭孔内肌

大收肌

股二头肌（长头）和半腱肌

半膜肌

耻骨肌

股内侧肌

长收肌

大收肌

腓肠肌（内侧头）

半膜肌

腘肌

起点
止点

注：股后侧附着区域的宽度明显夸大

Ⓐ

Ⓑ

图 1.2 臀部和大腿的肌肉附着点。（From：Netter；www.netterimages.com. © Elsevier Inc. All rights reserved. ）

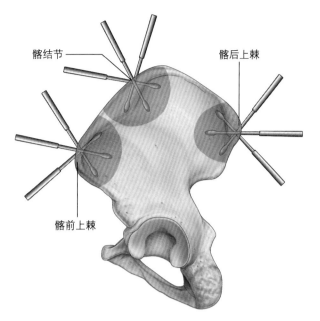

图1.3 髂骨移植的取骨部位。（From：Ebraheim NA，Elgafy H，Xu R. Bone-graft harvesting from iliac and fibular donor sites：techniques and complications. J Am Acad Orthop Surg. 2001；9（3）：210-218.）

臀部筋膜解剖

臀部和下肢的筋膜系统包含浅筋膜层和深筋膜层。浅筋膜位于皮下脂肪内。深筋膜层是较厚的双层纤维带，位于下肢肌肉和深筋膜的浅面。臀部浅筋膜层与下背部、大腿近端的浅筋膜层相延续。臀肌表面的深筋膜厚度不一。臀大肌上方深筋膜比较薄，而臀中前 2/3 上方的筋膜变厚，从而加强臀肌腱膜。深筋膜附着于髂嵴外侧缘浅层，向前方覆盖阔筋膜张肌，向后方覆盖臀大肌。

臀部肌肉

臀大肌是人体最大的肌肉，位于臀部浅层。起点位于髂骨的臀后线和骶骨的背侧（图1.4）。浅层肌纤维汇集成厚的纤维层止于阔肌膜的髂胫束。深层肌纤维则止于股骨的臀肌粗隆。当髋部在屈曲位置的时候，臀大肌起到伸肌的作用。站立位时，臀大肌则向背侧旋转骨盆和躯干来保持身体稳定性。肌肉血供主要来自臀下血管，主要供应肌肉的下2/3 部分。臀上血管营的臀大肌上部分，股深动脉第一穿支则营养外侧肌肉。Mathes-Nahai 分类可以更容易描述臀肌的血供（表1.1）[6]。臀大肌属于Ⅲ型血供，两根主供血管是臀上动脉和臀下动脉。臀大肌由臀下神经支配。在臀大肌下方有 3 个滑囊：转子囊、股骨囊和坐骨囊。这些囊可以保证臀大肌运动时与深面组织间最小的摩擦。

臀中肌位于臀大肌深层，起点在髂骨翼的外侧，止点在股骨大转子。臀中肌由臀上神经支配，其功能为外展髋部和内旋股骨。臀中肌血供主要来自臀上动脉深穿支和转子间

表1.1 肌肉血供的 Mathes-Nahai 分型

肌肉血供类型	描述
Ⅰ型	单根血管供血
Ⅱ型	一根主供血管和一根或多根次要供血血管
Ⅲ型	两根主供血管
Ⅳ型	阶段供血
Ⅴ型	一根主供血供和阶段供血

交通动脉。

臀小肌位于臀中肌深层，起自髂骨外侧。臀小肌的肌纤维与臀中肌腱膜共同止于大转子，共同起外展髋部的作用。臀小肌由臀上神经支配，其血供来自臀上动脉和转子间交通动脉。还有一些小肌肉起点在骨盆内侧，止点在股骨大转子，这些肌肉功能为外旋髋部。这些肌肉包括梨状肌、上孖肌、下孖肌、股方肌、闭孔内肌和闭孔外肌。

臀部血管

臀上动脉是髂内动脉后支的终末支。臀上动脉经过坐骨大孔，在梨状肌上方分为深、浅两支（图1.5）。深支走行于臀中肌深面，分为上、下两支。上支走行至髂前上棘与旋股外侧动脉升支和旋髂深动脉吻合。下支供血臀中、小肌，然后与旋股外侧动脉吻合。浅支穿过臀大肌，在肌肉内与臀下动脉吻合，并发出肌皮穿支营养皮肤。臀下动脉发自髂内动脉前支，经过坐骨大孔，在梨状肌下方穿出，在臀大肌下方走行，营养臀大肌及浅面的皮肤。臀下动脉降支继续下行至大腿后侧，在半腱肌与股二头肌之间与股后侧皮神经伴行，发出穿支营养皮肤[7]。

临床相关-臀上动脉皮瓣和臀下动脉皮瓣

臀上动脉和臀下动脉的穿支可以用于游离或者带蒂皮瓣，重建各种软组织缺损。臀部区域穿支的大小、位置和分支类型有相当大的变异。通常，臀上区域穿支来自臀上动脉，臀下区域穿支来自臀下动脉。在髂后上棘与股骨大转子连线上或者内侧，可找到臀上动脉穿支，穿支数量在 5~11个。臀上动脉的穿支平均口径为 0.6mm，然而，总有一个直径大于 0.8mm 的穿支，平均至少一侧有 4 个口径大于 0.8mm 的穿支[8]。皮瓣的穿支长度在 4~10cm，其长度主要取决于源血管的解剖程度。臀上动脉穿支的灌注的可靠程度决定了皮下组织厚度和大小，遵循穿支血管体理论[9]。皮瓣在浅筋膜层切取，可以做成超薄皮瓣，厚度在 5mm~11mm，平均皮瓣大小 125cm²[2,10]。臀下动脉穿支的数量是平均每侧 4~12 个，平均直径 0.4~0.6mm，穿支长度在 4~14cm[8,11]。臀下动脉穿支能够灌注皮下组织面积平均为 175cm²，厚度范围在 1~6cm，这要取决于个体的体型[11]。

臀部神经

股后侧皮神经起源于骨盆，并与臀下血管伴行（图1.5）。几个神经分支在臀大肌下缘走行，向上支配臀部皮肤。股后

浅部解剖

深部解剖

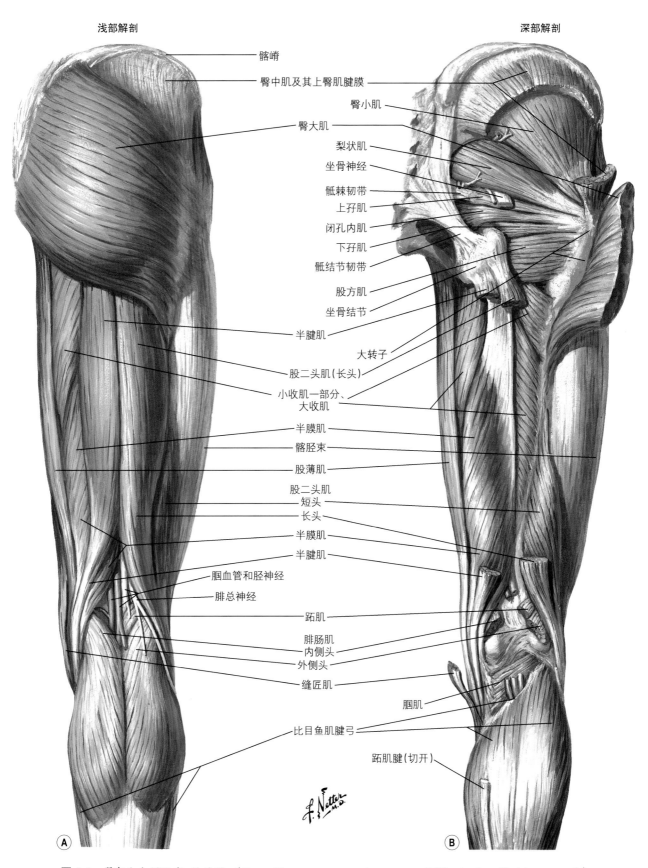

髂嵴

臀中肌及其上臀肌腱膜

臀小肌

臀大肌

梨状肌

坐骨神经

骶棘韧带

上孖肌

闭孔内肌

下孖肌

骶结节韧带

股方肌

坐骨结节

半腱肌

大转子

股二头肌（长头）

小收肌一部分、
大收肌

半膜肌

髂胫束

股薄肌

股二头肌
短头
长头

半膜肌

半腱肌

腘血管和胫神经

腓总神经

跖肌

腓肠肌
内侧头
外侧头

缝匠肌

腘肌

比目鱼肌肌腱弓

跖肌腱（切开）

Ⓐ

Ⓑ

图 1.4　臀部和大腿肌肉：后面观。（From：Netter；www.netterimages.com. © Elsevier Inc. All rights reserved. ）

深层解剖

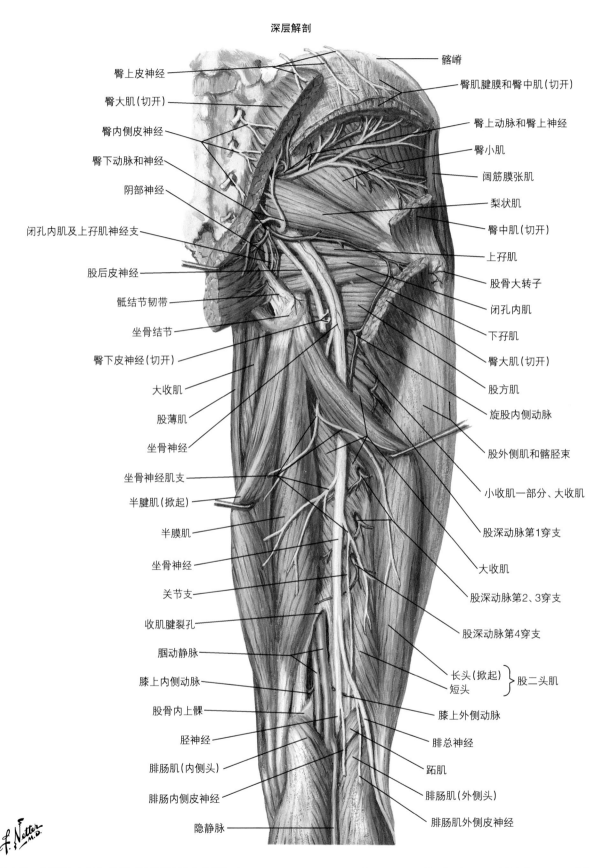

臀上皮神经
臀大肌(切开)
臀内侧皮神经
臀下动脉和神经
阴部神经
闭孔内肌及上孖肌神经支
股后皮神经
骶结节韧带
坐骨结节
臀下皮神经(切开)
大收肌
股薄肌
坐骨神经
坐骨神经肌支
半腱肌(掀起)
半膜肌
坐骨神经
关节支
收肌腱裂孔
腘动静脉
膝上内侧动脉
股骨内上髁
胫神经
腓肠肌(内侧头)
腓肠内侧皮神经
隐静脉

髂嵴
臀肌腱膜和臀中肌(切开)
臀上动脉和臀上神经
臀小肌
阔筋膜张肌
梨状肌
臀中肌(切开)
上孖肌
股骨大转子
闭孔内肌
下孖肌
臀大肌(切开)
股方肌
旋股内侧动脉
股外侧肌和髂胫束
小收肌一部分、大收肌
股深动脉第1穿支
大收肌
股深动脉第2、3穿支
股深动脉第4穿支
长头(掀起) ⎱ 股二头肌
短头　　　 ⎰
膝上外侧动脉
腓总神经
跖肌
腓肠肌(外侧头)
腓肠肌外侧皮神经

图 1.5　大腿的动脉和神经:深层解剖(后面观)。(From:Netter;www.netterimages.com. © Elsevier Inc. All rights reserved.)

表1.2　大腿肌肉

		肌肉	起点	止点	功能	血供	血供类型	神经支配
髋关节相关	1	髂肌	骨盆-髂窝	股骨小转子下缘	屈髋、髋关节内旋	—	—	股神经-腹腔内部分
	2	腰大肌	胸椎和腰椎(T_{12}~L_5)	股骨小转子中间	屈髋、髋关节内旋	—	—	腰神经
前侧肌间隔	3	缝匠肌	髂前上棘	胫骨近端内侧(鹅足)	髋关节:屈曲、外展、外旋大腿;膝关节:屈曲、内旋大腿	股浅动脉分支	阶段供血(Ⅳ型)	股神经(前分支)
	4	股直肌	髂前上棘和髂骨	股四头肌肌腱-髌韧带-胫骨结节	屈髋、伸膝	旋股外侧动脉降支(主要血供)、旋股外侧动脉升支(次要)、股浅动脉肌支(次要)	Ⅱ型	股神经(后分支)
	5	股外侧肌	股骨干-转子间线上部,大转子基底,外侧粗线,髋臼上缘外侧和外侧肌间隔	股四头肌肌腱-髌韧带-胫骨结节(外侧)	伸膝	旋股外侧动脉降支(主要),旋股外侧动脉横支(次要),膝上动脉(次要)	Ⅱ型	股神经(后分支)
	6	股内侧肌	股骨干-转子间线下部,旋转线,内侧粗线和内侧肌间隔	股四头肌肌腱-髌韧带-胫骨结节	伸膝,稳定髌骨	股浅动脉(主要);股浅动脉远分支(次要),膝降动脉(次要)	Ⅱ型	股神经(后分支)
	7	股中间肌	股骨干下1/3	股四头肌肌腱-髌韧带-胫骨结节	伸膝	股深动脉外侧支(主要);股深动脉内侧支(次要)	Ⅱ型	股神经(后分支)
	8	膝关节肌	股骨干远端前侧	髌上囊上方	伸膝时收紧髌上囊	股深动脉直接分支	—	股神经(后分支)
后侧肌间隔	9	股二头肌	长头:坐骨结节-后侧 短头:粗线-中1/3和股骨外上髁	胫骨外侧髁和腓骨头	长头:伸膝 两个头:屈膝和外旋膝关节	长头:股深动脉第一穿支(主要)、臀下动脉分支(次要),股深动脉第二穿支(次要);短头:股深动脉第三穿支(主要);膝上外侧动脉(次要)	Ⅱ型	长头:胫神经 短头:腓总神经
	10	半腱肌	坐骨结节-内侧	胫骨近端内侧(鹅足-股薄肌止点下方)	伸髋关节,屈膝关节和内旋膝关节	股深动脉第一穿支(主要)、臀下动脉(次要),股深动脉第二或第三穿支(次要),股浅动脉(次要)	Ⅱ型	胫神经
	11	半膜肌	坐骨结节-外侧	胫骨内侧髁	伸髋关节,屈膝关节和内旋膝关节	股深动脉第一穿支(主要);臀下动脉肌支(次要),旋股内侧动脉降支,膝上内侧动脉	Ⅱ型	胫神经
外展肌肌间隔	12	大收肌	耻骨-坐骨耻骨支	股骨干,臀下线下方和粗线	内收、内旋大腿	闭孔动脉、股深动脉和股浅动脉	—	闭孔神经(后分支)
	13	长收肌	耻骨-耻骨结节	股骨-粗线下方	内收、内旋大腿	股深动脉;旋股内侧动脉分支,股浅动脉远端分支	—	闭孔神经(前分支)
	14	短收肌	耻骨下支	股骨-粗线上方	内收大腿	变异性-股深动脉分支和旋股内侧动脉分支;闭孔动脉	—	闭孔神经(前分支)
	15	股薄肌	耻骨-坐骨耻骨支	胫骨近段内侧(鹅足,缝匠肌下方)	内收大腿,屈膝,内旋	旋股内侧动脉升支(主要);股浅动脉的1~2个分支	Ⅱ型	闭孔神经(前分支)
	16	耻骨肌	耻骨	股骨近端-小转子下方	内收大腿,屈膝和内旋	旋股内侧动脉分支,股动脉,闭孔动脉	—	闭孔神经(前分支)
肌间隔外侧	17	阔筋膜张肌	髂嵴	髂胫束-胫骨外侧髁(前侧)	维持膝关节张力(协助臀大肌)和外展大腿	旋股外侧动脉升支	Ⅰ型	臀上神经

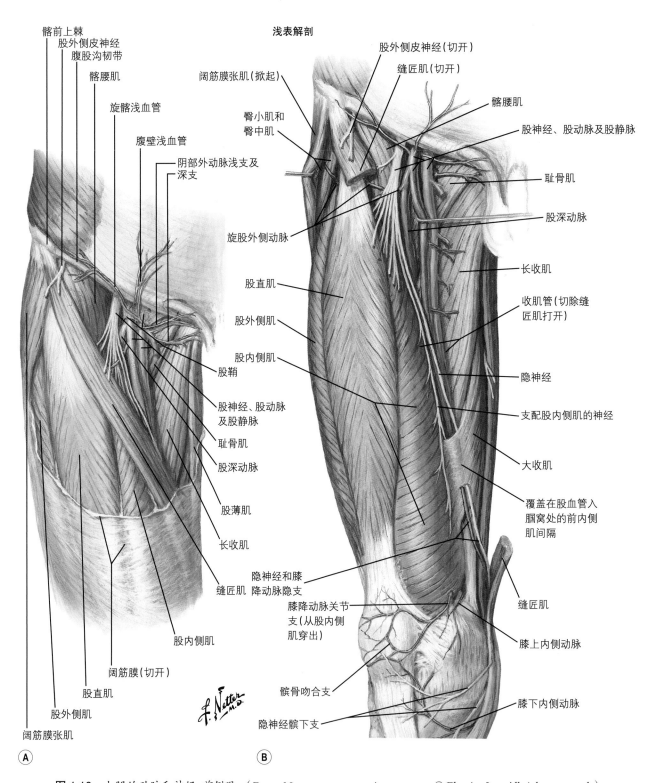

髂前上棘
股外侧皮神经
腹股沟韧带
髂腰肌
旋髂浅血管
腹壁浅血管
阴部外动脉浅支及深支
旋股外侧动脉
股直肌
股外侧肌
股内侧肌
股鞘
股神经、股动脉及股静脉
耻骨肌
股深动脉
股薄肌
长收肌
缝匠肌
股内侧肌
阔筋膜(切开)
股直肌
股外侧肌
阔筋膜张肌

浅表解剖
股外侧皮神经(切开)
缝匠肌(切开)
髂腰肌
股神经、股动脉及股静脉
耻骨肌
股深动脉
长收肌
收肌管(切除缝匠肌打开)
隐神经
支配股内侧肌的神经
大收肌
覆盖在股血管入腘窝处的前内侧肌间隔
缝匠肌
膝上内侧动脉
膝下内侧动脉

阔筋膜张肌(掀起)
臀小肌和臀中肌
隐神经和膝降动脉隐支
膝降动脉关节支(从股内侧肌穿出)
髌骨吻合支
隐神经髌下支

Ⓐ

Ⓑ

图 1.10   大腿的动脉和神经:前侧观。(From:Netter;www.netterimages.com. © Elsevier Inc. All rights reserved.)

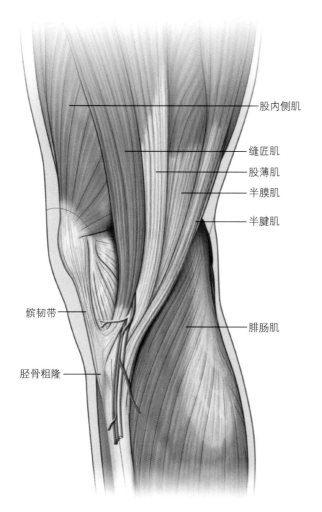

图1.11 鹅足

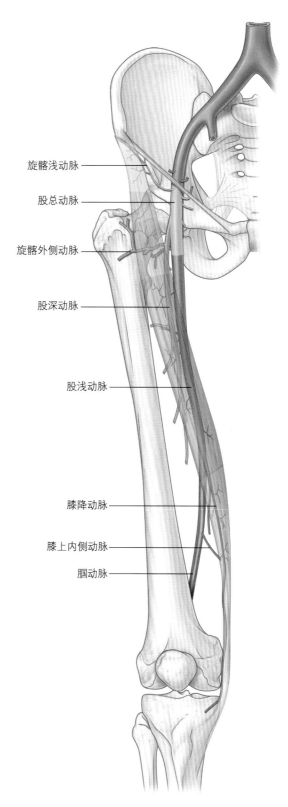

旋髂浅动脉和旋股外侧动脉供血。中段1/3肌肉由股浅动脉供血。远端1/3肌肉由膝降动脉和膝上外侧动脉供血(图1.12)[15]。最近的解剖学研究显示,缝匠肌血管类型为两个主要动脉供血,而非传统认为的节段性供血[16]。基于对缝匠肌供血类型新的认识,缝匠肌肌瓣可以切取成单蒂从而获得更大旋转度。

股四头肌在膝部覆盖髌骨形成髌韧带,跨过膝关节止于小腿。伸膝功能对于行走以及站立至关重要。4块肌肉有足够的力量来实现这个功能,在去除一部分股四头肌后,对剩余肌肉进行多种物理疗法和合适的力量训练,伸膝功能可以不受影响。正是股四头肌的这种恢复能力,可以采用Ⅱ型血供的股直肌局部或远位重建。股直肌由旋股外侧动脉降支供血,可以切取股直肌肌瓣或肌皮瓣进行转移重建,而对膝关节功能影响很小[17]。

后侧肌间隔内为屈膝肌肉,称作腘绳肌(表1.2)。主要功能为屈膝。股二头肌有长头和短头两个头,有不同的起点和功能。后侧肌间隔的三块肌肉都延伸至膝关节后侧,半腱肌和半膜肌肌腱构成腘窝内界,股二头肌肌腱构成腘窝外界(图1.13)。

图1.12 缝匠肌的节段供血。(From:Buckland A,Pan WR,Dhar S,et al. Neurovascular anatomy of sartorius muscle flaps:implications for local transposition and facial reanimation. Plast Reconstr Surg. 2009:123;44-54.)

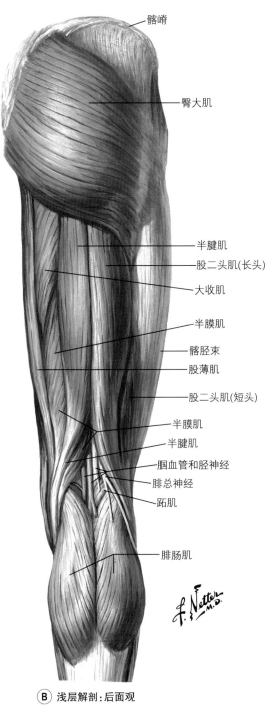

髂嵴

臀大肌

半腱肌

股二头肌(长头)

大收肌

半膜肌

髂胫束

股薄肌

股二头肌(短头)

半膜肌

半腱肌

腘血管和胫神经

腓总神经

跖肌

腓肠肌

Ⓑ 浅层解剖:后面观

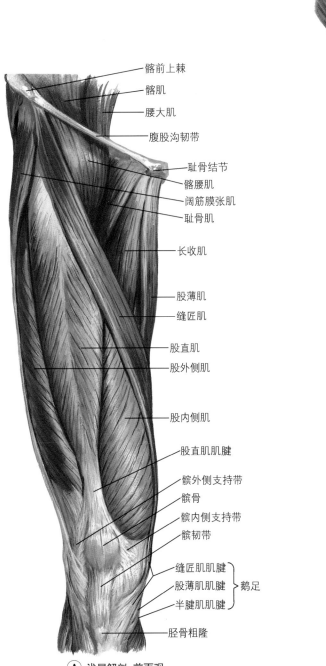

髂前上棘

髂肌

腰大肌

腹股沟韧带

耻骨结节

髂腰肌

阔筋膜张肌

耻骨肌

长收肌

股薄肌

缝匠肌

股直肌

股外侧肌

股内侧肌

股直肌肌腱

髌外侧支持带

髌骨

髌内侧支持带

髌韧带

缝匠肌肌腱 ⎫
股薄肌肌腱 ⎬ 鹅足
半腱肌肌腱 ⎭

胫骨粗隆

Ⓐ 浅层解剖:前面观

图 1.13   大腿肌肉。(From:Netter;www.netterimages.com. © Elsevier Inc. All rights reserved.)

内收肌间隔内有大收肌、长收肌、短收肌、股薄肌以及耻骨肌（图1.14）。此5块肌肉都跨过髋关节，但只有股薄肌止点跨过膝关节。股薄肌在内收肌间隔的最浅层。以扁平状起始于耻骨支，以宽长带状下行，以窄肌腱止点于鹅足。股薄肌可以用作覆盖创面，带蒂股薄肌皮瓣可以修复局部缺损，而游离股薄肌皮瓣则可以修复远位缺损。还可以切取带神经的股薄肌肌瓣用于重建上肢功能或面部重建。股薄肌为II型血供类型，主要供血动脉为旋股内侧动脉，同时有3~6支肌支血管与闭孔神经分支伴行在肌肉深面进入肌肉，每支血管与神经独立纵行走行至远端，如果需要可以将肌肉进一步拆分[18,19]。由于位置及结构原因，内收肌间隔的其他4块内收肌并不太适宜作为肌瓣转移。

虽然阔筋膜张肌没有在前文介绍的肌间隔内，但是它与大腿肌肉的关系紧密，并且在重建外科领域具有应用价值，因此仍对其详细介绍。阔筋膜张肌起自髂嵴，覆盖在大腿外侧近端。下行至远端时被阔筋膜形成的髂胫束包绕（图1.8和图1.10）。阔筋膜张肌止于大腿上1/3，但是可以延伸到股骨外侧髁。血供主要来自旋股外侧动脉的升支或横支。如果需要进行复杂重建，可以将阔筋张肌肌肉和筋膜与同一血管供血的其他皮瓣做成联合皮瓣。

大腿血管

整个下肢的主要供血血管是股动脉（图1.15）。股动脉经过腹股沟韧带下方进入股管与股静脉伴行。股管前壁为腹横筋膜的延伸，后壁为髂筋膜。在腹股沟韧带下方约4cm处，这些筋膜与血管外膜融合。股动脉穿过缝匠肌下方进入收肌管（Hunter管）。收肌管外界为股内侧肌，后壁为大收肌和长收肌，前内侧壁为缝匠肌。股动脉在收肌腱裂孔穿出收肌管进入腘窝后成为腘动脉。

在大腿近端，在腹股沟韧带下方4cm处股动脉分支出股深动脉和股浅动脉。虽然对股动脉起点及行程专业名词仍有争议，但一般认为股动脉起始于髂外动脉，腹股沟韧带下方走行后分为股深动脉和股浅动脉。股深动脉通常起自股动脉后外侧，在长收肌深面走行，穿过内外侧肌间隔，最后走行到后侧肌间隔（图1.9和图1.16）。

股深动脉

股深动脉是大腿最主要供血来源。仅有内收肌、缝匠肌和股内侧肌由股浅动脉供血，而3个肌间隔内的其他肌肉均由股深动脉供血。大腿近端2/3肌肉血供都来自股深动脉6个主要分支：旋股外侧动脉、旋股内侧动脉和4个穿支动脉（图1.16）。

旋股外侧动脉系统

由于最受欢迎的皮瓣取自旋股外侧动脉，因此旋股外侧动脉系统与重建外科密切相关。旋股外侧动脉是股深动脉的第二大分支，分为3支：升支、横支和降支（图1.16）。升支走行在转子间，营养大转子、阔筋膜张肌、髂前上棘以及髋部的皮肤，之后与臀上动脉和旋髂深动脉吻合。横支穿过股外侧肌，绕行至股骨后侧与旋股内侧动脉吻合。降支在股中间肌和股直肌之间的肌间隔中下行。来自动脉营养皮肤穿支分为肌皮穿支（穿支通过肌肉穿出）和肌间隔穿支（穿支通过肌间隙的纤维隔穿出）。

旋股外侧动脉有很大的变异，对于血管定位及走行的描述不总是一致的。20%旋股外侧动脉发自不同血管而不是股深动脉，有直接从股动脉发出，有与股动脉、股深动脉同样作为分支一同走行，有与股深动脉、旋股内侧动脉共干发出，有直接从旋股内侧动脉发出，甚至有从髂外动脉发出。尽管旋股外侧动脉有很大的解剖变异，但是供应皮肤、肌肉、筋膜和骨的动脉存在丰富的交通支，因此可以设计出多个皮瓣。旋股外侧动脉独立分支系统，从而可以设计出包含多种组织类型的嵌合瓣，包括股前外侧皮肤、阔筋膜、股外侧肌、股直肌、阔筋膜张肌和髂骨外侧嵴（图1.17）。

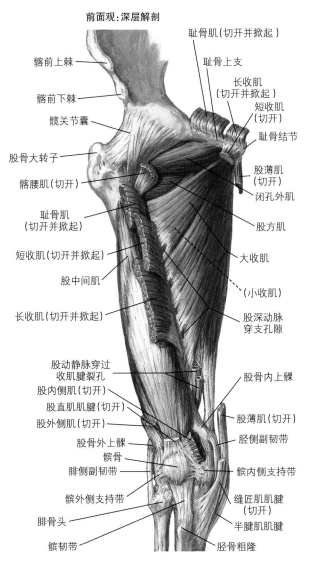

髋部和大腿肌肉

前面观：深层解剖

髂前上棘
髂前下棘
髋关节囊
股骨大转子
髂腰肌（切开）
耻骨肌（切开并掀起）
短收肌（切开并掀起）
股中间肌
长收肌（切开并掀起）
股动静脉穿过收肌腱裂孔
股内侧肌（切开）
股直肌肌腱（切开）
股外侧肌（切开）
股骨外上髁
髌骨
腓侧副韧带
髌外侧支持带
腓骨头
髌韧带

耻骨肌（切开并掀起）
耻骨上支
长收肌（切开并掀起）
短收肌（切开）
耻骨结节
股薄肌（切开）
闭孔外肌
股方肌
大收肌
（小收肌）
股深动脉穿支孔隙
股骨内上髁
股薄肌（切开）
胫侧副韧带
髌内侧支持带
缝匠肌肌腱（切开）
半腱肌肌腱
胫骨粗隆

图1.14 大腿深层肌肉：前面观。（From：Netter；www.netterimages.com. © Elsevier Inc. All rights reserved.）

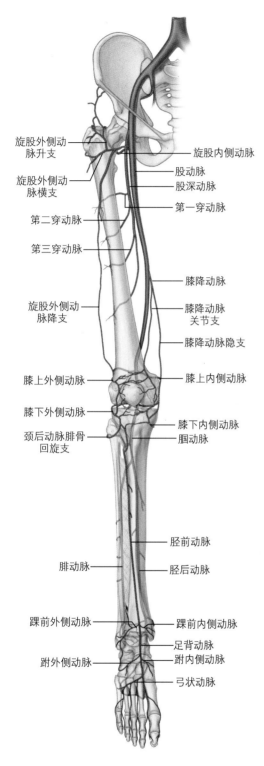

图 1.15　股动脉及股深动脉

左侧图标注：
旋股外侧动脉升支
旋股外侧动脉横支
第二穿动脉
第三穿动脉
旋股外侧动脉降支
膝上外侧动脉
膝下外侧动脉
颈后动脉腓骨回旋支
腓动脉
踝前外侧动脉
跗外侧动脉

右侧图标注：
旋股内侧动脉
股动脉
股深动脉
第一穿动脉
膝降动脉
膝降动脉关节支
膝降动脉隐支
膝上内侧动脉
膝下内侧动脉
腘动脉
胫前动脉
胫后动脉
踝前内侧动脉
足背动脉
跗内侧动脉
弓状动脉

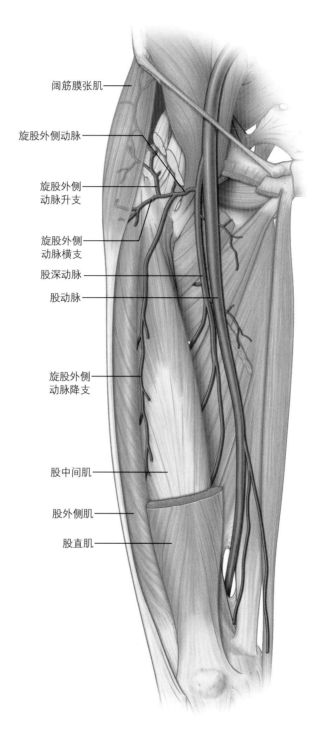

图 1.16　旋股外侧动脉

阔筋膜张肌
旋股外侧动脉
旋股外侧动脉升支
旋股外侧动脉横支
股深动脉
股动脉
旋股外侧动脉降支
股中间肌
股外侧肌
股直肌

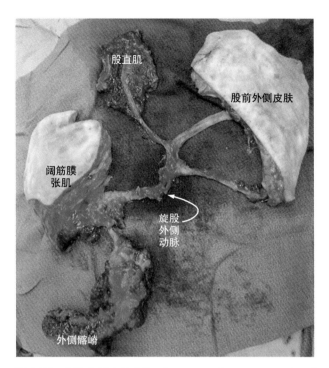

图1.17 旋股外侧动脉系统。（Courtesy of Lawrence Gottlieb.）

临床相关-股前外侧皮瓣

股前外侧皮瓣基于旋股外侧动脉系统，是目前重建外科中最常用的游离皮瓣之一。股前外侧皮瓣的动脉解剖有很大的变异。通常，皮瓣的穿支来自旋股外侧动脉降支。然而，高达44%病例中存在斜支，是皮瓣的主要血供。斜支大部分由降支发出，少部分来自横支[20,21]。当斜支出现时，超过90%情况会为股直肌提供血供[22]。这种情况意味着，在不影响股直肌血运的情况下，可以任意蒂切取皮瓣。上方最可靠的穿支位置在髂前上棘与髌骨外上缘连线上，距离髂前上棘下方17cm[23]。大部分穿支都能够在以这条连线中点范围3cm半径内找到[24,25]。肌间隙穿支切取比肌皮穿支更容易切取，但是只有20%病例出现，并且更容易在大腿近段出现。股前外侧皮瓣最大优势是能够切取很长的血管蒂。切取近端的皮瓣，血管蒂长度在4~8cm，而切取远端皮瓣时，血管蒂长度可达20cm[20]。

旋股内侧动脉系统

旋股内侧动脉起自股深动脉的后内侧，绕行至股骨侧。在耻骨肌和腰大肌之间穿行，继续在闭孔外肌和内收肌之间供应内收肌肌间隔的肌肉（图1.18）。动脉走行至股四头肌和大收肌之间时分出升支和横支。横支继续走行至股骨后侧，与旋股外侧动脉横支及臀下动脉吻合，形成十字交叉。降支发出肌支营养股薄肌。旋股内侧动脉与旋股外侧动脉相对称供血不同肌肉和皮肤，只是内侧动脉要比外侧动脉小。但是，当旋股外侧动脉的穿支较小或者缺如时，旋股内侧动脉的穿支通常就会较粗大，此时旋股内侧动脉成主要血供血管[26]。

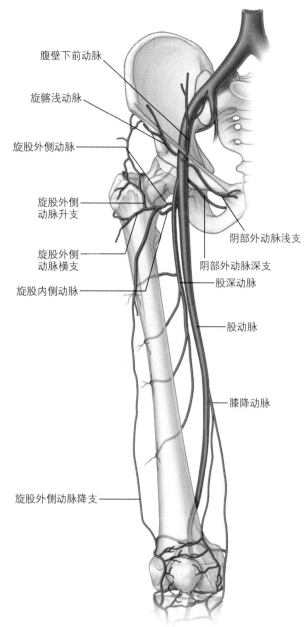

图1.18 股深动脉分支

股深动脉穿支

股深动脉一般发出4个穿支至远端的回旋动脉。穿支通常以血管走行股骨后侧粗线位置命名。血管在小腱弓下方穿出大收肌肌腱供应大腿后侧皮肤。第一穿支在短收肌上方发出，第二穿支在内收肌前侧发出，第三穿支在其下方发出。股深动脉的终末支为第四穿支（图1.18）。第一穿支营养短收肌、大收肌、股二头肌和臀大肌。第二穿支比第一穿支大，并分为升支和降支。这些分支供应整个后侧肌间隔的肌肉，终末分支营养股骨。第三、第四穿支供应大腿后侧肌肉，并与旋股内侧动脉、腘动脉吻合。

大腿的神经支配

运动神经

　　大腿各肌间隔的神经支配遵循"一个肌间隔内的肌肉由一支神经支配"的原则。股神经支配前肌间隔的肌肉，闭孔神经支配内侧肌间隔的肌肉，坐骨神经支配后侧肌间隔内的肌肉。支配大腿的神经发自腰骶神经丛。股神经发自L2~L4脊神经根，穿过腹股沟韧带的下方，在旋股外侧动脉的周围分为前支和后支（图1.19）。前支支配缝匠肌并发出大腿内侧和中间皮神经。后支支配股四头肌并分出膝部的感觉神经纤维，终末支形成隐神经。闭孔神经同样发自L2~L4脊神经根，经过闭孔进入大腿后分出前支和后支。前支支配长收肌、短收肌和股薄肌，同时负责髋关节区的感觉，与隐神经共同负责大腿内侧的感觉。后支支配大收肌，偶尔支配短收肌，负责膝关节囊部分的感觉。坐骨神经是人体最大的神经，发自L4~S3脊神经根，通过梨状肌下方的坐骨神经孔进入大腿（图1.20）。主要分为两支，胫神经和腓总神经，胫神经支配除股二头肌短头以外的所有腘绳肌，股二头肌短头由腓总神经支配。

皮神经

　　大腿皮神经支配是来自腰骶丛的两个直接皮神经（分别为股外侧皮神经和股后侧皮神经）和两个混合神经（股神经和闭孔神经）发出的皮支（图1.19~图1.21）。

　　股外侧皮神经发自第2、3腰神经的背侧支。神经在腹腔内降结肠后侧走行，在腹股沟韧带下方或经过腹股沟韧带到达大腿。在此位置股外侧皮神经被束缚或卡压的情况，被称作感觉异常性股痛综合征，股外侧皮神经分为前支和后支。前支在髂前上棘下方10cm穿出阔筋膜后浅出。后支穿出阔筋膜后的走行比前支更表浅。后支支配大转子和大腿中部的皮肤。前支支配大腿到膝关节的前外侧皮肤。

　　股后侧皮神经发自第1和第2骶神经，在坐骨大孔出骨盆，并在臀大肌下方与臀下动脉一同下行。神经沿大腿在股二头肌长头浅层下行，但仍在阔筋膜深层。股后侧皮神经在膝关节后侧穿出深筋膜，终末支继续下行至小腿中段。股后侧皮神经通过穿出阔筋膜的皮支支配大腿后侧的皮肤。腘窝的皮肤也由股后侧皮神经支配。

　　股神经的走行在前文已经表述。前皮支通过大腿内侧皮神经和中间皮神经支配大腿内侧和下段的皮肤。闭孔神经发自第2~4腰神经。神经起自骨盆内，在腰大肌内下行，然后在闭孔血管的前外侧穿出闭孔。闭孔神经分为前、后两支。前分支支配大腿内侧下方的皮肤（图1.21）。

小腿

　　当下肢从大腿过渡到小腿，解剖结构明显变得窄小，组织变得更加致密。没有像大腿部分一样有充足的软组织可

被小腿利用，同时也没有功能相近的肌肉可供利用。这些问题使得小腿成为更需要重建的组织，而不是重建的组织供区。

膝关节骨骼结构

　　膝关节是人体最大的滑膜关节。因为它由人体内最大的两根长骨（股骨、胫骨）和最大的籽骨（髌骨）组成。股外侧肌、股中间肌、股内侧肌和股直肌的肌腱都在髌骨表面汇合，形成髌腱止于胫骨粗隆近端的光滑区域（图1.22）。胫骨粗隆是胫骨前髁表面一个小的凸起的三角形区域。髌骨的主要作用是协助伸膝，增强30%的伸膝力量[27]。

　　膝关节包含两个关节：髌股关节和胫股关节。髌股关节协助小腿在胫股关节的完成屈伸动作。胫股关节是一个双隔室滑膜关节，其稳定性和运动范围受到骨性解剖及其软组织之间相互的复杂作用影响。股骨髁、胫骨关节面和髁间区域都是独特和非对称性的。这使得膝关节在横向移位和旋转运动上超过任何其他的铰链关节。内侧副韧带、外侧副韧带、后十字交叉韧带、前十字交叉韧带、腘腓韧带、横状韧带、冠状韧带和胫腓韧带与肌肉韧带一起保持膝关节稳定性。内外侧半月板是半月形软骨结构，通过连接周围韧带结构加深胫骨和股骨髁之间的关节面。

小腿骨骼结构

　　在横断面上可以看到胫腓骨形成三角形的骨干。胫骨顶端朝向前侧，为光滑的内侧面和支撑外侧肌间隔肌肉的外侧面。腓骨顶端朝向外侧，与胫骨成90°角。骨间膜在小腿的前1/3，附着在胫腓骨的骨间嵴上（图1.23）。

　　营养胫腓骨的血管是多源性的。胫骨的营养血管主要来自比目鱼肌线的近端滋养孔。比目鱼肌线是胫骨后侧斜行的骨嵴，位于胫骨上方后部，是比目鱼肌、指长屈肌和胫后肌的起点（图1.23）[28]。胫后动脉在腘窝发出分支在比目鱼肌线进入胫骨提供营养，也可能源自胫前动脉和胫腓动脉干的分叉处。胫骨干的骨膜血供来自胫前动脉的阶段分支和周围肌肉的穿支血管。胫骨远端血供来自腓动脉和胫后动脉在踝关节的交通支。

　　腓动脉穿过腓骨干中1/3处的滋养孔营养腓骨，此营养血管在胫骨的中后部在骨间膜后面进入胫骨[29]。腓骨也接受来自腓动脉的多支血管供应滋养骨膜。腓骨头接受单独血液供应。胫前动脉发出返支与膝下内侧动脉共同对腓骨头、腓骨颈供血。腓骨远端干骺端与胫骨远端相似，由腓总神经及胫后血管之间的踝关节周边血管网供血。

临床相关-腓骨骨皮瓣

　　腓骨瓣最初被描述为带皮瓣的游离骨瓣，可作为骨缺损显微修复中的有效手段。切取时应保留腓骨近端6cm以保护腓神经和腓骨肌肉起点，腓骨远端6cm也应保留以维持踝关节的稳定性。为了安全的切取这一骨皮瓣，应将腓动脉穿支一并切取。腓动脉皮肤穿支可通过常见解剖标志确认：近端位于腓骨头近端，远端至外踝，以腓骨为轴。60%可在腓骨头到外踝之间发现直接皮穿支[30]。因此为了保证

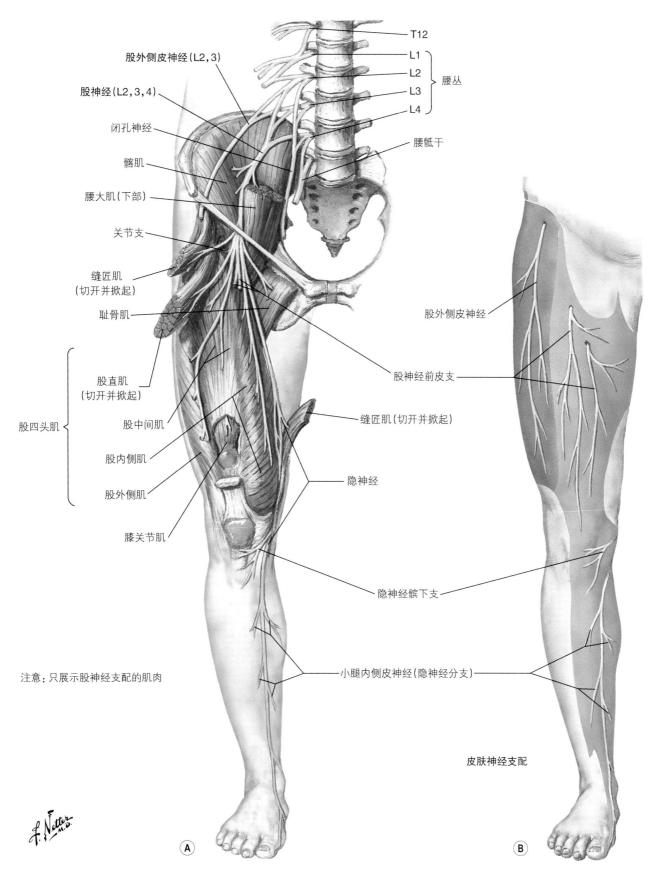

T12
股外侧皮神经(L2,3)
股神经(L2,3,4)
闭孔神经
髂肌
腰大肌(下部)
关节支
缝匠肌
(切开并掀起)
耻骨肌
L1
L2
L3
L4
腰丛
腰骶干

股四头肌
股直肌
(切开并掀起)
股中间肌
股内侧肌
股外侧肌
膝关节肌

注意：只展示股神经支配的肌肉

股外侧皮神经
股神经前皮支
缝匠肌(切开并掀起)
隐神经
隐神经髌下支
小腿内侧皮神经(隐神经分支)
皮肤神经支配

图 1.19 股神经和股外侧皮神经。（From：Netter；www.netterimages.com. © Elsevier Inc. All rights reserved.）

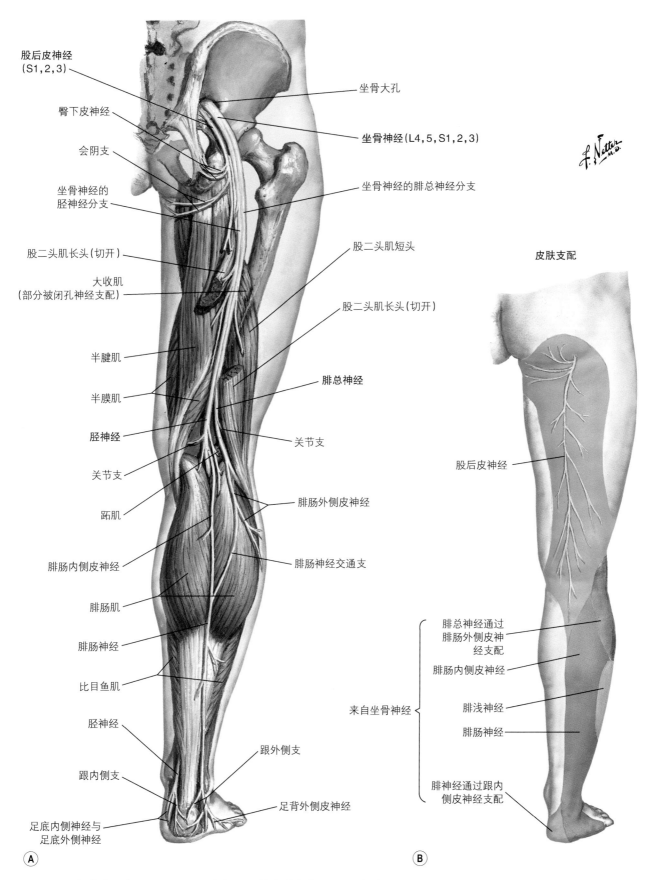

股后皮神经
(S1,2,3)

臀下皮神经

会阴支

坐骨神经的
胫神经分支

股二头肌长头(切开)

大收肌
(部分被闭孔神经支配)

半腱肌

半膜肌

胫神经

关节支

跖肌

腓肠内侧皮神经

腓肠肌

腓肠神经

比目鱼肌

胫神经

跟内侧支

足底内侧神经与
足底外侧神经

坐骨大孔

坐骨神经(L4,5,S1,2,3)

坐骨神经的腓总神经分支

股二头肌短头

股二头肌长头(切开)

腓总神经

关节支

腓肠外侧皮神经

腓肠神经交通支

跟外侧支

足背外侧皮神经

皮肤支配

股后皮神经

腓总神经通过
腓肠外侧皮神
经支配

腓肠内侧皮神经

腓浅神经

腓肠神经

腓神经通过跟内
侧皮神经支配

来自坐骨神经

Ⓐ

Ⓑ

图 1.20　坐骨神经（L4，L5；S1，S2，S3）和股后侧皮神经（S1，S2，S3）。（From：Netter；www.netterimages.com. © Elsevier Inc.
All rights reserved.）

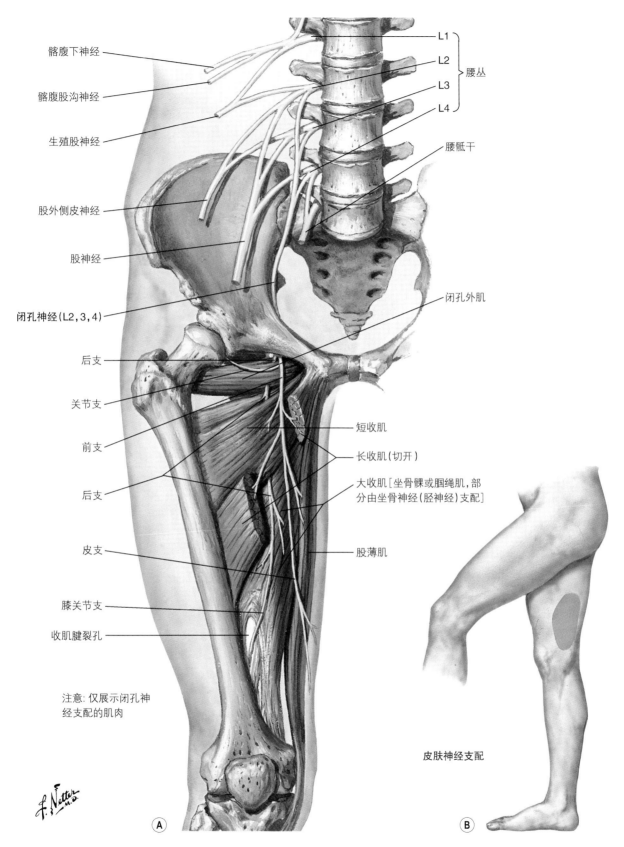

髂腹下神经

髂腹股沟神经

生殖股神经

股外侧皮神经

股神经

闭孔神经(L2,3,4)

后支

关节支

前支

后支

皮支

膝关节支

收肌腱裂孔

L1

L2

L3

L4

> 腰丛

腰骶干

闭孔外肌

短收肌

长收肌(切开)

大收肌[坐骨髁或腘绳肌,部分由坐骨神经(胫神经)支配]

股薄肌

注意: 仅展示闭孔神经支配的肌肉

皮肤神经支配

Ⓐ   Ⓑ

图 1.21　闭孔神经。(From：Netter；www.netterimages.com. © Elsevier Inc. All rights reserved.)

膝关节

外侧观

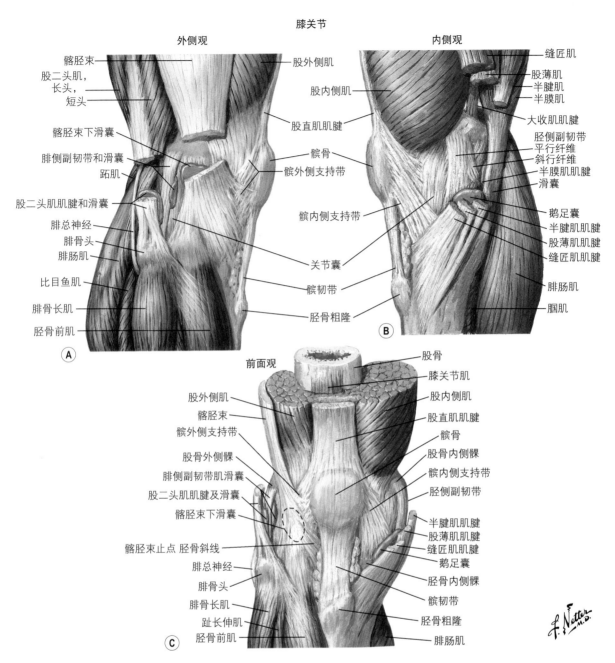

髂胫束　　　　　　　　　　股外侧肌
股二头肌，
长头，
短头
髂胫束下滑囊
腓侧副韧带和滑囊
跖肌　　　　　　　　　　　髌骨
股二头肌肌腱和滑囊　　　　髌外侧支持带
腓总神经
腓骨头
腓肠肌　　　　　　　　　　髌内侧支持带
比目鱼肌
腓骨长肌　　　　　　　　　关节囊
胫骨前肌　　　　　　　　　髌韧带
　　　　　　　　　　　　　胫骨粗隆

内侧观

缝匠肌
股外侧肌
股内侧肌　　　　　　　　　股薄肌
　　　　　　　　　　　　　半腱肌
股直肌肌腱　　　　　　　　半膜肌
　　　　　　　　　　　　　大收肌肌腱
髌骨　　　　　　　　　　　胫侧副韧带
　　　　　　　　　　　　　平行纤维
　　　　　　　　　　　　　斜行纤维
　　　　　　　　　　　　　半膜肌肌腱
　　　　　　　　　　　　　滑囊
　　　　　　　　　　　　　鹅足囊
　　　　　　　　　　　　　半腱肌肌腱
　　　　　　　　　　　　　股薄肌肌腱
　　　　　　　　　　　　　缝匠肌肌腱
　　　　　　　　　　　　　腓肠肌
　　　　　　　　　　　　　腘肌

前面观

股骨
膝关节肌
股外侧肌　　　　　　　　　股内侧肌
髂胫束
髌外侧支持带　　　　　　　股直肌肌腱
股骨外侧髁　　　　　　　　髌骨
腓侧副韧带肌滑囊　　　　　股骨内侧髁
股二头肌肌腱及滑囊　　　　髌内侧支持带
髂胫束下滑囊　　　　　　　胫侧副韧带
髂胫束止点 胫骨斜线　　　　半腱肌肌腱
腓总神经　　　　　　　　　股薄肌肌腱
腓骨头　　　　　　　　　　缝匠肌肌腱
腓骨长肌　　　　　　　　　鹅足囊
趾长伸肌　　　　　　　　　胫骨内侧髁
胫骨前肌　　　　　　　　　髌韧带
　　　　　　　　　　　　　胫骨粗隆
　　　　　　　　　　　　　腓肠肌

图1.22　膝关节（外侧、内侧和前面观）。（From：Netter；www.netterimages.com. © Elsevier Inc. All rights reserved. ）

骨瓣确实包含了这些穿支,必须在腓骨3/4处,或成人距腓骨头20~25cm处设计皮肤瓣[31]。

小腿筋膜结构

小腿筋膜结构是大腿筋膜的延续。小腿浅筋膜位于皮下组织。通常有两层或两层以上,但层间也可能紧密附着而成为一层。在小腿,大隐静脉、小隐静脉、腓肠神经和隐神经在浅筋膜走行(图1.24)。

小腿深筋膜(也称为小腿筋膜)包围和约束整个小腿肌群。小腿深筋膜是大腿筋膜的延续,由膝关节伸肌腱及屈肌腱延续而来。不同部位的小腿深筋膜根据被覆组织结构不同而呈现不同厚度。

小腿骨间膜是一束致密的斜行纤维,连接于胫腓骨骨间嵴(图1.24)。将小腿前室及小腿后室区分开。小腿肌肉直接附着于骨间膜,以骨间膜为肌肉起点(前方——胫骨前肌,踇长伸肌;后方——胫后肌,踇长屈肌)。小腿骨间膜上方有一处卵圆形开孔,胫前血管从腘窝处分出一支,由此孔进入小腿前方。在骨间膜下缘有另一开孔,其间有远端腓动脉穿支穿过。

小腿筋膜间隔

肌间隔从胫腓骨向深筋膜发出,将小腿肌肉分成肌间隔(图1.24)。自小腿横断面观察,可见深筋膜、纤维组织被

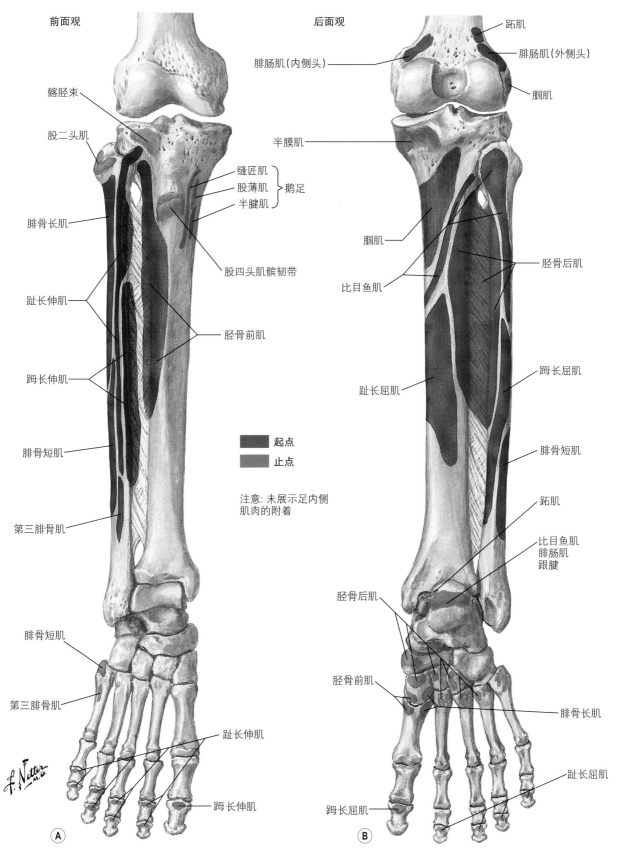

前面观

后面观

髂胫束

股二头肌

缝匠肌
股薄肌 } 鹅足
半腱肌

腓骨长肌

趾长伸肌

股四头肌髌韧带

蹈长伸肌

胫骨前肌

腓骨短肌

起点
止点

注意: 未展示足内侧
肌肉的附着

第三腓骨肌

腓骨短肌

第三腓骨肌

趾长伸肌

蹈长伸肌

跖肌

腓肠肌(内侧头)

腓肠肌(外侧头)

腘肌

半膜肌

腘肌

比目鱼肌

胫骨后肌

趾长屈肌

蹈长屈肌

腓骨短肌

跖肌

比目鱼肌
腓肠肌
跟腱

胫骨后肌

胫骨前肌

腓骨长肌

蹈长屈肌

趾长屈肌

图 1.23 小腿肌肉的骨骼附着点。(From：Netter；www.netterimages.com. © Elsevier Inc. All rights reserved.）

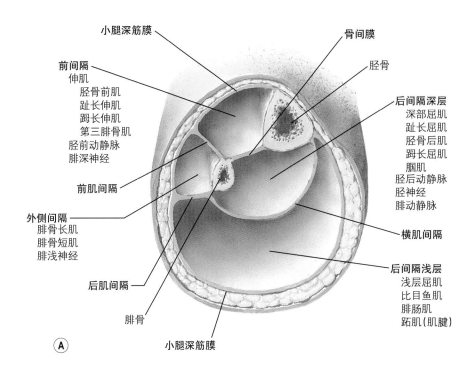

小腿深筋膜   骨间膜
前间隔   胫骨
    伸肌
    胫骨前肌   后间隔深层
    趾长伸肌   深部屈肌
    踇长伸肌   趾长屈肌
    第三腓骨肌   胫骨后肌
    胫前动静脉   踇长屈肌
    腓深神经   腘肌
前肌间隔   胫后动静脉
    胫神经
    腓动静脉
外侧间隔   横肌间隔
    腓骨长肌
    腓骨短肌   后间隔浅层
    腓浅神经   浅层屈肌
后肌间隔   比目鱼肌
    腓肠肌
    腓骨   跖肌(肌腱)
小腿深筋膜

Ⓐ

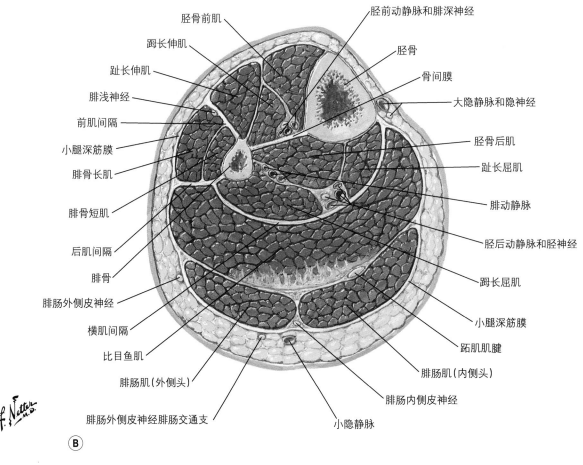

胫骨前肌   胫前动静脉和腓深神经
踇长伸肌   胫骨
趾长伸肌   骨间膜
腓浅神经   大隐静脉和隐神经
前肌间隔   胫骨后肌
小腿深筋膜   趾长屈肌
腓骨长肌   腓动静脉
腓骨短肌   胫后动静脉和胫神经
后肌间隔   踇长屈肌
腓骨   小腿深筋膜
腓肠外侧皮神经   跖肌肌腱
横肌间隔   腓肠肌(内侧头)
比目鱼肌   腓肠内侧皮神经
腓肠肌(外侧头)   小隐静脉
腓肠外侧皮神经腓肠交通支

Ⓑ

图1.24 小腿横断面以及筋膜间隙。(From: Netter; www.netterimages.com. © Elsevier Inc. All rights reserved.)

覆与胫腓骨、骨间膜形成一个偏轴的环形结构（图 1.30）。由中部轴线向深筋膜辐射发出肌间隔，将小腿肌肉分成小腿间隔。这些肌间隔将功能相似的小腿肌肉分组。这些肌间隔将小腿分为前、侧、后骨筋膜室。前肌间隔以胫骨侧面为缘，以骨间膜为底，顶部是小腿深筋膜，外侧壁为划分前肌间隔与外侧肌间隔的筋膜。外侧肌间隔位于前肌间隔外侧，以腓骨前面为底，前壁为小腿深筋膜，后为小腿后肌间隔。小腿后肌间隔是这 3 个肌间隔中最大的一个，位于骨间膜后方。小腿后肌间隔分为两个区，小腿横隔自侧深筋膜至中部深筋膜将肌间隔分为深层及浅层。浅层是唯一无骨组织的肌间隔。胫骨内表面无肌肉覆盖，因此无内侧肌间隔。

临床相关-筋膜间隔综合征

当间隔内容量病理性增加，超过筋膜范围，筋膜间隔的功能可成为病理过程的促进因素。创伤、感染、静脉体液外渗等导致的水肿、炎性反应等都可能增加肌间隔容量[32]。一旦肌间隔容积增加，室间隔压力升高，当室间隔压力增高大于毛细血管及动脉充盈压，将导致血管流量及灌注减少或缺失，肌间隔内组织缺血甚至完全坏死。小腿筋膜在小腿前方最厚，小腿前间隔在 4 个间隔里是可膨胀度最低的。小腿后侧筋膜较为柔韧，因此小腿后间隔浅区膨胀性更好，骨筋膜隔室综合征风险较深区低。

小腿肌肉

前间隔

小腿组成顺序与功能有关，每个间隔的肌肉功能相似。小腿前间隔由 4 块肌肉（胫骨前肌、趾长伸肌、踇长伸肌、腓骨肌）组成，间隔内有 1 条主要动脉（胫前动脉）和 1 根主要混合神经（腓深神经）（图 1.25 和图 1.26）。这些前间隔肌肉负责踝、足、足趾的背伸活动。胫骨前肌是前间隔最表浅的肌肉，在小腿近端覆盖胫前血管和腓深神经。胫骨前肌腱经上下伸肌支持带内表面之间间隔止于内侧楔骨及第一跖骨基底，收缩可使足背伸及内翻。胫骨接收胫前动脉的血液供应，通常分支分两列走行。约有 8~12 个分支。趾长伸肌处于外侧间隔，位于胫骨前肌外侧。在足背，胫骨前肌腱分为 4 股，控制第二至第五趾。趾长伸肌可伸趾，与胫骨前肌协同屈踇趾。与胫骨前肌类似，接受来自胫前动脉的节段性血液供应。踇长伸肌与趾长伸肌在第一趾骨远端基底有相同的起点。可以使第一趾及足部背屈。与前间隔其他肌肉相同，踇长伸肌血供也是胫前动脉节段性供血的。这限制了前间隔肌瓣的活动性和转移弧。腓骨肌是人类独有的肌肉。与腘肌同为小腿上短肌。腓骨肌起到与其他前间隔肌肉协同完成足的背屈及外翻，前间隔所有肌肉均由腓深神经支配。

外侧间隔

外侧间隔只包含两束肌肉，腓骨长肌及腓骨短肌，两者皆起自腓骨（图 1.23、图 1.25），腓骨长肌位于浅层，起点较腓骨短肌略高（表 1.3），两者均在踝关节转化为腱性结构，走行于外踝槽内，止于足底。腓骨短肌止于足底第五跖骨基底。两者共同协作控制足的外翻及跖屈。两者血供相同，近端 1/3 由腓动脉发出的穿支供血，远端 2/3 由胫骨前动脉穿支供血（Mathes-Nahai 肌肉血供分型 II 型）。外侧间隔内肌肉均没有优势血管，所有血管蒂均需穿过肌间隔进入目标肌肉，腓骨长短肌均由腓总神经浅支支配。

后侧间隔-浅层

后间隔是小腿最大的间隔，被深部横筋膜分为深、浅两层。浅层包括 4 个跖屈肌肉：腓肠肌内侧头、腓肠肌外侧头、比目鱼肌及跖肌（图 1.24）。腓肠肌及跖肌起自股骨，止于跟骨（表 1.3）。因此，这些肌肉的作用是屈膝及踝关节跖屈。腓肠肌内侧头较外侧头肥大、长度较长。腓肠肌近端成为腘窝的外侧缘（上缘为股二头肌、半腱肌、半膜肌的止点）。外侧头覆盖股二头肌，内侧头覆盖半膜肌。腓肠肌至小腿中部移行为腱性结构，移行部位置较比目鱼肌高。在 10%~30% 的个体中，腓肠肌外侧头肌腱近端可能出现籽骨。近股骨髁附近，籽骨又被称为小豆骨，可为纤维软骨或骨性。当进行膝关节 X 线检查，可见籽骨，往往被误认为异物或骨赘[33]。

腓肠肌各头均由腘动脉的腓肠分支供血。腓肠内侧动脉较腓肠外侧动脉分出更早，通常在胫骨关节线水平。每支腓肠动脉与腓肠神经运动支伴行于腘窝中部水平进入腓肠肌深部。腓肠肌由一条优势血管供血（I 型），但是在肌肉头部也有一些小血管进入。跖肌是位于腓肠肌及比目鱼肌深面的小肌肉，跖肌肌腱位于跟腱的前内侧，经常在手术中切取作为肌腱移植来源，但 10% 的个体中可出现跖肌缺如[34]。比目鱼肌是一条较宽且肥大的肌肉，与其他后间隔肌肉协同使足跖屈。在小腿近端，腓肠肌覆盖比目鱼肌。小腿远端，比目鱼肌的肌腹较腓肠肌肌腹低，三者腱性结构移行为宽而厚的肌腱止于跟骨后侧。比目鱼肌为 II 型血液供应肌肉，有 3 个主要血管蒂供血。主要接受从腘动脉、腓动脉、胫后动脉的分支供血。比目鱼肌起点处，腘动脉发出两个分支滋养比目鱼肌；在胫腓动脉分叉处，腓动脉发出两个分支滋养比目鱼肌；胫后动脉发出两支主要血管蒂滋养近端 1/3 比目鱼肌。另外还有胫后动脉小分支血管对比目鱼肌远端 1/3 进行阶段性供血。由于多源性血管供应，以一支或两支相邻血管蒂供血的全比目鱼肌肌瓣通常会出现肌瓣远端缺血坏死。值得注意的是，后间隔浅层肌肉对静脉回流肌肉泵意义重大。在比目鱼肌腹中有肌静脉丛，对下肢静脉回流，尤其是直立位时有较大影响，腓肠肌及小腿致密的深筋膜都对深静脉回流系统有生理作用。因此，小腿远端深静脉血栓可出现在腓肠肌及比目鱼肌肌间静脉中。

后间隔-深层

后间隔深层（深部屈肌组）由 4 块肌肉组成：腘肌、屈趾长肌、屈踇长肌及胫骨后肌（表 1.3）。这些肌肉起到屈趾及踝的跖屈的功能。后间隔所有的肌肉均由胫神经支配（图 1.27）。腘肌是一个肥大的肌肉，起自股骨外侧髁的后方，斜行跨过腘窝，止于胫骨近端。腘肌在膝关节伸状态下可起到解锁膝关节作用。使胫骨以股骨为轴旋转，以启动屈膝动

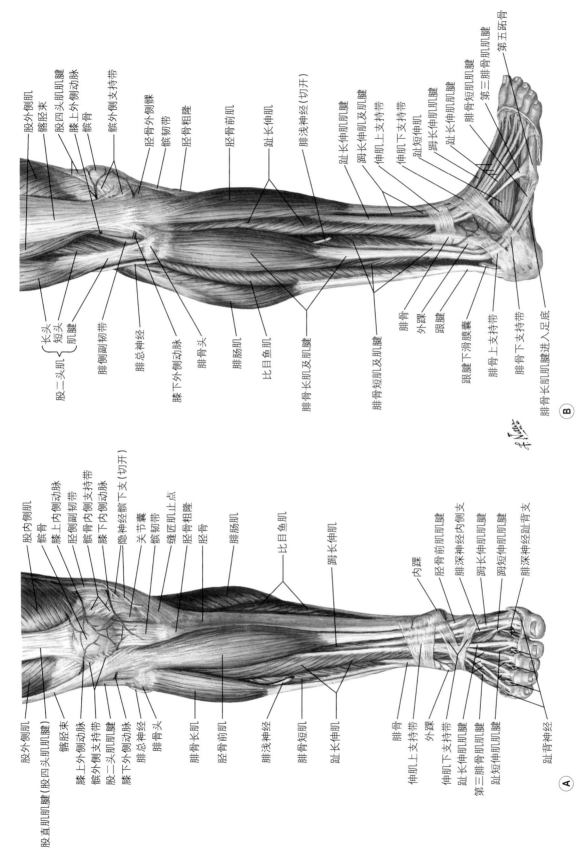

图 1.25 小腿浅层肌肉，前面观。（From：Netter；www.netterimages.com. © Elsevier Inc. All rights reserved.）

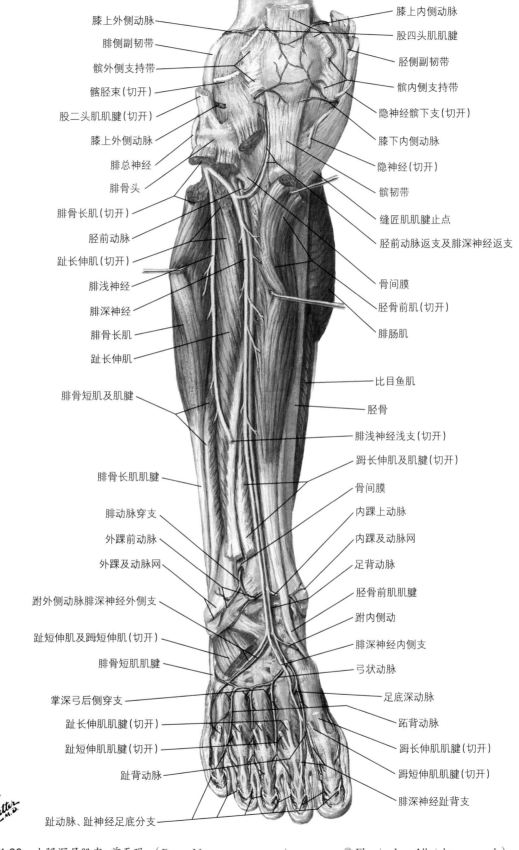

膝上外侧动脉
腓侧副韧带
髌外侧支持带
髂胫束(切开)
股二头肌肌腱(切开)
膝上外侧动脉
腓总神经
腓骨头
腓骨长肌(切开)
胫前动脉
趾长伸肌(切开)
腓浅神经
腓深神经
腓骨长肌
趾长伸肌
腓骨短肌及肌腱
腓骨长肌肌腱
腓动脉穿支
外踝前动脉
外踝及动脉网
跖外侧动脉腓深神经外侧支
趾短伸肌及踇短伸肌(切开)
腓骨短肌肌腱
掌深弓后侧穿支
趾长伸肌肌腱(切开)
趾短伸肌肌腱(切开)
趾背动脉
趾动脉、趾神经足底分支

膝上内侧动脉
股四头肌肌腱
胫侧副韧带
髌内侧支持带
隐神经髌下支(切开)
膝下内侧动脉
隐神经(切开)
髌韧带
缝匠肌肌腱止点
胫前动脉返支及腓深神经返支
骨间膜
胫骨前肌(切开)
腓肠肌
比目鱼肌
胫骨
腓浅神经浅支(切开)
踇长伸肌及肌腱(切开)
骨间膜
内踝上动脉
内踝及动脉网
足背动脉
胫骨前肌肌腱
跖内侧动
腓深神经内侧支
弓状动脉
足底深动脉
跖背动脉
踇长伸肌肌腱(切开)
踇短伸肌肌腱(切开)
腓深神经趾背支

图 1.26 小腿深层肌肉，前面观。（From：Netter；www.netterimages.com. © Elsevier Inc. All rights reserved.）

表 1.3　小腿肌肉

		肌肉	起点	止点	功能	肌肉	血供	皮瓣血供	神经支配
前间隔	1	胫骨前肌	胫骨干及骨间膜	内侧楔骨及第一跖骨基底	足背屈及外旋	胫骨前肌	胫前动脉	节段（Ⅳ）	腓深神经
	2	趾长伸肌	腓骨干及骨间膜	外侧四趾伸面	足及 2~5 趾背屈及足外翻	趾长伸肌	胫前动脉	节段（Ⅳ）	腓深神经
	3	蹋长伸肌	腓骨干及骨间膜	蹋趾末节基底	蹋趾背屈	蹋长伸肌	胫前动脉	节段（Ⅳ）	腓深神经
	4	腓骨第三肌	腓骨干及骨间膜	第五跖骨基底	足背屈；足距下关节及跗横关节水平活动	腓骨第三肌	胫前动脉	节段（Ⅳ）	腓深神经
外侧间隔	5	腓骨长肌	腓骨干	第一跖骨基底以及内侧楔骨	足距下关节及跗横关节水平活动；维持足弓横向、纵向角度	腓骨长肌	腓动脉	主要血管及次要血管蒂（Ⅱ）	腓浅神经
	6	腓骨短肌	腓骨干	第五跖骨基底	足距屈；使足在距下关节及跗横关节水平活动；维持足弓纵向角度	腓骨短肌	腓动脉	主要血管及次要血管蒂（Ⅱ）	腓浅神经
后间隔浅层	7	腓肠肌内侧头	股骨内侧髁	跟骨跟腱止点	足距屈，屈小腿	腓肠肌内侧头	胫后动脉	单一血管蒂供血（Ⅰ）	胫神经
	8	腓肠肌外侧头	股骨外侧髁	跟骨跟腱止点	足距屈，屈小腿	腓肠肌外侧头	胫后动脉	单一血管蒂供血（Ⅰ）	胫神经
	9	跖肌	股骨外上髁	跟骨	足距屈，屈小腿	跖肌	胫后动脉	节段型（Ⅳ）	胫神经
	10	比目鱼肌	胫腓骨骨干	跟骨跟腱止点	足距屈	比目鱼肌	胫后动脉	主要血管及次要血管蒂（Ⅱ）	胫神经
后间隔深层	11	腘肌	股骨外侧髁	胫骨内侧	屈小腿；膝关节过伸时使股骨以胫骨为轴外旋	腘肌	膝内侧动脉、膝外侧动脉	节段型（Ⅳ）	胫神经
	12	趾长屈肌	胫骨干	外侧四趾末节	屈 2~5 趾远端趾骨；足距屈；维持中、外侧足弓	趾长屈肌	胫后动脉穿支	节段型（Ⅳ）	胫神经
	13	蹋长屈肌	腓骨干	蹋趾趾骨基底	屈蹋趾远端趾骨；足距屈；维持中部纵行足弓	蹋长屈肌	腓动脉穿支	节段型（Ⅳ）	胫神经
	14	胫骨后肌	胫腓骨面及骨间膜	舟骨结节及内侧楔骨	足距屈；使足在距下关节及跗横关节水平活动；维持足弓中部纵向角度	胫骨后肌	胫后动脉及腓动脉	节段型（Ⅳ）	胫神经

作。屈趾长肌沿小腿下降,肌腱部止于内踝穿过足底止于远节趾骨基底。蹋长屈肌自腓骨走行至踝,大部肌腹部位于跟骨水平,肌腱部分穿过足底,在屈趾长肌下穿过进入第一足趾末节趾骨跖面基底。屈趾长肌及屈蹋长肌之间的多个联结和肌腱间的滑动,导致协同的屈趾功能,并可保持足底与地面紧密接触,以保持平衡及稳定。屈趾长肌血液供应来自胫后动脉多个穿支的多节段供应。屈蹋长肌起自腓骨,由腓动脉发出穿支多阶段供血。胫骨后肌是后肌间隔最深的肌肉,在胫后肌腹移行为肌腱,在内踝后下降经屈肌支持带进入足底。胫骨后肌腱插入舟骨及楔骨内侧。由胫后动脉发出的多个穿支供血(图 1.28)。

小腿血管

小腿整个血管均来自腘动脉(图 1.29)。腘动脉是股动脉的延续,从收肌管穿出穿过腘窝。在进入腘窝之前,发出多个分支,形成丰富的血管丛,包裹膝关节前部周围。膝上动脉与股外侧动脉降支及股浅动脉分支形成吻合(图 1.18)。腘动脉在腘窝远端边缘穿出腘窝,发出第一终末支:胫前动脉。

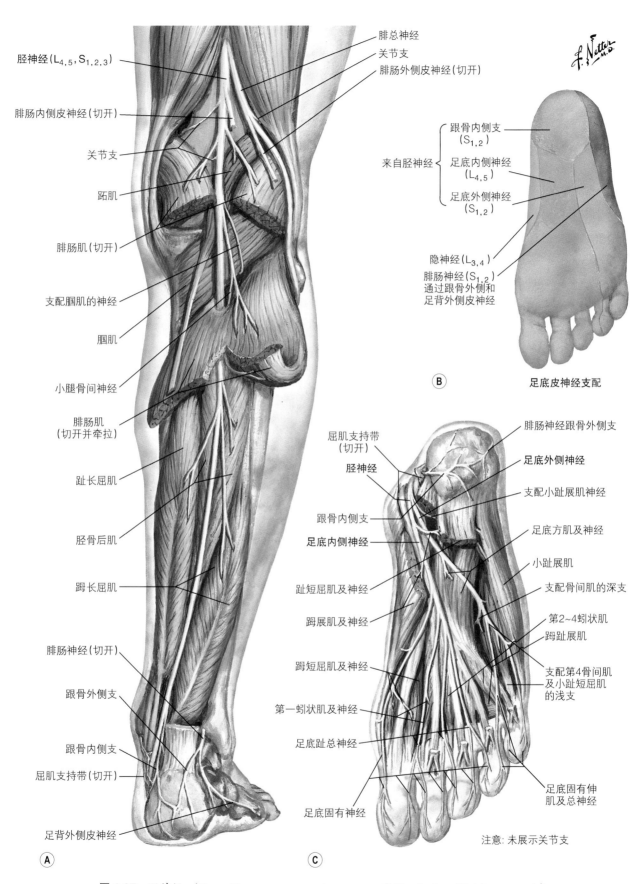

胫神经(L$_{4,5}$,S$_{1,2,3}$)

腓肠内侧皮神经(切开)

关节支

跖肌

腓肠肌(切开)

支配腘肌的神经

腘肌

小腿骨间神经

腓肠肌(切开并牵拉)

趾长屈肌

胫骨后肌

踇长屈肌

腓肠神经(切开)

跟骨外侧支

跟骨内侧支

屈肌支持带(切开)

足背外侧皮神经

A

腓总神经

关节支

腓肠外侧皮神经(切开)

跟骨内侧支(S$_{1,2}$)

来自胫神经 {

足底内侧神经(L$_{4,5}$)

足底外侧神经(S$_{1,2}$)

隐神经(L$_{3,4}$)

腓肠神经(S$_{1,2}$)通过跟骨外侧和足背外侧皮神经

B 足底皮神经支配

屈肌支持带(切开)

胫神经

跟骨内侧支

足底内侧神经

趾短屈肌及神经

踇展肌及神经

踇短屈肌及神经

第一蚓状肌及神经

足底趾总神经

足底固有神经

腓肠神经跟骨外侧支

足底外侧神经

支配小趾展肌神经

足底方肌及神经

小趾展肌

支配骨间肌的深支

第2~4蚓状肌

踇趾展肌

支配第4骨间肌及小趾短屈肌的浅支

足底固有伸肌及总神经

注意: 未展示关节支

C

图1.27 胫神经。(From：Netter；www.netterimages.com. © Elsevier Inc. All rights reserved.)

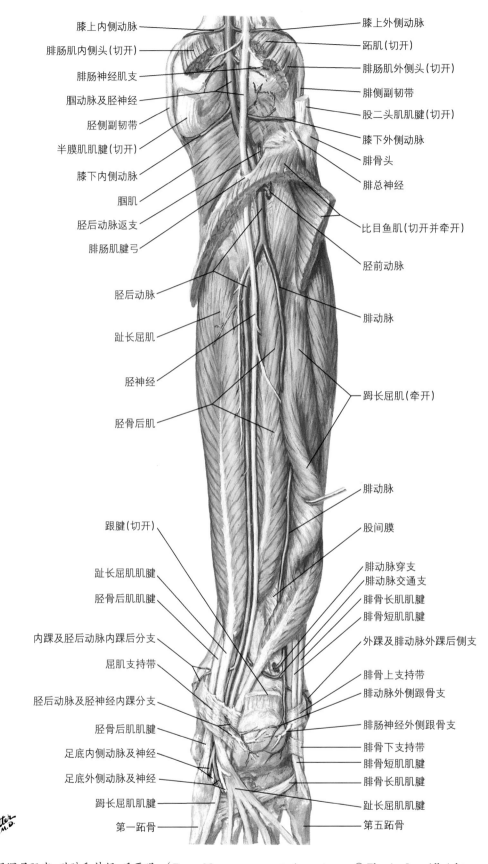

膝上内侧动脉
腓肠肌内侧头(切开)
腓肠神经肌支
腘动脉及胫神经
胫侧副韧带
半膜肌肌腱(切开)
膝下内侧动脉
腘肌
胫后动脉返支
腓肠肌腱弓

胫后动脉
趾长屈肌
胫神经
胫骨后肌

跟腱(切开)

趾长屈肌肌腱
胫骨后肌肌腱

内踝及胫后动脉内踝后分支
屈肌支持带
胫后动脉及胫神经内踝分支
胫骨后肌肌腱
足底内侧动脉及神经
足底外侧动脉及神经
踇长屈肌肌腱
第一跖骨

膝上外侧动脉
跖肌(切开)
腓肠肌外侧头(切开)
腓侧副韧带
股二头肌肌腱(切开)
膝下外侧动脉
腓骨头
腓总神经

比目鱼肌(切开并牵开)
胫前动脉

腓动脉

踇长屈肌(牵开)

腓动脉

股间膜
腓动脉穿支
腓动脉交通支
腓骨长肌肌腱
腓骨短肌肌腱
外踝及腓动脉外踝后侧支
腓骨上支持带
腓动脉外侧跟骨支
腓肠神经外侧跟骨支
腓骨下支持带
腓骨短肌肌腱
腓骨长肌肌腱
趾长屈肌肌腱
第五跖骨

图 1.28　小腿深层肌肉、动脉和神经:后面观。(From:Netter;www.netterimages.com. © Elsevier Inc. All rights reserved.)

浅,仅被皮肤及皮下组织覆盖。胫神经在小腿后侧与动脉伴行。约有5支皮肤筋膜穿支在趾长屈肌及比目鱼肌穿过深筋膜到达皮肤(图1.31)。胫后动脉绕过内踝,分出终末支:足底内外侧动脉。

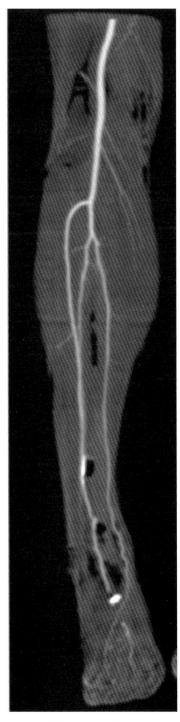

图1.29 腘动脉

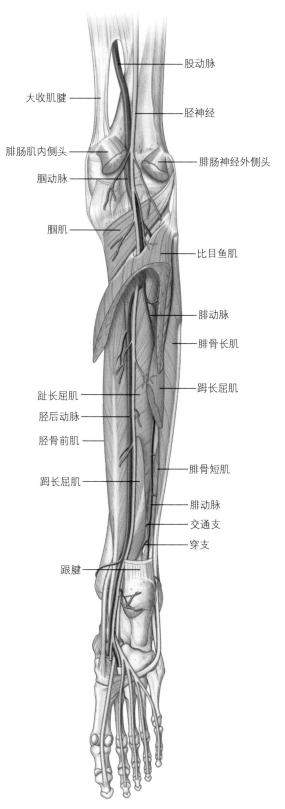

图1.30 胫后动脉、腓动脉及胫神经

股动脉
大收肌腱
胫神经
腓肠肌内侧头
腘动脉
腓肠神经外侧头
腘肌
比目鱼肌
腓动脉
腓骨长肌
趾长屈肌
拇长屈肌
胫后动脉
胫骨前肌
腓骨短肌
拇长屈肌
腓动脉
交通支
穿支
跟腱

胫前动脉经胫后穿过骨间膜的卵圆孔,进入骨间膜前方。进入前间隔后对前间隔肌肉进行供血。胫前动脉沿骨间膜前方下行,达踝关节。在踝部,胫前动脉位于踝关节前方,进入足后延续为足背动脉。

腘动脉发出胫前动脉分支后,通常有一个短血管节段向远端延伸,然后分为腓动脉及胫后动脉(图1.30)。两个动脉都处于后间隔的深层,腓动脉位置更深更靠内侧,紧贴腓骨。胫后动脉延小腿下降,开始较腓动脉为表浅,后来在深横筋膜部以下位置较深。向远端走行,于内踝位置更为表

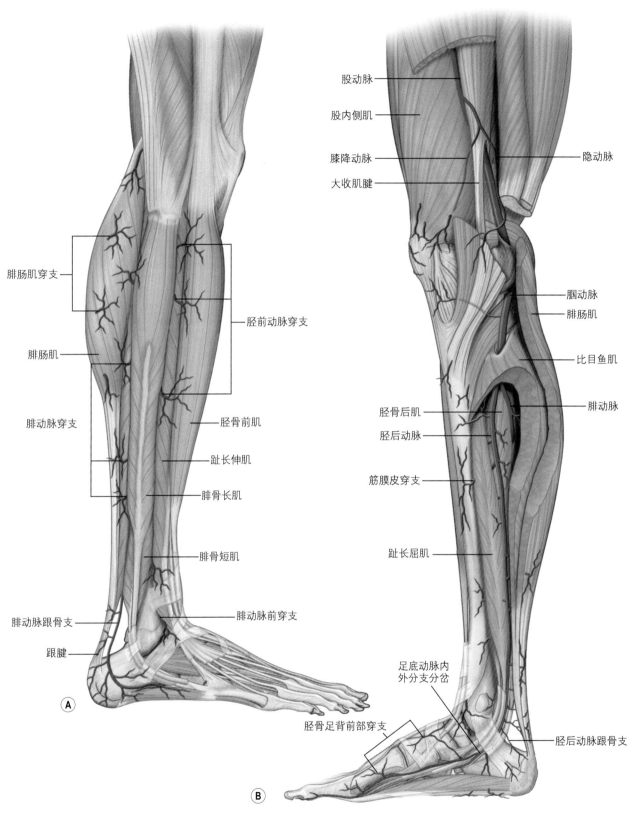

图 1.31 小腿血管系统

小腿神经解剖

小腿的神经支配来自胫神经及坐骨神经的腓总神经分支。坐骨神经分支进入胫骨,腓总神经进入腘窝。胫神经向下走行,进入后间隔深层,与胫后动脉伴行(图1.28)。支配后间隔浅层、深层的所有肌肉。在踝关节处,胫神经伴胫后动脉降支走行,在内踝穿过屈肌支持带。胫神经从踝关节走行进入足底,分支为足底内、外侧神经。

在腘窝处,腓总神经自坐骨神经分出,通过小腿后外侧。绕到腓骨颈外侧,在小腿后肌间隔下经过,此处为一解剖压迫点。经过腓骨长肌深面,并分为腓浅神经及腓深神经(图1.32)。腓浅神经向小腿远端走行,位于在腓骨肌及趾长伸肌之间。在小腿近端2/3处,发出运动支,支配外间隔的肌肉。腓浅神经向远端继续走行于小腿下1/3,经深筋膜进入皮下间隙。在这里,腓浅神经分为内侧支及外侧支支配小腿及足部皮肤。腓深神经在腓骨及腓骨长肌之间从腓总神经分出。从小腿外侧间隔穿过进入前间隔深面,在骨间膜前方向下、趾长伸肌后方走行。与胫前动脉伴行下行至踝,发出终末支进入足关节及足背皮肤。

腓深神经从腓总神经分出后在腓骨及腓骨长肌近端之间下行。从小腿外侧间隔中央进入前间隔深面,沿着小腿骨间膜向下,在趾长伸肌后方下行,降至踝后发出终末支进入足关节及第一趾蹼。

小腿运动神经

小腿肌肉运动神经遵循一个肌间隔一个神经支配原则。前间隔肌肉由腓深神经支配;外侧间隔肌肉由腓浅神经支配;后间隔肌肉(浅层及深层)由胫神经支配。

小腿皮神经

小腿皮肤感觉由下肢股神经及坐骨神经组成的混合神经以及股后皮神经的分支共同支配(图1.19和图1.20),支配膝关节及小腿皮肤的神经包括:隐神经、股后皮神经、腓总神经、腓浅神经、内侧腓肠神经及腓肠神经。

股神经在大腿远端1/3发出隐神经。在收肌管内下行,自缝匠肌深面穿出。自缝匠肌内侧穿出,在缝匠肌及股薄肌之间浅行。在此,隐神经穿过筋膜进入皮下间隙。隐神经下行时发出髌下支支配内侧膝关节及小腿内侧分支,支配整个小腿内侧感觉。

股后皮神经发出多个分支至大腿后侧,但仍直接下降支配膝关节后方,并与腓肠神经形成吻合支。

腓总神经在小腿近端走行如前述,于腓骨颈外侧走行,并发出皮支,支配膝关节外侧皮肤。在腓骨长肌下方,腓总神经分为腓浅神经及腓深神经(图1.32)。

腓浅神经负责小腿外侧中部1/3的皮肤感觉(图1.32)。腓浅神经皮神经下行至小腿远端至踝关节前方。腓浅神经及腓深神经都在踝部进入足,发出皮支支配足背皮肤感觉。在足背,腓深神经在伸肌上支持带走行;腓浅神经在伸肌支持带上皮下组织间隙通过,足背的主要神经支配由腓神经提供。在整个下肢,腓深神经仅有一个小的、单独的神经支配区第一趾蹼,第二足趾中部,以及踇趾背侧外侧。足背外侧皮神经支配也是由腓肠神经足背外侧皮支支配的。

腓肠神经系统非常复杂,在腓总神经及胫神经之间神经支相互交通。有腓肠内侧分支自胫骨处发出,外侧腓肠神经自腓总神经发出,支配小腿后外侧皮肤感觉。腓肠神经由几种不同的皮支交通而成。神经分支在小腿近段合成,并形成腓肠神经。腓肠神经在小腿腓肠肌内外侧头之间下缘水平穿过深筋膜。在皮下向下与小隐静脉伴行。支配小腿远端1/3皮肤感觉。

腓肠神经有特定的临床意义,常作为神经移植的神经来源。远端腓肠神经位于外踝后方1cm处,和小隐静脉关系密切[35]。腓肠神经位于外踝后方发出的分支相对较少,切除后小腿及足外侧感觉缺失通常可耐受,这些都是采用腓肠神经称为神经移植修复的良好来源,尤其是上肢神经的修复。

踝与足

在人体直立过程中,足踝是重要的支点。因其仅有菲薄软组织覆盖的高度复杂结构,且由紧凑而复杂的骨及韧带构成,足踝在重建手术中经常引起关注。依靠皮肤感觉、骨、肌肉肌腱的适当运动及本体感觉相互作用维持平衡。对踝及足的成功的重建要求术者对足部解剖系统理解,并对保留重要解剖结构引起充分重视。

足踝骨骼结构

人类足部有28块骨。骨性结构组成一个复杂且相互作用的系统,由周边韧带系统加强以支撑整个身体的重量。踝是足及小腿的过渡区,将骨骼及肌肉的受力方向由水平转换为垂直方向。

踝部

踝关节由两个关节组成:①腓骨远端关节(外踝),胫骨距骨关节(内踝)。②距下关节:由距骨下关节面和跟骨上关节面构成,后者的构成为外踝、内踝、距骨和跟骨。距下关节有强有力的韧带支持,以维持多平面的运动。前胫腓韧带、后下胫腓韧带、骨间韧带、骨间膜协同作用使距下关节稳定。踝关节被称为铰链滑膜关节,具有屈曲和背屈运动,但距下关节允许踝关节具有全面的活动范围,包括旋转及内翻动作。

足部

足踝在很多方面与手的结构类似。如同腕骨的排列方式,踝部跗骨也排列为近端跗骨及远端跗骨两排。距骨及跟骨在近端跗骨近端衔接,内侧、中部及外侧楔骨和骰骨在跗骨远端排列。舟骨是唯一足部特有骨,穿插在距骨及楔骨之间,在形状和位置上和手舟骨有一定相似。趾骨和指骨非常相似,第

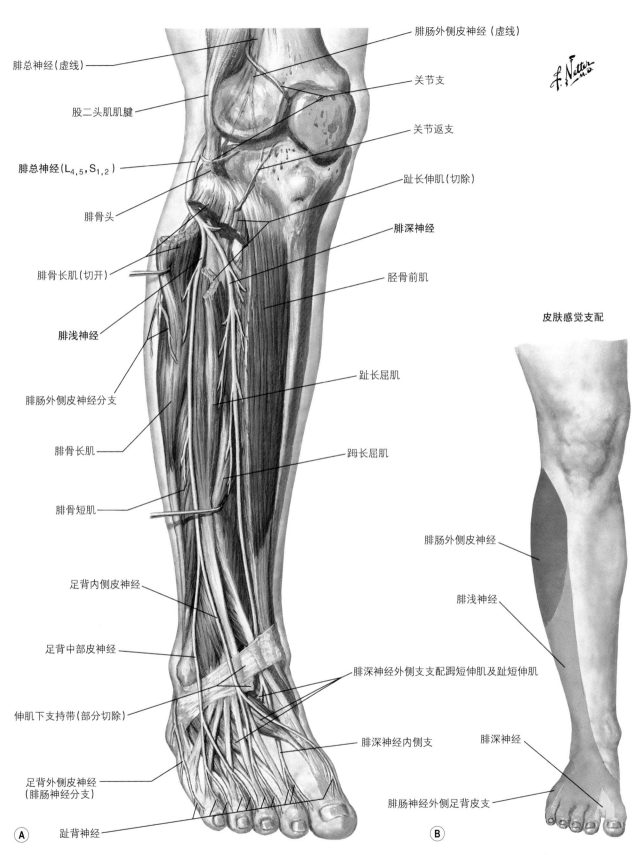

腓总神经（虚线）

腓肠外侧皮神经（虚线）

关节支

股二头肌肌腱

关节返支

腓总神经（L~4,5~，S~1,2~）

趾长伸肌（切除）

腓骨头

腓深神经

腓骨长肌（切开）

胫骨前肌

皮肤感觉支配

腓浅神经

趾长屈肌

腓肠外侧皮神经分支

腓肠外侧皮神经

腓骨长肌

蹈长屈肌

腓浅神经

腓骨短肌

足背内侧皮神经

足背中部皮神经

腓深神经外侧支支配蹈短伸肌及趾短伸肌

腓深神经

伸肌下支持带（部分切除）

腓深神经内侧支

足背外侧皮神经（腓肠神经分支）

腓肠神经外侧足背皮支

趾背神经

A

B

图 1.32　腓总神经。（From：Netter；www.netterimages.com. © Elsevier Inc. All rights reserved.）

二至第五趾骨均由跖骨、近节趾骨、中节趾骨、末节趾骨组成。蹬趾与拇指类似,没有中节趾骨,仅由 3 个长骨组成(图 1.33)。

踝与足筋膜结构

踝关节支持带是保持足正常功能的重要结构,抑制肌腱穿过踝部,防止出现弓弦状态。另外踝关节支持带保持肌腱紧密贴合脚踝的骨骼结构稳定。足踝包括 3 个主要的筋膜支持带:伸肌支持带:位于足背部;屈肌支持带:位于内踝;

腓骨支持带:位于外踝。每个支持带包绕相似功能肌腱。

伸肌支持带

伸肌支持带包括两条支持带:伸肌上支持带及伸肌下支持带。伸肌上支持带在胫腓关节水平约束胫骨前肌、蹬长伸肌、趾长伸肌以及第三腓骨肌肌腱(表 1.4)。上伸肌支持带附着于胫腓骨远端关节面,踝关节上方。伸肌下支持带是一个 Y 形筋膜带,从外侧止于跟骨、内踝内侧上方以及足底腱膜(图 1.34)。

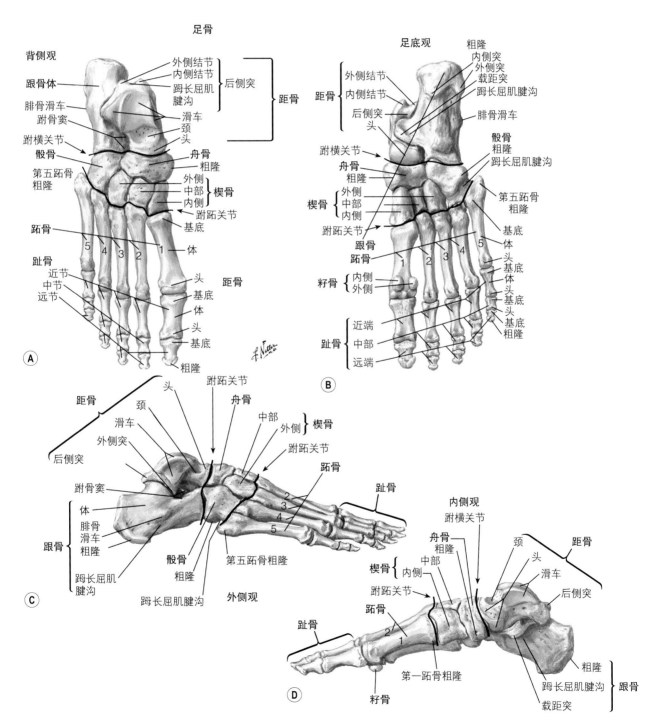

图 1.33 足部骨骼。(From:Netter;www.netterimages.com. © Elsevier Inc. All rights reserved.)

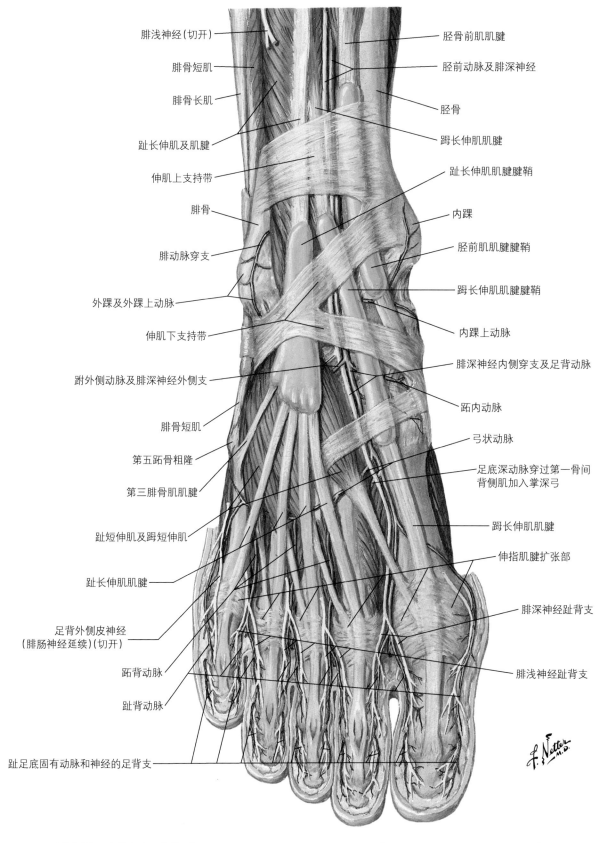

腓浅神经(切开)
腓骨短肌
腓骨长肌
趾长伸肌及肌腱
伸肌上支持带
腓骨
腓动脉穿支
外踝及外踝上动脉
伸肌下支持带
跖外侧动脉及腓深神经外侧支
腓骨短肌
第五跖骨粗隆
第三腓骨肌肌腱
趾短伸肌及𧿹短伸肌
趾长伸肌肌腱
足背外侧皮神经
(腓肠神经延续)(切开)
跖背动脉
趾背动脉
趾足底固有动脉和神经的足背支

胫骨前肌肌腱
胫前动脉及腓深神经
胫骨
𧿹长伸肌肌腱
趾长伸肌肌腱腱鞘
内踝
胫前肌肌腱腱鞘
𧿹长伸肌肌腱腱鞘
内踝上动脉
腓深神经内侧穿支及足背动脉
跖内动脉
弓状动脉
足底深动脉穿过第一骨间背侧肌加入掌深弓
𧿹长伸肌肌腱
伸指肌腱扩张部
腓深神经趾背支
腓浅神经趾背支

图 1.34　足背肌肉:浅层。(From:Netter;www.netterimages.com. © Elsevier Inc. All rights reserved.)

表 1.4　踝关节支持带内结构

伸肌支持带	胫神经
胫前血管	胫后肌腱
腓深神经	趾长屈肌肌腱
胫前肌腱	蹞长屈肌肌腱
蹞长伸肌	**腓骨支持带**
趾长伸肌	腓骨长肌肌腱
第三腓骨肌	腓骨短肌肌腱
屈肌支持带	
胫后血管	

屈肌支持带

屈肌支持带(也称为拉筋韧带)是内踝筋膜带,制约内踝后经小腿至足的跖屈肌腱的弓弦状态(图 1.35)。支持带与内踝上相贴,向后下展开至跟骨及足底腱膜。屈肌支持带约束屈趾长肌、屈蹞长肌、胫后肌、胫后血管和胫神经(表 1.4)。肌腱通常位于前方,神经血管结构位于后方。

屈肌支持带与跟骨、距骨形成骨韧带通道,称为踝管,与手部腕管类似,两者都包含屈肌腱及支配内在肌及远端无毛囊皮肤的混合神经。另一个明显的相似点是两者都是无弹性的骨性肌腱管道,肌腱成分的顶部及骨性基底的顺应性都极差。当踝管向远端走行,被分为内侧和外侧跗骨隧道,其中包含足底内侧和外侧神经血管结构。

腓骨支持带

在踝关节外侧,腓骨长短肌肌腱止于腓骨支持带。腓骨上支持带从外踝的后表面延伸至跟骨。腓骨下支持带附着于跟骨下表面并止于跟骨上表面,以约束肌腱。腓骨上支持带与伸肌上支持带共同起自跟骨上表面。

腓骨支持带仅约束腓骨长短肌肌腱(表 1.4)。腓动脉未在腓骨支持带内,而是伴行于腓骨支持带浅层。腓动脉自小腿走行至足,自踝部由深入浅至腓骨支持带上方,并发出多支血管支供应跟骨及外踝区域。

足底筋膜

足底筋膜(又称足底腱膜)由增厚纤维带组成,以约束足深部内在结构,并增厚附着于足底无毛发皮肤作为固定基底。与掌腱膜类似,为表面皮肤提供稳定以抵抗剪切力,减少平移及搓动。在足底数层结构中,足底腱膜是皮下脂肪下方的第一层。在近端,足底腱膜达跟骨;在远端部分,足底腱膜分为 5 束,与横纤维相连,通过皮肤韧带支持带插入各趾跖骨头下真皮组织内(图 1.36),在跖骨头远端跖横韧带附近,以适当角度插入。足底筋膜厚度并不均一,在中部较强韧且较厚,在外周、远端部位较薄。

足筋膜间隔

足具有 5 大筋膜间隔(表 1.5)。这些筋膜间隔将足部肌肉按照同一运动功能单元分组,使动作有效完成。足筋膜间隔包括内侧、中部、外侧及骨间间隔。中部骨间隔进一步分为内收肌、深、浅间隔(图 1.37)。骨间间隔事实上被跖骨分为 4 个独立空间。足背间隔,是单独的多层次间隔。

与小腿类似,病理条件导致间隔内压力升高会很快导致足的间隔综合征。松解周围筋膜连接可避免组织缺血及坏死。挤压伤、跟骨骨折、跖蹞关节脱位等是足间隔综合征最常见原因。

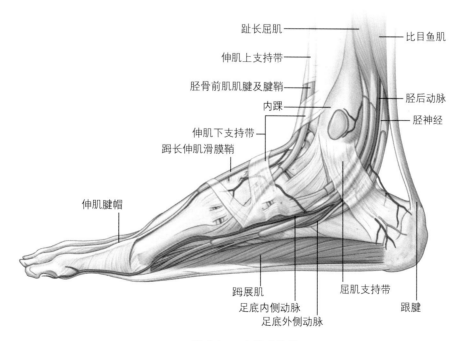

图 1.35　足筋膜结构

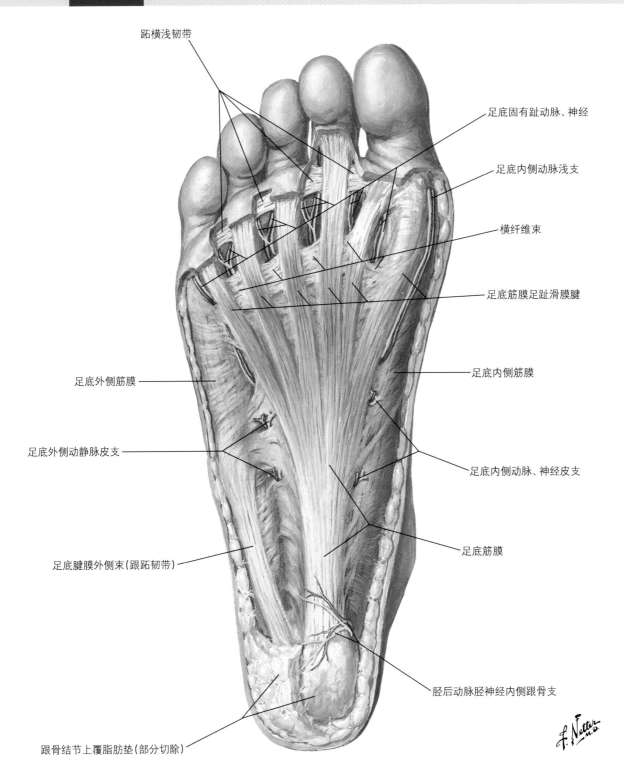

跖横浅韧带

足底固有趾动脉、神经

足底内侧动脉浅支

横纤维束

足底筋膜足趾滑膜腱

足底内侧筋膜

足底外侧筋膜

足底内侧动脉、神经皮支

足底外侧动静脉皮支

足底筋膜

足底腱膜外侧束（跟跖韧带）

胫后动脉胫神经内侧跟骨支

跟骨结节上覆脂肪垫（部分切除）

图 1.36　足底：浅层解剖。（From：Netter；www.netterimages.com. © Elsevier Inc. All rights reserved.）

表 1.5　足筋膜间隔

足底	
内侧间隔	包含踇展肌及踇短屈肌
中部间隔	包含趾短屈肌，蚓状肌，副屈肌及踇展肌
外侧间隔	包含小趾展肌及小趾屈肌
骨间间隔	包含 7 条骨间肌
足背间隔	几层筋膜组织，仅有一个背侧间隔

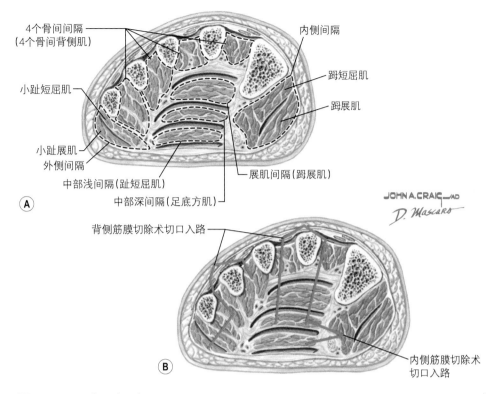

图 1.37　足踝部肌肉。（From：Netter；www.netterimages.com. © Elsevier Inc. All rights reserved. ）

足部肌肉

　　足踝的运动由内在肌及外在肌共同控制。外在肌均起源于足近端小腿处,已在小腿部分描述过。这些肌肉作用于踝及足趾。足内在肌起止点都在足内,主要控制足趾活动。次要的功能是通过稳定足的骨软骨结构来维持姿势平衡。

　　足底肌可认为由足底至深部骨性结构分层排布的(表1.6)。首层包括足底腱膜下肌群:屈趾短肌、踇展肌和小趾展肌(图1.38)。这些肌肉起自跟骨止于足趾,并组成功能组,协助维持足弓,并可作为局部带蒂肌肉瓣来修复邻近区域及踝部缺损,三者血供分型均为I型肌肉。屈趾短肌是在足近端深面通过足底内外侧动脉接受胫后动静脉分支供血的。踇展肌是在足近端由其深面足底内侧动脉穿支作为主血管蒂供血的。小趾展肌由足底外侧动脉外侧支作为主血管蒂供血。

　　足底肌肉第一层与第二层之间由内在肌屈趾长肌和踇长屈肌等肌腱隔开。由胫后动脉及胫神经分出的足底内侧及足底外侧动脉、神经也走行于此间隔层内(图1.39)。第二层包括副屈趾肌(又称足底方肌)及蚓状肌。足底方肌是足部少数在手部无相应结构的肌肉之一。足底方肌具两头分别起自跟骨内侧及外侧缘。止于屈趾长肌肌腱,控制第二至第五趾的跖屈。足蚓状肌与手部蚓状肌成镜像,属性、来源、止点均有类似之处。4块蚓状肌起自屈趾长肌内侧,止于第二至第五趾骨伸趾系统(图1.39)。足蚓状肌可屈跖趾关节,伸趾间关节。

表 1.6　足部肌肉

足底肌肉		
表层	踇展肌 趾短屈肌 小趾展肌	3个肌肉起自跟骨止于足趾,形成维持足弓的功能组
第二层	屈趾副肌 蚓状肌	支配蚓状肌的胫神经运动支损伤会导致足趾屈曲呈爪形
第三层	屈踇短肌 踇展肌 小趾短屈肌	此组肌肉高度相关,有助于维持足底长弓
第四层(骨间间隔)	骨间背侧肌 骨间掌侧肌	骨间肌内收功能基于第二足趾轴线(与手第三指类似)。第二趾是跖趾关节里运动度最小的足趾。胫后肌腱及腓骨长肌也被认为是第四层足部肌肉
足背肌肉	伸趾短肌	加强伸趾功能,如切除但保留伸趾长肌不影响行走。可作为肌瓣修复小皮肤缺损。可插入关节间防止关节融合(如跟舟关节)。主要由足背穿支血管蒂,次要由腓动脉穿支供血
	伸踇短肌	与趾短伸肌紧密相关,有时被认为是伸趾短肌延伸

　　第三层肌肉包括踇短屈肌、踇收肌及小趾短屈肌(图1.39)。这些深部内在小肌肉可协助维持足长弓的稳定,并参与维持足内在骨韧带结构嵌合及平衡。

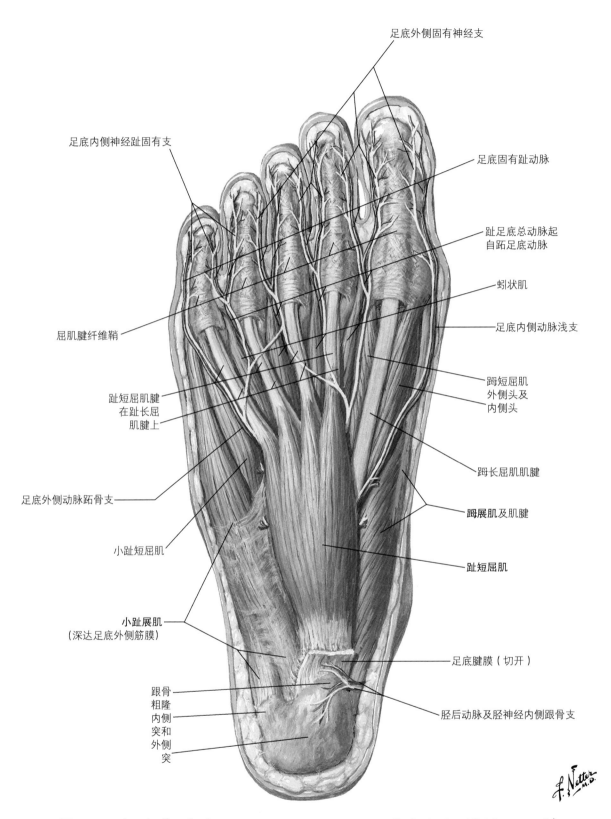

足底外侧固有神经支

足底内侧神经趾固有支

足底固有趾动脉

趾足底总动脉起
自跖足底动脉

蚓状肌

足底内侧动脉浅支

屈肌腱纤维鞘

趾短屈肌腱
在趾长屈
肌腱上

跨短屈肌
外侧头及
内侧头

足底外侧动脉跖骨支

蹬长屈肌肌腱

小趾短屈肌

蹬展肌及肌腱

趾短屈肌

小趾展肌
（深达足底外侧筋膜）

足底腱膜（切开）

跟骨
粗隆
内侧
突和
外侧
突

胫后动脉及胫神经内侧跟骨支

图 1.38　足底肌肉：第一层。（From：Netter；www.netterimages.com. © Elsevier Inc. All rights reserved.）

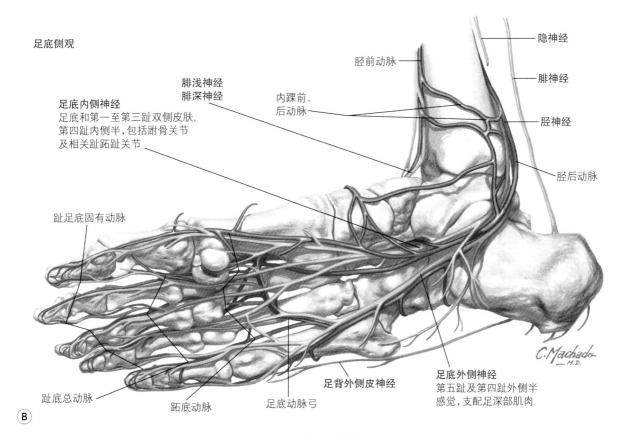

足底侧观

隐神经

胫前动脉

腓神经

内踝前、
后动脉

胫神经

腓浅神经
腓深神经

足底内侧神经
足底和第一至第三趾双侧皮肤,
第四趾内侧半,包括跗骨关节
及相关趾跖趾关节

胫后动脉

趾足底固有动脉

趾底总动脉

跖底动脉

足底动脉弓

足背外侧皮神经

足底外侧神经
第五趾及第四趾外侧半
感觉,支配足深部肌肉

C. Machado
M.D.

图 1.40(续)

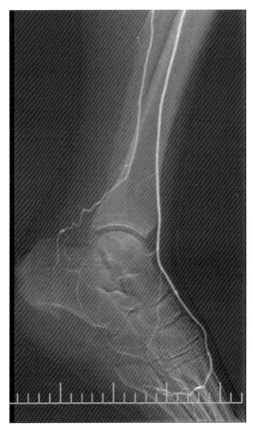

图 1.41　腓动脉

足踝部神经解剖

足部皮肤感觉神经

　　足部皮肤感觉由腓浅神经、腓深神经、隐神经、腓肠神经及胫神经终末支(跟骨内侧、足底内侧、足底外侧支)(图1.40)共同支配。如前所述,足背皮肤主要由腓浅神经支配,第一趾蹼皮肤由腓深神经支配,足外侧由腓肠神经支配。隐神经支配足前内侧近端及踝。胫神经及其分支支配足跟内侧、足底内侧及外侧(图1.27)。

足部运动神经

　　足内在肌的运动神经支配与皮肤感觉神经同源,组成也相似。足背蹬短伸肌及趾短伸肌由腓深神经支配。所有足底内在肌由胫神经发出内侧足底支及外侧足底支支配。

　　内侧及外侧足底支与足底内侧及外侧动脉伴行。内侧足底神经支配与正中神经类似。第一趾肌肉(蹬展肌、趾短屈肌、蹬短屈肌及第一蚓状肌)及足底内侧皮肤区域,包括第一至第三趾,由足底内侧神经支配。在支配深部肌肉(骨间肌、第二至第四蚓状肌、蹬展肌、趾短屈肌、趾副屈肌及小趾展肌)及足底外侧皮肤(包括第四和第五足趾)方面,足底外侧神经与尺神经互为镜像。

结论

重建外科医生可能会面对下肢特定组织缺损的修复，或需要以下肢作为供区修复其他缺损，因此非常有必要精确了解下肢结构及功能解剖。本章为读者提供了全面的下肢三维解剖综述。在宏观的解剖基础上，后续章节提到的重建观念将更易于讨论和理解。作者的目标是使本章为各种资历的读者在重建手术设计及临床决策时提供有价值的资料。

参考文献

1. Green PH. On a new variety of the femoral artery: with observations. *Lancet.* 1832;1:730–731.
2. Brantley SK, Rigdon EE, Raju S. Persistent sciatic artery: embryology, pathology, and treatment. *J Vasc Surg.* 1993;18:242–248.
3. Myeroff C, Archdeacon M. Autogenous bone graft: donor sites and techniques. *J Bone Joint Surg Am.* 2011;93(23):2227–2236.
4. Ebraheim NA, Elgafy H, Xu R. Bone-graft harvesting from iliac and fibular donor sites: techniques and complications. *J Am Acad Orthop Surg.* 2001;9(3):210–218.
5. Dorafshar AH, Seitz IA, DeWolfe M, et al. Split lateral iliac crest chimera flap: utility of the ascending branch of the lateral femoral circumflex vessels. *Plast Reconstr Surg.* 2010;125(2):574–581.
6. Mathes SJ, Nahai F. Classification of the vascular anatomy of muscles: experimental and clinical correlation. *Plast Reconstr Surg.* 1981;67(2):177–187. *This landmark article, one of the most cited in the reconstructive surgery literature, first proposed a classification system for flaps based on the vascular anatomy of muscles. This classification system is used ubiquitously in reconstructive surgery, and knowledge of the vascular pattern of each muscle facilitates the choice and design of flaps throughout the body.*
7. Windhofer C, Brenner E, Moriggl B, Papp C. Relationship between the descending branch of the inferior gluteal artery and the posterior femoral cutaneous nerve applicable to flap surgery. *Surg Radiol Anat.* 2002;24(5):253–257.
8. Rozen WM, Ting JW, Grinsell D, Ashton MW. Superior and inferior gluteal artery perforators: in-vivo anatomical study and planning for breast reconstruction. *J Plast Reconstr Aesthet Surg.* 2011;64(2):217–225.
9. Saint-Cyr M, Wong C, Schaverien M, et al. The perforasome theory: vascular anatomy and clinical implications. *Plast Reconstr Surg.* 2009;124(5):1529–1544.
10. Hong JP, Yim JH, Malzone G, et al. The thin gluteal artery perforator free flap to resurface the posterior aspect of the leg and foot. *Plast Reconstr Surg.* 2014;133(5):1184–1191.
11. Georgantopoulou A, Papadodima S, Vlachodimitropoulos D, et al. The microvascular anatomy of superior and inferior gluteal artery perforator (SGAP and IGAP) flaps: a fresh cadaveric study and clinical implications. *Aesthetic Plast Surg.* 2014;38(6):1156–1163.
12. Bakri K, Shin AY, Moran SL. The vascularized medial femoral corticoperiosteal flap for reconstruction of bony defects within the upper and lower extremities. *Semin Plast Surg.* 2008;22(3):228–233.
13. Yamamoto H, Jones DB Jr, Moran SL, et al. The arterial anatomy of the medial femoral condyle and its clinical implications. *J Hand Surg [Eur].* 2010;35(7):569–574. *An excellent overview of the arterial anatomy of the medial femoral condyle region, including intraosseous and extraosseous vascular anatomy, is provided in this article. This study demonstrates the reliability and usefulness of the medial femoral condyle as a source for vascularized periosteal and bone grafts.*
14. Iorio ML, Masden DL, Higgins JP. The limits of medial femoral condyle corticoperiosteal flaps. *J Hand Surg Am.* 2011;36(10):1592–1596.
15. Buckland A, Pan WR, Dhar S, et al. Neurovascular anatomy of sartorius muscle flaps: implications for local transposition and facial reanimation. *Plast Reconstr Surg.* 2009;123(1):44–54. *This article, from Dr. G. Ian Taylor's lab, describes the neural and vascular anatomy of the sartorius muscle, with particular emphasis on the supply for local, regional and free tissue transfer. It provides exquisite illustrations and objective data, from cadaveric dissections, regarding the neurovascular anatomy of the sartorius muscle and is an essential article for any reconstructive surgeon operating in the lower extremity.*
16. Mojallal A, Wong C, Shipkov C, et al. Redefining the vascular anatomy and clinical applications of the sartorius muscle and myocutaneous flap. *Plast Reconstr Surg.* 2011;127(5):1946–1957.
17. Daigeler A, Dodic T, Awiszus F, et al. Donor-site morbidity of the pedicled rectus femoris muscle flap. *Plast Reconstr Surg.* 2005;115(3):786–792.
18. Fattah AY, Ravichandiran K, Zuker RM, Agur AM. A three-dimensional study of the musculotendinous and neurovascular architecture of the gracilis muscle: application to functional muscle transfer. *J Plast Reconstr Aesthet Surg.* 2013;66(9):1230–1237.
19. Morris SF, Yang D. Gracilis muscle: arterial and neural basis for subdivision. *Ann Plast Surg.* 1999;42(6):630–633.
20. Lakhiani C, Lee MR, Saint-Cyr M. Vascular anatomy of the anterolateral thigh flap: a systematic review. *Plast Reconstr Surg.* 2012;130(6):1254–1268.
21. Wong CH, Wei FC, Fu B, et al. Alternative vascular pedicle of the anterolateral thigh flap: the oblique branch of the lateral circumflex femoral artery. *Plast Reconstr Surg.* 2009;123(2):571–577. *This article, derived from the extensive experience at Chang Gung Memorial Hospital with anterolateral thigh flap harvest and transfer, further clarifies the vascular anatomy of the anterolateral thigh region and proposes the existence, in a proportion of patients, of an oblique branch of the lateral circumflex femoral artery. The reliability of harvesting an anterolateral thigh flap using the oblique branch as the vascular pedicle and the clinical implications of the presence of this oblique branch are detailed in this study.*
22. Wong CH, Ong YS, Wei FC. Revisiting vascular supply of the rectus femoris and its relevance in the harvest of the anterolateral thigh flap. *Ann Plast Surg.* 2013;71(5):586–590.
23. Adler N, Dorafshar AH, Agarwal JP, Gottlieb LJ. Harvesting the lateral femoral circumflex chimera free flap: guidelines for elevation. *Plast Reconstr Surg.* 2009;123(3):918–925.
24. Zhou G, Qiao Q, Chen GY, et al. Clinical experience and surgical anatomy of 32 free anterolateral thigh flap transplantations. *Br J Plast Surg.* 1991;44(2):91–96.
25. Pribaz JJ, Orgill DP, Epstein MD, et al. Anterolateral thigh free flap. *Ann Plast Surg.* 1995;34(6):585–592.
26. Yu P, Selber J, Liu J. Reciprocal dominance of the anterolateral and anteromedial thigh flap perforator anatomy. *Ann Plast Surg.* 2013;70(6):714–716.
27. Kaufer H. Mechanical function of the patella. *J Bone Joint Surg Am.* 1971;53(8):1551–1560.
28. Hallock GG, Anous MM, Sheridan BC. The surgical anatomy of the principal nutrient vessel of the tibia. *Plast Reconstr Surg.* 1993;92(1):49–54.
29. Guo F. Observations of the blood supply to the fibula. *Arch Orthop Trauma Surg.* 1981;98(2):147–151.
30. Iorio ML, Cheerharan M, Olding M. A systematic review and pooled analysis of peroneal artery perforators for fibula osteocutaneous and perforator flaps. *Plast Reconstr Surg.* 2012;130(3):600–607. *This article represents a significant contribution to the literature by conclusively demonstrating the optimal design for fibular osteocutaneous and perforator flaps based on the distribution of the peroneal artery perforators. This systematic review and pooled analysis comprehensively analyzes the existing literature, including clinical and cadaveric reports, to provide the most up-to-date data to guide reconstructive surgeons in the design and harvest of osteocutaneous and perforator flaps along the lateral lower leg.*
31. Yu P, Chang EI, Hanasono MM. Design of a reliable skin paddle for the fibula osteocutaneous flap: perforator anatomy revisited. *Plast Reconstr Surg.* 2011;128(2):440–446.
32. Mauser N, Gissel H, Henderson C, et al. Acute lower-leg compartment syndrome. *Orthopedics.* 2013;36(8):619–624.
33. Driessen A, Balke M, Offerhaus C, et al. The fabella syndrome – a rare cause of posterolateral knee pain: a review of the literature and two case reports. *BMC Musculoskelet Disord.* 2014;15:100.
34. Simpson SL, Hertzog MS, Barja RH. The plantaris tendon graft: an ultrasound study. *J Hand Surg Am.* 1991;16(4):708–711.
35. Riedl O, Frey M. Anatomy of the sural nerve: cadaver study and literature review. *Plast Reconstr Surg.* 2013;131(4):802–810.
36. Rosson GD, Singh NK. Devascularizing complications of free fibula harvest: peronea arteria magna. *J Reconstr Microsurg.* 2005;21(8):533–538.
37. Lohan DG, Tomasian A, Krishnam M, et al. MR angiography of lower extremities at 3 T: presurgical planning of fibular free flap transfer for facial reconstruction. *AJR Am J Roentgenol.* 2008;190(3):770–776.

第 2 章

下肢损伤的治疗

Yoo Joon Sur, Shannon M. Colohan, Michel Saint-Cyr

概要

- 下肢损伤很常见，而且常合并其他损伤。
- 临床上，下肢损伤的患者需要采用高级创伤生命支持（advanced trauma life support, ATLS）方法来正确评估。
- 初期治疗包括骨折复位以减少出血，以及必要的影像学检查。
- 在实施骨折固定术前，用暂时的外固定措施可以有效地防止复杂骨折的发生。
- 建议在抗生素、抗凝和重建时机方面采取循证做法。
- 下肢创伤患者急性期和康复期需要联合采用多学科治疗方法。

简介

在全球范围内，严重外伤是导致死亡和残疾的一个重要原因。在美国，外伤是致死的主要原因之一，综合所有年龄段患者中，意外伤害是第四大致死原因[1]。从 1999—2013 年，在 1~44 岁年龄段死亡病例中，意外伤害排在所有死因的第一位，在 45~54 岁年龄段中，意外伤害排在第三位[2]。2010 年的美国权威统计报告显示，机动车碰撞事故（motor vehicle collisions, MVCs）占外伤相关死亡的 18.6%[3]。根据世界卫生组织公布的数据，车祸是第九大致残因素，预测到 2030 年，该数据会上升至第七位[4]。根据国家创伤数据库的 2014 年年度报告[5]，意外事故患者以 25~34 岁年龄段数量最多，死亡率为 3.7%。85 岁以上组患者病死率最高（8.69%），15 岁以上患者中，男性比女性死亡率高。

学界的大多数创伤评估系统都是依据军事战斗中取得的经验设计。随着 ATLS 等标准化创伤协议的发展，以及格拉斯哥昏迷量表（Glasgow Coma Scale, GCS）、伤情严重程度量表（Injury Severity Scale, ISS）、创伤与伤情严重程度评分（Trauma and Injury Severity Score, TRISS）等评分系统的建立，这些都得到了进一步的修改和完善。此外，专门针对下肢损伤的评分标准也已经制定，包括肢体严重创伤评分（Mangled Extremity Severity Score, MESS）、保肢指数（Limb Salvage Index, LSI）、预期保肢指数（Predictive Salvage Index, PSI）、汉诺威骨折量表-97（Hanover Fracture Scale-97, HFS-97）以及神经损伤、缺血、软组织损伤、骨骼损伤、休克和年龄评分（Nerve Injury, Ischemia, Soft-tissue Injury, Skeletal Injury, Shock, and Age of patient score, NISSSA）。

下肢创伤患者的治疗涉及多个学科。伤后最初普外科、血管和矫形外科提供紧急创伤护理和评估后，整形外科医生需要介入到肢创伤体的整个治疗过程，包括从保肢到截肢后重建的各环节。这些步骤通常与骨科结合进行，因此要强调 Levin 的"矫形治疗"的概念[6]。现有的文献报道不断地体现出下肢损伤治疗的临床治疗进展，包括保肢的标准、重建时机、有效的支持疗法和相应的护理措施。

历史回顾

下肢创伤外科治疗的演变跨越了几个世纪，在过去的一个世纪里，受到了军事行为的显著影响。

在古代，复合性骨折被认为是致命伤而未予治疗[7]。直到希波克拉底（公元前 460—前 370 年）时期才提到截肢，希波克拉底建议将截肢作为治疗缺血性坏疽的最后手段[8]。在这种情况下，他建议通过坏死区域做切口，来"完成"截肢手术，以尽量减少出血，减轻患者不适[8]。

Aurelius Cornelius Celsus（公元前 25—公元 50 年）首次提出了创面处理的重要原则，包括清理创面和适当缝线以缓解张力[7]。他建议通过正常组织入路进行截肢，适当塑造残端，以及使用止血结扎。公元前 11 世纪初，止血方式是结扎和使用烙铁或沸油。

战争的出现带来了创伤和创伤管理的进步。1338年，人们开始在战争中使用火药，这极大改变了需要医疗处理的创面性质和严重程度[7]。火药被认为是有毒的，人们对火药的取出方法进行了很多尝试，包括使用挂线、油浸式皮塞、徒手取出枪伤或骨碎片[9]。

也许正是 Ambroise Paré（1509—1590 年）的工作使创伤手术和创面护理现代化。他最终被迫放弃最初对烧灼的偏好，他被迫使用一种包括蛋黄、鹅油和松节油的替代敷料，效果更好[10]。他对坏疽肢体行截肢术，在需要时结扎大血管的，缩短截肢断端骨残端长度，使残端肌肉覆盖良好。

正是在 17 世纪和 18 世纪，创伤性肢体的一次截肢和二次截肢的概念出现。这与 John Hunter 发表著作的时间相吻合，该著作表明人们对休克、静脉炎和脓血症等生理和疾病过程有了更好的理解[11]。Hunter 记录了原发性截肢的适应证，包括严重粉碎伤、部分截肢和无法控制的出血。18 世纪末，Pierre-Joseph Desault 确立了创面坏死的相关性和清创的重要性。他的学生 Dominique-Jean Larrey（1766—1842 年）继续 Desault 的研究，并成为拿破仑的首席外科医生，进一步推动了创伤外科的发展。Larrey 推崇早期截肢，他观察到最初 24 小时内是截肢的较好的时机[12]，根据这一点，Larrey 组成了法国军队的"飞行救护车"兵团，促进伤员的迅速撤离。

在接下来的几个世纪里，医学的进步改善了对下肢创伤的管理。首先，麻醉的出现［乙醚（1846 年）和氯仿（1847 年）］使外科医生更多地关注技术而不是速度；其次，随着抗菌和微生物学的出现，外科医生开始意识到感染的概念。Joseph Lister（1827—1912 年）提出用浸泡在碳酸中的敷料治疗复合性骨折[13,14]。最初，大多数外科医生未能采纳 Lister 的原则，但德国人采用了该方法，德国后来又发明了蒸汽灭菌、面膜和无菌手术衣[7]。

20 世纪初，随着经验的积累，战争逐渐走向现代化。核技术的出现使伤害的性质再次演变，出现了新的创伤方式。与此同时，医学界在细菌学（发现了磺胺类抗生素，后来又发现了青霉素）、放射学方面也取得了进展，建立了包括急性手术管理方案、完善了包括输血、输液在内的复苏方案。对截肢的作用也进行了进一步研究，不再对复合骨折外伤患者进行预防性截肢[7]。因为需要修复战斗伤，整形外科的特殊性得到了更大程度的认可[15]。

在第一次世界大战之前，重建主要是针对面部缺陷的重建。外科先驱 Harold Gillies 和 Vilray Blair 在第一次世界大战期间的工作推广了管状皮瓣和延迟皮瓣转移的应用[15]。Robert Jones 和 Hugh Thomas 推广了他们目前常用的夹板在下肢骨折稳定中的应用。此外，Jones 还在 400 多名骨科医生的培训中发挥了巨大的作用[7]。

基础科学与疾病进程

机体对于创伤的反应是一个复杂的炎症过程和免疫反应。损伤部位发生多种介质的相互作用（例如细胞因子、生长因子、一氧化氮和血小板刺激因子），并且损伤激活了局部和全身的多核细胞、中性粒细胞、淋巴细胞和巨噬细胞[16]。创伤引起的血流动力学变化、免疫反应和代谢反应主要通过细胞因子发挥的作用。细胞因子通过特异的细胞受体，激活细胞内信号通路来控制基因转录。

炎症反应的强度通常和受伤的严重程度相关。除了初期的创伤应激反应，随着更多干预手段的实施，会出现二次反应或称二次冲击现象，所以需要进行手术治疗以及后期重建进行干预[17-19]，以避免或减少此类二次冲击的影响。

死于受伤后第三个危险期（出现在伤后数天到数周）的患者，死因很可能是失控的炎症反应，这种极度活跃的炎性反应导致了全身性炎症反应综合征、急性呼吸窘迫综合征，并最终导致多器官功能衰竭。

诊断与患者表现

下肢创伤一般常见于多发伤患者，在评估和治疗此类患者时，需强调一定要遵循已有的治疗规范。警惕排除其他外伤很重要，因为当有严重的下肢损伤时，其他部位的损伤容易被忽视。创伤导致的死亡通常有 3 个高峰期[20]：伤后即刻死亡多是死于中枢神经系统损伤，包括严重的脑损伤和高位脊髓损伤，或者大血管/心脏的损伤。这类患者很难被挽救，只能尽量避免这类损伤；第二个死亡高峰出现在伤后数分钟到数小时之内，死因多是硬膜下/硬膜外血肿、血气胸、内脏破裂、骨盆骨折以及多发创伤引起的大出血；第三个死亡高峰出现在伤后数天到数周之内，主要由于败血症或多器官衰竭、肺栓塞、和不可逆的头部损伤。

评估下肢创伤患者首先需要正确的分诊，最终目标是在黄金时间提供及时的医疗服务，尽量减少二次伤害。在下肢损伤患者中，有 10%~17% 患者可能伴发危及生命的损伤[21]。这就要强调使用测评系统如 ATLS 评估患者。开始检查时，在保证颈椎的稳定的同时要保持气道通畅，并且评估呼吸功能。完成这一步骤后，立刻开始检查循环系统，保持正常的终末器官灌流量和末梢循环，同时控制出血。使用适当的监护设备，开放静脉通路保证循环流量，排除直肠/泌尿生殖系病变后留置导尿管。任何部位的明显出血都应进行压迫止血，用夹板或骨盆束带固定骨科损伤。之后，检查神经系统评估患者的意识水平（表 2.1）、脑神经功能、定位征以及周围神经功能检查，包括运动/感觉功能。神经系统检查是非常重要的，条件允许的前提下迅速完成神经系统查体，才可进行止痛、镇静以及插管等措施。最后，在保持体温的同时对患者进行全身彻底检查。完成初步检查之后，立刻开始进一步检查，主要是影像学检查和实验室检查。其中应包括但不限于颈椎、胸部和骨盆的 X 线检查、诊断性腹腔穿刺、用多普勒重点检查可疑的腹腔内损伤、CT 扫描或血管造影、特定肢体 X 线检查；实验室检查，包括血常规、生化、血气分析、交叉配型以及毒理分析。

关于下肢损伤，不仅要重视下肢本身的损伤评估，也要注意相关并发症，包括长骨损伤引起的大出血、挤压伤造成的横纹肌溶解、脂肪栓塞、急性骨筋膜室综合征。在这些损

表 2.1 Glasgow 昏迷量表

睁眼反应		
	自主	4
	语言刺激	3
	疼痛刺激	2
	刺激无反应	1
语言反应		
	清晰	5
	混乱	4
	不恰当	3
	谵妄	2
	无	1
	气管插管——无反应	1T
运动反应		
	可按照指令动作	6
	可自主定位疼痛刺激	5
	可躲避疼痛刺激	4
	疼痛刺激时肢体过度屈曲（去皮质强直）	3
	疼痛刺激时肢体过度伸展（去大脑强直）	2
	无反应	1
最高分		15
最低分		3（如果插管为 3T）

表 2.2 破伤风预防免疫接种程序

破伤风免疫接种史	有破伤风感染倾向的创面		无破伤风感染倾向的创面	
	TD	TIG	TD	TIG
未知或<3 次	是	是	是	否
≥3 次	否*	否	否†	否

TD，破伤风/白喉疫苗；TIG，破伤风免疫球蛋白。

* 是，据上一次接种超过 5 年。

† 是，据上一次接种超过 10 年。

表 2.3 下肢损伤分类

分型	分级	详细描述
Gustilo 分型	Ⅰ	创面<1cm
		简单骨折，无碎片
	Ⅱ	创面>1cm
		轻微软组织伤
		中等程度粉碎/污染
	Ⅲ	广泛的软组织损伤，粉碎性骨折，无法固定
	ⅢA	有足量软组织覆盖
	ⅢB	广泛软组织缺损并伴有骨膜剥脱和骨外露
	ⅢC	有需要处理的大动脉损伤
Byrd 分型	Ⅰ型	创面<2cm
		低能量损伤导致的螺旋形或短斜形骨折形式
	Ⅱ型	创面<2cm，伴皮肤/肌肉挫伤
		中等强度力量导致的粉碎性或移位的骨折
	Ⅲ型	广泛的皮肤缺损和肌肉坏死
		巨大力量导致的严重移位的粉碎性骨折，多节段骨折或骨缺损
	Ⅳ型	脱套伤或需要处理的相关血管损伤
		巨大外力导致的Ⅲ型骨折

伤的治疗初期，夹板固定有助于减少出血、减轻疼痛。在第二轮检查时，明确现病史有助于明确受伤原因和预估受伤程度。下肢损伤的体格检查包括检查皮肤、神经系统、循环情况、骨骼和韧带损伤情况。软组织的损伤和污染程度也要重视，通常需要对这些患者及时使用广谱抗生素，并注射破伤风免疫球蛋白（表 2.2）。神经系统检查应包括感觉、运动功能和腱反射。胫后神经功能评估对于能否保存患肢具有决定性意义。任何部位的血运障碍都意味着可能的动脉损伤。初期治疗应该包括骨折复位术，如果骨折复位后动脉搏动仍未恢复，应该进行血管造影检查并请骨科或血管外科会诊。当出现下列症状时需高度怀疑血管损伤：活动性出血、波动性或进行性扩大的血肿、创面部位血管颤动/杂音、创面远端无法触及动脉搏动，或远端缺血表现，即 5P 征：疼痛（pain）、苍白（pallor）、麻痹（paralysis）、感觉异常（paresthesia）和温度改变（poikilothermy）[22]。对于任何需要截肢或存在局部血管损伤病例，都应估计缺血时间。对怀疑损伤的所有区域都应进行 X 线检查，包括损伤部位上方和下方的关节。

下肢创伤有几种不同的分级系统，其中最常用的是 Gustilo 系统和 Byrd 系统。在这两个系统中，根据创面大小、软组织缺损量、骨损伤程度、是否存在血管损伤对胫骨骨折进行分类[23,24]（表 2.3）。

患者选择

治疗下肢复合伤时，重点在于意识到，为保肢所做的无效治疗与生理、心理、社会和经济等很多因素相关[25]。尽管目前显微外科重建、骨再生和感染控制领域有了很大进展，但仍有许多患者在做了一系列手术后最终结局还是截肢。重要的是一开始就甄别这类患者，提供最好的治疗方案以便最大限度的恢复功能。

截肢与保肢

Johansen 等在 1990 年制定的 MESS 是最早出现的治疗指南，帮助医生决定保肢/截肢[26]。这一评分系统有 4 条标准：①骨/软组织损伤；②肢体缺血；③休克；④患者年龄（表2.4）。评分在7分及以上是截肢的指征。然而，即使有这一套评分标准，是否应该截肢仍然存在争议。为解答这一疑问，美国的8个Ⅰ级创伤治疗中心开展了下肢评估项目（Lower Extremity Assessment Project，LEAP）的多中心研究。此前瞻性研究的对象包括股骨远端以下的创伤性截肢患者、Gustilo分型Ⅲ（A~C）损伤、小腿血管断裂伤、严重的小腿软组织伤、开放性pilon骨折（累及胫距关节面的胫骨远端骨，Ⅲ级）、踝关节开放骨折（ⅢB级）、严重开放性后足和中足损伤伴脱套和神经损伤[27]。这项研究的目的是确定下肢损伤患者的个体特性。共选取了601名患者进行研究，其中主要为男性（77%）、白种人（72%）、青年（71%在20~45岁之间）。研究结果显示：严重下肢创伤的患者，一些来自社会、经济和个人的不利因素比损伤本身对患者影响更大，生活质量和功能恢复的数据似乎更多与这些因素有关，而不是损伤本身。

　　LEAP的一部分研究人员对临床常用的几个评估损伤严重程度的评分系统进行评估，包括MESS、LSI、PSI、NISSSA、HFS-97评分。当把这几种评分系统应用到一组开放性胫骨骨折病例时，MESS、PSI和LSI表现出高特异性（分别为91%、87%和97%）和低灵敏度（均为46%）[28]。特异性在确保极少数可挽救肢体被错误地分配到截肢组方面非常重要。而灵敏度在防止延误截肢手术时机方面有重要作用。这些分歧在评估截肢/保肢时很有意义。总体而言，此研究并没有证明任何一种下肢损伤评分系统的临床有效性，并建议在进行保肢决策时谨慎使用。此外，正如Ly等研究所示，这些评分系统也不能预测截肢后肢体重建患者的功能恢复情况[29]。

　　尽管进行了多项研究，截肢仍然没有明确的标准。有几个拟议的标准被后续的结局性研究否定。例如，一直以来，学界广泛认为胫神经损伤或足底感觉缺失是截肢的指征。然而，在一项由Bosse等进行的研究中[30]，他们检查了一些遭受严重下肢损伤者的功能恢复情况时，发现一半以上足部感觉缺失的保肢患者，两年后感觉有所恢复。作者得出初期的足底感觉并不能作为远期足底感觉情况或功能恢复的预后依据，因此也不应该成为保肢的一个标准。

　　有助于预测是否需要截肢的危险因素，包括[22]：

- Gustilo ⅢC型胫骨损伤
- 坐骨神经或胫神经损伤
- 长时间缺血（>4~6小时）/肌肉坏死
- 粉碎或毁损性软组织损伤
- 严重的创面污染
- 多发/严重粉碎性骨折，骨节断性缺损
- 高龄/严重的系统疾病
- 血运重建明显无效或血运重建失败

　　除了上述风险因素，其他与保肢相关的预后因素包括[22]：损伤机制、损伤部位的解剖结构（如腘窝动脉损伤的预后较差）、合并其他外伤、患者年龄和健康状况及临床表现（如休克、下肢缺血）。受伤时的环境也是决定能否保肢的一个因素，在战场、自然环境恶劣和群体受伤事件中，截肢率较高。

表2.4　肢体损伤严重程度评分（MESS）标准

变量		得分
A	骨/软组织损伤	
	低能量损伤（刺戳伤，简单骨折，普通枪击伤）	1
	中能量损伤（开放/多发骨折，脱臼）	2
	高能量损伤（近距离猎枪，制式武器枪击伤，挤压伤）	3
	极高能量损伤（以上几项总和+污染切口）	4
B	肢体缺血*	
	脉搏减弱或消失；灌注正常	1
	无脉搏，感觉障碍，毛细血管充盈时间延长	2
	皮温低，麻痹，无感觉，麻木	3
C	休克	
	收缩压>90mmHg	1
	一过性低血压	2
	持续性低血压	3
D	年龄	
	<30岁	1
	30~50岁	2
	>50岁	3
	可能出现的最高分	16
	需截肢的临界最低分	7

* 当肢体缺血>6小时评分翻倍。

治疗与手术技术

治疗时机

　　对于复合创伤，对开放性骨折部位进行彻底冲洗、坏死组织彻底清创是治疗的共识，这对于预防感染至关重要。通常的治疗规范要求在受伤后6小时内进行手术[31,32]。但是，这一时间限制并没有相关证据支持，直到最近LEAP项目一个研究小组得出了结论：在发生严重感染的患者中，有意义的因素包括骨缺损>2cm和Gustilo ⅢC型骨折，而其他因素如神经/肌肉的损伤程度、皮肤缺损的面积、损伤严重程度评分以及外科医生对创面污染程度的评估，对感染无预测作用。关于治疗方法，采用髓内（intramedullary，IM）钉治疗的患者与外固定架、钢板/螺钉固定的患者相比，感染发生率更低。发生感染的患者与未发生感染的患者在清创的平均时间方面无明显差异。从最初清创到最终软组织覆盖的时间也不是感染的危险因素。多因素回归研究显示患者被送入初级创伤中心的时间越晚（>伤后2小时），或从野外环境被转送至创伤中心的时间越晚，感染的概率越高[33]。目前尚不清楚，延迟进入创伤中心实际上是否代表更严重损伤程度。关于下肢创伤的重建时机，大多数人相信早期重建能获得更好的术后效果。此结论来源于Godina[34]的研究，研究分析了显微重建时机与皮瓣移植失败、感染、骨愈合时间、患者住院时间以及手术次数的关系。研究将患者分成 3 个组：①伤后 72 小时内；②伤后 72 小时~3 个月；③伤后超过 3 个月。研究表明，在所有分析因素中，72 小时内重建效果最好。伤后 72 小时至 3 个月重建者皮瓣失败率最高，感染率最高。3 个月以上重建者骨愈合时间最长，手术次数最多（表 2.5）。但也有人指出，Godina 的研究中，最初纳入研究的 100 例患者处于一种延迟治疗模式（平均手术时间 6~8 小时），而后来纳入的患者由于显微外科技术的提高，实际应用的是一种即刻治疗模式，手术时间明显缩短[35]。患者的治疗方法也不是随机的，而是选取不同的重建方式（如不同的皮瓣选择），上肢/下肢重建结果也没有分开。关于这个课题还有几个后续研究，结论也不尽相同，有的研究结果显示"无显著性差异"，也有的结论是"即刻重建效果最好"[23,35-39]。这些研究大部分是回顾性的，患者的治疗方法不是随机的，重建方式也没有进行标准化处理。

重点在于认识到，立即进行重建并不是所有情况下所有患者的解决方案，而是取决于外科医生进行一期清创和即刻重建的能力，患者也不得有其他致命伤[40]或多种合并症。在某些情况下，可首选连续清创、负压封闭辅助闭合技术和延迟重建。

表 2.5　Godina 的显微修复时机的研究结果

	早期 （<72 小时）	延迟期（72 小时~3 个月）	晚期 （>3 个月）
例数	134	167	231
游离皮瓣失败	0.75%	12%	22%
术后感染	1.5%	17.5%	6%
骨愈合时间 （平均值）	6.8 个月	12.3 个月	29 个月
住院时间（平 均值）	27 天	130 天	256 天
手术次数（平 均值）	1.3	4.1	7.8

骨折治疗

早期，开放性下肢骨折的处理方式主要是外固定，同时尽量在污染创面放置内固定。如今，更多的骨科医生选用髓内钉即刻固定骨折，或者使用"板+钉"的一种微创钢板内固定术（minimally invasive plate osteosynthesis，MIPO）[40]。这种非扩髓的髓内钉安全性很好，在延迟愈合、深部感染、慢性骨髓炎发生率方面和外固定法基本一致[41]。使用外固定物容易并发钉道感染，也可能会妨碍显微重建手术。

血管损伤

真正的血管损伤在下肢创伤中比较少见。大部分明确的血管危象都源于软组织和骨出血，或动脉扭曲导致脉搏消失（如移位骨折），或骨筋膜隔室综合征。然而，应该仔细检查排除血管损伤，因此在有细微迹象时应辅助影像学检查。传统上，动脉造影是诊断血管损伤的金标准。动脉造影诊断血管损伤的准确度高，但也存在一些缺点，包括费用较高、持续时间长、潜在延迟手术时机、需要专业团队操作[42]，其他相关风险还有造影剂过敏和经皮血管穿刺的相关并发症。CT 血管造影（CT angiography，CTA）的问世提供了一个血管损伤的快速诊断方法，并且 CTA 检查并发症更少。它可以检查身体多个部位。动脉损伤的 CTA 征象包括造影剂外渗、假性动脉瘤形成、动脉影突然变窄、动脉段不显影、动静脉瘘形成等[42]。一些 CTA 和普通血管造影的对比研究显示在诊断血管损伤方面 CTA 具有高灵敏度和特异性，费用支出也显著降低，相同情况下，单独使用 CTA 可为每位患者节省超过 13 000 美元[43]。

毫无疑问，时间就是生命，对任何血管损伤都应及时进行修复。据文献报道，永久缺血性损伤可能发生在伤后 2~12 小时，该时间段跨度较大可能是由于损伤机制、侧支血管是否存在以及损伤程度的不同[44]。在下肢创伤有明确血管损伤的情况下，应根据临床具体条件决定是否修复。在某些情况如不稳定骨折、创面严重污染、可导致重建/修复位置暴露的软组织缺损、病情不稳定、无血管修复可用资源/手术技术、伴有致命并发症等[22]，患者最好在远端取栓肝素化后行临时腔内分流术。

在涉及骨和血管损伤的复合损伤中，修复的顺序一直充满争议。系统评价观点认为，患者肢体存活与缺血时间直接相关，超过 3~4 小时，缺血损伤的发病率直线上升[45]。主张即刻血管修复的人认为最重要的是纠正缺血，而主张在血管修复前进行骨折修复的人则认为稳定骨折断端将避免骨修复过程中破坏血管[46-48]。一项 meta 分析比较了 14 项公开发表的研究中不同手术顺序的结果，各组间的截肢率不存在显著性差异[49]。

重建方案

对于下肢创伤的患者，应该考虑所有可能的重建方案，然后选择其中最可靠的，或能提供最佳的功能恢复的一个方案。通常需要阶梯重建，但在严重的下肢创伤中，软组织损伤严重，缺损面积大，邻近组织往往不可用，一般需要用游离皮瓣覆盖。在选择重建方式时，应考虑缺损的大小和位置、功能需求（即神经支配皮瓣）、受损部位、吻合血管的位置和血管蒂的长度等。还应考虑今后的手术干预（例如肌腱或骨重建）的必要性。选择皮瓣时应考虑便于再次手术时重新掀起。无论如何选择重建皮瓣的方案，必须对所有失活组织进行广泛清创。暴力创伤会导致严重的软组织破坏，需要对无活力组织实施广泛清创（图 2.1）。

下文简要概述皮瓣的选择，这些选择将在后续下肢重建的章节中详述。

局部皮瓣

下肢重建可供选择的局部皮瓣有多种。根据解剖学和血管造影研究，在已知穿支的基础上，可以安全地进行局部皮瓣。局部皮瓣具有优势，它提供了一个可行的重建选择，

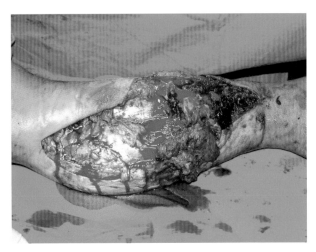

图 2.1　复杂下肢创面,伴有显著的软组织创伤和失活。为了防止感染,用皮瓣覆盖前需要彻底的清创,清除失活的皮肤、肌肉和骨组织

手术时间更短、手术操作简单、与缺损组织质地相近[50]。术前应排除可能损害下肢血供的合并症,并进行相应的血管检查。以下部分讨论一些局部皮瓣选择。

穿支皮瓣

　　下肢有丰富的穿支血管(图 2.2 和图 2.3)。通过尸体注射研究和血管造影调查,可以广泛详细地绘制出穿支血管。在臀部区域,穿支大多为肌皮,主要发自臀上/下动脉,少数分支于髂腰动脉和阴部内动脉。这些穿支是包括臀上动脉和臀下动脉穿支皮瓣在内的穿支皮瓣的基础。

　　在臀部和大腿区域,存在一个肌皮和肌间隔的穿支组合,共同来源于发自股动脉的六条动脉[51]。大腿前内侧(anteromedial thigh, AMT)由股动脉穿支和股浅动脉穿支供血。股前外侧(anterolateral thigh, ALT)主要由旋股外侧动

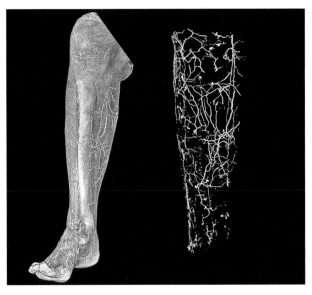

图 2.3　小腿 CTA,显示具有丰富、密集的有效血管穿支,可用于皮瓣设计和切取

脉(lateral circumflex femoral artery, LCFA)的 3 个终末支(升支、横支和降支)供血,这些分支的穿支供应阔筋膜张肌皮瓣和 ALT 皮瓣(图 2.4 和图 2.5)。旋髂浅动脉发出穿支血管,可行游离旋髂浅动脉穿支皮瓣转移,也为腹股沟皮瓣供血。大腿后内侧由来自旋股内侧、股深动脉和腘动脉的穿支

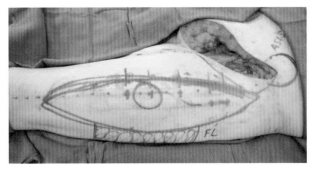

图 2.4　66 岁女性,左侧腹股沟复发鳞状细胞癌扩大切除后创面,大腿前区松弛

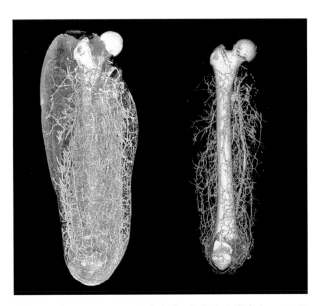

图 2.2　大腿 CTA,显示具有丰富、密集的血管穿支,可用于皮瓣设计和切取

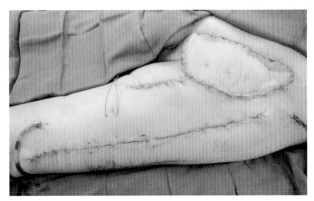

图 2.5　股前外侧皮瓣通过皮下隧道转移至腹股沟,供瓣区直接缝合

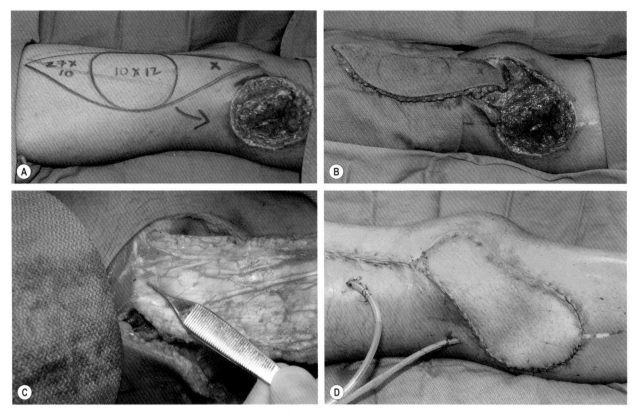

图 2.6　小腿近端枪伤,使用胭动静脉移植进行血运重建。(A)平行于大腿长轴方向设计膝上外侧动脉穿支皮瓣。(B)基于膝上外侧动脉分离皮瓣。(C)筋膜下可见穿支血管。(D)皮瓣无张力覆盖受区,供区直接缝合

供血。大腿后外侧由股深动脉和臀下动脉供血。膝上内侧和外侧动脉供应膝周区域,是膝关节重建局部穿支皮瓣的来源(图 2.6 和图 2.7)。

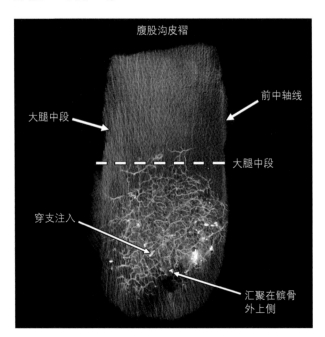

图 2.7　注射氧化铅后,单侧膝上外侧动脉穿支的 CTA。血流灌注显示向上延伸到大腿中段,并在两侧延伸至前中轴线和后中轴线

膝关节周围有来自股浅动脉的肌皮穿支,以及来自膝下动脉、膝内外上下动脉、胫前动脉和胭动脉的多个肌间隔穿支(图 2.8~图 2.10)隐动脉是膝降动脉的浅支,在内侧与隐神经和大隐静脉伴行,隐动脉是穿支皮瓣的基础,也可携带隐神经形成感觉皮瓣。向后,源于胭动脉的腓肠动脉(内侧/外侧),可以是局部穿支皮瓣的来源,如比较可靠的腓肠内侧动脉穿支皮瓣。

小腿的穿支来源于胫后动脉、胫前动脉和腓动脉。胫后穿支皮瓣的穿支自比目鱼肌和趾长屈肌腱之间的间隔穿出(平均 4~5)。胫前穿支皮瓣的血管基于两个间隔:①胫骨和胫骨前肌之间;②腓骨长肌和趾长屈肌之间[45](图 2.11)。腓动脉穿支皮瓣的血管由腓骨长肌和比目鱼肌之间的后外侧肌间隔发出(图 2.12~图 2.15)。

在足部,胫前动脉、胫后动脉和腓动脉的末端分支是穿支皮瓣的来源,包括跟骨外侧动脉穿支皮瓣和足底内侧动脉穿支皮瓣(足内侧皮瓣、跗内侧皮瓣和跛展肌皮瓣)(图 2.16)。

肌瓣

在大腿,可供使用的肌瓣较多,例如基于旋股内侧动脉升支供血的股薄肌瓣,可用来重建腹股沟、会阴和坐骨等。缝匠肌肌瓣由股浅动脉供血(Ⅳ型),可用于修复腹股沟缺损和覆盖股血管外露,少数情况下以远端为蒂来修复膝周缺损。大腿前肌可覆盖下腹部、腹股沟、会阴和坐骨,包括股

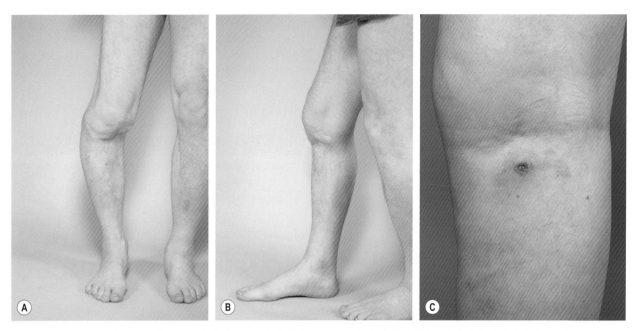

图 2.8   64 岁男性, 外伤后右膝关节畸形, 右膝关节炎。拟行全膝关节置换术, 需要进行膝内侧软组织重建

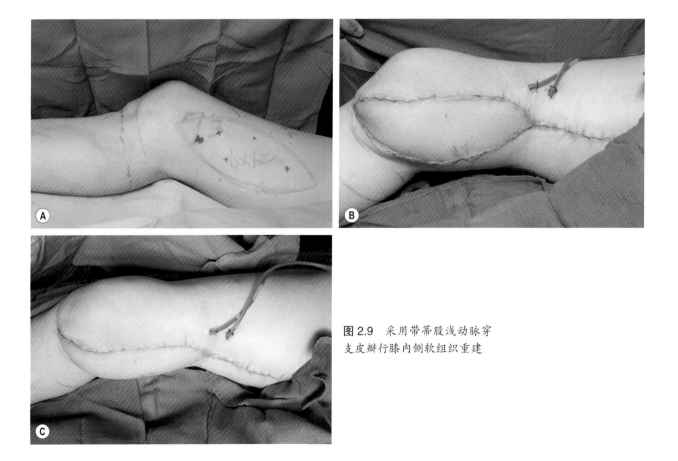

图 2.9   采用带蒂股浅动脉穿
支皮瓣行膝内侧软组织重建

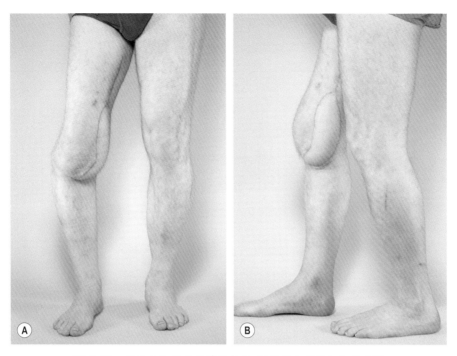

图 2.10　术后 3 个月皮瓣灌注良好,膝关节内侧软组织量丰富

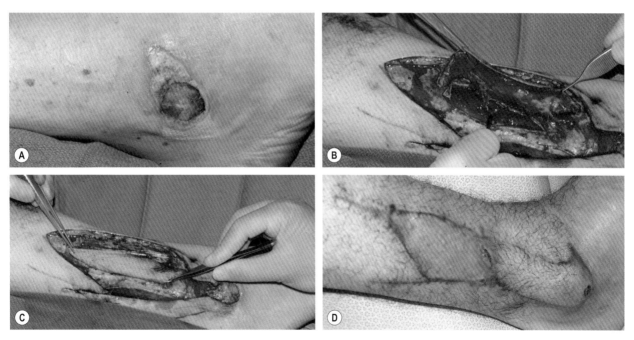

图 2.11　胫前动脉穿支皮瓣,旋转 180°(螺旋桨皮瓣)到达缺损,覆盖外踝创面

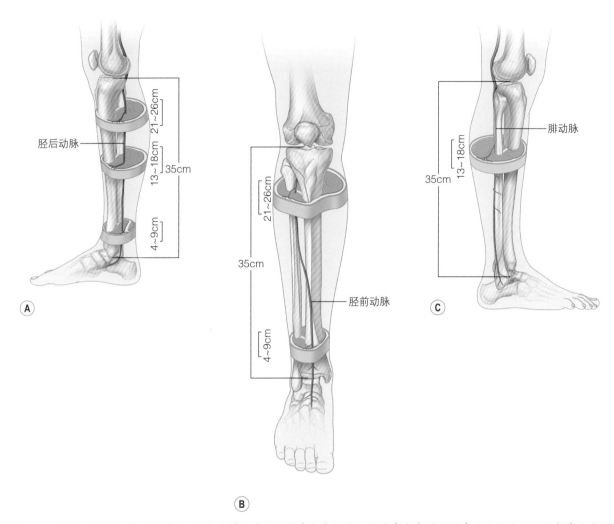

图 2.12 （A）胫后动脉、（B）胫前动脉、（C）腓动脉的主要穿支束位置。这些穿支束的位置有助于设计下肢局部穿支皮瓣

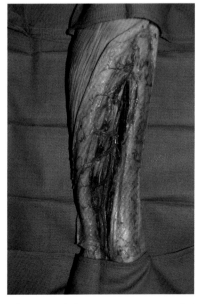

图 2.13 红色胶乳和蓝色胶乳分别注入胫后动脉（PTA）和静脉的尸体解剖图。胫后动脉的穿支与伴行静脉。胫后动脉穿支是下肢中最大的，可作为多种局部穿支皮瓣的基础，能覆盖胫前和小腿外侧远端 1/3 区域

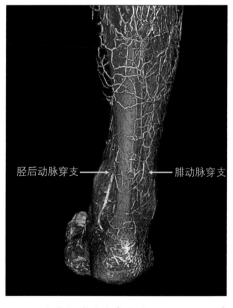

图 2.14 胫后动脉和腓动脉穿支的 CTA，显示具有丰富皮肤穿支，可用于局部皮瓣设计

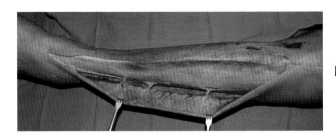

图 2.15　尸体解剖显示腓动脉穿支

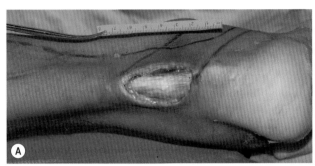

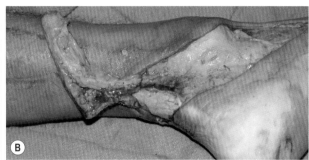

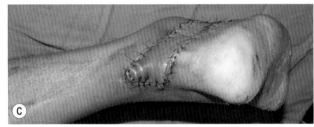

图 2.16　（A）足跟部清创后直径 4cm 创面,跟腱外露。（B）用跟骨动脉皮瓣覆盖跟腱。（C）皮瓣转移后

直肌瓣（股深动脉供血）、股外侧肌瓣（旋股外侧动脉降支供血）、股内侧肌瓣（股浅动脉供血）。大腿外侧的阔筋膜张肌瓣（旋股外侧动脉升支供血）也有相似的功能,还可以转移至粗隆区和骶区行压疮修复重建。后侧,股二头肌瓣（股深动脉供血）主要用于压疮的创面修复。

　　小腿部最常用的肌瓣包括腓肠肌瓣和比目鱼肌瓣。腓肠肌具有内侧头和外侧头,分别由腓肠内侧动脉和腓肠外侧动脉供血。内侧头最常用,因为它更长,伸展更好,可用于膝盖和小腿上 1/3 的修复（图 2.17 和图 2.18）。比目鱼肌瓣由腘动脉、胫后动脉和腓动脉穿支供血。由于胫后动脉节段性供血的特征,以远端为蒂,可将比目鱼肌瓣逆行转移。其他一些较小的肌瓣（踇长伸肌、踇长屈肌、趾长伸肌、趾长屈肌腱、腓骨短/长肌瓣）组织量较小,不适合覆盖面积较大的缺损。

　　足部具有几个较小的肌瓣,包括小趾展肌皮瓣、踇展肌皮瓣和趾短屈肌皮瓣。

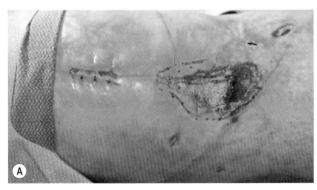

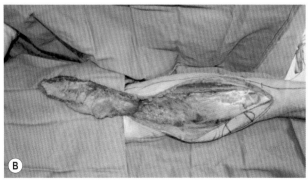

图 2.17　（A）56 岁男性患者,膝关节假体置换术后,左侧髌腱外露伴软组织缺损。（B）经后侧正中切口手术,切取内侧腓肠肌皮瓣,为了增加肌瓣的长度,可以在前面和后面的肌肉筋膜表面部分划开

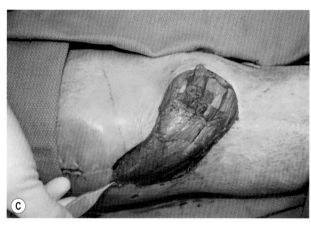
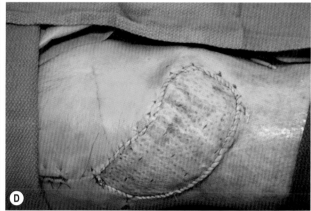

图 2.17（续）（C）创面清创后,肌瓣通过皮下隧道转移,皮下隧道必须进行充分松解,避免肌肉蒂部受压。（D）最后,转移肌瓣,表面行中厚皮片移植完成覆盖

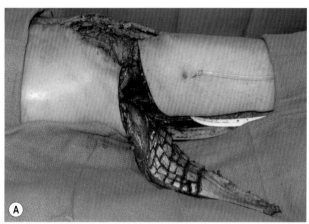
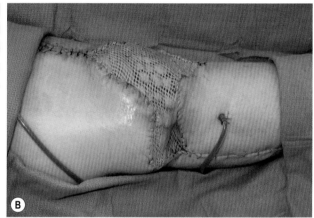

图 2.18 （A）通过前入路也可切取腓肠肌瓣,修复膝关节创面,可避免术中改变体位。将前面和后面的肌肉筋膜表面部分划开,可最大程度的增加肌瓣长度。可利用肌肉的肌腱部分固定肌瓣。（B）最后,转移肌瓣,表面行中厚皮片移植完成创面覆盖

筋膜皮瓣

在大腿部位,股前外侧皮瓣已成为主力皮瓣,最主要用作游离移植。此皮瓣是基于股深股动脉发出的 LCFA 降支供血,沿髂前上棘至髌骨外上缘,发出 3 个皮肤穿支——A、B 和 C[52],这些穿支有的穿过股外侧肌与股直肌之间的肌间隔走行,也有的穿过股直肌,形成肌皮穿支。解剖路径可以选择筋膜上或筋膜下。一个扩展的 ALT 皮瓣包括连接 LCFA、股总动脉和股浅动脉之间的远端血管[53]（图 2.19~图 2.22）。另外,逆行 ALT 皮瓣也成为远端蒂皮瓣,也用于下肢软组织重建[54],皮瓣转移后,若皮瓣血运有问题,可将 LCFA 近端与小腿血管（如胫前动脉）吻合,给皮瓣形成外增压[55]。在小腿部位,腓肠动脉皮瓣和逆行腓肠动脉皮瓣分别为膝周和跟骨区域提供覆盖。腓肠动脉皮瓣的供血血管是腓肠动脉的皮支和小隐静脉。逆行腓肠动脉皮瓣是由腓动脉的皮穿支供血,皮瓣还包括小隐静脉和腓肠神经[56]（图 2.23 ）。逆行腓肠动脉瓣可能引起静脉淤血和皮瓣部分供血不足等并发症,但可以通过二期延迟手术或者进行外增压处理[57,58]（图 2.24 ）。

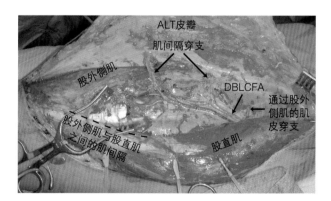

图 2.19 掀起股前外侧（ALT）皮瓣显示穿支来自旋股外侧动脉降支（DBLCFA）。能看到 DBLCFA 走行于股外侧肌与股直肌（内侧）,将股直肌肌肉分离后拉向内侧,就可以显露所有 DBLCFA 穿支。然后,选择最直接、肌肉内穿行最小的穿支作为皮瓣的供血血管

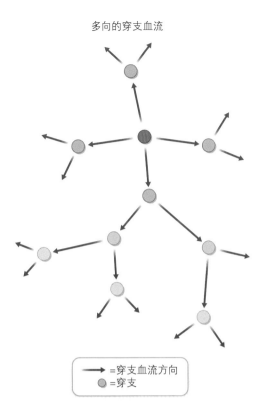

多向的穿支血流

→ ＝穿支血流方向
● ＝穿支

图 2.20　穿支间相互联系示意。穿支可通过直接和间接的交通支与多个相邻的穿支联通

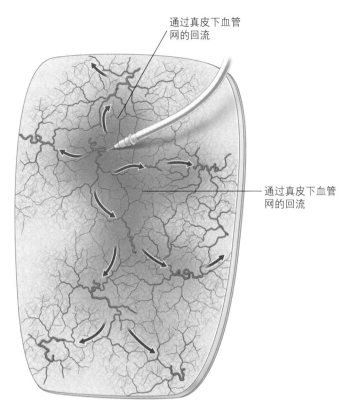

通过真皮下血管网的回流

通过真皮下血管网的回流

图 2.21　可以基于单个穿支获得较大（扩展）的股前外侧皮瓣。所选穿支的高动脉压可以促进穿支之间血流，增加皮瓣的供血范围

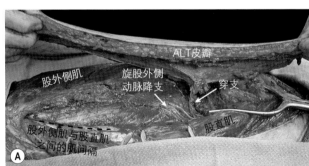

ALT皮瓣

股外侧肌

旋股外侧动脉降支

穿支

股外侧肌与股直肌之间的肌间隔

股直肌

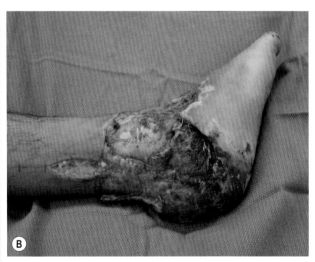

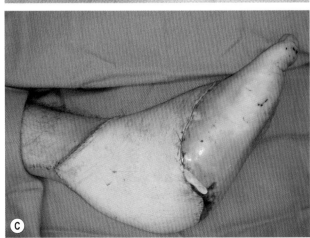

图 2.22　（A~E）左下肢广泛皮肤脱套伤，伴有内踝、跟腱、跟骨和伸肌腱外露。清创后，用扩大的股前外侧（ALT）皮瓣覆盖创面。随后，将 ALT 皮瓣通过吸脂修薄以改善轮廓，使患者能够正常穿鞋，行走能力和受伤前无异

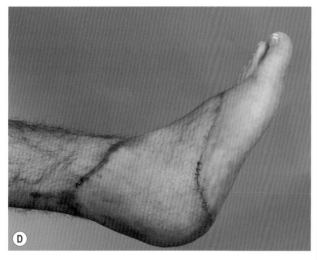

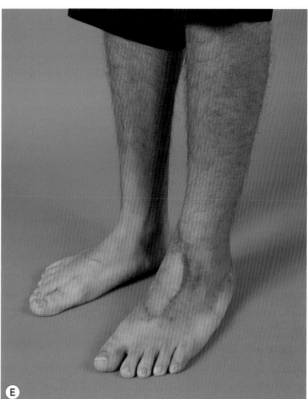

图 2.22（续）

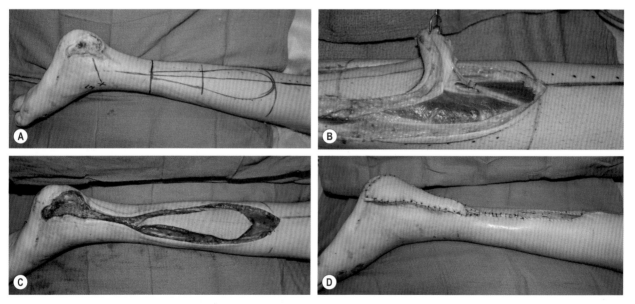

图 2.23 （A）沿外踝、跟腱和腘窝之间中点的垂直轴设计腓肠动脉皮瓣。下部横线 8cm 内为腓侧穿支密度最大的位置。这个位置代表腓肠动脉皮瓣的近端范围。腓肠动脉皮瓣可转移至小腿近端 3/4 处。对于高龄、有内科合并症（如糖尿病）的患者，为了最大限度地提高动脉灌注和静脉回流效果，可考虑延迟术。（B）从腓肠动脉皮瓣筋膜近端到远端掀起皮瓣，可看到腓肠神经和动脉。注意，该皮瓣主要基于腓穿支，也可以不牺牲腓肠神经。（C）受区进行清创后，腓肠动脉皮瓣的示意图。（D）最后，皮瓣应无张力下转移。为使供区闭合，减少对穿支的压力，可在近皮瓣侧适当植皮

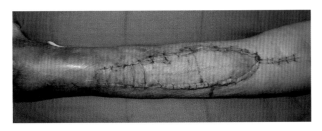

图 2.24　84 岁糖尿病患者, 腓肠动脉皮瓣延迟术后两周, 此延迟术使皮瓣的失活界限更加明显。在皮瓣转移前, 皮瓣近端缺血部分已经予以清创去除

游离组织转移——肌瓣

下肢有无效腔的巨大缺损常需要应用游离肌瓣联合中厚皮片移植来修复。常用的肌瓣包括背阔肌(胸背动脉)(图 2.25~图 2.27)、腹直肌(腹壁下动脉)(图 2.28)、前锯肌(胸外侧动脉或从胸背动脉到前锯肌的分支)及股薄肌(旋股内侧动脉升支)(图 2.29 和图 2.30)。对于小到中度面积的缺损, 保留肌肉的背阔肌肌皮瓣和腹直肌肌皮瓣没有牺牲供区的功能, 是很好的选择。

游离组织转移——筋膜皮瓣

下肢重建中应用最广泛筋膜皮瓣之一是 ALT 皮瓣。将股外侧皮神经包含在皮瓣内, 即可制成感觉皮瓣, 在感觉功能异常重要的小腿和足部远端 1/3 重建中发挥重要的作用。ALT 皮瓣也可以制成较薄的脂肪筋膜瓣, 供区可直接缝合。这对于因皮瓣较厚导致供区不合适的患者非常有用(图 2.31 和图 2.32)。

其他可用于下肢重建的筋膜皮瓣包括前臂桡侧皮瓣和 AMT 皮瓣。前臂桡动脉瓣以桡动脉供血, 近端走行于肱桡肌与旋前圆肌之间。将前臂外侧皮神经或内侧皮神经包含在皮瓣内, 即可制成感觉皮瓣。AMT 皮瓣由 LCFA 的一个穿支供血, 该穿支位于股直肌内侧缘与缝匠肌之间[59](图 2.33)。该皮瓣面积较大, 供区隐蔽。此外, 可设计成用于软组织和血管联合重建的通血皮瓣。

骨骼重建

下肢的骨骼重建包括自体骨移植、带血管蒂的骨转移和牵引成骨。自体松质骨移植常被用来填充小面积骨缺损(图 2.34)。尽管用自体骨也能够修复比较大的骨缺损(8~10cm), 但不是最合适的方法。在这种情况下, 倾向采用带血管蒂的骨转移或牵引成骨技术。靠腓动脉提供营养的游离腓骨瓣是最常见的带血管蒂骨瓣, 其他替代皮瓣包括带血管蒂髂嵴骨瓣(旋髂深动脉)和带血管蒂的肩胛骨皮瓣(旋肩胛动脉)。骨瓣会在移植后数月到几年内逐渐增生。对于超过 10cm 的缺损, 考虑采用骨延长术, 这项技术需切开损伤区域外的皮质骨并保留髓质骨和血供。在骨端的两侧钉入骨钉, 并使用外固定架装置。于 10~14 天后开始牵

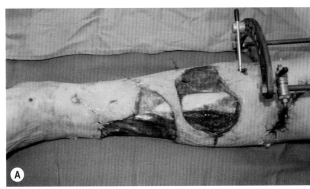

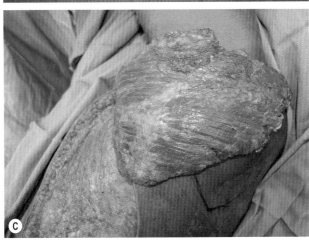

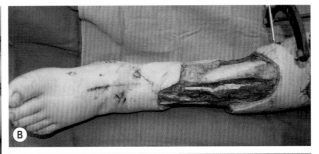

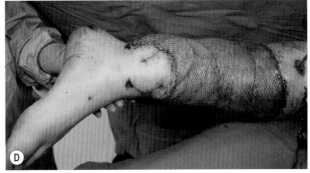

图 2.25　(A)左下肢胫骨近端粉碎性骨折合并左下肢复杂软组织缺损。(B)缺损彻底清创后, 多个创面融合成单一创面。(C)切取游离背阔肌肌皮瓣, 提供大面积的表层覆盖, 在涉及复杂缺损的粉碎性骨折病例时, 该肌皮瓣可以提供很好的闭合。(D)背阔肌肌皮瓣移植及中厚皮片覆盖完成下肢创面覆盖, 血管吻合部位在创面远端, 吻合至胫后动静脉。创面远端的胫后动静脉位置更为表浅, 解剖和吻合更为方便

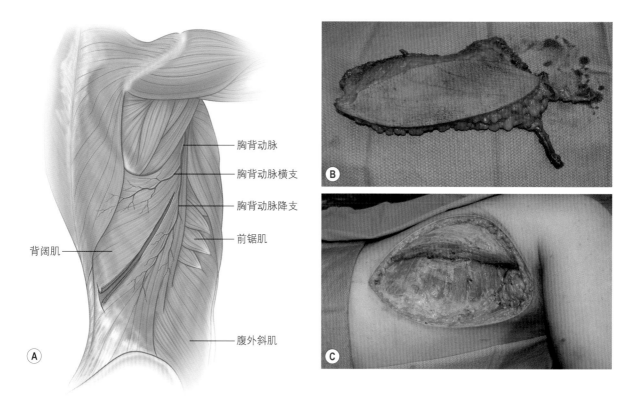

图 2.26 （A）对于面积较小的下肢缺损，可使用保留肌肉的背阔肌游离皮瓣进行覆盖。在不牺牲供区肌肉功能前提下，该皮瓣保留了所有背阔肌肌皮瓣的优点。保留肌肉的背阔肌肌皮瓣可以选择胸背动脉降支或横支为血管蒂。（B）用于下肢重建的保留肌肉的背阔肌肌皮瓣。（C）保留肌肉的背阔肌的皮瓣切取后，供区腋前线和大部分背阔肌不受破坏

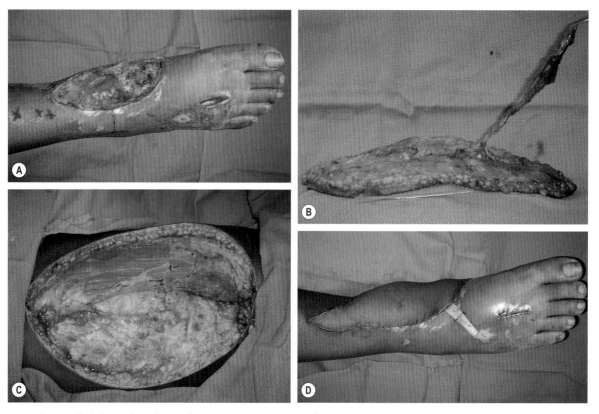

图 2.27 （A）45 岁患者，右内踝外露伴有软组织缺损。（B）切取薄的胸背动脉穿支皮瓣，用以覆盖内踝缺损。（C）保留整个背阔肌的胸背动脉穿支皮瓣供区，供血动脉是背阔肌前缘的直接皮支。（D）胸背动脉穿支皮瓣（8cm×20cm）用于覆盖右脚踝内侧

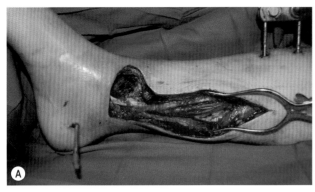
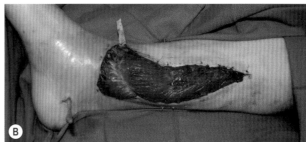
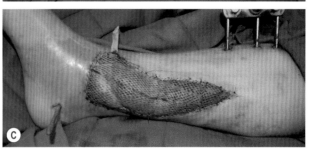

图 2.28 （A）右内踝和肌腱外露，软组织缺损，行彻底清创，准备胫后动静脉为受区血管，胫后血管是踝内侧和前内侧缺损时可供选择的受区血管，胫后动静脉位置较深，外伤时通常不容易损伤，血供可靠。（B）保留肌肉的游离腹直肌皮瓣覆盖脚踝内侧缺损。（C）最后转移皮瓣，并以中厚皮片移植覆盖。为更好显露术野，更容易进行显微手术，可以临时拆除外固定架

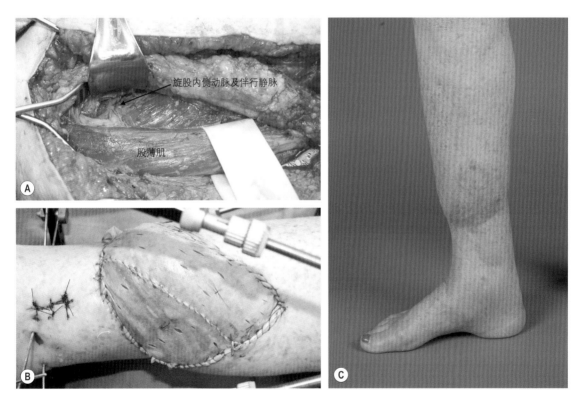

图 2.29 （A）分离股薄肌皮瓣并暴露旋股内侧动脉和并行静脉。（B）转移股薄肌游离皮瓣、中厚皮片移植。（C）1 年后，股薄肌游离皮瓣术后效果。这个患者术后 6 个月做了一次修薄手术，用电动取皮刀进行股薄肌小部分肌肉切除，去除了移植的皮片。为了避免再次取皮，皮片被再次应用至股薄肌瓣上

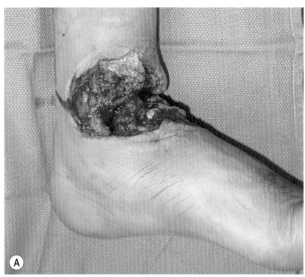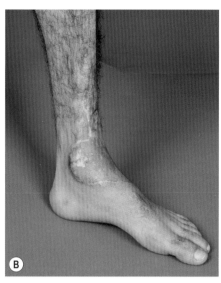

图 2.30 （A）伸肌腱、左距骨、胫骨远端和腓骨暴露，并有明显无效腔，这种关节部位的复杂的缺损，通过股薄肌游离瓣进行有效填充。（B）术后 6 个月，脚踝轮廓良好不臃肿。随着时间的延长，肌肉失神经性萎缩，受区轮廓良好

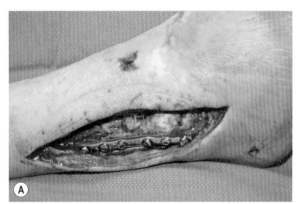

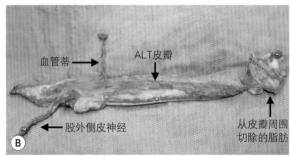

血管蒂　ALT皮瓣

股外侧皮神经

从皮瓣周围切除的脂肪

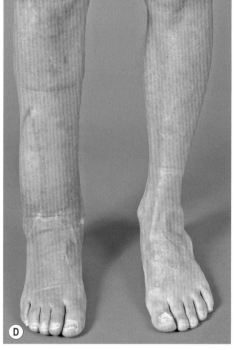

图 2.31 （A~C）右外踝软组织缺损，伴有钢板暴露，用携带股外侧皮神经的股前外侧（ALT）皮瓣进行创面覆盖，为了便于转移，皮瓣边缘可以修薄。不建议将股前外侧皮瓣过度修薄，如有必要，可以二期行修薄手术。（D）术后 6 个月，创面覆盖良好，供区愈合良好

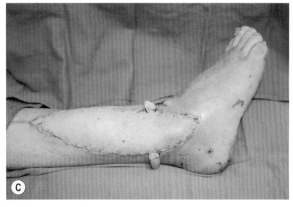

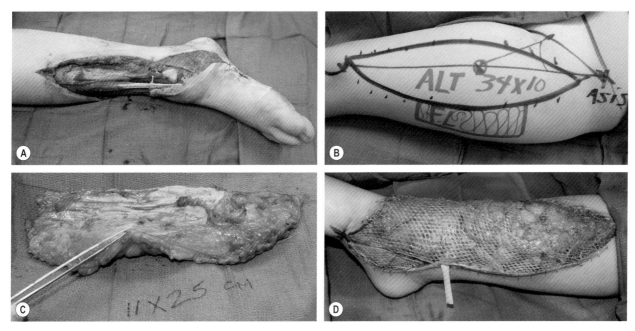

图 2.32 （A）9 岁儿童车祸伤，右腿前外侧软组织缺损，趾短伸肌肌腱外露。（B）对侧股前外侧皮瓣的设计。（C）将股前外侧皮瓣转变成筋膜组织瓣，从而减轻皮瓣臃肿，增大皮瓣尺寸，使供区直接缝合。 股前外侧筋膜瓣面积 25cm×11cm，用于重建及覆盖整个创面。（D）植入股前外侧筋膜瓣，并用中厚皮片覆盖。胫前动静脉作为受区血管，血运稳定

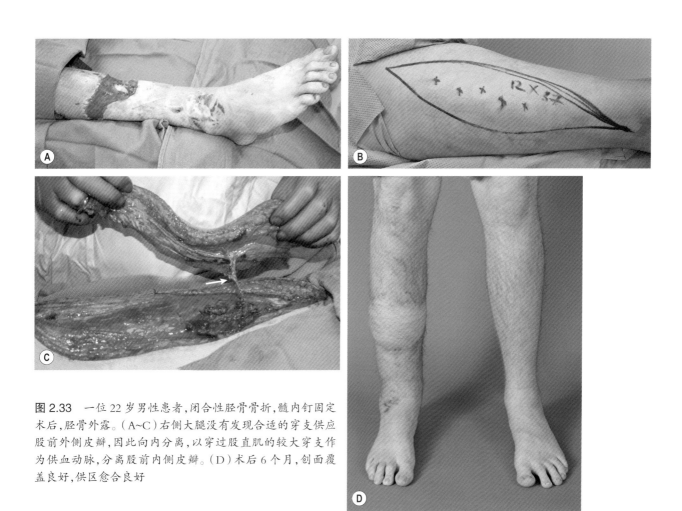

图 2.33 一位 22 岁男性患者，闭合性胫骨骨折，髓内钉固定术后，胫骨外露。（A~C）右侧大腿没有发现合适的穿支供应股前外侧皮瓣，因此向内分离，以穿过股直肌的较大穿支作为供血动脉，分离股前内侧皮瓣。（D）术后 6 个月，创面覆盖良好，供区愈合良好

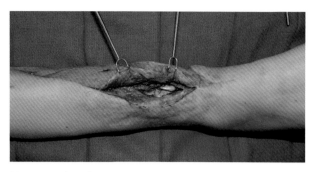

图 2.34　将此前转移的保留肌肉的腹直肌瓣拉向右小腿远端内侧 1/3，去除骨水泥并植入移植骨，愈合的肌瓣在二期手术过程中很容易进行掀起

引，牵引速度每天大约 1mm。整个过程可能会长达 1 年，使得骨骼充分牵引并得以巩固，骨延长是一个艰巨的过程，并可能发生钉道感染和疼痛等并发症。

下肢缺损创面的负压治疗

　　过去数十年中，创面治疗不断进步，在复杂软组织创面的管理中越来越依赖其使用。特别是负压创面治疗（negative pressure wound therapy，NPWT）装置的应用越来越广泛。NPWT 通过软组织应变力控制水肿并促进创面愈合，细胞水平的应变力刺激成纤维细胞增殖和肉芽组织产生，限制创面内破坏性蛋白的产生，利于清除创面中细菌，减少院内交叉感染[60]。DeFranco 等[61] 在 75 位肌腱、骨、内植物暴露但无明显骨髓炎的患者中使用了 NPWT 装置。在使用 NPWT 装置之前，所有的创面都已清创并在创面底部出现有活性组织。作者发现在第二次更换敷料时已经出现肉芽组织，并且创面水肿减轻，细菌计数减少。所有的患者通过延迟一期愈合、植皮或局部皮瓣都达到了稳定的创面覆盖，而不需要游离组织重建。在 Parrett 等[50] 评估下肢重建趋势时，发现游离皮瓣重建率减少，NPWT 装置的使用率增加。他们表示在其中心约 50% 的开放性骨折和三度 Gustilo 胫骨骨折患者采用 NPWT 装置，通过延迟一期、二期愈合和植皮的方法达到创面闭合。这不仅仅节省了费用，同时也避免了长期手术重建的并发症、术后制动和皮瓣相关并发症，如皮瓣坏死和缺失。此外，NPWT 系统可用于筋膜切开创面和切口水肿管理[62]。

截肢

　　在需要截肢或创伤引起的完全或接近截肢的情况中，需要从假肢的角度考虑残端的处理方式。保留的残端的长度和足量软组织覆盖残端极为重要。如果可能，保持膝下截肢很重要，因为保留膝关节能更好地耐受假肢，并且利于锻炼和行走。如果软组织不足以覆盖膝下截肢的残端，可以用游离皮瓣来维持长度。肌皮瓣和筋膜皮瓣的选择与前文讨论类似。可以考虑采用"废物再利用"，利用截除的肢体（如果完整或合适）去重建残留的缺损。最终，如果骨骼残端有肌肉覆盖但无皮肤覆盖，可以利用游离植皮的方法去提供软组织的覆盖。

相关并发症的治疗

横纹肌溶解

　　挤压综合征并发急性肾衰的概念最早被 Bywaters 和 Beal 于 1941 年所报道。他们观察到遭到被压数小时的患者（伦敦 Blitzkrieg 袭击案）表现出肢体的肿胀和麻木，逐渐进展到苍白、冰冷、潮湿和不稳定的生命体征。最终动脉脉搏减弱，尿量减少，伴有尿蛋白增加和深棕色管型。患者随后发展为高钾血症和肾衰，加速了死亡。

　　横纹肌溶解的病理包括肌细胞损伤引起钠和钙流入进行细胞内，钾流出至细胞外液[63]。肌细胞损伤又会引起大量肌酶、乳酸脱氢酶的释放以及肌酸激酶的升高。诊断横纹肌溶解可以通过尿血红蛋白阳性、肌红蛋白的实验室定量测量来诊断。尿肌红蛋白大于 20mg/L 可以预测急性肾衰竭的严重程度[64]。横纹肌溶解症并发肾衰竭有 3 个主要机制：①肾小管阻塞；②肾小管氧化损伤；③血管收缩[63]。

　　在横纹肌溶解症的治疗中，最重要的是早期扩容预防肾衰竭发作。使用碳酸氢钠（目标 pH 为 7.0）碱化尿液可能利于肌红蛋白的滤过、预防脂质过氧化及肾血管收缩。而甘露醇的使用存在争议，可能并不比单独扩容的效果更好[65]。

脂肪栓塞

　　脂肪栓塞罕见，最常见于长骨骨折和多发创伤，这可能与不稳定的骨折片段的活动或术中扩髓有关。最常见于 10~40 岁的青年男性，在儿童和老年人中罕见，原因可能是儿童骨髓中的脂肪含量低，而老年人更易发生微小骨折[66]。

　　脂肪栓塞的病理机制有机械学说和生化学说两种。机械学说认为髓内压力的增加使得骨髓颗粒、脂肪或骨折片段通过开放的静脉窦进入循环，进而引起外周和肺微循环的栓塞，同时会引起通气-灌注比例的失调，氧分压和血氧饱和度降低。脑栓塞和肾栓塞将会出现明显症状。生化学说认为当脂肪小球作用于脂蛋白脂肪酶所发生的生化变化引起了游离脂肪酸的释放，有毒中间产物的释放直接导致了肺细胞和肺内皮细胞的损伤[67]。

　　脂肪栓塞综合征主要诊断标准表现为进行性呼吸功能不全、精神状态恶化和瘀斑皮疹。次要的诊断标准包括发热、心动过速、视网膜改变、黄疸、少尿/无尿、血小板减少症、高血沉和脂肪巨球蛋白血症。根据 Gurd 和 Wilson 的研究，脂肪栓塞的诊断包括 2 个主要诊断或 1 个主要诊断加 4 个次要诊断以及脂肪微球蛋白血症[68]。脂肪栓塞常发生在受伤后的 24~72 小时内。实验室检查包括动脉血气诊断低氧血症，以及血常规、尿常规或痰化验寻找脂肪颗粒。脂肪栓塞的患者胸片可能是正常的，需进一步利用胸部 CT 或支气管肺泡灌洗来寻找含脂肪颗粒的巨噬细胞[69]。因为缺乏特异的诊断标准和实验室检查，脂肪栓塞的发生率很可能被低估。

一旦怀疑脂肪栓塞综合征,主要采取支持治疗,通常包括低氧血症的治疗。但对脂肪栓塞综合征的发生采取预防措施最为重要,包括长骨骨折和骨盆骨折的早期固定,在扩髓时减少髓内压力,在置入假体前进行骨髓灌洗。药物治疗效果不佳,尽管使用糖皮质激素可能有效,但目前还没有任何一级研究验证其治疗效果。

骨筋膜隔室综合征

骨筋膜隔室综合征是下肢创伤中一种罕见但具有潜在破坏性的并发症。未诊断的骨筋膜隔室综合征导致神经损伤和肌肉坏死。急性骨筋膜隔室综合征主要是因为被筋膜和肌肉包绕的非弹性肌肉间隔内压力逐渐升高。在下肢有4个筋膜隔:①前间隔;②外侧间隔;③后间隔浅层;④后间隔深层。骨筋膜隔室综合征经常由间隔内的出血或水肿引起。水肿阻碍了血流灌注,导致低氧血症和酸中毒。这是一个恶性循环,进一步导致毛细血管通透性增加和液体溢出,加重水肿状况[70]。骨筋膜隔室综合征的病理机制还包括增加的间隔压力导致腔内静脉压增高从而避免血管塌陷,引起动静脉间阶梯压力降低,毛细血管血流减少并引起缺血。肌肉出现缺血性瘢痕增生,肌肉破坏可导致肌球蛋白血症。

Griffiths描述了经典的骨筋膜隔室综合征,总结为“4P”征,即疼痛(pain)、感觉异常(paresthesia)、麻痹(paresis)和牵拉痛(pain with stretch)[71],学界进一步增加了无脉(pulselessness)和肢体变冷(poikilothermia)而扩展为“6P”征。骨筋膜隔室综合征相对不常见,但在高速创伤、凝血功能差的患者或下肢血管阻塞或断裂的情况下可出现。疼痛是最早和最敏感的临床症状。测量间隔内压力是确诊骨筋膜隔室综合征的金标准。施行筋膜切开术的绝对阈值一直存在争议,一些人倾向于压力大于30mmHg,另一些人更重视间隔压力和平均动脉压之间的差值(比平均动脉压低30mmHg有意义),或舒张压(比舒张压低30mmHg有意义)[70]。

诊断后的治疗包括对所有4个间隔行急诊手术减压。可有多种手术方法,但最为常用的是通过单个外侧切口或联合前外侧和后内侧切口减压。单个切口入路方法是从腓骨头下到外踝近端3~4cm处,将前外侧间隔的纵行筋膜切开术后,沿着皮下向后可进入后间隔浅层,之后可进入后间隔深层。在双切口手术中,前外侧的切口位于胫骨嵴和腓骨之间的前侧肌间隔,可通过这一切口行前方和外侧间隔的筋膜切开术,后内侧切口位于胫骨后内侧边缘后方2cm处。通过此切口可进入后间隔浅层,之后分开比目鱼肌可进入后间隔深层。

术后护理

抗生素

2009年,美国东部创伤协会治疗组发布了最新的开放

性骨折抗生素使用指南[72]。根据文献回顾,该协会制订了一些推荐意见。一级推荐包括在受伤时应开始使用覆盖革兰氏阳性菌的抗生素,Gustilo Ⅲ型开放性骨折应加用覆盖革兰氏阴性菌的抗生素。同样,有粪便或潜在的梭状芽孢杆菌污染创面的患者应该使用大剂量的青霉素。在抗感染方面,氨基糖苷类抗生素和比头孢菌素/氨基糖苷类抗生素方案相比没有优势,而且此类抗生素对骨折愈合有不良影响。二级推荐包括在创面闭合24小时内(Ⅰ级和Ⅱ级骨折)或伤后72小时/Ⅲ级骨折软组织覆盖24小时内停用抗生素。单剂量氨基糖苷类药物适用于Ⅱ、Ⅲ级骨折。Ⅱ型和Ⅲ型开放性骨折,使用单剂量的氨基糖苷类抗生素是安全有效的[72]。

抗凝

由深静脉血栓(venous thromboembolism,VTE)引起的死亡是可以预防的,这也是针对VTE治疗方案使用增多的原因。外科护理项目提出VTE的预防是提高手术护理水平的目标之一[73]。重大创伤患者发生VTE的风险最高[74]。危险因素包括脊髓损伤、下肢骨折、骨盆骨折、手术、股静脉置管、高龄、卧床、血栓预防延迟[75]。

普通肝素和低分子量肝素是两种常用的抗凝药。普通肝素作用于抗凝血酶,催化抗凝血酶和凝血酶以及第Ⅴ因子之间的反应[75],抑制了凝血酶的促凝血作用。低分子量肝素是普通肝素的解聚所形成的一类分子量较低的肝素,作用于第Ⅴ因子,而对于抗凝血酶作用较小。而目前比较这两种药物作用的研究很少。一项回顾性研究比较方案发现在分别应用两种药物后,VTE的发生率或出血并发症方面并没有显著性差异。此外,每日3次应用普通肝素在经济上更加实惠[74]。

失血

在下肢创伤中出血很普遍,特别是在长骨受损或复合伤中。出血导致了40%的创伤相关性死亡,是伤后第二大死亡原因[76]。在伤后的早期阶段,多达30%的患者需要大量输血,在伤后的第一个24小时内需要输入10个单位或以上的浓缩红细胞[77,78]。但目前仍没有治疗创伤后失血性休克的理想方法。目前的治疗策略是通过快速的“损伤控制”手术、液体复苏和血液制品的应用来控制出血。

损伤控制性手术分为4个阶段:①识别需要“损伤控制”的患者;②控制长骨和骨盆骨折出血、污染和稳定的挽救性手术;③恢复生理和免疫基线功能的重症监护病房管理;④病情稳定后,按制订的重建手术对损伤进行修复[79]。

开始输血的时机同样存在争议。根据创伤高级生命支持方案,估计失血大于30%的对于液体复苏无效或短暂起效的患者应该考虑使用血液制品。最初的危重患者输血指南(Transfusion Requirements In Critical Care,TRICC)提供了一个关于输血时机的粗略估计,建议在血红蛋白低于7g/dL时输血是安全的[80]。然而,这项研究中的群体不能等同于下肢创伤的患者。下肢创伤患者根据碱缺失和血清乳酸水

平评估出血和休克可能更加准确。输血治疗同样包括多种成分,如红细胞、新鲜冰冻血浆和血小板。不同成分的使用比例在不同文献中的差异很大,暂且不在本章的讨论范围内。最后,需要去避免导致凝血障碍的其他原因,比如低体温,并采取措施控制这些可预防的因素。

结果、预后及并发症

结果和预后

功能结果

评判下肢创伤患者功能恢复的一个最主要的标准是回归工作。研究显示,1/4 的患者在受伤 1 年后没有回归工作。Butcher 等长期追踪了这些在伤后 1 年没有回归工作患者的功能恢复情况[81]。他们使用了疾病影响问卷(Sickness Impact Profile,SIP),发现 72% 的患者在伤后 1 年回归工作,82% 的患者在伤后 30 个月回归工作。在伤后 30 个月时,64% 的患者没有出现残疾,17% 的患者有轻度残疾,12% 的患者有中度残疾,7% 的患者有重度残疾。这项研究没有对保肢患者和截肢患者进行单独区分。

Mackenzie 等[82]研究在创伤相关下肢损伤后的截肢患者的功能恢复情况,参与研究的患者由于创伤而导致截肢,并且最初都参与了下肢评估项目。患者根据膝上、经膝和膝下的截肢水平而将患者分类,经膝截肢的患者具有最高的 SIP 评分,所有的患者研究组都存在着中度的残疾。总体上,经膝截肢的患者预后更差,体现在自主行走速度更低、行走功能及爬楼梯的能力更弱。在膝上和膝下截肢的患者在 SIP 中没有显著性差异。

截肢与保肢

一项系统性回顾对ⅢB 级和ⅢC 级胫骨损伤患者分别行重建和截肢的结果和并发症进行了回顾,评估了 26 项已发表的文献[83],发现截肢组的患者住院时间更长(截肢组 63.7 天;保肢组 56.9 天),但并统计学差异。早期重建的患者,在ⅢB 型开放性骨折中二次截肢的比例为 5.1%,在ⅢC 型开放性骨折二次截肢率为 28.7%。一年后再次回顾分析,二次截肢率下降,很可能是由于手术技术的提高和保肢成功率上升的原因。在保肢患者中肢体骨髓炎的发病率不尽相同,在 4%~56% 的范围。皮瓣完全坏死的比例为 5.8%(范围在 0~15%)。总体而言,因为截肢组和保肢组预后相似,这项研究并没有显示在危重下肢创伤的患者中截肢与保肢哪种方式更具有优势。

患者满意度

很少有研究去探讨患者和医生在下肢创伤中的不同观点。LEAP 研究了 463 位单侧下肢损伤的患者所持有的观念。研究人员通过结构性临床访谈调查了在伤后 12 个月和 24 个月患者的满意度,在术后 24 个月调查外科医生去评估他们对于下肢损伤的临床恢复和外观恢复的满意度[84]。结果发现,外科医生和患者对于总体和外观预后满意度差异较大。相对于外科医生,患者的满意度更低。如果损伤严重程度评分大于 17,发生需要住院的并发症,或如果患者对他们的治疗不满意,或不能在 1 年内回归工作,那么患者和医生对于预后的看法更容易产生分歧。当患者为女性、有创伤性截肢(本组患者满意度更高)、有需要住院的并发症或对护理不满意时,对美学效果的分歧更大。总体上,66% 的患者对于伤后 2 年的总体预后满意,34% 的患者不满意[85]。尚未发现目前可以预测这种情况的患者相关的因素,生理功能、心理应激、临床恢复和回归工作是仅有的与满意度有关的研究因素。

费用-效益

有两个大型研究关注下肢创伤的费用效益。重建不仅要考虑到技术和时间需求,更与并发症的高风险和康复时间有关,从患者治疗和经济角度去提供依据非常重要。在 2007 年,Machenzie 等[86]采用多中心研究评估了 545 名危及单侧肢体的下肢创伤患者的医疗花费。这项研究是最初 LEAP 中的一部分。他们发现,当再住院和出院后急症诊疗的费用算入住院费用总数时,保肢患者和截肢患者在伤后 2 年的总体费用是相似的。然而,加上假肢的费用后,截肢组在治疗上的费用更高,最初的花费为 10 000 美元,终生的花费比重建组高 3 倍(509 275 美元 vs 163 282 美元)。在 Chung 等的研究中[87],费用-效益分析发现,加上在以后生活中假体相关的费用,截肢在总体上花费更多。与重建患者相比,40 岁接受截肢手术的患者多出的总体花费估计在 93 606~154 636 美元。研究建议外科医生应该更积极选择保肢,特别是那些截肢适应证不明确的患者。

并发症

创面并发症

重建的目的是提供软组织覆盖以闭合创面,提供有血供的组织以防止并发症,如晚期感染和不愈合。LEAP 研究的一个组根据重建的方式研究了创面并发症,发现采用游离皮瓣重建者更易发生多室间隔功能受损。尽管如此,在采用局部皮瓣和游离组织移植的患者中,并发症发病率没有明显的差异。然而,通过回归分析发现,合并骨骼的损伤的患者创面并发症发生率明显增高。在美国内固定协会骨科创伤联合会分型为 C 型的骨折的患者中,旋转皮瓣重建并发症的发生率是游离皮瓣重建的 4.3 倍[88]。按照患者伤后重建的时间进行分类时,创面并发症的发生率并没有提高,因此 Godina 提出重建时间并不是一个重要的预测因素[34]。

骨髓炎

已经证实胫骨是最常见发生感染性不愈合和慢性创伤后骨髓炎的部位[89]。这往往会导致残疾及危及肢体。因此预防骨髓炎的发生很重要,应早期积极治疗骨髓炎。下肢评估项目研究发现骨髓炎的发病率为 7.7%,其中 84% 的患者需要手术干预和住院治疗[90]。

生物膜在感染的持续发展中起到了关键作用[91]。在慢性骨髓炎中最常见的微生物为金黄色葡萄球菌,可与其他病原体共同存在,常见的有绿脓杆菌。骨髓炎有四种解剖类型:①髓腔型(髓内骨表面);②浅表型(骨表面);③局部型(扩展内髓腔的全厚骨皮质);④扩散性(骨环形受累)。可进一步根据患者生理状态来分为正常的系统防御(A 型)、系统或局部或整体创面愈合缺陷(B 型)和严重局部或系统因素(C 型)。感染可能没有临床症状,因此更需要提高对骨髓炎的警惕。诊断依赖于临床表现、实验室检查(红细胞沉降率、C 反应蛋白)、影像学诊断(X 线、核磁共振和锝-99m 骨扫描)和骨培养(金标准)。骨髓炎的治疗包括清创及抗生素的使用,并结合骨折的固定。需要取出所有手术内植物,彻底清除感染的骨块,如果需要行内固定则需行骨髓腔的清创。清创的重要性毋庸置疑,施行彻底清创直到露出新鲜的点状出血。可以用抗生素骨水泥珠链的形式进行局部抗生素治疗,在清创之后将抗生素骨水泥放入缺损部位。刚开始应使用广谱抗生素,然后根据培养结果采用敏感抗生素。如果去除内固定后骨折不愈合,可暂时使用外固定架直到消除感染。重建的第二阶段包括局部或游离皮瓣覆盖(通常在最初清创后 1 周之内),接着处理骨缺损或未愈的骨折。当软组织愈合、感染得到控制后 6~8 周后行骨移植。

需要进行截肢的情况包括广泛的骨缺损、软组织覆盖情况差、肢体神经血管条件差、肢体功能差和多种残疾共存等[91]。

不愈合

在 LEAP 研究中,骨折不愈合是最常见的并发症,发生率高达 23.7%。其中,83% 的患者需要手术干预,72% 的患者需要住院治疗[90]。

慢性疼痛

长期以来,人们一直怀疑慢性疼痛是创伤性损伤的并发症,但迄今为止,几乎没有前瞻性证据证明这一点。LEAP 研究针对严重下肢创伤患者的前瞻性队列分析中的慢性疼痛,92 例患者出院后随访 7 年,随访率为 72%。该研究收集了有关损伤和治疗特点、社会人口学和疼痛预测因素的数据。预测因素包括功能结局(下床活动、行走、身体护理和沟通)、抑郁和焦虑评分、疼痛强度评分。这项研究显示长期慢性疼痛程度很高,超过 1/4 的研究人群报告了干扰日常活动的疼痛,40% 报告了临床上明显的疼痛强度[92]。研究组的慢性疼痛水平与疼痛诊所的腰痛和头痛人群相当。多因素分析未发现任何与损伤和治疗相关的疼痛预测因子,提示慢性疼痛的发病与损伤特征和手术治疗决策无关,该结论支持 Ashburn 和 Fine 的既往研究[93]。保护性因素包括受教育年限和回到通常主要活动的自我效能增加。危险因素包括伤后前 1 个月饮酒、伤后 3 个月出现焦虑、抑郁、睡眠不正常等症状,其中,危险因素最强的是伤后 3 个月急性疼痛的强度。在伤后 3 个月麻醉药物的使用也具有保护作用,也许支持了在慢性疼痛发展中的中枢过敏化理论。

二期手术

在下肢重建和保肢后可能需要进行多次二期手术。可以分为两大类别:①改善重建质量和外观的二期美容手术(如皮瓣修薄手术);②最终完成重建的功能性手术(如延迟骨移植手术)。

二期美容手术

改善重建外观的最常用的二期手术为皮瓣修薄术。对于筋膜皮瓣和穿支皮瓣而言,对于皮瓣修薄术最少要在术后 3 个月进行,最好是 6 个月。吸脂术是最常见的修薄方法。如果需要切除多余的皮肤,通常在吸脂术后 3 个月进行以避免血管损伤,并限制手术切口长度不超过皮瓣 50%。为了防止并发症,应尽量避免吸脂术联合皮肤切除。对于某些皮瓣,为了达到最好的轮廓效果可能需要行多次修薄手术,比如重建内踝或外踝的皮瓣(图 2.35~图 2.38)。

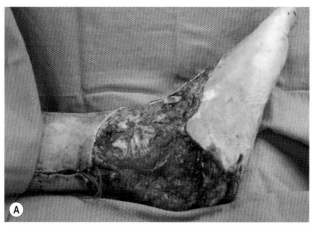
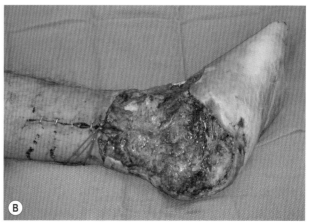

图 2.35 (A,B)24 岁男性患者,摩托车车祸中广泛皮肤撕脱伤,伴有跟骨、内踝和伸肌腱的外露

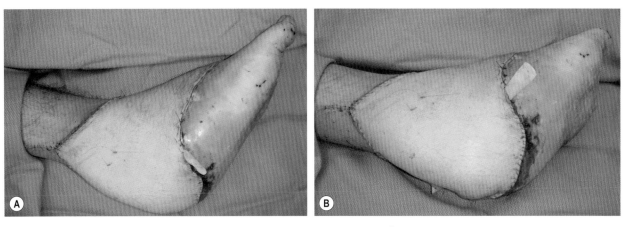

图 2.36 （A,B）采用游离股前外侧皮瓣（384cm²）覆盖下肢缺损

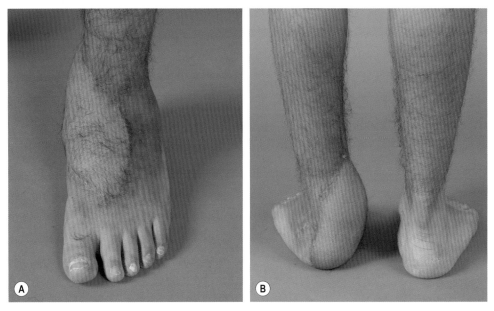

图 2.37 （A,B）在第一次手术 6 个月后行吸脂术,股前外侧皮瓣移植后外观。共吸出 75ml 的脂肪

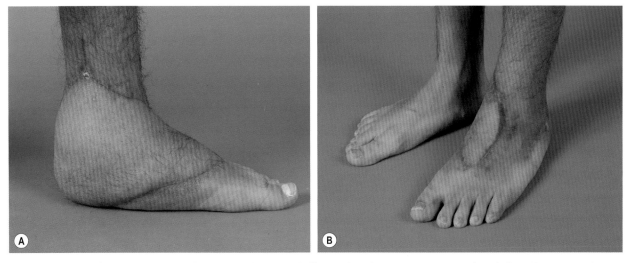

图 2.38 （A~D）第二次和最后一次采用吸脂术进行皮瓣修薄。该病例皮瓣吸脂比较充分,甚至在蒂区进行吸脂使皮瓣变薄。如果外周皮瓣切口完整,在血供不受破坏的情况下可以行充分的吸脂

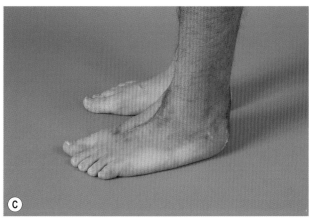
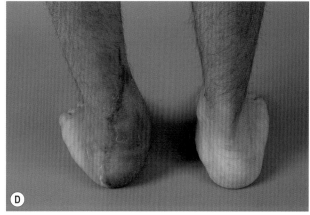

图 2.38（续）

肌瓣或肌皮瓣可能同样需要行修薄术,单独行游离肌瓣修薄术的概率较小。失神经支配的肌肉会随着时间推移明显地萎缩,为下肢重建提供了良好的轮廓。肌皮瓣的皮岛同样可以被去除,之后可用取皮刀切取皮岛上的中厚皮片或全厚皮片,去除多余皮下组织后,将切取的皮片覆盖下方的肌肉。如有需要,肌肉也可修薄,倾向于采用取皮刀来从浅到深进行肌肉修薄,确保在手术过程中全程保护肌瓣蒂部。对于需要植皮的肌瓣,同样可以用取皮刀来将植皮片暂时从皮瓣上去除。之后用取皮刀将肌肉逐渐修薄,待肌肉修薄完成后,再植皮覆盖肌肉。倾向于在所有修薄手术中用止血带,并细致地止血,在修薄后利用负压吸引敷料保证植皮的成活(图 2.29A、图 2.39 和图 2.40)。

二期功能手术

以恢复下肢功能为目的的二期手术有很多,包括二次骨移植、内植物去除或置换、肌腱重建术和神经修复、移植术。对于任何预期的骨科手术,与骨科的紧密合作很重要,以保证能够安全地再次掀起皮瓣行骨移植,骨水泥的去除和内植物的取出或置换。肌瓣和皮瓣再次掀起都比较容易,其中皮瓣为再次掀起提供了最大程度的伸缩性和可用性,这也是预期有二期手术时,更倾向于使用皮瓣进行覆盖的原因。二期手术和皮瓣掀起时也需要用止血带。

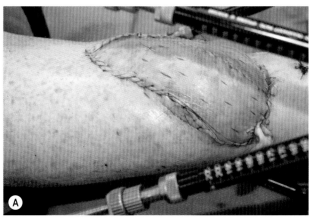
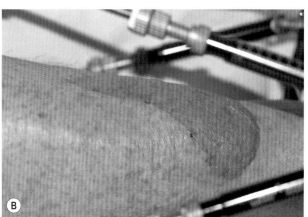
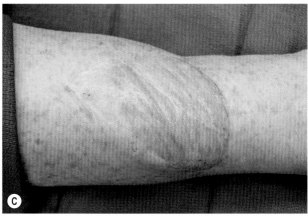

图 2.39 （A,B）游离股薄肌移植和皮片植皮覆盖下肢缺损,（C）术后 3 个月股薄肌瓣的外观。注意肌肉较前明显萎缩

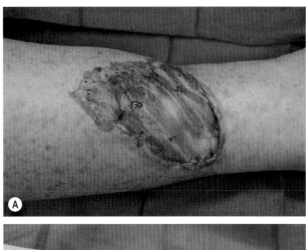
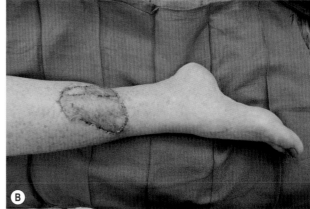
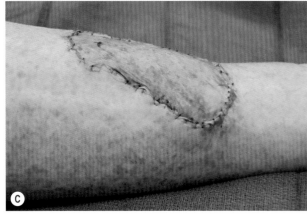
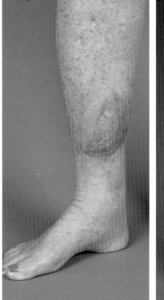
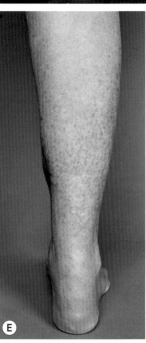

图 2.40 （A）尽管肌肉萎缩，但该患者要求行进一步修薄皮瓣。最先用取皮刀在皮瓣上取下中厚皮片，并由浅入深修薄股薄肌。为了始终保护肌瓣蒂部，必须明确之前手术肌瓣蒂部的位置，且二期手术只适用于肌瓣蒂位于缺损深面的情况。（B,C）当修薄程度已经达到理想的效果时，放松止血带并细致止血，避免在植皮下出现血肿。（D,E）中厚皮片再次被用来覆盖修薄的肌肉表面，并在术后 5 天内采用负压吸引装置固定移植皮片

参考文献

1. National Center for Health Statistics. NCHS data on injuries. [Online] Available from: <http://www.cdc.gov/nchs/fastats/deaths.htm>.

2. Center for Disease Control & Prevention; Injury Prevention and Control. Leading causes of death, United States 1999–2013. [Online] Available from: <http://www.cdc.gov/injury/wisqars/leading_causes_death.html>.

3. Murphy SL, Xu J, Kochanek KD. Deaths: final data for 2010. National Vital Statistics Report. Report No.: 61(4), 2013. [Online] Available from: <http://www.cdc.gov/nchs/products/nvsr.htm>.

4. World Health Organization. Global burden of disease. [Online] Available from: <http://www.who.int/healthinfo/global_burden_of_disease/projections/en/>.

5. Nance ML, ed. National Trauma Data Bank annual report 2014. American College of Surgeons. [Online] Available from: <http://www.facs.org/quality-programs/trauma/ntdb/docpub>.

6. Levin LS. The reconstructive ladder. An orthoplastic approach. *Orthop Clin North Am*. 1993;24(3):393–409.

7. Aldea P, Shaw W. The evolution of surgical management of severe lower extremity trauma. *Clin Plast Surg*. 1986;13(4):549–569.

8. Adams F. *The Genuine Works of Hippocrates*. New York: Williams Wood; 1891.

9. Helling TS, McNabney WK. The role of amputation in the management of battlefield casualties: a history of two millennia. *J Trauma*. 2000;49(5):930–939.

10. Paré A, Johnson T. *The Apologie and Treatise of Ambroise Paré Containing the Voyages Made into Divers Places with Many of His Writings Upon Surgery*. London: Cotes and Young; 1634.

11. Hunter J. *A Treatise on the Blood, Inflammation, and Gun-Shot Wounds*. Philadelphia: Thomas Bradford; 1796.

12. Larrey D. *Mémoires De Chirurgie Militaire Et Campagnes*. Paris: J. Smith; 1812–1817.

13. Lister J. On a method of treating compound fractures, abscess, etc.: with observations of the conditions of suppuration. *Lancet*. 1867;89(2272):326–329.

14. Lister J. On a method of treating compound fractures, abscess, etc. *Lancet*. 1867;90(2291):95–96.

15. Hauben DJ, Sonneveld GJ. The influence of war on the development of plastic surgery. *Ann Plast Surg*. 1983;10(1):65–69.

16. Sears BW, Stover MD, Callaci J. Pathoanatomy and clinical correlates of the immunoinflammatory response following orthopaedic trauma. *J Am Acad Orthop Surg*. 2009;17(4):255–265.

17. Keel M, Trentz O. Pathophysiology of polytrauma. *Injury*. 2005;36(6):691–709.

18. Pallister I, Empson K. The effects of surgical fracture fixation on the systemic inflammatory response to major trauma. *J Am Acad Orthop Surg*. 2005;13(2):93–100.

19. Tschoeke SK, Hellmuth M, Hostmann A, et al. The early second hit

in trauma management augments the proinflammatory immune response to multiple injuries. *J Trauma.* 2007;62(6):1396–1403, discussion 1403–1404.

20. Acosta JA, Yang JC, Winchell RJ, et al. Lethal injuries and time to death in a level I trauma center. *J Am Coll Surg.* 1998;186(5): 528–533.

21. McAndrew MP, Lantz BA. Initial care of massively traumatized lower extremities. *Clin Orthop Relat Res.* 1989;243:20–29.

22. Management of Complex Extremity Trauma. American College of Surgeons. The Committee on Trauma. [Online] Available from: <http://www.facs.org/quality-programs/trauma/publications>.

23. Byrd HS, Spicer TE, Cierney G 3rd. Management of open tibial fractures. *Plast Reconstr Surg.* 1985;76(5):719–730.

24. Gustilo RB, Mendoza RM, Williams DN. Problems in the management of type III (severe) open fractures: a new classification of type III open fractures. *J Trauma.* 1984;24(8):742–746.

25. Hansen ST Jr. The type-IIIC tibial fracture. Salvage or amputation. *J Bone Joint Surg Am.* 1987;69(6):799–800.

26. Johansen K, Daines M, Howey T, et al. Objective criteria accurately predict amputation following lower extremity trauma. *J Trauma.* 1990;30(5):568–572, discussion 572–573.

27. Higgins TF, Klatt JB, Beals TC. Lower Extremity Assessment Project (LEAP) – the best available evidence on limb-threatening lower extremity trauma. *Orthop Clin North Am.* 2010;41(2):233–239. *An overview of the LEAP protocol and substudy analyses. A total of 601 patients were enrolled and followed for a period of 44 months at 8 centers. The LEAP study attempted to assess the characteristics of the patients sustaining lower extremity injury, environmental characteristics of the injury, physical and mental aspects of the injury, secondary medical issues arising from the injury, and functional status. It was found that social, economic, and personality disadvantages that existed prior to the injury play a large role in the functional and quality-of-life outcomes measured in the study. It was also found that the functional outcomes 2 years postinjury were similar between those undergoing limb salvage and those that underwent amputation.*

28. Bosse MJ, Mackenzie EJ, Kellam JF, et al. A prospective evaluation of the clinical utility of the lower-extremity injury-severity scores. *J Bone Joint Surg Am.* 2001;83-A(1):3–14.

29. Ly TV, Travison TG, Castillo RC, et al. Ability of lower-extremity injury severity scores to predict functional outcome after limb salvage. *J Bone Joint Surg Am.* 2008;90(8):1738–1743.

30. Bosse MJ, McCarthy ML, Jones AL, et al. The insensate foot following severe lower extremity trauma: an indication for amputation? *J Bone Joint Surg Am.* 2005;87(12):2601–2608.

31. Pollak AN. Timing of debridement of open fractures. *J Am Acad Orthop Surg.* 2006;14(10 Spec. No.):S48–S51.

32. Werner C, Pierpont Y, Pollak AN. The urgency of surgical debridement in the management of open fractures. *J Am Acad Orthop Surg.* 2008;16(7):369–375.

33. Pollak AN, Jones AL, Castillo RC, et al. The relationship between time to surgical debridement and incidence of infection after open high-energy lower extremity trauma. *J Bone Joint Surg Am.* 2010;92(1):7–15.

34. Godina M. Early microsurgical reconstruction of complex trauma of the extremities. *Plast Reconstr Surg.* 1986;78(3):285–292. *Landmark paper examining the timing of microsurgical reconstruction in extremity trauma. This study divided patients into 3 groups according to time of reconstruction: <72 h, 72 h–3 months, >3 months. Godina examined the incidence of flap failure, infection, bone-healing time, length of hospital stay, and number of operative procedures. He found that outcomes were the best in the group reconstructed within 72 h. Those reconstructed between 72 h and 3 months had the highest rate of infection, and those reconstructed >3 months postinjury had the longest bone-healing time and required the greatest number of operations.*

35. Karanas YL, Nigriny J, Chang J. The timing of microsurgical reconstruction in lower extremity trauma. *Microsurgery.* 2008;28(8):632–634.

36. Hertel R, Lambert SM, Müller S, et al. On the timing of soft-tissue reconstruction for open fractures of the lower leg. *Arch Orthop Trauma Surg.* 1999;119(1–2):7–12.

37. Yaremchuk MJ, Brumback RJ, Manson PN, et al. Acute and definitive management of traumatic osteocutaneous defects of the lower extremity. *Plast Reconstr Surg.* 1987;80(1):1–14.

38. Francel TJ, Vander Kolk CA, Hoopes JE, et al. Microvascular soft-tissue transplantation for reconstruction of acute open tibial fractures: timing of coverage and long term functional results. *Plast Reconstr Surg.* 1992;89(3):478–487, discussion 488–489.

39. Kolker AR, Kasbian AK, Karp NS, et al. Fate of free flap microanastomosis distal to the zone of injury in lower extremity trauma. *Plast Reconstr Surg.* 1997;99(4):1068–1073.

40. Ong YS, Levin LS. Lower limb salvage in trauma. *Plast Reconstr Surg.* 2010;125(2):582–588. *An overview of the management of lower extremity trauma, including initial management, decision-making for salvage versus amputation, timing of reconstruction, and choice of flap. This paper also reviews outcomes of reconstruction, including flap failure, late complications, and function.*

41. Giannoudis PV, Papakositidis C, Roberts C. A review of management of open fractures of tibia and femur. *J Bone Joint Surg Br.* 2006;88(3):281–289.

42. Miller-Thomas MM, West OC, Cohen AM. Diagnosing traumatic arterial injury in the extremities with CT angiography: pearls and pitfalls. *Radiographics.* 2005;25(suppl 1):S133–S142.

43. Seamon MJ, Smoger D, Torres DM, et al. A prospective validation of a current practice: the detection of extremity vascular injury with CT angiography. *J Trauma.* 2009;67(2):238–243, discussion 243–244.

44. Fitzgerald J, Michael E. Protocol for lower extremity trauma. *J Foot Ankle Surg.* 1995;34(1):2–11.

45. Glass GE, Pearse MF, Nanchahal J. Improving lower limb salvage following fractures with vascular injury: a systematic review and new management algorithm. *J Plast Reconstr Aesthet Surg.* 2009;62(5):571–579.

46. Ashworth EM, Dalsing MC, Glover JL, et al. Lower extremity vascular trauma: a comprehensive, aggressive approach. *J Trauma.* 1988;28(3):329–336.

47. Connolly J, Whittaker D, Williams E. Femoral and tibial fractures combined with injuries to the femoral or popliteal artery. A review of the literature and analysis of fourteen cases. *J Bone Joint Surg Am.* 1971;53(1):56–68.

48. Starr AJ, Hunt JL, Reinert CM. Treatment of femur fracture with associated vascular injury. *J Trauma.* 1996;40(1):17–21.

49. Fowler J, Macintyre N, Rehman S, et al. The importance of surgical sequence in the treatment of lower extremity injuries with concomitant vascular injury: A meta-analysis. *Injury.* 2009;40(1):72–76.

50. Parrett BM, Talbot SG, Pribaz JJ, et al. A review of local and regional flaps for distal leg reconstruction. *J Reconstr Microsurg.* 2009;25(7):445–455. *A thorough review of local and regional flap options available in distal leg reconstruction. This paper outlines the preoperative work-up and provides an algorithmic approach to select an appropriate flap for reconstruction. Several flaps are reviewed in detail, including their indications, design, surgical technique, and complications/pitfalls.*

51. Geddes CR, Tang M, Yang D, et al. Anatomy of the integument of the lower extremity. In: Blondeel PN, Morris SF, Hallock GG, Neligan PC, eds. *Perforator Flaps: Anatomy, Techniques & Clinical Applications.* Vol. 2. 2nd ed. St Louis (MO): Quality Medical Publishing; 2013:667–703.

52. Yu P. Characteristics of the anterolateral thigh flap in a Western population and its application in head and neck reconstruction. *Head Neck.* 2004;26(9):759–769.

53. Saint-Cyr M, Schaverien M, Wong C, et al. The extended anterolateral thigh flap: anatomical basis and clinical experience. *Plast Reconstr Surg.* 2009;123(4):1245–1255.

54. Zhou G, Zhang QX, Chen GY. The earlier clinic experience of the reverse-flow anterolateral thigh island flap. *Br J Plast Surg.* 2005;58(2):160–164.

55. Komorowska-Timek E, Gurtner G, Lee GK. Supercharged reverse pedicle anterolateral thigh flap in reconstruction of a massive defect: A case report. *Microsurgery.* 2010;30(5):397–400.

56. Follmar KE, Baccarani A, Baumeister SP, et al. The distally based sural flap. *Plast Reconstr Surg.* 2007;119(6):138e–148e.

57. Erdmann D, Gottlieb N, Humphrey JS, et al. Sural flap delay procedure: a preliminary report. *Ann Plast Surg.* 2005;54(5):562–565.

58. Tan O, Atik B, Bekerecioglu M. Supercharged reverse-flow sural flap: a new modification increasing the reliability of the flap. *Microsurgery.* 2005;25(1):36–43.

59. Schoeller T, Huemer GM, Shafighi M, et al. Free anteromedial thigh flap: clinical application and review of literature. *Microsurgery.* 2004;24(1):43–48.

60. Morykwas MJ, Argenta LC, Shelton-Brown EI, et al. Vacuum-assisted closure: a new method for wound control and treatment: animal studies and basic foundation. *Ann Plast Surg.* 1997;38(6):553–562.

61. DeFranzo AJ, Argenta LC, Marks MW, et al. The use of vacuum-assisted closure therapy for the treatment of lower-extremity wounds with exposed bone. *Plast Reconstr Surg.* 2001;108(5):1184–1191.

62. Pollak AN. Use of negative pressure wound therapy with reticulated open cell foam for lower extremity trauma. *J Orthop Trauma.* 2008;22(10 suppl):S142–S145.

63. Holt SG, Moore KP. Pathogenesis and treatment of renal dysfunction in rhabdomyolysis. *Intensive Care Med.* 2001;27(5):803–811.

64. Loun B, Astles R, Copeland KR, et al. Adaptation of a quantitative immunoassay for urine myoglobin. Predictor in detecting renal dysfunction. *Am J Clin Pathol.* 1996;105(4):479–486.

65. Homsi E, Barreiro MF, Orlando JM, et al. Prophylaxis of acute renal failure in patients with rhabdomyolysis. *Ren Fail.* 1997;19(2):283–288.

66. Stein PD, Yaekoub AY, Matta F, et al. Fat embolism syndrome. *Am J Med Sci.* 2008;336(6):472–477.

67. Akhtar S. Fat embolism. *Anesthesiol Clin.* 2009;27(3):533–550.

68. Gurd AR, Wilson RI. The fat embolism syndrome. *J Bone Joint Surg Br.* 1974;56(3):408–416.

69. Trisolini R, Cancellieri A, Giovannitti A, et al. Fat embolism may be responsible for hypoxemia in trauma patients with no radiological pulmonary abnormalities. *J Trauma.* 2010;68(2):E53–E54.

70. Frink M, Hildebrand F, Krettek C, et al. Compartment syndrome of the lower leg and foot. *Clin Ortop Relat Res.* 2010;468(4):940–950.

71. Griffiths DL. The management of acute circulatory failure in an injured limb. *J Bone Joint Surg Br.* 1948;30(2):280–289.

72. Hoff WS, Bonadies JA, Cachecho R, et al. EAST practice management guidelines work group: update to practice management guidelines for prophylactic antibiotic use in open fractures. *J Trauma.* 2011;70(3):751–754.

73. Specifications manual for National Hospital Inpatient Quality Measures. Version 4.4a1. *The Joint Commission.* [Online] Available from: <http://www.jointcommission.org/specifications_manual_for_national_hospital_inpatient_quality_measures.aspx>.

74. Arnold JD, Dart BW, Barker DE, et al. Gold Medal Forum Winner. Unfractionated heparin three times a day versus enoxaparin in the prevention of deep vein thrombosis in trauma patients. *Am Surg.* 2010;76(6):563–570.

75. Andersson LO, Barrowcliffe TW, Holmer E, et al. Anticoagulant properties of heparin fractionated by affinity chromatography on matrix-bound antithrombin III and by gel filtration. *Thromb Res.* 1976;9(6):575–583.

76. Kauvar DS, Lefering R, Wade CE. Impact of hemorrhage on trauma outcome: an overview of epidemiology, clinical presentations, and therapeutic considerations. *J Trauma.* 2006;60(suppl 6):S3–S11.

77. Holcomb JB, Jenkins D, Rhee P, et al. Damage control resuscitation: directly addressing the early coagulopathy of trauma. *J Trauma.* 2007;62(2):307–310.

78. Huber-Wagner S, Qvick M, Mussack T, et al. Massive blood transfusion and outcome in 1062 polytrauma patients: a prospective study based on the Trauma Registry of the German Trauma Society. *Vox Sang.* 2007;92(1):69–78.

79. Stahel PF, Smith WR, Moore EE. Current trends in resuscitation strategy for the multiply injured patient. *Injury.* 2009;40(suppl 4):S24–S35.

80. Hébert PC, Wells G, Blajchman MA, et al. A multicenter, randomized, controlled clinical trial of transfusion requirements in critical care. Transfusion requirements in critical care investigators, Canadian Critical Care Trials Group. *N Engl J Med.* 1999;340(6):409–417.

81. Butcher JL, MacKenzie EJ, Cushing B, et al. Long-term outcomes after lower extremity trauma. *J Trauma.* 1996;41(1):4–9.

82. MacKenzie EJ, Bosse MJ, Castillo RC, et al. Functional outcomes following trauma-related lower-extremity amputation. *J Bone Joint Surg Am.* 2004;86(8):1636–1645. *A subset of the LEAP study, 161 patients who underwent above-the-ankle amputation following lower extremity trauma were followed prospectively for a total of 24 months. Outcomes included functional measures using the Sickness Inventory Profile (SIP), pain assessments, and degree of independence assessment. The SIP was not different between those amputated above- versus below-the-knee. Physical function was affected by the level of amputation, with walking speeds higher in below-the-knee amputation patients.*

83. Saddawi-Konefka D, Kim HM, Chung KC. A systematic review of outcomes and complications of reconstruction and amputation for type IIIB and IIIC fractures of the tibia. *Plast Reconstr Surg.* 2008;122(6):1796–1805.

84. O'Toole RV, Castillo RC, Pollak AN, et al. Surgeons and their patients disagree regarding cosmetic and overall outcomes after surgery for high-energy lower extremity trauma. *J Orthop Trauma.* 2009;23(10):716–723.

85. O'Toole RV, Castillo RC, Pollak AN, et al. Determinants of patient satisfaction after severe lower-extremity injuries. *J Bone Joint Surg Am.* 2008;90(6):1206–1211.

86. MacKenzie EJ, Jones AS, Bosse MJ, et al. Health-care costs associated with amputation or reconstruction of a limb-threatening injury. *J Bone Joint Surg Am.* 2007;89(8):1685–1692.

87. Chung KC, Saddawi-Konefka D, Haase SC, et al. A cost-utility analysis of amputation versus salvage for Gustilo type IIIB and IIIC open tibial fractures. *Plast Reconstr Surg.* 2009;124(6):1965–1973.

88. Pollak AN, McCarthy ML, Burgess AR. Short-term wound complications after application of flaps for coverage of traumatic soft-tissue defects about the tibia. The Lower Extremity Assessment Project (LEAP) Study Group. *J Bone Joint Surg Am.* 2000;82(12):1681–1691.

89. Patzakis M, Abdollahi K, Sherman R, et al. Treatment of chronic osteomyelitis with muscle flaps. *Orthop Clin North Am.* 1993;24(3):505–509.

90. Harris AM, Althausen PL, Kellam J, et al. Complications following limb-threatening lower extremity trauma. *J Orthop Trauma.* 2009;23(1):1–6.

91. Patzakis MJ, Zalavras CG. Chronic posttraumatic osteomyelitis and infected nonunion of the tibia: current management concepts. *J Am Acad Orthop Surg.* 2005;13(6):417–427.

92. Castillo RC, MacKenzie EJ, Wegener ST, et al. Prevalence of chronic pain seven years following limb threatening lower extremity trauma. *Pain.* 2006;124(3):321–329.

93. Ashburn MA, Fine PG. Persistent pain following trauma. *Mil Med.* 1989;154(2):86–89.

第 3 章

肢体淋巴管重建

David W. Chang

概要

- 直接切除并植皮只适用于功能严重受损的极端病例。
- 以减少脂肪沉积为目的的吸脂术,术后应终身穿戴弹力衣。
- 单独或作为辅助的减量手术对减少总量是有效的,然而,可能会有明显的并发症。
- 在淋巴管平滑肌破坏和组织不可逆纤维化发展之前,淋巴静脉旁路术(lymphovenous bypass,LVB)在淋巴水肿的早期阶段是最有效的。
- 与下肢淋巴水肿相比,单一 LVB 治疗在上肢淋巴水肿上可能更有效。
- 带血管蒂淋巴结移植术(vascularized lymph node transfer,VLNT)可以从许多供区获取,如腹股沟、腋窝、锁骨上和颏下区域,可以被转移到患肢的近端(腹股沟/腋窝)或远端(手腕/脚踝)区域。
- VLNT 的获取应小心谨慎,以防止供区肢体淋巴水肿。
- 中重度淋巴水肿患者可联合 VLNT 和 LVB 进行治疗。

简介

淋巴水肿是一种机体衰弱的慢性疾病,全球约 2.5 亿人发病,是由淋巴液淤积引起的进行性组织纤维化、脂肪肥大和淋巴管破坏[1-3],可分为原发性淋巴系统发育异常引起的和继发性淋巴系统受损而引起的淋巴水肿。在全球范围内,最常见的病因是丝虫病,但在美国和大多数发达国家,癌症及其治疗是最常见的病因。目前尚无治愈这种疾病的方法,学界仍在寻找治疗淋巴水肿的金标准。

最常见最基本的治疗方法是减少淋巴淤积及增加回流,包括弹力衣等的综合疗法,这些疗法费时费力、花费高,

而且通常不能被保险覆盖,并还要求严格的终身依从性,因此导致了较低的遵嘱率和满意率。当保守措施无效时,可考虑手术治疗,手术干预的目标包括患区减重,减少感染频率,预防疾病进展,改善肢体功能和美容,最终整体改善患者的生活质量。

评估方法

评估淋巴水肿的方法很多,国际淋巴学会创建了一个临床分期系统来评估疾病的进展。在第一阶段,患者肢体肿胀,感觉沉重,并有凹陷性水肿,抬高肢体可部分缓解。在第二阶段,患者肢体肿胀,皮肤肌肉发达,组织纤维化,导致非凹陷性水肿,抬高肢体不可缓解。在第三阶段,患者受累肢体出现巨大肿胀,皮肤组织纤维化和硬化,可出现皮肤乳头状瘤、棘皮、脂肪沉积和疣状增生。

目前,评估淋巴水肿最权威的工具是淋巴显像术,将放射性染料注射到受累肢体以显示淋巴管,并通过计算淋巴运输指数来量化淋巴液回流情况,指标范围为 0(最佳流量)到 45(无流量),运输指数低于 10 被认为是正常范围。吲哚菁绿(indocyanine green,ICG)淋巴管造影是一种较新的技术,可以帮助医生观察浅层淋巴管并确定疾病的严重程度。ICG 是一种荧光染料,它与蛋白质结合后激活,可利用近红外技术成像。基于 ICG 淋巴管造影结果,可进行分期[4]:I期有许多未闭的淋巴管,有少量斑片状真皮回流。II期为中等数量的未闭淋巴管,伴节段性真皮回流。III期显示少数未闭淋巴管,有广泛的真皮回流,累及整个肢体。IV期未见淋巴管通畅,严重的真皮回流累及整个肢体。了解淋巴水肿的分期有助于指导适当的手术干预,术后最常见和最简单的确定手术效果的方法是进行系列的肢体周径或容积测量,其他测量方法还包括生物阻抗和生活质量问卷。

手术治疗

淋巴水肿的手术治疗可分为两类：切除性和生理性治疗。切除治疗通常包括减容手术，如吸脂术和皮片移植术（Charles 术式）。生理性治疗的目的是恢复或重建淋巴液的生理性回流，目前有几种不同的手术方法，如埋置皮瓣、直接修复淋巴管、旁路移植术、淋巴血管吻合术和带血管的淋巴结移植等，其手术效果各不相同。本章的目的是介绍和概述已被提出和验证的治疗方法。

减容/切除技术

直接切除（视频 3.4）

1912 年，Charles 写了一本名为《阴囊象皮病》（*Elephantiasis Scroti*）的书，书中描述了他在加尔各答师从 McLeod 时学到的治疗阴囊淋巴水肿的方法，该手术包括切除淋巴水肿的阴囊组织及大腿前部皮瓣覆盖。Charles 建议这项技术可应用于治疗包括下肢在内的其他部位的淋巴水肿，但需要术前作好皮片移植覆盖的准备[5,6]。这种方法是彻底切除水肿组织，至深筋膜并进行皮片移植，但直到 1940 年才被梅奥诊所的 Macey 医生真正报道。学界目前所认为的 Charles 术式是由 Galveston 的 Poth 在 1947 年报道的，他提出利用切除水肿组织的皮肤回植覆盖肢体创面[7,8]。

虽然有些人主张废弃这类手术，但也有一些严重的难治性淋巴水肿病例经过根治性切除和植皮治疗而获得良好的效果[9,10]。毫无疑问，这种方法可有效减小体积和恢复部分肢体功能，但也有极大的风险，除外形不规则、瘢痕和不美观外，还存在感染、血肿、大量失血和皮片移植失败而需要多次手术的风险。或者，可对皮肤和皮下组织进行阶段性椭圆切除，以降低并发症或处理特定的组织袋。对于一些肢体功能严重受损、反复感染、皮肤溃疡、慢性疼痛和生活质量差的患者而言，根治性切除可能是他们唯一的、也可能是最好的恢复功能的选择（图 3.1）。

吸脂术

淋巴液在肢体蓄积会导致脂肪组织的沉积和增生，吸脂术是利用连接真空的有孔金属套管抽吸皮下脂肪的一种技术，最初是为塑造身体轮廓而开发，但从那时起就被用于治疗淋巴水肿。O'Brien 等报道，在队列研究中使用吸脂术治疗淋巴水肿可使患肢体积平均减少 20%~23%[11]。对于Ⅱ期患者，Borson 和 Svensson 比较了吸脂联合压迫疗法与单独吸脂治疗的效果，结果显示，前者患肢体积减小了 115%，而后者仅仅减小了 54%，4 年随访中联合治疗患肢体积平均减少了 106%（66%~179%）[12]。

理论上，吸脂术会对现有淋巴管的进一步损害，但尸体解剖和影像学研究表明，对肢体进行纵向吸脂可将这种损害降到最低，而且似乎不会对已经延迟的淋巴回流造成进一步

损害[13-15]。Qi 等报道，除减容外，当吸脂术联合生理治疗时，肢体功能也可得到改善。虽然会受到手术操作的影响，但蜂窝组织炎的发病率也有显著改善（6.5±4.3 次/年 vs 0.7±0.8 次/年）[16]。

一般而言，用环周吸脂术治疗淋巴水肿是安全的，且能在 48 小时内迅速恢复[17]。并发症很少，通常仅限于轻微的创面愈合问题和感觉异常。吸脂过程中使用肿胀液和止血带可以大大减少失血量和降低输血概率。

虽然吸脂术可以有效地去除淋巴水肿肢体中肥厚的脂肪组织，但吸脂术的主要缺点是术后终生需要持续（24 小时）使用塑身衣来维持新的平衡[18]。在 Borson 的系列研究中，停止使用塑身衣的患者淋巴会在患肢迅速重新淤积[12]。

生理治疗

另一种手术治疗淋巴水肿的方法是建立新的通路进行淋巴引流或修复淋巴功能障碍，这一概念最早由 Kondoleon 在 1912 年提出，并在 1927 年由 Sistrunk 阐述，他们试图在深层和浅层淋巴系统之间建立新的途径[19-21]，Sistrunk 经由手臂内侧椭圆形切口切除皮肤和软组织，并广泛切除深筋膜。Thompson 改良了该术式，将去上皮皮瓣通过整个椭圆切口沿神经血管束填塞，该方法是为了促进浅表淋巴管自发生成，并引流至深层淋巴系统。尽管有报道称这种方法效果良好，但尚无客观的数据证明通过这种方法能实现淋巴管再生[22]。

皮瓣移入法

皮瓣移入法的理论基础是将包含功能淋巴管及血管的组织放置到受累区域，虹吸或建立侧支循环而引流淋巴液。1935 年，Gilles 和 Fraser 是将手臂带蒂皮瓣移入到腿上从而治疗下肢淋巴水肿的开创者[23,24]，并二期断蒂，将蒂部转移到躯干，他们的理论基础是借助手臂上的皮瓣重新建立淋巴流，然后最终绕过腹股沟区域淋巴结而回流至躯干。

Goldsmith 等报道了利用大网膜瓣治疗上肢和下肢淋巴水肿[25]，即保留血管蒂同时将大网膜与同侧胃网膜血管分离，经皮下隧道转移至肢体，四肢淤积的淋巴液将通过大网膜内丰富的淋巴管网络流入腹腔淋巴系统。在 22 例患者中，38% 的下肢和 56% 的上肢有良好的效果。尽管有了一定程度的改善，但由于并发症发生率高，包括肠梗阻、肺栓塞和疝，手术并没有得到普及。

自此，也有其他作者报道了使用各种带蒂皮瓣、游离肌肉瓣和肌皮瓣（阔筋膜张肌、胸三角肌、阔背肌和锯肌）治疗四肢和头颈部淋巴水肿的病例[26-29]，但缺乏前瞻性或长期研究证明这些方法的有效性，而且大部分都是道听途说。

淋巴管旁路术

一些研究者试图通过使用淋巴管或静脉移植将远端淋巴管连接到近端的淋巴通道，以此来绕过纤维化的淋巴组织。Baumeister 和 Suida 试图用自体淋巴管接通上肢和下肢狭窄的淋巴管[30]。对于上肢，通常取健康大腿内侧淋巴管

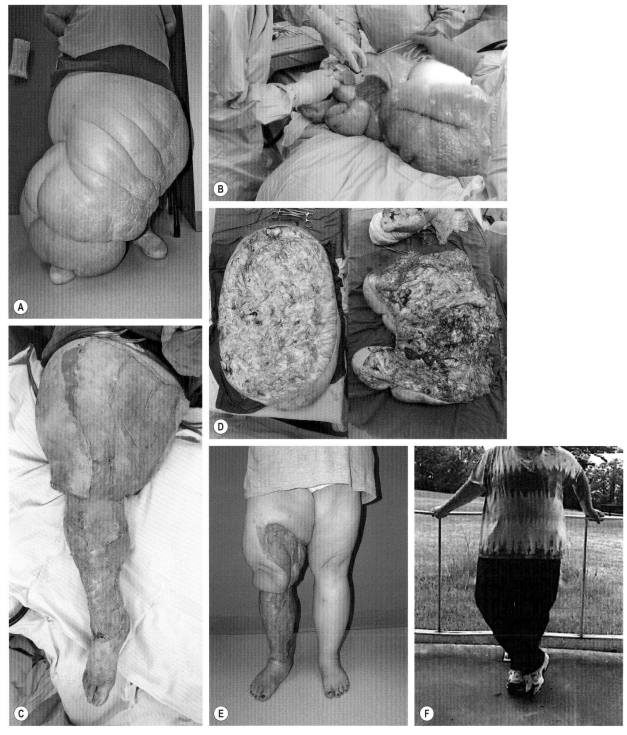

图 3.1　Charles 术式示例：切除皮肤和皮下组织至深筋膜，可以从患肢或对侧大腿上取皮来覆盖缺损。患者在信中说："这是我 13 年来第一次徒步旅行，13 年来第一次穿牛仔裤，14 年来第一次穿新百伦运动鞋。"（From：Cheng MH，Chang DW，Patel K. Principles and Practice of Lymphedema Surgery. New York：Elsevier；2015.）

作为复合移植物，并埋在肩部锁骨上区域和上臂之间的皮下隧道中，移植淋巴管两端经显微镜与受区淋巴管吻合。为治疗单侧下肢淋巴水肿，移植的淋巴管需横跨患肢和对侧腹股沟区域。在 55 例受试者中，3 年随访时患肢体积减小了 80%。用淋巴显像检查移植淋巴管的引流情况，发现已建立新的引流模式，且放射性同位素清除率比术前快了 30%。Ho 及其同事进行了类似的手术，并指出必须在淋巴管因回流阻力和反复感染而永久受损之前进行显微淋巴管旁路手术[31]。除了供区和受区长切口的缺点外，供区肢体切取淋巴管可能会使该肢体患淋巴水肿。

另外,静脉移植也被用于建立淋巴管旁路,Campisi 等报道了 39 例不能行 LVB 的患者在上下肢行淋巴-静脉-淋巴管旁路术[32]。在其实施的手术中,多个远端淋巴管被缝合到自体移植静脉的远端,同样该静脉近端缝合到多个近端淋巴管上,从而为两端淋巴回流提供一个中间连接管道。该研究随访患者长达 5 年,水肿和功能均有改善。

淋巴静脉旁路(LVB)与淋巴静脉吻合术(lymphovenous anastomosis,LVA)(视频 3.1 和视频 3.3)

淋巴管中的淋巴液最终目的地是通过胸导管返回静脉系统,LVB 试图让淋巴液沿旁路提前返回静脉系统。1962年,Jacobson 在犬模型中首次描述了淋巴静脉分流术[33],随后,Yamada 在狗身上进行实验,随后首次将该技术应用于一系列下肢淋巴水肿患者[34]。在丝虫病病例中,Sedlacek 描述了利用隐静脉端侧吻合的 LVB 技术[35]。当其他患者也使用隐静脉时,考虑到大口径血管的静脉高压,而尝试旁路到小静脉。Yamada 是首个描述淋巴管和小静脉之间的端端吻合(即 LVA)的人。近年来,吻合直径小于 0.8mm 的血管的超显微外科技术在世界范围内越来越受欢迎[4,36-39]。

LVB 的效果是令人满意的,但是结果很难标准化。1990 年,O'Brien 等报道了对 90 名患者的长期随访,其中一些患者只接受了 LVB,另一些接受了 LVB,并进行了辅助还原术[40]。在仅接受 LVB 的患者中,73% 的患者出现了主观改善,42% 的患者出现了客观改善,平均体积减小 44%。在4 年的随访中,74% 的患者能够完全停止保守治疗,蜂窝组织炎的发生率降低了 58%。LVA 手术的结果同样难以概括,因为结果范围广泛、随访时间不同、术后治疗方案不同、容积测量不标准、没有患者预后指标,改善的主观指标从 95% 到50% 不等。可变容积改善范围从 73% 的患者减少 75% 到50% 的患者无变化,平均体积减小 55%[4,36,41-43]。在少数涉及蜂窝织炎发生率的研究中,大多数表明 LVA/LVB 后蜂窝织炎发生率显著降低[36,40,44]。最后,部分患者在长期随访中能够完全停止使用弹力衣[36]。

在作者最近的一篇关于 100 例 LVA 患者(89 例上肢,11 例下肢)的经验报告中,96% 的患者有症状改善,74% 有定量改善。12 个月随访时,整体平均体积减小 42%。利用 ICG 显像可以发现,早期淋巴水肿患者(Ⅰ期或Ⅱ期)与晚期淋巴水肿患者(Ⅲ期和Ⅳ期)相比,体积变化显著(61% vs 17%)[4]。LVB 更加适用于轻度至中度的上肢淋巴水肿患者,这些患者仍有一些功能淋巴管,并组织纤维化程度轻。

在随后的研究中,作者分析了 LVB 前后患者皮肤组织的变化,以评估这些手术是否能逆转与淋巴水肿相关的病理组织变化[45-47]。活检标本被固定并分析炎症、纤维化、角化过度和淋巴管生成,组织学分析显示淋巴水肿肢体(非正常肢体)组织中 CD4+细胞炎症显著减少($P<0.01$),这些变化与组织纤维化显著降低有关,表现为Ⅰ型胶原沉积和转化生长因子-β1(TGF-β1)表达减少($P<0.01$)。此外,作者发现 LVB 术后患者的表皮厚度明显减少,基底角质形成细胞数量减少,淋巴水肿肢体中 LYVE-1 +淋巴管数量减少。作者首次证明,显微手术 LVB 不仅改善了淋巴水肿的症状,也有助于改善皮肤的病理变化。这些发现提示淋巴水肿的一些病理改变是可逆的,可能与淋巴液淤积有关。

近年来,荧光淋巴管造影技术的进步为外科医生提供了更好的实时识别和评估现有淋巴管的手段[48,49],将 ICG 染色剂注射到真皮,并用近红外激光血管显像,立即显示病变的严重程度和血管的位置(图 3.2)。在疾病早期,很容易发现散在的异常淋巴管,在疾病晚期则有明显的皮肤回流。因此可提高手术效率,减少创面大小,降低发病率,并更快恢

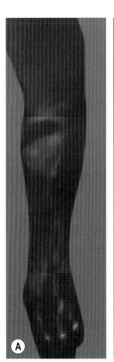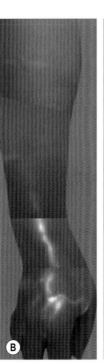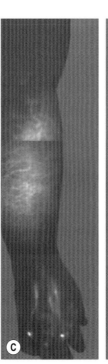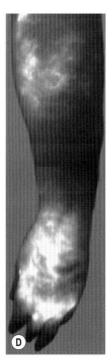

图 3.2　基于吲哚菁绿淋巴管显像的淋巴水肿分类。(A)Ⅰ期:许多未闭的淋巴管,有少量斑片状真皮回流。(B)Ⅱ期:中度未闭淋巴管数量,伴节段性真皮回流。(C)Ⅲ期:少数未闭淋巴管,皮肤广泛回流,累及整个手臂。(D)Ⅳ期:未见淋巴管通畅,并有严重的皮肤回流,累及整个手臂并延伸至手背。(From:Chang DW,Suami H,Skoracki R. A prospective analysis of 100 consecutive lymphovenous bypass cases for treatment of extremity lymphedema. Plast Reconstr Surg. 2013;132(5):1305-1314.)

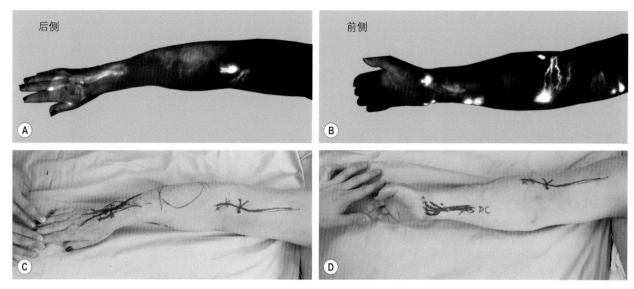

图 3.3 吲哚菁绿（indocyanine green，ICG）淋巴管造影是将 ICG 皮内注射到淋巴水肿肢体的每个指/趾蹼。红外摄像机（A，B）用于显示和标记可见的淋巴路径（C，D）。(From：Chang DW，Suami H，Skoracki R. A prospective analysis of 100 consecutive lymphovenous bypass cases for treatment of extremity lymphedema. Plast Reconstr Surg. 2013；132（5）：1305-1314.)

复。在患肢标记位置并使用短纵行切口进行手术，浅表皮下平面进行解剖，以定位小静脉和淋巴管，经异硫丹蓝或 ICG 淋巴管造影确认，而后行 LVA 术，吻合完成后，可以见造影剂从淋巴管进入小静脉，以确认通畅。

以下是作者首选的 LVA 方法：在患者麻醉后，将 ICG 注射到已经用近红外荧光评估后的真皮层及浅表淋巴网络（图 3.3）。显微镜下在浅表皮下平面进行解剖，以找到良好的小静脉和淋巴通道。用异硫丹蓝和 ICG 确认淋巴，一旦确定旁路位置，根据血管大小匹配，将淋巴管与小静脉端侧或端端吻合（图 3.4）。吻合完成后，用异硫丹蓝和 ICG 确认通畅（图 3.5）。同时在显微镜下封闭切口，确保不损伤脆弱的浅表吻合口。术后患者的肢体被淋巴水肿理疗师包扎。

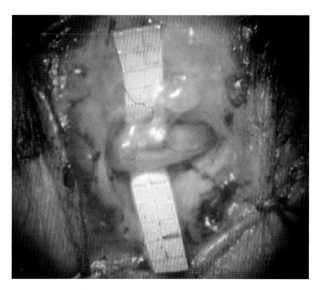

图 3.4 淋巴管与小静脉端端或端侧吻合，取决于血管管径匹配情况

术后 1 个月左右，仍以包扎代替弹力衣，避免对精细吻合口的损伤[4]。

大多数报道的淋巴旁路手术的并发症发生率都很低，主要包括轻微的创面愈合问题和蜂窝织炎，前者多自发性愈合，蜂窝织炎多以短期抗生素治疗[4,40,42,50]。一般而言，LVA 可能最好适用于轻度上肢淋巴水肿患者，他们仍然有适量的功能性淋巴管和最小限度的不可逆的组织纤维化[4]。

带血管蒂的淋巴结移植（VLNT）（视频 3.2）

另一种治疗淋巴水肿的方法是从他处摘取健康的淋巴结，然后将其作为游离组织移植到受累区域或受累肢体的非解剖区域，以此来补充受累肢体缺失的淋巴结。目前尚不清楚其原理，有可能原位放置的淋巴结像海绵一样吸收淋巴液并引导其进入血管网，或者转移的淋巴结诱导淋巴管生成，或者两者兼而有之[51-53]。尽管一些研究人员已经在动物模型上进行了移植无血管的全淋巴或分割后淋巴结的实验，但它们的生存能力存在很大差异[54,55]。一般而言，在转移过程中保留血管供应可以更好地改善水肿程度和淋巴功能[56]。

1982 年，Clodius 首次报道了 VLNT 用于治疗两名下肢淋巴水肿患者。在第一个患者中，带蒂的腹股沟皮瓣（包括腹股沟淋巴结）转移到对侧患肢腹股沟区域，从而稳定地缩小患肢体积。在第二个患者，利用游离腹股沟皮瓣转移到膝盖内侧，以弥补创伤引起的淋巴缺损。该患者最初经历了肢体容量减少，但其淋巴水肿在术后 6 个月内复发[20]。从那时起，许多外科医生一直致力于完善这项技术。2006 年，Becker 报告了 24 名接受了从腹股沟到患侧上肢腋窝或肘部的淋巴结游离移植患者的长期疗效，30% 的患者通过淋巴显像术客观证明了移植淋巴结的功能[57]。

带血管蒂淋巴结的供区有腹股沟、胸部、颏下、锁骨

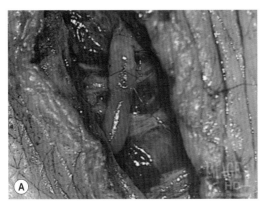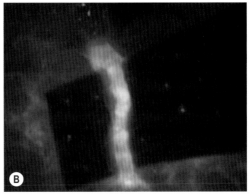

图 3.5　通过观察异硫蓝染料从淋巴管通过吻合口进入小静脉,证实了旁路畅通(A)。或者,如果手术显微镜具有 ICG 透视能力,也可以使用 ICG(B)。(From:Chang DW,Suami H,Skoracki R. A prospective analysis of 100 consecutive lymphovenous bypass cases for treatment of extremity lymphedema. Plast Reconstr Surg. 2013;132(5):1305-1314.)

上和大网膜淋巴结的案例报道。腹股沟淋巴结分布在中央(隐股交界处)、上内侧、上外侧、下内侧和下外侧五个区域[58],由于引流下肢的淋巴结位于内侧和中央,所以引流髂上区的外侧淋巴结更可取,其上行淋巴结由旋髂浅动脉供血,而内行则由股动脉的分支供应[59,60]。尽管对于内侧淋巴结切取是否安全存在争议,但对于保留更深的淋巴管和腹股沟韧带下的淋巴结有一致意见,许多人主张使用反向前哨淋巴结定位技术,以避免引起供体部位淋巴水肿。

Saaristo 将带血管蒂的淋巴结移植与自体乳房重建相结合,也报道了良好的结果,1/3 的患者不再需要压迫治疗,6 例中有 5 例的淋巴显像显示淋巴流动改善[61]。摘取腹股沟外侧、浅表淋巴结进行移植,留下引流下肢的深层淋巴。理想的淋巴结供区通常位于 Scarpa 筋膜深部,耻骨结节与髂前上棘连线内 1/3 处下方半径约 3cm 的范围内,在腹壁上静脉和旋髂浅静脉汇合处集群分布。用锝和 ICG 进行反向淋巴测绘可减少供体部位淋巴水肿的风险。在联合乳房重建病例中,以腹壁下血管系统为基础的下腹部深部组织重建乳房,而移植淋巴是该组织的延伸(图 3.6)。在这些病例中,

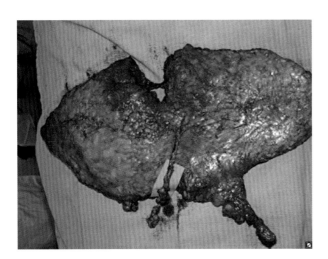

图 3.6　以旋髂浅动脉为基础的游离深腹壁下穿支皮瓣和淋巴结组织同时用于乳房重建和淋巴结移植的实例

除了在腋窝吻合旋髂浅静脉外,还需要将腹壁深下血管和乳腺内血管进行动脉和静脉吻合术以重建乳房[62,63]。

Cheng 等描述了带面动脉颏下分支的颏下淋巴结移植,注意避免损伤下颌边缘分支。作者提倡使用基于颈横动脉的锁骨上淋巴结(图 3.7)[64],由于这种皮瓣的解剖结构常有变异,所以解剖过程繁琐,必须小心避免损伤淋巴管。此外,虽然皮瓣设计中也包含了血管蒂,但其血管结构并不总是稳定。

在进行该类手术时,还需要考虑如何在患肢上选择移植组织的受区:解剖位置还是非解剖部位。选择非解剖部位背后的理论是移植淋巴组织会像淋巴泵一样工作,其动脉吻合口的搏动脉冲起到泵的作用,为皮瓣提供强大的静水力,然后低压皮瓣静脉起到吸引作用。由于淋巴的胶体渗透压比血液低,淋巴液被吸入毛细血管。也有人提出汇水效应理论来解释非解剖受区的选择。远端皮瓣移植可以进行肢体重力引流,当间质压力恢复正常时,旧的淋巴通道可以打开,从而改善淋巴引流。非解剖移植的支持者也认为这样能避免开解剖部位的瘢痕基底。非解剖性移植的一个缺点是皮瓣臃肿、外观异常,另外,由于蒂部可能受压,通常很难一期闭合受体部位,通常需要植皮。解剖放置的优点是切除可能导致淋巴水肿的瘢痕组织,移植有血管的健康淋巴结,促进有淋巴管缺陷区域的淋巴管生成。此外,周围有丰富的软组织,便于缝合,瘢痕通常很隐蔽。在上肢,带血管蒂的淋巴结通常移植于腋窝、肘部或手腕,在下肢,通常被移植于脚踝、膝盖或腹股沟[63]。

在治疗上肢淋巴水肿时,受区部位包括手腕、肘部和腋窝。由于大多数上肢淋巴水肿是由既往手术或腋窝放射导致的,瘢痕可能会阻滞移植组织在受区的淋巴桥接,因此手术时应注意广泛切除可能包绕神经、肌肉和血管(如胸背动脉)的瘢痕,以确保有一个健康的基底有利于淋巴管再生。Becker 等报道了通过将腹股沟淋巴结转移到腋窝区治疗上肢淋巴水肿[57],Cheng 和 Gharb 已使用尺前返动脉和贵要静脉或桡动脉及其伴静脉作为肘部受体血管[59,60],另外,Lin 等使用手腕水平的桡动脉作为基于旋髂浅血管的腹股沟淋

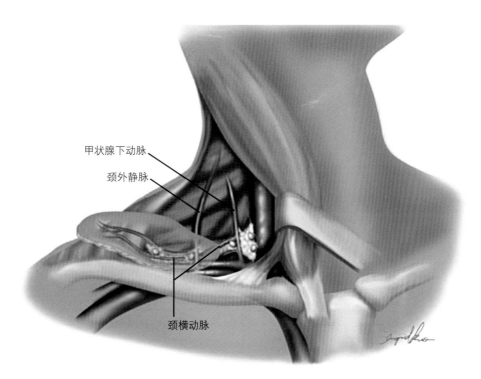

甲状腺下动脉
颈外静脉
颈横动脉

图 3.7　基于颈横动脉的锁骨上淋巴结转移。(From : Cheng MH, Chang DW, Patel K. Principles and Practice of Lymphedema Surgery. New York : Elsevier ; 2015.)

巴结的受体血管[65]。

对于下肢，踝关节和腹股沟是最常见的受体部位，与腋窝相似，腹股沟常常需要广泛地松解或切除以往手术和放疗留下的瘢痕[51,64,66]。用脚踝作为下肢的受体部位，其逻辑上较难克服重力对淋巴液向上回流造成的阻力[64,66]。而将带血管蒂的淋巴结放置在踝关节水平，可以利用重力阻力作用促进淋巴回流至踝关节水平的皮瓣。

对于单独的肢体淋巴水肿，作者倾向于摘取锁骨上淋巴结并将其放置在解剖位置。重要的是清除受体部位的所有瘢痕组织，避免其阻碍淋巴回流和抑制淋巴管生成。如果在解剖部位难以达到或去除瘢痕，作者倾向于将带血管蒂的淋巴结放置在肢体远端淋巴阻塞部位。例如，对于经开腹手术切除盆腔淋巴结的患者，皮瓣将沿着股动脉和隐静脉放置在大腿近端。此外，如果患者没有确定的损伤部位或原发性淋巴水肿伴远端肢体水肿，作者倾向于将淋巴结沿胫骨后血管放置在小腿内侧，而不是踝关节背，这样可避免皮瓣臃肿并使患者得以更轻松地穿鞋。

最近的一项 meta 分析分析了 5 个带血管蒂淋巴结转移结果的定量研究，其中一项研究提供了Ⅲ级证据，其余为Ⅳ级。其中 100% 的患者报告有主观改善，91% 有客观改善，78% 能够停止压迫治疗，并发症包括感染（8%）、淋巴漏（15%）、再次探查（3%）和需要额外手术（36%）[19]。如前所述，尽管总结结果有帮助，但考虑到研究之间的大量异质性，这些结果应仔细解释。Meta 分析中最大的系列来自 Becker，他报告了 24 例患者的治疗经过[21]，后续该小组报告了 1 500 例患者的手术，平均随访 3 年，他们简要评论了其

结果，但没有公布详细的结果。他们报告称，98% 的患者有一定程度的改善，40% 的临床Ⅰ期或Ⅱ期患者的患肢恢复正常[24]。

虽然有关带血管蒂淋巴结移植的文献仍处于早期阶段，但结果良好，平均体积减小了 47%[43,63]。VLNT 的适应证尚不清楚，但一些人主张以淋巴完全闭塞、淋巴水肿Ⅱ期反复发作蜂窝织炎、无急性蜂窝织炎、随访超过 12 个月为标准[59]。

VLNT 为晚期淋巴水肿的生理学治疗提供了令人兴奋的新视角，此外，对于中度至重度淋巴水肿患者，结合 VLNT 和 LVA 可能优化改善淋巴水肿的治疗选择，因为这两种方法通过不同的机制起作用。VLNT 在近端进行，LVA 在远端进行，充分利用这两种方法的优点（图 3.8~图 3.11）。

预防性手术

随着在淋巴手术方面的经验积累，学界提出了预防性手术的想法，Boccardo 等提出了一种名为"淋巴显微手术预防性治疗方式（lymphatic microsurgical preventing healing approach，LYMPHA）"的手术方法，包括在淋巴结清扫时将手臂淋巴管与腋窝静脉的侧支相吻合，以防止淋巴水肿。他们报告了 74 名接受此手术的患者 4 年的结果，其中只有 3 名患者通过容量测量和淋巴显像检查出现淋巴水肿[26]。在接受腋窝淋巴结清扫术的妇女中，发生淋巴水肿的风险为 4%，而发生淋巴水肿的风险为 13%~65%。虽然这些结果很令人兴奋，但在真正确定是否有效或在肿瘤治疗上是否安全之前，还需要进行进一步的研究。

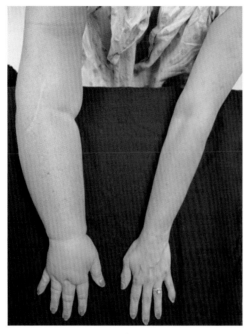

图 3.8　该女性在右乳房切除及放射治疗后右臂淋巴水肿 5 年,右臂比左臂大 81%

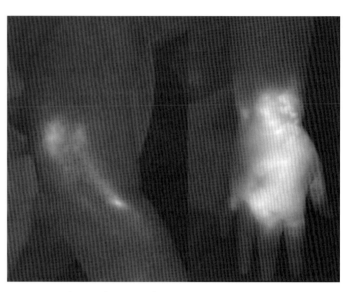

图 3.9　术前吲哚菁绿淋巴管造影显示手部严重的真皮淋巴管回流和肘部淋巴管未闭

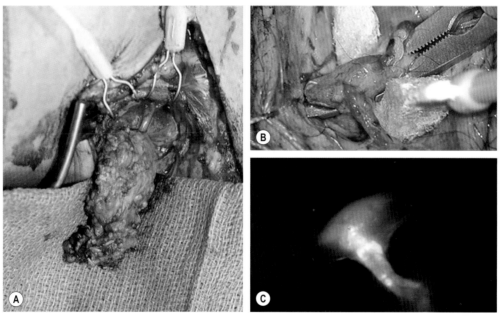

图 3.10　一个带血管蒂的淋巴结转移到腋窝,手臂上行四处淋巴静脉旁路术。淋巴液蓝染和吲哚菁绿显示其中一个吻合口畅通

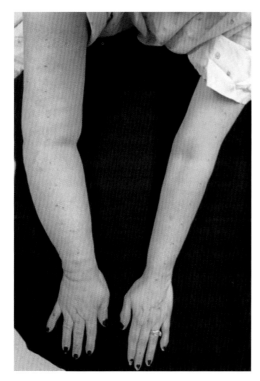

图 3.11　术后 12 个月, 右臂容积减小 57%

结论

淋巴水肿的手术治疗从 20 世纪初就开始尝试, 对于外科医生而言, 这显然是一个难以解决的问题, 对于患者而言更是如此。近年的技术进步使外科医生能够改进以前的技术并开发新的技术。尽管有不同的手术方式和结果, 但 LVA 和 VLNT 为未来提供了有希望的解决方案。一般而言, 淋巴纤维化和脂肪沉积发生前的早期干预可改善最终结果。对分级系统、结果报告和标准化治疗的共识将有助于促进淋巴水肿治疗的下一阶段发展。

参考文献

1. Avraham T, Clavin NW, Daluvoy SV, et al. Fibrosis is a key inhibitor of lymphatic regeneration. *Plast Reconstr Surg*. 2009;124(2):438–450.
2. Zampell JC, Aschen S, Weitman ES, et al. Regulation of adipogenesis by lymphatic fluid stasis: part I. Adipogenesis, fibrosis, and inflammation. *Plast Reconstr Surg*. 2012;129(4):825–834.
3. Lymphology ISo. The diagnosis and treatment of peripheral lymphedema. [Online] Available from: <http://www.u.arizona.edu/~witte/2013consensus.pdf>.
4. Chang DW, Suami H, Skoracki R. A prospective analysis of 100 consecutive lymphovenous bypass cases for treatment of extremity lymphedema. *Plast Reconstr Surg*. 2013;132(5):1305–1314. *In a recent report of the author's experience with 100 patients undergoing LVA, symptom improvement was reported in 96% of patients and quantitative improvement was noted by 74%. The overall mean volume differential reduction at 12 months follow-up was 42%. This reduction was significantly larger in patients with earlier stage (stage I or II) vs. later stage (stage III or IV) lymphedema as determined with indocyanine green (61% vs. 17%). Lymphovenous bypass alone is best indicated in patients with mild to moderate upper extremity lymphedema where there are still some functioning lymphatic vessels and there is minimal tissue fibrosis.*
5. Charles R. Elephantiasis scroti. In: Latham AC, English TC, (eds.)
   A System of Treatment. Vol. 3. London: J&A Churchill; 1912:504.
6. Dumanian GA, Futrell JW. The Charles procedure: misquoted and misunderstood since 1950. *Plast Reconstr Surg*. 1996;98(7):1258–1263.
7. Macey HB. A surgical procedure for lymphoedema of the extremities; a follow-up report. *J Bone Joint Surg Am*. 1948;30A(2):339–346.
8. Poth EJ, Barnes SR, Ross GT. A new operative treatment for elephantiasis. *Surg Gynecol Obstet*. 1947;84(4-A):642–644.
9. Karri V, Yang MC, Lee IJ et al. Optimizing outcome of charles procedure for chronic lower extremity lymphoedema. *Ann Plast Surg*. 2011;66(4):393–402.
10. Miller TA. Charles procedure for lymphedema: a warning. *Am J Surg*. 1980;139(2):290–292.
11. O'Brien BM, Khazanchi RK, Kumar PA, et al. Liposuction in the treatment of lymphoedema; a preliminary report. *BJPS*. 1989;42(5):530–533.
12. Brorson H, Svensson H. Liposuction combined with controlled compression therapy reduces arm lymphedema more effectively than controlled compression therapy alone. *Plast Reconstr Surg*. 1998;102(4):1058–1067, discussion 68.
13. Brorson H, Svensson H, Norrgren K, Thorsson O. Liposuction reduces arm lymphedema without significantly altering the already impaired lymph transport. *Lymphology*. 1998;31(4):156–172.
14. Frick A, Hoffmann JN, Baumeister RG, Putz R. Liposuction technique and lymphatic lesions in lower legs: anatomic study to reduce risks. *Plast Reconstr Surg*. 1999;103(7):1868–1873, discussion 74–75.
15. Hoffmann JN, Fertmann JP, Baumeister RG, et al. Tumescent and dry liposuction of lower extremities: differences in lymph vessel injury. *Plast Reconstr Surg*. 2004;113(2):718–724, discussion 25–26.
16. Qi F, Gu J, Shi Y, Yang Y. Treatment of upper limb lymphedema with combination of liposuction, myocutaneous flap transfer, and lymph-fascia grafting: a preliminary study. *Microsurgery*. 2009;29(1):29–34.
17. Greene AK, Slavin SA, Borud L. Treatment of lower extremity lymphedema with suction-assisted lipectomy. *Plast Reconstr Surg*. 2006;118(5):118e–121e.
18. Brorson H. Liposuction in arm lymphedema treatment. *Scand J Surg*. 2003;92(4):287–295.
19. Sistrunk WE. Contribution to plastic surgery: removal of scars by stages; an open operation for extensive laceration of the anal sphincter; the Kondoleon operation for elephantiasis. *Ann Surg*. 1927;85(2):185–193.
20. Thompson N. The surgical treatment of chronic lymphoedema of the extremities. *Surg Clin North Am*. 1967;47(2):445–503.
21. Thompson N. Buried dermal flap operation for chronic lymphedema of the extremities. Ten-year survey of results in 79 cases. *Plast Reconstr Surg*. 1970;45(6):541–548.
22. Miller TA. A surgical approach to lymphedema. *Am J Surg*. 1977;134(2):191–195.
23. Gillies H. The lymphatic wick. *Proc R Soc Med*. 1950;43(12):1054–1056.
24. Gillies H, Fraser FR. Treatment of lymphoedema by plastic operation: (a preliminary report). *BMJ*. 1935;1(3863):96–98.
25. Goldsmith HS. Long term evaluation of omental transposition for chronic lymphedema. *Ann Surg*. 1974;180(6):847–849.
26. Chitale VR. Role of tensor fascia lata musculocutaneous flap in lymphedema of the lower extremity and external genitalia. *Ann Plast Surg*. 1989;23(4):297–304, discussion 5.
27. Classen DA, Irvine L. Free muscle flap transfer as a lymphatic bridge for upper extremity lymphedema. *J Reconstr Microsurg*. 2005;21(2):93–99.
28. Medgyesi S. A successful operation for lymphoedema using a myocutaneous flap as a "wick". *BJPS*. 1983;36(1):64–66.
29. Withey S, Pracy P, Wood S, Rhys-Evans P. The use of a lymphatic bridge in the management of head and neck lymphoedema. *BJPS*. 2001;54(8):716–719.
30. Baumeister RG, Siuda S. Treatment of lymphedemas by microsurgical lymphatic grafting: what is proved? *Plast Reconstr Surg*. 1990;85(1):64–74, discussion 5–6.
31. Ho LC, Lai MF, Yeates M, Fernandez V. Microlymphatic bypass in obstructive lymphoedema. *BJPS*. 1988;41(5):475–484.
32. Campisi C. Use of autologous interposition vein graft in management of lymphedema: preliminary experimental and clinical observations. *Lymphology*. 1991;24(2):71–76.
33. Jacobson JH, Suarez EL. Microvascular surgery. *Dis Chest*. 1962;41:220–224.

34. Yamada Y. Studies on lymphatic venous anastomosis in lymphedema. *Nagoya J Med Sci.* 1969;32:1–21.

35. Sedlacek J. Lymphovenous shunt as supplementary treatment of elephantiasis of lower limbs. *Acta Chir Plast.* 1969;11(2):157–162.

36. Campisi C, Bellini C, Campisi C, et al. Microsurgery for lymphedema: clinical research and long-term results. *Microsurgery.* 2010;30(4):256–260.

37. Koshima I, Inagawa K, Urushibara K, Moriguchi T. Supermicrosurgical lymphaticovenular anastomosis for the treatment of lymphedema in the upper extremities. *J Reconstr Microsurg.* 2000;16(6):437–442.

38. Yamamoto Y, Horiuchi K, Sasaki S, et al. Follow-up study of upper limb lymphedema patients treated by microsurgical lymphaticovenous implantation (MLVI) combined with compression therapy. *Microsurgery.* 2003;23(1):21–26.

39. Koshima I, Kawada S, Moriguchi T, Kajiwara Y. Ultrastructural observations of lymphatic vessels in lymphedema in human extremities. *Plast Reconstr Surg.* 1996;97(2):397–405. *Koshima biopsied lymphatic trunks and demonstrated that the proximal-to-distal destruction of the endothelial and smooth muscle cells within the tunica media is a key step for lymphedema progression. Clinical experiences have been consistent with Koshima's findings in that subdermal lymphatic vessels are easily identifiable at the distal arm but much more difficult to identify in the proximal arm.*

40. O'Brien BM, Mellow CG, Khazanchi RK, et al. Long-term results after microlymphaticovenous anastomoses for the treatment of obstructive lymphedema. *Plast Reconstr Surg.* 1990;85(4):562–572.

41. Damstra RJ, Voesten HG, van Schelven WD, van der Lei B. Lymphatic venous anastomosis (LVA) for treatment of secondary arm lymphedema. A prospective study of 11 LVA procedures in 10 patients with breast cancer related lymphedema and a critical review of the literature. *Breast Cancer Res Treat.* 2009;113(2):199–206.

42. Chang DW. Lymphaticovenular bypass for lymphedema management in breast cancer patients: a prospective study. *Plast Reconstr Surg.* 2010;126(3):752–758.

43. Cormier JN, Rourke L, Crosby M, et al. The surgical treatment of lymphedema: a systematic review of the contemporary literature (2004–2010). *Ann Surg Oncol.* 2012;19(2):642–651.

44. Huang GK, Hu RQ, Liu ZZ, et al. Microlymphaticovenous anastomosis in the treatment of lower limb obstructive lymphedema: analysis of 91 cases. *Plast Reconstr Surg.* 1985;76(5):671–685.

45. Mehrara BJ, Zampeli JC, Suami H, Chang DW. Surgical management of lymphedema: past, present and future. *Lymphat Res Biol.* 2011;9(3):159–167.

46. Zampell J, Ghanta S, Cuzzone D, et al. Regulation of inflammation and fibrosis by macrophages in lymphedema. *Am J Physiol Heart Circ Physiol.* 2015;308(9):H1065–H1077.

47. Ghanta S, Cuzzone D, Torrisi J, et al. Lymphaticovenous bypass decreases pathologic skin changes in upper extremity breast cancer-related lymphedema. *Lymphat Res Biol.* 2015;13(1):46–53. *In this study, it was demonstrated for the first time that microsurgical LVB not only improves symptomatology of lymphedema but also helps to improve pathologic changes in the skin. These findings suggest that some of the pathologic changes of lymphedema are reversible and may be related to lymphatic fluid stasis.*

48. Suami H, Chang DW. Overview of surgical treatments for breast cancer-related. *Plast Reconstr Surg.* 2010;126(6):1853–1863.

49. Suami H, Chang DW, Yamada K, Kimata Y. Use of indocyanine green fluorescent lymphography for evaluating dynamic lymphatic status. *Plast Reconstr Surg.* 2011;127(3):74e. *Recent technological advancements with fluorescence lymphangiography have provided surgeons with much better ability to perform real-time identification and evaluation of existing lymphatics. [12] ICG dye into the dermis and evaluation with near-infrared laser angiography immediately displays the severity of the process and location of vessels if present. This improves operative efficiency and allows for limited dissection and morbidity of the patient, as well as quicker recovery.*

50. Campisi C, Davini D, Bellini C, et al. Lymphatic microsurgery for the treatment of lymphedema. *Microsurgery.* 2006;26(1):65–69.

51. Becker C, Vasile JV, Levine JL, et al. Microlymphatic surgery for the treatment of iatrogenic lymphedema. *Clin Plast Surg.* 2012;39(4):385–398.

52. Becker C, Arrive L, Saaristo A, et al. Surgical treatment of congenital lymphedema. *Clin Plast Surg.* 2012;39(4):377–384.

53. Yan A, Avraham T, Zampell JC, et al. Adipose-derived stem cells promote lymphangiogenesis in response to VEGF-C stimulation or TGF-beta1 inhibition. *Future Oncol.* 2011;7(12):1457–1473.

54. Blum KS, Hadamitzky C, Gratz KF, Pabst R. Effects of autotransplanted lymph node fragments on the lymphatic system in the pig model. *Breast Cancer Res Treat.* 2010;120(1):59–66.

55. Hadamitzky C, Blum KS, Pabst R. Regeneration of autotransplanted avascular lymph nodes in the rat is improved by platelet-rich plasma. *J Vasc Res.* 2009;46(5):389–396.

56. Tobbia D, Semple J, Baker A, et al. Experimental assessment of autologous lymph node transplantation as treatment of postsurgical lymphedema. *Plast Reconstr Surg.* 2009;124(3): 777–786.

57. Becker C, Assouad J, Riquet M, Hidden G. Postmastectomy lymphedema: long-term results following microsurgical lymph node transplantation. *Ann Surg.* 2006;243(3):313–315.

58. van der Ploeg IM, Kroon BB, Valdes Olmos RA, Nieweg OE. Evaluation of lymphatic drainage patterns to the groin and implications for the extent of groin dissection in melanoma patients. *Ann Surg Oncol.* 2009;16(11):2994–2999.

59. Cheng MH, Chen SC, Henry SL, et al. Vascularized groin lymph node flap transfer for postmastectomy upper limb lymphedema: flap anatomy, recipient sites, and outcomes. *Plast Reconstr Surg.* 2013;131(6):1286–1298.

60. Gharb BB, Rampazzo A, Spanio di Spilimbergo S, et al. Vascularized lymph node transfer based on the hilar perforators improves the outcome in upper limb lymphedema. *Ann Plast Surg.* 2011;67(6):589–593.

61. Saaristo AM, Niemi TS, Viitanen TP, et al. Microvascular breast reconstruction and lymph node transfer for postmastectomy lymphedema patients. *Ann Surg.* 2012;255(3):468–473. *Saaristo combined vascularized lymph node transfer with autologous breast reconstruction and also reported favorable outcomes, with one-third of patients no longer needing compression therapy and evidence of improved lymphatic flow on lymphoscintigraphy in five of six cases. The lateral, superficial inguinal lymph nodes are harvested for transfer leaving behind the deeper lymph nodes that drain the leg.*

62. Ngyuen A, Chang EI, Suami H, Chang DW. An algorithmic approach to simultaneous vascularized lymph node transfer with microvascular breast reconstruction. *Ann Surg Oncol.* 2015;22(9):2919–2924.

63. Raju A, Chang DW. Vascularized lymph node transfer for treatment of lymphedema a comprehensive literature review. *Ann Surg.* 2015;261:1013–1023.

64. Althubaiti GA, Crosby MA, Chang DW. Vascularized supraclavicular lymph node transfer for lower extremity lymphedema treatment. *Plast Reconstr Surg.* 2013;131(1): 133e–135e.

65. Lin CH, Ali R, Chen SC, et al. Vascularized groin lymph node transfer using the wrist as a recipient site for management of postmastectomy upper extremity lymphedema. *Plast Reconstr Surg.* 2009;123(4):1265–1275.

66. Cheng MH, Huang JJ, Nguyen DH, et al. A novel approach to the treatment of lower extremity lymphedema by transferring a vascularized submental lymph node flap to the ankle. *Gynecol Oncol.* 2012;126(1):93–98.

第 4 章

下肢肉瘤切除后重建

Goetz A. Giessler and Michael Sauerbier

概要

■ 任何伴有疼痛、持续增长、直径超过5cm或位于深筋膜层的下肢病变,可怀疑是肉瘤,应该根据外科原则进行活检。

■ 统计学数据表明,足够范围地扩大切除是治疗肉瘤和延长生命的经典治疗原则。迄今为止,尚无其他新辅助疗法或术后治疗可以代替这种方式。如果不能进行扩大切除,需要进行其他辅助治疗,以保留肢体。

■ 下肢肉瘤切除后整形外科重建,特别是骨肉瘤切除后重建,是一个经典的跨学科、多模式的领域,通常需要与骨肿瘤科医生、肿瘤学放射治疗医生和肿瘤学医生一起合作进行。

■ 如今的肿瘤术后重建几乎可以为任何大小的缺损面积和组织提供合适的重建方式,因此如今95%以上的肿瘤切除根治术可以保留肢体。

■ 与肉瘤相关的整形保肢重建手术一般要求高而且复杂,包括全面的整形手术方案,应该在专业的治疗机构进行,并且要根据患者的病情进行个体化治疗。

简介

软组织和骨肉瘤

软组织肿瘤是一个高度复杂的疾病群,根据相近的组织成分,大约100种不同的组织学分类。软组织肿瘤的恶性亚群被称为肉瘤,它不仅有潜在的侵袭性或破坏性快速增长,同时复发和转移的风险也很大。"肉瘤"(sarcoma)一词(来源于希腊词 σαρξ,sarx 意为"肉")并不一定意味着快速侵袭性生长或转移,进一步分类,可以分为高侵袭性肉瘤(高度恶性、低分化)和低侵袭性肉瘤(低度恶性、高分化)。

某些病变,如非典型纤维黄色瘤,被称为"假性肉瘤",因为它们表现出良性的临床进程,但在组织结构上显示是恶性的。有低度恶性临床表现的肿瘤往往分化良好,反之亦然。

原发性骨肉瘤比软组织肉瘤发病率低,并且最严重的表现是转移性强,尤其是在老年人。尽管发病率低,但是它们对肢体功能和整体活动的影响很大,骨肉瘤的治疗对患者和医生都有重要影响,大范围肿瘤切除后的保肢手术一直是重建外科医生真正的挑战。

肉瘤可发生在身体的任何一个部位,因为它们来自中胚层组织,如肌肉、神经、骨软骨、血管或脂肪。软组织肉瘤的主要治疗方式是外科手术切除,而放射疗法及较少使用的化学疗法则是辅助治疗。在原发性骨肉瘤的治疗中,新辅助化疗起着越来越重要的作用。手术切除及随后修复重建的复杂性因为病变位置不同有很大不同。

与任何肿瘤学学科一样,现代肉瘤的治疗是一个跨学科和多模式的治疗领域。下肢肉瘤切除后重建,特别是骨肉瘤切除后重建,也是一个有挑战性的领域,需要肿瘤科、儿科、足科、骨科、整形外科、显微外科和重建外科医生之间进行有效的配合。

现代整形重建手术能够为几乎任何大小的缺损面积和结构提供适当的重建方式,因此有关缺损面积的考虑在肿瘤切除中没有意义。如今肿瘤根治切除后超过95%的四肢能予以保留。整形重建的过程要求比较高且复杂,要包括系统的整形手术方案。这些操作最好在专科医疗机构进行,这类机构可以根据患者本身的条件和病情进行个性化治疗。

下肢肉瘤

下肢肉瘤比上肢肉瘤更常见(74% vs 26%),是肉瘤多发部位(45%)[1]。目前,如果根据本章节和现有相关文献中建议的外科治疗原则进行操作,在大多数情况下,可以通过治疗保住肢体。同时,一些研究现已证明,从肿瘤学方面来看,保肢手术在下肢肉瘤的治疗中并不逊色于截肢(参考依据为手术结果、预后和并发症,下同)[9]。截肢是几十年前手术治疗的重中之重,但在今天它也仅仅代表一种主要治疗方法而已。以往学界认为的"截肢对肿瘤患者的安全和生活质量效果更好"的"常识"已经被证实是错误的[2-4]。

肉瘤比较罕见,所以,"软组织肿胀"容易被患者和医生忽视,这大大延误了正确的诊断。尽管如此,四肢的肿瘤在临床上往往稍早于躯干被检测出来,因为四肢在日常生活中更容易被直观地看到。上肢比下肢肿瘤更容易被发现。

由于四肢的血管、神经、肌腱、骨骼和肌肉解剖上紧密相连,就算一个很小的肿瘤对于手术医生和整形重建医生也是一个挑战。下肢肉瘤的术后重建与上肢[5]相比主要有以下不同:

■ 对下肢而言,稳定性和负重能力比功能活动或者活动范围更重要。

■ 下肢术后的外观通常不那么重要。在日常社交中,重建后带有瘢痕及皮瓣修复的下肢可以很容易地隐藏在衣服内,与上肢相比(如握手),下肢的社会交往功能也不多。

■ 下肢负重要求较高,下肢动脉粥样硬化血管损伤和直立性静脉压带来的影响非常明显,这两者对游离组织移植手术的成功率影响较大。

■ 下肢的神经再生在任何年龄段都不太成功。

■ 下肢创面愈合较慢和感染的风险较高。

基础科学/疾病进程

软组织肉瘤的流行病学

软组织肉瘤为一种罕见的疾病,成人发病率为1/100 000,儿童为10%~15%。在美国,2009年的新发病例为10 600个,占所有恶性肿瘤1%~2%。没有整体显著的性别倾向,整体的平均年龄为50~60岁。

约45%的肉瘤发生在下肢,15%在上肢,10%在头和颈部区域,15%在腹膜后间隙,其余15%在腹壁和胸壁[6],四肢和胸腹部的肌肉骨骼系统是最常见的好发部位。肢体肉瘤最常见是在大腿(50%~60%)。

软组织肉瘤大多数情况下是散发的,有一些遗传和非遗传风险因素,总结在表4.1中。高达60%的软组织肉瘤含有p53体细胞突变[7],各种风险因素的详细描述已经超出了本章的范围,但有几个很强的相关因素需要提及:有辐射暴露史者的在所有肉瘤中高达5.5%,风险与剂量相关,辐射和肿瘤临床表现之间的潜伏期为5年左右,超过80%的与辐射有关的肉瘤属于高分化[8]。患NF-1型神经纤维瘤病者有高达13%发生恶性神经鞘瘤。

肉瘤亚型由光电显微镜、免疫组织化学和细胞遗传学分析确定。如果根据以上还不能认定肿瘤,就给出一个描述性诊断"未分类肉瘤"。获取病理学诊断应该是软组织肉瘤和骨组织肉瘤的统一标准,因为医生间诊断的一致率低于75%[9,10]。在文献中,四肢最常见的组织病理学亚型分布见图4.1。

表 4.1 软组织肉瘤的易感因素

遗传因素	NF-1型神经纤维瘤病(von Recklinghausen病)
	视网膜母细胞瘤
	Gardner综合征
	Werner综合征
	Bloom综合征
	延胡索酸水合酶平滑肌肉瘤综合征
	Diamond-Blackfan贫血
机械因素	Li-Fraumeni综合征
	分娩后
化学因素	慢性刺激
	聚氯乙烯
	血红蛋白沉着症
	二噁英(TCDD):"橙剂"
辐射	砷
	外伤性/意外
淋巴水肿	治疗后
	寄生虫病(丝虫病)
	医源性
	Stewart-Treves综合征
感染因素(病毒)	先天性
	卡波西肉瘤(人类疱疹病毒8型)

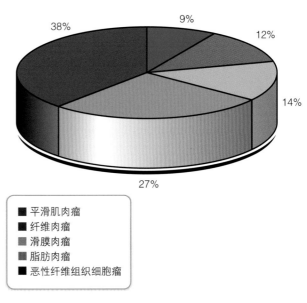

图例:
■ 平滑肌肉瘤
■ 纤维肉瘤
▨ 滑膜肉瘤
▦ 脂肪肉瘤
■ 恶性纤维组织细胞瘤

图 4.1 四肢软组织肉瘤的组织类型分布。(From:Weitz J,Antonescu CR,Brennan MF. Localized extremity soft-tissue sarcoma:improved knowledge with unchanged survival over time. J Clin Oncol. 2003;21:2719-2725.)

骨肉瘤

每年美国约有2 600例骨肉瘤新病例出现(www.seer.cancer.gov)。确诊的中位年龄为39岁。骨肉瘤的很多发病诱因类似于软组织肉瘤(视网膜母细胞瘤、李弗劳明综合征、辐射及其他)(表4.1)。Paget病、骨梗死和纤维结构不良也可能是骨肉瘤的危险因素。

最常见的类型是成骨性肉瘤，约 50% 的病例发生在膝关节周围的干骺端，在年轻人最常见的恶性肿瘤中排名第三位，60 岁左右是第二个高峰。在大规模研究中，男性和女性的发病率几乎是 2∶1，这种特定肿瘤确诊的中位年龄为 17 岁，只有 6.4% 最初表现为病理性骨折，而大部分都在肢体出现有疼痛的肿块或肿胀时才被发现[11,12]。它通常出现在髓质，但近皮质骨源性肉瘤产生于外表层，最常发生在大腿后部。

梭形细胞间质肉瘤包括软骨肉瘤、骨内恶性纤维组织细胞瘤和纤维肉瘤。该组肿瘤的发病率只有骨肉瘤的 2/3 左右，而且主要发生在老年人群。软骨肉瘤生长缓慢且对辅助治疗相对耐受。

在青少年中，尤因肉瘤经常发生于股骨骨干，这种情况只有 20% 发生在中年人群，如果是巨大肿瘤常发生于骨盆。在腓骨，尤因肉瘤是最常见的原发性恶性肿瘤，对放疗非常敏感。

肿瘤的生长和转移

四肢肉瘤可以局部连续侵袭性生长，往往超越解剖边界。在很多情况下，正常组织包裹肿瘤组织时，看起来似乎有一个边界，然而，这个边界也是肿瘤的一部分，软组织卫星灶或骨内跳跃性生长的肿瘤会超出这个边界。这个现象为"肉瘤扩大切除"的手术方式的依据。

在软组织肉瘤和骨肉瘤里，血行转移是最常见的。下肢肿瘤，转移的好发部位是肺。在所有的软组织肉瘤（横纹肌肉瘤、血管肉瘤和上皮样肉瘤）中，出现淋巴转移的仅有不到 5%[13,14]。

历史回顾

"肉瘤"一词由 Abernethy 于 1804 年根据肿瘤的总体特征首先应用。Codma 于 1909 年建立第一个骨和软组织肉瘤登记处，包括骨组织诊断和治疗的信息。Jean Cruveilhier 于 1829 年发表了两卷关于病理解剖的著作，包含了大量他们当时知道的关于肉瘤的资料。

从那时起，治疗下肢肉瘤传统的方法就是截肢，复发率相对较低，但对患者的完整性会有严重的影响。Samuel W. Gross 于 1879 年发表了他治疗 165 例长骨肉瘤的经验，他主张行早期截肢治疗，尽管当时普遍的手术死亡率高达 30%。根据他的研究，给予保肢的切除不可避免会引起局部复发、转移和死亡。他在研究之后发表了一个对于骨肿瘤更激进的治疗方法，但存活率并没有明显改善。这就刺激了首先辅助应用放射来治疗骨肿瘤。

但是，放射治疗的患者与截肢患者的死亡率是相同的。Cade 和 Ferguson 于 1940 年提出了第一个新的辅助治疗方案，在未转移的患者中，术前先进行放射治疗，6 个月后再行截肢。这个治疗方案的目标是避免不必要的截肢。

截肢手术和保肢手术之间的过渡与骨科肿瘤学的发展

相比少了一点整形外科的参与：在保肢切除数量增加以前，肉瘤切除后的修复手术非常少见。

关于保肢的零星报道最早出现于 1895 年，当时 Mikulicz 在欧洲描述了两例切除膝关节病变来治疗股骨远端病损。Sauerbruch 于 1922 年在德国描述了他的 "Umkippplastik" 方法，是当今旋转成形术的先驱。第一个保肢的系统方法由 Phemister 于 1940 年在他的文章《治疗骨肿瘤的保守骨科手术》中提出[15]。

第二次世界大战后，更多的外科医生开始探索用保肢切除的方法来代替截肢。目前学界已明确，获得足够的外科切缘是肿瘤患者根据其病理特征而能够切除的关键。虽然在那个年代重建方法有限，但他们的工作为现行的保肢手术建立了基本原则。

在 20 世纪 70 年代早期，由于化疗的发展、更精确的 CT 和 MRI 的应用使得诊断影像学的改善、重建外科的进步、骨科肿瘤外科的发展以及多学科肿瘤治疗机构的建立，恶性骨肿瘤的外科治疗有了革命性的变化。这些进步主要体现在保肢手术后局部复发率减少，可让患者有更好的选择和制订更精确的术前计划。

在这些进展中，许多复杂的整形外科技术得到了发展，在不同版本的教科书中均有记载。大多数技术集中在软组织重建上。但后来复合组织转移和移植也得到了改进。许多新的技术来源于创伤外科、先天性障碍的治疗或身体其他部位的肿瘤外科，并不是专门与肉瘤外科的发展相关，但很快适用于肿瘤保肢的重建。在 20 世纪早期，复杂的带蒂重建方法（如交腿皮瓣、带蒂皮管或带蒂腓骨瓣转移修复胫骨）是标准的手术方法，直到显微血管外科融入整形外科之中。

现代重建的方法融合了骨外科最新的进展，比如为长骨定制的组合式肿瘤假体和关节置换物。将整形外科重建阶梯的全部方法，包括嵌合的多组织类型的游离皮瓣，应用于下肢肉瘤切除后保肢的重建。

诊断/患者表现/影像

详细的病史和体检是进行专业肿瘤手术前首先要做的重要的步骤。在肉瘤病变过程中，通常因为发生了小的创伤，引起了患者的注意，进而发现了肿瘤。然而急性创伤并未证实是肉瘤发展的诱发因素。正因为如此，从开始发现病变到初诊之间的时间相当长。此外，病变常常被误诊，导致医生的种种不恰当治疗，又进一步延误了正确的诊断。在所有的软组织肉瘤中，症状出现平均持续 6 个月才去就诊，但在四肢时间可能短些[3]。发生在成人的肉瘤，通常出现以下症状：①症状持续 4 周不消失；②位于筋膜下或腘窝或腹股沟屈曲折痕处；③持续增长或有症状（如疼痛、感觉异常）；④病变大于 5cm。出现上述症状者一般应活检，因为高度疑似恶性肿瘤。

医生常常在对其他医疗问题（如腿部慢性静脉功能不全）进行检查时发现肉瘤。检查关节疼痛和关节积液时也经常发现此类病变。尤其是骨性肉瘤临床初期很少出现神经血管症状。2/3 的肉瘤患者在他们的第一次临床检查中有无痛性肿块,只有 1/3 的病变在受影响的区域会有疼痛。

进行系统的查体,不仅要检查患肢,也要检查全身。有关的淋巴结也应检查,尽管大多数肉瘤类型中淋巴转移是罕见的。综合健康状况应该由所有相关的医学医生共同评估并分析。在计划手术方案时,对于伴随急性和慢性合并症的多病变部位患者特别重要,在切除和重建手术时需要考虑终末期疾病和合并症。

必须通过适当的影像诊断对患者进行临床评估和分期,用来评估局部和全身的肿瘤状态。肿瘤区域的任何成像必须在手术活检前进行,因为活检手术在一定程度上可能干扰成像。

增强 MRI 是目前的首选诊断方式,可以确定肿瘤的确切位置、与邻近的神经血管结构和肌间隔间的关系,确定其同质性、完整性和血管化程度,并推测其主要组织成分。MRI 检测分散性病变特别有用,并可以进行切除术前的模拟三维重建,有助于术前评估必要的重建方法。

螺旋 CT 扫描必不可少,可以明确骨肉瘤的详细解剖、确定相邻的软组织肿瘤与骨骼的关系,并且在这些肉瘤的手术计划中提供帮助。胸部和腹部 CT 扫描是四肢高分化肉瘤分期首选的诊断方法,而且可以发现肺内和腹腔转移。对复发的病例,正电子发射断层扫描(PET-CT)能更灵敏地发现可疑病灶,但它不能被列入术前诊断检查的标准流程(见第 7 章)[16-18]。

CT 三维重建血管造影是一个有价值的工具,可以确定患肢的整体血管状态,显示潜在的全身血管病变和肿瘤的血管分布,并显示血管移位、侧支循环、血管侵入和肿瘤相关的闭塞。关于显微血管吻合可行性和是否存在合适的受区血管,它也提供有价值的信息,特别是老年患者。

X 线平片可以展示出骨干、干骺端骨病变特定的骨膜或皮质迹象,骨细胞溶解和骨周围钙化。即使在今天,一个 X 线平片仍然是原发性骨肉瘤的首选诊断方法(图 4.2)。一个普通胸片异常仍然被认为是低度恶性四肢肿瘤病变的临床分期依据。

借助或不借助造影剂的超声是一种廉价快捷无痛的辅助诊断方法,可能对高度血管化肿瘤特别有帮助。超声这种诊断设备往往对发现肿瘤的灵敏性不高,但可以对病变有个总体的印象。

^{99m} 锝-焦磷酸钠骨扫描是判断骨肿瘤分期、多中心疾病或转移筛查必不可少。

软组织肉瘤的特殊实验室检查并不存在,而碱性磷酸酶升高和乳酸脱氢酶超过 400U/L 是骨肉瘤预后不良的独立预测因素[19]。

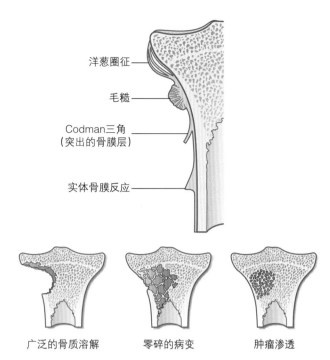

图 4.2　良性和恶性原发骨肿瘤的典型影像学特征

洋葱圈征
毛糙
Codman三角（突出的骨膜层）
实体骨膜反应

广泛的骨质溶解　　零碎的病变　　肿瘤渗透

患者资料/一般注意事项/治疗计划

患者资料

下肢肉瘤切除后重建的手术目标取决于个人病情,其中包括个人因素和可用重建选项:

需要着重考虑的个人因素,包括年龄、身高和体重、总体健康状况和手术相关的慢性合并症、药物治疗史、职业、功能和审美观念、既往手术和受影响肢体的组织条件。

需要与患者讨论的相关重建方案,根据重建方案采用的相关手术方法,需综合考虑肿瘤分期、部位、肿瘤学安全性和潜在的辅助程序(如放疗)的优缺点。

一般注意事项

总之,首要目标应该是扩大、完整的肿瘤切除,它提供了手术所能达到的最好条件。这样可能会造成相当大的肢体缺损,需要进行手术重建。对于可明显触及肿块的患者,一般会对肿瘤扩大切除不理解,术前必须进行详细的沟通。

如果肿瘤不可能被彻底切除,切除尽可能多的肿块(肿瘤减容)非常重要(边缘会有癌细胞残留),之后进行辅助性放射治疗,然后根据肿瘤多学科方案建议进行化疗。在这一点上,重建目标应该是获得有负重能力的功能性下肢,并且依据现有的条件尽可能得美观。手术治疗应创造使患者融入社会生活的条件,有闭合的皮肤外观,能穿正常的衣服。在特定的病例中,创造稳定的开放性慢性创面仅是一个姑息性选择,前提条件是创面应该没有大量分泌物、无异味地稳定开放创面,可以通过在家里每天换药治疗,这样可以提高生活质量,如果进行另一个切除和重建手术,那样患者可能余生都会在医院里度过。

治疗计划

每个病例都应进行多学科讨论,需要多学科参与制订治疗方案(肿瘤外科医生、肿瘤内科医生、骨科医生、整形外科医生、内科、心理医生、放射科医生、肿瘤放疗医生和假肢技师)。为了制订最佳计划,所有的诊断程序、放射成像和组织学检查都应该完成。

肿瘤组的治疗建议应和患者详细沟通,并与患者讨论所有可选择的方法(包括截肢)、新辅助疗法如化疗或放疗。对许多患者而言,列举出详细的多模式的治疗计划表是非常重要的。

最后,根据现行的软组织肉瘤分期标准完成肿瘤分期。美国癌症联合委员会(American Joint Committee on Cancer, AJCC)系统是专为肢体肉瘤(表4.2)设计的,包括大部分但不是全部的组织学亚型。其中,在AJCC分期中除外隆突性皮肤纤维肉瘤和血管肉瘤。原发性骨肉瘤使用Muskuloskeletal肿瘤协会的分期系统(表4.3)。

手术

迄今为止,除了手术之外还没有其他更好的治疗肉瘤的方法。肿瘤学安全性是最重要的,但为了保持患者肢体的完整性,而保留下肢是可行的。这样就避免了使用假肢、适应假

表4.2　美国癌症联合委员会软组织肉瘤的分期系统

分类和分期	表现
原发肿瘤(T)	
T1	肿瘤最大径小于等于5cm
T1a	表浅肿瘤(与邻近筋膜有关)
T1b	深部肿瘤(内脏肿瘤和腹膜后肿瘤定义为深部肿瘤)
T2	肿瘤最大径超过5cm
T2a	表浅肿瘤
T2b	深部肿瘤
区域淋巴结(N)	
N0	无淋巴转移证据
N1	有淋巴转移
远处转移(M)	
M0	无远处转移
M1	有远处转移
级别(G)	
G1	低级别
G2和G3	高级别
分期	
I	低级别肿瘤,无区域淋巴结转移证据,无远处转移(T1a,T1b,T2a,T2b)
II	高级别、小肿瘤(T1a和T1b)和浅表的、大的肿瘤(T2a),无区域淋巴结转移证据,无远处转移
III	高级别、肿瘤大于5cm(T2b),无区域淋巴结转移证据,无远处转移
IV	有区域淋巴结转移或远处转移的任何肿瘤

(Reproduced from Papagelopoulos PJ, Mavrogenis AF, Mastorakos DP, et al. Current concepts for management of soft-tissue sarcomas of the extremities. *J Surg Orthop Adv.* 2008; 17: 204-215.)

表4.3　肌肉骨骼肿瘤协会分期系统

分期	表现
I A	低级别,间隔内
I B	低级别,间隔外
II A	高级别,间隔内
II B	高级别,间隔外
III A	低或高级别,间隔内伴转移
III B	低或高级别,间隔外伴转移

(Reproduced from Papagelopoulos PJ, Mavrogenis AF, Mastorakos DP, et al. Current concepts for management of soft-tissue sarcomas of the extremities. *J Surg Orthop Adv.* 2008; 17: 204-215.)

肢和假肢相关的问题。肉瘤术后重建有几个事项需要注意,不同于上肢肉瘤相关手术,下肢关节活动性、稳定的负重能力更重要,与上肢或手相比,下肢和脚的感觉保留和恢复的重要性相对降低,然而灵敏度应尽可能保留。在特定病例中,不敏感的"高跷腿"优于截肢,特别是对于适应假肢有问题的老年患者。由于不能保留主神经,因此感觉并不是截肢的指征。

放射治疗

如今,放射治疗是肉瘤主要的辅助治疗方法。巨大肉瘤使用新辅助术前放射治疗,有助于肿瘤体积缩小,促进肿瘤包膜增厚,有助于瘤体完整切除,并减少潜在的手术肿瘤种植。术前放疗的缺点是较术后放疗更容易出现切口并发症,影响愈合,使部分肿瘤组织发生坏死不利于病理学判断[2]。

术中放疗包括单剂量的电子辐射,适用于下肢腹股沟和足周围的位置。相对于正常组织剂量,增加剂量对肿瘤有效。但术中放疗的有效性是有限的。

术后放疗可通过近距离治疗与电子束疗法完成,可以单独或组合使用。近距离放射治疗对于先前放射过的区域和肿瘤切除后的局部复发尤其适用。

化疗

到目前为止,肉瘤的任何辅助或新辅助化疗只在临床研究(EORTC,COSS,EURO-Ewing等)中进行,其中的各种草案超出了本章讨论的范围,而且更新很快,因此建议读者查阅该问题相关的最新文献。

单独肢体灌注或热疗对需要早期截肢的患者而言也是一个选择,精确的选择标准还没有明确规定,而且缺乏与其他方法的有效对比[2]。

治疗/手术切除技术

在制订整体治疗策略、广泛的手术切除开始前,下肢肉瘤的肿瘤组织学确认、分级并确定亚型必须完成。然而,并非所有已知的活检技术都可以精准地诊断肉瘤。

活检技术

细针或孔针穿刺

即使由有经验的临床医生操作，这些技术也只能得到极少量的组织。虽然用 23G 细针穿刺活检通常只得到极少数细胞，但用较粗的孔针穿刺获得的组织量相对较高。所有方法均有缺点，不能准确确定肿瘤组织成分，尤其是较大的肿瘤，使得组织病理学家很难切诊断，从而开展各种必要的研究，并确定正确的分级。但是，如果结合 CT 扫描或超声引导穿刺，病灶活检在最佳情况下可达到高达 90% 的正确诊断，细针穿刺只达到 56%~72%[20-22]。虽然单病灶活检可能获取的组织太少，不能进行一些染色及免疫组化的广泛病理检查，但该方法可以收集不同部位肿瘤组织，能整体了解肿瘤的特性[22]。

所有方法都无创伤，很少引起肿瘤细胞播散。在一些机构，病灶活检用于手术无法切除肿瘤（如腹膜后病变）时，以确定组织类型，指导最终辅助治疗[3]，而其他部位肿瘤可以用它作为一个主要的组织诊断取样方法[22]。

总之，细针活检不适合用于下肢肉瘤的诊断，病灶活检和开放手术活检都非常依赖于操作者水平，如果操作不当，则得到的样本不足量或者引起肿瘤种植的风险较高[23,24]。骨样病变是很难经皮采样的，更适合开放活检[25]。

切除活检

切除活检的目的是能完全去除所有肿瘤组织，并可以利用周围组织进行一期缝合。因此，适用于直径小于 3~5cm 和筋膜位置的病变。因为事先不明确诊断，所以也没有明确的切除范围。

如果肿瘤所在部位许可，任何下肢手术活检都应该用加压止血带（不要驱血）。术野不出血，不仅有助于精确和无创的安全切开，而且可以减少手术过程中可能出现的肿瘤细胞污染。

切开皮肤前，医生要预计到可能需要再次、明确的肿瘤切除，以及可能需要用到的一些可以进行肌肉和肌腱转移的局部皮瓣，活检切口应尽可能少地影响这些操作。通常，为了更直接充分地暴露肿瘤，纵向切口要尽可能短，设计最短的合理手术入路。

肿瘤切除应避免触摸和探查，包括不打开任何假包膜（如果存在的话）。肿瘤组织不应该破出包膜，因为该包膜是肉瘤组织的一部分，它的壁中包括肿瘤细胞。

切除后，如果肯定是恶性肿瘤，用钛或钴铬钼合金微芯片标记切除部位是必要的，有利于后续的切除，应用缝线对肿瘤进行定位，并且术中手术器械和手套都要更换。

在皮肤分层缝合前，需要细致的止血和切口内留置负压引流，以防止可能发生的血肿和肿瘤种植。皮肤应该用单纯间断缝合或皮内缝合。褥式缝合或引流口要远离切口：如果病理是恶性的不仅必须完整切除肿物，而且要扩大切除组织范围。应用无菌敷料包扎，固定患肢，关节处要充分固定，

临时夹板也有助于固定[3]。

切开活检

切开活检是诊断下肢肉瘤的金标准，标准的肉瘤切开活检适应证是大于 3~5cm，位于四肢筋膜位置的肿瘤。这种操作只能由经验丰富的外科医生实施，因为单独采集组织样本和处理组织对该过程的成功至关重要。获得足够的组织有利于进行全方位诊断，意义大大超过了切除肿瘤时可能发生的肿瘤细胞播散。

此外，应用止血带以进行精细的解剖，减少在切除肿瘤的过程中肿瘤细胞污染周围组织区域或出现肿瘤细胞的血性传播的可能。

皮肤切口的设计原则实际上和切除活检的相同，需要考虑任何进一步的操作。切口平行于肢体的轴线。在直接充分暴露肿瘤的前提下，切口长度要尽可能短。切口的位置不能对后续的创面修复产生不必要的干扰。

理想的切开活检应该能够获得所有可能区域的肿瘤，至少 2cm × 1cm × 1cm 的组织块。只从中心部分获取组织是一个常见的错误，因为该区域经常含有相当数量不适合病理学检查的坏死组织，不适宜作最终组织学分类。取出的组织块应尽可能小，不应接触到外科手术入路的切口边缘。用来取活检标本的任何器械不可用于切口闭合。切除肿瘤后，在表面缝定位线，并且手术器械和手套都要更换。

在分层缝合皮肤前，要进行细致的止血和留置负压引流，以防止可能发生的血肿和肿瘤种植。皮肤应该用单纯间断缝合或皮内缝合，褥式缝合或单独的引流口要离切口稍远，因为如果病理是恶性的它们都必须被切除，这将扩大要切除的组织量。应用无菌敷料和固定患肢，关节需要制动。短期几天的夹板固定或外固定是有益的。

当活检后给患病下肢安装了外部固定架时，必须小心不要影响之后最终的肿瘤切除。同时，术前必须考虑到可能有骨内跳跃性病变。固定器针道务必不要放置到后期需要切除的区域，或者将针道包括在后期需要切除的范围内。

根据肿瘤学规则，切开活检和切除活检的目的并不是完整地切除肿瘤。因此，不需要也不应当使用暂时的负压封闭技术。该技术存在促进血管生成，使含有肿瘤细胞的分泌物进入周边创面引起肿瘤播散的风险，可能对患者安全产生不利影响，然而以上观点还缺少大规模的研究证实。

再次活检与再次手术

肿瘤治疗机构经常进行再次活检手术，以确认肉瘤的诊断或完成最适当的肿瘤手术治疗。一般在之前进行不适当的活检后，甚至在手术后，如果出现下列情况中的至少一个，则被认为必须再次手术：

■ 第一次手术得到的样本不足以明确病理诊断。

■ 根据当前肿瘤切除原则，先前的切除尚未实施（见下文病例 4.2），提示需要再次手术，切口需平行于肢体纵轴，切开肌间隔，这样在切除恶性外周神经鞘瘤后可保留完整的神经功能，或在彻底切除伸肌或屈肌肌肉后可保留正常的腿部运动功能。

- 临床上推测是良性肿瘤,故第一次手术采用良性肿瘤的手术方案,但术后病理诊断显示是恶性肿瘤。
- 做非肿瘤手术时切除了一个肿块,但在术后检查时证实为肿瘤(计划外切除)。
- 外科手术中发现肿瘤包膜。
- 既往手术记录描述为"从包膜中容易取出",但临床和/或组织学和/或放射学的诊断却认为高度可疑的病变或恶性病变。从假包膜中切除肉瘤导致高达 90% 的患者局部复发[6]。
- 患者表现出早期局部肿瘤复发,尽管如之前的手术记录所述,已经实施"根治性切除术"。
- 手术记录描述了在腋下或肘部周围、腘窝或腹股沟进行了"腔室切除术"(这在解剖学上是不可能的)。
- 手术记录和病理报告在切除肿瘤的量和完整性上有很大不同。
- 在术后 MRI 中显示有残余瘤组织。

在以上所有情况中,至少要预料 R1(镜下肿瘤标本切缘阳性)的可能。二期手术应遵循如下所述根治切除手术的准确原则,如下所述,先前的瘤床根本不应打开或暴露。如果在手术中遇到 R2 状态(肉眼可见的残余肿瘤),二期手术可至少恢复至 R1 状态(表 4.4)。在术后,放射治疗通常可以减少局部肿瘤复发的可能性。

表 4.4 世界卫生组织的肿瘤切缘分类

R0	镜下肿瘤标本切缘干净
R1	镜下肿瘤标本切缘阳性
R2	大体观察切缘肿瘤残余

根治性切除手术技术

软组织肉瘤

在肿瘤组织学类型明确后,可以进行肿瘤的分级和分期,通过多学科的会诊明确是否可以实现肿瘤的根治性手术切除。如果肿瘤是可切除的,而且没有可选择的新辅助治疗,目前可选择的疗法是有足够范围的扩大切除术。在根治性手术实施前,重建方案应该规划得越详细越好,有必要充分告知患者手术预期程度和时间,并告知可能的皮瓣供区、神经、血管或皮片移植供区。此外,麻醉风险和有创监测应该向患者解释,并与麻醉医生商议。另外,血管穿刺的途径和区域镇痛导管的布置非常重要。手术前制订好的精心计划可以让肿瘤科医生和整形外科医生同时工作,节省大量宝贵的手术时间。

根治性的肉瘤切除应在一个使用充气止血带的不渗血的区域实施,甚至用血管外科技术暂时闭塞髂动脉或股动脉。一般而言,这不仅减少了肿瘤细胞区域潜在的出血引起的污染和失血的风险,而且对于精细解剖是非常必要的。

切除必须包括之前所有的皮肤切口、之前所有的缝线瘢痕和周围 4cm 健康皮肤,该边缘也适用于任何溃烂的肿瘤区域。如果先前的切口操作合理,会沿腿的纵轴出现一个

椭圆切口。这个方向的优点是保存残余的皮下淋巴血管和有助于切口闭合。

经过充足的暴露,肌肉筋膜打开,利用无瘤技术把肉瘤切除,扩大切除 2~5cm 在肉眼看来正常的周围组织。目前没有对肉瘤手术确切边缘研究的可靠结果,但目前许多机构建议切除范围距离肿瘤的深面 2cm,向两侧外扩 4~5cm[2,3,20,26]。肿瘤的任何可触及的假包膜属于肿瘤本身,应该切除,但不能打开也不要暴露,否则操作被视为 R1 切除(镜下肿瘤标本切缘阳性)。肿瘤不应用锋利或有尖头的器械挤压或操作,应包括以前活检的皮肤切口一并切除。

下肢肿瘤的切除边缘往往难以达到上述要求。在这些情况下,局部腱鞘切除术和截肢后结合放疗能够降低局部复发率(<10%)[3]。

血管受累

对于被肿瘤包裹又没有直接侵犯的深部血管结构,通常可以使用显微手术方法,将血管外膜纵向切开,通过用显微镜整体剥离切除血管外膜进行治疗。如果在其他的肌间隔里肢体的静脉回流可以得到保证,则伴行静脉通常可以结扎处理。术前 MRI 检查结果有助于制订治疗方案,否则整块切除受影响的血管后必须通过静脉修补(不常用)、静脉移植或用人工血管移植材料(如 Gore-Tex)替换来重建静脉循环。任何未被肿瘤影响的动脉侧支应该被认为在血管组织重建时是可能利用的受区血管,应予以保留。肌间隔支或肿瘤切除区域外的肌肉血管的保存有利于保证局部肌肉和皮瓣成活,可以有助于封闭术后无效腔和促进切口愈合,即便是简单的初级切口愈合。因此应避免结扎未侵及的血管。

如果浅静脉系统(大、小隐静脉)不在切除的肉瘤标本中,就应该尽可能保留其皮下分支。如果深静脉系统接近肿瘤则必须切除,保留了浅静脉可以防止静脉性充血,增加了根治效果和安全性。虽然肿瘤切除后应该有足够的下肢动脉灌注,但只有主要动脉被切除才需要立即重建。肿瘤患者大静脉重建,由于静脉血栓导致移植失败的风险高于外伤患者,所以只用于特定病例。

神经受累

相同的解剖策略适用于下肢的主要神经,任何受影响的在肿瘤周围、安全边界内的神经组织或结缔组织应该小心地用显微外科技术剥离或取出。如果一个重要的主要神经干只有几束是附着在肿瘤上,切除这些并保留未受侵犯的神经束完好以保证一些基本运动功能和敏感度,是可以接受的。如果一个主干神经被完全包裹,则必须切除,并应一期或二期重建(见第 6 章)。

骨受累

对于不是原发性骨肉瘤和贴着骨生长的下肢软组织肿瘤,必须根据临床判断及术前 MRI 和 CT 扫描进行相应的处

理。真正的骨侵蚀比较少见,根据广泛切除的原则,进行骨膜剥离、去骨皮质和部分骨切除一直到达安全界限,是合理的方法。然而,这些操作机械上削弱了局部的骨骼,随后的辅助放疗进一步削弱该部位的骨骼。在一定程度上可能导致自发性骨折,加之全身普遍存在骨质疏松症,都会提高自发性骨折的风险[3,27]。任何承重骨和关节段的切除应该与重建的复杂性进行利弊平衡。通常,重要骨架结构的保存在一定程度上保证了生活质量,带来的肿瘤风险是可接受的。尽管如此,整形重建手术的整体方案的制订,包括骨皮瓣,应充分评估能否提供患者最佳结果(见第 6 章)。

原发性骨肉瘤

原发性骨肉瘤可以仅通过放射平片获得相对准确的诊断。骨肉瘤活检技术与软组织肉瘤一样,用射线辅助定位在骨皮质开孔进行活检,得到标本并判断有无细菌、真菌和结核感染的可能(鉴别诊断),再用异体止血材料封闭孔洞[25]。

广泛手术切除也是原发性骨肉瘤的治疗选择,随后要进行相应的重建。有时,活检过程可能导致结构不稳定,有必要时使用外部石膏、夹板或外固定支架。对于肿瘤切除后保持腿部稳定性的方法应该最好在活检之前就确定。如果计划用外固定架进行骨骼固定,则必须在活检过程中进行骨骼复位,并经 X 线进行验证。

标本处理

待切除完成后,取出标本,将肿瘤和肿瘤床拍照。清楚地标记特定的解剖标志和肿瘤在其创面床的定位极为重要,以便让病理科医生做出明确和准确的边距测定。病理科医生最好当时就在现场。外科医生必须确保肿瘤的任何识别定位标记不被移动或转移过程中不被破坏。

创面闭合

创面闭合前,细致止血和充分的引流是必要的。应分层缝合皮肤,特别要注意接近切口边缘的区域,以避免切口愈合不佳,这可能拖延后期放疗的治疗时间。肿瘤的大小和在腿部的位置决定切口能否一期闭合。大腿切除后较宽的切口一期闭合是可能的,而小腿膝周和远端的切口通常是不能一期闭合的。肿瘤切除创面通过适当的肌肉和筋膜缝合可以减张,还可以防止血清肿和血肿形成,但是,这通常仅适用于在大腿或近端小腿的肿瘤。

任何切口缝合,必须以切口只有轻微张力的缝合和切口的一期快速愈合为目标,必须避免在具有较大空腔或骨性突起表面创面应用较薄的无深部组织支撑的筋膜瓣或皮瓣修复。切口闭合不能与肿瘤的根治性切除等同,特别是在现代整形重建外科技术条件下。

术后用夹板固定腿部,有利于术后处置、镇痛和止血,此外,要覆盖无菌敷料。然而在使用皮瓣修复时,因为担心皮瓣或血管蒂部受到压力,许多外科医生常常不使用夹板。

临时安装外固定器非常实用,这样很容易对手术肢体进行床边评估,尤其是在游离皮瓣术后开始几天可能无法用环形绷带的情况下。外固定器可有利于以后每天的切面护理,促进皮瓣安全快速愈合,但当必须进行骨干切除时,也可以安装在近端和远端干骺端,用于临时固定,直到外科关节置换或矫形关节替换完成。

由于各种原因,患者可能不适合进行术后即刻重建,这取决于其具体情况。心血管病情不稳定、通气障碍、大量失血或手术的其他意外可能导致继续手术风险增加,尤其是患者有多个合并症或高龄时。在这些情况下,可以应用暂时性负压闭合引流,直到最终的修复重建。尚无文献表明这些可促进血管新生的负压装置在肿瘤广泛切除后对患者预后有负面影响,广泛切除的目的是要除去所有肿瘤组织,直到安全边界[28,29]。这与切开活检或切除活检的情况不一样,那种情况下不推荐使用封闭负压引流(见上文)。

淋巴结清扫术

肉瘤以淋巴扩散方式不到 5%。因此,如果相关淋巴结区域(如腘窝/腹股沟)在临床表现或放射学上没有明确显示被侵及,就没有必要同时清除。然而,淋巴结清扫术,在以淋巴扩散比例较高的实体肉瘤,如横纹肌肉瘤、血管肉瘤和类上皮样肉瘤亚型中应常规进行。如果存在局部淋巴结转移,彻底的淋巴结清扫术可以显著提高存活期[13,14]。

截肢指征

在一些特定的病例中,必须考虑腿部截肢,而且是患者的最佳选择。尽管已有非常详细的成像技术、现代肿瘤切除策略、先进的整形重建与放化疗治疗方案,下肢肉瘤的治疗,不到 5% 的患者小于 15% 的复发病例仍需要早期截肢,以获得较高的长期生存率[2-4]。

如果患者可能出现明显的合并症而不能实施肿瘤的彻底切除,而且肿瘤切除后必须即刻重建缺损者,则截肢可以作为主要的疗法。这些情况通常罕见,因为几乎所有重建都可以推迟到二期手术。如果已经显示肿瘤侵入小腿的筋膜间隔,出现了局部扩散,如横纹肌肉瘤,患者存在非常大的广泛溃烂的肿瘤和环形受累,截肢可能是不可避免的。在大腿近端的原发性多发肉瘤以及在所有辅助或手术方式已经实施后的肿瘤复发,最好采取截肢手术。

那些由于无法控制的慢性疾病不能实施显微血管手术的,或肉瘤已遍布下肢无组织可用,截肢也不可避免。如由于同一条腿的慢性静脉功能不全或动脉粥样硬化闭塞症导致开放性溃疡,同侧肢体还有无关的肿瘤,或以前有创伤史伴随有亚临床骨髓炎,实施大型手术或辅助治疗可能导致骨髓炎复发。

此外,可预见无法重建稳定的末端、和/或出现进行创面护理时可能不能保证安全,评估完整的重建范围后发现没有合适的解决方案,而且无法得到相应的显微外科重建供区也是截肢的指征。

最后,在一些特定的病例中,当患者对现代重建的可能性有彻底的了解后,极少人仍然希望截肢。

保留肢体的下肢重建术

整形外科医生从肿瘤切除开始进行肉瘤的治疗。如前所述,在皮肤切开、组织解剖及神经血管准备等很多情况下需要整形外科和显微外科知识。一般情况下,整形手术重建需要遵循重建阶梯,最低的阶梯是创伤最小的修复方式(二次修复),最高梯级是预构血管的复合游离皮瓣移植。许多重建修复问题,必须选择个性化的最佳方案,无论它是不是一个十分复杂的外科手术(重建阶梯)[30-32]。

下述多种多样的整形手术方法,在本书的其他章节已有详述。对于肉瘤切除后重建,外科医生必须牢记术前或术后放疗或先前的化疗可以影响手术的成功率,尤其是在复杂的显微血管重建中。选用照射区域外的大的受区血管、尽量通过软组织覆盖和尽可能少使用异体材料才能有助于手术的成功。

软组织

在术前放疗和辅助放疗的情况下,肉瘤切除后重建时常常需要软组织覆盖。目的是封闭无效腔,达到无张力闭合大面积皮肤缺损,使用薄但有活力的肌瓣支持保护皮肤,保护胫骨、关节或截肢残端的外露骨质。

就快速创面愈合和抗辐射性而言,局部和区域筋膜瓣稍优于肌皮瓣转移(如内侧或外侧腓肠肌头或腓骨短肌),后者在巨大肿瘤切除后,可能具有一定的价值。局部的穿支皮瓣对重建非常适用。但是,如果该区域曾接受放疗,则该区域的穿支是不可靠的,而且由于纤维化或它们变得非常细小和质脆,极难剥离。然而,在进行二次重建时,即使供区的皮肤质地和弹性差时也可以应用局部皮瓣。

覆盖大腿处的缺损可以从下腹部选择下腹壁动脉系统的带蒂皮瓣,如横形腹直肌肌皮瓣、垂直腹直肌肌皮瓣、深层下腹壁穿支皮瓣,或从臀部区(臀上动脉穿支、臀下动脉穿支)获得。如果它们的穿支相互独立,则可能形成一个合适的旋转半径(病例4.3)。

全身的游离皮瓣均可用于下肢重建,可根据缺损的形态和深度、位置和功能的要求进行选择。对于二次重建,受区血管较少或比较脆弱,如该区域曾接受放疗,则术前血管造影是必要的。足部或截肢残肢的负重区应考虑带感觉的皮瓣重建(如上臂外侧皮瓣)。

神经肌肉单元

切断的主干神经可以显微外科重建,根据受区神经的横截面从腓肠神经或其他供区采用分束移植。精细的技术和手术显微镜的使用是重要的。在肉瘤切除的特定范围内,包括骨和神经,骨可能通过肢体缩短来固定。这样软组织的缺损也按比例地缩小了,有利于切口的闭合,并且使神经 I 期吻合成为可能。

根据已经切除的肌肉单位,可以首先进行肌肉或肌腱的移植。肱二头肌肌腱或胫后肌移植分别经常用于下肢重建中的膝关节伸直和足部抬高(病例4.1)。肌腱固定术可以恢复部分切除的肌肉力量(如内收肌),并保证关节稳定。当然,游离的功能性肌肉移植(股薄肌、腓肠肌[33])对于神经再生潜力较强的年轻患者是非常有用的。

骨骼重建

侵犯到骨组织的原发性骨肉瘤切除术后涉及的是骨骼重建,也是骨科和整形外科医生的主要业务领域。可扩展性和不可扩展的假体、Van Ness 或 Borggreve 旋转成形术[34]、切除后关节成形术、牵引成骨、分段移植或全关节置换一般属于骨科技术。然而,上述带蒂或带骨组织的游离皮瓣移植可能使患者受益,并扩大了其治疗范围。因此,这种“骨整形方法”[35]不仅是用于创伤后重建,而且也是肿瘤整形手术的一项战略。

在一些特定的病例中,各种传统技术,如带蒂的腓骨-胫骨显微外科移植(图 4.3)或干骺端区的整形外科骨拼接技术,可能受益于来自带血管蒂的复合组织瓣移植,扩大了修复重建范围。这里常用的皮瓣有背阔肌骨瓣和(副)肩胛骨瓣,它可以提供面积达 11cm×3cm 的外侧/内侧肩胛骨片段,提供广泛软组织缺损或假体材料的覆盖或填充。对于足周围小的缺损,可以使用骨筋膜皮瓣,上臂外侧皮瓣等[36]。

在下肢用自体组织重建大的长骨缺损比在上肢更为困难[37]。这是由于即使是最大的人体骨瓣,即应用旋髂深血管的游离髂骨瓣,在形态和尺寸上仍不匹配。然而,带血管骨是一个重要的、有活力的、不断生长的、抗感染和相对耐辐射的组织。下肢广泛长骨缺损的单个和胫腓骨重建的各种方法在本书其他章节有讨论,并同样适用于肉瘤切除后重建(第 7 章)。

在辅助放疗的情况下,无血管的自体或异体骨移植,存在骨折、感染、融合慢和替换延迟的高并发症率,应非常谨慎地使用并只用于某些特定病例。当使用这些移植时,应特别强调周围软组织床充足的血管化和骨周围无效腔的关闭。这样做改善了缺血性异体移植的爬行替代,降低了辐射后移植物暴露的概率。

根据 Capanna 的描述,血管化游离腓骨联合无血管异体骨移植技术,表现出令人满意的效果,尤其是在年轻的肿瘤患者的广泛骨缺损中(病例4.7)[38,39]。这个热狗样的构造融合了自体血管化腓骨的最佳血管化和几何学上匹配的异体支撑物的结构稳定性。该构造对于长骨的长度和干骺端区域的合成物的稳定性可能是一个折中方案,因为血管蒂和腓骨血管化必须保留。在异体移植物里挖槽,通过异体移植物皮层引导腓骨蒂部到受区血管区域的方法是相当有用的[39,40]。

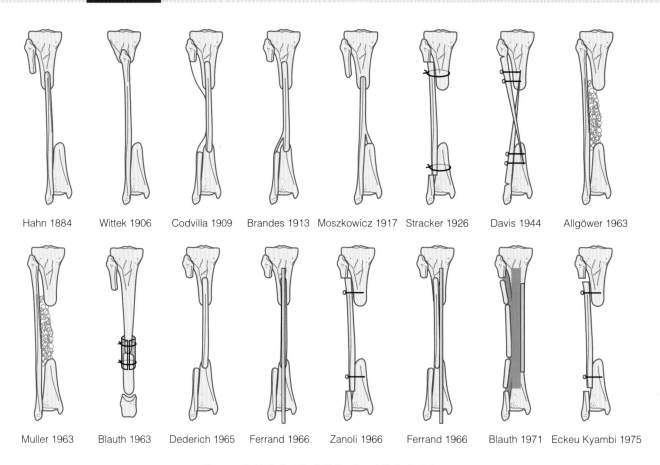

Hahn 1884　Wittek 1906　Codvilla 1909　Brandes 1913　Moszkowicz 1917　Stracker 1926　Davis 1944　Allgöwer 1963

Muller 1963　Blauth 1963　Dederich 1965　Ferrand 1966　Zanoli 1966　Ferrand 1966　Blauth 1971　Eckeu Kyambi 1975

图4.3　小腿重建的各种腓骨下胫腓技术的历史回顾

血管外科

需要与肿瘤一起切除的大动脉应该立即由小腿的静脉移植重建。邻近膝部,自体静脉移植物可能太小,异体材料可以考虑用于血管替换或体外旁路。对那些材料而言,确保良好的软组织覆盖,防止暴露最为重要,这种情况大腿比小腿更容易实现。

在一些特定的病例中,与邻近受区的大口径血管吻合,建立暂时性动静脉循环,远离先前瘢痕或放射区域的显微血管吻合可以提供大口径的血管通路。对于邻近大腿和腹股沟的区域,甚至可以利用对侧股骨血管作为交叉移植的受区[41]。必要时可以采用自体静脉移植用于血管重建。在一些特定的与肿瘤相关的大动脉切除病例中,可以利用穿支皮瓣(如前外侧大腿、前臂桡侧、游离腓骨)同时进行缺损修复和血管重建。

由于在肿瘤患者中行静脉重建静脉堵塞发生率很高,必须选择合适的病例进行重建[42]。原因之一可能是肿瘤患者要比创伤患者需要的静脉更长,因此易于发生血栓。与创面患者相比,静脉回流被肿瘤生长侵犯受损更慢。如果受影响的深静脉被切除,小腿静脉系统的动力学自然进程,几乎总是可以产生足够的静脉侧支循环。

复合途径

对于复杂的缺损,来自肩胛下、髂外或旋股外侧血管的游离复合皮瓣可以提供大的、多瓣的移植,有多种不同的组织可同时进行软组织和骨骼重建[49]。嵌合皮瓣可进一步扩大其适用范围(如用带游离腓骨的股前外侧皮瓣)。

在一些特定的病例中,截肢或部分截肢是不可避免的,然而肢体远端组织是有活力和健康的。根据整形外科原则,无论带蒂皮瓣或游离皮瓣可以旋转移植到截肢处,提供足够长度和一定质地的覆盖软组织。保留或者吻合所含神经可以获得优良质地和皮肤结构的带感觉皮瓣。

术后护理

术后即刻护理

由于各种原因,在活检术、最终肉瘤切除术及任何重建外科手术后,严格的术后护理非常重要。

切开活检或切除活检后的术后主要要防止血肿和血清肿的形成,阻止可能的肿瘤扩散。细致的止血和留置引流是最重要的。卧床休息、患肢抬高和外固定器或夹板固定可以有效地预防切除创面后积液。环形弹性包扎和压力敷料也有一定帮助。

大多数较大的肉瘤手术后重建需要使用各种皮瓣修复。如果在蒂部有血栓形成或血肿发生要立即进行处理，频繁皮瓣血流灌注的监测在第一天是非常重要的。近期有辅助化疗或术前动脉灌注的患者发生类似的血管并发症的风险较大。

抬高期过后，可以开始进行站立位"皮瓣训练"，每天 3 次降低患肢 5 分钟，加上弹性包扎外部压迫。在此之后，临床评估皮瓣，训练可以延长至下一周每天增加 5~15 分钟，逐步达到 1 小时。这样达到早期步态训练的合理间隔和逐步适应物理治疗。

应定制合身的弹力衣裤压力包扎，除了单纯骨瓣重建外，所有下肢软组织瓣重建后均穿戴至少 6 个月。通常，拆线和切口愈合后开始穿戴。

骨切除重建过术后负重训练是一个问题，取决于用于骨融合术的材料和骨的质地。运动计划应完全由手术医生来决定。连续的 X 线片或 CT 扫描有助于判断骨性愈合和肢体恢复的功能稳定性。

肿瘤术后护理与随访

在大多数情况下，肉瘤切除后有足够边缘和处于 R0 状态（镜下切缘干净）的患者，需要术后辅助放射治疗，尤其是评估为高等级（G2/G3）的肿瘤。只有表浅的、低等级的、可能获得较宽安全缘的病变，可能只需要广泛切除治疗。一旦切口愈合，放射肿瘤学医生根据肿瘤委员会决定的合适的治疗方案开始治疗。如果在切除或重建中出现任何意外的肿瘤学相关的因素（不当或切缘阳性、血管侵犯、组织学发现），这些发现应提交给肿瘤医生，因为治疗方案需要进行相应的修改调整。这也适用于任何后期随访发现，即意味着正常愈合的过程中出现了局部复发或远处转移。

切除和可能接受辅助治疗完成后的患者随访期限和方式在文献中没有明确共识性定论。下列的检查在目前的文献中是广泛接受的：

■ 胸部 CT 扫描：下肢肉瘤远处转移几乎仅通过血源播散到肺，只有少数例外（见上文）。应当每 3 个月做一次胸部 CT 扫描。

■ 原发肿瘤部位每 3 个月做增强 MRI：应该由手术医生或与手术医生一起进行评估。如果可能，MRI 也是评估淋巴扩散的首选诊断方法。然而，肿瘤是否处于稳定期或进展的 MRI 标准与肿瘤目前的状态可能不相关联。

■ 如果骨骼受原发肿瘤影响或包括在切除或重建范围内，至少每 6 个月对肿瘤原发部位进行系列 X 线检查。无论如何，假体材料、骨性愈合、骨移植或移植的融合骨在术后要频繁地检查。如果平片的信息不充分或有可疑的情况发生，应该进行 CT 扫描。

■ 评估肿瘤物质代谢活动的新的成像技术前景广阔，如 PET 或 PET-CT 或磁共振波谱（magnetic resonance spectroscopy，MRS）。这是一个快速发展的领域，且示踪剂的数量正在增加。这些方法控制辅助治疗的术前反应和术后随访越来越准确。迄今没有普遍接受的肉瘤随访日程，患者应进行适当的随访。

二期手术

早期的二期手术——软组织

在最初的肿瘤切除和肢体重建成功实施且切口愈合后，大多数情况下，整形手术后必须尽可能地进行放疗以继续提高整体疗效。

尽管在初级修复重建阶段切口愈合充分，但经过周期性的放射后仍可能会出现切口愈合障碍、瘘和切口不愈合。如果最初的软组织闭合张力小，可能仅在少数病例发生早期切口切除和切口二次闭合。然而，更大范围的皮肤不愈合可能导致功能性结构的暴露，如肌腱、血管、神经和骨骼，需要紧急覆盖以防止辐射诱发的骨髓炎、血管血栓形成或组织坏死。然而如前所述，通过皮瓣解决的方案只有血管仍然完好的情况下才是可行的。

随着放疗阶段的完成，许多患者经历了纤维化、瘢痕形成、挛缩和肌腱粘连。早期的功能改进手术操作包括肌腱松解术、挛缩和瘢痕松解、系列切除或肌腱转移，这些在初期是不可能或无法完成的。在肿瘤切除过程中评估剩余的肌肉组织或神经束是否能满足基本运动功能往往是很困难的。二期手术操作的一个典型手术是胫后肌腱转移，用于治疗因为肌肉或神经功能不全所造成的足下垂。被辐射和纤维化的组织的神经瘤形成或神经卡压首先应以对症和保守治疗方式处理，常常可能需要早期手术松解。

大的组织转移来改善轮廓的操作应当在术后 6 个月以后进行，这时血供已不依赖于血管蒂。二次修复手术按照标准的整形外科减容技术进行，如直接顺序切除、皮下修薄术、皮瓣修薄，肌瓣表面中厚或全厚植皮。同期可以进行截肢残端的二次修复。然而，截肢的二次修复操作，可以在截肢后早于 6 个月实施，如局部和游离皮瓣作缓冲和残肢加长或通过神经化移植物移植来加强感觉。

早期的二期手术——骨骼

如上所述，骨骼重建和固定应尽可能彻底地在初级重建阶段进行。通常，如果初始骨整合证明是安全的，骨科所置入的人工关节通常不需要任何二期手术。人工关节置换主要用于切除术后有大的骨缺损的原发性骨肉瘤。然而，感染、机械性损伤和松动是在放射和化疗的情况下最常见的人工关节并发症。需要较大的修整手术，在相关骨科文献中进行过描述。

如果下肢骨骼的整形重建采用了自体骨游离移植、血管化骨移植，无血管的异体骨移植，或以上组合实施，则肉瘤患者的骨愈合常较缓慢，特别是如果放射治疗区域包括了骨骼重建。因此，增加先前植入的骨组织或使用带皮髓质的骨填充人工关节是经常需要的，特别是在非血管化骨移植中。

在这个阶段中,如果初期骨固定失败,也可以换成一个更稳定更有效的固定。

显微血管化的股骨内侧髁骨皮质骨瓣可能是一个有用的皮瓣,为先前放射区域的顽固假关节提供血管化和成骨可能[43,44]。

负重下肢的肉瘤侵犯的部分关节切除可能是至关重要的。重建的目标必须是可接受的活动范围内的无痛。功能性预后往往不能进行充分的评估,尤其是在部分关节切除或关节切除成形术后,直到患者能够彻底活动。如果保关节手术初次未成功,导致活动范围内严重的关节不稳定或疼痛,二次关节成形术、关节置换术或关节固定术可能是必要的。

如果保肢手术和所有软组织愈合和放射治疗完成后,包括肢体的缩短、肢体长度增加而进行的二次牵引成骨就可以进行。然而,放射治疗后患者中更容易出现骨不愈合。需要增加皮质骨来实现稳定性。

后期二期手术

下肢肉瘤成功治疗后长期存活患者的数量在不断增加。相当多的人患肢需要后期二次修复重建或手术矫治。这个阶段的整形外科治疗目的是矫正先前跨学科的整形外科、放射学和骨科治疗的后遗症。虽然不再是挽救生命或保肢,这些操作仍然很重要,以帮助患者完成他们病后康复和应对社会,并提高其生活质量。

由于功能和美学原因,瘢痕松解和皮瓣修薄经常开始于二次修复的早期阶段,需要持续修整好几年。当然,这些区域的任何切除的组织必须经过组织病理学检查。

放射治疗后周围神经病变相对不常见,化疗后更多见,并可能使患者遭受难以忍受的慢性疼痛。神经经常被周围密集的、纤维化和放射过的组织包裹和固定,相对健康。相应的治疗包括用显微手术方法把血管化良好的组织中的神经仔细进行松解、重新分布和包裹。

大型材料置入后,如模块化置入物或全关节置换,后期二次修复操作可能包括由于磨损、机械性损伤或松动进行的置入物置换。

肉瘤患者下肢截肢后长期存活者可能会遇到假肢问题,如软组织不足以覆盖骨、置入物磨损皮肤、痛性神经瘤以及皮肤萎缩等变化。很多患者对其置入物体深感困扰,并要求进一步的整形手术进行置入物修整。在一些特定的病例中,可能需要显微血管游离皮瓣移植,这种情况最好用带感觉的皮瓣。

结果、预后及并发症

结果和预后

有几个专业评分项目可用于评估功能、生活质量、情绪和社会因素的各种主观和客观的参数,如肌肉骨骼肿瘤学会(Musculoskeletal Tumor Society,MSTS)[45]、多伦多保肢评分(Toronto Extremity Salvage Score,TESS)[46]、欧洲癌症研究和治疗组织(European Organization for Research and Treatment of Cancer,EORTC)生活质量问卷(QLQ-C30)[47,48]。

软组织肉瘤

在2001年至2005年之间的统计数据的基础上,目前的软组织肉瘤年龄相关死亡率为1.3/100 000 人/年[1]。最近的一个大型系列研究,总结了Sloan Kettering纪念癌症研究中心的四肢原发性和继发性软组织肉瘤的1 706例患者,平均随访55个月,证明了1997年至2001年间治疗的患者5年疾病相关存活率为85%。这表明四肢软组织肉瘤患者的预后在过去20年没有变化。在此期间,肿瘤深度、大小、恶性程度、边缘、患者年龄、呈现的状态、位置(近端对远端)和某些病理亚型仍是重要的预后因素(表4.5)[1]。

表 4.5 软组织肉瘤治疗的预后因素

因素	无远处复发生存	无局部复发生存	无瘤生存期	疾病特异性生存期
年龄大于 50 岁	-	-	-	-
复发性肉瘤	-	-	-	-
肿瘤大于 5cm	-		-	-
位置较深	-			
高级别	-		-	-
近端位置				-
组织学				
纤维肉瘤		-		
平滑肌肉瘤	-		-	-
镜下切缘阳性	-	-	-	-
治疗时间段				

减号表示一个独立的不良预后因素,空白领域表示非独立的预后因素。

(Adapted from Weitz J,Antonescu CR,Brennan MF. Localized extremity soft-tissue sarcoma:improved knowledge with unchanged survival over time. *J Clin Oncol*. 2003;21:2719-2725.)

Steinau 等报道，在 1980 年至 1996 年间的 744 例肉瘤患者中 85 例下肢软组织肉瘤。平均年龄为 42.9 岁（范围 6~80 岁），有 38 例以前在其他地方曾行手术治疗。18 例患者有 2~9 次复发。尽管如此，在 81 例（95.3%）中行 R0 切除可以实施，4 例患者由于多发远处转移进行了姑息切除术。81 例患者中 41 例切除后发生了广泛组织缺损，需要做 17 个局部皮瓣和 24 个游离皮瓣进行封闭修复。13 例患者同时接受了缺损修复和肌腱移植，以改善他们的步态。在 18 例局部有骨骼浸润的患者中，做了如骨重建、经典的局部足截肢或非典型后足截肢等特殊整形手术。所有患者都安装了个性化的矫形鞋和假肢，无论有无矫形鞋，取得了在体育活动中最终比安装小腿假肢更加稳定的步态。2 例患者必须行小腿截肢。本组 85 例患者，平均生存 132 个月，5 年生存率达 62%[3]。

芬兰的研究人员报道了 73 例接受保肢手术的下肢软组织肉瘤患者，经过 65.9 个月随访，5 年局部无复发生存率 82%，无转移生存率 59%，无病生存率 56% 和特定疾病总生存率 70%。3/4 的患者能够正常走路，或只有轻微的行走障碍。研究人员强调，显微手术是现代肿瘤手术必不可少的部分[49]。长期幸存者经受初期整形手术治疗的后遗症（如挛缩、皮瓣臃肿、不稳定的瘢痕）和继发性血管肉瘤（如放射后血管肉瘤）的概率较高。

德国一个跨学科肉瘤中心的大型研究对 167 例四肢脂肪肉瘤患者平均随访了 36 个月。只有 5 例（3%）患者不得不在此期间截肢。158 例可以完成有明显边界的 R0 切除（镜下切缘干净）。作者报告了整体 79% 的 5 年生存率，但由于诊所的专业中心地位，研究对象偏向于大量的先前手术过的病例。原发性肿瘤患者有 90% 的 5 年存活率，一共发现了 37 例局部复发。黏液样脂肪肉瘤是大部分复发的原因。复发肿瘤患者有 69% 的 5 年存活率[26]。

骨肉瘤

欧洲骨肉瘤团队报告了 202 例患者中的 49%~85% 接受了保肢治疗，5 年生存率达 57%。这项研究的一个重要发现是，经历过保肢手术后局部复发的患者比直接截肢患者生存率稍好（5 年：37% vs 31%）[11,12]。Marulanda 等指出，骨肉瘤患者实施截肢和实施妥当的保肢手术两者在生存率上没有区别[50]。

Carty 等报告了 20 例膝关节内骨肉瘤患者行保肢手术和关节假体置换重建后的结果。用 MSTS 和 TESS 评分评估，能达到中等甚至更好的功能状态[48]。

一个在挪威进行的研究涉及 118 例四肢骨肉瘤或尤因肉瘤患者，评估了治疗后至少 5 年的长期功能恢复。用 MSTS 和 TESS 评分进行了功能评价，而生活质量用评估简表 36（SF-36）。随访的平均年龄为 31 岁（15~57 岁），平均随访时间为 13 年（6~22 年）。总共有 67 例（57%）最初做过保肢手术，4 例有过二次截肢。MSTS 评分中值为 70%（17%~100%），TESS 中值为 89%（43%~100%）。截肢者比那些进行保肢手术的 MSTS 得分显著降低（P<0.001），但在 TESS 上没有差别。位于膝部以上的肿瘤导致 MSTS 和 TESS 分数显著降低。除了身体功能外，截肢者和那些做过保肢手术的生活质量没有显著差异。在多变量分析中，是否截肢、肿瘤部位在膝部以上、肌肉疼痛均与身体功能降低有关。大多数骨肿瘤幸存者经过调整适应了自己的身体状态。共 105 例患者能够工作，总体生活质量良好[51]。

并发症——肿瘤复发的处理

如果患者遵从其后续治疗方案，肿瘤局部复发通常会很早发现。在许多情况下，这意味着会给患者带来沉重的心理负担。这时细心的关心沟通和联合治疗计划是非常重要的。

一般而言，局部复发的手术治疗与肿瘤初次切除术有所不同。以往曾行手术、在瘢痕和放射过的区域行带蒂的皮瓣移植、伴有神经解剖和血管移植使得再次切除困难增加。即便如此，局部肿瘤复发并不一定意味着截肢。如果局部肉瘤复发可再次手术切除治疗，约 2/3 的患者能长期生存。

根据之前的方案和整体放射剂量，局部复发切除后二次放疗（近距离放射治疗）应同肿瘤学放射医生一起评估。

病例 4.1

患者，男性，35 岁，病情表现为肿瘤不断增大，右股四头肌无痛肿胀。患者认为是 6 个月前踢足球时的钝性损伤。超声和增强 MRI 显示出了较大的肌肉肿瘤，疑似脂肪肉瘤（图 4.4A，B）。组织学切取活检进行了验证。腹部和胸部 CT 扫描分期显示无远处转移。治疗方案由肿瘤学组讨论，实施肿瘤广泛切除（图 4.4C）。因为四头肌的 80% 不得不切除（图 4.4D），所以切取游离的背阔肌肌皮瓣（图 4.4E），并做显微吻合。神经吻合的是靠近腹股沟未被切除的股神经的一个分支。肌肉移植物固定在髂前上棘，其余股内侧肌头及肌腱编入四头肌肌腱，并用 1-0 不可吸收缝线牢固固定。为了恢复腿部功能使背阔肌恢复神经支配，通过围绕髌骨远端外侧独立的后侧切口同时移植功能性股二头肌皮瓣（图 4.4F）。并缝合进新的有足够肌张力的背阔肌-四头肌-腱伸肌装置。背阔肌的肌肉体积可以填充切除过的股四头肌的空间，而皮肤用作切口的无张力闭合。为了保护重建的肌腱，使用横跨膝部的外固定器 6 周。治疗很顺利。病理结果显示清晰的和足够的切除边缘（R0）。门诊手术拆掉固定器，理疗开始。切除和同步重建手术 3 个月后患者表现出几乎完全正常的步态（图 4.4G，H）。

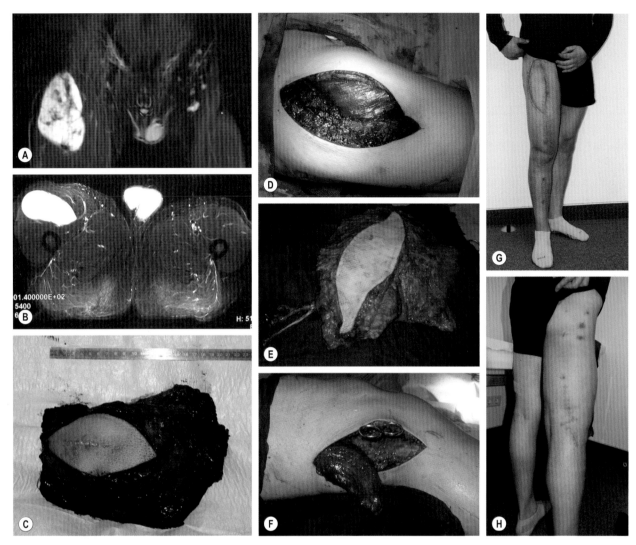

图4.4 （A,B）增强磁共振成像显示可疑脂肪肉瘤的巨大的肌肉肿瘤。（C）肿瘤标本经广泛切除,包括切口瘢痕病理活检。（D）切除四头肌大部。（E）获得游离的功能性背阔肌肌皮瓣,并与局部的血管吻合。神经吻合于接近腹股沟处分离出来的一个股神经分支。（F）辅助腿部功能的带蒂股二头肌瓣绕过远端股骨外侧,整合于新的背阔肌-四头肌-肌腱伸肌复合体。（G,H）切除术后3个月临床结果

病例4.2

男性患者,48岁,在恶性纤维组织细胞瘤的非根治术后,右小腿前(图4.5A,B)有个水平(无肿瘤)切口,镜下肿瘤标本切缘阳性(R1)。作者所在机构进行了再次手术广泛切除(9cm×8cm;图4.5C,D),并用带蒂腓肠肌内侧肌瓣(图4.5E,F)和同侧大腿的中厚皮片修复缺损。组织学显示达到R0切除,边界足够,边缘清晰。进一步治疗顺利。图4.5G~I展示了在皮瓣移植和缺损修复3个月后的随访结果。

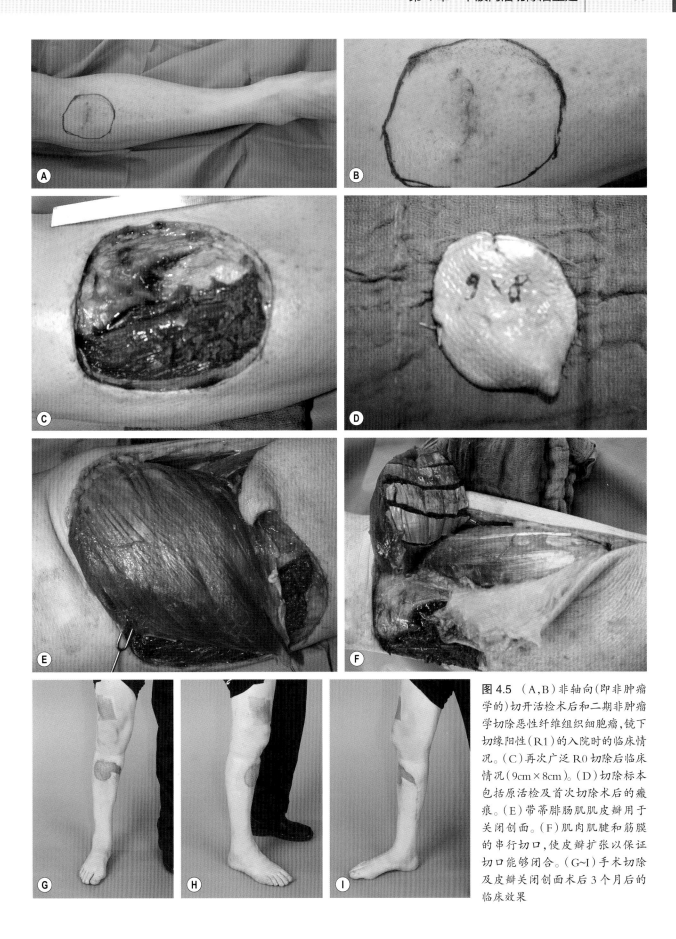

图 4.5　（A,B）非轴向（即非肿瘤学的）切开活检术后和二期非肿瘤学切除恶性纤维组织细胞瘤，镜下切缘阳性（R1）的入院时的临床情况。（C）再次广泛 R0 切除后临床情况（9cm×8cm）。（D）切除标本包括原活检及首次切除术后的瘢痕。（E）带蒂腓肠肌肌皮瓣用于关闭创面。（F）肌肉肌腱和筋膜的串行切口，使皮瓣扩张以保证切口能够闭合。（G~I）手术切除及皮瓣关闭创面术后 3 个月后的临床效果

病例 4.3

男性患者,56 岁,左大腿近端靠近腹股沟出现了大的肌内肿瘤,高度怀疑是软组织肉瘤。临床主诉为肿胀和疼痛 6 个月。MRI 显示紧邻股浅血管;然而,MRI 上不能识别股神经(图 4.6A,B)。切开活检呈高度恶性滑膜细胞肉瘤(G3)。术前由肿瘤学组制订计划,根据肿瘤治疗指南进行包括大部分伸肌(图 4.6C)的广泛切除,得到包括肿瘤的

23cm×18cm×20cm 组织标本(图 4.6D~F)。股神经被肿瘤组织包裹,不得不根据肿瘤学原理来切除。从对侧腹部切取一个带蒂垂直腹直肌肌皮瓣(30cm×18cm),移植到缺损部位(图 4.6G,H)。此外,股二头肌以及半腱肌移植到髌腱的残余处,重建膝关节使其恢复伸展。术后顺利,除了中腹部皮瓣供区的一个小的切口裂开,通过保守的切口换药处理。由于出现肺部转移,患者接受放射治疗以及化疗。术后两年,患者能伸展腿部,未见肿瘤复发或肺部转移征象(图 4.6I)。

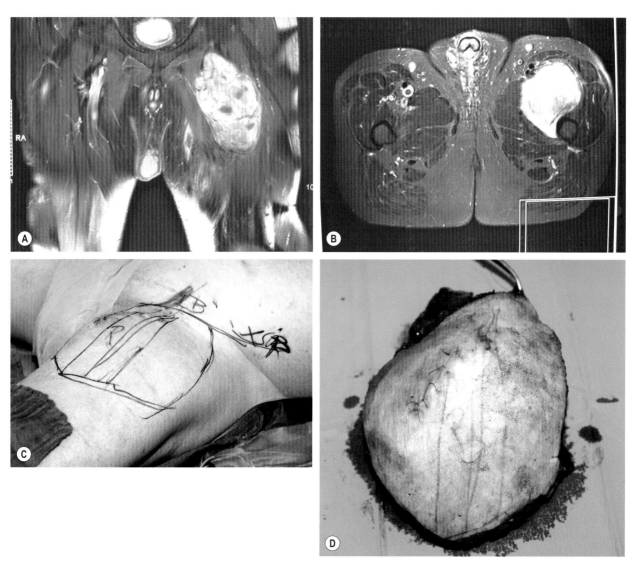

图 4.6　(A,B)左大腿近端靠近腹股沟接近股浅血管的高度怀疑为软组织肉瘤的肌肉肿瘤,但在磁共振成像上不能区分股神经。(C)切口活检后,计划广泛切除包括大多数的伸肌。(D,E)切除标本大小为 23cm×18cm×20cm,包括肿瘤

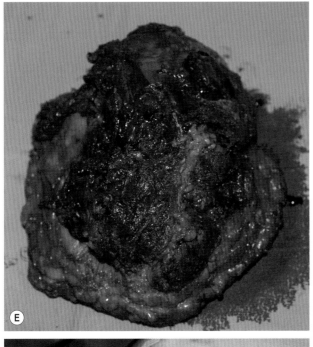

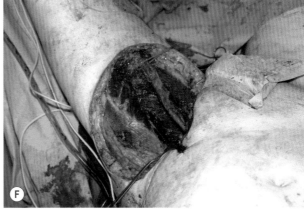

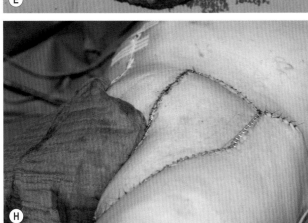

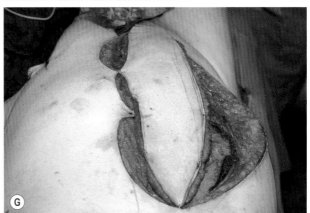

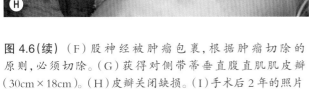

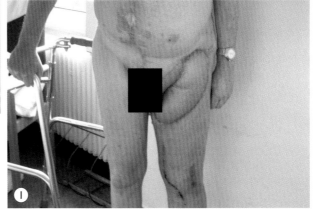

图 4.6（续）（F）股神经被肿瘤包裹，根据肿瘤切除的原则，必须切除。（G）获得对侧带蒂垂直腹直肌肌皮瓣（30cm×18cm）。（H）皮瓣关闭缺损。（I）手术后 2 年的照片

病例 4.4

男性患者，31 岁，右小腿发现 6cm×7cm×5cm 无痛肿块。对比增强 MRI 显示病变高度怀疑为软组织肉瘤。根据肿瘤学指南由纵向切取活检证实这一诊断。实施精确肿瘤切除（图 4.7A）。肿瘤切除根据国际广泛切除标准进行，包绕瘤体切除瘤下至少 2cm 深、超出两侧至少 4cm 的组织（图

4.7B，C）。因为胫后血管和胫神经被肿瘤包裹，它们也必须被切除（图 4.7D）。由从对侧切取的游离腓肠神经立即对胫神经进行显微外科重建（图 4.7E，F）。腓肠神经切断重叠后做束状吻合移植以使横截面匹配胫神经，180° 位固定以提高神经再生。充分止血，修复切除后缺损，并留置了引流管。由于小腿皮肤被其下的肿瘤生长所扩张，创面很容易彻底闭合，并未不遗留无效腔（图 4.7G）。进一步随访显示患者恢复顺利，2 年后随访足部跖侧感觉恢复。

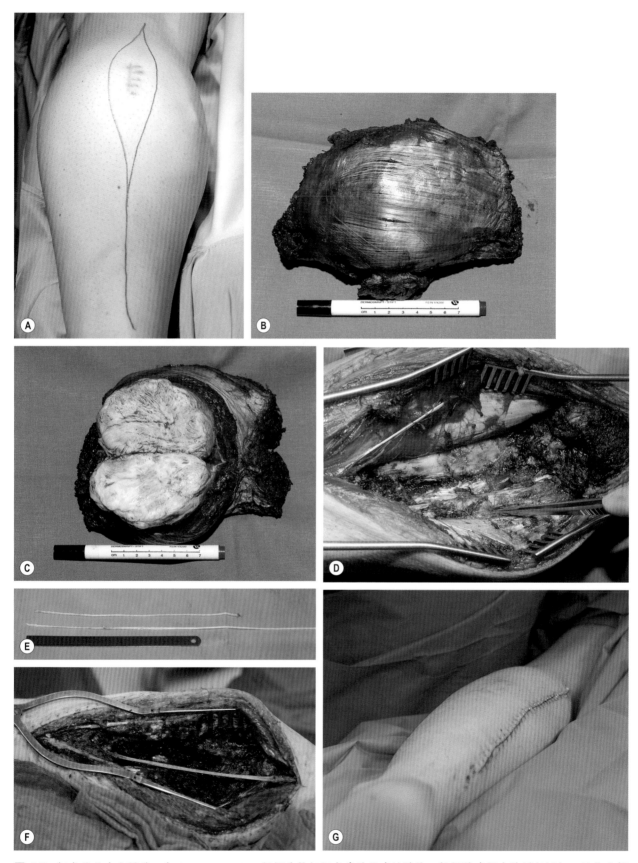

图 4.7　（A）位于左小腿的一个 6cm×7cm×5cm 怀疑为软组织肉瘤的无痛性肿块。根据肿瘤指南计划行纵切口活检和根治性切除。（B,C）根据国际标准，广泛切除包括肿瘤周围至少 2cm 深,4cm 宽的正常组织。（D）胫后神经血管受侵,一同切除。（E,F）用游离的对侧的腓肠神经显微缝合一期重建胫神经。腓肠神经成对,可作为和胫神经很相配的移植物,180° 安置以提高移植的成功率。（G）术后观,一期关闭切口,无确定的无效腔或皮肤隆起

病例 4.5

女性患者,70 岁(图 4.8A),主诉下肢无痛性肿块。术前 MRI 显示在小腿后侧及外侧肌间隔有肿瘤,侵犯到腓骨(图 4.8B)。由于患者年龄大,拟切除组织中包括腓骨血管,术前 做了血管造影,显示肿瘤血管化良好,具备用于游离组织移植和合适的肢体受区血管(胫后血管:图 4.8C)。切取活检证实脂肪肉瘤 G2 期,按计划实施整体切除(图 4.8D),切取肿物 13cm×11cm,包括腓骨段(图 4.8E,F)。该缺损用肩胛旁游离筋膜瓣修复闭合,随后进行放射治疗。两年后,患者恢复良好,没有任何转移或局部肿瘤复发(图 4.8G)。

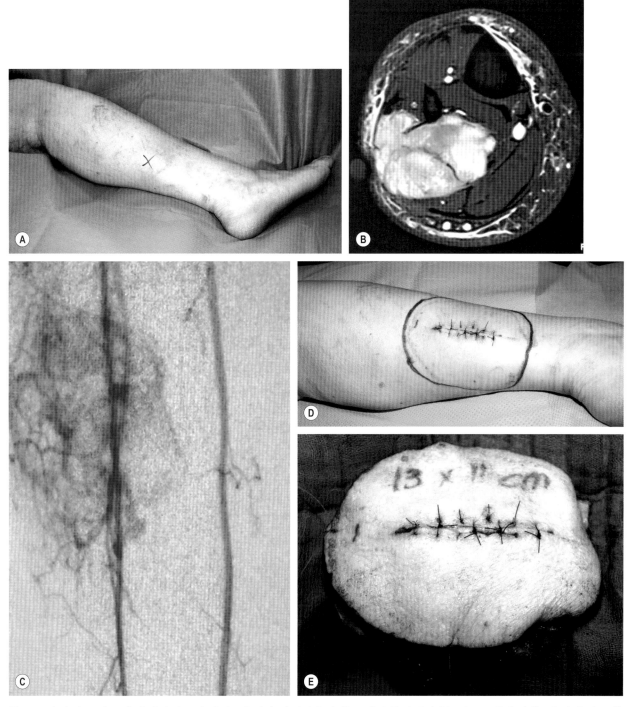

图 4.8 (A)右下肢无痛性肿块的临床图片。(B)术前磁共振成像示肿瘤位于后外侧肌间隔,侵袭腓骨。(C)术前血管造影显示肿瘤血供丰富,包括腓血管。(D)切开活检提示脂肪肉瘤,G2。标记出计划切除范围。(E)整块切除,切除标本 13cm×11cm,包括腓骨片段

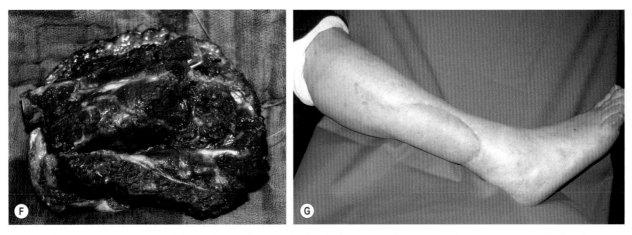

图 4.8(续) （F）切除过程中,肿瘤被足够的肌肉覆盖,未看见肿瘤。（G）游离肩胛骨周皮瓣关闭创面后 2 年的临床照片

病例 4.6

图 4.9A 展示了 51 岁女性患者的足部,右脚足背处有一 5cm×5cm 肿块。MRI 诊断显示肿瘤侵犯第一伸肌腱(图 4.9B)。切取活检(图 4.9C)证实为恶性纤维组织细胞瘤

（G2）。行扩大切除,包括第一伸肌腱,第一和第二跖骨的背侧一半,以及第一跖趾关节的关节囊(图 4.9D)。由于第一跖趾关节不稳,即时实施关节固定术,缺损由游离股前外侧穿支皮瓣覆盖。手术和放射治疗 1 年后,患者未见肿瘤复发,并能行走和运动(图 4.9E)。

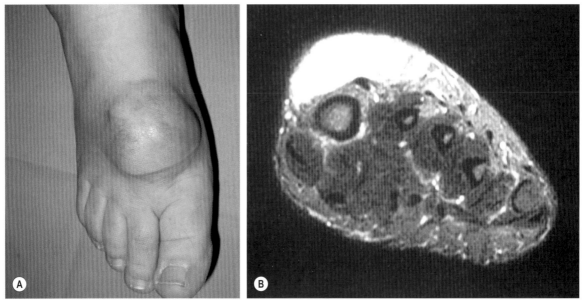

图 4.9 （A）一名 51 岁的女性右足背上的 5cm×5cm 肿块。（B）术前磁共振成像示第一伸肌腱被肿瘤包绕

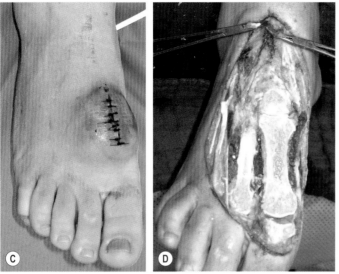
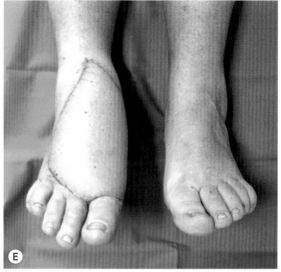

图 4.9（续） （C）切开活检术后临床图片。（D）广泛切除包括第一跖伸肌腱，以及第一和第二跖骨背侧半和跖趾关节的关节囊。（E）术后及放疗 1 年后

病例 4.7

患者女性，12 岁，右股骨远端骨肉瘤（图 4.10A）。接受四个周期新辅助化疗，包括表柔比星和动脉内顺铂。然后共切除 15cm 股骨，近膝关节外侧 3cm 远的干骺端也予以切除。设计切取一个 21cm 的腓骨骨瓣（图 4.10B）。骨缺损用一个异体骨置入中间修复，血管化的腓骨骨瓣放入异体骨的髓腔（图 4.10C）。腓骨瓣的血管蒂通过侧孔引出，埋入到异体骨中。异体骨被用 12 侧孔锁板固定到自体骨上（图 4.10D）。血管化腓骨瓣插入宿主股骨近端 4cm，插入宿主股骨远端 2cm（图 4.10E）。血管蒂分别与股动脉、股静脉实行端端吻合。

患者术后接受了另外两个周期的化疗。2 个月后拍片显示开始出现愈合迹象，无并发症，开始尝试负重。5 个月后拍片显示有少量的骨痂组织形成，异体骨和宿主近端和远端连接处开始重塑（图 4.10F）。允许患者腿部部分负重，限制为 4.5～9kg。半年后，患者开始完全负重，但限制跑动和体育活动，直到 X 线片显示完全愈合为止（图 4.10G）。

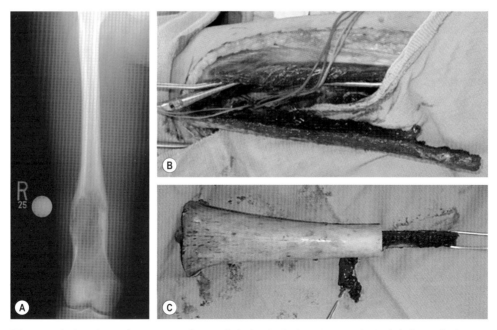

图 4.10 （A）一个 12 岁女孩右股骨远端骨肉瘤。（B）获取的 21cm 长的腓骨骨瓣。（C）15cm 长的异体移植骨，带血管蒂的腓骨骨皮瓣置入异体骨髓腔

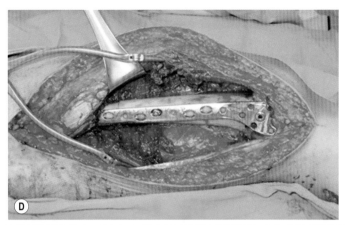

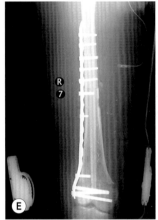 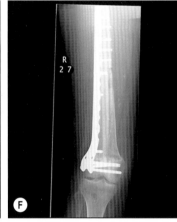 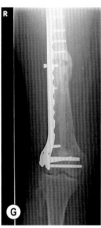

图 4.10（续）（D）用 12 孔侧锁钢板固定异体骨。（E）术后 X 线片。近端，4cm 长的吻合血管的腓骨骨皮瓣近端插入宿主股骨干；远端，2cm 长的腓骨骨瓣插入宿主股骨干骺端。（F）5 个月后的 X 线片，在近端和远端移植物—宿主连接处可见少量骨痂形成和重塑。（G）术后 11 个月，在连续全力负重前的 X 线片。（D：Courtesy of Dr. David W. Chang, Department for Plastic Surgery，MD Anderson Cancer Center，Houston，TX.）

参考文献

1. Weitz J, Antonescu CR, Brennan MF. Localized extremity soft tissue sarcoma: improved knowledge with unchanged survival over time. *J Clin Oncol.* 2003;21(14):2719–2725. *This comprehensive single institution overview analyzes the risk factors of soft-tissue sarcoma treatment in 1261 patients.*

2. Papagelopoulos PJ, Mavrogenis AF, Mastorakos DP, et al. Current concepts for management of soft tissue sarcomas of the extremities. *J Surg Orthop Adv.* 2008;17(3):204–215.

3. Steinau HU, Homann HH, Drucke D, et al. [Resection method and functional restoration in soft tissue sarcomas of the extremities.]. *Chirurg.* 2001;72(5):501–513.

4. Daigeler A, Lehnhardt M, Khadra A, et al. Proximal major limb amputations – a retrospective analysis of 45 oncological cases. *World J Surg Oncol.* 2009;7:15.

5. Vetter M, Germann G, Bickert B, Sauerbier M. Current strategies for sarcoma reconstruction at the forearm and hand. *J Reconstr Microsurg.* 2010;26(7):455–460.

6. Enzinger FM, Weiss SW. *Soft Tissue Tumors.* 3rd ed. St. Louis: Mosby; 1995. *This comprehensive textbook still provides the basics of tumor biology and describes the vast majority of the soft-tissue tumors in great detail.*

7. Das P, Kotilingam D, Korchin B, et al. High prevalence of p53 exon 4 mutations in soft tissue sarcoma. *Cancer.* 2007;109(11): 2323–2333.

8. Brady MS, Gaynor JJ, Brennan MF. Radiation-associated sarcoma of bone and soft tissue. *Arch Surg.* 1992;127(12):1379–1385.

9. Coindre JM, Trojani M, Contesso G, et al. Reproducibility of a histopathologic grading system for adult soft tissue sarcoma. *Cancer.* 1986;58(2):306–309.

10. Trojani M, Contesso G, Coindre JM, et al. Soft-tissue sarcomas of adults; study of pathological prognostic variables and definition of a histopathological grading system. *Int J Cancer.* 1984;33(1):37–42.

11. Grimer RJ, Bielack S, Flege S, et al. Periosteal osteosarcoma – a European review of outcome. *Eur J Cancer.* 2005;41(18):2806–2811.

12. Grimer RJ, Taminiau AM, Cannon SR. Surgical outcomes in osteosarcoma. *J Bone Joint Surg Br.* 2002;84(3):395–400. *This paper describes the outcomes of 202 patients treated in 3 different tumor centers of the European Osteosarcoma Intergroup. A very detailed paper that provides a comprehensive view of current osteosarcoma prognosis.*

13. Fong Y, Coit DG, Woodruff JM, Brennan MF. Lymph node metastasis from soft tissue sarcoma in adults. Analysis of data from a prospective database of 1772 sarcoma patients. *Ann Surg.* 1993;217(1):72–77. *This paper examines the natural history of lymph node metastasis in sarcomas and the utility of therapeutic lymphadenectomy in various tumor types. The data is based on a prospective sarcoma database including 1772 patients.*

14. Daigeler A, Kuhnen C, Moritz R, et al. Lymph node metastases in soft tissue sarcomas: a single center analysis of 1,597 patients. *Langenbecks Arch Surg.* 2009;394(2):321–329.

15. Enneking WF. An abbreviated history of orthopaedic oncology in North America. *Clin Orthop Relat Res.* 2000;374:115–124.

16. Schuetze SM. Utility of positron emission tomography in sarcomas. *Curr Opin Oncol.* 2006;18(4):369–373.

17. McCarville MB, Christie R, Daw NC, et al. PET/CT in the evaluation of childhood sarcomas. *AJR Am J Roentgenol.* 2005;184(4):1293–1304.

18. Schuetze SM. Imaging and response in soft tissue sarcomas. *Hematol*

Oncol Clin North Am. 2005;19(3):471–487, vi.

19. Meyers PA, Heller G, Healey J, et al. Chemotherapy for nonmetastatic osteogenic sarcoma: the Memorial Sloan-Kettering experience. *J Clin Oncol.* 1992;10(1):5–15.

20. Tunn PU, Kettelhack C, Durr HR. Standardized approach to the treatment of adult soft tissue sarcoma of the extremities. *Recent Results Cancer Res.* 2009;179:211–228.

21. Kilpatrick SE, Cappellari JO, Bos GD, et al. Is fine-needle aspiration biopsy a practical alternative to open biopsy for the primary diagnosis of sarcoma? Experience with 140 patients. *Am J Clin Pathol.* 2001;115(1):59–68.

22. Abraham JA, Baldini EH, Butrynski JE. Management of adult soft-tissue sarcoma of the extremities and trunk. *Expert Rev Anticancer Ther.* 2010;10(2):233–248. *This very recent paper summarizes the current treatment strategy in soft-tissue sarcomas seen from a single institution viewpoint but with a current and extensive reference list. It is more therapeutically oriented and serves well as an addendum and update to reference 3 above.*

23. Mankin HJ, Lange TA, Spanier SS. The hazards of biopsy in patients with malignant primary bone and soft-tissue tumors. *J Bone Joint Surg Am.* 1982;64(8):1121–1127.

24. Mankin HJ, Mankin CJ, Simon MA. The hazards of the biopsy, revisited. Members of the Musculoskeletal Tumor Society. *J Bone Joint Surg Am.* 1996;78(5):656–663.

25. Healy JH. Bone tumors. In: Townsend CM Jr, ed. *Sabiston Textbook of Surgery.* 16th ed. Philadelphia: WB Saunders; 2001:519–531.

26. Lehnhardt M, Kuhnen C, Drucke D, et al. [Liposarcoma of the extremities: recent developments in surgical therapy – analysis of 167 patients.]. *Chirurg.* 2004;75(12):1182–1190.

27. Wafa H, Grimer RJ. Surgical options and outcomes in bone sarcoma. *Expert Rev Anticancer Ther.* 2006;6(2):239–248.

28. Delman KA, Johnstone PA. Vacuum-assisted closure for surgical wounds in sarcoma. *J Surg Oncol.* 2007;96(7):545–546.

29. Bickels J, Kollender Y, Wittig JC, et al. Vacuum-assisted wound closure after resection of musculoskeletal tumors. *Clin Orthop Relat Res.* 2005;441:346–350.

30. Gottlieb LJ, Krieger LM. From the reconstructive ladder to the reconstructive elevator. *Plast Reconstr Surg.* 1994;93(7):1503–1504.

31. Levin LS. The reconstructive ladder. An orthoplastic approach. *Orthop Clin North Am.* 1993;24(3):393–409.

32. Bennett N, Choudhary S. Why climb a ladder when you can take the elevator? *Plast Reconstr Surg.* 2000;105(6):2266.

33. Ninkovic M, Sucur D, Starovic B, Markovic S. A new approach to persistent traumatic peroneal nerve palsy. *Br J Plast Surg.* 1994;47(3):185–189.

34. Heise U, Minet-Sommer S. [The Borggreve rotation-plasty. A surgical method in therapy of malignant bone tumors and functional results]. *Z Orthop Ihre Grenzgeb.* 1993;131(5):452–460.

35. Heitmann C, Levin LS. The orthoplastic approach for management of the severely traumatized foot and ankle. *J Trauma.* 2003;54(2):379–390.

36. Sauerbier M, Giessler GA. Lateral arm flap for hand and wrist coverage. In: Moran SL, Cooney WP 3rd, eds. *Master Techniques in Orthopedic Surgery – Soft Tissue Surgery.* 1st ed. Baltimore: Lippincott

Williams & Wilkins; 2009:179–189.

37. Giessler GA, Bickert B, Sauerbier M, Germann G. [Free microvascular fibula graft for skeletal reconstruction after tumor resections in the forearm – experience with five cases]. *Handchir Mikrochir Plast Chir.* 2004;36(5):301–307.

38. Capanna R, Campanacci DA, Belot N, et al. A new reconstructive technique for intercalary defects of long bones: the association of massive allograft with vascularized fibular autograft. Long-term results and comparison with alternative techniques. *Orthop Clin North Am.* 2007;38(1):51–60, vi.

39. Chang DW, Weber KL. Use of a vascularized fibula bone flap and intercalary allograft for diaphyseal reconstruction after resection of primary extremity bone sarcomas. *Plast Reconstr Surg.* 2005;116(7):1918–1925.

40. Moran SL, Shin AY, Bishop AT. The use of massive bone allograft with intramedullary free fibular flap for limb salvage in a pediatric and adolescent population. *Plast Reconstr Surg.* 2006;118(2):413–419.

41. Bruner S, Jester A, Sauerbier M, Germann G. Use of a cross-over arteriovenous fistula for simultaneous microsurgical tissue transfer and restoration of blood flow to the lower extremity. *Microsurgery.* 2004;24(2):114–117.

42. Mahendra A, Gortzak Y, Ferguson PC, et al. Management of vascular involvement in extremity soft tissue sarcoma. *Recent Results Cancer Res.* 2009;179:285–299.

43. Fuchs B, Steinmann SP, Bishop AT. Free vascularized corticoperiosteal bone graft for the treatment of persistent nonunion of the clavicle. *J Shoulder Elbow Surg.* 2005;14(3):264–268.

44. Cavadas PC, Landin L. Treatment of recalcitrant distal tibial nonunion using the descending genicular corticoperiosteal free flap. *J Trauma.* 2008;64(1):144–150.

45. Enneking WF, Dunham W, Gebhardt MC, et al. A system for the functional evaluation of reconstructive procedures after surgical treatment of tumors of the musculoskeletal system. *Clin Orthop Relat Res.* 1993;286:241–246.

46. Davis AM, Wright JG, Williams JI, et al. Development of a measure of physical function for patients with bone and soft tissue sarcoma. *Qual Life Res.* 1996;5(5):508–516.

47. European Organisation for Research and Treatment of Cancer. Brussels: EORTC headquarters; 2010. Available from: <http://groups.eortc.be/qol/eortc-qlq-c30>.

48. Carty CP, Dickinson IC, Watts MC, et al. Impairment and disability following limb salvage procedures for bone sarcoma. *Knee.* 2009;16(5):405–408.

49. Barner-Rasmussen I, Popov P, Bohling T, et al. Microvascular reconstruction after resection of soft tissue sarcoma of the leg. *Br J Surg.* 2009;96(5):482–489.

50. Marulanda GA, Henderson ER, Palumbo BT, et al. Use of extendable prostheses: a limb-salvaging alternative for patients with malignant bone tumors. *Expert Rev Med Devices.* 2008;5(4):467–474.

51. Aksnes LH, Bauer HC, Jebsen NL, et al. Limb-sparing surgery preserves more function than amputation: a Scandinavian sarcoma group study of 118 patients. *J Bone Joint Surg Br.* 2008;90(6):786–794.

第 5 章

重建手术：下肢创面修复

Joon Pio Hong

概要

- 下肢重建手术的理念已经由"分期治疗"演进为"提供功能和美观并重的最优解决方案"。

- 本章涵盖经典手术方案，其遵循的治疗原则已逐渐转变，目前提倡一期到位的"电梯"模式。

- 需特别注意下肢重建的临床复杂性，例如存在糖尿病和慢性感染，需要一并克服。

- 最后，本章对穿支皮瓣、多个皮瓣的组合使用和超显微外科技术的介绍将有助于拓宽设计思路、提供多样的技术选择。

简介

在下肢修复过程中会涉及骨、肌肉、血管、神经以及皮肤等多种组织结构，同时，还会涉及下肢的功能重建、重要结构的覆盖以及如何获得满意的外观，所以严重创伤、肿瘤切除和慢性感染后的下肢重建对外科医生而言极具挑战性。

近年来，下肢治疗不断进展，新的技术、发明大量涌现，许多以前需要截肢的肢体可以保留下来。骨缺损的治疗进展有：带血管蒂的骨移植，应用牵张成骨进行骨延长，骨基质及生长因子的应用；皮肤软组织缺损的治疗进展包括穿支皮瓣、螺旋桨皮瓣、负压吸引技术等。这些新概念的提出，以及伴随着下肢解剖学知识的逐渐丰富，对下肢损伤的治疗提供了非常大的帮助。如果不能保肢，后续治疗目标是最大限度地保留残肢的功能长度和良好的软组织覆盖，以利于承接假肢，恢复功能性步态。

对于医护人员及患者，保肢治疗是一个漫长而复杂的过程。患者及其家属应详细了解治疗过程及预期结果，并应参与治疗方案的制订。在生理和心理康复过程中，患者的教育水平、能动性、依从性以及家属支持起着至关重要的作用。

人们过去认为，早期截肢和安装假肢有快速恢复和治疗费用低的优势。不过，最近有报告提出了不同的观点。一项对 569 名分别接受了保肢或截肢治疗的下肢严重创伤患者进行的多中心、前瞻性、观察性的研究表明[1]，虽然修复重建手术面临许多挑战性的过程，然而下肢评估项目（Lower Extremity Assessment Project，LEAP）研究显示，治疗 2 年后，随访结果未见显著差异。同时，截肢后的花费要较保肢更为昂贵，并且适应正常生活的时间仅比保肢患者略少[2]。其他报告也显示了类似的结果，较保肢治疗而言，截肢后的医疗护理费用是其 3 倍[3,4]。

保肢治疗随着创面修复技术的进展而逐步发展，虽然整个治疗过程漫长而又复杂，并且难以获得正常的功能和外观，但却是下肢修复重建成功的保证。

历史回顾

下肢重建的历史最早可以追溯到希波克拉底时期（公元前 460—前 370），一直到第一次世界大战，截肢和试图提高截肢和存活的成功率仍然是主要的做法[5]。

虽然皮瓣一词起源于 16 世纪的荷兰语"flappe"，意为"挂在一边的东西"，但其概念可以追溯到公元前 600 年，Sushruta Samhita 在描述应用颊部皮瓣进行鼻再造时就已提及。直到两次世界大战期间，带蒂皮瓣才被广泛用于肢体重建。当外科医生开始使用轴型皮瓣，下一次革命也随之而来。"轴型（axial pattern）"一词被 McGregor 和 Morgan 用于描述有命名蒂的皮瓣，这一概念以及许多外科医生的贡献，引起对皮瓣循环血流动力学方面的理解[6-8]。用于下肢覆盖的第一个肌皮瓣首先由 Stark 介绍用于覆盖骨髓炎清创部位，但并没有引起注意，直到 Ger 报道了腿部肌肉因为有充足的血供，用于覆盖腿部是可靠的[9,10]。这些进展使人们认识到轴型皮瓣和随意皮瓣以及肌瓣和肌皮瓣之间的区别，从而导致了游离组织移植的引入。

在引入显微外科之前，大面积创面包括骨缺损的重建存在局限性。进入显微外科时代，对于广泛和复杂的缺损，甚至是在严重创伤和彻底清创之后，用组织覆盖下肢才真正取得进展。1986 年，Marko Godina 发表了肢体显微重建外科里程碑式的文章，确立了早期清创、游离组织移植和积极康复的原则，以实现保留肢体的功能[11]。根据这一原则，以及在新千年取得的进展，目前感染创面（如骨髓炎）、复杂性创面（如糖尿病足溃疡和缺血性肢体）以及肿瘤切除后的巨大缺陷的治疗已常规使用显微外科技术用软组织覆盖。关于功能方面，使用股直肌和股薄肌进行游离功能性肌肉移植，以及游离复合组织移植比如足背伸肌腱或腓骨复合组织瓣，在肢体复合缺损中可获得能接受的功能[12-15]。利用显微外科接合的神经支配皮瓣重建足底，可能有助于早期恢复保护感觉[16-18]。用或不用显微外科的组织扩张技术可用于修复大面积的慢性缺损或愈合后的瘢痕，以减少供区并发症[19]。皮瓣手术的最新进展出现在 20 世纪 90 年代穿支皮瓣的引入。Koshima 和 Soeda 介绍了应用不携带腹直肌的腹部下动脉游离皮瓣来进行重建[20]。该方法可以减少供区的并发症，根据皮瓣厚度进行修剪，增加蒂部旋转的自由度，在覆盖缺损时具有更多的灵活性[21,22]。创面愈合研究取得进展的同时使得下肢创面的闭合更加成功。创面封闭负压引流可以提供稳定的临时敷料，可以增加血流、减少细菌含量，从而为皮瓣覆盖提供更好的环境[23,24]。

目前，在组织工程、基因工程、诊断技术、创面愈合、肢体移植以及超显微最先进的技术增加了保留具有更好功能和外观肢体的可能性。尽管如此，用或不用显微外科的软组织覆盖概念在下肢重建的功能和外观恢复中仍然是一个非常重要的组成部分。

原则

下肢外科重建的首要目标是恢复或维持功能。而良好的下肢功能依赖于肢体的良好血运，能支持行走和负重的良好骨骼结构，以及能提供保护性感觉的具有神经支配的足底。如果没有适当的功能，那么修复重建的价值就会大打折扣，而且会显著增加患者的心理和经济负担。

将患者作为一个整体进行评估从而制订合适的治疗方案，需要考虑患者的全身状况、社会经济状况以及恢复的可能性。理想的下肢损伤修复应该由一个外科团队来完成，这个团队里的外科医生应具备骨骼、血管、神经以及软组织等的相关解剖知识。关于下肢损伤状况的评估有残肢严重程度评分（Mangled Extremity Severity Score，MESS）、预期保肢指数（Predictive Salvage Index，PSI）、保肢指数（Limb Salvage Index，LSI），尽管这些评估能辅助治疗团队的截肢决策，但不能作为唯一标准。是否需要截肢，必须根据每个患者的具体情况作出决定[19,25-28]。

自体组织的价值

无论是急性还是慢性下肢创伤，评估创面和软组织重建的可行性，都需要首先评估血管状态。如果临床和诊断检查显示灌注不足，重建的价值很低，需视个体情况决定是否截肢。在处理创伤（尤其是急性创伤）的过程中，永远不要随意丢弃离断或撕脱的组织，除非存在严重污染或血管结构缺失。在修复重建过程中，自体组织的生物相容性最好，这是其他任何材料所不能比拟的，因此在修复过程中，截除的任何组织均应考虑是否可以作为供体来使用。脱套或截肢部位的皮肤可以"回收"，作为永久性植皮的生物敷料（图 5.1A~E）[29]。利用损伤区远端的软组织作为皮瓣蒂或游离皮瓣，可以保留腿的长度[30-33]。截肢部位的骨组织可以贮存备用，也可以用作组织瓣重建腿部[34,35]。

阶梯式修复重建方法

如创面评估结果显示血供良好、骨结构稳定且创面相对清洁，便可以考虑软组织覆盖。"重建阶梯"的概念是指采取从简单到复杂的阶梯式治疗步骤，以达到充分闭合创面的目的（图 5.2A）。尽管阶梯式修复重建仍需广泛地评估和讨论，但这一概念来源于创面的阶梯修复，可追溯到现代修复重建外科学时代之前[36]。身处现代重建外科的时代，不仅要考虑到将创面全部修复，同时也要考虑形态和功能并重。在乳房切除术之后进行植皮治疗，仅可修复创面，但如果采用横行腹直肌（transverse rectus abdominis，TRAM）肌皮瓣进行修复，则可在覆盖创面的基础上，提供更好的修复效果。随着腹壁下动脉穿支（deep inferior epigastric perforator，DIEP）皮瓣的提出，现在看来，以前的阶梯式修复重建方式也存在许多的缺陷。其他技术，如软组织扩张、皮肤拉伸、负压吸引封闭创面等技术，也为修复重建方法提供了新的选择。单一修复方式往往不能提供最佳的治疗效果，这在下肢覆盖中尤为明显。不恰当的创面覆盖会导致各种继发并发症，如软组织继发坏死、骨髓炎、功能丧失和医疗费用增加等，甚至导致截肢。因此，为了获取最佳的外观和功能，有时需要选择上一级或下一级的阶梯治疗策略。阶梯式修复重建方式需要创造性思维和多项指标综合考量，选取对应的策略，以达到最佳的形态和功能，而不是在治疗中按部就班地分阶段治疗（图 5.2B）。本图表并非弱化阶梯式修复重建的概念，而是将其作为创面修复的一层阶梯，定位于许多先进的修复手术方式和修复技术无效时使用。基于"电梯"原则的重建，应根据最佳功能和外观的治疗目标来选择具体方法。

皮片移植物与替代物

临床治疗中常采用自体皮片移植，常用全厚皮片移植或中厚皮片移植，这需要受区具备良好的血运，并且未被细菌污染。在创面无法一期闭合或怀疑张力过大的情况下，中

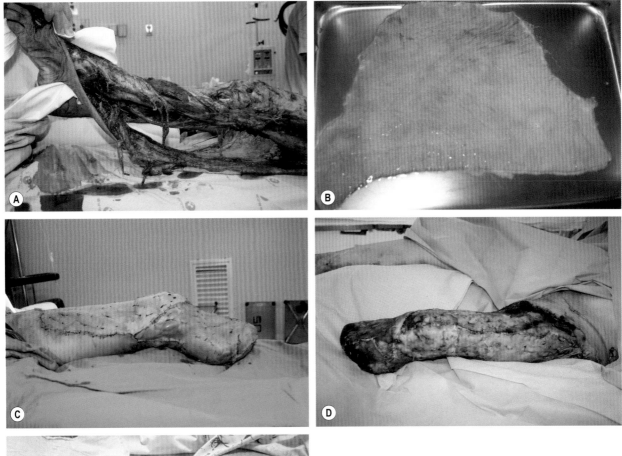

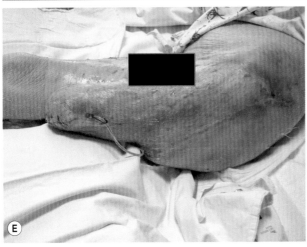

图5.1 （A）这名67岁患者是一名在交通事故中被撞的行人，患者整个左下肢有90%遭受了脱套伤。（B,C）损伤导致其小腿主要动脉和神经的缺损，无法进行保肢治疗，从而进行了膝关节以下的截肢手术。术中将脱套伤组织上的皮肤进行了取皮，去除脂肪组织后，将其作为生物材料移植到了残肢上。（D,E）术后只有约15%的移植皮肤成活，但是作为生物覆盖材料的皮肤下方具有较为新鲜的肉芽组织，为后期再次移植手术创造了较好的条件

厚皮片常可用于一线治疗。如果肢体有复杂创面、骨外露和/或无血管床、感染创面，以及有无效腔和血管床凝血不良等情况，应避免植皮。如果自体皮肤供区有限的话，可以选择应用自体表皮细胞培养后移植的方法。然而，自体表皮细胞培养后移植，受到了部分学者的质疑，因为有报道称此类皮片容易受到细菌污染，并且成活率不确定，另外费用较高[37]。

皮肤替代物可以是一种天然存在的或合成的生物工程产品，能用于临时、半永久性或永久性地替代皮肤[38]。暂时性表皮替代物能有效修复表浅到中等表皮深度的创面。在更深的创面中，往往采用真皮替代物进行覆盖。可用于浅表创面的生物工程产品有猪皮来源的替代物，如 EZ Derm

and MediSkin（Brennen,Medical-LLC,St Paul,MN），此类产品可帮助覆盖创面，降低疼痛，并且可以提高愈合速度[38]。Biobrane（UDL Laboratories Inc,Rockford,IL）是一种具有双层结构的皮肤替代物，可用于暂时性创面覆盖。外层结构由薄层的硅酮膜构成，可以防止细菌侵入，硅酮膜上具有小孔，有利于渗出液排出。内层是由具有三维结构的尼龙丝编织成的膜状结构，内部充满了I型胶原，可以附着在创面上。可用于较深创面的生物工程产品有 Allograft,Alloderm（Life Cell Corporation,Woodlands,TX），Integra（Integra Life Sciences,Plainsboro,NJ） 和 Apligraf（Organogenesis Inc,Canton,MA）。临时皮肤替代物的金标准是尸体皮或同种异

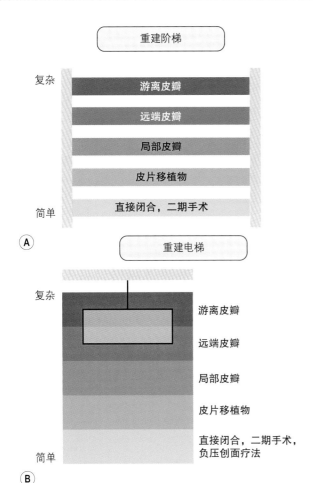

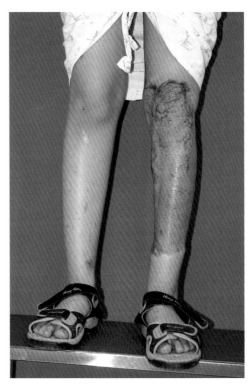

图 5.3　一名 10 岁的患者在接受一期的修复重建术后 3 年时的情况,手术采用的是同种异体真皮加上中厚皮片移植的方法,脱细胞真皮基质来源于库藏的尸体皮肤。患者修复部位的皮肤具有较好的弹性和较为满意的外观

图 5.2　与按部就班的"重建阶梯"不同,"重建电梯"需要创造性思维和多项指标综合考量,以达到最佳的形态和功能。这种思维方式并非弱化阶梯式修复重建的概念,而是将其作为创面修复的一层阶梯,定位于许多先进的修复手术方式和修复技术无效时使用。基于"电梯"原则的重建,应根据最佳功能和外观的治疗目标来选择具体方法

体皮。同种异体皮可用于覆盖大面积的部分和全层真皮损伤的创面。它可以防止组织脱水,减轻疼痛,减少水、电解质及蛋白质的隐性丢失,可以抑制细菌的繁殖,降低热损伤后的过度代谢状态[39,40]。Alloderm 是一种来源于库藏的人尸体皮肤的脱细胞真皮基质,当与中厚皮片肤移植联合应用时,可以进行一期创面修复[41]。Alloderm 被认为可以提高烧伤深度创面修复后的功能和外观(图 5.3)[42]。Integra 是一种脱细胞胶原基质,主要由 I 型牛胶原蛋白通过硫酸软骨素交联构成,表面覆盖了一薄层类似于表皮作用的硅酮膜[43]。易于获得,并且不需要供皮区,有利于将开放性创面转换为闭合创面,同时降低患者的代谢需求。然而,Integra 必须用于清洁创面,并且后期需要再次手术进行植皮修复。如同时进行创面负压吸引治疗可以加速创面的血管化。Apligraft 是一种具有表皮和真皮双层结构的皮肤类似物。它可以作为永久皮肤替代物进行使用。表皮层由分化良好的人类表皮细胞所构成的角质层。真皮层是由牛的 I 型胶原所构成的网格状结构,内部充满了来源于新生儿包皮

的成纤维细胞。Apligraft 不具有抗原性,其真皮层可以融入创面基底。使用 Apligraf 与压力治疗相比可以显著缩短静脉性溃疡的愈合时间[44]。

不同部位的治疗方式(局部皮瓣)

大腿

大腿可以分 3 区:大腿近端、大腿中端和大腿远端(髌上膝关节)。

近段大腿的创面可以由以下原因导致:髋部骨折并发症,旁路血管移植术后感染,肿瘤切除术后,以及严重创伤。近段大腿的内侧部分修复尤其具有难度,因为那里有很多重要结构,容易形成无效腔。利用下肢局部的肌肉或者肌皮瓣可以进行修复,包括以旋股外侧动脉为血管蒂的皮瓣,如阔筋膜张肌、股外侧肌和股直肌肌皮瓣。利用由腹壁下动脉供应的腹直肌肌瓣和肌皮瓣可以对近侧大腿进行有效覆盖。以旋股内侧动脉为蒂的股薄肌肌瓣或肌皮瓣,肌肉容量可能不足,但如果无效腔不大,也是很好的选择。目前,随着对穿支和穿支组织瓣认识的深入,几乎任一穿支均可选用为皮瓣的血供来源,经旋转后,用于覆盖缺损,这也就是所谓的螺旋桨皮瓣[45-47]。创面复杂、无法利用局部皮瓣修复,是游离组织移植的适应证。

由于股骨有厚的软组织层包裹,如果创面位于大腿中段,很少需要游离组织移植。一般而言,利用皮片移植或局部皮瓣,就能完全达到重建目的。如有可能,可以利用以旋股外侧动脉或旋股内侧动脉为蒂的局部肌瓣或肌皮瓣。同样,任何一个穿支都可以作为皮瓣的血供来源,并旋转以覆盖缺损。然而,如果患者接受过广泛切除范围或有其他特殊情况(如术后放射治疗),需考虑游离组织转移覆盖。

由于前述大腿局部肌瓣或肌皮瓣的旋转程度有限,如果创面位于大腿远端(膝关节的髁上),修复可能会相当困难。来自小腿的带蒂腓肠肌内侧肌瓣或肌皮瓣,可以拉伸到这一区域,用于创面修复。修复广泛或复杂的缺损,可能需要利用游离组织移植或以穿支为蒂旋转或推进皮瓣(图 5.4)。

小腿

传统做法是根据缺损位置的远近来制订下肢重建计划。分 3 区进行修复:腓肠肌肌皮瓣用于小腿近端 1/3 的缺损,比目鱼肌肌皮瓣用于小腿中端 1/3 的缺损,游离皮瓣用于小腿远端 1/3 的缺损。类似于"重建阶梯"的理念,上述传统方式确实有用。不过,外科医生必须根据创面的具体情况来制订个性化的初始方案,以最大限度地确保手术成功和避免并发症。

显微血管游离组织移植

治疗时应采取最佳的手术治疗方案,以便获取最好的功能和外观。皮瓣的选择应基于局部组织可被利用的情况,同时应尽量减少供区的损伤。通常在下肢创伤时,由于高能量的冲击,常常可导致广泛而又复杂的创面。常用于软组织覆盖的组织瓣包括背阔肌、腹直肌和股薄肌等肌瓣或肌皮瓣。以单个或多个穿支为血管蒂的穿支皮瓣,如大腿前外侧皮瓣或胸背动脉穿支皮瓣,也可归于此类。

无论选择哪种游离皮瓣用于下肢重建,都必须遵循同样的指导原则:在损伤区域之外吻合血管;动脉行端侧吻合,静脉行端侧或端端吻合;先重建软组织,再恢复骨骼支撑[48]。

治疗方法

术前评估

下肢创面最初的评估包括视诊和触诊。检查内容包括创面的部位、大小范围、深度以及创面的特点。通过对神经,血管以及骨骼系统的评估可以制订出一个初步的修复方案。同时并存疾病也应充分考虑,例如吸烟、糖尿病、肥胖和外周血管疾病。通过初步评估,可以了解患者的整体情况,并且可预计出大致的治疗结果。如果仅局限于创面局部,常不利于制订合适的治疗方案。而应将患者视为一个整体,充分考虑患者的社会经济状况、恢复的潜力,同时还要考虑到患者对于治疗的积极性和依从性。

一旦决定进行下肢重建,首先进行的术前评估应该是血管情况的评估。物理检查包括动脉触诊、肢体的颜色、毛细血管充盈反应、肢体肿胀情况。以上均可帮助判断血管情况,另外,多普勒超声检查可以提供一些额外的信息[49]。当多普勒检查无法确定血管情况,或者怀疑有慢性血管疾病时,可以采用动脉 X 线摄影法进行下肢修复前的术前评估(图 5.5)。应用 CT 血管造影(computed tomographic angiography,CTA)可以获得受区和供区皮瓣的血管信息,用于制订手术方案和实施步骤,且不存在腹股沟动脉穿刺并发症的风险,以便于制订治疗方案和手术方案[50-52]。对已经遭遇损伤的下肢进行常规术前动脉血管造影,目前仍具有争议[24,49,50,53-55]。在以下情况时血管造影被选择性推荐:患者丧失了一条或者更多的外周动脉搏动;损伤后继发神经功能减退;或者合并的下肢骨折已经出现短缩,或者进行了内固定或者外固定术[54]。

神经损伤是不可逆的,常需要进行特殊治疗。腓神经损伤会导致足下垂和足背感觉丧失,因此,可能需要终身夹板固定或肌腱转移手术。胫神经功能的完全丧失可导致跖屈功能的丧失,同时也是修复重建的绝对禁忌证[56]。尽管

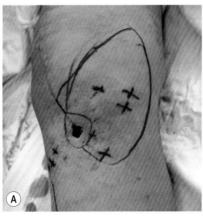
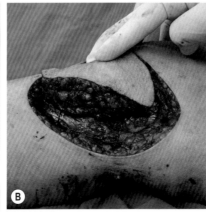
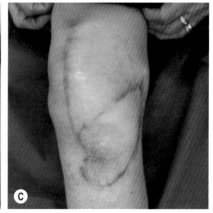

图 5.4 (A)一名 70 岁的患者由于进行全膝关节置换术失败导致局部形成慢性窦道。(B)经过彻底清创,应用一个穿支血管供应的皮瓣掀起后推进覆盖创面,术中可见穿支血管(于筋膜层下方解剖可见)的动脉搏动。(C)经过长期随访,没有任何感染复发,因此可以后续进行全膝关节置换术

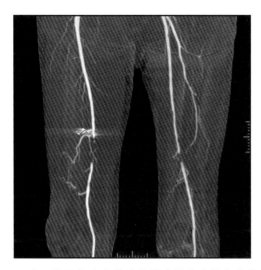

图 5.5 对一位足背动脉搏动减弱的糖尿病患者术前进行 CT 血管造影评估,发现双侧股动脉存在侧支循环。通过 CT 血管造影可以在术前了解血管情况,降低并发症。对于足背动脉搏动减弱、外伤后神经功能障碍和复杂骨折后应用内固定或外固定者,选择性推荐在术前进行血管评估

足底感觉的丧失不是修复重建的绝对禁忌证,但就患者而言却具有潜在的破坏性,因此明显降低了修复重建的必要性[57]。图 5.6 列出了下肢修复的方法及选择。

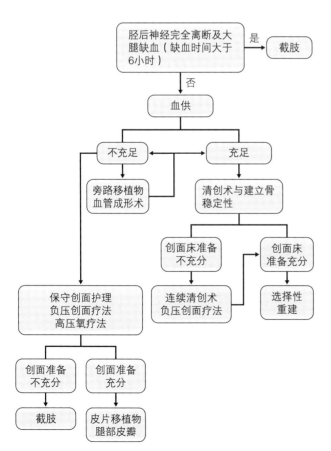

图 5.6 下肢软组织重建治疗规则

一期截肢

Lange 的一项研究描述了对于开放性胫骨骨折进行截肢的绝对和相对适应证[56]。绝对适应证包括成人胫后神经完全离断和热缺血时间大于 6 小时的挤压伤。相对适应证包括严重的多发伤、严重的同侧足部创伤,以及预计需延长疗程以获得软组织覆盖和胫骨重建。

在这些病例中,无法进行保肢治疗,但应尝试尽可能保留肢体的长度。应尽全力挽救膝关节的功能,因为膝下截肢会保留更好的行走功能,术后活动能力要比膝上截肢者高出 2~3 倍[58]。与膝上截肢相比,膝下截肢的能量消耗要少得多,因此,患者术后每天可以步行很长的距离,从而保持了良好的生活质量[59]。尽管理想的截肢位点在膝下超过 6cm,但胫骨的长度应该尽可能多地保留[60]。如果软组织量充足,可以先闭合残端;如果局部组织量不足,则应该通过显微手术,尽可能保留残肢的长度。如果截肢远端有组织可用,可以进行组织瓣移植。使用肌瓣、肌皮瓣、筋膜皮瓣和穿支皮瓣通过显微外科进行修复重建,可达到同样目的。肌瓣可能愈合缓慢,且有随着肌肉萎缩体积变小的趋势,而皮瓣术后的轮廓和感觉可能更佳[61]。

清创术

首先,使用外固定或内固定装置,建立骨的稳定性。如果有明显的骨缺损或骨血管断流,通常首选外固定,以便于后期的软组织修复操作。清创时必须去除失活的软组织和骨组织,直至有新鲜出血为止。在软组织修复之前,可能需要多次清创,以充分准备创面床。

在最终的重建步骤之前,可以借助负压辅助闭合技术来优化创面床,最大限度地减少敷料更换次数。但应谨慎使用并配合清创术。它并不能代替外科清创术,也不应用于严重污染的具有坏死组织的创面。如果下肢创面较清洁,骨性结构稳定,没有重要结构暴露,可以使用负压封闭吸引装置[54]。此装置简化了创面的换药处理,并可促进创面愈合。

重建时机

无论污染和损伤程度如何,只要患者的全身情况和创面状况允许,就没有必要推迟创面覆盖。早期积极清创和软组织覆盖已经成为共识。Byrd 等描述了开放性胫骨骨折的急性、亚急性和慢性时期[62]。理想状态下,创面应在受伤后 5~6 天内的急性期得到覆盖。在严重的 Gustillo ⅢB 和ⅢC 型损伤中,游离肌肉移植可以获得最好的治疗效果。在伤后的 1~6 周,创面进入亚急性期,此时创面易于发生感染,并且皮瓣移植容易失败。在伤后的 4~6 周,创面进入慢性时期,失活的和具有活力的骨组织已可以明显区分。Godina 的研究结果进一步表明,在伤后 72 小时内彻底清创和覆盖的效果最佳,仅有 0.75% 的皮瓣坏死率,1.5% 的概率发生感染,需

6.8 个月达到骨连结[11]。伤后的 3 天~3 个月进行修复,则失败概率为 12%,而伤后 3 个月后进行修复,则失败概率为 10%。Yaremchuk 等推荐在伤后的 7~14 天进行早期修复,可以较好地区分损伤的范围[63]。学界一般认为,早期干预可以将细菌定植和感染增加导致并发症的风险降至最低。在通常在伤后 5~7 天的急性期完成覆盖,以降低感染风险,增加皮瓣成活和促进骨折愈合,从而取得良好的预后[11,24,62,63]。如果患者的情况不允许进行长时间的手术操作,则应尽早进行清创,以确保在进行最终修复时受区较为清洁,并具有良好的血运[64]。

受区血管选择

　　创伤所致的下肢创面中,有不少都因高能量损伤,出现相当大范围的"损伤区"。学界已经了解,血栓形成区的范围超出了肉眼可见的范围。未能认识到该区的真实范围,是显微外科吻合口失败的主要原因。在此区域内血管的脆性增加,血管周围组织瘢痕化明显,这些改变常导致剥离受区血管难度增加,并且增加了血管吻合后血栓的发生率[65]。在临床上识别这一区域的范围的确很困难。因此,Isenberg 和 Sherman 的研究结果显示,受区血管的临床表征(血管壁的柔韧度和血管横断端的出血质量)比血管到创面的距离更重要[66]。Park 等也总结道,损伤的部位和下肢血管的状态在供区血管的选择中最为重要[67]。在损伤区域中或损伤区域的周围均可成功进行穿支血管的吻合,也进一步证实这一观点[68]。基于上述发现,选择受区血管时,血管本身的质量是最重要的考量因素之一。

特别注意事项

骨髓炎

　　骨髓炎通常继发于严重的小腿开放性骨折,伴有大量污染或失活的软组织和骨组织。清创不充分或创面延迟覆盖会增加骨髓炎的风险;早期清创仍然是预防的关键[69]。骨髓炎应被视为一系列疾病,应给予个性化的治疗。对于骨髓炎有预后意义的影响因素包括感染持续的时间、感染涉及的骨质范围、同时合并骨折或者骨不愈合,以及患者全身的免疫状态[70]。创面内的成分包括暴露的骨质、感染的骨质、失活的骨质以及包裹于骨质周围的瘢痕组织。这些成分均降低了局部的血供,从而也使抗生素难以到达局部。为达到控制感染和恢复功能的目的,慢性骨髓炎的治疗原则是清创,包括完全切除受累的骨组织,利用血供丰富的组织瓣覆盖,以及抗生素的短程治疗(图 5.7)。如果难以彻底清除死骨,也可以局部使用抗生素。尽管在皮瓣类型的选择方面存在争议,但实验结果表明,与筋膜皮瓣相比,利用肌瓣修复创面,能增加血流量和抗生素传输、氧分压、吞噬活性,减少细菌数量[71-73]。临床上,彻底清创和清除无效腔是治疗骨髓炎最重要的步骤,而皮瓣类型的选择似乎不太重要[74,75]。骨缺损可以通过带血管蒂的骨瓣移植、二期植骨、骨牵引延长或这些技术的组合来治疗。

　　并非所有慢性骨髓炎都能救治。与截肢的适应证一样,如果判断骨髓炎后神经损伤过重,腿部就不该救治。患者的全身情况以及社会经济情况也应被充分考虑,必要时可给予截肢并进行早期康复治疗。

糖尿病

　　合并糖尿病的患者需要额外关注从慢性肾衰竭、营养到血糖控制等一系列问题,最好能组建一个多学科团队,共同管理[76-79]。糖尿病患者经常会出现慢性细菌定植、骨髓炎、复杂创面、骨畸形、局部创面缺血和血管疾病。形成这些复杂创面的病因常包括大血管病变、骨畸形导致的异常压力点、神经病变,以及不能良好调控异常的代谢状态。如果糖尿病患者需要接受肢体重建手术,必须评估血管状况以确保成功[80,81]。任何血管问题都必须首先解决并纠正。如果不能纠正,外科医生可能会面临很高的失败

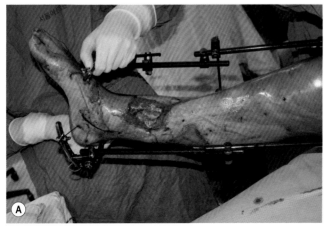
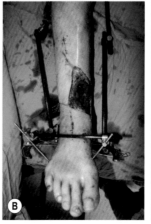
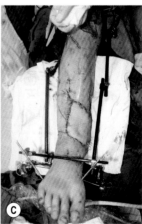

图 5.7　(A)一名慢性骨髓炎患者小腿存在软组织缺损。(B)对所累及的坏死骨质进行了彻底的清创手术治疗。(C)应用血运较好的股前外侧肌皮瓣进行创面修复覆盖,同时给予了 6 周的抗生素治疗

风险。术前必须消除糖尿病创面存在的潜在风险,评估手术成功的可能性以及修复术后长期的运动功能。Hong的一项回顾性分析研究显示,216 名接受评估的患者中,只有 71 名患者认为可以应用显微外科技术进行修复从而保留肢体功能,结果 66 名患者取得了较为成功的治疗效果(图 5.8 和图 5.9)[80]。较大的复合型糖尿病创面必须予以积极清创(包括坏死的骨组织),并覆盖以血管化良好的组织。

肿瘤切除后创面覆盖

与任何重建手术一样,肿瘤切除后重建的目的是保留功能并改善外观到可接受的程度,以维持生活质量。此外,覆盖组织必须能够承受放射治疗和/或化疗的辅助治疗,并且能够有助于对疾病实现长期的局部控制。外科医生必须同肿瘤科医生进行密切的合作,同时也应具备足够的相关知识,例如肿瘤的生物学行为及特点、肿瘤的辅助治疗等相关知识,从而可以选择制订出合适的修复方式。可行的修复方

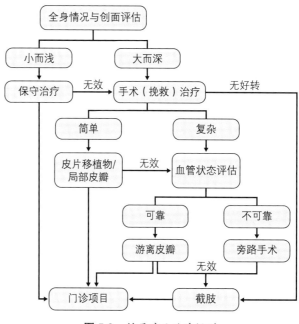

图 5.8　糖尿病足治疗规则

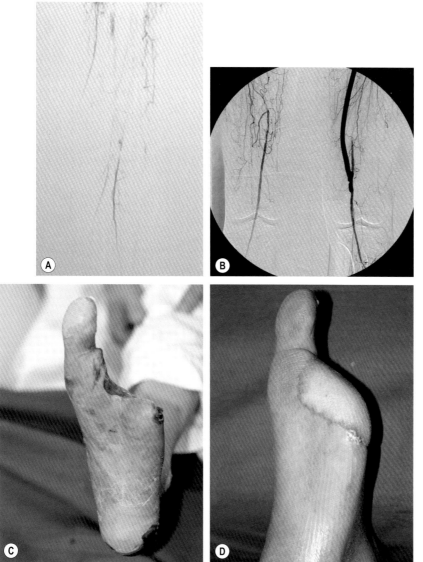

图 5.9　一名糖尿病患者进行足部部分截肢术后残肢创面愈合不良。(A,B)血管造影显示小腿血运极差,进行股动脉 - 腘动脉搭桥术后,小腿血运改善。(C,D)在血运改善后,应用股前外侧皮瓣进行了修复手术治疗,挽救了患足

式为肿瘤外科医生提供了很好的保障,他们在手术时可以获取满意的切除范围,从而获得一个更好的治疗效果。植皮始终是一种选择,特别是对于无法用皮瓣覆盖的大面积缺损。如果打算对创面放疗,或是创面位于关节和高频摩擦区,应避免植皮,选择耐用的皮瓣进行重建[82]。术前放射治疗应予以特别考虑,因为放疗后肿瘤周围的皮肤会有纤维化和缺血反应,导致局部覆盖受限。就辅助化疗而言,游离皮瓣将不会影响化疗,而化疗也不会影响游离皮瓣的成活[83,84]。在对 57 名下肢肿瘤切除后进行修复的患者中,进行了 59 例游离皮瓣,总的成功率为 96.6%,有 12% 发生较大的并发症,7% 发生较小的并发症[83]。根据不同的位置、大小、深度、辅助治疗、功能和美容外观,可以选择各种网膜瓣、肌瓣加植皮、肌皮瓣和穿支皮瓣用于重建(图 5.10)。

假体外露

传统的假体外露处理方法包括灌洗、清创、抗生素治疗和可能的假体移除。然而,为了避免阻碍治疗计划,在移除假体之前应考虑几个因素。假体位置、感染(细菌类型和感染持续时间)、假体外露时间和假体松动等因素均应被视为能否成功处理假体外露的重要预后指标[85]。Viol 等进行的一项回顾性分析总结道,如果临床观察显示假体稳定,暴露时间少于 2 周,感染得到控制,并且假体的位置有利于形成牢固的骨性连接,可能会增加使用外科软组织覆盖以挽救假体的概率(图 5.11)[85]。

人造血管移植物暴露可能会引发危及生命和肢体的并发症。因此,应该及早清创、覆盖肌瓣,以挽救移植物。合成材料移植物易发生细菌定植,应考虑用自体组织移植进行代替。在充分覆盖暴露的腹股沟人造血管方面,股薄肌、缝匠肌和阔筋膜张肌等局部肌瓣非常有用。如果缺损范围较广且位置较低,可考虑采用垂直腹直肌肌皮瓣。在处理暴露的血管移植物时,应联合血管外科医生进行充分的清创,并应用具有良好血运的组织进行覆盖修复。

软组织扩张术

组织扩张术在下肢的应用不如在身体的其他部位(如乳房和头皮)那样成功。利用扩张皮肤行下肢重建的潜在优势包括能改善轮廓、获得类似组织用于覆盖,以及提升美学效果。然而,在下肢使用扩张器,往往伴有高感染率和假体挤压。创面感染和裂开是最常见的并发症,另外,还有血清肿、扩张器移位、神经功能障碍、血肿和轮廓缺陷等也会发生。该技术可以作为保留手段,用于处理不稳定的软组织或中等大小的瘢痕。扩张器应置入下肢筋膜表面的皮下腔穴,必须避免在踝部和足部使用。与纵向推进相比,横向扩张的失败率更低。为避免创面裂开、神经失用和脂肪坏死,扩张速度应该缓慢,在疼痛出现之前,或是测得扩张器内压力超过 40mmHg 之前,应停止扩张[86]。联合软组织扩张的皮瓣预制技术可能会在下肢的选择性重建中起到一定作用[87]。

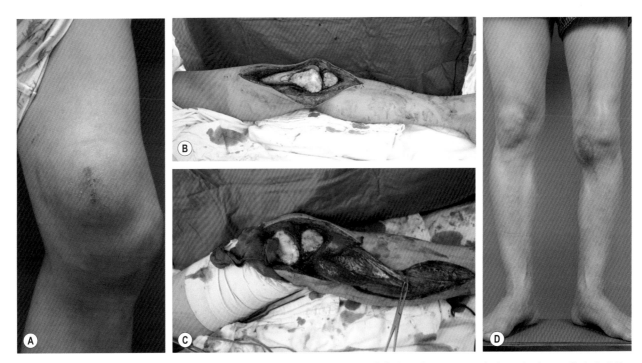

图 5.10 (A)一位患者膝关节区域出现软组织肉瘤。(B,C)实施包括骨在内的广泛切除后,提起一半腓肠肌覆盖膝关节。(D)长期效果显示膝关节轮廓良好,功能与外观可接受

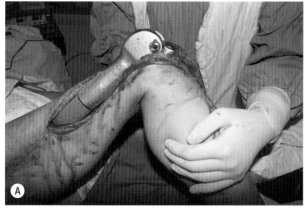

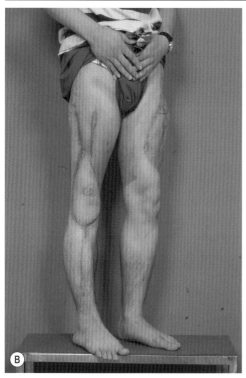

图 5.11　一名遭受交通事故的患者由于膝关节严重损伤，进行了全膝关节置换术，由于局部皮肤条件较差，导致膝关节内置物暴露 1 个月。(A)对皮肤条件较差的部位进行了彻底的清创和灌洗。(B)进行清创时，未见明显感染迹象。采用了较大的带有深部筋膜的股前外侧皮瓣进行创面修复，皮瓣较好地覆盖了假体，2 年后仍显示较好的修复效果

术后护理

监测

　　术后应密切监测患者的整体情况和皮瓣情况。监测血流动力学和肺功能尤为重要，因为充足的水合和氧供是皮瓣成活的关键。液体的出入量应给予严密监测，因为如果发生低血压情况可以直接影响到末梢的灌注。如果患者患有慢性肾衰竭，进行辅助性透析治疗将会损失大量血容量，常对

于维持液体平衡造成较大困难。覆盖关节处的皮瓣需要制动，因为关节的伸展或弯曲，都可能会增加蒂部的张力。术后 24 小时内监测皮瓣(尤其是游离皮瓣)非常有必要，因为血栓大多在这个阶段形成。依据 Chen 等的报道，如果能在显微外科手术之后的最初 3 天内临床发现皮瓣的血管危象，有 85% 的皮瓣危象可以得到挽救[88]。目前尚无理想的皮瓣监测方法，但组织氧含量、置入式多普勒装置、激光多普勒血流仪、荧光染料注射等新技术都可以作为监测的"金标准"，辅助临床判断。一旦发现蒂部受损，应立即进行再次探查。

皮瓣并发症的处理

　　尽管尚无临床综述总结出任何一种可以增加皮瓣存活率的药物，对 106 例显微外科手术后患者进行调查，发现有 96% 的患者使用了某种形式的血栓预防措施，如肝素、右旋糖酐和阿司匹林，单独或与其他药物联用[89-91]。在常规用药中，应谨慎使用右旋糖酐，因为它可能会引起过敏反应和肺水肿。而阿司匹林、肝素和低分子量肝素可以考虑使用，因为有不同专业相关实验的结果支持，并具有一定的理论基础。当蒂部重排或再次吻合之后，血流无法立即得到重建。此时，可以使用尿激酶等溶栓剂[91]。但是严密细致的外科手术操作和对于血管危象的早期诊断仍然是任何药物所不能代替的。

　　水蛭在皮瓣危象的术后护理中具有重要作用。一旦发生静脉淤血，水蛭可以直接吸出血液，缓解皮瓣栓塞，也可以发挥间接作用，即通过注入一种被称为水蛭素的唾液成分，抑制血小板聚集和凝血级联反应，从而在它脱落之后，血液还能持续渗出，缓解栓塞。有时，皮瓣危象在静脉血流再次探查术后仍不见改善，但使用水蛭 5~7 天，皮瓣就能得到挽救。

二期手术

　　骨移植通常在软组织修复后 6 周进行，在这段时期内，移植组织可以建立血运，从而获得定植，并可以使创面处于无菌状态[19]。根据骨缺损的长度，可以选择自体松质骨移植或带血管蒂骨移植。游离骨移植是 6cm 以上骨缺损的可选治疗方法。

　　为了使下肢肌腱的运动功能达到最佳，可能需要二期肌腱松解术。直接在肌腱上方的肉芽组织上植皮会增加肌腱粘连的风险；利用皮瓣覆盖更为可靠。

　　在进行合理的功能修复之后，需要考虑的是肢体的外观问题。患者康复后经常出现瘢痕、凹陷、皮瓣臃肿和供区并发症。虽然无法做到完全修复，但应该设定一个合理的手术终点，并尽量减少瘢痕和改善轮廓。通过手术切除或吸脂可以改善皮瓣的轮廓，还可以通过脂肪移植来抬高凹陷的瘢痕。利用 Z 成形术或组织扩张技术，对瘢痕进行修整，能够减轻瘢痕。这不仅能改善生理缺陷，还能改善心理问题。

肌瓣/肌皮瓣

阔筋膜张肌

　　阔筋膜张肌是一块小、薄、短的肌肉,从阔面部的髂胫束延伸到膝关节外侧,有很长的筋膜。该肌肉起始于髂前上棘外侧唇前 5~8cm,紧贴缝匠肌后方,插入髂胫束。它能使髋关节外展、内侧旋转和屈曲,起到收紧阔筋膜和髂胫束的作用。不过,它被去除后,对上述功能影响不大。它具有扁平的形状、充分的长度和可靠的 I 型循环模式(主要的血管蒂是旋股外侧动脉和伴行静脉的升支)。因此,既可以用作带蒂皮瓣,完成局部和区域覆盖,也可以结合皮肤和髂骨,形成游离复合组织单元,有效用于多种重建方案。运动神经支配来源于臀上神经,它穿行于臀中肌和臀大肌之间的深面。感觉神经支配来源于 T12,它支配上部的皮肤分区;而股外侧皮神经(L2~3)支配下部的皮肤。

　　以位于髂前上棘下 8~10cm 处的优势蒂为旋转点,前弧可到达腹部、腹股沟和会阴,后弧可到达大转子、坐骨、会阴和骶骨(图 5.12)[92,93]。皮瓣也可以采用 V-Y 推进的设计,向上覆盖转子部位的创面[94]。肌瓣可以携带覆盖在肌肉和阔筋膜上的皮肤,作为一个整体单位来利用,扩张后的覆盖范围可达膝上 10cm。

　　首先,对主要的体表标志进行标记:髂前上棘、股骨外侧髁和耻骨结节。自髂前上棘沿大腿直行至膝关节上方 10~12cm 处作一道连线,为皮瓣的前缘。第一道线后

12~15cm 处的平行线直下大腿,绕向前方,越过外侧上髁区,与第一道线在膝上 10~12cm 处的同一点会合。皮岛可以根据需求和它到受区缺损的距离,在这个长条范围内设计。从皮瓣的远端边缘切开,切口穿过阔筋膜,深入到阔筋膜和髂胫束。在髂前棘下约 10cm,沿着所画的线找蒂部。如果取复合组织用于重建,必须对皮瓣进行修整。

股直肌

　　股直肌位于大腿前方的中部浅层,在髂骨和髌骨之间走行。它是股四头肌伸肌群的中心肌肉,在膝盖处起着伸腿的作用。肌肉从起点发出两条肌腱,一条来自髂前下棘,另一条来自髋臼,止于髌骨。从功能角度,它是大腿屈肌和腿部伸肌,对于维持负重膝盖的稳定性起着重要作用,因此被认为不可伸展。其循环类型为 II 型(主要血管蒂为股外周动脉降支,次级血管蒂为同一血管的升支及股上动脉肌支),供养范围覆盖下腹部、腹股沟、会阴和坐骨。运动神经来自股神经,肌支进入优势血管蒂附近[95,96]。上述运动神经支配模式,加上足够的肌瓣大小,使其可被用作功能性肌瓣(图 5.13)[97]。股前中间皮神经(L2~3)支配感觉。皮肤穿支最可靠的范围在肌肉前中 2/3、12cm × 20cm 的中央带内。

　　纵向切口从髂前上棘下方 3cm 到髌骨上缘正上方。股前肌收缩时,股内侧肌的外侧缘和股外侧肌的内侧缘可以变得明显,伴皮肤凹陷。在凹陷下方、髌骨上方,可以很容易找

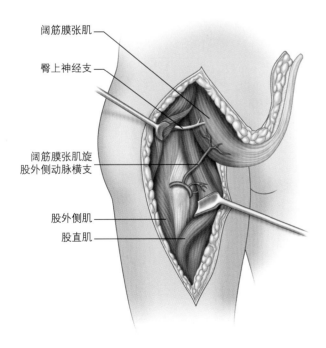

阔筋膜张肌
臀上神经支
阔筋膜张肌旋股外侧动脉横支
股外侧肌
股直肌

图 5.12　提起阔筋膜张肌肌瓣。以位于髂前上棘下 8~10cm 处的优势蒂为旋转点,前弧可到达腹部、腹股沟和会阴,后弧可到达大转子、坐骨、会阴和骶骨

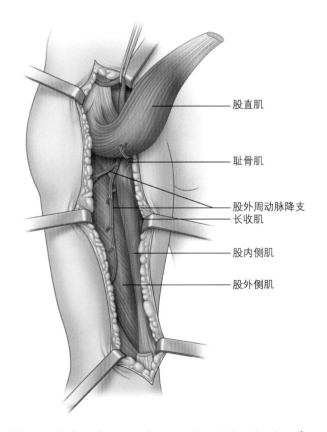

股直肌
耻骨肌
股外周动脉降支
长收肌
股内侧肌
股外侧肌

图 5.13　提起股直肌。股直肌循环类型为 II 型(主要血管蒂为股外周动脉降支,次级血管蒂为同一血管的升支及股上动脉肌支),供养范围覆盖下腹部、腹股沟、会阴和坐骨

到股直肌肌腱。皮岛应该设计在大腿中 1/3，因为大部分穿支都位于该区域。在皮岛远端沿轴线切开，可以找到股直肌，将它与股内侧肌和股外侧肌分离。沿圆周方向往下切开皮岛至肌肉的筋膜。按照从远到近、从内到外的次序掀起股直肌，以便在内侧沿着肌肉的底面来识别和保护血管蒂和神经。优势血管蒂在耻骨联合下方进入后内侧肌，入肌点位于距耻骨联合 7~10cm 的可变范围。应注意保留从股神经发出，支配邻近部位股外侧肌和阔筋膜张肌的运动支。修复供区时，应小心地将股内侧肌和外侧肌的肌腱筋膜一起缝到髌骨上方，以维持膝关节的完全伸展。

股二头肌

股二头肌位于大腿中、外侧的后部，体积大，血管化良好，能用于覆盖坐骨压疮。肌肉有两个头，长头起于坐骨结节，短头起于股骨粗隆线，两者均止于腓骨头。长头能伸展臀部；两个头在膝部负责屈腿，因此不能扩张。其循环类型为Ⅱ型［长头的主要血管蒂和次要血管蒂分别来自股深动脉的第一穿支和第二穿支，短头的主要血管蒂和次要血管蒂分别来自深动脉的第二（或第三）穿支和膝上外侧动脉］。肌瓣可以绕优势血管蒂翻转，覆盖坐骨区[98]。长头的运动神经支配来自坐骨神经的胫骨部，短头来自坐骨神经的腓骨部。股后皮神经（S1~3）支配感觉。

可以携带整个大腿后方的皮肤，作为一个肌肉皮肤单元，以 V-Y 方式掀起和推进。沿着臀线标记皮瓣的上缘，皮瓣尖端可达腘窝上方。肌瓣的血管蒂相对较短，因此不适合大范围旋转，但是肌瓣很容易沿股骨向骨盆方向滑动。也可以保留大腿内侧皮肤，不予切割，以利于皮瓣的旋转推进[99]。

游离出皮岛之后，向远端分出肌腱。沿肌瓣的深面，从大腿远端向坐骨方向解剖，将其从股骨和内侧的内收肌群中游离出来，直至活动度足够，肌瓣能很方便地填充缺损。皮

瓣转移、缝合固定时，患者需处于折刀位、曲髋，以防止皮瓣裂开。

股薄肌

股薄肌位于大腿内侧，在耻骨和膝关节内侧之间走行。它薄而扁平，前部走行于内收长肌和缝匠肌之间，后部走行于长收肌和半膜肌之间。它起于耻骨联合，止于胫骨内侧髁。股薄肌的功能是内收大腿，但可以通过长收肌和大收肌代偿。其循环类型为Ⅱ型（主要血管蒂是股动脉内侧环的终末支，一个或两个次级血管蒂来自股上动脉的分支），能够供养腹部、坐骨、腹股沟和会阴部的肌瓣或肌皮瓣（图 5.14）。运动神经支配来自闭孔神经的前支，在股薄肌内侧的深面、紧邻优势血管蒂的下方入肌。基于运动神经支配的特点，股薄肌皮瓣能够用于面神经和上肢的功能重建[100]。感觉神经来自股前皮神经（L2~3），支配大腿前内侧的感觉[101]。

基于股薄肌的皮瓣通常为纵向，中间段位于肌肉近端 1/3，大部分肌皮穿支都分布于此。也可以选用近端的横行皮瓣。由于大腿内侧存在较多脂肪，该皮瓣适用于乳房再造[102-104]。耻骨联合和股骨内侧髁是主要的体表标记点。肌瓣扩张后的覆盖范围可达大腿内侧全长，近端平均宽约 6cm，向远端逐渐变细，至远端 1/3 处时，宽约 2~3cm。尽管宽度可能很窄，肌肉却可以呈扇形展开，从而能够覆盖较大的缺陷。当患者处于截石位、膝关节轻微伸展时，能够看到和摸到股薄肌，肌肉所在位置往往比预先估计得更靠后。

标记从耻骨联合到膝关节内侧髁的连线，在线后 2~3cm 处切开，以掀起肌肉。肌肉位于长收肌的后方。设计皮瓣时，边界应设计在大腿内侧的近端。通常，沿远端切口切开后，在隐静脉的后方，很容易找到股薄肌肌腱和缝匠肌的远端。在股薄肌后面，可以找到半膜肌和半腱肌的肌腱附着点。牵开肌腱，可以使肌肉的近端轮廓变得明显，有助于准确定位。大腿内侧组织容易移动，因此，肌肉表面的皮肤定

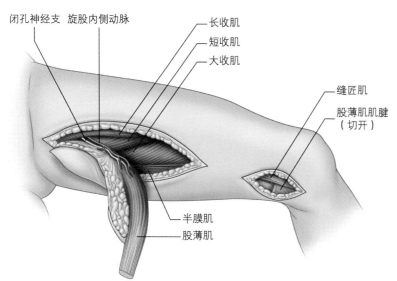

图 5.14　提起股薄肌肌瓣。股薄肌循环类型为Ⅱ型（主要血管蒂是股动脉内侧环的终末支，一个或两个次级血管蒂来自股上动脉的分支），能够供养腹部、坐骨、腹股沟和会阴部的肌瓣或肌皮瓣

图中标注：闭孔神经支　旋股内侧动脉　长收肌　短收肌　大收肌　缝匠肌　股薄肌肌腱（切开）　半膜肌　股薄肌

位不容易做到准确。这一步骤能降低皮瓣掀起的失误率,所以很重要。然后,在近端沿皮瓣的前、后缘解剖出约半段长度的肌肉;在远端先分出肌腱,再掀起肌肉。掀起皮瓣的中部和远端1/3,识别并结扎股浅动脉发出的一或两个小穿支。牵开长收肌,在耻骨联合下方约10cm处,暴露走行于大收肌深面的主要血管蒂。

比目鱼肌

比目鱼肌位于腓肠肌深面,是一块非常宽、大的双羽状肌。肌肉有内侧和外侧两个肌腹,在远端1/2被中线部位的肌内隔膜隔开。外侧腹起于腓骨头后面和腓骨体后面,内侧腹起于胫骨内侧缘中1/3。比目鱼肌的两个腹部都通过跟腱止于跟骨。它的功能是辅助足底屈曲。比目鱼肌可以扩张,前提是至少腓肠肌有一个头保持完整,保有功能。其循环类型为Ⅱ型(主要血管蒂来自腘动脉、胫后动脉和腓动脉,次要血管蒂来自胫后动脉和腓动脉,分别供应远端、内侧和外侧腹部),可以供养小腿的中1/3和下1/3(图5.15A)。运

动神经支配来源于胫后神经和腘神经[105]。

在分离出次要血管蒂和掀起肌肉远端2/3之后,近端比目鱼肌的旋转弧足够长,肌瓣能够覆盖胫骨中段1/3。半比目鱼肌瓣以牺牲覆盖范围的方式,加大旋转弧,保留肌肉部分功能。内侧逆行半比目鱼肌瓣的旋转轴,是胫后动脉远端最上方的小穿支,位于踝上约7cm。外侧逆行半比目鱼肌瓣由腓骨发出的小穿支提供微量血供,旋转弧较短。肌肉的下半部分能以次级节段血管为蒂逆性转位,覆盖小腿远端1/3[106]。

胫骨内侧缘是内侧暴露的体表标志,而腓骨本身是外侧暴露的体表标志。在胫骨内侧缘内侧2cm处或沿腓骨外侧画一条线。识别和保留皮下神经血管结构,打开后筋膜室。在上方通常很容易找到比目鱼肌和腓肠肌之间的平面,但是,需要用解剖刀锐性分离肌腱,保留腓肠肌插入跟腱的腱性部分。掀起近端血管蒂供养的皮瓣时,需在深部平面分出远端穿支,在远端分离肌腱。供应比目鱼肌两侧肌腹的主要血管蒂通常位于肌肉的上1/3。识别和解剖中线肌嵴,有助于形成半比目鱼肌瓣(图5.15B~D)。

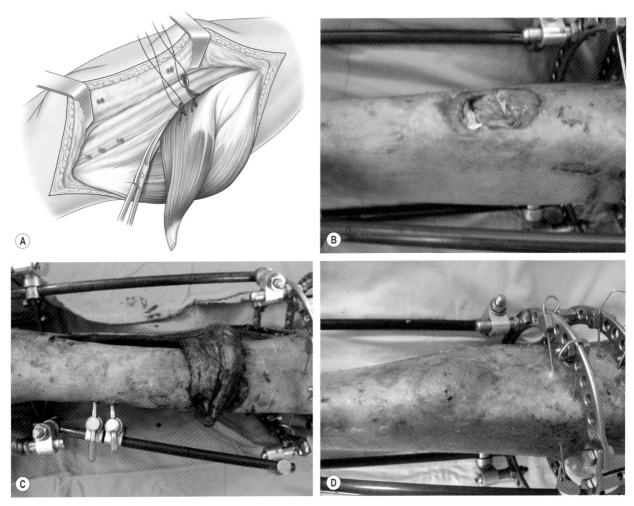

图5.15 提起比目鱼肌肌瓣。(A)其循环类型为Ⅱ型(主要血管蒂来自腘动脉、胫后动脉和腓动脉,次要血管蒂来自胫后动脉和腓动脉,分别供应远端、内侧和外侧腹部),可以供养小腿的中1/3和下1/3。(B~D)一位胫骨中1/3慢性骨髓炎患者接受半比目鱼肌肌瓣重建术

腓肠肌

腓肠肌是小腿后部最表浅的肌肉,有内侧和外侧两个头,构成腘窝的远端边界。每个头都可以作为一个基于其自身血管蒂的独立肌肉或肌肉皮肤单位。内侧头起于股骨内髁,外侧头起于股骨外髁,两个头均通过跟腱与跟骨相连。腓肠肌的作用是跖屈,如果比目鱼肌完好,腓肠肌的一个或两个头都可以扩张。其循环类型为Ⅰ型(内侧肌由腓肠内侧动脉供应,外侧肌由腓肠外侧动脉供应),血供可靠,能供养胫骨上 1/3、大腿髌上段和膝关节区域(图 5.16)。两个头之间有少量交通支血管跨越中间缝为两侧头提供少量血运。运动神经支配来源于胫神经的分支。内侧头上方皮肤的感觉来自隐神经,外侧头上方外侧和远端皮肤的感觉来自腓肠神经[107]。

完全掀起肌瓣后,内侧头的旋转弧可达大腿下部、膝盖和胫骨上 1/3。分离肌肉的起始处,可使旋转弧延长 5~8cm,长达膝关节上部。可以掀起外侧,覆盖髌骨上区、膝盖和胫骨近端 1/3。肌肉可以随起点处的分离而进一步延伸。由于两个头在中缝处存在血管吻合网,都可以往下旋

转,到达小腿中 1/3。设计穿支血管蒂皮瓣时,内侧头可形成 10cm×15cm 大小的皮瓣,外侧头可形成 8cm×12cm 大小的皮瓣。使用皮瓣时,供区将会遗留瘢痕。

在距胫骨内侧缘内侧 2cm 处或沿着小腿后方正中画一条线。如果仅仅使用肌瓣,沿中线后方切开,就能很好地暴露肌肉的两个头。掀起肌瓣时,要注意保护神经血管结构,尤其是相对表浅的隐神经和腓肠神经。在近端 1/3 处,内侧头的内侧表面很容易与比目鱼肌分离。从腓肠肌的内侧缘开始解剖,在腓肠肌下方和比目鱼肌上方,可以很容易就看到跖肌。找到中线处的肌缝,通过手指剥离,将腓肠肌近端和远端与位于其下方的比目鱼肌分离。锐性分离肌肉和肌腱的中缝。在肌肉的远端,将较厚的肌腱层从残余跟腱上锐性剥离。处理肌肉的起点,可以增加肌瓣的游离程度。如果在小腿近端的外侧做隧道,必须注意不要伤及腓深神经。

筋膜皮瓣/穿支皮瓣

穿支皮瓣是一种以肌皮穿支为血管蒂的皮瓣,术中可以直接暴露和解剖周围的肌肉组织,以获取足够长度的血管蒂[108]。这一概念容易引起混淆,因为同一个皮瓣有时可以被称为肌间隔皮瓣,有时也可被称为穿支皮瓣。例如,皮瓣的滋养血管由肌间隔穿出时就被称为肌间隔皮瓣,如果皮瓣的滋养血管来源于肌皮穿支则被称为穿支皮瓣。尽管在命名方法上容易引起混淆,但是这种方法可以减少由解剖变异造成的影响,从而获得更加精确的定位,并减少供瓣区的损伤。这种皮瓣可以基于任何穿支,从身体的任何部位选取,形成"自由式游离皮瓣"[108]。这一原则应用于局部皮瓣时,同样可以使皮瓣依靠一根单独的穿支血管进行旋转,进行缺损修复,从而使供区损伤最小化[47]。这一皮瓣也可以以穿支血管为轴进行旋转,从而获取最大的旋转半径,此时可以称之为螺旋桨皮瓣[109]。随着穿支皮瓣自由式分离术概念的提出,如今可由不同的组织层次进行皮瓣分离。经典的筋膜皮瓣是由深筋膜下方进行分离,这样易于进行皮瓣切取,并且容易鉴别出穿支血管。然而,通过这样的皮瓣切取方式,会导致深筋膜层的缺失,进而容易引起肌肉疝,而且局部美观收到了一定的影响。Change 等的研究报道显示可以从深筋膜上方进行前臂桡侧游离皮瓣的切取[110]。最近的报道显示可以由浅筋膜的深层和浅层之间进行穿支皮瓣的分离,从而获取更薄的皮瓣进行创面修复(图 5.17)[111,112]。因此切取后的皮瓣如果带有深筋膜层,则可称为筋膜皮瓣,而由深筋膜上方切取的皮瓣可称为筋膜上穿支皮瓣。将供瓣区损伤程度降至最低,已成为目前皮瓣研究的发展趋势。Koshima 等的进一步研究表明,在筋膜上方掀起穿支皮瓣及其蒂部,能将供区损伤降到最低[113,114]。但是血管直径小于 1mm 时,难以吻合,因此这一技术被称为超显微外科。Hong 和 Koshima 还拓展了显微外科的学科范围,开启了将穿支作为受区血管的可能性,并引入了"自由式重建"的概念[115]。由于肌间隔皮瓣和穿支皮瓣的基本技术差不多,必要时可以放在一起讨论。

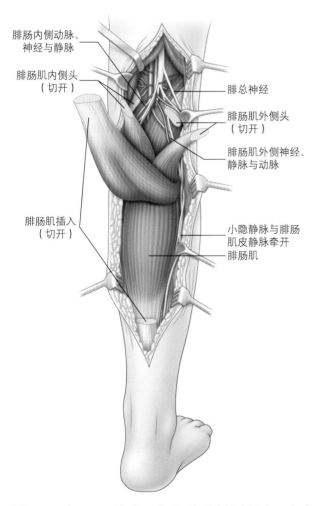

腓肠内侧动脉、神经与静脉

腓肠肌内侧头（切开）

腓肠肌插入（切开）

腓总神经

腓肠肌外侧头（切开）

腓肠肌外侧神经、静脉与动脉

小隐静脉与腓肠肌皮静脉牵开

腓肠肌

图 5.16　腓肠肌肌瓣提起。其循环类型为Ⅰ型(内侧肌由腓肠内侧动脉供应,外侧肌由腓肠外侧动脉供应),能供养胫骨上 1/3、大腿髌上段和膝关节区域

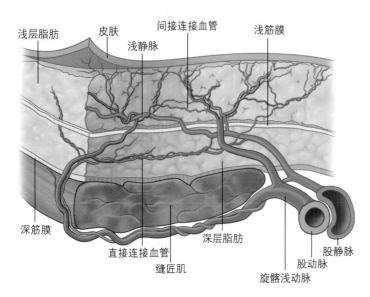

浅层脂肪　皮肤　间接连接血管　浅筋膜
浅静脉

深筋膜
直接连接血管　深层脂肪　股静脉
缝匠肌　股动脉
旋髂浅动脉

图 5.17　筋膜皮瓣的切取沿深筋膜下方进行,切取后皮瓣内包括深筋膜组织。皮瓣的切取也可以沿深筋膜上方进行,或者沿着浅筋膜的深层和浅层之间进行。注意切取时选取的不同组织层次

螺旋桨皮瓣

螺旋桨皮瓣是指可以通过轴性旋转到达受区部位的岛状皮瓣。每一个岛状皮瓣均可以成为螺旋桨皮瓣。然而,通过推进方式到达受区的岛状皮瓣和可以进行旋转的非岛状皮瓣均不能被称为螺旋桨皮瓣(图 5.18)[109]。当进行螺旋桨皮瓣分离解剖时,应注意将蒂部的穿支血管从筋膜组织和脂肪组织中完全解剖出来,以免造成蒂部血管的扭结。减少旋转程度可以减少血管蒂扭结的风险,合理的解剖可以安全地使皮瓣进行 180°的旋转。血管灌注区段与皮瓣成活的范围之间是否有关仍不明确,但是当皮瓣范围超过 2~3 个血管灌注区段时,通过改善皮瓣静脉回流的方法可以降低皮瓣淤血的概率[109]。

下肢的螺旋桨皮瓣用途广泛。多数情况下皮瓣旋转后,供区可以直接缝合,因此螺旋桨皮瓣既可修复创面,又能减少供区的损伤。大腿区域的中度缺损可以通过螺旋桨皮瓣进行修复。采用自由式修复的概念,可以使用缺损区域周围的任意穿支血管进行皮瓣设计(图 5.19A~D)。

腹股沟/旋髂浅穿支皮瓣

腹股沟皮瓣可以从股动脉和髂后棘之间游离。这个皮瓣是较早被采用的筋膜皮瓣之一。旋髂浅动脉及其伴行静脉构成主要血管蒂。解剖上存在变异,也有报道腹壁下动脉也可为皮瓣提供血运,但是 Harii 等认为两者均可单独为皮瓣提供充足血运(图 5.20)[116]。蒂部很短,长度不超过 3cm。Koshima 认为,与腹股沟皮瓣不同,旋髂浅穿支(superficial circumflex iliac perforator,SCIP)皮瓣仅由旋髂浅血管系统的一个穿支提供营养(图 5.21)[117]。从 T12 发出感觉神经支配远离蒂部的皮瓣外侧缘,因此,该皮瓣不能用作感觉皮瓣。

皮瓣的长轴围绕平行于腹股沟韧带、在其下方 3cm 的平行线,皮瓣宽度 6~10cm。该皮瓣可以用作游离皮

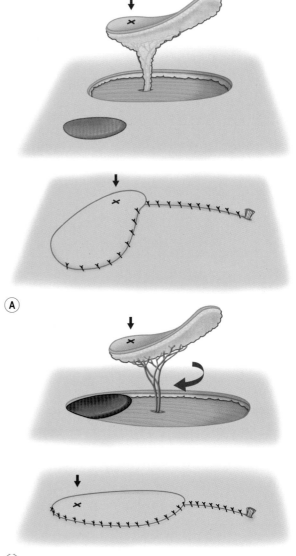

(A)

(B)

图 5.18　注意螺旋桨皮瓣以穿支血管为轴旋转最多 180°

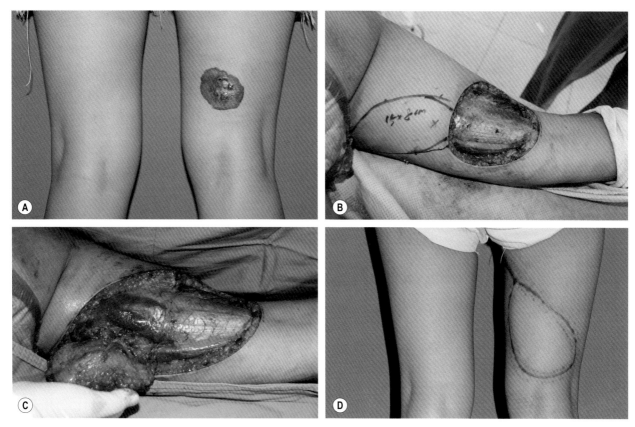

图 5.19　(A)45 岁的患者大腿处患有肿瘤。(B)肿瘤切除后,于缺损处周围发现穿支血管,设计自由式螺旋桨皮瓣。(C)以穿支血管为轴进行 180° 的旋转。(D)术后 2 年随访显示,局部具有良好的外观及功能

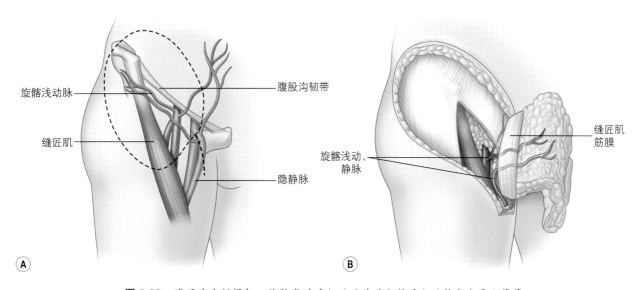

图 5.20　腹股沟皮瓣提起。旋髂浅动脉(A)及其伴行静脉(B)构成主要血管蒂

瓣或带蒂皮瓣。用作带蒂皮瓣时,剥离应从外向内、从远到近推进。先在阔筋膜浅面掀起皮瓣,当缝匠肌暴露之后,在筋膜和肌肉之间分离。找到口径合适的穿支血管之后,就可以在筋膜表面掀起穿支皮瓣,用于带蒂或游离移植。

腹股沟皮瓣属于肌间隔皮瓣,能提供大量皮肤和软组织,在组织量不宜过多的部位可能需要修薄。然而,穿支皮瓣可以游离掀起,携带筋膜上方的薄层皮肤。供区部位耐受性好,隐蔽性好,但是皮肤较白,有毛发生长,这些都限制了皮瓣的使用,特别是在头颈部重建方面。

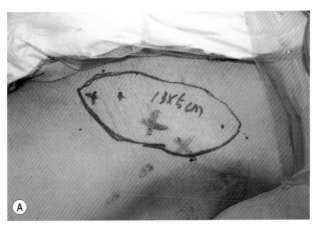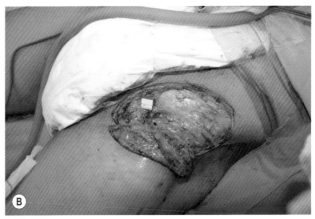

图 5.21　旋髂浅穿支皮瓣仅由旋髂浅血管系统的一个穿支提供营养。一个穿支足以供养腹股沟区域的一大片皮肤

股内侧/前内侧穿支皮瓣与股薄肌穿支皮瓣

股内侧的皮肤血供来源于肌皮穿支和肌间隔穿支血管。股内侧皮瓣位于大腿中部，该筋膜皮瓣的主要血供来源于股三角顶端发出的股浅动静脉分支——前肌间隔皮动静脉（图 5.22）[118]。其覆盖范围可达腹部、腹股沟和会阴。大隐静脉可以随皮瓣一同掀起，以改善静脉引流。感觉神经支配来自大腿内侧前皮神经（L2~3）。当皮瓣位置更靠近大腿前面，它被称为股前内侧皮瓣，血供来源是从缝匠肌外侧缘出来的旋股外侧动脉分支。次要血管蒂含有缝匠肌和股薄肌的肌皮穿支血管。当皮瓣向近端转移至腹股沟时，可以看到股深血管或者旋股内侧血管发出的一个股薄肌穿支。上述所有皮瓣均可以形成穿支皮瓣，被分别命名为股内侧穿支皮瓣、股前内侧穿支皮瓣和股薄肌穿支（旋股内侧动脉穿支）皮瓣[119-122]。

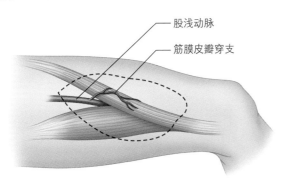

- 股浅动脉
- 筋膜皮瓣穿支

图 5.22　大腿内侧的股内侧皮瓣。该筋膜皮瓣的主要血供来源于股三角顶端发出的股浅动静脉分支——前肌间隔皮动静脉

股内侧肌间隔皮瓣的主要血管蒂通常位于腹股沟韧带下方约 6~8cm 处的股三角顶端，内侧与内收长肌交界，外侧与缝匠肌交界。切开皮瓣的近端，可以找到位于股三角顶端的血管。然后切开皮瓣的其余部分，将它从筋膜下层掀起。

股外侧/股深穿支皮瓣

股外侧皮瓣位于大转子与膝关节之间的大腿外侧，以股深动脉的三支穿支血管为蒂（图 5.23）[118]。第一穿支位于臀大肌附着点的正下方，以该穿支为蒂的皮瓣可以覆盖到大转子和坐骨区。第三穿支从股外侧肌和股二头肌之间发出，中途转到在股骨大转子和外侧髁之间。以第二或第三穿支为蒂时，由于血管蒂比较长，皮瓣可用作显微血管移植。皮瓣的感觉由大腿外侧皮神经（L2~3）支配。

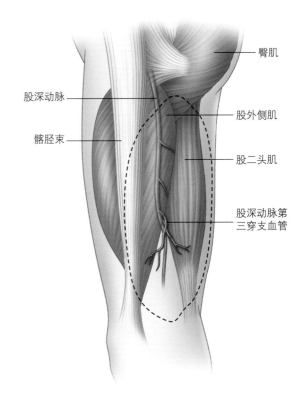

- 臀肌
- 股深动脉
- 髂胫束
- 股外侧肌
- 股二头肌
- 股深动脉第三穿支血管

图 5.23　股外侧皮瓣位于大转子与膝关节之间的大腿外侧，以股深动脉的三支穿支血管为蒂

股前外侧穿支皮瓣

　　股前外侧穿支皮瓣是应用最广泛的穿支皮瓣之一。此皮瓣最早是由 Baek 和 Song 等作为筋膜皮瓣所报道[118,123]。皮瓣的血供来源于肌间隔皮穿支或肌皮穿支。沿着股外侧肌和股直肌之间的肌间隔区，可以发现大量穿支。这些穿支通常先汇入旋股外侧动脉的降支，然后在皮瓣的近端汇入股深动脉，最后汇入旋股外侧动脉（图 5.24）。沿着穿支追踪，可以获取较长和较宽的血管蒂。股前外侧区的神经支配来自股外侧皮神经（L2~3）。常用穿支通常位于髂前上棘与髌骨上外侧缘连线的中点。在这条线的中点附近，用多普勒血流探测仪可以识别穿支。根据作者的临床经验，大约 90% 的穿支位于此中点周围直径 3cm 以内。将穿支血管设计在皮瓣范围以内，然后从内侧缘掀起皮瓣。单支穿支供应的皮瓣大小可达 35cm×25cm[124]。切口深达深筋膜，在筋膜下分离，直至股直肌和股外侧肌之间的肌间隔处。目前，随着对穿支皮瓣解剖认识的深入，可以很容易从筋膜上掀起仅携带一小段筋膜袖的皮瓣。此时，探查旋股外侧动脉降支，以及皮瓣的穿支。获取的皮瓣可以仅含皮肤穿支，也可以作为肌皮瓣与股外侧肌联合切取。除了在穿支进入皮瓣的部位，皮瓣可以修薄到 3~4mm 厚。注意保留在旋股外侧动脉降支内侧走行的股神经运动支。要形成带感觉的皮瓣，皮瓣内应包含股外侧皮神经的一个分支。供区皮肤松弛，可以直接关闭（图 5.25）。

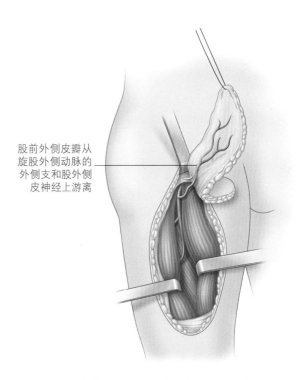

股前外侧皮瓣从旋股外侧动脉的外侧支和股外侧皮神经上游离

图 5.24　股前外侧皮瓣。沿着股外侧肌和股直肌之间的肌间隔区，可以发现大量穿支。这些穿支通常先汇入旋股外侧动脉的降支，然后在皮瓣的近端汇入股深动脉，最后汇入旋股外侧动脉

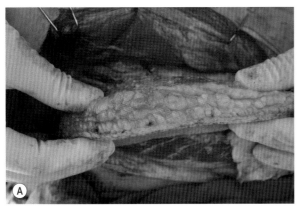

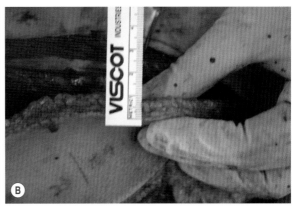

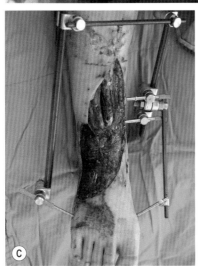

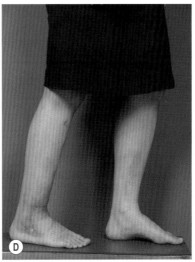

图 5.25　（A，B）股前外侧的深层脂肪部分可切除，使皮瓣变薄且可折叠。（C，D）该患者踝关节区域有软组织缺损，接受无切除重建术后，塑形效果极佳

腓肠肌肌皮瓣

腓肠肌肌皮瓣位于腘窝和小腿中段之间,在腓肠肌两个头的中缝表面。该皮瓣是小腿最长的筋膜皮瓣之一,以小腿中段上部的直接皮动脉(腓肠动脉分支)为蒂,向远端延伸至跟腱[125,126]。小隐静脉提供静脉引流。此皮瓣可以覆盖膝盖、腘窝和大腿上 1/3 的缺损。逆行皮瓣以远端腓动脉与腓肠内侧神经营养血管网为蒂,可以修复通常难以处理的小腿下方、踝关节和足跟部位的缺损(图 5.26)[127]。该皮瓣由腓肠内侧皮神经(S1~2)支配。

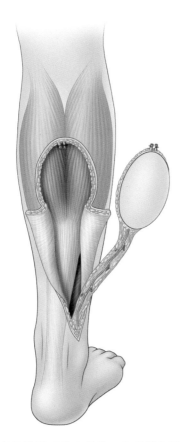

图 5.26　逆行的腓肠动脉皮瓣是一个筋膜皮瓣,其血运依靠的是内侧腓肠浅动脉及其与腓动脉穿支之间的交通支,穿支多位于外踝附近。在皮瓣被游离掀起后,近侧的腓动脉和腓肠神经被切断后,逆向血运即被建立

在深筋膜下和腓肠肌上方平面,从远端到近端掀起皮瓣。在远端将腓肠神经和小隐静脉分离,两者随皮瓣一同掀起。在腘窝内直视下保护蒂部,并继续剥离蒂部,使之达到游离移植的长度要求。皮瓣用于游离组织移植时,由于伴行静脉的口径较小,应仔细解剖并保留近端的浅静脉,以备吻合。

胸背动脉穿支皮瓣

此皮瓣最早被 Angrigiani 等描述[128]。血供区域位于背阔肌表面。主要穿支沿胸背动脉降支走行,或从其侧支穿出。

最近端穿支的皮下穿出点位于肌肉外侧缘后方 2~3cm、腋窝后皱襞下方 8cm 处[129]。患者取侧卧位,上臂外展 90°,肘部弯曲 90°。触诊和标记背阔肌的外侧缘。可以用多普勒血流探测仪识别皮瓣的潜在穿支。最近端的穿支皮瓣预期位置与前文所述一致。一旦穿支被识别出来,就可以根据穿支设计皮瓣。虽然已有大型皮瓣的报道,但为了安全起见,血供应该控制在小于 255cm² 的范围,否则皮瓣会出现部分坏死[130]。以背阔肌的前缘为参照,切开皮瓣的前内缘。在脂肪和覆盖肌肉的深筋膜之间剥离。这一平面全是疏松组织,很容易解剖。在解剖穿支时,应特别注意近端,因为很容易遗漏直接皮动脉或前缘附近的穿支。找到合适的穿支之后,可以根据缺损和蒂部的情况来设计皮瓣。穿支血管可以游离,也可以携带肌袖向下剥离至主要血管蒂。蒂部总长度取决于穿支的位置和蒂部在肌内的走行,可达 14~18cm(图 5.27)。

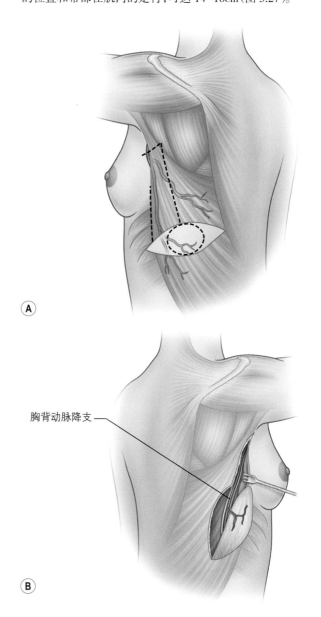

胸背动脉降支

图 5.27　胸背动脉穿支皮瓣。主要穿支沿胸背动脉降支走行,或从其侧支穿出。最近端穿支的皮下穿出点位于肌肉外侧缘后方 2cm 或 3cm、腋窝后皱襞下方 8cm 处

复合皮瓣

修复的复杂性涉及从单纯修复覆盖到解决修复后的功能和外观问题等诸多内容。应用皮瓣进行修复之后,通常需要进行多次手术修整,直到获得最终满意的结果。复合皮瓣能实现多种组织成分的同期转移[131]。这些组织成分可以分别进行调整,然后组合成合适的三维复合体,一同转移,以实现理想的一期重建。如今,由于经常会遇到复杂的多发性损伤,此类应用复合皮瓣进行移植的方式将越来越多地用于临床。

根据 Hallock 的分类,复合皮瓣可以分为单一血供来源的皮瓣和多重血供来源的皮瓣(图 5.28)[132]。单一血供来源的复合皮瓣所包含的多种组织成分均由同一血管供养,因此,相互之间有依存的部分。多重血供来源的复合皮瓣包括联体皮瓣和嵌合皮瓣。联体皮瓣由多个生理上相互连接的皮瓣组合而成,但每个皮瓣仍保持着各自独立的血供。嵌合皮瓣由多个血供不相干、部位不相邻的皮瓣组合而成,各供养血管共用起始血管的情况除外(图 5.29)。

超显微外科

超显微外科技术是指直径小于 0.8mm 血管的显微外科吻合术[109,129]。尽管这项技术在淋巴静脉分流治疗淋巴水肿

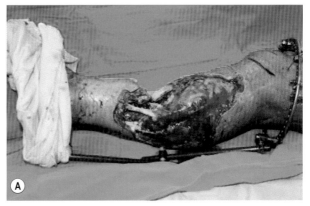

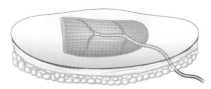

复合皮瓣

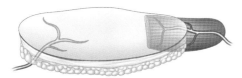

联体皮瓣

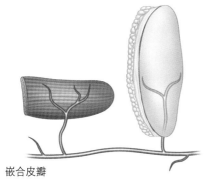

嵌合皮瓣

图 5.28　复合皮瓣的分类

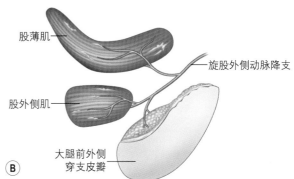

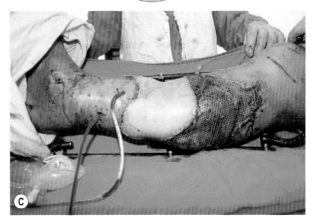

图 5.29　嵌合皮瓣由多个血供不相干、部位不相邻的皮瓣组合而成,各供养血管共用起始血管的情况除外。图例为利用嵌合皮瓣进行的复杂下肢重建。旋股外侧动脉降支的起始血管供养股外侧肌和股前外侧穿支皮瓣。股薄肌通过起始血管的分支实现连接

方面经常被报道,在特定适应证的软组织重建方面也有零星报道,但就下肢重建而言,这还是一个相对较新的理念[129-132]。超显微外科技术在下肢软组织重建领域的其中一项应用便是穿支-穿支吻合术[68,111]。如穿支动脉搏动明显,则其可以成功作为受体血管供应相当大的一块皮瓣。这项技术拓宽了受区血管蒂的可选来源。利用穿支-穿支吻合术,只需切取血管蒂的一小段,从而节省了皮瓣掀起的时间,并将主要血管蒂损伤的风险降至最低。另一个优点在于,可以利用同侧循环,无须对主要血管的血流造成明显影响,就能将皮瓣存活率控制在可接受的范围(图 5.30)。另外,生理学和解剖学的相关研究,也将用于评估超显微外科技术的应用范围。

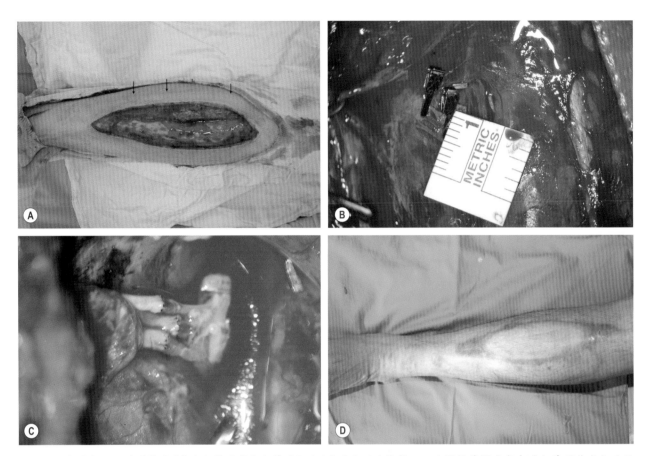

图 5.30 （A）超显微外科技术（穿支血管对穿支血管进行吻合）用于下肢修复。一名慢性骨髓炎患者进行清创手术之后的创面。（B）位于缺损创面旁的一支受区穿支血管由筋膜层穿出，可见搏动良好。（C）股前外侧皮瓣游离后，将其较短的穿支血管蒂于供区血管进行了吻合。（D）皮瓣外形良好，未发生再次感染

参考文献

1. Bosse MJ, MacKenzie EJ, Kellam JF, et al. An analysis of outcomes of reconstruction or amputation after leg-threatening injuries. *N Engl J Med*. 2002;347(24):1924–1931. *The authors from Carolinas Medical Center performed a multicenter, prospective, observational study of 569 patients with severe leg trauma and evaluated the sickness-impact profile: a multidimensional self-reported health status to determine the long-term outcomes after amputation or limb reconstruction. They report that at 2 years, there was no significant difference in scores for the Sickness Impact Profile between the amputation and the reconstruction groups. They advise that patients with limbs at high risk for amputation may undergo reconstruction and will have results in 2 years that are equivalent to those for amputation.*

2. Chung KC, Saddawi-Konefka D, Haase SC, et al. A cost-utility analysis of amputation versus salvage for Gustilo type IIIB and IIIC open tibial fractures. *Plast Reconstr Surg*. 2009;124(6):1965–1973. *The authors from the University of Michigan Health System evaluated the cost following amputation and salvage using the data presented in a study from the LEAP. The authors extracted relevant data on projected lifetime costs and analyzed them to include discounting and sensitivity analysis by considering patient age. They report amputation is more expensive than salvage, independently of varied ongoing prosthesis needs, discount rate, and patient age at presentation. Moreover, amputation yields fewer quality-adjusted life-years than salvage. Salvage is deemed the dominant, cost-saving strategy.*

3. MacKenzie EJ, Jones AS, Bosse MJ, et al. Health-care costs associated with amputation or reconstruction of a limb-threatening injury. *J Bone Joint Surg Am*. 2007;89(8):1685–1692.

4. Williams MO. Long-term cost comparison of major limb salvage using the Ilizarov method versus amputation. *Clin Orthop Relat Res*. 1994;(301):156–158.

5. Aldea PA, Shaw WW. The evolution of the surgical management of severe lower extremity trauma. *Clin Plast Surg*. 1986;13(4):549–569.

6. McGregor IA, Morgan G. Axial and random pattern flaps. *Br J Plast Surg*. 1973;26(3):202–213.

7. McGregor IA, Jackson IT. The groin flap. *Br J Plast Surg*. 1972;25(1):3–16.

8. McGregor IA, Jackson IT. The extended role of the delto-pectoral flap. *Br J Plast Surg*. 1970;23(2):173–185.

9. Stark WJ. The use of pedical muscle flaps in the treatment of chronic osteomyelitis resulting from compound fractures. *J Bone Joint Surg*. 1946;28:343–350.

10. Ger R. The technique of muscle transposition in the operative treatment of traumatic and ulcerative lesions of the leg. *J Trauma*. 1971;11(6):502–510.

11. Godina M. Early microsurgical reconstruction of complex trauma of the extremities. *Plast Reconstr Surg*. 1986;78(3):285–292.

12. Lin CH, Lin YT, Yeh JT, Chen CT. Free functioning muscle transfer for lower extremity posttraumatic composite structure and functional defect. *Plast Reconstr Surg*. 2007;119(7):2118–2126.

13. Lin CH, Wei FC, Rodriguez ED, et al. Functional reconstruction of traumatic composite metacarpal defects with fibular osteoseptocutaneous free flap. *Plast Reconstr Surg*. 2005;116(2):605–612.

14. Chung YK, Chung S. Ipsilateral island fibula transfer for segmental tibial defects: antegrade and retrograde fashion. *Plast Reconstr Surg*. 1998;101(2):375–382, discussion 83–84.

15. Kim SW, Hong JP, Lee WJ, et al. Single-stage Achilles tendon reconstruction using a composite sensate free flap of dorsalis pedis and tendon strips of the extensor digitorum longus in a complex wound. *Ann Plast Surg*. 2003;50(6):653–657.

16. Irwin MS, Jain A, Anand P, Nanchahal J. Free innervated sole of foot transfer for contralateral lower limb salvage. *Plast Reconstr Surg*. 2006;118(4):93e–97e.

17. Hong JP, Kim EK. Sole reconstruction using anterolateral thigh perforator free flaps. *Plast Reconstr Surg*. 2007;119(1):186–193.

18. Santanelli F, Tenna S, Pace A, Scuderi N. Free flap reconstruction of the sole of the foot with or without sensory nerve coaptation. *Plast Reconstr Surg*. 2002;109(7):2314–2322, discussion 23–24.

19. Ong YS, Levin LS. Lower limb salvage in trauma. *Plast Reconstr Surg*. 2010;125(2):582–588. *The authors from the Duke University Medical Center review the approach to lower limb salvage. They state that the primary goal of limb salvage is to restore or maintain function based on proper patient selection, timely reconstruction, and choosing the best procedure that should be individualized for each patient. Aggressive debridement and skeletal stabilization, followed by early reconstruction, are the current standard of practice and give better results than the more traditional approach of repeated debridements and delayed flap cover. For reconstruction, they state that free tissue transfer remains the best choice for large defects, but local fasciocutaneous flaps are a reasonable alternative for smaller defects and cases in which free flaps are deemed not suitable.*

20. Koshima I, Soeda S. Inferior epigastric artery skin flaps without rectus abdominis muscle. *Br J Plast Surg*. 1989;42(6): 645–648.

21. Saint-Cyr M, Schaverien MV, Rohrich RJ. Perforator flaps: history, controversies, physiology, anatomy, and use in reconstruction. *Plast Reconstr Surg*. 2009;123(4):132e–145e.

22. Murakami M, Hyakusoku H, Ogawa R. The multilobed propeller flap method. *Plast Reconstr Surg*. 2005;116(2):599–604.

23. Levin LS. Principles of definitive soft tissue coverage with flaps. *J Orthop Trauma*. 2008;22(10 suppl):S161–S166.

24. Heller L, Levin LS. Lower extremity microsurgical reconstruction. *Plast Reconstr Surg*. 2001;108(4):1029–1041, quiz 42.

25. Helfet DL, Howey T, Sanders R, Johansen K. Limb salvage versus amputation. Preliminary results of the Mangled Extremity Severity Score. *Clin Orthop Relat Res*. 1990;(256):80–86.

26. Johansen K, Daines M, Howey T, et al. Objective criteria accurately predict amputation following lower extremity trauma. *J Trauma*. 1990;30(5):568–572, discussion 72–73.

27. Howe HR Jr, Poole GV Jr, Hansen KJ, et al. Salvage of lower extremities following combined orthopedic and vascular trauma. A predictive salvage index. *Am Surg*. 1987;53(4):205–208.

28. Russell WL, Sailors DM, Whittle TB, et al. Limb salvage versus traumatic amputation. A decision based on a seven-part predictive index. *Ann Surg*. 1991;213(5):473–480, discussion 80–81.

29. Anderson WD, Stewart KJ, Wilson Y, Quaba AA. Skin grafts for the salvage of degloved below-knee amputation stumps. *Br J Plast Surg*. 2002;55(4):320–323.

30. Ghali S, Harris PA, Khan U, et al. Leg length preservation with pedicled fillet of foot flaps after traumatic amputations. *Plast Reconstr Surg*. 2005;115(2):498–505.

31. Jupiter JB, Tsai TM, Kleinert HE. Salvage replantation of lower limb amputations. *Plast Reconstr Surg*. 1982;69(1):1–8.

32. Russell RC, Vitale V, Zook EC. Extremity reconstruction using the "fillet of sole" flap. *Ann Plast Surg*. 1986;17(1):65–72.

33. Kuntscher MV, Erdmann D, Homann HH, et al. The concept of fillet flaps: classification, indications, and analysis of their clinical value. *Plast Reconstr Surg*. 2001;108(4):885–896.

34. Akyurek M, Fudem G, Leclair W, et al. Salvage of a lower extremity by microsurgical transfer of tibial bone from the contralateral extremity traumatically amputated at the ankle level. *Ann Plast Surg*. 2009;63(4):389–392.

35. Weinberg A, Mosheiff R, Liebergall M, et al. Amputated lower limbs as a bank of organs for other organ salvage. *Injury*. 1999;30(suppl 2):B34–B38.

36. Gottlieb LJ, Krieger LM. From the reconstructive ladder to the reconstructive elevator. *Plast Reconstr Surg*. 1994;93(7): 1503–1504.

37. Meuli M, Raghunath M. Burns (Part 2). Tops and flops using cultured epithelial autografts in children. *Pediatr Surg Int*. 1997;12(7):471–477.

38. Lou RB, Hickerson WL. The use of skin substitutes in hand burns. *Hand Clin*. 2009;25(4):497–509.

39. Burke JF, May JW Jr, Albright N, et al. Temporary skin transplantation and immunosuppression for extensive burns. *N Engl J Med*. 1974;290(5):269–271.

40. Delmonico FL, Cosimi AB, Russell PS. Temporary skin transplantation for the treatment of extensive burns. *Ann Clin Res*. 1981;13(4–5):373–381.

41. Kim EK, Hong JP. Efficacy of negative pressure therapy to enhance take of 1-stage allodermis and a split-thickness graft. *Ann Plast Surg*. 2007;58(5):536–540.

42. Callcut RA, Schurr MJ, Sloan M, Faucher LD. Clinical experience with Alloderm: a one-staged composite dermal/epidermal replacement utilizing processed cadaver dermis and thin autografts. *Burns*. 2006;32(5):583–588.

43. Burke JF, Yannas IV, Quinby WC Jr, et al. Successful use of a physiologically acceptable artificial skin in the treatment of extensive burn injury. *Ann Surg*. 1981;194(4):413–428.

44. Kirsner RS. The use of Apligraf in acute wounds. *J Dermatol*. 1998;25(12):805–811.

45. Ali RS, Bluebond-Langner R, Rodriguez ED, Cheng MH. The versatility of the anterolateral thigh flap. *Plast Reconstr Surg*. 2009;124(6 suppl):e395–e407.

46. Gravvanis AI, Tsoutsos DA, Karakitsos D, et al. Application of the pedicled anterolateral thigh flap to defects from the pelvis to the knee. *Microsurgery*. 2006;26(6):432–438.

47. Hyakusoku H, Yamamoto T, Fumiiri M. The propeller flap method. *Br J Plast Surg*. 1991;44(1):53–54.

48. Serafin D, Voci VE. Reconstruction of the lower extremity. Microsurgical composite tissue transplantation. *Clin Plast Surg*. 1983;10(1):55–72.

49. Lutz BS, Ng SH, Cabailo R, et al. Value of routine angiography before traumatic lower-limb reconstruction with microvascular free tissue transplantation. *J Trauma*. 1998;44(4):682–686.

50. Duymaz A, Karabekmez FE, Vrtiska TJ, et al. Free tissue transfer for lower extremity reconstruction: a study of the role of computed angiography in the planning of free tissue transfer in the posttraumatic setting. *Plast Reconstr Surg*. 2009;124(2):523–529.

51. Mun GH, Lee SJ, Jeon BJ. Perforator topography of the thoracodorsal artery perforator flap. *Plast Reconstr Surg*. 2008;121(2):497–504.

52. Masia J, Clavero JA, Larranaga J, et al. Preoperative planning of the abdominal perforator flap with multidetector row computed tomography: 3 years of experience. *Plast Reconstr Surg*. 2008;122(2):80e–81e.

53. Dublin BA, Karp NS, Kasabian AK, et al. Selective use of preoperative lower extremity arteriography in free flap reconstruction. *Ann Plast Surg*. 1997;38(4):404–407.

54. Reddy V, Stevenson TR. MOC-PS(SM) CME article: lower extremity reconstruction. *Plast Reconstr Surg*. 2008;121(4 suppl):1–7.

55. Haddock NT, Weichman KE, Reformat DD, et al. Lower extremity arterial injury patterns and reconstructive outcomes in patients with severe lower extremity trauma: a 26-year review. *J Am Coll Surg*. 2010;1:66–72.

56. Lange RH. Limb reconstruction versus amputation decision making in massive lower extremity trauma. *Clin Orthop Relat Res*. 1989;(243):92–99. *This study from the University of Wisconsin describes the absolute and relative indications for primary amputation of limbs with open tibial fractures. Absolute indications include anatomically complete disruption of the posterior tibial nerve in adults and crush injuries with warm ischemia time greater than 6 h. Relative indications include serious associated polytrauma, severe ipsilateral foot trauma, and anticipated protracted course to obtain soft-tissue coverage and tibial reconstruction. However, he states that individual patient variables, specific extremity injury characteristics, and associated injuries must all be weighed before a decision can be reached and further prospective studies are necessary before a well-defined protocol for primary amputation can be properly developed.*

57. Bosse MJ, McCarthy ML, Jones AL, et al. The insensate foot following severe lower extremity trauma: an indication for amputation? *J Bone Joint Surg Am*. 2005;87(12):2601–2608.

58. Dormandy J, Heeck L, Vig S. Major amputations: clinical patterns and predictors. *Semin Vasc Surg*. 1999;12(2):154–161.

59. Gonzalez EG, Corcoran PJ, Reyes RL. Energy expenditure in below-knee amputees: correlation with stump length. *Arch Phys Med Rehabil*. 1974;55(3):111–119.

60. Gallico GG 3rd, Ehrlichman RJ, Jupiter J, May JW Jr. Free flaps to preserve below-knee amputation stumps: long-term evaluation. *Plast Reconstr Surg*. 1987;79(6):871–878.

61. Kasabian AK, Colen SR, Shaw WW, Pachter HL. The role of microvascular free flaps in salvaging below-knee amputation stumps: a review of 22 cases. *J Trauma*. 1991;31(4):495–500, discussion 500–501.

62. Byrd HS, Cierny G 3rd, Tebbetts JB. The management of open tibial fractures with associated soft-tissue loss: external pin fixation with early flap coverage. *Plast Reconstr Surg*. 1981;68(1):73–82.

63. Yaremchuk MJ, Brumback RJ, Manson PN, et al. Acute and definitive management of traumatic osteocutaneous defects of the lower extremity. *Plast Reconstr Surg*. 1987;80(1):1–14.

64. Guzman-Stein G, Fix RJ, Vasconez LO. Muscle flap coverage for the lower extremity. *Clin Plast Surg*. 1991;18(3):545–552.

65. Arnez ZM. Immediate reconstruction of the lower extremity-an update. *Clin Plast Surg*. 1991;18(3):449–457.

66. Isenberg JS, Sherman R. Zone of injury: a valid concept in

microvascular reconstruction of the traumatized lower limb? *Ann Plast Surg.* 1996;36(3):270–272.

67. Park S, Han SH, Lee TJ. Algorithm for recipient vessel selection in free tissue transfer to the lower extremity. *Plast Reconstr Surg.* 1999;103(7):1937–1948.

68. Hong JP. The use of supermicrosurgery in lower extremity reconstruction: the next step in evolution. *Plast Reconstr Surg.* 2009;123(1):230–235.

69. Kindsfater K, Jonassen EA. Osteomyelitis in grade II and III open tibia fractures with late debridement. *J Orthop Trauma.* 1995;9(2):121–127.

70. Anthony JP, Mathes SJ. Update on chronic osteomyelitis. *Clin Plast Surg.* 1991;18(3):515–523.

71. Calderon W, Chang N, Mathes SJ. Comparison of the effect of bacterial inoculation in musculocutaneous and fasciocutaneous flaps. *Plast Reconstr Surg.* 1986;77(5):785–794.

72. Chang N, Mathes SJ. Comparison of the effect of bacterial inoculation in musculocutaneous and random-pattern flaps. *Plast Reconstr Surg.* 1982;70(1):1–10.

73. Mathes SJ, Alpert BS, Chang N. Use of the muscle flap in chronic osteomyelitis: experimental and clinical correlation. *Plast Reconstr Surg.* 1982;69(5):815–829.

74. Hong JP, Shin HW, Kim JJ, et al. The use of anterolateral thigh perforator flaps in chronic osteomyelitis of the lower extremity. *Plast Reconstr Surg.* 2005;115(1):142–147.

75. Yildirim S, Gideroglu K, Akoz T. The simple and effective choice for treatment of chronic calcaneal osteomyelitis: neurocutaneous flaps. *Plast Reconstr Surg.* 2003;111(2):753–760, discussion 61–62.

76. Lipsky BA, Berendt AR, Deery HG, et al. Diagnosis and treatment of diabetic foot infections. *Plast Reconstr Surg.* 2006;117(7 suppl):212S–238S.

77. Caputo GM, Cavanagh PR, Ulbrecht JS, et al. Assessment and management of foot disease in patients with diabetes. *N Engl J Med.* 1994;331(13):854–860.

78. Dargis V, Pantelejeva O, Jonushaite A, et al. Benefits of a multidisciplinary approach in the management of recurrent diabetic foot ulceration in Lithuania: a prospective study. *Diabetes Care.* 1999;22(9):1428–1431.

79. Jolly GP, Zgonis T, Blume P. Soft tissue reconstruction of the diabetic foot. *Clin Podiatr Med Surg.* 2003;20(4):757–781.

80. Hong JP. Reconstruction of the diabetic foot using the anterolateral thigh perforator flap. *Plast Reconstr Surg.* 2006;117(5):1599–1608.

81. Banis JC Jr, Richardson JD, Derr JW Jr, Acland RD. Microsurgical adjuncts in salvage of the ischemic and diabetic lower extremity. *Clin Plast Surg.* 1992;19(4):881–893.

82. Tran NV, Evans GR, Kroll SS, et al. Postoperative adjuvant irradiation: effects on transverse rectus abdominis muscle flap breast reconstruction. *Plast Reconstr Surg.* 2000;106(2):313–317, discussion 8–20.

83. Cordeiro PG, Neves RI, Hidalgo DA. The role of free tissue transfer following oncologic resection in the lower extremity. *Ann Plast Surg.* 1994;33(1):9–16.

84. Evans GR, Black JJ, Robb GL, et al. Adjuvant therapy: the effects on microvascular lower extremity reconstruction. *Ann Plast Surg.* 1997;39(2):141–144.

85. Viol A, Pradka SP, Baumeister SP, et al. Soft-tissue defects and exposed hardware: a review of indications for soft-tissue reconstruction and hardware preservation. *Plast Reconstr Surg.* 2009;123(4):1256–1263.

86. Borges Filho PT, Neves RI, Gemperli R, et al. Soft-tissue expansion in lower extremity reconstruction. *Clin Plast Surg.* 1991;18(3):593–599.

87. Furukawa H, Yamamoto Y, Kimura C, et al. Clinical application of expanded free flaps based on primary or secondary vascularization. *Plast Reconstr Surg.* 1998;102(5):1532–1536.

88. Chen KT, Mardini S, Chuang DC, et al. Timing of presentation of the first signs of vascular compromise dictates the salvage outcome of free flap transfers. *Plast Reconstr Surg.* 2007;120(1):187–195.

89. Ashjian P, Chen CM, Pusic A, et al. The effect of postoperative anticoagulation on microvascular thrombosis. *Ann Plast Surg.* 2007;59(1):36–39, discussion 9–40.

90. Glicksman A, Ferder M, Casale P, et al. 1457 years of microsurgical experience. *Plast Reconstr Surg.* 1997;100(2):355–363.

91. Hanasono MM, Butler CE. Prevention and treatment of thrombosis in microvascular surgery. *J Reconstr Microsurg.* 2008;24(5):305–314.

92. Nahai F, Silverton JS, Hill HL, Vasconez LO. The tensor fascia lata musculocutaneous flap. *Ann Plast Surg.* 1978;1(4):372–379.

93. Nahai F, Hill L, Hester TR. Experiences with the tensor fascia lata

flap. *Plast Reconstr Surg.* 1979;63(6):788–799.

94. Lewis VL Jr, Cunningham BL, Hugo NE. The tensor fascia lata V–Y retroposition flap. *Ann Plast Surg.* 1981;6(1):34–37.

95. Bhagwat BM, Pearl RM, Laub DR. Uses of the rectus femoris myocutaneous flap. *Plast Reconstr Surg.* 1978;62(5):699–701.

96. Ger R. The surgical management of decubitus ulcers by muscle transposition. *Surgery.* 1971;69(1):106–110.

97. Wechselberger G, Hussl H, Strickner N, et al. Restoration of elbow flexion after brachial plexus injury by free functional rectus femoris muscle transfer. *J Plast Reconstr Aesthet Surg.* 2009;62(2):e1–e5.

98. Quaba AA, Chapman R, Hackett ME. Extended application of the biceps femoris musculocutaneous flap. *Plast Reconstr Surg.* 1988;81(1):94–105.

99. Tobin GR, Sanders BP, Man D, Weiner LJ. The biceps femoris myocutaneous advancement flap: a useful modification for ischial pressure ulcer reconstruction. *Ann Plast Surg.* 1981;6(5):396–401.

100. Sassoon EM, Poole MD, Rushworth G. Reanimation for facial palsy using gracilis muscle grafts. *Br J Plast Surg.* 1991;44(3):195–200.

101. Giordano PA, Abbes M, Pequignot JP. Gracilis blood supply: anatomical and clinical re-evaluation. *Br J Plast Surg.* 1990;43(3):266–272.

102. Schoeller T, Huemer GM, Wechselberger G. The transverse musculocutaneous gracilis flap for breast reconstruction: guidelines for flap and patient selection. *Plast Reconstr Surg.* 2008;122(1):29–38.

103. Yousif NJ, Matloub HS, Kolachalam R, et al. The transverse gracilis musculocutaneous flap. *Ann Plast Surg.* 1992;29(6):482–490.

104. Arnez ZM, Pogorelec D, Planinsek F, Ahcan U. Breast reconstruction by the free transverse gracilis (TUG) flap. *Br J Plast Surg.* 2004;57(1):20–26.

105. Tobin GR. Hemisoleus and reversed hemisoleus flaps. *Plast Reconstr Surg.* 1985;76(1):87–96.

106. Townsend PL. An inferiorly based soleus muscle flap. *Br J Plast Surg.* 1978;31(3):210–213.

107. McCraw JB, Dibbell DG, Carraway JH. Clinical definition of independent myocutaneous vascular territories. *Plast Reconstr Surg.* 1977;60(3):341–352.

108. Wei FC, Celik N. Perforator flap entity. *Clin Plast Surg.* 2003;30(3):325–329. *The authors from the Chang Gung Memorial Hospital state that the perforator flap is not a new concept in microsurgery, but there is still confusion, and studies about the differences between these flaps and the conventional flaps, including donor site morbidity and long-term follow-ups, are increasing in literature. Better accuracy in reconstruction, including the use of only cutaneous tissue, minimization of the morbidity, and preserving the same survival rate in free flaps are reassurances to microsurgeons with regard to performing perforator flaps. He believes that in the near future, with refinements in the techniques and instruments, perforator flaps will be the first choice.*

109. Pignatti M, Ogawa R, Hallock GG, et al. The "Tokyo" consensus on propeller flaps. *Plast Reconstr Surg.* 2011;127(2):716–722.

110. Chang SC, Miller G, Halbert CF, et al. Limiting donor site morbidity by suprafascial dissection of the radial forearm flap. *Microsurgery.* 1996;17(3):136–140.

111. Hong JP, Chung IW. The superficial fascia as a new plane of elevation for anterolateral thigh flaps. *Ann Plast Surg.* 2013;70(2):192–195.

112. Hong JP, Choi DH, Suh H, et al. A new plane of elevation: the superficial fascial plane for perforator flap elevation. *J Reconstr Microsurg.* 2014;30(7):491–496.

113. Koshima I, Inagawa K, Yamamoto M, Moriguchi T. New microsurgical breast reconstruction using free paraumbilical perforator adiposal flaps. *Plast Reconstr Surg.* 2000;106(1):61–65.

114. Koshima I, Moriguchi T, Fukuda H, et al. Free, thinned, paraumbilical perforator-based flaps. *J Reconstr Microsurg.* 1991;7(4):313–316.

115. Hong JP, Koshima I. Using perforators as recipient vessels (supermicrosurgery) for free flap reconstruction of the knee region. *Ann Plast Surg.* 2010;64(3):291–293.

116. Harii K, Ohmori K. Free groin flaps in children. *Plast Reconstr Surg.* 1975;55(5):588–592.

117. Koshima I, Nanba Y, Tsutsui T, et al. Superficial circumflex iliac artery perforator flap for reconstruction of limb defects. *Plast Reconstr Surg.* 2004;113(1):233–240.

118. Baek SM. Two new cutaneous free flaps: the medial and lateral thigh flaps. *Plast Reconstr Surg.* 1983;71(3):354–365.

119. Peek A, Muller M, Ackermann G, et al. The free gracilis perforator flap: anatomical study and clinical refinements of a new perforator

flap. *Plast Reconstr Surg.* 2009;123(2):578–588.

120. Hallock GG. The gracilis (medial circumflex femoral) perforator flap: a medial groin free flap? *Ann Plast Surg.* 2003;51(6):623–626.

121. Hallock GG. The medial circumflex femoral (gracilis) local perforator flap—a local medial groin perforator flap. *Ann Plast Surg.* 2003;51(5):460–464.

122. Schoeller T, Huemer GM, Shafighi M, et al. Free anteromedial thigh flap: clinical application and review of literature. *Microsurgery.* 2004;24(1):43–48.

123. Song YG, Chen GZ, Song YL. The free thigh flap: a new free flap concept based on the septocutaneous artery. *Br J Plast Surg.* 1984;37(2):149–159.

124. Koshima I. Free anterolateral thigh flap for reconstruction of head and neck defects following cancer ablation. *Plast Reconstr Surg.* 2000;105(7):2358–2360.

125. Lamberty BG, Cormack GC. Fasciocutaneous flaps. *Clin Plast Surg.* 1990;17(4):713–726.

126. Walton RL, Bunkis J. The posterior calf fasciocutaneous free flap. *Plast Reconstr Surg.* 1984;74(1):76–85.

127. Huisinga RL, Houpt P, Dijkstra R, Storm van Leeuwen JB. The distally based sural artery flap. *Ann Plast Surg.* 1998;41(1):58–65.

128. Angrigiani C, Grilli D, Siebert J. Latissimus dorsi musculocutaneous flap without muscle. *Plast Reconstr Surg.* 1995;96(7):1608–1614.

129. Ortiz CL, Mendoza MM, Sempere LN, et al. Versatility of the pedicled thoracodorsal artery perforator (TDAP) flap in soft tissue reconstruction. *Ann Plast Surg.* 2007;58(3):315–320.

130. Thomas BP, Geddes CR, Tang M, et al. The vascular basis of the thoracodorsal artery perforator flap. *Plast Reconstr Surg.* 2005;116(3):818–822.

131. Hallock GG. Simplified nomenclature for compound flaps. *Plast Reconstr Surg.* 2000;105(4):1465–1470, quiz 71–72.

132. Hallock GG. Further clarification of the nomenclature for compound flaps. *Plast Reconstr Surg.* 2006;117(7):151e–160e.

第 6 章

下肢疼痛性神经瘤和神经压迫症的诊断与治疗

Ivica Ducic, John M. Felder, A. Lee Dellon

概要

- 神经瘤疼痛是由于再生轴突受困于瘢痕而造成的:
  - 神经阻滞将有助于确定引发疼痛的外周神经;
  - 记住可以有一条或是多条神经受累;
  - 重要的感觉神经需要与其特定的靶部位重新连接;
  - 不重要的感觉神经可以行神经瘤切除术;
  - 通过麻醉缓解疼痛——"使神经无法感受"也是可行的;
  - 切除神经的近端需置于"安静的位置";
  - 将感觉神经置入到正常肌肉内是有证据支持的;
  - 选择适宜的肌肉来固定周围神经;
  - 记住痛性神经瘤可以位于疼痛的关节内;
  - 术后康复治疗包括水中行走和避免按摩。
- 慢性神经压迫常见于下肢:
  - 最常见的好发部位是胫神经远端;
  - 其次的好发部位是腓骨颈处的腓总神经;
  - 第三好发部位是足背的腓深神经;
  - 腓浅神经也可以受累;
  - 注意探查腓浅神经前方和侧方的间隔;
  - 跗管不是腕管,但是与前臂的腕管类似;
  - 必须松解通过跗管的中间和侧方的足底神经;
  - 必须松解跗管内足跟的神经;
  - 术后康复治疗必须包括早期行走。
- 治疗标准:
  - 使用止血带、放大镜和双极电凝。

简介

虽然经常被忽视或误诊,下肢的神经损伤和神经压迫综合征却经常发生。

下肢外伤或手术后出现的疼痛性神经瘤可能是患者持续疼痛的病源,对其生活质量造成不利影响。作为一个病症,它们却经常被许多医生忽视,而被误认为是复杂性区域疼痛综合征(complex regional pain syndrome,CRPS)或其他的疼痛综合征,这两者与之有共同的临床特征,因而将患者转到慢性疼痛治疗,而非直接的外科治疗。本章将讨论疼痛性神经瘤的病理生理学,然后阐明如何选择和通过手术治疗来缓解疼痛。

下肢神经卡压综合征与熟知的上肢神经卡压综合征很相似,然而,在没有接受过外周神经手术培训的医生中,这些疾病及其治疗的手术方法通常是引起争论和怀疑的话题。此类综合征会导致感觉或运动功能的丧失,严重影响患者的发病率。本章将讨论神经压迫的病理生理学,然后解释如何选择和通过外科手术来实现神经减压。本章还将讨论复杂性区域疼痛综合征——如何将其与神经瘤和神经压迫相鉴别,以及如何治疗。

20世纪80和90年代,Mackinnon和Dellon在很大程度上明确了下肢神经瘤和神经卡压综合征的外科治疗原则[1],解决了例如胫神经在踝关节水平、腓神经在膝关节、小腿和足部的相关问题,以及腓肠神经和趾间神经的问题。在本章的上一版中,Dellon对这些问题进行了广泛的论述,本版中对此进行了大量的借鉴。

历史回顾

与疼痛性神经瘤和慢性神经压迫相关的周围神经手术历史上有很多记录[1-5]。应当指出的是,"反射性交感神经营养不良"和"烧灼痛"这两个术语已经分别被"复杂性区域疼痛综合征 I"和"复杂性区域疼痛综合征 II"所替代,这是源于现代疼痛管理的应用。

还应该指出的是,导致关节疼痛的周围神经也可以使用与治疗皮神经瘤类似的方法来治疗。

基础科学/疾病进程

疼痛性神经瘤

　　周围神经系统的感觉神经元位于背根神经节,由此发出的神经通过椎间孔,覆盖着施万细胞(图6.1)。

　　疼痛性神经瘤来源于周围神经的离断伤。通常是神经的近端和远端的完全横断分离。近端的轴突通过再生试图到达远端的轴突管[6-8,9](图6.2)。

　　然而,如果这个过程被错位、瘢痕组织或其他因素所破坏,近端生长的轴突可能就无法到达其远端的靶点,而是会形成一团缠结的轴突芽、施万细胞和纤维组织。这种缠结的肿块被称为神经瘤,它所包含的神经末梢容易自发或触碰后发生去极化,通常表现为疼痛。神经瘤上的机械张力导致变

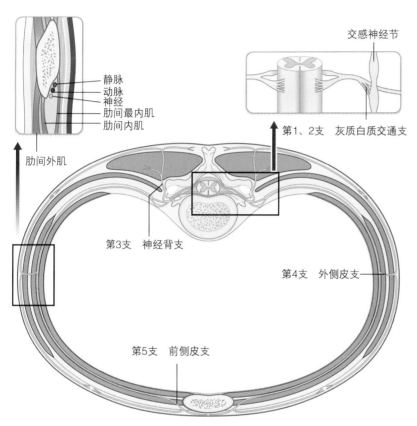

图6.1 脊神经由脊髓腹侧发出的运动神经根和背侧发出的感觉神经根组成。注意与背侧感觉神经根相连的背根神经节中含有感觉神经元的细胞体,而运动神经元的细胞体则在脊髓内部。当脊神经通过椎间孔后,其表面覆盖施万细胞成为周围神经。本图例的周围神经由胸段脊髓发出,在这一区域感觉不形成神经丛直接支配皮肤,不像下肢的周围神经由腰骶丛发出。注意脊神经背支在腰部受到压迫,可以产生"腰背痛"的症状。

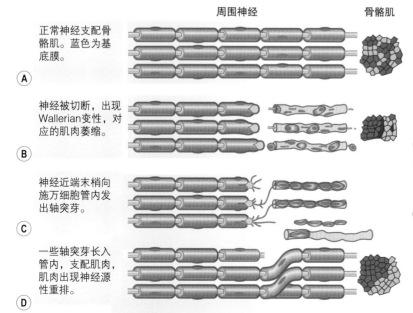

图6.2 (A)周围神经的横断伤导致损伤部位以远的轴突出现变性(wallerian变性)。(B)远端的施万细胞仍然存活,上调并产生神经生长因子,同时近端的轴突产生轴突芽向远端生长。(C)当神经再生过程通畅时,轴突返回靶器官,产生连续的神经瘤。(D)当神经再生被瘢痕组织所阻碍,远端就无法再通,形成膨大的神经瘤。

形可进一步刺激去极化,当神经瘤被手术瘢痕包裹或位于容易受到机械刺激的浅表位置(如关节附近或负重面的下层)时,通常会出现这种情况[10]。

根据上述的病理生理学,末梢神经瘤的治疗重点在于将神经的近端与神经瘤分离,并将其置于一个特定环境中,该环境能:①阻止新的神经瘤的生长;②不会对切断的神经末端产生张力或机械刺激。实验证明,将切断的神经近端安全地置于粗大的肌肉中可以达到上述的这两个目的[11-13]。

慢性神经压迫

神经的慢性压迫对构成周围神经结构的影响顺序为:神经内膜、神经束膜、施万细胞、神经的血管和轴突依次受累。当这些结构受累时,患者就会表现出相应的症状和体征,从而可以根据压迫的程度对诊断进行分级并治疗。

周围神经的结构和功能是如何随着压力的增加和时间的延长而改变,这已经在大鼠、兔子和猴子模型中进行了研究[14-24],其中许多模型使用的是坐骨神经。

文献回顾表明,当周围神经缩窄的程度超过其直径的20%时,就会出现急性轴突变性。如果作用于周围神经的压力超过20mmHg,血流量就会减少。急性发生时,会引起疼痛。如果这种压迫持续了一段时间,周围神经的某一段直径变粗了好几倍,那么这种情况下就会产生慢性神经压迫。当使用不会压缩神经直径的硅胶管压迫神经约2个月后,神经的病理生理开始发生改变。神经束膜的内皮细胞间连接削弱,导致血浆进入神经内膜间隙,产生神经内膜水肿。当神经束膜相对紧张时,压力增加,血流减少。这时会出现感觉异常。此时,唯一的临床改变是皮肤触觉阈值的变化,一种是静态两点辨别距离加大,另一种是对音叉或是振动仪的振动刺激的感知发生变化[25,26]。这些神经病理生理学的改变为慢性神经受压的临床分期提供依据(表6.1~表6.4)。

表6.1   周围神经的数字化分级量表

等级	描述
0	正常
1	间歇性的感觉症状
2	感觉阈值增加
3	感觉阈值增加
4	感觉阈值增加
5	持续的感觉症状
6	感觉、运动的变性
7	感觉、运动的变性
8	感觉、运动的变性
9	麻痹
10	严重肌肉萎缩

(Adapted from Dellon AL. A numerical grading scale for peripheral nerve function. J Hand Ther. 1993;4:152.)

表6.2   正中神经在腕关节的数字化评分量表

感觉	运动	关于障碍的描述
0	0	无
1		间歇性感觉异常
2		压力阈值异常(PSSD) <45岁:≤3mm,1.0~20g/mm² ≥45岁:≤4mm,2.2~20g/mm²
	3	鱼际肌无力
4		压力阈值异常(PSSD) <45岁:≤3mm,>20g/mm² ≥45岁:≤4mm,20g/mm²
5		持续性感觉异常
6		异常神经支配的密度(PSSD) <45岁:≥4mm<8mm,任何g/mm² ≥45岁:≥5mm<9mm,任何g/mm²
	7	肌肉萎缩(1~2/4)
8		异常神经支配的密度(PSSD) <45岁:≥4mm≥8mm,任何g/mm² ≥45岁:≥5mm≥9mm,任何g/mm²
9		无感觉
	10	肌肉萎缩(3~4/4)

PSSD,特殊压力感应装置。

(Adapted from Dellon AL. A numerical grading scale for peripheral nerve function. J Hand Ther. 1993;4:152.)

表6.3   尺神经在肘关节的数字化评分量表

感觉	运动	关于障碍的描述
0	0	无
1		间歇性感觉异常
	2	肌力减弱:捏力/握力(lb) 女性:10~14/26~39 男性:13~19/31~59
3		压力阈值异常(PSSD) <45岁:≤3mm,1.0~20.0g/mm² ≥45岁:≤4mm,1.9~20.0g/mm²
	4	肌力减弱:捏力/握力(lb) 女性:6~9/15~25 男性:6~12/15~30
5		持续性感觉异常
6		异常神经支配的密度(PSSD) <45岁:≥4mm<8mm,任何g/mm² ≥45岁:≥9mm,任何g/mm²
9		无感觉
	10	肌肉萎缩(3~4/4)

PSSD,特殊压力感应装置。

(Adapted from Dellon AL. A numerical grading scale for peripheral nerve function. J Hand Ther. 1993;4:152.)

表 6.4　胫神经在踝关节的数字化评分量表

数字化评分		关于障碍的描述
感觉	运动	
0	0	无
1		间歇性感觉异常
2		压力阈值异常（PSSD）
		<45 岁：≤5.6mm，1.0~20g/mm²
		≥45 岁：≤7.8mm，2.2~20g/mm²
	3	姆展肌无力
4		压力阈值异常（PSSD）
		<45 岁：≤5.6mm，20g/mm²
		≥45 岁：≤7.8mm，20g/mm²
5		持续性感觉异常
6		异常神经支配的密度（PSSD）
		<45 岁：≥7mm<10mm，任何 g/mm²
		≥45 岁：≥9mm<12mm，任何 g/mm²
	7	内在肌萎缩（1~2/4）
8		异常神经支配的密度（PSSD）
		<45 岁：≥11mm，任何 g/mm²
		≥45 岁：≥15mm，任何 g/mm²
9		无感觉
	10	内在肌萎缩（3~4/4）

PSSD，特殊压力感应装置。

受压大约 6 个月后，可以首次观察到髓鞘的组织学变化，包括髓鞘变薄。随着进行性压迫，髓鞘的丢失会越来越多，以至于在观察髓鞘染色切片时表现为大量有髓触觉神经纤维的缺失。实际上神经此时尚未出现退化，在电镜下可以观察到无髓鞘的粗大神经纤维。在这一阶段，患者会出现该神经支配肌肉的肌力下降和肢端（手指）感觉麻木的加剧。握力可以直接测量。此时没有肌肉萎缩，因为没有运动神经元轴突的真正损失，也就不会有肌肉体积的减少。

在神经受压的这一阶段，皮肤压力的阈值会逐步升高。对于快反应纤维，可以使用振动计或是特殊压力感应装置（pressure-specified sensory device，PSSD）测定动态两点辨别来测量[27]。对于慢反应纤维，可以使用 PSSD 测定静态两点辨别来测量。尽管没有长期研究，已有报道在此阶段的慢性神经压迫患者用 Semmes-Weinstein 单丝尼龙线[28]，使用 PSSD 做单点静态测量仍然正常[9]。由于没有神经纤维死亡，以毫米为单位的两点辨别觉测定结果仍然正常。在慢性神经受压的这一阶段，随着髓鞘的变薄，传统的电生理检测可能可以测出远端感觉延迟的增加。由于没有神经纤维死亡，振幅也仍然正常。一般而言，感觉神经的定量测定比传统的电生理检测（神经传导研究/肌电图）更为敏感，更可能检测出这一阶段的神经压迫。神经感觉测试比神经传导研究/肌电图便宜，也不会给患者带来任何疼痛[29,30]。

由于工作、代谢异常或是风湿性疾病，随着神经受压时间的延长或是程度加重，神经会发生变性。如前文所述，可

以分别通过肌肉萎缩和两点辨别觉来测定运动系统和感觉系统的异常。表 6.2、表 6.3 和表 6.4 分别是腕部正中神经受压、肘部尺神经受压和跗管胫神经受压后改变的例子[23,25]。使用 PSSD，首先是静态两点辨别觉的改变，随后是动态两点辨别觉的变化。在一项腕管、尺管综合征的回顾性研究中，这已有报道。单点静态测定的异常在两点辨别异常的一段时间后才会出现，因此用于此阶段的检测并不敏感。这一阶段可以使用振动计和音叉进行测试，但如果不做其他检查，医生仍无法分辨受压迫的具体神经。需要指出的是，振动是一种可以传导的波，而压力则只局限于测试部位[19,20,27]。例如，假如测试的是胫神经，测试部位是姆趾趾腹，可能会有来自腓总神经的感觉干扰。同时测试足背、姆趾趾腹和足跟内侧可能可以防止神经受到干扰。

如果周围神经在通过解剖狭窄部位时滑动受限，则邻近的关节活动时，会增加沿神经纵向的张力，这可能表现为对神经的压力进一步增加。这种滑动受限可能是源于外伤或限制神经移位的解剖变异。这一点将在神经卡压综合征中详细讨论。

诊断/患者表现（视频 6.1、视频 6.2 和视频 6.3）

疼痛性神经瘤

疼痛性神经瘤的患者会主诉某一区域的皮肤或是关节的疼痛，可能发生在休息时，更多是在被触碰或是活动的时候。当疼痛位于周围神经的支配区域，且患者的该部位有过外伤或手术时，就必须要考虑周围神经痛性神经瘤的存在。如果既往没有外伤或手术史，则怀疑可能是"真正的"周围神经肿瘤。

单个疼痛性神经瘤的主诉和治疗可能相对简单。然而，由于可能有多条神经受损伤，并存在神经瘤，疼痛的分布可能不对应一条神经，而是可能对应于肢体的一个"区域"。在这种情况下，最重要的是要区分这个"区域性疼痛"实际上是由相邻神经的疼痛性神经瘤引起的，还是由另一种不需要手术治疗的区域性疼痛综合征——CRPS 引起的。

典型的疼痛性神经瘤患者会表现为在既往的瘢痕或是外伤部位出现不连续的压痛区域，其远端感觉异常或是无感觉，局部阻滞麻醉可减轻疼痛。如果症状如上所述，且对周围神经的阻滞可消除疼痛，那么多个疼痛性神经瘤很可能是造成区域性疼痛的病因，并且需要手术治疗。CRPS 患者同样也有自发性疼痛的区域，可能会扩散到单个神经支配的区域之外，但与此相反，患肢的皮肤还会出现水肿、萎缩、血管舒缩和/或排汗的异常。CRPS 患者可能有或者没有明显的神经损伤史。如果有已知或可疑神经损伤史，该综合征被称为"CRPS Ⅱ型"（以前称为"烧灼性神经痛"）——在这些情况下，对可疑损伤神经的手术治疗有可能可以缓解疼痛综合征，但是这种疾病的生理学很复杂，还没有被完全了解，并不是所有的患者手术都有效。对此类患者的手术需要更

为复杂的诊断和围手术期处理,这将在本书的其他章节讨论[31]。如果CRPS患者既往没有已知或疑似的神经损伤,这种情况被称为"CRPS I型"(以前被称为"反射性交感神经营养不良"),这无法通过周围神经手术来治疗,因为找不到明显的手术干预的疼痛靶点。这些患者接受多模式的治疗,包括物理疗法、交感神经阻滞、慢性疼痛管理,有时还包括脊髓刺激器。

有一特殊区域的表现可能会让人困惑,那就是关节疼痛。当生物力学异常的因素被排除以后,且患者在既往外伤或手术之后主诉有关节疼痛时,就又陷入了诊断多发疼痛性神经瘤还是CRPS的困境之中。由于大多数关节受多个传入神经的支配,这些神经很小,而且在教科书中也经常找不到,所以有一种倾向是将关节视为一个"区域",并给患者贴上CRPS的标签。然而,排除是否由可治疗的多发关节传入神经的神经瘤引起,对于周围神经外科医生而言是必须的,首先在检查中排除CRPS附带的"交感"症状,然后对关节的传入神经进行局部阻滞麻醉,以寻求消除疼痛。

解剖学书籍中没有显示支配关节的神经,这方面的知识需要尸体解剖,已经出版了关于膝关节(图6.3B&C)[32]

和踝关节(图6.3A)[33]的部分。2009年的一项研究对下肢的临床入路和结果进行了回顾[5]。从膝关节开始,然后延伸到踝关节,进行解剖以确定关节的神经支配。有了这些知识,就明确了局麻药的给药途径。在传统的肌肉骨骼入路中失败的患者中,阻滞麻醉被证明可以减轻疼痛,从而导致使用新的手术入路来切除受累的神经。

疼痛性神经瘤中有一个特殊的类别,是那些接受过下肢截肢术并在截肢残肢出现疼痛性神经瘤,从而无法使用假肢的患者。在最初的截肢手术过程中找出各个主要感觉神经或混合神经并将其置入肌肉,或者是在张力下切断,可以有效地阻止这种神经瘤的形成。然而,许多截肢的患者会有残端疼痛,没有生物力学和骨性的原因,如果这种疼痛能够通过麻醉阻滞来定位和缓解,他们就可以进行手术治疗[34]。

对于疼痛性神经瘤患者,其运动功能在生理上应该是正常的。除了两个因素:首先,如果有脚踝疼痛,那么患者可能避免会使用运动脚踝的肌肉,导致肌肉的失用性萎缩。其次,在踝关节疼痛的同时常伴有趾短伸肌的萎缩,因为支配该肌肉的胫深神经在关节内翻扭伤时受到拉伸/牵拉而损伤。

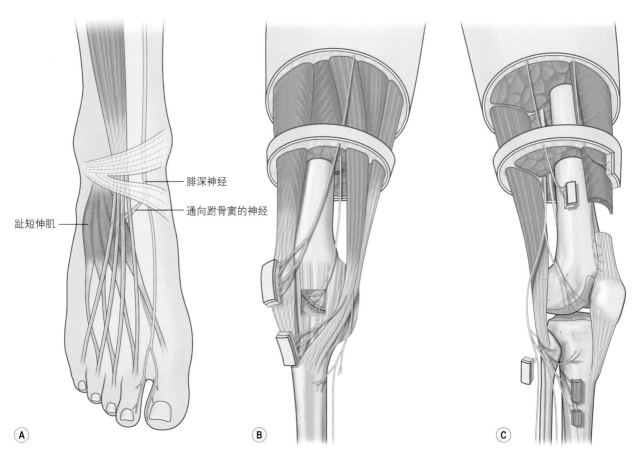

趾短伸肌

腓深神经

通向跗骨窦的神经

Ⓐ　　　　Ⓑ　　　　Ⓒ

图6.3 下肢关节的神经支配。(A)跗骨窦由腓深神经在外侧踝近端处发出支配趾短伸肌的肌支之前发出的分支来支配。(B)膝关节的内侧由股神经发出的分支支配。股神经发出肌支支配股内侧肌后,形成终支,向远端经过肌肉末端支配膝关节内侧。(C)膝关节的外侧由坐骨神经的分支支配。坐骨神经发出分支支配后侧关节囊后,转向前方,在股二头肌肌腱的深面,支配膝关节外侧结构。内侧和外侧韧带的神经支配可能有重叠,但并未得到证实。(With Permission from Dr. Dellon.)

慢性神经压迫

神经受压的症状和体征众所周知:慢性周围神经压迫的患者会主诉该神经支配区域的皮肤麻木或感觉异常。患者会主诉该神经支配的肌肉乏力。然而,正如多发性疼痛性神经瘤必须与 CRPS 相鉴别,多发性神经压迫和代谢性神经病之间也有类似。例如,如果胫神经和腓总神经同时慢性受压,患者会出现足背和足底的麻木并延伸到踝关节。这会与周围神经病变有类似的表现,尤其是在两条腿同时出现时更是如此。在运动损伤或是其他损伤时可以出现这种情况。病因不同,但可以有相同的临床表现,患者可能是因为代谢性神经病变如糖尿病,或是化疗引起的神经病变,继发慢性神经压迫。这些患者有神经疾病的病史,且通常不会接受是否存在慢性神经压迫的检查[35]。此类患者的神经压迫如果得到诊治,尽管存在糖尿病的神经病变,他们仍然经常会有感觉的恢复[36,37]。

在体格检查中,慢性神经压迫的病理学特征是 Hoffman-Tinel 征阳性。随着对慢性神经压迫的病理生理学的了解(见上文),就能明白在早期的症状是间歇性的,体检不易发现。音乐家(如钢琴家或小提琴家)在演奏时屈肘,通常会主诉小指麻木,但是在尺管处的尺神经没有 Hoffman-Tinel 征。足球运动员的下肢也有类似的情况。他们膝关节外侧的大量钝性损伤或是反复的踝关节内翻扭伤,导致腓骨颈处的腓总神经受压,于是主诉腿不听使唤。随着时间推移,压迫逐渐加重,轴突脱髓鞘,产生感觉所需的阈值也在增加,使用 PSSD 测定大脚趾趾腹的两点辨别觉所需的音叉振动强度和压力都有所增加,而此时两点辨别觉的距离尚正常。对于运动系统,则表现为肌肉力量的减弱。此时,出现 Hoffman-Tinel 征阳性。随着压迫的持续和程度的加重,轴突死亡,会出现静态两点辨别觉的下降(两点可区分的距离增加),肌肉出现萎缩。Hoffman-Tinel 征仍为阳性。神经压迫到了非常严重的程度时,神经停止恢复和再生,Hoffman-Tinel 征变为阴性。在周围神经受压迫的进展过程中,Hoffman-Tinel 征随着时间推移而产生的变化是很好理解的,这不是 Hoffman-Tinel 征的失败,它仍是很有价值的临床检测技术[38,39]。

患者选择

疼痛性神经瘤

疼痛性神经瘤在疼痛出现 6 个月后可以选择手术治疗。在疼痛出现的头半年内,治疗通常由初级保健医生和/或最初的手术医生一同进行,通常还有治疗师的协助。多数情况下,患者会尝试阿片类药物、非甾体抗炎药、按摩、超声和类固醇注射治疗。一旦疼痛持续了 6 个月,进入了慢性疼痛期,传统上此时就需要疼痛治疗医生了。此时,患者通常会尝试使用针对神经性疼痛的药物,如去甲替林加巴喷丁、欣百达或普瑞巴林,且通常联合使用。

神经阻滞是患者选择的关键。对于慢性疼痛的患者,疼痛治疗医生经常使用神经阻滞来判断和治疗怀疑是疼痛来源的神经,可能会使用可的松。如果疼痛缓解了几小时后又出现,那么这个神经阻滞麻醉就是诊断性治疗。如果疼痛只是部分缓解,那么造成疼痛的周围神经可能不止一个。如果疼痛不能缓解,那么出现局麻失效的原因可能是疼痛源是其他神经或是需要阻滞的神经出现了解剖变异。如果神经阻滞使疼痛缓解了一段时间,那就是治疗性的,当疼痛复发时,疼痛管理医生可以重复使用。反复神经阻滞不能缓解疼痛提示需要手术治疗。足背疼痛的神经阻滞方法可见图 6.4。

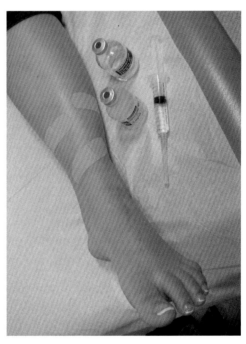

图 6.4 足背疼痛时神经阻滞的操作步骤。神经阻滞需要无菌操作。皮肤使用聚烯吡酮碘消毒后,配制含有等量的 1% 利多卡因和 0.5% 布比卡因的混合溶液,不加肾上腺素。首先麻醉内踝处近端的隐神经。这可用于跗管手术、足挤压伤或是踇外翻手术的止痛。然后是在踝关节上方,踇长伸肌腱和伸趾总肌腱之间麻醉腓深神经。这可阻滞踇骨窦的神经。如果踇骨窦疼痛仅有部分缓解,就必须阻滞位于外踝后方的腓肠神经(图中未示),约有 25% 患者的踇骨窦有腓肠神经的分支。最后阻滞腓浅神经。如图所示,可以在 Tinel 征阳性处或是踝关节的背外侧。然后,患者可以尝试行走、下蹲、抚摸足背来判定阻滞的效果。

神经阻滞是将局麻药注射到神经周围而不是神经内部。如果进针时患者有疼痛感,且疼痛向神经远端放射,就提示针尖在神经内,此时不要注射局麻药,否则会造成神经损伤。应该将针稍微退回,然后再注射。如果患者主诉疼痛消失,就提示神经阻滞成功,如果麻醉的是皮神经,那么该处的皮肤会变得麻木。

慢性神经压迫

患者选择进行周围神经减压手术需要至少满足以下 4 个条件：

1. 患者的症状具有该神经感觉和运动的两方面的表现。

2. 有神经的运动和感觉损害的检查记录。

3. 在已知解剖狭窄部位，神经的 Tinel 征阳性。

4. 所有非手术治疗措施治疗 3 个月后，症状无缓解。

请注意，电生理检查不是必需的，该检查提示的慢性神经压迫的结果也不重要。这是因为，即使在检查效果最好的腕部正中神经，也有 33% 的假阴性，而在糖尿病患者，这类检查根本无法识别潜在神经病变下的慢性神经压迫[40]。而超过 55 岁的患者，下肢足底内侧和足底内侧神经支配的肌电图的假阳性为 50%。因此，即使患者没有神经病变，结果也会出错。由于传统的测试不能识别神经病变情况下的神经受压，在踝关节也就更不准确了。因此，临床医生必须依靠 Hoffman-Tinel 征阳性来定位神经受压的位置。

使用 PSSD 的感觉神经测试是测定皮肤感觉敏感度的最灵敏的方法（图 6.5）。已有报道称，其在上、下肢检查中同样有效[27,28,29,40-43]，且在 I 级研究中与腕部正中神经的传统电生理检查等效[30]。以足跟痛患者为例，跟内侧神经有异常压痛而足底内侧（踇趾趾腹）和足背的静态两点辨别觉都是正常的。当以足底筋膜炎治疗 3 个月失败后，静态两点辨别距离出现异常，就需要做足跟神经松解术。如果踇趾趾腹的测量结果异常，提示存在踝管综合征。如果除了胫神经之外，足背也出现异常，则腓总神经也可能存在病变。如果患者有腰背痛，向足背放射，可以做电生理检查以明确有无 L5 或 L4 神经根疾病。

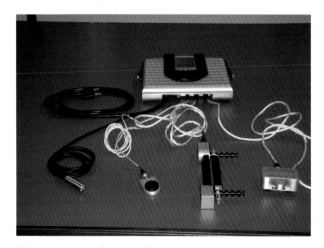

图 6.5 所示为特殊压力感受器（PSSD）与其测定握力、捏力的组件，还有两枚细针，每枚银质的细针都与压力传感器相连。配置显示的是便携的 PDA 平台。不使用针刺或者电刺激。患者一旦感受到刺激，就按键终止信号的采集，因此是一种主观测试。（经由马里兰州陶森市感觉管理服务公司 LLC 许可）（With permission from Sensory Management Services, LLC, Towson, Maryland, USA.）

手术技术

疼痛性神经瘤（框 6.1）

下肢需要手术治疗的皮神经瘤包括腓浅神经[43]、腓深神经[43]、隐神经[43]、腓肠神经[43]和跟骨的神经[44]。Morton 神经瘤并非真正的神经瘤，而是跖骨间韧带造成的趾间神经的慢性压迫，其治疗是通过切除跖骨间韧带而行的松解神经术[45]。然而，由于大多数医生通过切除趾间神经来治疗 Morton 神经瘤，手术的失败会产生真正的神经瘤，此时则需要按照神经瘤来治疗[46,47]。进入关节的下肢神经瘤最常见的是通向跗骨窦的腓深神经（图 6.3A）[33,48]，其次是进入膝关节内、外侧韧带的神经瘤（图 6.3B,C 及框 6.2）[49,50]。

框 6.1 疼痛性神经瘤的治疗

术前神经阻滞能完全缓解疼痛

记住：可能累及不止一根神经

记住：可能累及关节

记住：有些疼痛由神经受压造成

切除疼痛性神经瘤

将切除后神经的近端置入正常肌肉内

框 6.2 将切除神经的近端置入肌肉内

皮神经断端的近端将向远端再生

在灵长类动物实验中已证实将感觉神经置入到正常肌肉内后不会形成神经瘤

选择邻近关节的相对较大的肌肉

选择邻近的肌肉

置入肌肉的神经相对较长，张力不要大

不需要将神经和肌肉缝合（缝合神经外膜和筋膜即可）

腓浅神经的神经瘤常见于外踝的手术切口，可以是骨折、脱位的切开复位内固定时或是在外踝的固定时。体检通常可见足背一处疼痛的瘢痕，疼痛辐射到足背的内侧或是外侧，但是不到第一间隙。在外踝近端 10cm 为中心做一条纵行切口（图 6.6）。必须打开前侧和外侧间隔，因为约有 25% 的患者该神经有分支，进入前侧或是前侧和外侧间隔[51]。切断神经前在其近端注射以屏蔽通向脊髓的疼痛信号。烧灼神经的远端以防止出血。可以取一段送病理，但是其结果可能是正常神经，这是因为神经瘤本身还在瘢痕中没有被切除。将神经的近端包埋在附近最大的肌肉——趾总伸肌中。在穿过肌间隔时注意避免神经扭曲。最好的办法是切除肌间隔的近端约 3cm，烧灼止血，因为肌间隔中含有血管。前侧和外侧的肌间隔切开的边缘也必须烧灼止血以避免术

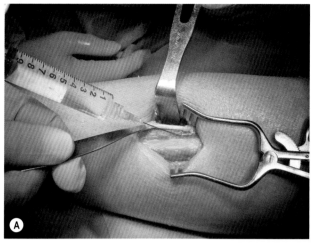

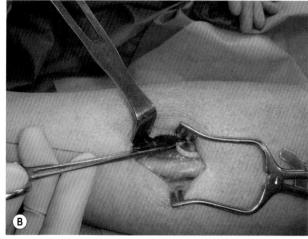

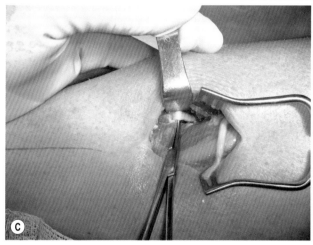

图 6.6　切除腓浅神经的疼痛性神经瘤（A）在外踝近端 10cm 切口，如图所示打开前侧和内侧间隔，因为 25% 的人在前侧间隔内有神经分支。注意在神经切断前需要阻滞以屏蔽传入脊髓的痛觉。（B）将神经的近端松松地置入到趾总伸肌下面，跨过肌间隔时可以切除一部分肌间隔，以避免疼痛复发。无需缝合。（C）切除腓深神经，需要先松解腓浅神经和前侧、外侧肌间隔，以免术后肌间隔压力升高。如图所示，有的患者需要将腓深神经和腓浅神经一并切除。切开骨间膜直至暴露神经血管束。如图切断神经，注射，切取 3cm 的神经，然后将神经的近端置入到肌间隙中。

后出血。无须将神经外膜与肌肉缝合，这是因为在手术中近端的关节（膝关节）是伸展的，神经的长度足够。然后在肌肉和皮缘注射丁哌卡因，以 4-0 可吸收缝线间断缝合皮内组织，5-0 线间断和连续缝合皮肤。

腓深神经的神经瘤可能是由于足背外伤或是拉伸牵引造成的通向踝关节近端的跗骨窦的神经损伤引起（图 6.3A）。这两种情况下，都可以以外踝近端 10cm 为中心做 5cm 长的切口，行腓深神经切除术。术中需要打开前侧和外侧的间隔。还需要行腓浅神经松解术以确保其安全。然后切开骨间膜，在分离骨间膜上的肌肉起点时使用双极电凝。继续切开直至胫骨。提起拉钩就可以见到神经血管束。将腓深神经与动静脉分开。将丁哌卡因注射到神经的近端（图 6.6）。切除 2.5cm 的神经，使用双极电凝烧灼神经的远近端。神经的近端不必置入肌肉中，因为周围都是肌肉。然后在肌肉和皮缘注射丁哌卡因，以 4-0 可吸收缝线间断缝合皮内组织，5-0 线间断和连续缝合皮肤。

隐神经远端的神经瘤最常见于既往手术术后，例如踝关节镜、切取大隐静脉和跗管松解术等。在原手术切口的近端做切除神经瘤手术的切口。如果大隐静脉尚未被切取，则找到大隐静脉，在其前侧和后侧寻找细小的神经（<1mm）。在此节段，隐神经通常发出分支，后支到达跗管手术的切口，前支达踝关节镜手术切口的边缘。仔细分离神经的远端，向

近端解剖，在比目鱼肌表面的筋膜上开窗（图 6.7）。开一个通向肌肉的隧道，将神经松散置入。然后注射丁哌卡因，同上缝合皮肤[52]。

腓肠神经的神经瘤由既往踝关节手术造成，多数是在手术中拉紧踝关节以避免反复扭转引起，也常见于骨折切开复位内固定术后。神经可能是在腓肠神经活检或皮肤病变切除的手术中损伤的，或是直接损伤造成的，多在近端部位。切取腓肠神经时必须先了解神经的走行，尽管技术上很容易，但是鞋子或靴子会与神经的置入部位相摩擦，如果神经置入到腓肠肌，那么足底的屈伸可能会刺激神经所在的置入部位。从切取腓肠神经用于神经移植的经验来看，将神经近端置于腘窝处很常见。因此，作者推荐的入路（图 6.8）是在腓骨颈处切口，向后延伸到腘窝。

首先在筋膜下找到腓总神经，然后向远端行神经松解术，可以切开腓骨肌群的筋膜，将肌肉向上游离以松解纤维带，这在正常人中约占 20%[53]。然后，分离保护神经，继续解剖直至进入腘窝筋膜。腓肠神经的解剖存在很大的变异[54]。在踝部才是常见的腓肠神经。常见的变异是一支粗大的腓肠神经，由两个神经束和伴行动脉组成，由来自胫神经的腓肠神经内侧支和来自腓总神经的腓肠神经外侧支组成。神经刺激器可以证实这不是异常的支配腓肠肌或是足屈肌的肌支。然后，丁哌卡因在很小的压力下渗入神经的近

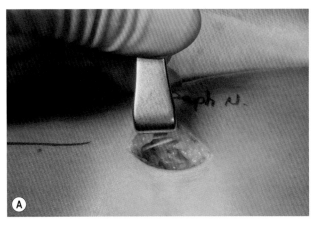
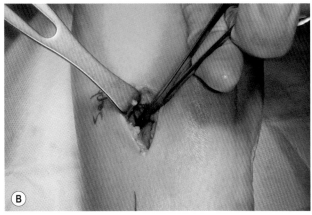

图 6.7　隐神经支配跗管切开术切口近端的皮肤,可能是此处瘢痕的疼痛的原因。踝关节镜手术切口也是如此。(A)在 Tinel 征阳性处作切口,可见一个或是两个神经分支,多见隐神经两侧各有一个分支。两个分支的近端切断。(B)然后在比目鱼肌的肌膜上开窗,将神经的近端置入肌肉内。

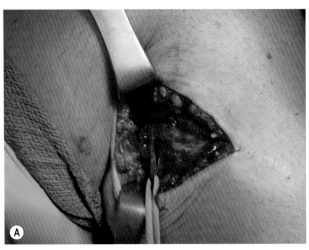
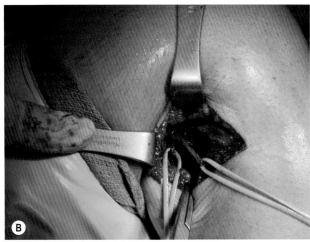

图 6.8　腓肠神经切除后其近端最好位于腘窝内。踝关节水平的腓肠神经是通常意义上的腓肠神经。在腘窝内有一支由腓总神经发出的腓肠外侧神经和另一只由胫神经发出的腓肠内侧神经。(A)首先找到腓总神经,该神经较粗大,在切口中易于发现。延长切口至腘窝。切开深筋膜,就可以见到腓肠外侧神经,还有伴行血管。(B)两束应该区分开来,深层的是腓肠内侧神经,可见第二个伴行血管。如果两个分支很快合并,就会形成含有两束神经和一条动脉的粗大的神经。术中电刺激可以避免伤及异常的运动支。

端,这样就不会向近端的坐骨神经渗透。切取神经的中段3cm送病理检查,远近端灼烧,让其近端回缩进入腘窝的筋膜内。

　　约有 20% 的情况是,在腘窝处有独立的腓肠内侧神经和腓肠外侧神经,它们向小腿走行并在某处合并成腓肠神经。如果探查腘窝时发现了一个分支,必须向腘窝的内侧解剖寻找另一支。如果不能确定是否是腓肠神经的分支,可以在小腿远端外侧做一切口,找到腓肠神经后轻轻牵拉以确定其近端。有些患者即使做了神经近端切除术,在腓肠神经的分布区域仍会有感觉和疼痛。这多半是由于腓肠外侧神经与腓浅神经共同发出了轴突。这种情况下,在踝关节近端10cm处可以找到腓肠神经的后支。如果腓肠神经切除后仍持续疼痛,则需行腓浅神经松解术,找到并切除这一分支。

　　跟骨神经的神经瘤由外伤造成,常见于胫神经在跗管处行神经松解术或是开放的或内镜下的足底筋膜切开术术后[44]。目前学界已经了解,隐神经远端的后支支配跗管切口的近端[55],疼痛向切口的前侧和近端放射,阻滞麻醉后可以缓解。跗管切口瘢痕以远或是足底筋膜切开术部位的疼痛,是源于跟骨神经的一个或是多个分支形成的神经瘤。解剖已经明确[56]。其最远端的疼痛是源于足底内侧神经发出的跟骨支,跨过血管,穿过跗展肌的筋膜,进入足弓的皮肤。切开后轻轻牵引,可以暴露足底内侧神经在跗管内发出的最前分支。将此分支分离并置入到小腿最远端的肌肉——跛长屈肌内(图6.9)。如果足跟痛位于近端,那就可能是足底外侧神经的一个分支或是多个分支的神经瘤,或者甚至是胫骨后侧的胫神经或足底外侧神经的神经瘤。找出神经,分离并置入到跛长屈肌内。这常需要显微操作和神经内松解,以保护足底外侧神经发出的感觉支和运动支。

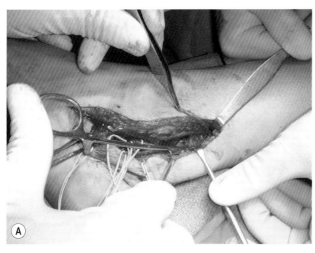
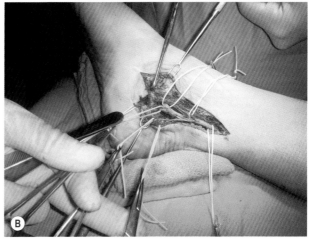

图 6.9　在既往的足底筋膜炎或是前跗管手术伤及跟骨神经时，可以行跟骨神经切除术。（A）通常有多个跟骨支。这是来自足底内侧神经的分支及其伴行血管，还有来自足底外侧神经的分支，也有伴行血管。在既往的前跗管减张手术的瘢痕处行胫神经松解术。（B）跟骨神经切断后的近端可以置入到踇长屈肌，放在胫神经的后侧。

　　趾间跖神经的神经瘤是真正的神经瘤。另一方面，所谓的 Morton 神经瘤并不是真正的神经瘤。它是由趾骨间韧带压迫造成，其治疗是切除韧带，松解神经[45]。如果 Morton 神经瘤是经过经典的足背切口切除后疼痛又复发，则趾间神经可能形成了真正的神经瘤。如果有外伤，有穿透的异物或是骨折固定物，也会形成真正的神经瘤。真正的神经瘤的治疗是在足底的非负重位置切口，找到该趾间神经[46,47]。首先，纵行切开足底筋膜，自起点分离屈趾短肌，检查足底内侧、外侧隧道内的足底内侧和外侧神经。通向踇趾内侧和第五趾外侧的分支可能距起点太近无法看到。必须找出第一、二趾间和第四、五趾间的分支并予以保护。使用神经刺激器分辨出运动支。其余的第二、三趾间和第三、四趾间的分支，如果有远端的损伤或是既往手术的话，可以切除。切除神经需要显微操作，神经内松解，直到神经无张力地旋转后置入到足弓。这些神经必须置入足弓。

　　与足弓的缝合比较困难，但必须做，可以将切除神经后的神经外膜与之松散地缝合。作者目前推荐使用小型（不是微型）Mitek 锚（图 6.10）。拆除粗大的缝线，代以 6-0 尼龙线。将神经与锚松散地缝合，然后轻轻地将锚按入足弓的纤维结构中。神经就被悬吊起来，表面是足底方肌和趾短屈肌。足底筋膜使用 4-0 线松松地缝合。4-0 尼龙线间断或连续缝合皮肤切口。请注意有 75% 的患者合并有跗管综合征，需要手术同时解决[47]。

　　隐神经的髌骨下支神经瘤常见于既往膝关节前正中切口手术后。患者髌骨侧下方皮肤麻木，在与内收肌摩擦时 Gerdy 结节处有疼痛性弹响。在这一水平可以有 2~3 支。手术方法是做一纵行切口，在深筋膜找到这些分支，向近端解剖，在神经内注射丁哌卡因，烧灼后在远端切断，使其近端进入内收肌的隧道中。这一操作是"盲目"的，并未真正暴露肌肉（图 6.11）[50]。

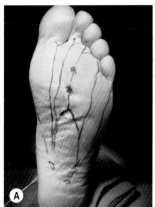
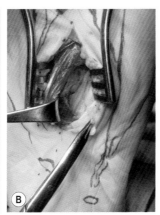
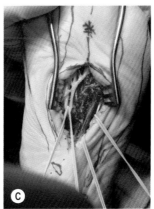
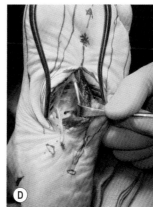

图 6.10　真正的足底趾间神经瘤。（A）趾间神经受压被错误的诊断为莫顿神经瘤，行神经切除术后，就形成了真正的神经瘤。如果有症状，就必须在足底切口，画出假定的解剖图。（B）在非负重部位切开皮肤，切开足底筋膜，拉开屈趾短肌暴露足底内侧神经。（C）然后找到足底外侧神经及其分支，直到神经瘤。在本例中，每一个分支都有伴行血管包绕。（D）切断的神经近端，与小型 Mitek 锚缝合后置入到足弓的纤维结构之中。

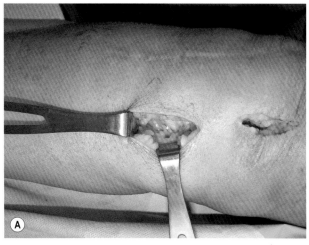

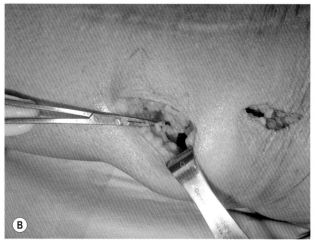

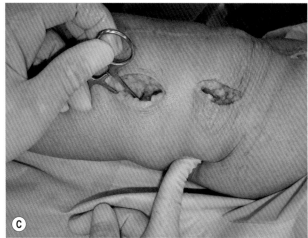

图 6.11　如图所示,隐神经的髌骨下支损伤常见于全膝关节置换术后。(A)远离膝关节内侧失神经支配的原切口,在 Gerdy 结节处作切口(如图)。小腿驱血后,膝关节仍有少量血液残留,这有利于找到静脉旁的神经。(B)神经远端烧灼以防止出血,然后切开隧道。(C)以止血钳将神经的近端推入隧道内,将神经置于膝关节近端的内收肌内。

　　隐神经在内收肌管内的神经瘤很少见。在切除隐神经远端不能缓解疼痛时,多数情况下需要打开内收肌管检查隐神经在这一水平的各个分支。这多数是由于变异的隐神经或是闭孔神经的分支。首先刺激神经以免股内侧失神经支配,然后切断神经,将其近端置入大收肌内(图 6.12)。

　　支配膝关节的内侧和/或外侧韧带神经的神经瘤,由既往手术造成,可以是韧带重建、关节镜或是全膝关节置换术。膝关节的神经支配上文已述,比较恒定(图 6.3)[32]。通过神经阻滞来确定切除的神经,通常是需要全部切除。如果患者做的是全膝关节置换术,不要暴露置入物。在内侧和外侧做纵行切口。内侧切口(图 6.13),切开内侧韧带,在股内侧肌远端可以找到内侧韧带的神经,就在膝关节返支血管旁边。神经的近端阻滞,远端烧灼,切断后将近端置入股内侧肌中。外侧切口(图 6.14),纵行切开髂胫束,在该水平它已成为膝外侧韧带,在股外侧肌的远端,靠近膝关节返支血管的位置,是外侧韧带神经。近端以丁哌卡因阻滞,远端烧灼,向近端解剖找出进入股二头肌的分支,再次烧灼,拉紧后切断,使其近

端缩回腘窝,因为这一支是源自坐骨神经的分支[5,49,50,57]。

　　截肢残端疼痛的患者应采用与上述类似的手术技术。最常受累的神经为隐神经、腓肠内侧和外侧神经、胫骨神经、膝下截肢残端的腓浅神经和腓深神经。在膝上的残肢中,股后侧皮神经、股前侧皮神经和坐骨神经最常受累。在所有病例中,可疑神经都是从瘢痕的近端接近,以避免解剖的变异。一旦确定,就切断神经并置入到局部可用的肌肉中[38]。

　　一项针对 100 个神经瘤标本的病理学研究显示,在任何情况下,都没有证据表明存在隐匿的恶性或超出"预期"的创伤性神经瘤组织。因此,人们不再常规地将切除的神经瘤提交病理学检查[58]。

慢性神经压迫(框 6.3)

　　下肢的慢性神经压迫的诊断和治疗与上肢慢性神经压迫一样,仅解剖部位不同。在开始治疗慢性周围神经压迫的患者之前,建议复习解剖学知识,并作尸体解剖。

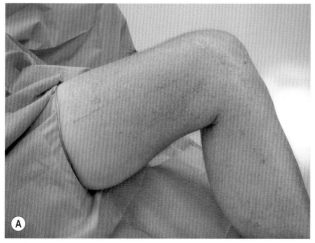

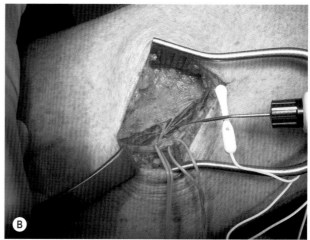

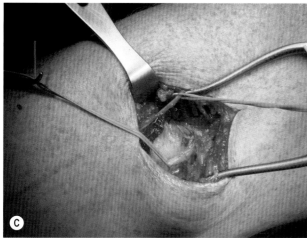

图 6.12 隐神经在收肌管内,在收肌管的远端,隐神经分成髌骨下支和终支,这两支也可能在收肌管内分开。(A)隐神经松解和隐神经切除的手术切口是一致的,位于大腿中下 1/3 内侧。该患者以前曾在远端部位做过 7 次髌骨下支切除术。(B)支配股内侧肌的股神经运动支也位于收肌管内,切除神经之前使用电刺激以确保切除的是感觉神经。(C)该患者这两条神经都很明显。两条都应切除,将近端置入到内收肌中。

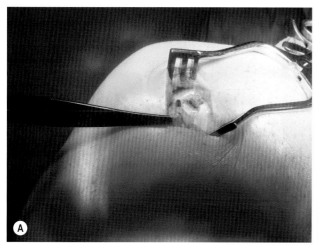

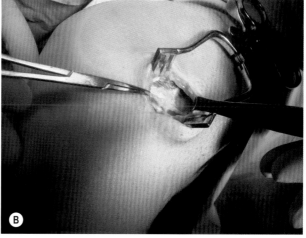

图 6.13 膝关节内侧神经切除(A)在股内侧肌远端切口,打开内侧韧带。内侧韧带神经毗邻膝关节返支血管,后者明显可见,因为即使在止血带下膝关节周围也会有血液残留。(B)在股内侧肌的深面将内侧韧带神经在其起点处切断,并置于肌肉下方。

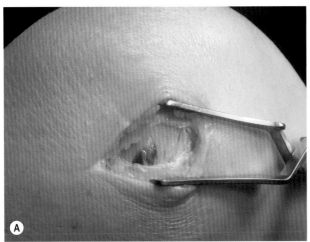

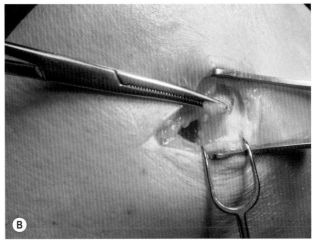

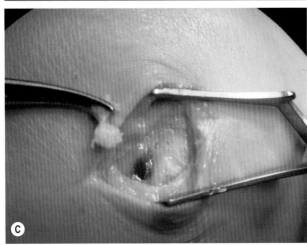

图 6.14　膝关节外侧神经切除（A）在股外侧肌远端切口,切开髂胫束,也就是外侧韧带。外侧韧带神经临近膝关节返支血管,后者明显可见,因为即使在止血带下,膝关节也会有血液残留。（B）在股二头肌肌腱下方将外侧韧带神经自其起点处切断。（C）神经断端缩回到腘窝内

框 6.3　神经松解术

花时间倾听患者的主诉:从病史中获取诊断

记录受累神经的感觉和运动检查的结果

通过物理检查来定位:使用 Tinel 征

记住:同一个肢体可以有多条神经受到压迫

记住:神经在其行程上可以在多处受到压迫

记住:合并潜在的系统性疾病、神经病变时,更容易出现神经压迫

神经外松解,将周围神经与周围组织分离

术中发现的神经内纤维化时需要行神经内松解术

可以切断部分血流:保护神经的纵向血流

神经松解术的术后活动非常重要,不要成为一句空话!

许多慢性神经损伤的患者未得到治疗有多种原因,很重要的一点是部分基层医生对于各种神经压迫及其症状的无知和忽视。人们还会忽视一点,即只有某些对周围神经感兴趣的专家才能诊断。鉴于此,美国外周神经协会于1990年成立,包含了整形外科医生、骨科医生和神经外科医生。胫神经和腓神经的压迫是最早被认识到的[1]。这些神经的

诊断和治疗原则与上肢神经的一样,需要详细的感觉和运动方面的评估,以及细致的手术操作。如今的方法和当时记录的方法相同。

最常见的神经受压是在跗管隧道区域的胫神经及其分支。其次是腓骨头处的腓总神经。第三是位于足背的腓深神经。第四是腓浅神经。足底趾神经受压可能比上述几个更常见,但多采用保守治疗。跟骨神经受压也很常见,但多被误诊为足底筋膜炎(框6.4)。

学界已对内踝4个隧道的减压进行过详细描述[1,2,35,40]。自内踝的近端偏后侧做切口,直到跗管的远端。若无既往损伤、水肿或是手术,则深筋膜很薄,其下方是较厚的、疏松的屈肌支持带,也叫 lancinate 韧带。一旦切开,跗管也就真正开放了。如果没有占位性病变,手术就完成了,这时并无太多的压迫。适当分离胫动静脉和胫神经,判断神经内是否有纤维化,胫神经是否粘连,以及跗管内发出的跟骨神经的数目。现已证实,神经压迫患者跗管内的压力与正常尸体的并无差别[59]。其压力在踝关节跖屈和旋前后增加,这种情况在屈肌支持带松解后就不再发生了。跗管与前臂的腕管相似,手术发展为松解足底内侧、外侧隧道和跟骨隧道以及切除足底内外侧隧道之间的分隔,以保证神经有更多的空间(图6.15)。在术中为完成这一操作,切口应向足底和近端延长(图6.16)。当然,这两个切口可以在一次手术中完成,

治疗跗管综合征时，有必要记录术中记录胫神经的压力，这有利于四个内踝隧道的减压 *

腓浅神经的神经松解术需要切开前侧和外侧肌间隔的筋膜：25% 的人有分支进入前侧肌间隔；† 在少数情况下，分支可以在肌间隔内 ‡

腓深神经松解术几乎不需要松解前部跗管

通常的腓总神经松解术可能需要对多处结构进行松解。§

对于糖尿病患者，同一肢体可以有多处神经受压 ¶，‖

胫神经的近端可以受到比目鱼肌的压迫——比目鱼肌腱弓综合征 **，††

（Adapted from * Rosson GD, Larson AR, Williams EH, et al. Release of medial ankle compartments reduces pressure upon tibial nerve branches in patients with diabetic neuropathy. Plast Reconstr Surg. 2009;124:1202-1210. † Ducic I, Dellon AL, Graw KS. The clinical importance of variations in the surgical anatomy of the superficial peroneal nerve in the mid-third of the leg. Ann Plast Surg. 2006;56:635-638. ‡ Williams E, Dellon AL. Intra-septal superficial peroneal nerve. Microsurg. 2007;27:477-480. § Aszmann OC, Ebmer JM, Dellon AL. The cutaneous innervation of the medial ankle: an anatomic study of the saphenous, sural and tibial nerve and their clinical significance. Foot Ankle. 1998;19:753-756. ¶ Dellon AL. The Dellon Approach to neurolysis in the neuropathy patient with chronic nerve compression. Handchir Mikrochir Plast Chir. 2008;40:1-10. ‖ Dellon AL. The four medial ankle tunnels; a critical review of perceptions of tarsal tunnel syndrome and neuropathy. Clin Neurosurg. 2009;19:629-648. ** Williams EH, Dellon AL. Anatomic site for proximal tibial nerve compression: a cadaver study. Ann Plast Surg. 2009;62:322-325. †† Williams EH, Williams CG, Rosson GD, et al. Combined peroneal and tibial nerve palsy. Microsurgery. 2009;29:259-264.）

但是必须清楚这一隧道位于足部水平，而受压的部位并非在跗管内。跗管终止于跗展肌的起点。切开跗展肌表面的筋膜，注意勿伤足底内侧神经的分支，该神经通常穿过此筋膜，进入到足弓的皮下。这些细小的神经分支自发现后尚未命名[53]。分离跗展肌暴露其起源的韧带，后者形成了足底内侧和外侧隧道的顶部。将两个隧道的顶部都予以切开。烧灼两个隧道之间的间隔，然后沿纵轴切口并切除。间隔的大小可以有变异。有时是内侧，有时是外侧，有时两侧都很小，从而挤压其中的神经。术中对那些有神经病变患者进行压力测量，表明这些部位的压力会升高，甚至在踝关节处于中立位时，当足底屈曲和内旋时，压力也会急剧升高。有必要将每一个隧道都减压，切除间隔，以最大程度降低压力[59]。如果患者主诉足跟疼痛，足底筋膜炎的治疗无效，其足跟痛的原因就可能是跟骨神经受压。通常会有不止一个隧道受累。每个隧道都要进行减压以缓解足跟痛。

腓骨头处的腓总神经松解术已为人所熟知[60]（图6.17）。然而，这一手术经常被骨科医生推迟，因为他们的文献支持在髋关节或膝关节手术后或是运动损伤后出现足下垂以后才进行这一手术。从周围神经的角度来看，这一位置的手术应该在伤后 3 个月或是更早进行[61]。除了足下垂，神经松解还可以缓解神经受压导致的慢性疼痛。在正常大小的小腿上，切口不超过 4~5cm。如需扩大切口至腘窝或是小腿远端，则需采用斜切口（图6.18）。有时可见该位置的皮神经——腓肠外侧皮神经，需要加以保护。在没有外伤的情况下，深筋膜不会与腓总神经粘连。腓总神经在糖耐量不足时呈白色、肿胀，并有脂肪浸润，就像是脂肪瘤。它不是脂肪瘤，千万不要切除！神经松解一直到腘窝，但是神经受压的部位，如果没有外伤史，肯定是在腓骨颈和附着在腓骨上的肌肉的相关结构之间。首先松解腓骨肌表面的筋膜，由近

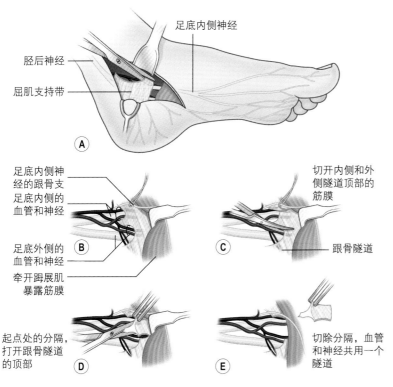

足底内侧神经

胫后神经

屈肌支持带

足底内侧神经的跟骨支
足底内侧的血管和神经

足底外侧的血管和神经

牵开跗展肌暴露筋膜

切开内侧和外侧隧道顶部的筋膜

跟骨隧道

起点处的分隔，打开跟骨隧道的顶部

切除分隔，血管和神经共用一个隧道

图 6.15　松解 4 个内踝隧道。（A）打开跗管。（B）拉开跗展肌，保护足底内侧神经向足弓的跟骨分支。（C）切开内侧和外侧足底隧道的顶部。（D）切开跟骨隧道。（E）切除内侧和外侧足底隧道之间的间隔。（With permission from Dr. Dellon.）

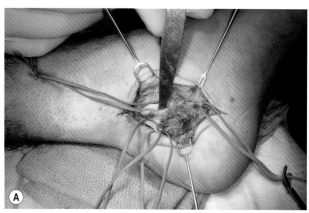
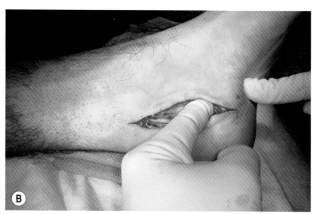
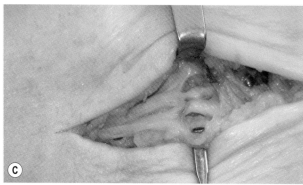

图 6.16　跗管手术术中图　（A）切开左侧跗管,清楚地暴露足底内侧和外侧神经,足底内侧神经在隧道近端有多个血管环,刚刚进入足底内侧隧道的神经远端仅有一个血管环,由跟骨神经发出的足底外侧神经仅有一个血管。（B）松解远端隧道后切除隔膜,手指可以深入到足底。（C）足底内侧和外侧神经可以有变异,在隧道内交换神经束。可见源自足底内侧神经和足底外侧神经的跟骨支。

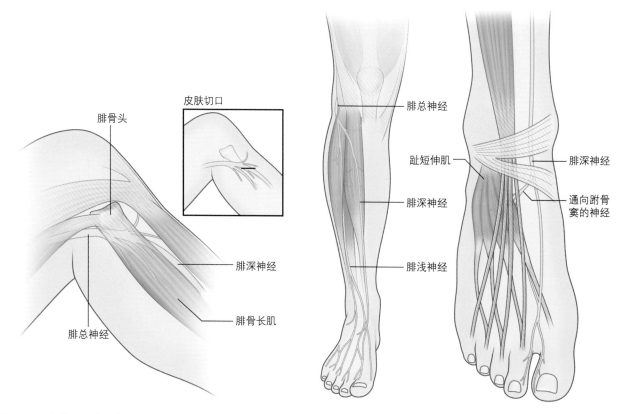

图 6.17　腓神经的受压部位:腓总神经在腓骨颈处受压,腓浅神经的受压部位在小腿穿出筋膜处,腓深神经的受压部位在踇短伸肌肌腱下方。（With permission from Dellon.com）

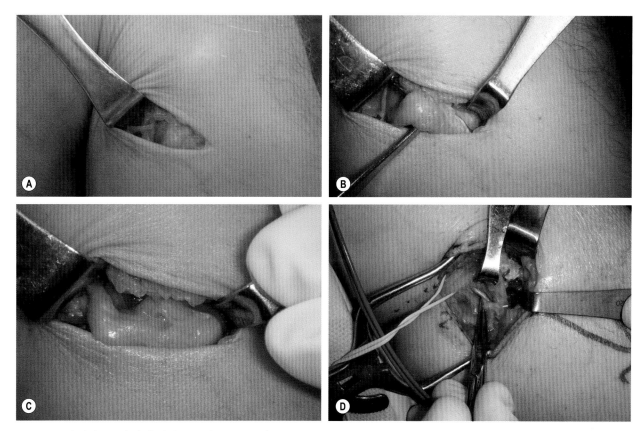

图6.18 腓总神经 （A）在腓骨颈处作斜切口。在这一位置，应保护腓肠外侧皮神经。（B）切开筋膜，找到腓总神经。然后松解腓骨肌的筋膜，拉开肌肉。引起压迫的是肌肉下方的纤维索条。这些纤维索条需小心切除。（C）注意神经的近端膨大，供应神经的纵向血流停止，纤维索条下方是受压、扁平的神经。腓浅神经的深支很明显。（D）这张图是另一个患者，经过上述操作后，可见白色纤维索条下方的腓总神经和部分也应该松解的腓肠肌筋膜。

至远，呈星形。肌肉间常有肌间隔需要松解，注意剪刀尖不要伸得太深以免伤到神经。然后让肌肉复位。在尸体解剖中，有20%的肌肉下方有纤维筋膜带，然而，在手术中，约有80%的患者需要将这一纤维带松解，以暴露其下方受压、变平、缺血的神经[55]。然后将神经轻轻提起。约有15%的患者腓肠肌外侧头有腱性起点[55]，必须灼烧并切断。有些患者还需要松解某些肌肉的腱性起点来开放前侧筋膜室。如果神经内有纤维化，需要非常细致的神经内解剖。能显示运动功能的术中电刺激对于患者术后足下垂的恢复非常有效。注意不要让皮缘渗透的丁哌卡因接触神经，以免干扰患者的运动功能的刺激。

腓浅神经的松解被误认为很简单。尽管所有解剖书都说该神经位于外侧筋膜室，但作者有过在该部位切除这一神经的经历，却发现患者的足背仍有感觉，而这一感觉在前踝的阻滞麻醉后消失。当作者了解到，25%的人腓浅神经全部位于前筋膜室内，该神经在踝关节水平还可以分成足背内侧支和足背外侧支，它有许多的分支，不仅位于外侧筋膜室，还可以位于前侧筋膜室或是局部皮下，这一困惑才得以解开（图6.19）[51]。当在Tinel征阳性的位置做一切口时，该处的神经的筋膜常有少许脂肪呈微微隆起，必须小心勿伤及该处的细小皮支，并作前侧筋膜室和外侧筋膜室的筋膜切开术，

这一点很重要。切口中心位于外踝近端4~20cm范围内，平均是10cm，所以如果找不到神经受压（穿出）点，可以延长切口。该处筋膜血管丰富，术后易出现淤血和皮下血肿，因此切口两侧都要烧灼止血。腓浅神经要向近端松解，直至周围都是肌肉包裹。如果神经被肌间隔压迫，需要烧灼后将这一部分肌间隔切除。如果在两个筋膜室内都未发现神经，那就可能位于肌间隔内部，这时在切开肌间隔时就要小心。

腓深神经松解术不需要开放前跗管隧道。前跗管隧道是一个相对较大的空间，除非是踝关节的粉碎损伤或是既往这一部位的手术，腓深神经受压的常见部位是在足背而非踝关节。在这一位置，电测试检查的帮助不大，因为感觉神经已近末梢，非常细小了。感觉神经测试可以记录足背第一趾蹼处的感觉缺失，并且由于姆短伸肌肌腱和第一跖骨与楔骨的突起之间对神经的压迫，在肌腱下方可能有Tinel征阳性。这一部位是外生骨刺的好发部位，也易出现神经结节。LisFranc骨折/脱位常可导致神经受压，穿高跟鞋或是紧的运动鞋（如滑冰鞋）也可以造成。如果该部位有创伤或是既往手术，则最好在小腿将神经切除；如果没有，则适合行神经松解术。在第一、二跖骨和楔骨之间作一2cm长的斜切口。保护腓浅神经。切开深筋膜可见斜行的

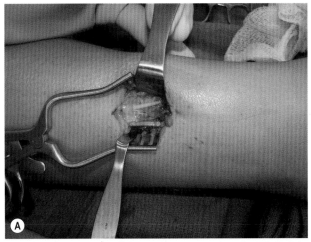

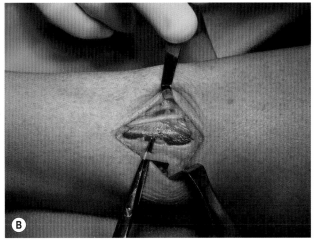

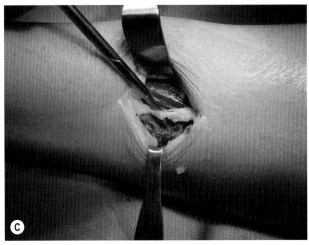

图 6.19　松解腓浅神经前必须了解，尽管神经位于外侧筋膜室，但是可能有变异，前侧和外侧筋膜室都应该切开。（A）注意神经在每个筋膜室的分支，如果在两个筋膜室里都没有找到神经，则小心切开肌间隔（B），因为神经可能位于肌间隔内。（C）某些患者的其中一个分支可能已经位于皮下

姆短伸肌肌腱或是肌腹。切开肌腱，将神经从粘连的骨面上游离出来[62]，在神经上通常有明显的压痕。松解神经的近端直至伸肌支持带。神经远端，在其即将浅出进入皮下的位置，在薄层纤维带下常有第二个受压点。可以看到支配跖楔关节的细小分支。

　　解剖学界最近报道了胫神经近端在比目鱼肌腱弓部位的受压[63]。该部位的神经压迫最好称为"比目鱼肌腱弓综合征"。因为胫神经走行于比目鱼肌起始肌腱的下方，可能会受压。除了无夜间的不适外，感觉上的主诉类似于跗管综合征。感觉检查与跗管综合征一样，物理检查则不同，可以有足趾屈曲肌力降低，尤其是大姆趾屈曲肌力的下降（图 6.20A）。这是由于支配姆长屈肌的肌支自比目鱼肌肌腱水平发出。这一位置的神经松解可以恢复姆趾的肌力[64,65]。切口从腘窝内侧向外侧，然后再向下，隐神经的远端也位于这一位置，需要加以保护。钝性分离筋膜，提起腓肠肌内侧头，胫神经就位于比目鱼肌吊带的下方和腘静脉的后方（医生为前方）（图 6.20B~D）。最安全的方法是烧灼位于胫神经表面的比目鱼肌，将神经提起到后侧筋膜室来松解。胫神经可以与腘静脉分离，刺激这一部位的神经束可以证实足趾屈曲的恢复（图 6.20E）。大姆趾的活动可以恢复。

　　最后，股外侧皮神经（lateral femoral cutaneous nerve，

LFCN）的压迫也偶有出现，尤其是在戴重皮带的人（保安和木匠）以及拳击手中。虽然有些人主张将此神经分离并缩入腹膜后以治疗感觉异常性股痛，但最明智的治疗方法是通过减压来治疗此压迫性神经病变。LFCN 的神经松解是在缝匠肌的近端起始处做一个纵行切口，解剖到缝匠肌鞘，在那里神经通常在肌鞘内或是临近肌鞘。神经从腹股沟韧带的近端和下方的结构中游离出来，注意避开最近端的旋髂深血管[66,67]。

术后护理/康复

疼痛性神经瘤

　　患者术后就可以行走。指导患者每 2 个小时，离开椅子在床旁行走，以降低术后静脉血栓的风险。可以使用手杖或助行器。一般不主张使用拐杖，因为患者可能会摔倒，伤到手和腋窝。步行不应超过 15.25m。超过这一距离，建议使用轮椅。拆线以后，患者开始"水中行走训练"，开始时每天 10~15 分钟，上升到每天 1 小时，每周做 4~6 次（图 6.21B）。对于下肢，这是一种脱敏方式。治疗师不接触患肢。患者不接触神经近端置入的部位。对于半数患者，这一部位仍很脆

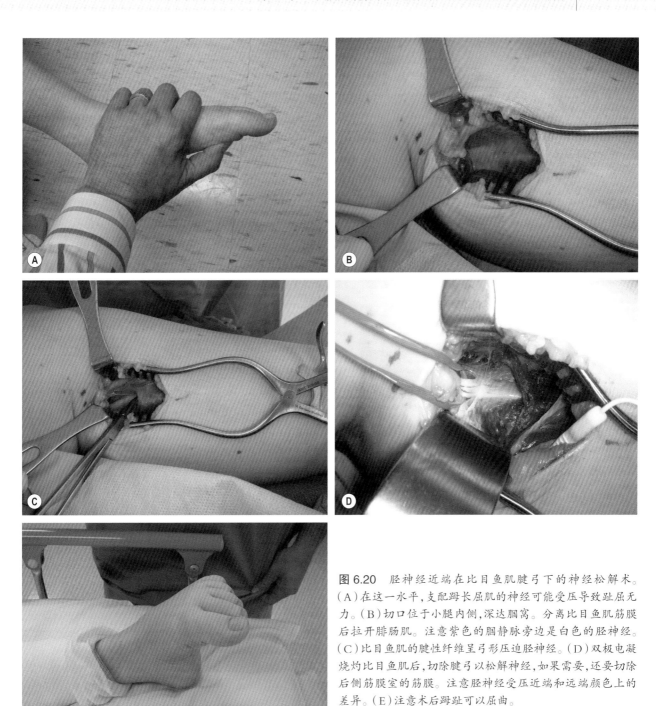

图 6.20　胫神经近端在比目鱼肌腱弓下的神经松解术。（A）在这一水平，支配蹈长屈肌的神经可能受压导致趾屈无力。（B）切口位于小腿内侧，深达胭窝。分离比目鱼肌筋膜后拉开腓肠肌。注意紫色的胭静脉旁边是白色的胫神经。（C）比目鱼肌的腱性纤维呈弓形压迫胫神经。（D）双极电凝烧灼比目鱼肌后，切除腱弓以松解神经，如果需要，还要切除后侧筋膜室的筋膜。注意胫神经受压近端和远端颜色上的差异。（E）注意术后蹈趾可以屈曲。

弱。水中行走会给大脑皮质新的刺激，导致大脑皮质的功能重组并促进学习新的感觉。如果没有这些，皮肤就会失神经支配。水疗有助于 50% 的患者从临近完好的神经侧支出芽，如腓浅神经切除后可以从腓肠神经、腓深神经和隐神经发出，导致在术后第 3 周到第 12 周的感觉异常。水中行走和游泳完成后，就可以开始固定自行车和椭圆机的训练。不建议使用跑步机。术后第 4 周或是第 5 周，患者就可以恢复日常活动了。如果患者习惯使用止痛药，就要由有资质的疼痛管理专业人员来开始戒除[28]。

慢性神经压迫

换药和拆线的时间与疼痛性神经瘤术后一样。由于周围神经在松解术后的立刻活动至关重要，所以对患者而言，术后早期下地行走很有必要。建议使用助行器，患者双手扶持，患肢部分负重，可以保持平衡，避免摔伤（图 6.21A）。行走时，患侧的肢体先抬起膝关节，然后向前倾。踝关节不要过多活动，尤其是蹈管减压手术的患者，以免踝关节的活动

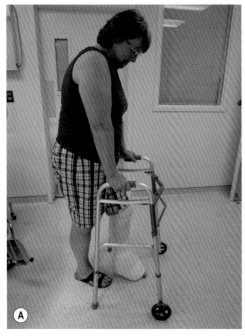
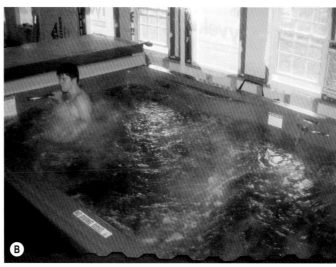

图 6.21　跗管综合征患者松解 4 个内踝隧道后的术后管理,需要立即调动胫神经及其分支,但是注意不要使缝线脱出。(A)患者行走时在足踝部垫以大面积柔软的敷料,并提醒患者注意抬起膝关节和髋关节。持续 3 周。(B)3 周后拆线,开始水疗。这不仅有利于患者神经减压,更重要的是,还可能缓解患者神经瘤切除术后的复杂性区域疼痛综合征。

会牵拉缝线。这一点对于神经病变的患者至关重要,因为他们不知道踝关节的活动会使缝线裂开。正因为如此,所以对于脚踝使用厚重的包裹,以保护患者不太敏感的脚踝创面缝线。

助行器使用 3 周。拆线之后,就可以与疼痛性神经瘤患者术后的时间表一样,开始水疗康复(图 6.21B)[28]。

结果、预后及复发

疼痛性神经瘤

一般而言,无论是皮神经还是关节的传入神经,如果患者可疑的神经行神经阻滞麻醉后疼痛能够缓解,90% 的患者会有较好的预后,疼痛解除[4,5,43,44,46-50,52]。

未能达到预期效果的原因通常是由于存在另一条受伤的神经,其存在被最初疼痛的严重程度所掩盖。这一原因的一个线索是,最初的疼痛水平为 8~10,在神经阻滞后没有降低到 1 或 2。当然,并不是所有的手术都能 100% 成功,但是神经瘤切除加肌肉植入疗效还是很可靠的。"没有神经也是可以的"。如果神经阻滞能成功,肌肉植入能够维持,历史上关于"麻醉后痛觉缺失"的担忧在今天是没有根据的。最常见的需要重复手术的神经是腓浅神经,在剧烈运动跳跃或反复的踝关节损伤时,腓浅神经可能会从趾总伸肌中抽出。如果发生这种情况,神经必须在更近的水平切除,切除多余的间隔,将神经再次植入该肌肉。

疼痛性神经瘤的治疗失败,也有可能导致不良后果。未经治疗的慢性疼痛可能使外周神经和中枢神经系统敏感,随着时间的推移,最终导致中枢性疼痛,无法通过外周神经的手术进行有效治疗[68,69]。未经治疗的疼痛性神经瘤事实上可能导致复杂性区域疼痛综合征Ⅱ。没有得到治疗的患者继续生活在他们无法有效应对的慢性疼痛中,有被边缘化的风险,如抑郁症等心理后遗症,还有长期依赖止痛药的风险。由于上述原因,在排除其他可能的疼痛原因后,外周神经外科医生应及时评估持续时间超过预期的术后或创伤后的慢性疼痛患者。

慢性神经压迫

下肢神经松解术的成功率接近 90%[45,51,60,64,62-71],与上肢的相同。表 6.5 回顾了跗管减压手术的结果。其预后取决于轴突损失的程度。如果只是脱髓鞘,主要是间歇性症状和一些乏力,成功率可以在 90% 以上,在术后早期功能就可以恢复。有时在康复室中运动功能就能显著恢复。如果轴突损失严重,两点辨别觉丧失,肌肉萎缩或瘫痪,那么不仅成功率可能会低得多,而且功能的恢复可能会长达 1 年以上,神经再生可能很痛苦。如果有合并症,如糖尿病或其他的神经病变,该指南同样适用,但预期的恢复是 80% 的疼痛缓解,80% 的感觉恢复,还需要预防溃疡和截肢[35,40,72]。除非是有新的创伤,一旦成功康复,症状很少复发。对于第一次神经松解手术不成功的患者,可以再次手术,但成功率降低[73],并发症的风险增加。

表 6.5　跗管减压手术的结果

临床研究（ n ）跗管综合征	很好	好	差	失败	更差
Byank*	（51）	26%	53%	12%	8%
Pfeiffer 和 Crachhilo†	（32）	15%	29%	18%	32%
Mullick and Dellon‡	（88）	82%	11%	5%	2%

n = 研究中跗管减压手术例数。

（Adapted from* Byank RP，Curtis MJ. Diagnosing tarsal tunnel syndrome. *Compl Orthoped*. 1992；7：202-206. † Pfeiffer WH，Cracchiolo A. Clinical results after tarsal tunnel decompression. *J Bone Joint Surg*. 1994；76：1222-1230. ‡ Mullick T，Dellon AL. Results of treatment of four medial ankle tunnels in tarsal tunnels syndrome. *J Reconstr Microsurg*. 2008；24：119-126.）

　　未经治疗的慢性神经压迫的预后很差。延迟治疗会导致进行性不可逆的变化，抑制神经再生，包括肌肉和神经肌肉接头萎缩，以及施万细胞支持再生轴突能力的降低[74-76]。目前，及时的手术减压是防止这些退行性病变的唯一方法。

并发症

　　周围神经手术的并发症发生率通常很低。一项回顾性分析包括 5 219 例手术，其总并发症的发生率为 2.91%，其中轻度并发症的发生率为 2.47%，中度并发症的发生率为 0.44%，重度并发症的发生率为 0。轻微并发症包括血清肿、切口浅层裂开和局部切口感染。中度并发症包括切口完全裂开、感染、血肿和深静脉血栓形成。如果对解剖学有足够的了解，并且技术熟练，就不应出现严重的并发症，包括神经的意外损伤、邻近结构的损伤、截肢和死亡[77]。

参考文献

1. Mackinnon SE, Dellon AL. *Surgery of the Peripheral Nerve*. New York: Thieme; 1989.
2. Dellon AL. *Pain Solutions*. Lightning Source Publications: Dellon. com; 2007. *A comprehensive review, told as patient vignettes, with historical background, anatomic illustrations, intraoperative photos of real patients with problems related to neuropathy, joint pain, Morton's neuroma, pain stimulators, and much more. Only available online.*
3. Dellon AL. History of peripheral nerve surgery. In: Winn HR, ed. *Youman's Neurological Surgery*. 5th ed. Philadelphia: WB Saunders; 2004:3798–3808.
4. Dellon AL. Partial joint denervation I: wrist, shoulder, elbow. *Plast Reconstr Surg*. 2009;123:197–207.
5. Dellon AL. Partial joint denervation II: knee, ankle. *Plast Reconstr Surg*. 2009;123:208–217. *Partial joint denervation is the concept of preservation of joint function and relief of joint pain by interrupting neural pathways that transmit the pain message from the joint to the brain. This review article focuses on the application of these principles to the knee and ankle and demonstrates that the results obtained for partial joint denervation of the upper extremity can be successfully applied to the knee and ankle joints.*
6. Weiss P. Damming of axoplasm in constrictive nerve. A sign of perpetual nerve growth in the nerve fibres. *Anat Rec*. 1944;88(suppl):48.
7. LeTourneau PC. Chemotactic response of nerve fibre elongation to nerve growth factor. *Dev Biol*. 1978;66:183.
8. LeTourneau PC. Neurite extension by peripheral and central nervous system neurons in response to substratum bound fibronectin and laminin. *Dev Biol*. 1983;95:212.
9. Mackinnon SE, Dellon AL, Lundborg G, et al. A study of neurotropism in the primate model. *J Hand Surg Am*. 1986;11A:888.
10. Dellon AL. Wound healing in nerve. *Clin Plast Surg*. 1990;17:545.
11. Herndon JH, Eaton RG, Littler JW. Management of painful neuromas in the hand. *J Bone Joint Surg*. 1976;58A:369.
12. Tupper JW, Booth DM. Treatment of painful neuromas of sensory nerves in the hand: a comparison of traditional and newer methods. *J Hand Surg Am*. 1976;1:144.
13. Laborde KG, Kalisman M, Tsai T. Results of surgical treatment of painful neuromas of the hand. *J Hand Surg Am*. 1982;7:190.
14. Lundborg G, Rydevik B. Effects of stretching the tibial nerve of the rabbit, a preliminary study of the intraneural circulation and the barrier function of the perineurium. *J Bone Joint Surg*. 1973;55B:390.
15. Rydevik B, Lundborg G, McClean WG, et al. Blockage of axonal transport induced by acute graded compression of the rabbit vagus nerve. *J Neurol Neurosurg Psychiatry*. 1980;43:690.
16. Rydevik B, Lundborg G. Effects of graded compression on intraneural blood flow. *J Hand Surg Am*. 1981;6A:3.
17. Lundborg G, Myers R, Powell H. Nerve compression injury and increased endoneurial fluid pressure, a "miniature compartment syndrome". *J Neurol Neurosurg Psychiatry*. 1983;46:1119.
18. Meyers RR, Powell HC. Galactose neuropathy: impact of chronic endoneurial edema on nerve-blood flow. *Ann Neurol*. 1984;16:587.
19. Mackinnon SE, Dellon AL, Hudson AR, et al. Chronic nerve compression – an experimental model in the rat. *Ann Plast Surg*. 1984;13:112.
20. Rydevik B, Brown MD, Lundborg G. Pathoanatomy and pathophysiology of nerve root compression. *Spine*. 1984;9:2.
21. Mackinnon SE, Dellon AL, Hudson AR, et al. A primate model for chronic nerve compression. *J Reconstr Microsurg*. 1985;1:185.
22. Mackinnon SE, Dellon AL. Experimental study of chronic nerve compression: clinical implications. *Hand Clin*. 1986;2:639.
23. Dahlin LB, Meiri KF, McClean WG, et al. Effects of nerve compression on fast axoplasmic transport and streptozotocin-induced diabetes mellitus. *Diabetologia*. 1986;29:181.
24. Nishida J, Ichinohe K, Shimaura T, et al. Double crush syndrome related to the thoracic outlet syndrome. *Hand Surg*. 1997;2:131.
25. Dellon AL. Clinical use of vibratory stimuli to evaluate peripheral nerve injury and compression neuropathy. *Plast Reconstr Surg*. 1980;65:466. 31.
26. Dellon AL. The vibrometer. *Plast Reconstr Surg*. 1983;71:427.
27. Dellon AL, Keller KM. Computer-assisted quantitative sensory testing in carpal and cubital tunnel syndromes. *Ann Plast Surg*. 1997;38:493.
28. Dellon AL. *Somatosensory Testing and Rehabilitation*. Baltimore, Maryland: Institute for Peripheral Nerve Surgery; 2000.
29. Tassler PL, Dellon AL. Correlation of measurements of pressure perception using the Pressure-Specified Sensory Device with electrodiagnostic testing. *J Occup Med*. 1995;37:862.
30. Weber RA, Schuchmann JA, Albers JH, et al. A prospective blinded evaluation of nerve conduction velocity versus pressure-specified sensory testing in carpal tunnel syndrome. *Ann Plast Surg*. 2000;45:252. *A level I study comparing neurologists' use of the classic electrodiagnostic test (using painless, non-invasive neurosensory testing) with the Pressure-Specified Sensory Device, demonstrating that the same information is obtainable without pain (p<0.001), yet with the same sensitivity and specificity. This approach is used in the lower extremity.*
31. Ducic I, Maloney CJ, Barrett SL, Dellon AL. Perioperative epidural blockade in the management of post-traumatic complex pain syndrome of the lower extremity. *Orthopedics*. 2003;26(6):641–644.
32. Horner G, Dellon AL. Innervation of the human knee joint and implications for surgery. *Clin Orthop Relat Res*. 1994;301:221–226.
33. Rab M, Ebmer J, Dellon AL. Innervation of the sinus tarsi: implications for treating anterolateral ankle pain. *Ann Plast Surg*. 2001;47:500–504.
34. Ducic I, Mesbahi AN, Attinger CE, Graw K. The role of peripheral nerve surgery in the treatment of chronic pain associated with amputation stumps. *Plast Reconstr Surg*. 2008;121(3):908–914, discussion 915–917.
35. Dellon AL. The Dellon Approach to neurolysis in the neuropathy patient with chronic nerve compression. *Handchir Mikrochir Plast Chir*. 2008;40:1–10. *A systematic review of the literature demonstrating 80% relief of pain, 80% recovery of sensation, prevention of ulceration and amputation when the Dellon triple nerve decompression is done in patients with neuropathy plus superimposed compression of the tibial nerve in the tarsal tunnels and compression of the peroneal nerves.*
36. Cornell RS, Ducic I. Painful diabetic neuropathy. *Clin Podiatr Med Surg*. 2008;25(3):347–360, vi.
37. Ducic I, Felder JM, Iorio ML. The role of peripheral nerve surgery in diabetic limb salvage. *Plast Reconstr Surg*. 2011;127(suppl

1):259S–269S.

38. Dellon AL. Tinel or not Tinel. *J Hand Surg Br*. 1984;9B:216.

39. Lifchez SD, Means KR Jr, Dunn RE, et al. Intra- and inter-examiner variability in performing Tinel's test. *J Hand Surg Am*. 2010;35A:212–215.

40. Dellon AL. The four medial ankle tunnels; a critical review of perceptions of tarsal tunnel syndrome and neuropathy. *Clin Neurosurg*. 2009;19:629–648.

41. Dellon AL. Neurosensory testing. In: Slutsky D, ed. *Master Skills in Nerve Repair; Tips and Techniques*. Elsevier; 2008:575–586.

42. Slutsky DJ. Use of nerve conduction studies and the pressure-specified sensory device in the diagnosis of carpal tunnel syndrome. *J Hand Surg Eur Vol*. 2009;34:60–65.

43. Dellon AL, Aszmann OC. Treatment of dorsal foot neuromas by translocation of nerves into anterolateral compartment. *Foot Ankle*. 1998;19:300–303.

44. Kim J, Dellon AL. Neuromas of the calcaneal nerves: diagnosis and treatment. *Foot Ankle Int*. 2001;22:890–894.

45. Dellon AL. Treatment of Morton's neuroma as a nerve compression: the role for neurolysis. *J Am Podiatr Med Assoc*. 1992;82:399.

46. Dellon AL. Treatment of recurrent metatarsalgia by neuroma resection and muscle implantation: case report and algorithm for management of Morton's "neuroma". *Microsurgery*. 1989;10:256–258.

47. Wolfort S, Dellon AL. Treatment of recurrent neuroma of the interdigital nerve by neuroma resection and implantation of proximal nerve into muscle in the arch. *J Foot Ankle Surg*. 2001;40:404–410.

48. Dellon AL, Barrett S. Sinus tarsi denervation: clinical results. *J Am Podiatr Med Assoc*. 2005;95:108–113.

49. Dellon AL, Mont MA, Hungerford DS. Partial denervation for treatment of persistent neuroma pain after total knee arthroplasty. *Clin Orthop Relat Res*. 1995;316:145–150.

50. Dellon AL, Mont MA, Hungerford DS. *Partial Denervation for the Treatment of Painful Neuromas*. 2nd ed. Philadelphia: WB Saunders; 2001:1772–1786.

51. Ducic I, Dellon AL, Graw KS. The clinical importance of variations in the surgical anatomy of the superficial peroneal nerve in the mid-third of the leg. *Ann Plast Surg*. 2006;56:635–638.

52. Kim J, Dellon AL. Tarsal tunnel incisional pain due to neuroma of the posterior branch of saphenous nerve. *J Am Podiatr Med Assoc*. 2001;91:109–113.

53. Dellon AL, Ebmer J, Swier P. Anatomic variations related to decompression of the common peroneal nerve at the fibular head. *Ann Plast Surg*. 2002;48:30–34.

54. Coert JH, Dellon AL. Clinical implications of the surgical anatomy of the sural nerve. *Plast Reconstr Surg*. 1994;94:850–855.

55. Aszmann OC, Ebmer JM, Dellon AL. The cutaneous innervation of the medial ankle: an anatomic study of the saphenous, sural and tibial nerve and their clinical significance. *Foot Ankle*. 1998;19:753–756.

56. Kim J, Spaulding CM, Dellon AL. Variations in the origin of the medial calcaneal nerve. *J Am Podiatr Med Assoc*. 2001;92:97–101.

57. Ducic I, Levin M, Larson EE, Al-Attar A. Management of chronic leg and knee pain following surgery or trauma related to saphenous nerve and knee neuromata. *Ann Plast Surg*. 2010;64(1):35–40.

58. Ducic I, Endara M, Mohan R. Routine pathological evaluation of neuroma specimens: is there a rationale? *J Reconstr Microsurg*. 2010;26(8):497–500.

59. Rosson GD, Larson AR, Williams EH, et al. Release of medial ankle compartments reduces pressure upon tibial nerve branches in patients with diabetic neuropathy. *Plast Reconstr Surg*. 2009;124:1202–1210.

60. Mont MA, Dellon AL, Chen F, et al. Operative treatment of peroneal nerve palsy. *J Bone Joint Surg*. 1996;78A:863–869.

61. Dellon AL. Post-arthroplasty palsy and systemic neuropathy: a peripheral nerve management algorithm. *Ann Plast Surg*. 2005;55:638–642.

62. Dellon AL. Entrapment of the deep peroneal nerve on the dorsum of the foot. *Foot Ankle*. 1990;11:73–80.

63. Williams EH, Dellon AL. Anatomic site for proximal tibial nerve compression: a cadaver study. *Ann Plast Surg*. 2009;62:322–325.

64. Williams EH, Williams CG, Rosson GD, et al. Combined peroneal and tibial nerve palsy. *Microsurgery*. 2009;29:259–264.

65. Williams EH, Rosson GD, Hagan RR, et al. Soleal sling syndrome (proximal tibial nerve compression): results of surgical decompression. *Plast Reconstr Surg*. 2012;129(2):454–462.

66. Ducic I, Dellon AL, Taylor NS. Decompression of the lateral femoral cutaneous nerve in the treatment of meralgia paresthetica. *J Reconstr Microsurg*. 2006;22(2):113–118.

67. Ducic I, Iorio ML. Modified approach for lateral femoral cutaneous nerve decompression in patients with meralgia paresthetica. *Plast Reconstr Surg*. 2011;127(3):82e–83e.

68. Woolf CJ, Salter MW. Neuronal plasticity: increasing the gain in pain. *Science*. 2000;288(5472):1765.

69. Woolf CJ. Central sensitization: implications for the diagnosis and treatment of pain. *Pain*. 2011;152(3 suppl):S2–S15.

70. Byank RP, Curtis MJ. Diagnosing tarsal tunnel syndrome. *Compl Orthoped*. 1992;7:202–206.

71. Pfeiffer WH, Cracchiolo A. Clinical results after tarsal tunnel decompression. *J Bone Joint Surg*. 1994;76:1222–1230.

72. Ducic I, Taylor NS, Dellon AL. Relationship between peripheral nerve decompression and gain of pedal sensibility and balance in patients with peripheral neuropathy. *Ann Plast Surg*. 2006;56(2):145–150.

73. Barker AR, Rosson GD, Dellon AL. Outcome of neurolysis for failed tarsal tunnel surgery. *J Reconstr Microsurg*. 2008;24:111–118.

74. Gutmann E, Young JZ. The re-innervation of muscle after various periods of atrophy. *J Anat*. 1944;78(Pt 1–2):15–43.

75. Sulaiman OA, Gordon T. Effects of short- and long-term Schwann cell denervation on peripheral nerve regeneration, myelination, and size. *Glia*. 2000;32(3):234–246.

76. Gordon T, Tyreman N, Raji MA. The basis for diminished functional recovery after delayed peripheral nerve repair. *J Neurosci*. 2011;31(14):5325–5334.

77. Ducic I, Hill L, Maher P, Al-Attar A. Perioperative complications in patients undergoing peripheral nerve surgery. *Ann Plast Surg*. 2011;66(1):69–72.

第 7 章

骨 重 建

Arash M omeni,Stephen J. K ovach III,L. Scott Levin

概要

- 临床实践中对于四肢骨和中轴骨的重建的不断演化和努力尝试,反映了学界对于骨组织生物学这一基础学科的理解。
- 本章系统回顾了骨生物学的基本概念,讨论了骨重建的方法,并且对重建外科医生如何合理地修复绝大多数骨缺损进行了讨论。
- 显微外科骨移植在骨缺损重建中的显示出来的能力,可能没有其他的临床方法能与之媲美。因此,骨重建的章节如果没有对骨重建的显微外科原则进行回顾,便是不完整的。
- 读者阅读完此章后,需要知道如何去理解骨缺损,并且如何应用规则,遵循原则对骨缺损进行修复。

简介

无论是骨科医生还是重建外科医生,骨重建都是一个巨大的挑战。有时候,患者出现的是单纯的骨缺损,例如肿瘤切除术后的患者;但更多的时候是和软组织缺损并存的,治疗更加复杂化,如创伤后或者是慢性感染的患者。另外,已经应用彻底固定方法的创伤性损伤,可能会导致骨不连(感染性的和非感染性的),需要进一步的清创和后续骨缺损的重建。绝大多数这一类骨缺损是四肢骨,但是重建外科医生也会面对中轴骨或者骨盆骨缺损的重建。成功的骨重建不仅需要系统地评估患者和骨缺损情况、小心仔细地实施手术治疗,同时更要充分了解骨愈合的生物学过程中的重点。本章将系统阐述骨重建。

骨愈合的生物学和骨移植

大多数组织和器官愈合的模式也是组织修复的模式,

骨组织有强大的再生能力,可以恢复到损伤之前的状态[1]。医生必须理解不间断的骨愈合过程中基本需求。尽管千百年来,人们认为足够的制动非常重要,但学界也开始认识到其他生物因素对于成功的骨愈合同样相当重要,例如干细胞和适宜的支架系统,还有充分的灌注。上述任何生物因素被破坏都会不可避免地导致骨愈合受阻。

骨愈合是个复杂的过程,需要全身和局部的祖细胞协同互动[即间质干细胞(mesenchymal stem cell,MSC)],需要细胞外基质的产生来支撑结构和 MSC 的增生,需要各种生长因子的生成[2-7]。被研究得最为透彻的生长因子是转化生长因子 β(TGF-β)超级家族,其被认为就是骨形成蛋白(bone morphogenetic protein,BMP)[8-13]。

了解这些生物原理非常重要,因为它将指导后续的治疗。曾经有一位患者在接骨术后出现骨不连。根据影像学检查,骨不连可以分为增生型、营养不良型和萎缩型。增生型骨不连往往是固定不充分,导致活动过多导致的结果,而如果患者被诊断为萎缩型骨不连,则治疗更具挑战性。前者显示出充分的愈合能力,最佳的治疗是牢固的内固定;后者进一步的治疗措施是加强局部骨愈合的能力,例如骨移植[14-15]。

深入了解骨移植和骨替代方法协助骨愈合的机制非常必要,这可以使重建外科医生在进行重建的努力的过程中作出正确的选择。骨移植至骨愈合的过程包含了骨传导、骨诱导和骨生成三个机制。

骨传导表现为 MSC 和毛细血管的内部生长,并且外周血管自受区周围长入移植骨(即支架系统)内。骨诱导是指MSC 聚集而后分化成为软骨母细胞和成骨细胞。这一过程由生长因子进行调节,如 BMP。骨生成是各种细胞在移植物内形成新骨的过程[15-16]。

自体骨移植被认为是金标准,因为它通过骨传导、骨诱导和骨生成机制而增强了骨的愈合。因为选择用来重建的移植物属性的不同,还是存在一些差异,各种机制所占的比重不尽相同。自体骨移植可以分为非血管化(即传统的松质骨和皮质骨移植）和血管化的骨移植。

松质骨移植当然是最为常用的骨移植方式，其特点是具有非凡的成骨潜力。是因为只要受区有良好的血运，移植骨就能快速血管化，从而移植的松质骨内的骨细胞和成骨细胞就可保留活性。缺点在于结构的完整性是受限的。相比较而言，皮质骨具有良好的结构上的完整性，由于皮质骨的致密性导致了血管化的过程比较慢。这些骨移植都会经历一个过程，被称为"爬行替代"。移植骨逐渐被吸收而后新骨逐渐形成（即骨传导）。

带血运的骨移植，是指切取带血管蒂的骨段进行移植。因此，成功移植和受区血管相联通后，移植骨内的细胞得以成活，并将周围的骨组织达到一期愈合或者二期愈合，而不经历"爬行替代"的过程。带血运的骨移植的优点包括这个活的骨可以生长，对于应力、负荷、血管供应和其他的环境信号产生反应性的增生。

特定骨的血液灌注模式决定了相应皮瓣的切取技术和方式。长骨的血液供应是多源的。营养动脉为髓腔和内层皮质提供血运，骨膜血管为骨干的外层骨皮质提供血运。干骺端和骨干的血管穿过骨皮质和营养动脉相交通[17]。例如携带长骨（腓骨）的游离皮瓣，仅保留骨膜上的血管就能够成活。

长骨有两个血供系统，而扁平骨的血供则是以骨膜血管为主。例如，Taylor 首先描述了游离髂嵴皮瓣的血供，其来源于旋髂深动脉（deep circumflex iliac artery, DCIA）的骨膜分支[18,19]。

相对于自体骨移植，重建外科医生在骨重建的过程中还可以选择异体骨移植。自体骨移植存在着骨来源受限，供区损伤的缺点，而且不可避免。异体骨移植功能上考虑是很强大的，但是排异仍然是无法解决的问题，事实上，异体骨移植仅仅表现出骨传导的属性。因为异体骨内没有活细胞，所以不能产生骨再生的作用，然而在加入生长因子（如 BMP）之后，异体骨能够产生骨诱导的效应。异体骨移植的并发症发生率相对而言仍然较高，例如骨不连、骨折和感染，一旦发生上述情况，就需要移除异体骨[20-22]。异体骨移植可以提供结构上的完整性，可以联合带血运的自体骨移植，这种方法可以获得更多的好处[23,24]。后续章节会详细讨论相关内容。

总之，不同的因素，包括解剖部位、缺损的三维结构、软组织覆盖情况、肢体血管情况、患者的全身情况以及供区情况，决定了不同的骨移植的方式。理想的骨重建表现为快速的骨愈合，最小的供区损伤，最终恢复肢体的功能。

历史回顾

探讨重建四肢骨和中轴骨的方法是个持续的过程。17世纪，荷兰医生 Van Meekren 应用异种骨（狗的头骨）移植重建士兵的颅骨[25]。1821 年，在德国第一次建立了自体骨移植的实验模型，并且 William MacEwen 于 1881 年完成了一例异体骨移植重建肱骨的病例[26]。此外，Erich Lexer 在 20世纪初成为骨和关节异体移植领域的先锋[27]。

关于骨的哪种成分必须移植才能达成骨再生的争论一直持续。Barth 观察到，移植物本身移植后并不能成活，最终是通过爬行替代的方式，活骨逐渐长入死骨中并将其替代[28]。Phemister 成功展示了氧气和营养物质从受区基底弥散，可能最终导致移植骨表面的成骨细胞的存活[29]。Gallie 和 Robertson 关注到松质骨移植比皮质骨移植更能改善骨的生成[30]。因为皮质骨骨质致密，营养物质更容易通过松质骨，并且松质骨内细胞的内容物更多，皮质骨则相反，所以可以得出之前的结论。移植的松质骨的细胞内容的命运，在20 世纪 50 年代和 60 年代才被阐述。移植的松质骨内的骨细胞只有在松质骨和具备良好条件受区接触表面内 300μm 距离内才得以成活[8,31]。

20 世纪后半叶，大量的创新极大地改变了人们如今对于骨重建的认知。也许两个最具深远影响的创新是 Ilizarov 将骨牵引延长技术引入临床实践，以及证明显微血管外科骨移植的可行性。

患者评估

在临床上面对骨缺损患者治疗的不同情况时，重建外科医生有责任将最基本的科学原则应用到临床中。在大多数医疗机构，四肢骨和中轴骨损伤经常可见。通常，整形外科医生和骨科医生经常会被要求处理这些有挑战性的患者。患者以"整形骨科"为主的多学科模式进行最好的治疗[32,33]。多学科模式中，支撑骨科医生和整形外科医生的，还包括义肢矫形师、内科治疗师、血管外科医生，感染疾病科医生、肌肉骨科影像师、护理人员，共同完成患者的骨重建和功能康复。

任何临床问题的治疗都应从患者的临床评估开始。医生必须考虑缺损的实际情况，包括骨缺损的解剖位置、骨缺损的长度，相关的损伤在同侧还是对侧的肢体，是否伴随其他的创伤、功能恢复的潜力如何、患者的依从性和重建所需的花费、患者的经济情况和社会情况。另外需要考虑带血管或不带血管的骨移植，供区如何选择。这些看似简单直接，但多处受伤的患者（如多发创伤的患者）骨移植的供区可能会受限。制订重建计划的时候，必须要考虑外形和功能。

应用骨移植进行四肢骨的重建过程中，最为关键的就是移植骨血运供应的问题。不带血管的骨移植最终是否能够成活，很大程度上取决于受区的情况（即血运）。如果受区血供差，即便使用精细的手术技术，不带血管的骨移植成功率也会很低。因此，决定血运差的受区是否继发于可逆的（即可治疗的）、限制血供的病变至关重要。血管外科的介入可以解决一系列重点问题，让局部环境变得更加适宜骨移植。因此，全面的血管检查应该成为每一个肢体检查的一部分。当患者出现血管检查异常时，需要进行血管造影以明确血管解剖并且可以发现限制血流的病变是否可逆。此外，在进行带血管的骨移植之前评估血管解剖情况非常关键。良好的流入血管和流出血管保证了骨移植的成功。

血管检查异常的患者,如果脉搏微弱或者无脉,作者更倾向于行正式的动脉造影检查,用以帮助制订手术前方案。一般而言,需要进行有创的血管造影来了解动脉解剖情况[34]。然而,有创的动脉检查并不是无损害的过程,如今更加普遍应用的是数字造影技术。CT 血管造影的优势在于,评估静脉血管的同时,可以评估骨缺损和周围的软组织情况[35]。患者如果有已知的血管疾病,并且血供受限,软组织缺损,如果患者选择合适的话,可以用可接受的游离皮瓣和游离组织移植进行重建,成功率高[36,37]。

也许骨缺损患者评估过程中最有挑战性的问题在于保肢还是截肢,特别是在急性创伤的情况下。大量的保肢后功能的相关数据来自下肢评估项目(Lower Extremity Assessment Project)。研究人员对截肢后的功能和保肢的威胁肢体损伤进行了广泛而深入的研究[38-47]。经对比,选择重建和接受截肢的患者的结果相同。因为创伤造成骨缺损而接受重建的患者,比截肢患者需要进行更多次数的手术治疗,但是如果患者选择得当,功能会恢复得更好。显然,绝大多数患者只要条件允许,还是愿意保留受伤的肢体[39,48]。最终是否进行复杂的肢体重建过程,需要根据患者自身情况及其恢复潜力,进行个性化决策。

骨重建方法

需要进行骨重建的患者,经常很容易就被确定下来,例如创伤性的骨缺损患者、骨髓炎患者、需要进行骨切除的肿瘤患者。更多的有挑战的临床情况包括患者存在骨缺失(例如肿瘤治疗后的骨放射性坏死),或骨折后顽固的骨不连。用目前可行的方法获得稳定的骨重建不可能总是简单达成目标。为了获得最大程度骨稳定性,每个重建外科的医生必须彻底了解骨重建的方法及其局限性。

治疗存在多种方式。包括传统的(即不带血管的)、松质骨或者皮质松质骨移植,不带血管的异体骨移植,带蒂的或者游离的带血管的骨移植(联合或者不联合软组织),牵引骨延长术。这些方法并不互相排斥,可以联合应用来增加每种方法的能力。

骨移植

传统上,皮质松质骨移植用于修复缺损不大于 5cm 的骨缺损。Kazanjian 在 1952 年提出了骨移植的基本原则,并沿用至今[49]。这些原则包括受区充足的血供,确保骨移植的成活,建立骨与骨相接,通过牢固的固定保证骨折/缺损部位的制动,避免感染。如果缺损超过 5~6cm,移植骨出现典型的吸收现象,会阻碍完全愈合[50,51]。

有趣的是,Masquelet 介绍了一项技术,可以成功治疗 5~24cm 的骨缺损[52]。这种两个步骤的方法包括诱导有生物活性的膜,可以用不带血管的自体骨移植重建大的骨缺损[52,53]。应用这项技术的基本原则,在早期同创面准备的原则,包括积极地清除失活组织,清楚地展示缺损。然后在骨缺损处置入骨水泥间隔物,如果缺少软质的覆盖,建议行皮瓣或肌瓣重建软组织。第二阶段,大约 6~8 周后,移除间隔物,间隔物所诱导的膜留在缺损空腔内。遗留空腔行髂嵴松质骨移植填塞。使用诱导形成的膜包裹自体骨移植,形成密闭系统。诱导形成的膜已经显示处具有生物特性,包括丰富的血管网状系统、类似滑膜样的上皮衬里以及生物活性,这表现在它能够分泌生长因子,例如血管内皮生长因子(vascular endothelial growth factor,VEGF)和转化生长因子 β-1(transforming growth factor beta-1,TGF-β-1)。另外,膜中的提取物可以刺激骨髓细胞增生,并且分化成成骨细胞[54]。

随着时间推移,骨移植的供区也出现了变化。在 20 世纪早期,胫骨被认为是皮质骨和松质骨供区。然而,从胫骨取大的移植骨,不可避免地会出现胫骨大的骨缺损、慢性疼痛和继发性的病理骨折。不带血管的自体骨移植如今通常从髂嵴获取。髂嵴可以获得充足的松质骨、皮质松质骨用以移植,也可以根据患者体位,从髂前上棘或者髂后上棘获取。一般而言,髂前或者髂后均可提供大概 50cc 的移植骨,对于使用松质骨进行重建的骨缺损是足够的。

带血管骨移植

中段缺损超过 5cm 的骨缺损可以使用带血管骨移植重建。带血管骨移植相比不带血管骨移植具有显著优势[55]。另外,骨筋膜复合皮瓣可以通过显微外科技术一期重建骨和软组织缺损。当选择游离带血管移植时,大量的参数会影响决策,包括血管蒂的长度、骨组织量、移植骨尺寸、成骨能力、同时进行骨科手术步骤时切取移植物的难易程度。

自 1975 年首次描述以来,腓骨可以作为带血管的骨移植的供区,重建四肢骨及中轴骨的缺损[56]。腓骨非常适合用作带血管的骨移植,因为可以切取相当的长度,可以行多段截骨,可靠的解剖以及可接受的供区并发症[56]。对于普通成人,腓骨可以切取最长 26cm 带血管的移植骨(图 7.1)。腓骨是三角形的皮质骨,只有少量的髓腔。这些解剖特性使其在移植重建中段骨缺损后得以抵抗成角和旋转应力,并根据负重力的不同层级重新塑形。腓骨骨干的血运来自骨内膜和肌肉骨膜组织,它们又来自骨膜动静脉。一小部分患者的骨膜动脉是下肢的优势动脉[57]。术前检查未必能发现腓骨大肌,但是如果在术中发现,为了避免引起足部缺血,需要放弃切取腓骨。如果患者脉搏检查不正常,或者创伤的肢体提示有血管损伤,需要进行术前血管影像学检查。皮岛需要在切取腓骨的同时切取,修复相应的软组织缺损。供应皮岛的血管穿支,经小腿后侧间隔,主要集中在腓骨中远端 1/3 处(图 7.2)[58]。

腓骨头的干骺端血供主要来源于胫前动脉[59]。骨骺具有生长作用(即纵向生长),如果腓骨骨骺需要移植进行不成熟骨的重建,骨骺营养血管应该包含在移植物内[60]。然而,如果只是需要小的远端的骨骺组织进行重建,只需要小的肌肉骨膜血管分支就可以保证成活,而不需要一并切取蒂部血管。如果需要切取相当长的腓骨,那么胫前和骨膜动脉均需要包含在移植组织内,确保移植成活(图 7.3)。

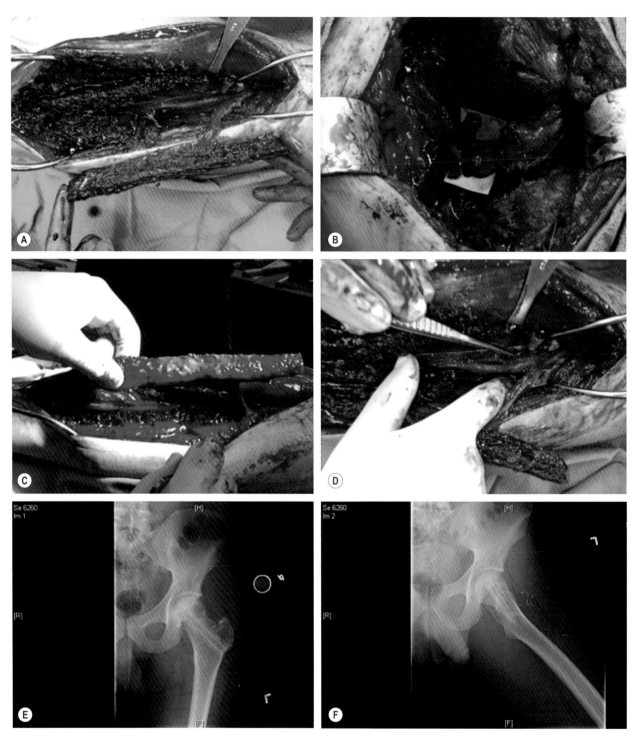

图7.1　游离带血管的腓骨移植,重建股骨头缺血性坏死。(A)切取只有腓骨的带血管的移植组织。(B)分离受区血管,即旋股外侧动脉降支。(C)游离腓骨,保留腓动脉。(D)腓动脉起源于胫腓干。(E,F)右侧股骨头核减压病带血管的游离腓骨移植术后2.5年X线随访

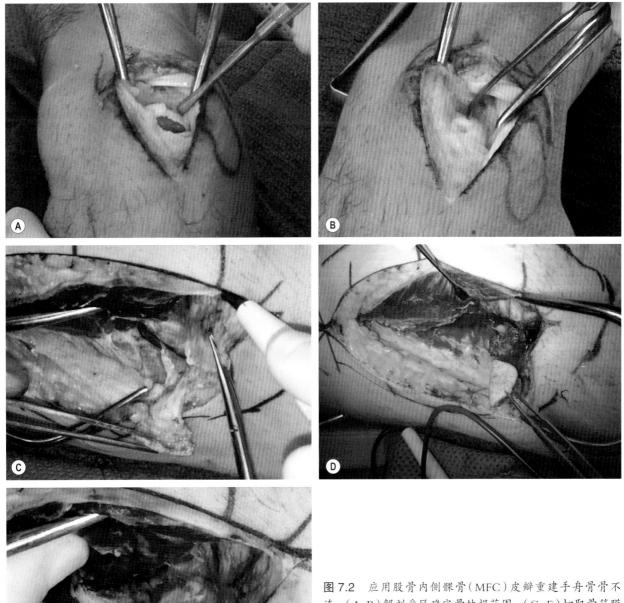

图 7.2 应用股骨内侧髁骨(MFC)皮瓣重建手舟骨骨不连。(A,B)解剖受区确定骨缺损范围。(C~E)切取骨筋膜 MFC 皮瓣

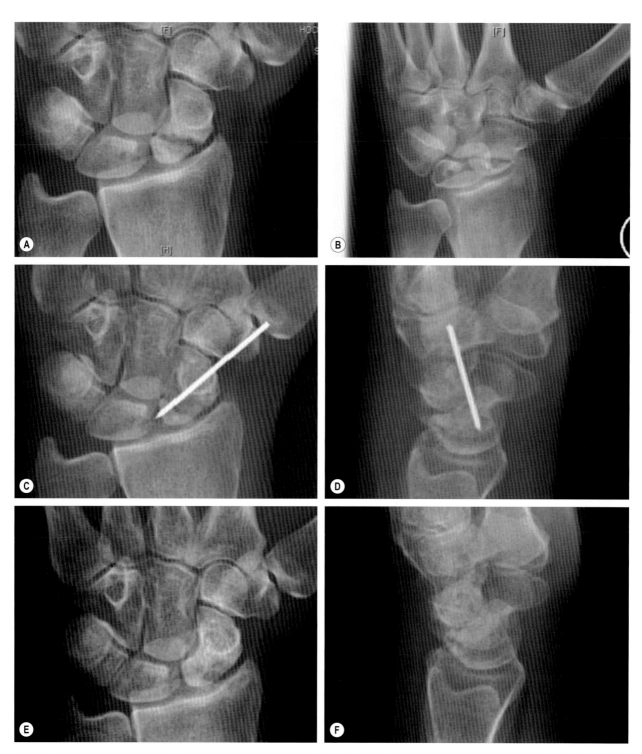

图7.3 应用游离股骨内侧髁（MFC）皮瓣重建舟骨骨不连。（A,B）术前X线显示舟骨近极缺血改变,骨不连。（C,D）术后8周X线。（E,F）术后2年,X线显示舟骨骨不连成功愈合

在切取过程中必须遵从几个重要的技术。一般会保留
1mm 左右的薄肌袖来保证骨膜到骨段的血液循环。在成人
中须保留腓骨远端6cm，以免影响踝关节的稳定性。如果在
小儿切取腓骨后出现踝关节的问题，用联合螺钉进行固定，
可提供额外的踝关节的稳定性，防止生长过程中出现后足外
翻畸形。

切取腓骨并非全是益处。大量的研究表明，腓骨游离
移植后患者会出现持续长期的损伤，包括疼痛、踝关节不稳
定、力弱。事实上，接近11% 的患者供区一侧小腿会出现持
续的疼痛[61]。在前瞻性队列研究中，17% 的患者术后出现
长期的损伤，包括踝关节不稳定（4%）、小腿力弱（8%）、第一
趾挛缩（9%）、踝关节活动受限（12%）[62]。虽然小腿力弱很
少引起患者术后功能障碍，但腓骨切取后等速实验并显示膝
关节和踝关节的力量显著减弱[63]。尽管存在上述潜在的并
发症，然而，结合临床经验和精细的手术操作、术后精细的护
理，可尽量避免造成长期的损伤结果[64]。

对于重建外科医生，可以有很多其他皮瓣的选择。尽
管本章未对带血管骨皮瓣进行详尽的阐述，但还有很多其他
的皮瓣值得介绍，这是因为其经常被应用于带血管骨重建。

肩胛血管轴很好地整合了可以切取的皮肤、筋膜和骨，
对于需要应用复合三维关系的骨和软组织进行重建的缺
损，可通过显微外科技术重建。来源于肩胛下血管轴的骨
和软组织复合皮瓣包括骨筋膜肩胛皮瓣（基于旋肩胛动
脉）、"背阔肌/骨皮瓣"和胸背动脉穿支-肩胛骨筋膜皮瓣。
后两个皮瓣内的骨段血供来源于角动脉，起自胸背动脉或
前锯肌支[65-69]。

前臂桡侧皮瓣可以提供薄的筋膜浆状皮肤皮瓣，可以
复合桡骨远端8~10cm 长、1~1.5cm 宽的骨质。可切取的骨
质的理论长度足够，但在实际中，骨质的厚度不能用于大的
中段骨缺损，掌骨和跖骨的重建除外。它的主要优势在于比
较长的、可靠的血管蒂，以及筋膜皮肤复合。取骨后桡骨术
后存在骨折的风险。因此通过骨切开获取骨片时，应避免增
加应力，这一点非常重要。

上臂侧方游离骨筋膜皮瓣是筋膜皮瓣，血供来源于后
桡侧副动脉。血管蒂长度可达 8cm，但通常为 4~6cm，血管
的外直径小，平均为 1.5mm。皮瓣可以复合 1cm 宽、10cm 长
的沿侧方肌间隔走行的侧方肱骨骨质。同前臂桡侧皮瓣非
常相似，切取骨质无法重建大的中段骨缺损，掌骨和跖骨缺
损除外。

20 世纪 80 年代，带血管的髂嵴骨皮瓣非常流行，血运
来自旋髂深动脉。其优势在于可以切取相当大的骨块和相
当大的皮瓣。切取骨块可以大到 4cm×11cm，皮瓣可以切
取 8cm×18cm。局限性在于，髂骨的自然曲线限制了在中段
骨重建中的应用，同时皮肤软组织过于肥厚并且不能活动，
因此不能够独立于骨块应用。一般而言，重建的中段骨缺损
不能超过 10cm，如果超过 10cm，就要行移植骨的切开来修
正移植骨的曲线。其他局限性在于该皮瓣可能会导致术后
疝气的发生和股外侧皮神经麻痹发生。大样本研究表明，切
取皮瓣后疝气的发生率为 9.7%。供区疝气因为解剖位置的
关系额，修复具有挑战性。此外，还有 8.4% 的患者在术后 1
年仍然存在持续疼痛的问题[70]。

骨膜和其他骨皮瓣（视频 7.1）

骨膜很早之前就被认为具有很好的成骨活性[71,72]。另
外，骨膜还可以提供大量成骨母细胞[1]。骨膜的成骨属性
可以通过切取骨膜血管皮瓣得以利用。临床相关的概念
包括骨膜移植、骨和骨膜移植，可以从股骨内侧髁切取。它
们可以用作带蒂皮瓣，也可以用作游离皮瓣[73,74]。游离的
带血管的股骨内侧髁皮瓣有来自膝降动脉的（起始处直径
1.5~3.5mm）恒定血液供应，并且理想的治疗对象是小的骨
不连[75]。可以根据重建的需要，切取成骨性骨膜或者骨复
合骨膜，或者筋膜骨和骨膜皮瓣。该皮瓣的多样性通过大
量的临床应用得以体现，从舟骨骨不连[76]到掌骨和跖骨的
重建[77-79]，并且可以应用于四肢骨和中轴骨的其他各种指
征[80-85]（图 7.4 和图 7.5）。

切取股骨内侧髁皮瓣时，沿股内侧肌后缘纵行切开，看
到肌肉筋膜后，将股内侧肌拉向前方，充分暴露膝降动脉。
如果重建需要复合组织，需要保留皮肤穿支，这样可以将皮
肤复合到股骨内侧髁皮瓣（图 7.2）。一旦追踪血管蒂至股骨
内侧髁，用摆据或骨凿切取骨段。

牵引成骨术

Gavil A. Ilizarov 在 20 世纪 50 年代发明的 Ilizarov 技术极
大地影响了学界对于骨折、骨不连、骨块缺失、旋转不良和先
天畸形的治疗[86,87]。该技术最开始被应用于下肢病理的处
理，目前应用非常广泛，有各种适应证，包括颅面畸形[88,89]。
Ilizarov 技术的基本原理是在骨切开处，施加适当程度的牵
引力，适当固定、保留血运，使得骨再生。因此，治疗是否成
功，取决于很多的因素，包括生物学、临床和技术因素[90]。
术后根据不同的特征划分为几个阶段：①潜伏阶段，是在骨
皮质截骨术后，开始牵引之前；②牵引阶段，调整 Ilizalov 外
架，使得牵引速率可以达到每天 1 或 2mm；③融合阶段。

有趣的是，牵引的过程中，不仅仅是骨延长，包括肌肉、
神经、血管、皮肤和软组织同样发生延长，这被认为是在细胞
水平产生的组织增生，这是对施加应力的反应[91,92]。然而，
许多患者合并软组织缺损，阻碍了 Ilizalov 方法作为单独的
治疗方式实施。在这些存在复合组织缺损的病例中，Ilizalov
技术通常会联合其他软组织重建技术（即皮瓣手术）共同
实施。另外，对于骨缺损也可以先期使用游离带血管骨移
植，然后再行牵引术。事实证明，Ilizalov 技术可以修复长至
17cm 的骨缺损[93,94]，为了更好地进行骨重建，可以联合游离
带血管骨移植技术。Fiebel 等在 1994 年首先阐述了上述技
术联合的方法，其后又被多位学者进一步阐述[95-97]。

尽管 Ilizlov 技术在临床上取得了令人印象深刻的结果，
但是仍有一部分患者需要截肢。有报道称，以不能达到一期
骨愈合为截肢的唯一预测因素，总体保肢率为 84%[93]。考
虑到该技术良好的临床治疗效果，以及相比于截肢的终生治
疗费用优势[98]，为了实现骨愈合而采取的激进治疗方式也

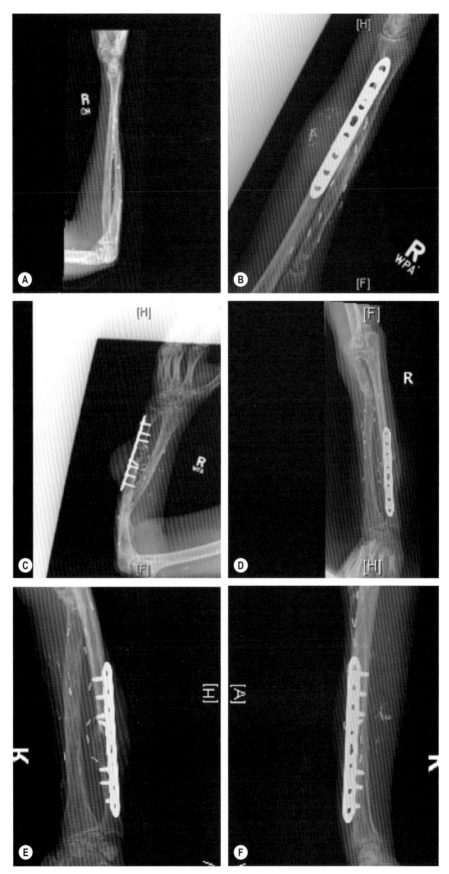

图7.4　膝内侧动脉供应的股骨内侧髁带血管的移植物重建尺骨骨不连,术后显示骨痂形成并增生。(A)术前影像。(B~D)术后2个月。(E~F)术后14个月

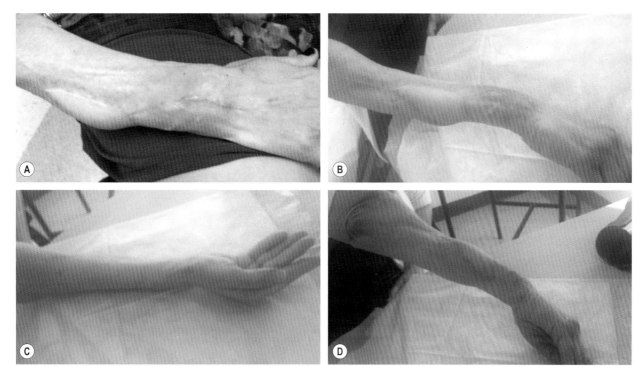

图 7.5 应用股骨内侧髁骨筋膜瓣移植重建尺骨骨不连术后外观(同图 7.2 患者)

有改变。

应用 Ilizalov 技术同时,除了联合其他术式外,外架本身的改进和发展同样值得关注。Taylor 环形外架很适合于治疗创伤所致急性骨缺损,同样适用于骨缺损导致的胫骨骨不连[99-102]。环形外架和标准的 Ilizalov 外架有所不同,它使用细针样框架,并通过铰链连接,联合计算机软件,设计出更好的骨长度、成角和旋转。环形外架可以让重建外科医生通过六条铰链结构和计算机精确的计算来控制各种参数,无须调整外架就能避免潜在的畸形,就像标准的 Ilizalov 外架一样。此外,环形外架可以满足早期负重和一定程度的活动的要求,有助于改善骨愈合率。

异体骨移植重建

异体骨来源于消毒的尸体骨,可以以各种方式进行移植。优点在于不对患者产生供区的损伤。异体骨移植的方式包括皮质骨移植以恢复支撑、骨软骨移植、松质骨移植和脱钙骨基质移植。根据重建的需求和特殊的解剖特性,来选择移植的方式[103]。因为异体骨没有细胞,异体骨没有骨再生的能力,只有骨传导的作用。因此,融合是一个缓慢的、不完全的过程。骨不连的发生率为 35%,也说明这一问题[104]。

骨愈合的时间不尽相同,取决于解剖的位置和异体骨的尺寸。当使用异体骨移植于长骨中段骨缺损时,骨愈合的时间可长达 23 个月,骨关节的位置愈合时间可长达 12 个月[105-108]。骨愈合的时间也受其他很多因素的影响。例如,对于需要化疗的患者,愈合时间就会延长。尽管异体骨移植目前被广泛地使用,而且容易获取,但是它不带血运的本质预示着可能发生更多的并发症,除了需要外手术修正之外,

还包括感染和骨折[109,110]。成功的案例更多依赖于周围软组织的条件。异体骨如果移植放置在创伤后或者放射性导致的周围软组织受损部位,必然会有更高的并发症,包括感染、骨折和骨不连[22,111-115]。

大样本的异体骨移植重建长骨的病例中,中段移植的失败率为 13%,骨愈合的时间更长(与自体骨移植比较),也有报道称并发症发生率更广,比如并发症发生率为 35%,失败率为 37%[116-118]。大多数失败发生在开始重建的 3~4 年内,长骨中段缺损异体骨移植的功能恢复要好于复合假体或者是关节融合的异体骨移植[103]。也有数据表明,长骨中段异体骨移植重建要远远优于其他的方法[114,119-121]。这一事实与目前引起的讨论有关,因为大多数重建外科医生会首先参与长骨中段骨缺损的重建,而大多数骨关节或联合人工假体的重建是由矫形外科医生完成。

异体骨联合带血管的自体骨移植,即 Capanna 技术,兼具两种重建方法的特征,特别适合于大块骨缺损的重建[24,122-125]。插入式异体骨移植提供了初始的稳定性和机械强度,游离自体骨移植逐渐整合,使得骨具有重新塑形的能力,具有长期骨重建和愈合的能力[126]。将皮质异体骨修剪成适当的大小,适应骨缺损的尺寸,然后异体骨进行扩髓,方便将游离移植腓骨置入髓腔。典型的做法是将游离腓骨末端留在异体骨外,从而可以放入到近端、远端的本身骨的骨髓腔内。在异体骨上开隧道或者开槽,方便进行显微外科吻合。这种方法适合于股骨、胫骨和肱骨的缺损的重建。也可以用于骨肿瘤切除术后的即刻处理,或者之前放置异体骨移植的延期处理。对于骨肉瘤切除的即刻重建,异体骨移植可以提供机械稳定性,并且使患者得以尽早实现行走,不必等待游离腓骨移植骨的增生。应用这项技术使得骨愈合的平均时间在 8.6

个月,保肢率高达 94%[124,127]。

作者改良了该项技术,称之为"半 Capanna"技术,即异体皮质骨双侧切开。该技术不但可以把游离腓骨瓣和血管蒂放在适当的位置上,并且更加方便显微外科血管吻合。同时还是兼顾了异体骨提供机械强度的优点。另外,作者相信"半 Capanna"技术提供的额外的空间使得移植腓骨增生不会受到周围异体骨的影响。

不同解剖部位的重建

锁骨

锁骨缺损大多由肿瘤切除、慢性感染或者创伤造成的[128,129]。事实上,锁骨骨折是最常见的四肢骨骨折之一,占骨折的 5%~10%[130,131]。锁骨骨折尽管很常见,但骨不愈合率(定义为骨折后 16 周未愈合)令人惊讶的低,有报道称只有不到 1%[130,131]。锁骨骨不连基本的治疗是重新开放复位和内固定术,失败率为 8%。患者会出现持续的疼痛,并且需要限制肩关节的活动[132-134]。有症状的骨不连甚至可以造成占位性的假关节,神经血管损伤和严重的畸形[135]。

尽管锁骨对于肩关节活动的重要性不言而喻,但对于是否真的需要进行骨重建,仍然存在争议。有关于小儿的锁骨切除后进行重建和不重建的小样本研究显示,功能方面是接近的。Li 等报道了全锁骨切除后没有进行骨重建,也有很好的功能[136]。尽管有这些报道,但学界仍然认同,锁骨完整性的缺失(即锁骨切除术)多少都会造成肩关节功能的损失。因此,对于功能和外观需求更高的患者,骨重建还是需要的[135]。

考虑到由于慢性炎症、感染和瘢痕造成的不良的创面环境,对锁骨重建应用不带血管的骨移植是不作为推荐的。如果确实需要进行锁骨的骨重建,强烈推荐应用带血管的骨移植。这种情况下特别适合行游离的腓骨移植和股骨内侧髁骨(medial femoral condyle, MFC)移植[137-139]。

肱骨

任何上肢骨缺损的重建必须适应患者特定的重建需求。许多年轻的恶性骨肿瘤患者,因为对于肢体功能的高要求,需要进行功能重建。尽管上肢的重建不考虑负重的问题,但是重建时还是要考虑较高生理性应力需求。小的骨缺损(小于 6cm),周围血运良好,没有放射性损伤,没有涉及关节的缺损,可以考虑传统的骨移植重建方法。如果是关节的缺损,需要考虑使用假体重建或者异体骨复合假体重建的方法。

对于 6cm 以上骨缺损的上肢重建,应用带血管的腓骨移植。其应用于肱骨较大的骨缺损(可以带或不带皮岛),已经成为顽固性骨不连、肿瘤根治术、内置物感染或者传统骨移植失败后的常规骨重建方法[33,94,125,140]。根据肱骨缺损的尺寸、长度和移植骨切取难易程度,腓骨非常适合用作嵌入式骨移植。

两个团队同时进行,会让整个重建过程高效、快捷。一

个团队切除没有活性的骨组织,进行受区准备,建立肱骨缺损,另一个团队切取腓骨。暴露肱骨的方式取决于之前的切口和软组织缺损的情况;然而无论何时,只要可能,内侧入路都是优先选择,因为更容易暴露血管分支,更方便显微外科吻合。保留肱骨骨缺损近端、远端骨皮质的完整性很重要,因为需要将移植带血管蒂的腓骨,插入到残留肱骨近远端的髓腔之内。理想情况下,腓骨插入的深度约为 1~2cm。然后整个重建需要使用动力加压钢板、骨皮质螺钉、克氏针或者外架固定。如果能够在切取腓骨的同时,构成皮肤-肌肉-骨的复合移植组织,对于有瘢痕需要替换,或者软组织存在挛缩需要矫正的患者会非常有帮助。

应用这项技术,15 位患者中的 11 位可以达到一期愈合(73%)。3 位患者早期在移植物远端或者近端固定失败。这些患者后续进行了切开复位和动力加压钢板固定,同时进行松质骨移植来增强移植骨和残留肱骨的连接。在该项研究中,一位患者因为移植骨吸收进行了第二次游离腓骨移植。3 位患者虽然一期愈合,继发了二次骨折。这些患者也进行了切开复位,动力加压钢板固定,再次植骨。4 个月后愈合[141]。

如果患者出现了重建后的骨吸收性骨不连,或者是与之前异体骨移植重建相关的病理性骨折,腓骨移植可以采用嵌体的方式作为支撑来贯穿骨不连。有令人振奋的文献报道称,应用这项技术对肱骨和其他骨应用异体骨移植重建而产生的病理性骨折进行了抢救性治疗[142-144]。在最大样本的文献报道中,应用游离腓骨移植挽救病理性骨折,25 位患者中的 4 位没有骨愈合,失败率为 16%。所有肢体的保肢率为 90%;然而,腓骨移植失败后的保肢使用了内置假体[145]。

应用带血管的腓骨移植来重建肱骨,被认为是非常好的方法。有趣的是,肱骨重建的结果与腓骨移植重建前臂桡骨相比较,结果较差。大量的研究结果一致,应用腓骨重建肱骨存在相对更高的骨折发生率[141,146]。当然,复杂的肱骨重建本身就存在着一定的并发症发生率。当患者行肿物切除,游离腓骨移植肩关节融合重建,嵌入式自体骨移植,或者病理性骨折加盖式治疗,为了获得满意的结果每位患者需要平均 2.8 次手术。15 位患者中的 3 位需要取对侧的腓骨进行二次腓骨移植。骨折和感染是最常见的并发症,但均保肢成功[125]。

前臂

游离骨间隔皮瓣腓骨移植因为骨尺寸非常适合重建前臂桡骨和尺骨。另外在很多前臂复合缺损的情况,腓骨连带的皮肤和软组织也可以用来进行重建[147]。前臂的动态本质、前臂的旋前旋后的能力,对于上肢功能非常关键。重建前臂并以骨连接的方式恢复长度,并不能完全恢复前臂的旋转功能[148,149]。任何骨缺损导致的骨间挛缩都可以造成前臂旋转功能障碍或者丧失。因此要意识到,重建桡骨和尺骨需要用运动学的思维来考量[150]。

创伤、肿物切除、创伤后的骨不连都可以造成前臂骨缺损。然而,应用目前的内固定方法治疗,桡骨干、尺骨干骨折不愈合率小于 5%[151-154]。重建 6cm 内的骨缺损,只要没有

感染和曾经行放射性治疗,可以应用松质骨自体骨移植。在一项大样本的骨干萎缩性骨不连患者研究中,所有患者在经过传统的松质骨移植和动力钢板固定后 6 个月内愈合。骨干缺损平均 2.2cm 包括近端骨缺损患者,约占 4%[155]。这项研究表明,对于适合的患者使用传统的、经典的骨干缺损重建的方法,可以获得极佳的效果。

带血管蒂的腓骨移植对于长段前臂骨缺损的重建(缺损超过 6cm),或者存在感染性骨不连治疗、在重建区域接受过放疗的患者,仍然是治疗金标准[147、156、157]。

骨移植时应该设计更长的腓骨移植,以获得最终理想的长度。选用适当尺寸的腓骨移植对于确保远端尺桡关节对位良好非常关键[158]。重建过程中,将移植的腓骨暂时放在预期的最终位置上,拍腕关节中立位片。这样可以确认腓骨在正确的解剖位置、前臂的长度、尺骨的差异和远端尺桡关节的一致性。在动脉远端桡动脉或尺动脉的分支行显微血管吻合,最理想的方式是端侧吻合,保留肢体远端主要动脉血流。静脉行伴行静脉吻合或者皮下静脉吻合。

游离腓骨移植重建前臂的结果有很好的记录。游离腓骨与原位骨愈合的时间为 3.8~4.8 个月,大多数患者能够获得一期愈合[147、159-165]。小部分患者需要行松质骨移植的二期手术才能得到愈合。

在带血管腓骨移植重建前臂的过程中,一项有趣的应用被称为"双桶"技术。使用一个带血管皮瓣同时重建合并或者不合并相关软组织缺损的桡骨和尺骨[149、166、167]。然而,该技术存在限制旋前和旋后功能,从而降低活动度的问题。

舟骨

舟骨是最常发生骨折的腕骨,大概占腕骨骨折的 50%~80%[168]。尽管有很高的愈合率,但是骨不连的发生率接近 10%[169]。舟骨骨折发展成骨不连的危险因素包括远端骨折、缺损性坏死、骨折不稳定、移位、延迟治疗[170]。传统的骨移植方法,如 Matti-Russe 内植入技术,可以提高愈合率至 70%~90%,因为重建依赖于无血运骨移植,在远端骨不连和远极缺损性坏死(avascular necrosis, AVN)病例中无法

获得成功[171、172]。对于这些有挑战的病例,应强烈推荐带血管的骨移植重建。舟骨骨不连治疗的目标是恢复舟骨解剖(如矫正驼背畸形)、一期骨愈合、缓解疼痛、改善活动度和握力、预防将来发生关节炎[173、174]。

为了舟骨的重建,可以选择很多部位取移植骨;然而,近年来,桡骨远端和股骨内侧取骨最为流行。这与供区的外形和损伤程度相关。最近的一篇系统性综述表明,取髂骨植骨的并发症为 9%,而桡骨远端只有 1%[175]。

1991 年,学界首次报道了桡骨远端作为带血管蒂的骨移植供区[176]。组织瓣血运主要来源于第一和二支持带上动脉(intercompartmental supraretinacular artery, ICSRA)[170、177]。尽管学界一开始对此非常热衷,但是一篇重要的综述文献提示,这种方法的成功率不尽相同。文献报道最高的成功率 90% 以上[170、176、178]。然而在无血运的远极骨不连病例中,只有 12.5% 的骨愈合,预示着这种治疗方法的局限性[179]。该方法的优点非常明显,包括容易切取分离、供区损伤小、避免显微外科血管吻合。对于有选择患者的舟骨骨不连治疗是有价值的。其缺点在于插入移植物的自由度受限。

可以选择的带有血管的桡骨移植是 MFC 皮质骨骨膜皮瓣(图 7.3 和图 7.6)。MFC 皮瓣的多样性反映在可以应用于重建颅颌面部骨骼、桡骨、尺骨、肱骨和锁骨,还有下肢骨的重建。然而,最常见的还是用于舟骨不愈合的治疗[78、83、139、180-188]。它的可塑性和成骨潜能具有很强的应用指征。它的血供来源于膝降动脉和膝上内侧动脉,因此可以将皮瓣设计成骨膜皮瓣,或者是皮质骨骨膜皮瓣。皮瓣有恒定的血管供应,学界已对其进行了广泛的研究,而且它还可以携带岛状皮肤[75、189、190]。有报道称,MFC 皮瓣对于腕骨塌陷和存在缺血性坏死的舟骨不连的治疗效果要远远优于带血管的远端桡骨移植。而且,应用 MFC 皮瓣可以改善腕关节韧带和机构稳定性[140、186、191]。

应用股骨内侧滑车(medial femoral trochlea, MFT)皮瓣可以完美修复舟骨近极骨不连,该骨不连在近极没有充足的骨片来进行重建[192、193]。MFT 皮瓣表面的突出与舟骨近极的弯曲度相吻合,这一骨软骨皮瓣可以很好地解决这个棘

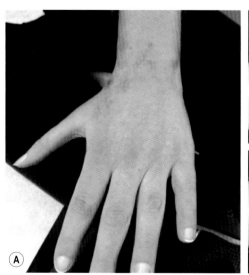

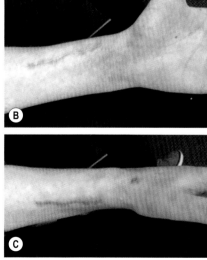

图 7.6 游 离 股 骨 内 侧 髁 骨 (medial femoral condyle, MFC) 皮瓣重建舟骨骨不连术后外观

手的问题。在一项包含 16 位患者的研究中，CT 检查证实了 15 位患者愈合，所有患者的疼痛完全消失或部分缓解[193]。血管蒂长约 8cm，血管直径约 1.2mm，有助于将皮瓣摆放于不同位置，也方便进行显微外科血管吻合。值得注意的是，该皮瓣供区的损伤非常小。

有报道显示各种带血管蒂的骨移植都获得了良好的效果，最近一项系统性综述表明，对于舟骨骨不连并没有一个最佳的治疗方案。由于缺乏系统的临床研究，无法进行比较，所以需要更多标准化的临床研究，用以对治疗效果进行详细的对比。

骨盆和脊椎

在脊柱外科中，当遇到肿瘤切除、创伤性骨缺损、脊柱融合失败和脊柱后凸畸形的治疗时，可能会应用骨移植。曾经，胸段脊柱缺损使用带蒂的肋骨进行重建。带血管蒂肋骨的前置应用已经显示出获得骨愈合的能力，但是在胸椎的应用上受到限制[194,195]。在适合的创面床中应用传统的松质骨重建小的骨缺损是有指征的。有报道称可以对于缺损超过 4cm 的应用不带血运的重建骨移植。然而，这些骨移植的方法会导致较高的骨折率，并导致骨不连发生、脊柱长度受损、潜在坏死性压缩[194,196]。对于更大的缺损，需要应用带血管蒂的骨移植。可以选择游离髂骨皮瓣和游离腓骨皮瓣移植[197]。由于游离腓骨皮瓣的多样性，它可以被广泛应用于整个脊柱的不同部位[197-208]。

椎体切除术后的缺损可以使用假体重建。然而，如果假体发生感染或者发生骨髓炎，假体需要移除。应用带血管蒂的骨移植来填充假体移除后的缺损是个补救的过程。带血管蒂的骨移植有几个选择。可以使用带血管蒂的肋骨移植，旋转血管蒂有利于重建胸椎。然而，位于胸廓的近端和血管蒂的长度，限制了带血管蒂肋骨移植的应用[194,209]。所以在大多数情况下，需要应用游离带血管蒂骨移植来进行重建，而且大多数病例应用游离腓骨移植治疗的效率较高。在颈部受区血管使用颈外动脉、颈内静脉分支。对于胸段、胸腰段、腰段的缺损，使用肋间血管，进行端端吻合。然而，如果没有合适的肋间动脉，也可以与主动脉进行端侧吻合。心脏外科使用的主动脉开孔技术，有助于血管吻合[210]。重建腰椎和骨盆，髂血管可以使用端侧吻合的方式。

应用游离带蒂骨移植重建脊柱缺损相对较少。大多数文献报道的样本量太少，或者只是技术论文，缺少长期的观察数据。在一项大样本研究中，12 位患者行多节段脊柱切除，应用带血管蒂游离腓骨移植进行重建。两位患者行一个或多个椎体切除，部分或全部骶骨切除，同时行双侧游离腓骨移植进行修复。成功的标志是游离腓骨与受区骨愈合。所有的患者均进行后侧固定，12 例患者中的 7 例在游离腓骨和原位骨之间进行了额外的自体骨移植。所有因骨肿瘤或感染进行手术处理的患者，平均 4.5 月后骨愈合。与此同时，这种重建手术的并发症相对较高，这些复杂的、困难的患者重建没有其他的选择[211]。该项研究的作者因对这一非常困难的患者群体进行重建而受到认可。

切除腰骶部骨会有非常严重的功能并发症，因为手术会造成骨盆和脊柱的不连续。因此不进行重建，患者将无法负重。任何牵涉到骶髂关节的骨盆骨切除都需要恢复机械性的连接，这样负重力才能传导到双侧下肢[212]。重建这些缺损是非常急迫的，最终重建的目标是通过复杂的手术处理使患者获得更好的机会，通过轴心骨和四肢骨愈合，并恢复负重，最终达到行走功能。在实际过程中，除了应用带血管蒂的大块骨移植来修复有意义的骨间隙，几乎没有其他的治疗选择。通过带血管蒂的腓骨移植，可以成功重建大的骨缺损。当然，为了获得更好的结果，需要采取多学科的合作治疗[211,213-217]。

股骨

股骨是人体中最长的骨头，承受着大量的轴向载荷和显著的旋转角应力。股骨干的骨缺损多源于肿瘤切除、创伤性缺损、慢性骨髓炎、自体骨移植失败、感染性骨不连和先天异常。上述骨重建原则适用于所遇到的临床问题。如果缺损小于 6cm，且创面床清洁、血运良好、没有感染，可以行传统的骨移植。当缺损大于 6cm 时，可以应用 Masquelet 技术，可以成功进行重建，最常应用的方法是带血管蒂的骨移植。可以应用髂骨进行移植，但是考虑到髂骨的弯曲度，限制了在重建中段骨缺损时的应用，不可避免地要进行截骨术。因此，带血管蒂的腓骨移植已成为修复大段股骨缺损的金标准。

对于一般成人，根据个体的身体特质，腓骨最长可以切取 26cm 的骨段。如果缺损超过可以切取的腓骨长度，可以采用复合游离腓骨移植重建和股骨干后续的牵拉成骨的方法，矫正骨长度的不足，也可以矫正旋转异常[218]。此外，横截面的强度可以通过应用将游离腓骨制成"双桶状"加强，同时需要保护好血管蒂。这种"双桶状"重建可以允许在术后早期承受等大的应力，并且有助于术后的稳定性，因为重建本身的构架就可以提供更好的稳定性[219,220]。然而，在移植的腓骨增生并且和原位骨相融合之前，必然会有一个不能承重的阶段。有足够的证据表明，带血管蒂的腓骨移植较没有血运的骨移植具有更好的强度。这一现象的原因是在移植骨爬行替代的过程中不可避免地会有强度的损失[221-223]。对于大多数患者，当表现出移植腓骨与原位骨相融合，并且周围软组织愈合，就可以开始分级负重了。典型的情况就是在术后几个月复查平片，确认腓骨增生，在术后 6 个月开始负重。

成功的显微外科重建需要充分的动脉供血和静脉回流。为了尽量接近股骨，血管蒂的长度、受区血管的质量、桥接静脉移植可能都需要考虑。大隐静脉是最常应用的移植血管。作者之前曾报道过应用同侧腓骨显微外科重建股骨，可能会减少显微外科血管吻合的数量。同侧的大隐静脉移植重建静脉回流，动脉血供可以应用传统的桥接血管移植而达到。因此显微外科吻合口的数量可以由四个减少到三个[224]。受区血管的选择可以考虑旋股外侧动脉降支，和它的伴行静脉。应用这些血管可以避免桥接静脉移植。

总之，带血管蒂的腓骨移植重建长骨，结果是可喜的。大量的四肢骨重建研究发现，功能恢复良好，骨愈合率高[161,225-227]。因此,对于自体带血管蒂的骨移植重建股骨,腓骨移植为首选。

膝关节

膝关节是骨肿瘤的好发部位。骨肿瘤切除后的膝关节重建有很多选择,包括内置假体、异体骨关节移植、应用嵌入式植骨行膝关节融合、不带血管或带血管的自体骨移植[228-231]。尽管假体技术一直在发展,但膝关节融合作为重建的手段之一,尤其对于年轻的患者、大的骨缺损患者和无血运坏死骨块存在的患者,仍然有应用价值[232]。对于依赖假体重建失败的病例,关节融合是相对保守的阶段,也意味着截肢是唯一的选择。肿瘤切除和膝关节融合术治疗膝关节恶性肿瘤的肿瘤学安全性已得到证实,局部疾病控制与大腿截肢相似[233]。

膝关节融合术是膝关节周围广泛切除后一项历史悠久的手术,Lexer 在 20 世纪上半叶首次报道了这一手术[27]。Enneking 和 Shirley 于 1977 年发表了第一个大型病例系列研究,记录了肿瘤切除术后,应用段状骨性关节融合术后的功能结果[233]。从那时起,各种不同的方法被提出用于膝关节融合术,包括固定方式和骨重建材料的变化[228,233,234]。然而,随着时间的推移,带血管蒂的腓骨移植已证明特别适合这种情况,原因包括腓骨移植桥接大面积骨缺损的能力、成骨潜能以及骨增生的能力[235]。据报道,该技术的骨实变率很高[232,236]。然而,挑战仍然存在,而且与手术的并发症相关。并发症发生率很高,感染性并发症和机械性并发症术后最为常见[231]。感染率和移植物骨折率高达 53%[231]。其他并发症包括腓神经麻痹和深静脉血栓形成[231,232]。

鉴于对使用腓骨进行膝关节融合后的机械稳定性的担忧,很多其他的技术被引入来解决这些局限性。Capanna 等提出了一项技术,将带血管蒂的腓骨移植同异体骨移植相结合[24]。除了骨移植所提供的稳定性问题,另一个焦点是内固定问题。应用髓内针被证实是保证膝关节融合安全性的最佳方法,坚强的接合可避免移植物的机械性负重弱化移植骨,并导致术后应力性骨折的高发生率[235,237,238]。

手术治疗膝关节周围肿瘤并不是行膝关节融合的唯一指征。此手术可能适用的其他临床情况包括膝关节置换术失败后导致的反复感染,以及涉及胫骨平台的广泛创伤、膝关节破坏和软组织缺失[237,239]。这些病例特别具有挑战性,代表了与肿瘤患者明显不同的患者群体。当患者进行肿物切除,切除骨造成骨缺损时,采取控制方式,并且最小限度损伤周围软组织。因此,应用不带血运的骨移植重建也可获得成功。对于这类患者,尽管面对这些挑战,带血管蒂的腓骨移植可以提供可靠的重建。考虑到损伤周围软组织,带血管蒂的腓骨移植最理想的是设计成骨皮肤复合移植物,同时重建周围包裹的软组织[239]。

在技术层面,大多数进行膝关节融合的病例都是应用带血管蒂的腓骨转移,因此避免了显微外科的血管吻合。显微外科血管分离的专门技术是不可或缺的,避免显微外科的血管吻合无疑简化了整个过程。然而,对于股骨缺损超过 10cm 的病例,必须采用游离腓骨移植[232]。在重建计划过程中,这是非常重要的考虑因素。

胫骨

胫骨的节段性缺损往往常见于创伤和肿瘤切除。应用腓骨重建胫骨的方法有着很长的历史。早在 1941 年胫腓骨融合就已被描述,直到 20 世纪 60 年代一直是胫骨重建的方法。当然,该方法也有明显的局限性,包括需要植入大量的松质骨,并且需要很长的时间实化。尽管在 20 世纪 70 年代,随着显微外科技术的发展,可以应用带血管的腓骨游离移植,但仍有少量文献持续报道应用同侧带蒂腓骨移植重建胫骨总体而言仍取得良好的效果和愈合[240,241]。应用同侧带蒂的腓骨瓣重建胫骨干仍然是一个理想的选择。然而,大多数重建外科医生更愿意应用同侧或者对侧的、带血管的腓骨游离移植来重建胫骨干。与带蒂腓骨瓣相比,切取游离腓骨瓣可获得更大活动、位置和插入移植物的自由度。

胫骨干缺损对于重建而言非常具有挑战性,特别是合并覆盖组织缺损。间隙伴随软组织缺损(如复杂的胫骨骨折)需要进行软组织的重建。胫骨节段性缺损超过 6cm 并合并软组织缺损的患者,理想的修复方式是应用带血管的骨皮瓣游离移植,例如游离腓骨移植。1981 年,当 Chacha 及其同事应用同侧带血管的腓骨游离移植治疗胫骨骨不连时,首次提出了应用带血管游离腓骨干移植重建胫骨干这一概念[242]。应用同侧带血管腓骨重建胫骨是一项可靠的技术[243]。Hertel 等应用同侧带血管的游离腓骨移植重建胫骨干,患者平均 5.5 月后可以获得完全的、不用保护的负重。然而,大多数这类患者在胫骨干重建的术前或者术后需要额外的软组织重建,包括游离的或局部带蒂皮瓣。另外,这类患者中的两例需要松质骨的移植。从那时起,显微外科重建手段被包含其中,并且成为可靠的胫骨干重建的方法。

行胫骨节段性截除保肢手术的患者,肿瘤外科应用将异体骨和自体游离腓骨移植相结合的 Capanna 技术。异体骨通过其强大的皮质骨提供主要的机械强度,但同时它也存在异体骨和原位骨骨不连、异体骨骨折的风险。带血管的腓骨游离移植对于重建增加了骨生成的能力,因此提供了再血管化和重新塑形的潜力。应用自体骨移植,可以获得生长和重塑形的能力,对于需要进行肿瘤切除胫骨干的患者,特别是年轻的患者,是非常有吸引力的方法。大多数作者阐述了应用游离腓骨移植的 Capanna 技术,但是带蒂腓骨移植同样被报道[244,245]。应用 Capanna 技术可以允许更快的负重,不需要等待腓骨增生的必须时间,兼具了异体骨移植和游离带血管骨移植重建的优点。对于附属骨,当考虑到胫骨干缺损的解剖位置,会比面对其他长骨重建面临更大的挑战。胫骨受到大的物理负荷,相对薄的软组织包裹,较其他的骨缺损更易发生并发症。如果胫骨缺损涉及关节面,重建就必须联合置入假体。对于关节合并骨干的重建方法的讨论超出了本章的范围。

足和踝

足部的血管解剖结构预示着某些解剖部位,在创伤或者手术干预后,更易于发生并发症。足距骨和舟骨的血供非常脆弱。同手舟骨一样,这些骨有着巨大的软骨表面,限制了营养血管的进入[246]。因此,医源性的、创伤后的患者发生缺血性坏死和骨不连的并发症和任何的结局都并不意外[247]。即使骨折达到了解剖复位,并不能预防缺血性坏死的发生,理解这一点非常重要。异常的后遗症包括骨不连、塌陷、退行性关节病,最终需要关节融合[248]。一期关节融合的成功率高,但有报道有合并症的患者骨不连率达40%[249-252]。在一系列融合手术失败的病例,特别是经过不带血运的骨移植后,需要考虑行带血管的骨移植。

这类患者面临诸多挑战,包括在求助于重建外科医生之前经历了多次矫正手术的尝试。而且,骨髓炎伴有外周血管病的病史在患者群体中并不常见[248]。

带血管重建足部和踝部的方法,包括髂嵴移植、腓骨移植、MFC和肩胛骨移植。然而,根据作者的实践,腓骨和MFC已经建立了重建足踝骨的常规路线。髂骨可以获取足够的移植骨,但供区的并发症可能是个问题。另外,切取复合组织皮瓣时,皮肤部分有时并不可靠[175,253]。研究人员最近发表了一个应用腓骨还是MFC皮瓣进行足踝重建适应证的治疗方法[248]。

影响皮瓣选择的主要参数是骨缺损的尺寸。对于单独附骨AVN和骨不连重建选用MFC皮瓣。与之类似,骨缺损小于3.5cm重建的理想选择是游离MFC皮瓣(图7.7和图7.8)。对于创伤后患者,足踝复杂病理改变的回顾性研究表明,MFC皮瓣重建可获得100%的愈合率。鉴于其临床结果较好,作者总结认为,对于小的骨缺损进行重建,MFC皮瓣已经成为理想的供区[85]。MFC皮瓣的优点包括容易切取、解剖可靠、供区损伤小、可以复合相对于骨组织独立的岛状皮肤。

骨缺损大于3.5cm并且有退行性关节病的患者最好应用带血管的游离腓骨移植进行重建[248]。需要考虑的因素包括使用哪一侧腓骨(即同侧或对侧),以及如何能够保证腓骨供血的同时,保证不破坏足部的血液供应。方法包括带蒂转移,利用皮瓣逆向供血。虽然作者获得了成功,但是技术很困难,因为关系到皮瓣的旋转、蒂部的位置、骨的插入、固定,不能低估[248]。因此作者更倾向于应用带血管的游离腓骨移植。应用同侧腓骨,可以不用限制另一侧肢体。游离腓骨在前方入路时,可以通过胫前血管获得血供。更精美的解决方案,特别是选择侧方入路时,可以通过扩展桥接静脉移植,选择近端腓动脉供血。因此足部血供获得了最大程度的保留。距骨AVN,通过游离腓骨移植,关节融合平片和临床结果参见图7.9和图7.10。

带血运的骨骺重建

带血运的骨骺重建具有恢复关节功能的能力,并且能够让重建肢体保持生长的潜力。如果骨骺切除,或者在肿瘤治疗或者创伤后骨骺缺失,对于骨未发育成熟的儿童,通过带血运的骨骺移植,可以重新恢复骨的生长能力。不带血运的自体骨移植、异体骨移植、假体移植、非骨骺的带血运骨移植,均无法恢复骨的生长能力。只有通过骨骺移植,才能保证骨的纵向生长能力[254]。带血运的骨骺移植重建,供区选

择腓骨近端骨骺,与骨干相邻处。腓骨近端骨骺的血供由胫前动脉的骨骺分支支配,并且通过小的肌肉骨膜分支供应胫骨近端2/3骨干的血运[59]。学界最初认为,骨干的血液供应来自腓动脉,因此为了保证骨骺和骨干的成活,必须同时切取胫前动脉和腓动脉。然而,目前学界已证实,不保留两个血供,近端骨骺仍可以有充分的血液灌注。解剖分离具有挑战性,因为供应腓骨骨骺的穿支很小。此外,腓神经在解剖分离的过程也容易受到医源性损伤。Innocenti等对于这个皮瓣,提供了完美的分离技术[254,255]。

近端腓骨骨骺移植较其他带血运骨移植有几个优点。近端腓骨头有关节面,提供了真正的骨骺和骨干,更好地协助骨质固定和骨干重建。腓骨和腓骨近端骨骺的解剖结构可以很好地适用于儿童生长期的前臂长骨和肱骨的重建。此外,腓骨骨骺和腓骨的移植不仅提供了生长的能力,不成熟骨生长存在功能上的需求,腓骨骨骺和腓骨移植同样可以根据需求进行塑形。儿童CT研究显示,应用带血管的近端腓骨骨骺移植重建桡骨远端,移植骨根据近端腕弓情况,关节面积极重新塑形,被理解为重建关节功能的改善[255]。应用带血运的骨骺重建,这种提供带血运的关节面的能力,保留纵向生长和重新塑形的能力,都是独一无二的。对于需要重建未成熟骨,保留生长能力,避免长度损失和畸形的患者,可以考虑应用腓骨近端骨骺移植(图7.9)。

术后护理

术后监测

游离带血管蒂组织移植后有很多监测手段和方法[256]。临床评估代表着术后皮瓣监测的金标准,这种监测方式对于单纯的骨移植,而无皮瓣或软组织包含在内,监测是无法完成的。例如,对于骨纵隔皮瓣,可以通过应用多普勒探头监测评估岛状皮肤血运状况。多普勒监测皮肤穿支血管的位点,可以用5-0不可吸收线进行标记。

理想的监测方法允许客观评估移植组织,对血流改变反应迅速,可以由护士或其他人员持续监测。考虑到这些要求,作者认为置入的多普勒探头的固有特性使得该装置适合进行临床监测[257]。同样,作者常规应用置入的Cook多普勒进行术后监测。

在术后早期监测血管状态非常重要,骨重建的长期结果监测就是骨性连接。一系列的传统影像学,例如CT和MRI是典型的评估方法。其他评价骨重建活力的方法可以应用锝-99进行骨扫描[258]。

术后美学注意事项

许多进行骨重建的患者都会有明显瘢痕的负担和重建肢体轮廓的畸形。功能上的考量固然最为重要,但在重建的过程中尽可能地进行外观上的考量也是非常英明的。一些辅助措施,如瘢痕修整、塑形手术等,都应该充分考虑。有很

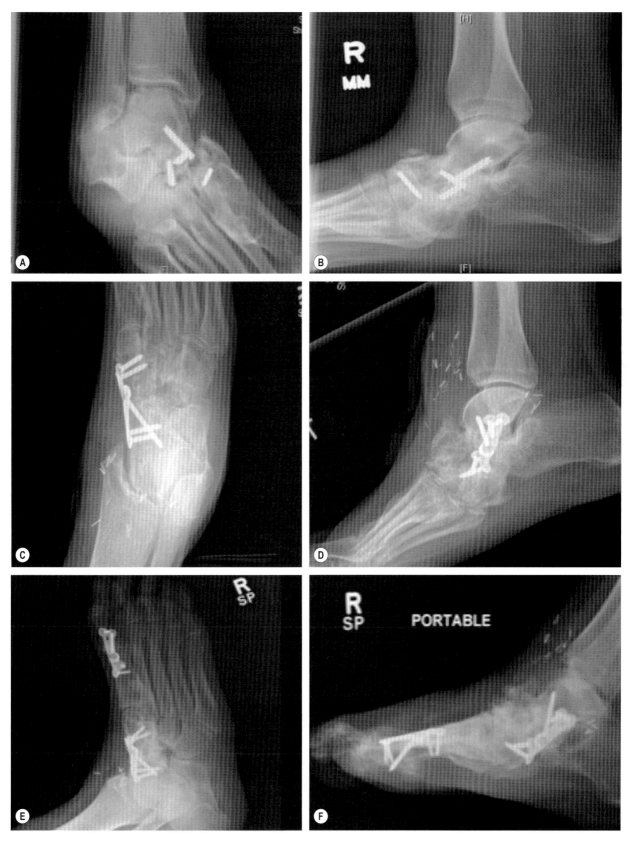

图 7.7 游离股骨内侧髁骨（medial femoral condyle, MFC）肌肉筋膜皮瓣重建距舟骨骨不连。（A, B）距舟骨骨不连术后 X 线。（C, D）术后 1 个月 X 线。（E, F）距舟骨术后 6 月 X 线显示融合成功

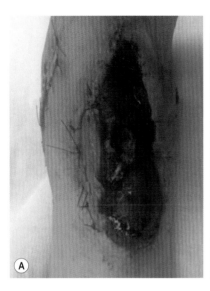
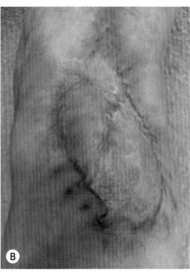

图7.8　游离股骨内侧髁骨(medial femoral condyle,MFC)肌肉筋膜皮瓣重建外观(同图7.6患者)(A)术后即刻外观,可见股内侧肌外露。(B)皮瓣修整、中厚皮片移植术后的最终外观

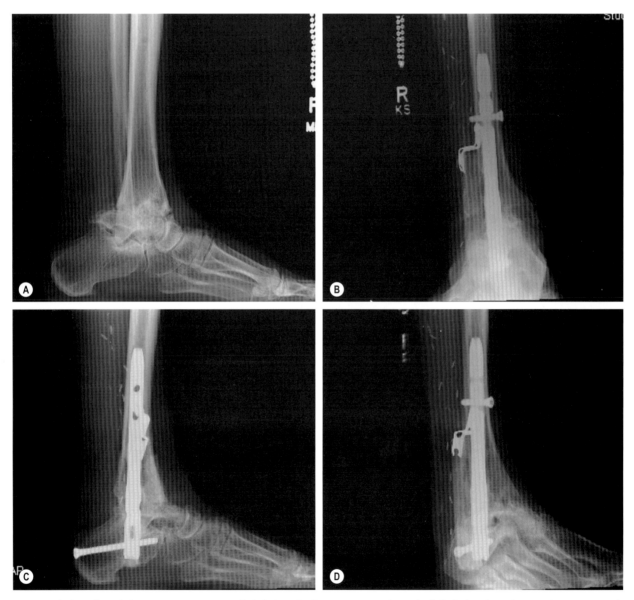

图7.9　(A)距骨和腓骨远端缺血性坏死,踝关节愈合不良并退行性改变。(B~D)腓骨骨筋膜皮瓣移植,髓内针固定,踝关节融合术后X线静脉桥接腓动脉近端,供应血运。因此尽可能保留了足部血运

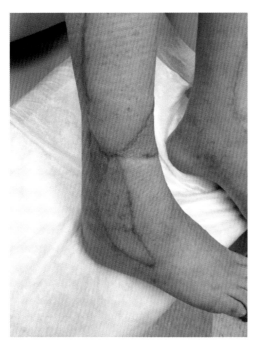

图 7.10　腓骨骨筋膜皮瓣重建右踝关节术后临床外观（同图 7.9 患者）

多种方法可以改善重建的肢体外观。

瘢痕可以通过多次切缝逐渐减小。组织扩张器是另外一种被认知已久，很有价值的软组织重建方法[259-261]。放置扩张器于肢体筋膜间隙下，有助于动员更多软组织，从而可以切除更多瘢痕，应用局部组织覆盖更大的切除瘢痕后创面。扩张器可以以微创的方式置入，可以缩短重建时间，并可设计更加熟悉、顺手的皮瓣[224]。这项治疗的最终结果在受累肢体形成线状瘢痕。术者必须注意，不要把这线状瘢痕设计于关节屈曲侧，这样瘢痕挛缩会造成关节功能受限，即活动度减少。

红斑性瘢痕可以应用激光治疗，重塑表面、改善外观，帮助瘢痕与周围组织混为一体。这项操作可以在表面麻醉或者无麻醉下完成。作者应用坎德拉 V 光束激光治疗血管性瘢痕，获得可以接受的结果。

患者之前应用游离软组织皮瓣或者游离骨皮瓣移植重建，有臃肿的软组织部分，可以通过修薄而获益。可以通过直接切除过多的组织或者吸脂达成。任何改善外形的尝试都应该在达到稳定的重建后进行，并有长期的结果作为证据，最少要在开始重建 3~6 月后进行。如果患者需要对之前的重建进行修正，或者需要进行骨移植，则稳定的软组织部分可以在修正的同时掀起并修薄。

结论

骨重建是一个具有挑战性的任务，包括几种重建方法。重建外科医生要根据存在的骨缺损，慎重地选择骨重建方法。本章节无法全面详述，但提供了纲要性的一般原则，特别是对于情况复杂的患者。重建外科医生必须熟悉可行的技术和相关的结果，同样熟悉每种骨重建方法的风险和益处。对于绝大多数重建过程，术者不仅需要考虑缺损，也要考虑与推荐的重建方案相关的供区发病率。骨重建的目标是获得骨性连接，以及稳定、优美的软组织重建外观。实现这一目标采取多学科方法，以实现最佳结果。需要一个专门的多学科团队，以实现高效和最佳的患者治疗，顺利进行骨骼重建和康复。

参考文献

1. Sathyendra V, Darowish M. Basic science of bone healing. *Hand Clin.* 2013;29(4):473–481.
2. Wlodarski KH. Properties and origin of osteoblasts. *Clin Orthop Relat Res.* 1990;252:276–293.
3. Shirley D, Marsh D, Jordan G, et al. Systemic recruitment of osteoblastic cells in fracture healing. *J Orthop Res.* 2005;23(5):1013–1021.
4. Shen FH, Visger JM, Balian G, et al. Systemically administered mesenchymal stromal cells transduced with insulin-like growth factor-I localize to a fracture site and potentiate healing. *J Orthop Trauma.* 2002;16(9):651–659.
5. Ode A, Duda GN, Glaeser JD, et al. Toward biomimetic materials in bone regeneration: functional behavior of mesenchymal stem cells on a broad spectrum of extracellular matrix components. *J Biomed Mater Res A.* 2010;95(4):1114–1124.
6. Bostrom MP, Saleh KJ, Einhorn TA. Osteoinductive growth factors in preclinical fracture and long bone defects models. *Orthop Clin North Am.* 1999;30(4):647–658.
7. Einhorn TA, Lee CA. Bone regeneration: new findings and potential clinical applications. *J Am Acad Orthop Surg.* 2001;9(3):157–165.
8. Urist MR, Mc LF. Osteogenetic potency and new-bone formation by induction in transplants to the anterior chamber of the eye. *J Bone Joint Surg Am.* 1952;34-A(2):443–476.
9. Urist MR, Jurist JM Jr, Dubuc FL, Strates BS. Quantitation of new bone formation in intramuscular implants of bone matrix in rabbits. *Clin Orthop Relat Res.* 1970;68:279–293.
10. Even J, Eskander M, Kang J. Bone morphogenetic protein in spine surgery: current and future uses. *J Am Acad Orthop Surg.* 2012;20(9):547–552.
11. Friedlaender GE, Perry CR, Cole JD, et al. Osteogenic protein-1 (bone morphogenetic protein-7) in the treatment of tibial nonunions. *J Bone Joint Surg Am.* 2001;83-A(suppl 1 Pt 2):S151–S158.
12. Gazit D, Turgeman G, Kelley P, et al. Engineered pluripotent mesenchymal cells integrate and differentiate in regenerating bone: a novel cell-mediated gene therapy. *J Gene Med.* 1999;1(2):121–133.
13. Lampert FM, Momeni A, Filev F, et al. Utilization of a genetically modified muscle flap for local BMP-2 production and its effects on bone healing: a histomorphometric and radiological study in a rat model. *J Orthop Surg Res.* 2015;10:55.
14. Kwong FN, Harris MB. Recent developments in the biology of fracture repair. *J Am Acad Orthop Surg.* 2008;16(11):619–625.
15. Roberts TT, Rosenbaum AJ. Bone grafts, bone substitutes and orthobiologics: the bridge between basic science and clinical advancements in fracture healing. *Organogenesis.* 2012;8(4):114–124.
16. Khan SN, Cammisa FP Jr, Sandhu HS, et al. The biology of bone grafting. *J Am Acad Orthop Surg.* 2005;13(1):77–86.
17. Brookes M. *The Blood Supply to Bone.* London: Butterworths; 1971.
18. Taylor GI, Townsend P, Corlett R. Superiority of the deep circumflex iliac vessels as the supply for free groin flaps. Clinical work. *Plast Reconstr Surg.* 1979;64(6):745–759.
19. Taylor GI, Townsend P, Corlett R. Superiority of the deep circumflex iliac vessels as the supply for free groin flaps. *Plast Reconstr Surg.* 1979;64(5):595–604.
20. Cheng EY, Gebhardt MC. Allograft reconstructions of the shoulder after bone tumor resections. *Orthop Clin North Am.* 1991;22(1):37–48.
21. Jaffe KA, Morris SG, Sorrell RG, et al. Massive bone allografts for traumatic skeletal defects. *South Med J.* 1991;84(8):975–982.
22. Gebhardt MC, Flugstad DI, Springfield DS, Mankin HJ. The use of bone allografts for limb salvage in high-grade extremity

osteosarcoma. *Clin Orthop Relat Res.* 1991;270:181–196.

23. Moran SL, Shin AY, Bishop AT. The use of massive bone allograft with intramedullary free fibular flap for limb salvage in a pediatric and adolescent population. *Plast Reconstr Surg.* 2006;118(2):413–419.

24. Capanna R, Campanacci DA, Belot N, et al. A new reconstructive technique for intercalary defects of long bones: the association of massive allograft with vascularized fibular autograft. Long-term results and comparison with alternative techniques. *Orthop Clin North Am.* 2007;38(1):51–60, vi. *This paper describes the use of an allograft combined with a vascularized fibula for the reconstruction of intercalary defects. It details the advantages and power of this technique, which takes advantage of the strong mechanical properties of the allograft with the ability of the vascularized fibula to hypertrophy and remodel as a living graft of bone.*

25. De Long WG Jr, Einhorn TA, Koval K, et al. Bone grafts and bone graft substitutes in orthopaedic trauma surgery. A critical analysis. *J Bone Joint Surg Am.* 2007;89(3):649–658.

26. Macewen W. Observations concerning transplantation of bones: illustrated by a case of inter-human osseous transplantation, whereby over two-thirds of the shaft of the humerus was restored. *Proc R Soc Lond.* 1881;32:232–234.

27. Lexer E. Die verwendung der freien knochenplastik nebst versuchen über gelenkversteifung und gelenktransplantation. *Langenbecks Arch Klin Chir Ver Dtsch Z Chir.* 1908;86:939–954.

28. Barth A. Ueber histologische befunde nach knochenimplantationen. *Langenbecks Arch Klin Chir Ver Dtsch Z Chir.* 1893;46(2):409.

29. Phemister D. The fate of transplanted bone and regenerative power of its various constituents. *Surg Gynecol Obstet.* 1914;19:303.

30. Gallie WE, Robertson DE. Transplantation of bone. *JAMA.* 1918;70:1134–1140.

31. Zeiss IM, Nisbet NW, Heslop BF. Studies on transference of bone. 2. Vascularization of autologous and homologous implants of cortical bone in rats. *Br J Exp Pathol.* 1960;41:345–363.

32. Levin LS. The reconstructive ladder. An orthoplastic approach. *Orthop Clin North Am.* 1993;24(3):393–409.

33. Heitmann C, Levin LS. The orthoplastic approach for management of the severely traumatized foot and ankle. *J Trauma.* 2003;54(2): 379–390.

34. Chen HC, Chuang CC, Chen S, et al. Selection of recipient vessels for free flaps to the distal leg and foot following trauma. *Microsurgery.* 1994;15(5):358–363.

35. Duymaz A, Karabekmez FE, Vrtiska TJ, et al. Free tissue transfer for lower extremity reconstruction: a study of the role of computed angiography in the planning of free tissue transfer in the posttraumatic setting. *Plast Reconstr Surg.* 2009;124(2):523–529.

36. Serletti JM, Hurwitz SR, Jones JA, et al. Extension of limb salvage by combined vascular reconstruction and adjunctive free-tissue transfer. *J Vasc Surg.* 1993;18(6):972–978, discussion 978–980.

37. Moran SL, Illig KA, Green RM, Serletti JM. Free-tissue transfer in patients with peripheral vascular disease: a 10-year experience. *Plast Reconstr Surg.* 2002;109(3):999–1006.

38. Bosse MJ, MacKenzie EJ, Kellam JF, et al. A prospective evaluation of the clinical utility of the lower-extremity injury-severity scores. *J Bone Joint Surg Am.* 2001;83-A(1):3–14.

39. Bosse MJ, MacKenzie EJ, Kellam JF, et al. An analysis of outcomes of reconstruction or amputation after leg-threatening injuries. *N Engl J Med.* 2002;347(24):1924–1931. *This prospective study examined the functional outcomes of patients with severe lower extremity trauma who underwent amputation or limb salvage. Patients were rated on a self-reported health scale. This study demonstrated equivalent outcomes between amputation and limb salvage, and lends credence to attempts at limb salvage if medically feasible.*

40. MacKenzie EJ, Bosse MJ, Kellam JF, et al. Factors influencing the decision to amputate or reconstruct after high-energy lower extremity trauma. *J Trauma.* 2002;52(4):641–649.

41. McCarthy ML, MacKenzie EJ, Edwin D, et al. Psychological distress associated with severe lower-limb injury. *J Bone Joint Surg Am.* 2003;85-A(9):1689–1697.

42. MacKenzie EJ, Bosse MJ, Castillo RC, et al. Functional outcomes following trauma-related lower-extremity amputation. *J Bone Joint Surg Am.* 2004;86-A(8):1636–1645.

43. Bosse MJ, McCarthy ML, Jones AL, et al. The insensate foot following severe lower extremity trauma: an indication for amputation? *J Bone Joint Surg Am.* 2005;87(12):2601–2608.

44. MacKenzie EJ, Bosse MJ, Pollak AN, et al. Long-term persistence of disability following severe lower-limb trauma. Results of a seven-year follow-up. *J Bone Joint Surg Am.* 2005;87(8):1801–1809.

45. MacKenzie EJ, Bosse MJ. Factors influencing outcome following

limb-threatening lower limb trauma: lessons learned from the Lower Extremity Assessment Project (LEAP). *J Am Acad Orthop Surg.* 2006;14(10 Spec No.):S205–S210.

46. MacKenzie EJ, Bosse MJ, Kellam JF, et al. Early predictors of long-term work disability after major limb trauma. *J Trauma.* 2006;61(3):688–694.

47. MacKenzie EJ, Jones AS, Bosse MJ, et al. Health-care costs associated with amputation or reconstruction of a limb-threatening injury. *J Bone Joint Surg Am.* 2007;89(8):1685–1692.

48. Saddawi-Konefka D, Kim HM, Chung KC. A systematic review of outcomes and complications of reconstruction and amputation for type IIIB and IIIC fractures of the tibia. *Plast Reconstr Surg.* 2008;122(6):1796–1805.

49. Kazanjian VH. Bone transplanting to the mandible. *Am J Surg.* 1952;83(5):633–639.

50. Hertel R, Gerber A, Schlegel U, et al. Cancellous bone graft for skeletal reconstruction. Muscular versus periosteal bed– preliminary report. *Injury.* 1994;25(suppl 1):A59–A70.

51. Weiland AJ, Phillips TW, Randolph MA. Bone grafts: a radiologic, histologic, and biomechanical model comparing autografts, allografts, and free vascularized bone grafts. *Plast Reconstr Surg.* 1984;74(3):368–379.

52. Masquelet AC, Fitoussi F, Begue T, Muller GP. Reconstruction of the long bones by the induced membrane and spongy autograft. *Ann Chir Plast Esthet.* 2000;45(3):346–353. *This paper elucidates the Masquelet technique of inducing a bioactive membrane for the reconstruction of skeletal defects. It demonstrates that the scope of conventional bone grafting can be greatly improved by allowing the formation of a bioactive membrane to consolidate bony defects that would typically be reconstructed with vascularized bone grafting.*

53. Masquelet AC. Muscle reconstruction in reconstructive surgery: soft tissue repair and long bone reconstruction. *Langenbecks Arch Surg.* 2003;388(5):344–346.

54. Pelissier P, Masquelet AC, Bareille R, et al. Induced membranes secrete growth factors including vascular and osteoinductive factors and could stimulate bone regeneration. *J Orthop Res.* 2004;22(1):73–79.

55. Weiland AJ, Moore JR, Daniel RK. Vascularized bone autografts. Experience with 41 cases. *Clin Orthop Relat Res.* 1983;174:87–95.

56. Taylor GI, Miller GD, Ham FJ. The free vascularized bone graft. A clinical extension of microvascular techniques. *Plast Reconstr Surg.* 1975;55(5):533–544.

57. Lutz BS, Wei FC, Ng SH, et al. Routine donor leg angiography before vascularized free fibula transplantation is not necessary: a prospective study in 120 clinical cases. *Plast Reconstr Surg.* 1999;103(1):121–127.

58. Garvey PB, Chang EI, Selber JC, et al. A prospective study of preoperative computed tomographic angiographic mapping of free fibula osteocutaneous flaps for head and neck reconstruction. *Plast Reconstr Surg.* 2012;130(4):541e–549e.

59. Taylor GI, Wilson KR, Rees MD, et al. The anterior tibial vessels and their role in epiphyseal and diaphyseal transfer of the fibula: experimental study and clinical applications. *Br J Plast Surg.* 1988;41(5):451–469.

60. Erdmann D, Garcia RM, Blueschke G, et al. Vascularized fibula-based physis transfer for pediatric proximal humerus reconstruction. *Plast Reconstr Surg.* 2013;132(2):281e–287e.

61. Vail TP, Urbaniak JR. Donor-site morbidity with use of vascularized autogenous fibular grafts. *J Bone Joint Surg Am.* 1996;78(2):204–211.

62. Momoh AO, Yu P, Skoracki RJ, et al. A prospective cohort study of fibula free flap donor-site morbidity in 157 consecutive patients. *Plast Reconstr Surg.* 2011;128(3):714–720.

63. Anthony JP, Rawnsley JD, Benhaim P, et al. Donor leg morbidity and function after fibula free flap mandible reconstruction. *Plast Reconstr Surg.* 1995;96(1):146–152.

64. Ling XF, Peng X. What is the price to pay for a free fibula flap? A systematic review of donor-site morbidity following free fibula flap surgery. *Plast Reconstr Surg.* 2012;129(3):657–674.

65. Swartz WM, Banis JC, Newton ED, et al. The osteocutaneous scapular flap for mandibular and maxillary reconstruction. *Plast Reconstr Surg.* 1986;77(4):530–545.

66. Atiyeh BS, Hussein MM, Tayim AM, et al. Early microvascular reconstruction of Gustilo type III-C lower extremity wound. Case report. *Scand J Plast Reconstr Surg Hand Surg.* 1997;31(4):351–355.

67. Allen RJ, Dupin CL, Dreschnack PA, et al. The latissimus dorsi/ scapular bone flap (the "latissimus/bone flap"). *Plast Reconstr Surg.* 1994;94(7):988–996.

68. Momeni A, Krischak S, Bannasch H. The thoracodorsal artery perforator flap with a vascularized scapular segment for reconstruction of a composite lower extremity defect. *Microsurgery*. 2006;26(7):515–518.

69. Bannasch H, Strohm PC, Al Awadi K, et al. Technical refinements of composite thoracodorsal system free flaps for 1-stage lower extremity reconstruction resulting in reduced donor-site morbidity. *Ann Plast Surg*. 2008;60(4):386–390.

70. Forrest C, Boyd B, Manktelow R, et al. The free vascularised iliac crest tissue transfer: donor site complications associated with eighty-two cases. *Br J Plast Surg*. 1992;45(2):89–93.

71. Axhausen G. Histologische untersuchungen über knochentransplantation am menschen. *Dtsch Z Chir*. 1907;91(3–4): 388–428.

72. Axhausen G. Die histologischen und klinischen gesetze der freien osteoplastic auf grund von tierversuchen. *Arch Klin Chir*. 1909;88:23–145.

73. Hertel R, Masquelet AC. The reverse flow medial knee osteoperiosteal flap for skeletal reconstruction of the leg. Description and anatomical basis. *Surg Radiol Anat*. 1989;11(4):257–262.

74. Sakai K, Doi K, Kawai S. Free vascularized thin corticoperiosteal graft. *Plast Reconstr Surg*. 1991;87(2):290–298.

75. Yamamoto H, Jones DB Jr, Moran SL, et al. The arterial anatomy of the medial femoral condyle and its clinical implications. *J Hand Surg [Eur]*. 2010;35(7):569–574.

76. Elgammal A, Lukas B. Vascularized medial femoral condyle graft for management of scaphoid non-union. *J Hand Surg [Eur]*. 2014.

77. Brandtner C, Hachleitner J, Buerger H, Gaggl A. Combination of microvascular medial femoral condyle and iliac crest flap for hemi-midface reconstruction. *Int J Oral Maxillofac Surg*. 2015;44(6):692–696.

78. Martin D, Bitonti-Grillo C, De Biscop J, et al. Mandibular reconstruction using a free vascularised osteocutaneous flap from the internal condyle of the femur. *Br J Plast Surg*. 1991;44(6): 397–402.

79. Lee CC, Hackenberg B, Halvorson EG, Caterson EJ. Vascularized treatment options for reconstruction of the ascending mandible with introduction of the femoral medial epicondyle free flap. *J Craniofac Surg*. 2014;25(5):1690–1697.

80. Jones DB Jr, Rhee PC, Bishop AT, Shin AY. Free vascularized medial femoral condyle autograft for challenging upper extremity nonunions. *Hand Clin*. 2012;28(4):493–501.

81. Kakar S, Duymaz A, Steinmann S, et al. Vascularized medial femoral condyle corticoperiosteal flaps for the treatment of recalcitrant humeral nonunions. *Microsurgery*. 2011;31(2):85–92.

82. Mattiassich G, Marcovici LL, Dorninger L, et al. Reconstruction with vascularized medial femoral condyle flaps in hindfoot and ankle defects: a report of two cases. *Microsurgery*. 2014;34(7):576–581.

83. Cavadas PC, Landin L. Treatment of recalcitrant distal tibial nonunion using the descending genicular corticoperiosteal free flap. *J Trauma*. 2008;64(1):144–150.

84. Levinson H, Miller KJ, Adams SB Jr, Parekh SG. Treatment of spontaneous osteonecrosis of the tarsal navicular with a free medial femoral condyle vascularized bone graft: a new approach to managing a difficult problem. *Foot Ankle Spec*. 2013;7(4):332–337.

85. Haddock NT, Alosh H, Easley ME, et al. Applications of the medial femoral condyle free flap for foot and ankle reconstruction. *Foot Ankle Int*. 2013;34(10):1395–1402.

86. Ilizarov GA. The tension-stress effect on the genesis and growth of tissues: part II. The influence of the rate and frequency of distraction. *Clin Orthop Relat Res*. 1989;239:263–285.

87. Ilizarov GA. The tension-stress effect on the genesis and growth of tissues. Part I. The influence of stability of fixation and soft-tissue preservation. *Clin Orthop Relat Res*. 1989;238:249–281. *These are seminal papers for distraction osteogenesis as initially elucidated by Ilizarov. The principles of distraction as they relate to extremity reconstruction are found in these papers. In addition, these papers demonstrate the power of distraction to generate additional soft tissue and bone length and to correct rotational deformities.*

88. Taylor BA, Brace M, Hong P. Upper airway outcomes following midface distraction osteogenesis: a systematic review. *J Plast Reconstr Aesthet Surg*. 2014;67(7):891–899.

89. Saltaji H, Altalibi M, Major MP, et al. Le Fort III distraction osteogenesis versus conventional Le Fort III osteotomy in correction of syndromic midfacial hypoplasia: a systematic review. *J Oral Maxillofac Surg*. 2014;72(5):959–972.

90. Lowenberg DW, Randall RL. The Ilizarov method. *Surg Technol Int*. 1993;2:459–462.

91. Aronson J, Harrison B, Boyd CM, et al. Mechanical induction of

92. Ippolito E, Peretti G, Bellocci M, et al. Histology and ultrastructure of arteries, veins, and peripheral nerves during limb lengthening. *Clin Orthop Relat Res*. 1994;308:54–62.

93. Hollenbeck ST, Woo S, Ong S, et al. The combined use of the Ilizarov method and microsurgical techniques for limb salvage. *Ann Plast Surg*. 2009;62(5):486–491.

94. Hutson JJ Jr, Dayicioglu D, Oeltjen JC, et al. The treatment of gustilo grade IIIB tibia fractures with application of antibiotic spacer, flap, and sequential distraction osteogenesis. *Ann Plast Surg*. 2010;64(5):541–552.

95. Fiebel RJ, Oliva A, Jackson RL, et al. Simultaneous free-tissue transfer and Ilizarov distraction osteosynthesis in lower extremity salvage: case report and review of the literature. *J Trauma*. 1994;37(2):322–327.

96. Lowenberg DW, Feibel RJ, Louie KW, Eshima I. Combined muscle flap and Ilizarov reconstruction for bone and soft tissue defects. *Clin Orthop Relat Res*. 1996;332:37–51.

97. Segev E, Wientroub S, Kollender Y, et al. A combined use of a free vascularised flap and an external fixator for reconstruction of lower extremity defects in children. *J Orthop Surg (Hong Kong)*. 2007;15(2):207–210.

98. Lowenberg DW, Buntic RF, Buncke GM, Parrett BM. Long-term results and costs of muscle flap coverage with Ilizarov bone transport in lower limb salvage. *J Orthop Trauma*. 2013;27(10):576–581.

99. Kumar AR, Grewal NS, Chung TL, Bradley JP. Lessons from operation Iraqi freedom: successful subacute reconstruction of complex lower extremity battle injuries. *Plast Reconstr Surg*. 2009;123(1):218–229.

100. Rogers MJ, McFadyen I, Livingstone JA, et al. Computer hexapod assisted orthopaedic surgery (CHAOS) in the correction of long bone fracture and deformity. *J Orthop Trauma*. 2007;21(5):337–342.

101. Rozbruch SR, Pugsley JS, Fragomen AT, Ilizarov S. Repair of tibial nonunions and bone defects with the Taylor spatial frame. *J Orthop Trauma*. 2008;22(2):88–95.

102. Feldman DS, Shin SS, Madan S, Koval KJ. Correction of tibial malunion and nonunion with six-axis analysis deformity correction using the Taylor Spatial Frame. *J Orthop Trauma*. 2003;17(8):549–554.

103. Mankin HJ, Gebhardt MC, Jennings LC, et al. Long-term results of allograft replacement in the management of bone tumors. *Clin Orthop Relat Res*. 1996;324:86–97.

104. Delloye C, van Cauter M, Dufrane D, et al. Local complications of massive bone allografts: an appraisal of their prevalence in 128 patients. *Acta Orthop Belg*. 2014;80(2):196–204.

105. Bauer TW, Muschler GF. Bone graft materials. An overview of the basic science. *Clin Orthop Relat Res*. 2000;371:10–27.

106. Kerry RM, Masri BA, Garbuz DS, et al. The biology of bone grafting. *Instr Course Lect*. 1999;48:645–652.

107. Aho AJ, Ekfors T, Dean PB, et al. Incorporation and clinical results of large allografts of the extremities and pelvis. *Clin Orthop Relat Res*. 1994;307:200–213.

108. Donati D, Di Liddo M, Zavatta M, et al. Massive bone allograft reconstruction in high-grade osteosarcoma. *Clin Orthop Relat Res*. 2000;377:186–194.

109. Weichman K, Dec W, Morris CD, et al. Lower extremity osseous oncologic reconstruction with composite microsurgical free fibula inside massive bony allograft. *Plast Reconstr Surg*. 2015;136(2): 396–403.

110. Aponte-Tinao LA, Ayerza MA, Muscolo DL, Farfalli GL. Allograft reconstruction for the treatment of musculoskeletal tumors of the upper extremity. *Sarcoma*. 2013;2013:925413.

111. Berrey BH Jr, Lord CF, Gebhardt MC, Mankin HJ. Fractures of allografts. Frequency, treatment, and end-results. *J Bone Joint Surg Am*. 1990;72(6):825–833.

112. Dick HM, Malinin TI, Mnaymneh WA. Massive allograft implantation following radical resection of high-grade tumors requiring adjuvant chemotherapy treatment. *Clin Orthop Relat Res*. 1985;197:88–95.

113. Mankin HJ, Doppelt S, Tomford W. Clinical experience with allograft implantation. The first ten years. *Clin Orthop Relat Res*. 1983;174:69–86.

114. Mankin HJ, Springfield DS, Gebhardt MC, Tomford WW. Current status of allografting for bone tumors. *Orthopedics*. 1992;15(10): 1147–1154.

115. Quill G, Gitelis S, Morton T, Piasecki P. Complications associated with limb salvage for extremity sarcomas and their management.

osteogenesis: the importance of pin rigidity. *J Pediatr Orthop*. 1988;8(4):396–401.

Clin Orthop Relat Res. 1990;260:242–250.

116. Ortiz-Cruz E, Gebhardt MC, Jennings LC, et al. The results of transplantation of intercalary allografts after resection of tumors. A long-term follow-up study. *J Bone Joint Surg Am*. 1997;79(1):97–106.

117. Brigman BE, Hornicek FJ, Gebhardt MC, Mankin HJ. Allografts about the knee in young patients with high-grade sarcoma. *Clin Orthop Relat Res*. 2004;421:232–239.

118. Flierl MA, Smith WR, Mauffrey C, et al. Outcomes and complication rates of different bone grafting modalities in long bone fracture nonunions: a retrospective cohort study in 182 patients. *J Orthop Surg Res*. 2013;8:33.

119. Gebhardt MC, Lord FC, Rosenberg AE, Mankin HJ. The treatment of adamantinoma of the tibia by wide resection and allograft bone transplantation. *J Bone Joint Surg Am*. 1987;69(8):1177–1188.

120. Makley JT. The use of allografts to reconstruct intercalary defects of long bones. *Clin Orthop Relat Res*. 1985;197:58–75.

121. Mnaymneh W, Malinin TI, Makley JT, Dick HM. Massive osteoarticular allografts in the reconstruction of extremities following resection of tumors not requiring chemotherapy and radiation. *Clin Orthop Relat Res*. 1985;197:76–87.

122. Donati D, Capanna R, Campanacci D, et al. The use of massive bone allografts for intercalary reconstruction and arthrodeses after tumor resection. A multicentric European study. *Chir Organi Mov*. 1993;78(2):81–94.

123. Ceruso M, Falcone C, Innocenti M, et al. Skeletal reconstruction with a free vascularized fibula graft associated to bone allograft after resection of malignant bone tumor of limbs. *Handchir Mikrochir Plast Chir*. 2001;33(4):277–282.

124. Chang DW, Weber KL. Use of a vascularized fibula bone flap and intercalary allograft for diaphyseal reconstruction after resection of primary extremity bone sarcomas. *Plast Reconstr Surg*. 2005;116(7):1918–1925.

125. Rose PS, Shin AY, Bishop AT, et al. Vascularized free fibula transfer for oncologic reconstruction of the humerus. *Clin Orthop Relat Res*. 2005;438:80–84.

126. Venkatramani H, Sabapathy SR, Dheenadayalan J, et al. Reconstruction of post-traumatic long segment bone defects of the lower end of the femur by free vascularized fibula combined with allograft (modified Capanna's technique). *Eur J Trauma Emerg Surg*. 2015;41(1):17–24.

127. Houdek MT, Wagner ER, Stans AA, et al. What is the outcome of allograft and intramedullary free fibula (Capanna technique) in pediatric and adolescent patients with bone tumors? *Clin Orthop Relat Res*. 2016;474(3):660–668.

128. Li J, Wang Z, Fu J, et al. Surgical treatment of clavicular malignancies. *J Shoulder Elbow Surg*. 2011;20(2):295–300.

129. Duncan SF, Sperling JW, Steinmann S. Infection after clavicle fractures. *Clin Orthop Relat Res*. 2005;439:74–78.

130. Boehme D, Curtis RJ Jr, DeHaan JT, et al. Non-union of fractures of the mid-shaft of the clavicle. Treatment with a modified Hagie intramedullary pin and autogenous bone-grafting. *J Bone Joint Surg Am*. 1991;73(8):1219–1226.

131. Neer CS 2nd. Nonunion of the clavicle. *J Am Med Assoc*. 1960;172:1006–1011.

132. Ebraheim NA, Mekhail AO, Darwich M. Open reduction and internal fixation with bone grafting of clavicular nonunion. *J Trauma*. 1997;42(4):701–704.

133. Der Tavitian J, Davison JN, Dias JJ. Clavicular fracture non-union surgical outcome and complications. *Injury*. 2002;33(2):135–143.

134. Wentz S, Eberhardt C, Leonhard T. Reconstruction plate fixation with bone graft for mid-shaft clavicular non-union in semi-professional athletes. *J Orthop Sci*. 1999;4(4):269–272.

135. Ehanire TE, Blanton MW, Levin LS, Levinson H. Osteocutaneous defects of the clavicle: two case reports, analysis of the literature, and a novel management algorithm. *J Plast Reconstr Aesthet Surg*. 2013;66(5):593–600.

136. Li Z, Ye Z, Zhang M. Functional and oncological outcomes after total claviculectomy for primary malignancy. *Acta Orthop Belg*. 2012;78(2):170–174.

137. Erdmann D, Pu CM, Levin LS. Nonunion of the clavicle: a rare indication for vascularized free fibula transfer. *Plast Reconstr Surg*. 2004;114(7):1859–1863.

138. Momberger NG, Smith J, Coleman DA. Vascularized fibular grafts for salvage reconstruction of clavicle nonunion. *J Shoulder Elbow Surg*. 2000;9(5):389–394.

139. Fuchs B, Steinmann SP, Bishop AT. Free vascularized corticoperiosteal bone graft for the treatment of persistent nonunion of the clavicle. *J Shoulder Elbow Surg*. 2005;14(3):264–268.

140. Houdek MT, Wagner ER, Wyles CC, et al. New options for vascularized bone reconstruction in the upper extremity. *Semin Plast Surg*. 2015;29(1):20–29.

141. Heitmann C, Erdmann D, Levin LS. Treatment of segmental defects of the humerus with an osteoseptocutaneous fibular transplant. *J Bone Joint Surg Am*. 2002;84-A(12):2216–2223.

142. Duffy GP, Wood MB, Rock MG, Sim FH. Vascularized free fibular transfer combined with autografting for the management of fracture nonunions associated with radiation therapy. *J Bone Joint Surg Am*. 2000;82(4):544–554.

143. Friedrich JB, Moran SL, Bishop AT, Shin AY. Free vascularized fibula grafts for salvage of failed oncologic long bone reconstruction and pathologic fractures. *Microsurgery*. 2009;29(5):385–392.

144. Friedrich JB, Moran SL, Bishop AT, et al. Free vascularized fibular graft salvage of complications of long-bone allograft after tumor reconstruction. *J Bone Joint Surg Am*. 2008;90(1):93–100.

145. Friedrich JB, Moran SL, Bishop AT, et al. Vascularized fibula flap onlay for salvage of pathologic fracture of the long bones. *Plast Reconstr Surg*. 2008;121(6):2001–2009.

146. Minami A, Kimura T, Matsumoto O, Kutsumi K. Fracture through united vascularized bone grafts. *J Reconstr Microsurg*. 1993;9(3):227–232.

147. Jupiter JB, Gerhard HJ, Guerrero J, et al. Treatment of segmental defects of the radius with use of the vascularized osteoseptocutaneous fibular autogenous graft. *J Bone Joint Surg Am*. 1997;79(4):542–550.

148. Saini R, Bali K, Bachhal V, et al. En bloc excision and autogenous fibular reconstruction for aggressive giant cell tumor of distal radius: a report of 12 cases and review of literature. *J Orthop Surg Res*. 2011;6:14.

149. Saint-Cyr M, Farkas J, Gupta A. Double-barrel free fibula flap for treatment of infected nonunion of both forearm bones. *J Reconstr Microsurg*. 2008;24(8):583–587.

150. Graham TJ, Fischer TJ, Hotchkiss RN, Kleinman WB. Disorders of the forearm axis. *Hand Clin*. 1998;14(2):305–316.

151. Chapman MW, Gordon JE, Zissimos AG. Compression-plate fixation of acute fractures of the diaphyses of the radius and ulna. *J Bone Joint Surg Am*. 1989;71(2):159–169.

152. Anderson LD, Sisk D, Tooms RE, Park WI 3rd. Compression-plate fixation in acute diaphyseal fractures of the radius and ulna. *J Bone Joint Surg Am*. 1975;57(3):287–297.

153. Wright RR, Schmeling GJ, Schwab JP. The necessity of acute bone grafting in diaphyseal forearm fractures: a retrospective review. *J Orthop Trauma*. 1997;11(4):288–294.

154. Wei SY, Born CT, Abene A, et al. Diaphyseal forearm fractures treated with and without bone graft. *J Trauma*. 1999;46(6):1045–1048.

155. Ring D, Allende C, Jafarnia K, et al. Ununited diaphyseal forearm fractures with segmental defects: plate fixation and autogenous cancellous bone-grafting. *J Bone Joint Surg Am*. 2004;86-A(11):2440–2445.

156. Stevanovic M, Gutow AP, Sharpe F. The management of bone defects of the forearm after trauma. *Hand Clin*. 1999;15(2):299–318.

157. del Pinal F, Innocenti M. Evolving concepts in the management of the bone gap in the upper limb. Long and small defects. *J Plast Reconstr Aesthet Surg*. 2007;60(7):776–792.

158. Jupiter JB, Fernandez DL, Levin LS, Wysocki RW. Reconstruction of posttraumatic disorders of the forearm. *J Bone Joint Surg Am*. 2009;91(11):2730–2739.

159. Sellers DS, Sowa DT, Moore JR, Weiland AJ. Congenital pseudarthrosis of the forearm. *J Hand Surg Am*. 1988;13(1):89–93.

160. Witoonchart K, Uerpairojkit C, Leechavengvongs S, Thuvasethakul P. Congenital pseudarthrosis of the forearm treated by free vascularized fibular graft: a report of three cases and a review of the literature. *J Hand Surg Am*. 1999;24(5):1045–1055.

161. Zaretski A, Amir A, Meller I, et al. Free fibula long bone reconstruction in orthopedic oncology: a surgical algorithm for reconstructive options. *Plast Reconstr Surg*. 2004;113(7):1989–2000.

162. Minami A, Kasashima T, Iwasaki N, et al. Vascularised fibular grafts. An experience of 102 patients. *J Bone Joint Surg Br*. 2000;82(7):1022–1025.

163. Kumar VP, Satku K, Helm R, Pho RW. Radial reconstruction in segmental defects of both forearm bones. *J Bone Joint Surg Br*. 1988;70(5):815–817.

164. Safoury Y. Free vascularized fibula for the treatment of traumatic bone defects and nonunion of the forearm bones. *J Hand Surg [Br]*. 2005;30(1):67–72.

165. Adani R, Delcroix L, Innocenti M, et al. Reconstruction of large posttraumatic skeletal defects of the forearm by vascularized free

fibular graft. *Microsurgery*. 2004;24(6):423–429.

166. Jones NF, Swartz WM, Mears DC, et al. The "double barrel" free vascularized fibular bone graft. *Plast Reconstr Surg*. 1988;81(3):378–385.

167. Chen SH, Jeng SF, Liu HC. Functional reconstruction of a massive defect in the two forearm bones. *J Trauma*. 2003;55(4):774–777.

168. Alshryda S, Shah A, Odak S, et al. Acute fractures of the scaphoid bone: systematic review and meta-analysis. *Surgeon*. 2012;10(4):218–229.

169. Dias JJ, Brenkel IJ, Finlay DB. Patterns of union in fractures of the waist of the scaphoid. *J Bone Joint Surg Br*. 1989;71(2):307–310.

170. Steinmann SP, Bishop AT, Berger RA. Use of the 1,2 intercompartmental supraretinacular artery as a vascularized pedicle bone graft for difficult scaphoid nonunion. *J Hand Surg Am*. 2002;27(3):391–401.

171. Cooney WP 3rd, Dobyns JH, Linscheid RL. Nonunion of the scaphoid: analysis of the results from bone grafting. *J Hand Surg Am*. 1980;5(4):343–354.

172. Green DP. The effect of avascular necrosis on Russe bone grafting for scaphoid nonunion. *J Hand Surg Am*. 1985;10(5):597–605.

173. Fernandez DL. A technique for anterior wedge-shaped grafts for scaphoid nonunions with carpal instability. *J Hand Surg Am*. 1984;9(5):733–737.

174. Sayegh ET, Strauch RJ. Graft choice in the management of unstable scaphoid nonunion: a systematic review. *J Hand Surg Am*. 2014;39(8):1500–1506, e1507.

175. Pinder RM, Brkljac M, Rix L, et al. Treatment of scaphoid nonunion: a systematic review of the existing evidence. *J Hand Surg Am*. 2015.

176. Zaidemberg C, Siebert JW, Angrigiani C. A new vascularized bone graft for scaphoid nonunion. *J Hand Surg Am*. 1991;16(3):474–478.

177. Sheetz KK, Bishop AT, Berger RA. The arterial blood supply of the distal radius and ulna and its potential use in vascularized pedicled bone grafts. *J Hand Surg Am*. 1995;20(6):902–914.

178. Malizos KN, Dailiana ZH, Kirou M, et al. Longstanding nonunions of scaphoid fractures with bone loss: successful reconstruction with vascularized bone grafts. *J Hand Surg [Br]*. 2001;26(4):330–334.

179. Straw RG, Davis TR, Dias JJ. Scaphoid nonunion: treatment with a pedicled vascularized bone graft based on the 1,2 intercompartmental supraretinacular branch of the radial artery. *J Hand Surg [Br]*. 2002;27(5):413.

180. Gaggl AJ, Burger HK, Chiari FM. Free microvascular transfer of segmental corticocancellous femur for reconstruction of the alveolar ridge. *Br J Oral Maxillofac Surg*. 2008;46(3):211–217.

181. Lapierre F, Masquelet A, Aesch B, et al. Cranioplasties using free femoral osteo-periosteal flaps. *Chirurgie*. 1991;117(4):293–296, discussion 297.

182. Choudry UH, Bakri K, Moran SL, et al. The vascularized medial femoral condyle periosteal bone flap for the treatment of recalcitrant bony nonunions. *Ann Plast Surg*. 2008;60(2):174–180.

183. Kaminski A, Burger H, Muller EJ. Free vascularised corticoperiosteal bone flaps in the treatment of non-union of long bones: an ignored opportunity? *Acta Orthop Belg*. 2008;74(2):235–239.

184. Muramatsu K, Doi K, Ihara K, et al. Recalcitrant posttraumatic nonunion of the humerus: 23 patients reconstructed with vascularized bone graft. *Acta Orthop Scand*. 2003;74(1):95–97.

185. Pelzer M, Reichenberger M, Germann G. Osteo-periosteal-cutaneous flaps of the medial femoral condyle: a valuable modification for selected clinical situations. *J Reconstr Microsurg*. 2010;26(5):291–294.

186. Jones DB Jr, Moran SL, Bishop AT, Shin AY. Free-vascularized medial femoral condyle bone transfer in the treatment of scaphoid nonunions. *Plast Reconstr Surg*. 2010;125(4):1176–1184.

187. Doi K, Oda T, Soo-Heong T, Nanda V. Free vascularized bone graft for nonunion of the scaphoid. *J Hand Surg Am*. 2000;25(3):507–519.

188. Larson AN, Bishop AT, Shin AY. Free medial femoral condyle bone grafting for scaphoid nonunions with humpback deformity and proximal pole avascular necrosis. *Tech Hand Up Extrem Surg*. 2007;11(4):246–258.

189. Iorio ML, Masden DL, Higgins JP. The limits of medial femoral condyle corticoperiosteal flaps. *J Hand Surg Am*. 2011;36(10):1592–1596.

190. Iorio ML, Masden DL, Higgins JP. Cutaneous angiosome territory of the medial femoral condyle osteocutaneous flap. *J Hand Surg Am*. 2012;37(5):1033–1041.

191. Jones DB Jr, Burger H, Bishop AT, Shin AY. Treatment of scaphoid waist nonunions with an avascular proximal pole and carpal collapse. A comparison of two vascularized bone grafts. *J Bone Joint Surg Am*. 2008;90(12):2616–2625.

192. Kalicke T, Burger H, Muller EJ. A new vascularized cartilague-bone-graft for scaphoid nonunion with avascular necrosis of the proximal pole. Description of a new type of surgical procedure. *Unfallchirurg*. 2008;111(3):201–205.

193. Burger HK, Windhofer C, Gaggl AJ, Higgins JP. Vascularized medial femoral trochlea osteocartilaginous flap reconstruction of proximal pole scaphoid nonunions. *J Hand Surg Am*. 2013;38(4):690–700.

194. Bradford DS, Daher YH. Vascularised rib grafts for stabilisation of kyphosis. *J Bone Joint Surg Br*. 1986;68(3):357–361.

195. McBride GG, Bradford DS. Vertebral body replacement with femoral neck allograft and vascularised rib strut graft. A technique for treating post-traumatic kyphosis with neurologic deficit. *Spine*. 1983;8(4):406–415.

196. Bradford DS, Ganjavian S, Antonious D, et al. Anterior strut-grafting for the treatment of kyphosis. Review of experience with forty-eight patients. *J Bone Joint Surg Am*. 1982;64(5):680–690.

197. Wuisman PI, Jiya TU, Van Dijk M, et al. Free vascularized bone graft in spinal surgery: indications and outcome in eight cases. *Eur Spine J*. 1999;8(4):296–303.

198. Doi K, Kawai S, Sumiura S, Sakai K. Anterior cervical fusion using the free vascularized fibular graft. *Spine*. 1988;13(11):1239–1244.

199. Freidberg SR, Gumley GJ, Pfeifer BA, Hybels RL. Vascularized fibular graft to replace resected cervical vertebral bodies. Case report. *J Neurosurg*. 1989;71(2):283–286.

200. Ng RL, Beahm E, Clayman GL, et al. Simultaneous reconstruction of the posterior pharyngeal wall and cervical spine with a free vascularized fibula osteocutaneous flap. *Plast Reconstr Surg*. 2002;109(4):1361–1365.

201. Krishnan KG, Muller A. Ventral cervical fusion at multiple levels using free vascularized double-islanded fibula – a technical report and review of the relevant literature. *Eur Spine J*. 2002;11(2):176–182.

202. Asazuma T, Yamagishi M, Nemoto K, et al. Spinal fusion using a vascularized fibular bone graft for a patient with cervical kyphosis due to neurofibromatosis. *J Spinal Disord*. 1997;10(6):537–540.

203. Wright NM, Kaufman BA, Haughey BH, Lauryssen C. Complex cervical spine neoplastic disease: reconstruction after surgery by using a vascularized fibular strut graft. Case report. *J Neurosurg*. 1999;90(1 suppl):133–137.

204. Nijland EA, van den Berg MP, Wuisman PI, et al. Correction of a dystrophic cervicothoracic spine deformity in Recklinghausen's disease. *Clin Orthop Relat Res*. 1998;349:149–155.

205. Minami A, Kaneda K, Satoh S, et al. Free vascularised fibular strut graft for anterior spinal fusion. *J Bone Joint Surg Br*. 1997;79(1):43–47.

206. Hubbard LF, Herndon JH, Buonanno AR. Free vascularized fibula transfer for stabilization of the thoracolumbar spine. A case report. *Spine*. 1985;10(10):891–893.

207. Fuchs B, Yaszemski MJ, Sim FH. Combined posterior pelvis and lumbar spine resection for sarcoma. *Clin Orthop Relat Res*. 2002;397:12–18.

208. Meyers AM, Noonan KJ, Mih AD, Idler R. Salvage reconstruction with vascularized fibular strut graft fusion using posterior approach in the treatment of severe spondylolisthesis. *Spine*. 2001;26(16):1820–1824.

209. Nakamura H, Yamano Y, Seki M, Konishi S. Use of folded vascularized rib graft in anterior fusion after treatment of thoracic and upper lumbar lesions. Technical note. *J Neurosurg*. 2001;94(2 suppl):323–327.

210. Erdmann D, Meade RA, Lins RE, et al. Use of the microvascular free fibula transfer as a salvage reconstruction for failed anterior spine surgery due to chronic osteomyelitis. *Plast Reconstr Surg*. 2006;117(7):2438–2445, discussion 2446–2447.

211. Moran SL, Bakri K, Mardini S, et al. The use of vascularized fibular grafts for the reconstruction of spinal and sacral defects. *Microsurgery*. 2009;29(5):393–400.

212. Gunterberg B, Romanus B, Stener B. Pelvic strength after major amputation of the sacrum. An experimental study. *Acta Orthop Scand*. 1976;47(6):635–642.

213. Oshima Y, Miyoshi K, Mikami Y, Kawamura N. Pelvic ring reconstruction with a vascularized pedicle iliac bone graft for a large sacral schwannoma. *J Spinal Disord Tech*. 2005;18(2):200–202.

214. Dickey ID, Hugate RR Jr, Fuchs B, et al. Reconstruction after total sacrectomy: early experience with a new surgical technique. *Clin Orthop Relat Res*. 2005;438:42–50.

215. Dautel G, Duteille F, Merle M. Use of osteocutaneous "double-barrel fibular flaps" in limb reconstruction: four clinical cases. *Microsurgery*. 2001;21(7):340–344.

216. Sakuraba M, Kimata Y, Iida H, et al. Pelvic ring reconstruction with the double-barreled vascularized fibular free flap. *Plast Reconstr Surg.* 2005;116(5):1340–1345.

217. Nagoya S, Usui M, Wada T, et al. Reconstruction and limb salvage using a free vascularised fibular graft for periacetabular malignant bone tumours. *J Bone Joint Surg Br.* 2000;82(8):1121–1124.

218. Lai D, Chen CM, Chiu FY, et al. Reconstruction of juxta-articular huge defects of distal femur with vascularized fibular bone graft and Ilizarov's distraction osteogenesis. *J Trauma.* 2007;62(1): 166–173.

219. Chen MT, Chang MC, Chen CM, Chen TH. Double-strut free vascular fibular grafting for reconstruction of the lower extremities. *Injury.* 2003;34(10):763–769.

220. Yajima H, Tamai S. Twin-barrelled vascularized fibular grafting to the pelvis and lower extremity. *Clin Orthop Relat Res.* 1994;303: 178–184.

221. Davis PK, Mazur JM, Coleman GN. A torsional strength comparison of vascularized and nonvascularized bone grafts. *J Biomech.* 1982;15(11):875–880.

222. Haw CS, O'Brien BM, Kurata T. The microsurgical revascularisation of resected segments of tibia in the dog. *J Bone Joint Surg Br.* 1978;60-B(2):266–269.

223. Shaffer JW, Field GA, Goldberg VM, Davy DT. Fate of vascularized and nonvascularized autografts. *Clin Orthop Relat Res.* 1985;197: 32–43.

224. Erdmann D, Kovach SJ, Lawson RD, Levin LS. Ipsilateral reversed free fibula transfer for femoral shaft reconstruction: a modification of a previously reported technique. *Ann Plast Surg.* 2006;56(2):216–219.

225. Jupiter JB, Bour CJ, May JW Jr. The reconstruction of defects in the femoral shaft with vascularized transfers of fibular bone. *J Bone Joint Surg Am.* 1987;69(3):365–374.

226. Chen CM, Disa JJ, Lee HY, et al. Reconstruction of extremity long bone defects after sarcoma resection with vascularized fibula flaps: a 10-year review. *Plast Reconstr Surg.* 2007;119(3):915–924, discussion 925–926.

227. Bae DS, Waters PM, Gebhardt MC. Results of free vascularized fibula grafting for allograft nonunion after limb salvage surgery for malignant bone tumors. *J Pediatr Orthop.* 2006;26(6):809–814.

228. Campanacci M, Costa P. Total resection of distal femur or proximal tibia for bone tumours. Autogenous bone grafts and arthrodesis in twenty-six cases. *J Bone Joint Surg Br.* 1979;61-B(4):455–463.

229. Sim FH, Chao EY. Prosthetic replacement of the knee and a large segment of the femur or tibia. *J Bone Joint Surg Am.* 1979;61(6A): 887–892.

230. Weiner SD, Scarborough M, Vander Griend RA. Resection arthrodesis of the knee with an intercalary allograft. *J Bone Joint Surg Am.* 1996;78(2):185–192.

231. Nouri H, Meherzi MH, Jenzeri M, et al. Knee arthrodesis using a vascularized fibular rotatory graft after tumor resection. *Orthop Traumatol Surg Res.* 2010;96(1):57–63.

232. Rasmussen MR, Bishop AT, Wood MB. Arthrodesis of the knee with a vascularized fibular rotatory graft. *J Bone Joint Surg Am.* 1995;77(5):751–759.

233. Enneking WF, Shirley PD. Resection-arthrodesis for malignant and potentially malignant lesions about the knee using an intramedullary rod and local bone grafts. *J Bone Joint Surg Am.* 1977;59(2):223–236.

234. Tomeno B, Istria R, Merle d'Aubigne R. Resection-arthrodesis of the knee for bone tumours (author's trans.). *Rev Chir Orthop Reparatrice Appar Mot.* 1978;64(4):323–332.

235. de Boer HH, Wood MB. Bone changes in the vascularised fibular graft. *J Bone Joint Surg Br.* 1989;71(3):374–378.

236. Usui M, Ishii S, Naito T, et al. Arthrodesis of knee joint by vascularized fibular graft. *Microsurgery.* 1996;17(1):2–8.

237. Conway JD, Mont MA, Bezwada HP. Arthrodesis of the knee. *J Bone Joint Surg Am.* 2004;86-A(4):835–848.

238. Somayaji HS, Tsaggerides P, Ware HE, Dowd GS. Knee arthrodesis–a review. *Knee.* 2008;15(4):247–254.

239. Heller L, Phillips K, Levin LS. Pedicled osteocutaneous fibula flap for reconstruction in the lower extremity. *Plast Reconstr Surg.* 2002;109(6):2037–2042.

240. Coleman SS, Coleman DA. Congenital pseudarthrosis of the tibia: treatment by transfer of the ipsilateral fibula with vascular pedicle. *J Pediatr Orthop.* 1994;14(2):156–160.

241. Shapiro MS, Endrizzi DP, Cannon RM, Dick HM. Treatment of tibial defects and nonunions using ipsilateral vascularized fibular transposition. *Clin Orthop Relat Res.* 1993;296:207–212.

242. Chacha PB, Ahmed M, Daruwalla JS. Vascular pedicle graft of the ipsilateral fibula for non-union of the tibia with a large defect. An experimental and clinical study. *J Bone Joint Surg Br.* 1981;63-B(2): 244–253.

243. Hertel R, Pisan M, Jakob RP. Use of the ipsilateral vascularised fibula for tibial reconstruction. *J Bone Joint Surg Br.* 1995;77(6): 914–919.

244. Ozaki T, Hillmann A, Wuisman P, Winkelmann W. Reconstruction of tibia by ipsilateral vascularized fibula and allograft. 12 cases with malignant bone tumors. *Acta Orthop Scand.* 1997;68(3): 298–301.

245. Li J, Wang Z, Guo Z, et al. The use of allograft shell with intramedullary vascularized fibula graft for intercalary reconstruction after diaphyseal resection for lower extremity bony malignancy. *J Surg Oncol.* 2010;102(5):368–374.

246. Adelaar RS, Madrian JR. Avascular necrosis of the talus. *Orthop Clin North Am.* 2004;35(3):383–395, xi.

247. Prasarn ML, Miller AN, Dyke JP, et al. Arterial anatomy of the talus: a cadaver and gadolinium-enhanced MRI study. *Foot Ankle Int.* 2010;31(11):987–993.

248. Haddock NT, Wapner K, Levin LS. Vascular bone transfer options in the foot and ankle: a retrospective review and update on strategies. *Plast Reconstr Surg.* 2013;132(3):685–693.

249. Ferkel RD, Hewitt M. Long-term results of arthroscopic ankle arthrodesis. *Foot Ankle Int.* 2005;26(4):275–280.

250. Frey C, Halikus NM, Vu-Rose T, Ebramzadeh E. A review of ankle arthrodesis: predisposing factors to nonunion. *Foot Ankle Int.* 1994;15(11):581–584.

251. Holt ES, Hansen ST, Mayo KA, Sangeorzan BJ. Ankle arthrodesis using internal screw fixation. *Clin Orthop Relat Res.* 1991;268:21–28.

252. Moran CG, Pinder IM, Smith SR. Ankle arthrodesis in rheumatoid arthritis. 30 cases followed for 5 years. *Acta Orthop Scand.* 1991; 62(6):538–543.

253. Doi K, Kawakami F, Hiura Y, et al. One-stage treatment of infected bone defects of the tibia with skin loss by free vascularized osteocutaneous grafts. *Microsurgery.* 1995;16(10):704–712.

254. Innocenti M, Ceruso M, Manfrini M, et al. Free vascularized growth-plate transfer after bone tumor resection in children. *J Reconstr Microsurg.* 1998;14(2):137–143.

255. Innocenti M, Delcroix L, Manfrini M, et al. Vascularized proximal fibular epiphyseal transfer for distal radial reconstruction. *J Bone Joint Surg Am.* 2004;86-A(7):1504–1511.

256. Salgado CJ, Moran SL, Mardini S. Flap monitoring and patient management. *Plast Reconstr Surg.* 2009;124(6 suppl):e295–e302.

257. Bannasch H, Iblher N, Penna V, et al. A critical evaluation of the concomitant use of the implantable Doppler probe and the vacuum assisted closure system in free tissue transfer. *Microsurgery.* 2008;28(6):412–416.

258. Berggren A, Weiland AJ, Ostrup LT. Bone scintigraphy in evaluating the viability of composite bone grafts revascularized by microvascular anastomoses, conventional autogenous bone grafts, and free non-revascularized periosteal grafts. *J Bone Joint Surg Am.* 1982;64(6):799–809.

259. Argenta LC. Controlled tissue expansion in reconstructive surgery. *Br J Plast Surg.* 1984;37(4):520–529.

260. Argenta LC, Marks MW, Pasyk KA. Advances in tissue expansion. *Clin Plast Surg.* 1985;12(2):159–171.

261. Manders EK, Schenden MJ, Furrey JA, et al. Soft-tissue expansion: concepts and complications. *Plast Reconstr Surg.* 1984;74(4):493–507.

第 8 章

足部修复重建

Michael V. DeFazio,Kevin D. Han,Christopher E. Attinger

概要

- 成功的创面愈合要求明确创面病因,实现最佳的生物力学效果,建立足够的血运,以及正确地识别和去除感染。
- 要挽救一个肢体的功能,需要多团队的共同努力,这些团队至少应当包括血管外科医生、足踝外科医生、整形外科医生、糖尿病医生、感染科医生、矫形器医生和假肢修复师。
- 外科切口和皮瓣设计依赖于对解剖、血管区域和血管状况的仔细了解。
- 修复前的彻底清创很重要,这可能需要分期进行修复。
- 最佳的创面修复方案必须根据患者年龄、治疗目标和功能状态进行个体化制订,以实现最理想的生物力学结果。不同的患者治疗不尽相同,包括局部创面处理、游离植皮、局部皮瓣、游离皮瓣和/或截肢术。
- 如果没有良好的术后护理保证创面顺利愈合并解决造成初始损伤的生物力学异常,则一个原本成功的修复手术最终可能失败。

简介

下肢远端具有独特的结构和功能,对于维持姿态和行走起着重要的作用。受到大的压力负荷后易于反复受伤。由于足踝部复杂的解剖结构和功能的需要,对于该部位缺损的修复是一个巨大的挑战。创伤、感染、肿瘤切除、血供的改变、感觉异常以及生物力学的改变都可能使骨骼的稳定性受到损害,从而增加软组织损坏的可能性。无法保留的伤足常导致大截肢,可引起身体、心理和社会经济等后遗症,患者只能终生依赖假肢。此外,即使有足够的资源和康复,也仍有大量患者不能恢复行走功能,而不得不使用轮椅来代替。大

截肢的糖尿病患者 5 年的死亡率高达 78%,2 年内对侧肢体截肢的风险达 50%[1-4]。因此,一些修复重建的策略,包括减少各种危险因素、修复生物力学功能以及提高创面愈合的成功率至关重要,而且对于患者的生存、功能预后和生活质量都有重要的意义。

成功的足踝部修复重建和保留有功能的肢体,需要多学科团队的合作,包括能熟练重建血管通路的血管外科医生、能应用内固定或外固定技术重建骨骼稳定性的足踝外科医生、熟悉现代创面愈合规律和软组织修复重建技术的整形外科医生以及专门研究外科感染的感染科医生。对于有风险或生物力学不稳定的足部,专门研究日常足部护理和矫形鞋配带的足疗师和足部矫形器师,对于防止反复的创面损坏非常重要。对于大截肢而言,根据残肢订制最佳的假肢就需要熟练的假肢修复的帮助。另外,内分泌科、肾病科、心内科、血液病科、风湿科和皮肤科的诊治可以明确患者合并症的情况。

必须根据患者的年龄、目标和功能状态制订个性化的修复重建方案,以获得最佳的生物力学效果。不同的患者,即使是相似的创面,也可能选择不同的治疗方法,包括局部创面处理、游离植皮、局部皮瓣、游离皮瓣或截肢。在足踝修复重建中,外科的目标可归纳为 "3B" 原则:①血供(blood supply);②生物负荷(bioburden);③生物力学(biomechanics)。在修复重建之前,保证充足的局部血流、彻底清创以及矫正生物力学和畸形的结构可以让创面获得持久、有效和没有并发症的最佳愈合方式。在充足的准备和创面封闭后,有效的和循序渐进的术后康复对于防止复发和获得合适的长期功能效果非常重要。如果将这些原则铭记于心,可利用简单的技术就可完成大多数(90%)的修复重建,而只有一小部分(10%)病例需要行复杂的皮瓣来完成修复重建。本章主要介绍足踝部修复重建的重要方面,包括解剖、评估、诊断以及应用常用的修复重建方案进行治疗。

解剖

足部血管区域

G. Ian Taylor[5]最早在人体解剖中提出血管区域这一概念来描述由单一动脉所供应的三维组织单位。Attinge 等[6]进一步将这一理论应用于足踝部，并阐述了由 3 支主要动脉所供应的 6 个血管区域。所有供应足踝部的血管均来源于通过腘窝的腘动脉的 3 个终末分支：①胫前动脉；②胫后动脉；③腓动脉（图 8.1）。

在踝关节上方，腓动脉分支为：①前穿支；②跟骨支。腓动脉的前穿支在胫腓骨间的前远段肌间隔中走行，并在肌间隔上方发出分支（该区域可用于设计外踝上皮瓣[7]）。前穿支随后与踝前外侧动脉直接相连，供应踝前外侧血管区域。跟骨外侧动脉起始于外踝，出现在跟腱和腓骨肌腱之间靠外的水平，距离外踝 2cm，并沿腓骨肌肌腱前行发出 4~5 个供应跟骨的小血管分支。跟骨外侧动脉终止于第五跖骨结节水平，在此与跗骨外侧动脉相连。跟骨支供应足跟外侧和足底的血管区域。

胫后动脉有 3 个终末分支：①跟骨支；②足底内侧动脉；③足底外侧动脉。跟骨内侧支从胫后动脉的内侧发出，发出多支血管走行在冠状位供应足跟内侧和底部。因此，足跟底部接受来源于胫后动脉的跟骨内侧支和腓动脉的跟骨外侧

支的双重血供，以保证在行走时经常受压部位的充足血流。另一方面，如果足跟部位发生坏疽，说明腓动脉和胫后动脉都有严重的血管病变。胫后动脉在屈肌支持带下进入跟骨管，在蹈展肌与趾短屈肌之间的横间隔分为足底内侧动脉和足底外侧动脉。足底内侧动脉的血管区域包含足弓部，而足底外侧动脉则供应足底外侧和前足底。

胫前动脉在外踝水平分出：①踝外侧动脉，与腓动脉的前穿支汇合。在同样水平分出踝内侧动脉，与胫后动脉的后内侧支相吻合。胫前动脉随后在踝伸肌支持带下走行移行为。②足背动脉，足背动脉的血管区域范围包括整个足背。

临床相关的血管区域模型

如果没有血管畸形和病变，通过多支动脉之间的吻合，足踝部的血流是充足的，可以保证即使远端有血管闭塞仍可提供安全的血供。比如，在踝部，腓动脉的前穿支与胫前动脉的踝外侧支吻合。在跖跗关节处，足背动脉向深部进入第一骨间隙与足底外侧动脉直接吻合。该血管环对于决定胫前动脉与胫后动脉之间的血流方向非常重要，既可以是顺行的，也可以是逆行的。而且足底跖动脉与足背跖动脉在跖跗关节处通过近侧穿支，在趾蹼处通过远侧穿支相互吻合。胫后动脉与腓动脉通过跟腱远端深部的 1~3 个穿支相互吻合。

应用多普勒和选择性压迫血管，可以明确这些吻合是否通畅以及血流的方向。这对选择最佳的治疗方式或手术操作非常重要。切口设计在两个相互吻合的血管区域交界

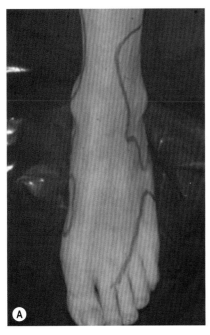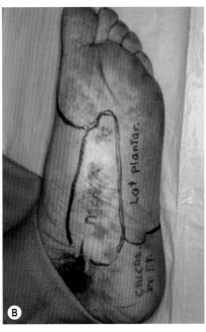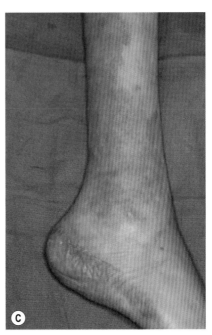

图 8.1　此注射研究证实了足踝部的血管区域。（A）胫前动脉供应踝前区域并延续为足背动脉供应足背区域。（B）腓动脉通过前穿支和跟骨外侧支分别供应踝部前外侧和跟部外侧区域。（C）胫后动脉的跟骨支、足底内侧支和足底外侧支分别供应足跟内侧、足弓、中足底外侧和前足底的区域。注意：足跟部接受双重血供：胫后动脉的跟骨内侧支和腓动脉跟骨外侧支。根据解剖的变异情况，大足趾的血供既可来源于足底血管网，也可来源于足背血管网。（From：Attinger CE，Evans KK，Bulan E，et al. Angiosomes of the foot and ankle and clinical implications for limb salvage：reconstruction，incisions，and revascularization. Plast Reconstr Surg. 2006；117（7 Suppl）：261S-293S.）

处可以保证从任何一支来源的最佳血供,因此可以促进暴露骨骼组织的完整性以及皮瓣的存活率。在腘窝下血管疾病的患者中,直接通过血管区域进行血管重建患者,与通过足踝部的动脉吻合进行的血管重建的患者相比,愈合率明显增加(91% vs 38%),截肢率明显降低(9.1% vs 38.1%)[8]。相同的发现在应用血管内技术治疗腘窝下动脉病损的患者中也得到证实[9]。这些血管解剖的详细知识,可以进一步帮助外科医生在创伤和是否有血供存在时判断保肢的可能性。当无法保肢时,要早期认识并设计有效的截肢,以减少远端组织坏死引起的风险和让患者不再需要接受无用、昂贵、有潜在风险或成功率极小的治疗方式。

神经支配

在腘窝近端,坐骨神经分为胫神经和腓总神经。胫神经向远端走行在小腿后侧深层间隙,并支配小腿后侧深层和浅层肌群。在踝管远端,胫神经分为跟骨神经(S1,S2)、足底内侧神经(L4,L5)和足底外侧神经(S1,S2),并发出运动支支配足部内在肌(趾短伸肌除外)。另外,跟骨支还支配足底跟部脂肪垫的感觉。足底外侧神经支配外侧 2/3 的足底、第 5 足趾和第 4 足趾外侧的感觉;足底内侧神经支配内侧 1/3 的足底以及第 1、2、3 足趾和第 4 足趾的内侧感觉。

腓总神经通过腓骨小头外侧面,然后分为腓浅神经(L4~S1)和腓深神经(L4~S1)。腓深神经支配小腿前外侧肌群,通过伸肌支持带深面到足部,支配趾短伸肌,并发出感觉支支配踝部、中足关节处、跗骨表面以及第 1 趾蹼的感觉。在小腿,腓浅神经支配外侧间隙的腓骨肌。在外踝近端 10~12cm,腓浅神经穿过筋膜到皮下,支配小腿远端外侧、足背和所有足趾皮肤的感觉(第 5 足趾外侧以及第 1 趾蹼除外,分别为腓肠神经支配和腓深神经支配)。

腓肠神经(L5,S1)来源于胫神经和腓总神经,在小腿后侧皮下与小隐静脉伴行向远端走行,支配小腿后侧和远端 1/3 外侧的感觉。在跟腱与外踝之间通过,并支配足背外侧和第 5 足趾外侧的皮肤感觉。小腿远端内侧和足背内侧的皮肤感觉由股神经的一个皮支-隐神经(L5,S1)支配。在足背,隐神经、腓肠神经、腓浅神经和腓深神经之间都有交通支,因此,在各自感觉支配的区域通常会有重叠。与之相同的是,足底内侧和外侧神经通常也与隐神经和腓肠神经支配的区域有重叠。

创面合并症

足踝部创面通常为创伤引起,但患者常合并全身疾病而影响愈合。常见的合并症包括糖尿病、感染、缺血、神经病变、静脉性高压、淋巴堵塞、免疫功能异常、高凝状态、血管痉挛、肿瘤、自残或者两个或多个合并症共存。而比较常见的合并症包括糖尿病、神经病变、周围血管疾病、结缔组织病以及静脉性高压,下文将进行详细讨论。

糖尿病

在美国,约有两千九百万人(占 9.3%)患有糖尿病[10]。美国几乎 15% 的卫生预算花费在糖尿病患者的治疗上,其中包括 20% 的住院治疗费用,25% 的住院时间用于治疗糖尿病足部溃疡[11]。糖尿病患者每年和一生发生足溃疡的风险分别为 1%~2% 和 15%[11-14]。一旦发生溃疡,截肢的风险每年会增加 1%。事实上,每 4 名有糖尿病足溃疡或坏疽的患者中就有 1 人会因为致命性的预后而需要急诊行截肢手术[15]。在糖尿病大截肢患者中,2 年内对侧肢体截肢的风险接近 50%,而且截肢后 3 年的死亡率为 20%~50%,而 5 年的死亡率高达 78%[1,12]。在美国,尽管采取了许多改善监测和控制血糖的方法,但与糖尿病相关的截肢数量还是从 1990 年的 54 000 例上升到 2010 年的 73 000 例[10]。

糖尿病周围神经病变是糖尿病足创面形成的主要原因。超过 80% 的糖尿病足溃疡存在各种形式的神经病变。在神经病变截肢患者中,80%~85% 的患者都发生过不愈合的溃疡[16]。神经病变是由慢性血糖升高引起血管和代谢异常所导致的。神经组织内一种葡萄糖代谢物-山梨醇浓度的升高,被认为是引起神经损伤的主要原因之一。在解剖结构紧密的空间内(如跗骨管)的神经肿胀会导致进一步的损伤。神经肿胀和紧密的解剖间隔会引起双重挤压综合征,双重挤压综合征有时能够通过神经松解手术部分缓解[17]。血糖水平的提高促进了晚期糖基化终末产物水平的上升,这种产物可能通过交联胶原分子引起微血管损伤。胰岛素水平的降低以及其他亲神经多肽水平的改变有可能降低神经纤维的稳定和修复。其他潜在引起周围多神经病变的因素包括脂肪代谢的改变、氧化应激、血管活性物质(如一氧化氮)的水平异常。

尽管周围神经病变被认为是糖尿病足创面形成的主要原因,但腘窝下动脉闭塞性疾病使糖尿病患者溃疡发生、修复重建失败和截肢的风险明显增加[18]。但是,在糖尿病患者(有或没有足部溃疡)与非糖尿病患者(经皮氧分压正常)之间,动脉血和足部皮肤氧分压梯度无明显差异,提示糖尿病足溃疡是由非缺血性的病因所引起[19]。早期认为"小血管"病变的增加和血管内膜增生是糖尿病足溃疡的主要病因的错误观念并没有被最近更多的前瞻性研究所证实[20-24]。尽管如此,血管内膜增生对毛细血管的血流和组织灌注的损害作用仍然非常明显。在糖尿病患者中,红细胞聚集和僵硬以及由红细胞膜血影蛋白和血红蛋白非酶糖基化引起的氧亲和力增加,可导致血流减少和相关的组织缺血。这种血流改变可触发代偿性的灌注压升高,导致通过毛细血管床的渗出增加,进一步持续增加血液黏稠度(图 8.2)。

总体而言,严格控制血糖对促进创面愈合和防止感染的重要性怎么强调都不过分。高血糖本身就会影响机体的抗感染能力。慢性高血糖症降低了多形核白细胞、巨噬细胞和淋巴细胞杀灭细菌的能力。此外,糖尿病患者体内抗生素包裹细菌的能力减弱,进一步使得细菌免受吞噬。由于免疫功能受损,糖尿病患者的皮肤特别容易感染链球菌和葡萄球

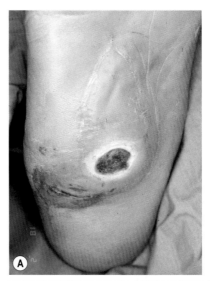

图 8.2　血糖升高对血流和组织灌注的影响

菌。深层的感染倾向于混合感染,经常在培养中出现革兰氏阳性球菌、革兰氏阴性杆菌和厌氧菌。手术后并发症的发生率与慢性血糖水平和围手术期的血糖控制直接相关。在作者所在机构,在高风险糖尿病患者中,控制围手术期血糖<200mg/dL、糖化血红蛋白 <6.5%(48mmol/mol)是作为减少并发症和创面闭合后重新裂开的阈值[25]。

神经性病变

在糖尿病足中观察到的神经病变改变是导致运动、感觉和自主神经系统异常的直接原因。自主神经病变引起的假性运动的缺失导致无汗症和角化过度症。皮肤的皲裂导致并促进细菌侵入,从而引起感染。骨骼突出部位和足趾间部位的感觉灵敏度下降使得皮肤上的小裂口往往发现得较晚。在长期包埋的神经和糖尿病的神经病变之间的组织学相似性提供了大量的证据证明糖尿病患者对周围神经压迫并不敏感[26,27]。当 Tinel 征阳性时,在已知的解剖学压迫位置行周围神经松解术可防止神经病变的进一步发展和保护性感觉的丧失[28],但是目前尚无随机对照临床试验来证实这种治疗方法的有效性。

足部小关节的 Charcot 畸形(神经关节病变)在糖尿病患者中的发生率为 0.1%~2.5%[29,30]。其中,跗跖关节占30%,跖趾关节占 30%,跗间关节占 24%,趾间关节占 4%。而引起这些退行性改变的原因一直存在争议。一种病因理论解释为神经性创伤,尽管神经纤维还存在,但由于对痛觉不敏感使得损伤积累从而引起了关节塌陷的发生[31]。在Charcot 足中发生的破坏性改变引起纵弓内侧的塌陷,影响了步态的生物力学。正常的跟骨倾斜变形转而引起连接跗骨、楔骨、舟骨和其他形成足纵弓的小骨的韧带严重扭伤。这些退行性改变进一步影响步态使得足部承受了异常的压力,从而导致足部塌陷。

该过程可能起始于韧带软组织损伤同时伴随滑膜炎和渗出。由于疼痛感觉的丧失,持续地活动肢体会加剧炎症过程。最终,关节囊的扩张导致韧带变形,引起关节不稳定。

进一步的活动引起关节软骨的磨损,软骨碎片会卡在滑膜腔内。经常导致异位骨形成和负重面的骨质象牙化。

神经中的运动部分发生病变会进一步引起 Charcot 畸形,使足部内在肌萎缩和纤维化。跖趾关节伸展和趾间关节屈曲在跖骨头和趾骨末端产生过多压力。足横弓和纵弓的消失使足中部和跖骨头上体重分布不均匀的情况加剧。更为严重的是,如果整个过程持续发展下去,将会导致溃疡、感染、坏疽和截肢(图 8.3)。

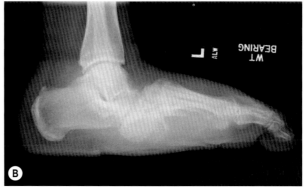

图 8.3　Charcot 关节病变。(A)Charcot 关节畸形患者的慢性足底溃疡和生物力学步态改变。(B)足部负重侧位平片显示中足骨骼严重变形、足背在距跗关节变形以及内侧纵弓塌陷

缺血

动脉粥样硬化性疾病是足部溃疡难以愈合的常见病因,尤其是当患者同时患有糖尿病时。高胆固醇血症、高血压和吸烟是动脉粥样硬化的主要危险因素。下肢远端缺血性溃疡可由小血管病变引起,包括血栓闭塞性脉管炎(如Buerger 病)、血管痉挛性病变(如 Raynaud 病)、血管炎和血栓栓塞性疾病(图 8.4)。必须准确诊断所有患者肢体远端缺血的病因以决定是否需要行血管重建以及选择合适的软组织修复重建的方法和时间。

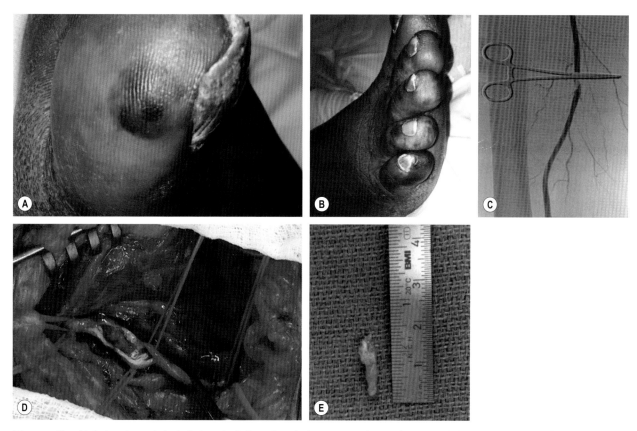

图 8.4　蓝趾综合征。(A,B)患者在右足突然出现界限清楚的缺血性病损后出现剧烈疼痛。(C)右下肢血管造影显示在股浅动脉中部由整齐的血栓形成的溃疡斑。不尝试经皮穿刺血管介入清除斑块,以免引起远端栓塞。(D,E)血栓动脉内膜切除术切除 1.5cm 血栓

肢体远端存在缺血时,必须在软组织缺损部位建立持续的血流,才能得到成功的修复。从更直观的角度,通过直接、顺行血流达到这一目标比非特异性的侧支循环更易于促进创面愈合[5]。事实上,通过直接重建血管区域的血流可使创面愈合率增加 50%,大截肢的风险降低 4 倍[8]。对于足背或踝部的创面,如果可能的话,胫前动脉或足背动脉是血管重建的理想血管。如果足背动脉与足底外侧动脉的交通支完好,则与胫后动脉的侧支可提供一个可替代的方案。对于足跟部的溃疡,胫后动脉或腓动脉都可作为血流重建的血管。对于中足或前足底的创面,如果足背动脉与足底外侧动脉的交通支完好,虽然在足背动脉进行血流重建也能取得比较好的效果,但也可以选择胫后动脉进行血流重建。当没有理想的血管可供血管内介入或血管搭桥建立侧支循环时,必须采取间接的血流重建方法,但要清楚会有失败的风险,最终无法保肢的概率达 15% 以上。

当有严重血管病变的患者出现坏疽时,血管重建和创面清创的时机非常重要。没有蜂窝织炎或感染的干性坏疽,应该先进行血管重建。因为在没有血流的创面仓促进行清创,可能会让一些可保留的组织坏死。相反,如果为湿性坏疽,蜂窝织炎恶化或有坏死性筋膜炎时,则需要立即行彻底的清创术。在紧急做一些基本的处理后,需要尽快行血管重建,因为如果不建立新的血流,坏疽和坏死肯定会进一步发展。在充分的血流重建后,直到感染和炎症已经控制,创面床有开始愈合的征象(如新鲜的肉芽组织)后再进行软组织的修复重建。作者的经验是,通常为重建有效的血管区域后5~10 天。但在间接的血流重建患者中创面愈合可能会延迟3~4 周。

静脉性溃疡

静脉性溃疡由局部静脉高压引起,且发病率是动脉溃疡的 3~4 倍。小腿有浅静脉系统和深静脉系统并通过穿支相连。肌肉收缩压迫静脉使血液回流,同时单向瓣膜确保血液不会反流。在血栓形成的患者或老年人中,常出现瓣膜功能不全。

静脉试验应该评估瓣膜功能和血栓情况。有过血栓病史的患者需要进一步评估凝血功能。对于大隐静脉功能不全、小隐静脉功能不全或穿支功能不全的外科治疗能够帮助缓解局部静脉高压,有效地促进创面愈合。静脉溃疡的主要治疗方案包括压迫疗法和增加静脉血回流的功能锻炼。Unna 靴对活动较多的患者有帮助,而 2~4 层的敷料对于活动较少的患者更为有效。积极的创面清创和应用促进创面愈合药物可以促进慢性溃疡愈合。为了避免溃疡再次形成,患者必须终身采用压迫疗法。

结缔组织病与血栓栓塞症

结缔组织病(系统性红斑狼疮、类风湿性关节炎和硬皮病)经常与 Raynaud 病相关,引起远端血管痉挛和皮肤缺血从而导致下肢溃疡。这类结缔组织病的治疗往往需要免疫抑制药物,比如激素或化学治疗药物,这些药物会进一步抑制创面愈合。尽管口服维生素 A 能够部分逆转糖皮质激素延缓创面愈合的作用(当创面开放时隔日按 10 000U/d 服用),但连续服用维生素 A 可完全抵消激素的治疗作用,因此并不推荐。局部使用 1 000U/g 的维生素 A 软膏通常就能够充分促进创面愈合。尽管如此,与风湿病医生密切合作治疗炎症和创面血管炎非常必要。一旦病变确诊并得以纠正,就可以应用一些辅助创面愈合的治疗方法,比如培养的表皮和真皮组织、蛆虫清创和高压氧治疗,来促进新鲜肉芽组织的生长。这些患者的创面通常需要超过 18 个月才能完全愈合。

除此之外,几乎半数的血管炎患者都曾经处于高凝状态,包括第 V 因子复合体缺乏、第 II 因子异常(G202010 基因突变)、高同型半胱氨酸血症、抗磷脂综合征(狼疮抗凝物、抗心磷脂抗体、抗 B2-糖蛋白 1 抗体)纤维蛋白溶解原活化抑制剂-1 变异、抗凝血酶 III、蛋白 C 和蛋白 S 缺乏等。如果存在一个或多个高凝状态的病变,对于需要行显微血管重建的患者而言是特别麻烦的,因为这些患者更容易发生血栓,而且用常规的挽救方法通常难以有效。

作者所在机构近期的资料显示,在下肢非创面性修复重建患者中,普遍存在亚临床的血栓栓塞症(61%)。在保肢患者中,通常存在不成比例的高合并症,而这些合并症是已知的有潜在血栓形成的风险(如系统性红斑狼疮)[32]。这些患者最终会有 16% 发生血栓并发症,尽管采取多种方法去挽救,仍然会导致皮瓣坏死。事实上,有报道在已知高凝状态的患者中,术后血栓形成后皮瓣挽救的成功率几乎为零[33]。因此,术前明确有血栓形成倾向的重要性,并告知患者由于微小血管血栓形成的预后极差,怎么强调都不过分。根据病史资料,无论是确诊还是怀疑血栓栓塞症,都建议请血液病医生做进一步的实验检查,以明确是否有常见的高凝状态病变[34]。

患者评估与诊断

临床病史

要有效地治疗足踝部创面必须要明确创面的病因、既往做过的治疗、患者的合并症和生物力学基础。需要明确创面发生的时间和年龄。如果创面是创伤造成的,要明确是急性创面还是慢性创面、是高能量损伤还是低能量损伤以及损伤的机制(如生物力学损伤、热损伤、腐蚀伤或放射性损伤)。明确患者的破伤风免疫状况,是否需要再次接种疫苗。在慢性创面中,破伤时间十分重要,因为长期存在的创面可能是恶性的(Marjolin 溃疡)。应该明确之前对于创面的局部治疗,因为一些局部用药可能导致创面延迟愈合(腐蚀性的药

物,如过氧化氢、10% 碘酒、Dakin 溶液等)。

应获取详细的病史,以评估直接影响创面愈合的疾病(如糖尿病、周围血管疾病、自身免疫性疾病、免疫减弱、血液系统异常、营养不良等)。需要密切关注患者的免疫系统、血液系统和营养状况,这些都会影响创面愈合。自身免疫性疾病(像类风湿性关节炎、坏疽性脓皮病、系统性红斑狼疮、硬皮病等)可能引起创面炎性改变,这些疾病在早期更需要内科处理而不是手术干预。血管炎性创面通常与凝血障碍(第 V 因子、蛋白 C、抗凝血酶 III 等)有关,进一步增加了治疗难度。治疗血管炎性或凝血障碍性的创面最好的方法是使创面愈合经历一个正常的过程。应该注意到治疗自身免疫疾病的药物(激素或化疗)经常会引起创面愈合不良。营养状况同样影响创面愈合并需要评估(最好白蛋白 >3.0g/dL 和/或总淋巴细胞计数 >1 500)。吸烟会大幅减少局部皮肤血流,应该与患者沟通解决这一问题。最后,应该取得完整的过敏药物列表。考虑到愈合的过程受多种疾病的影响,可请相关学科的医学专家协助治疗,使患者处于最佳的状态,以提高创面成功愈合的机会。

肢体功能评估

评估患者目前和预期的活动水平对于确定是否保肢以及重建到何种程度非常重要。如果肢体功能很差,即使是有活力的年轻人,实际上行改良的膝下截肢并配带一个好的假肢也比保肢强。对于活动比较少或不需要行走的患者,如果肢体仍有功能或至少能适应简单的行走,而且患者能耐受、技术又可行,就可以保肢。相反,如果肢体没有功能,而患者又不行走,则强烈建议行膝关节离断术或在膝关节上截肢去解决问题,并使复发的可能性降到最低或避免发生危及生命的感染。

与之类似,修复重建方式的复杂性很大程度受患者的身体状况和最终要达到的功能目标的影响。对于能够耐受显微手术的年轻患者或运动员而言,治疗目的就是恢复正常功能。然而,对于功能较差的腿部重建手术的效果则要比行膝关节下截肢术并采用运动假体的治疗效果差。对于那些仅用腿做简单行走的患者,应该选择达到目的的最简单方法,即使这意味着要损失足的一部分。

创面评估

完整的创面评估应包括:详细的创面三维测量(长度、宽度和深度),以及对组织损伤的类型进行评估(如表皮、真皮、皮下组织、筋膜、肌肉、肌腱、关节囊和骨骼)。可用金属探针来评估是否伤及骨骼。如果在创面基底触及骨质,有 87% 的敏感性和 91% 的特异性存在骨髓炎[35]。糖尿病溃疡如果超过 $2cm^2$,无论是否能用探针触及骨质,有 90% 的概率存在骨髓炎[36]。必须明确组织坏死的程度和感染扩散的潜在途径(如屈肌腱或伸肌腱的表面)。必须注意是否存在蜂窝织炎及其严重程度,并通过直接抬高小腿高于心脏水平与单纯的红肿鉴别。如果是蜂窝织炎,抬高小腿后红肿并不会消退,而且必须对其界限进行及时的标记。这样能让临床医生准确监测感染的发展和对原始治疗的反应。

血管检查

　　必须准确评估足部的血管状况。如果能触及搏动(足背动脉或胫后动脉),说明血流充足,创面易于愈合。但如果不能触及动脉搏动,则必须用多普勒血流仪来评估胫后动脉、足背动脉以及腓动脉前穿支。多普勒血流仪可通过足部大动脉和小动脉来评估血流的大小和方向。如果有血管闭塞,正常的三相波形在远端可能会因为反流的代偿恶化为两相波形,进一步发展为单相波形,并最终因为闭塞更明显后而没有波形。所有无波形的患者,足部创面在进行修复重建

之前必须重建血流。如果探测到三相波形或两相波形,说明血流是正常和充足的,这些患者一般并不需要行血流重建。另一方面,如果肢体血流为单相波形,需要进一步检查,可能需要咨询血管外科医生。根据创面的位置和复杂性,提出修复重建方案。但是,单相波形,不仅仅反映血流不足,也可能为远端血管无阻力,常见于有血管钙化的情况。

　　如果不能触及血管搏动,并显示为单相波,需要行非侵袭性动脉多普勒检查。在下肢第一个水平(如大腿和大腿远端、腓肠部、踝部、跖部以及趾端)获取脉搏音量记录和节段压力非常重要,因为有血管钙化的患者,踝/肱指数和压力绝对值通常也是不可靠的[37](图 8.5)。有 5%~30% 的糖尿

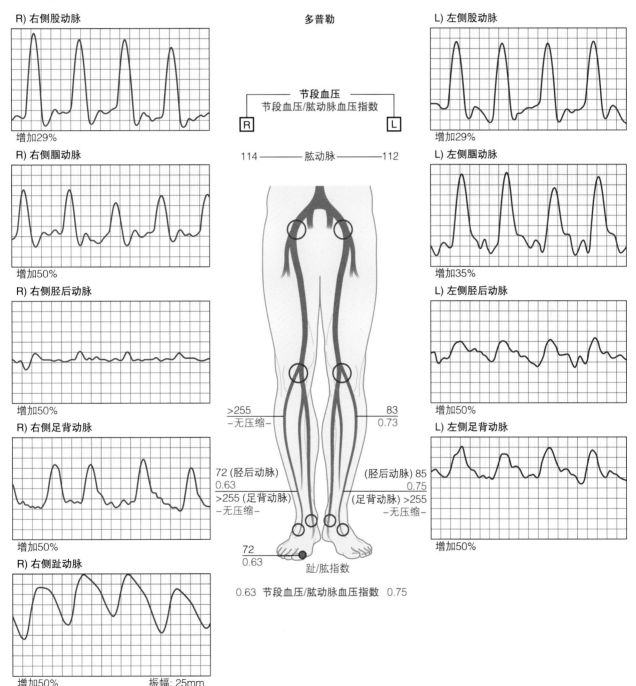

图 8.5　脉搏音量记录和节段血压数值证实双侧胫后动脉病变图示。注意:随着病变加重,与右侧图示(患者的左下肢)相比,左侧图示(患者的右下肢)的波形更不规律,振幅也更低

病患者由于血管壁钙化，导致动脉壁无弹性，从而使上述两种方法测量的数值与实际不符的升高。脉搏音量记录振幅 <10mmHg 提示可能有缺血。因为趾动脉不易钙化，因此趾动脉绝对压力是一个可替代的更准确预测糖尿病足愈合能力的指标[38-40]。如果数值 <30mmHg，则提示有严重的缺血，需要行血管介入治疗[41]。组织氧分压也是一个评估肢体血流是否充足的指标，如果 <40mmHg，则提示局部灌注不足。对于已知有血管病变或行显微血管重建的患者，双重造影可提供非常有用的信息。即时 B-模型成像和脉搏多普勒检查可提供快速的解剖立体图像资料以及不同部位血管内的血流数值。

如果上述任意一项非侵袭性检查提示有缺血，必须行动脉造影来评估是否需要行血管流入（股动脉搏动消失）和血管流出（远端动脉搏动消失）的手术治疗。对于不能做开放手术行血管搭桥的患者，可应用血管内的高级技术、扩张重建血流、血管再通和切除狭窄和闭塞的动脉[42,43]。作为计划行显微血管重建的一部分，对于触及不到动脉搏动和多普勒信号缺失或仅为单相波的患者，作者都行血管造影来准确评估下肢远端的血流。如果确实需要介入治疗，可行放或不放置支架的腔内血管成形术来恢复局部和周围的血流。因而可将诊断（计算机扫描血管造影）和治疗结合在一起。作者应用腔内血管成形术在显微血管吻合后常合并钙化、闭塞和狭窄的部位增加受区血管的口径比增加受区动脉血流更有优势。对于多发血管病变的患者而言，作者的早期治疗效果令人鼓舞，提示血管内目标治疗可作为在远端血流有损害部位行游离组织移植的一个辅助治疗（图 8.6）[44]。

感觉运动功能检查

感觉可用 5.07 的 Semmes-Weinstein 细丝来评估，一根细丝为 10g 压力。如果患者不能感觉到细丝，说明保护感觉已消失，损坏和发生溃疡的风险明显增加。运动功能可通过观察足部的休息体位和检查足踝、足趾的运动力量和范围来评估。

步态分析

步态异常由肌肉和骨骼不平衡引起，常见于慢性创面治疗的患者。因此术前对患者的步态进行评估非常重要，必须包括踝关节背屈的测量和 F-扫描分析或足底压力图分析。当检查马蹄内翻足畸形时，首先必须让小腿完全伸直位，让腓肠肌保持在休息的长度，然后屈曲膝关节（可以减少腓肠肌的张力）以评估比目鱼肌（图 8.7）。如果屈膝时踝关节可背屈，则畸形是由腓肠肌挛缩引起，可以行腓肠肌松

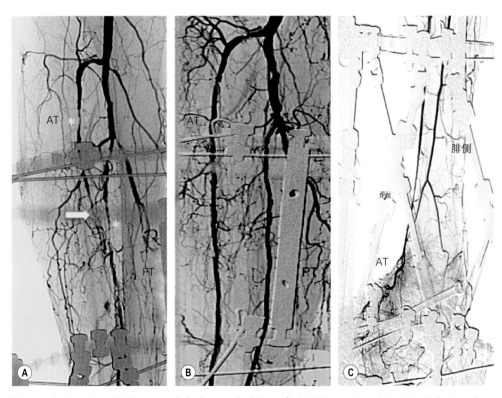

图 8.6 （A）足底内侧创面缺血患者介入治疗前的血管造影显示，胫后动脉完全闭塞和胫前动脉中段较大的闭塞（箭头所示）。另外还显示，胫前动脉近端和腓动脉近端至中段严重的狭窄（星形所示）。（B,C）行胫前动脉和腓动脉腔内血管成形术后血管造影显示，通向足部血管明显增宽，没有狭窄和闭塞。（From：DeFazio MV，Han KD，Akbari CM，Evans KK. Free tissue transfer after targeted endovascular reperfusion for complex lower extremity reconstruction：setting the stage for success in the presence of multivessel disease. Ann Vasc Surg. 2015；29（6）：1316.e7-1316.e15.）

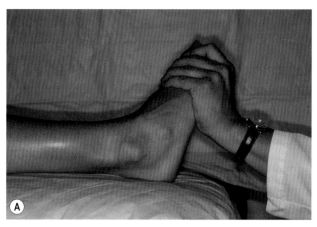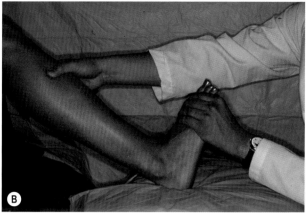

图 8.7　评估马蹄内翻足畸形患者跟腱张力必须检查踝关节背屈功能:(A)让小腿完全伸直位(让腓肠肌保持在休息的长度)。(B)屈曲膝关节(可以减少腓肠肌的张力)。如果屈膝时踝关节可背屈,则畸形是由腓肠肌挛缩引起,可以行腓肠肌松解治疗。如果在屈膝和伸膝时,踝关节都处于紧张状态,则畸形是由腓肠肌和比目鱼肌挛缩引起,全部跟腱都要松解,通常采用经皮的方式

解治疗。如果在屈膝和伸膝时,踝关节都处于紧张状态,则畸形是由腓肠肌和比目鱼肌挛缩引起,全部跟腱都要松解,通常采用经皮的方式。

F-扫描步态分析采用多个压力表面感应探针记录了在步行中所有时相足底的压力。在承重中过度受压的部位会以图像形式显现,有助于确定在重建中生物力学和后期常用矫形器的设计方案(图 8.8)。在肌腱移植或延长过程中发生的变化同样可以应用这项技术来记录。

骨评估

骨结构可通过观察足弓是否稳定、塌陷或脱位来进行评估。中足骨塌陷可出现骨突(如中足的 Charcot 破坏),骨刺或生物力学压力异常(踇外翻、锤状趾等)。足部 3 个方位的平片(前后位、斜位和侧位)可显示骨畸形的情况,并指导制订手术方案。侧位片必须保持在负重状态,以评估足弓的

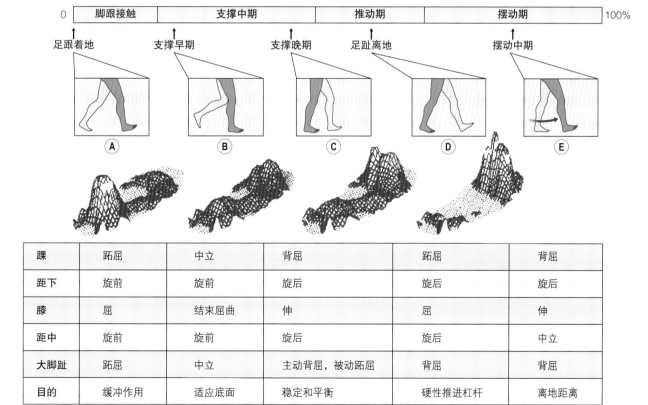

	脚跟接触	支撑中期	推动期	摆动期	
踝	跖屈	中立	背屈	跖屈	背屈
距下	旋前	旋前	旋后	旋后	旋后
膝	屈	结束屈曲	伸	屈	伸
距中	旋前	旋前	旋后	旋后	中立
大脚趾	跖屈	中立	主动背屈,被动跖屈	背屈	背屈
目的	缓冲作用	适应底面	稳定和平衡	硬性推进杠杆	离地距离

图 8.8　代表性的 F-Scan 压力标记和关节活动监测的正常步态周期

稳定性和外形。如果怀疑跟骨、籽骨和距骨头这些部位有局部病变,需要照片进行检查。需要明确的是,骨髓炎 X 线表现滞后于临床症状达 3 周以上。因此足部感染创面显示为正常的 X 线结果,并不能排除骨髓炎的诊断。

　　MRI 检查可协助早期诊断,并将骨髓炎与 Charcot 病变进行鉴别。总体而言,骨扫描在开放性创面中价值并不大。无论是否存在骨髓炎,病变骨吸收信号都会增加。但是,如果骨扫描阴性,对于排除感染沿长管骨表面向近端扩散非常有用。最终,如果怀疑有骨髓炎,可通过单独的切口而不是通过溃疡的创面取骨组织进行活检(金标准)。通常在大多数情况下,骨标本会通过手术部位获取,因为需要切取的部位通常在已清创创面基底。在这种情况下,必须应用之前未用过的刮勺获取骨髓组织,并送去脱钙和培养,用于指导应用敏感抗生素治疗。

治疗

创伤与挤压伤的治疗

　　足部的缺血或挤压伤可能使肌筋膜间隙压力升高。和小腿一样,足部筋膜间隙综合征也必须进行评估和治疗。足部筋膜间隙综合征和其他部位一样,可有 6P 征:疼痛(pain)、

感觉异常(paresthesia)、苍白(pallor)、麻痹(paralysis)、脉搏消失(pulse-lessness)和皮温异常(poikilothermia)。与临床检查不成比例的疼痛通常是首先出现的症状。足趾不能屈、伸活动,被动背屈足趾出现疼痛是非常重要的体征。最终会出现苍白、感觉异常,可触及间隙张力升高以及用多普勒也不能测到足趾动脉搏动。必须由熟悉足部间隙解剖的医生来测量足部间隙的压力。

　　当测量足部间隔压力时,很难确定实际测量的是哪个肌间隙的压力。如果存在临床指征,应该对四个肌间隙都进行切开减压[45]。Henry 提出的足内侧路径能够只用一个切口就可将所有四个肌间隙切开减压[46]。Mubarak 和 Hargens 提倡在足背行两个纵行切口来解除骨间间隙的压力(与手部类似)[47]。Whiteside 描述了继发于烧伤和直接创伤的筋膜间隙综合征,并推荐使用 Henry 提倡的内侧入路[48]。

　　需要进行肌间隙减压时,在足的内侧做一个始于第一跖骨并延伸到足跟的曲线切口。剥离皮肤和筋膜,然后向足底掀起皮瓣显露出踇展肌及其肌腱,从而将内侧肌间隙减压。向跖面牵拉踇展肌并打开内侧肌间隙,从而将中央肌间隙减压。接着沿着足部外侧从第五跖骨头至跟骨行直线切口可以将小趾肌间隙减压。通过这种切口能够充分松解包裹小趾肌间隙的筋膜。减压骨间隙最好通过足背在第二和第四跖骨上的两条直线切口进行。可以打开四个骨间隙上方的筋膜(图 8.9)。

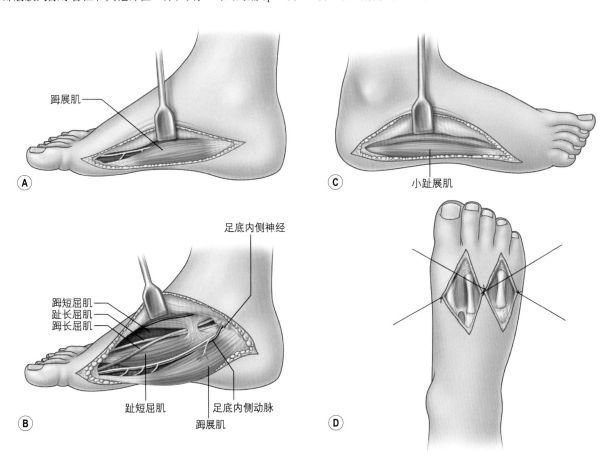

图 8.9　(A)足底内侧切口切开减压踇趾肌间隔。(B)通过内侧肌间隔切口切开减压中心间隔(踇展肌牵出)。(C)外侧切口切开减压小趾肌间隔。(D)减压骨间隙最好通过足背在第二和第四跖骨上的两条直线切口进行

创面感染与抗生素治疗

创面感染的特点是创面内的微生物增殖,导致人体的反应,如红肿热痛、异味和脓液。如果没被发现和采取治疗,感染会向全身播散,导致高热、白细胞计数升高,甚至可能发生脓毒症。在细菌定植和感染之间的差异可能很小,所以及早发现和治疗对于创面愈合和减少并发症很重要。定量实验发现当组织细菌计数超过 10^5/g 时,就会发生组织感染并抑制创面愈合[49]。

当治疗足部感染时,明确感染的来源和程度很重要。应该在创面周围划出红肿的边缘,标记出时间和日期,用作连续的对比。最早的标记可以用于判断抗生素或者清创是否有效的参照。感染部位的 X 线片能让医生获知骨组织是否已被感染以及在软组织中是否存在气体。如果 X 线片上能在组织平面中看到气体,除了靠近开放性溃疡的位置外,最有或能存在气性坏疽并需要急诊手术。气体通常是厌氧菌的副产物(通常是产气芽孢梭状菌),有着恶臭的味道,并沿着筋膜平面扩散。在感染的区域应检查肌间隔的压力,因为由于神经病变的原因,有气性坏疽的糖尿病足中肌间隔压力升高常常被忽略。如果有深部脓肿的可能,行超声或者 CT 检查对于明确其范围和位置非常有用。

如果创面为急性感染并有脓液流出,有异味和/或创面周围明显红肿,则说明需要即刻行彻底清创术以防止脓毒症、截肢甚至死亡的发生。如果下肢肌间隔压力异常升高,那么所涉及的下肢肌间隔需要进行减压。有恶臭气味的创面应该彻底清创去除异味。如果在清创末期仍有恶臭味说明清创不完全,还有更多坏死或感染的组织要去除。谨记即使下肢存在气性坏疽,也并不一定需要采取截肢的方法。通过反复清创加高压氧治疗可以保留足够的组织来维持一定的下肢功能。已证明高压氧治疗在控制厌氧菌感染中非常有效[50]。

在每一次清创时,必须到感染组织和脓液的表面获取标本进行需氧菌和厌氧菌培养。表面拭子和组织培养的作用有限,因为它们仅仅反映了表面的菌落而不是导致感染的深层细菌。在取深层组织标本进行培养后就开始应用广谱抗生素治疗。在培养和药敏结果出来后使用窄谱抗生素。需要注意的是深层组织的培养可能会漏掉高达 2/3 的菌种[51]。如果应用抗生素治疗 48 小时后仍持续有感染症状,需要重新选择抗生素治疗以及进一步彻底清创。

如果怀疑有骨髓炎,应该获取清创去除的骨组织和近端正常的骨组织进行培养。将有骨髓炎的骨组织标记为"污染"瓶,将近端正常骨组织标记为"清洁"瓶,以此可评估清创的质量以及确定抗生素使用的时长。如果创面是闭合的且"清洁"瓶培养无细菌生长,使用一周的抗生素已经足够。相反,如果"清洁"瓶有细菌生长,则需要重新进行截骨手术或给予 6 周的抗生素治疗。如果已经通过外科方式去除感染的骨组织,就不再需要进行 6 周的抗生素治疗。

尽管培养为阴性,但当外科医生怀疑残留的骨组织仍存在骨髓炎时(如跟骨或胫骨),则需要给予超过 6 周的抗生素治疗[52,53]。如何选择适合的抗生素及疗程最好由感染科专家来决定和监测,而且感染科专家也善于处理由于延长抗生素使用而发生的不良反应。

生物膜

根据定义,被污染的开放性创面意味着创面床包括浮游菌和生物膜。急性创面中只有 6% 存在生物膜,而慢性创面有超过 90% 都存在生物膜。生物膜的特征是微生物菌落包裹在细胞外多糖基质内,并不可逆地黏附在活组织或非活组织表面[54]。这些多种结构的基质可增加细菌间细胞与细胞的信号传递(群体效应),使生物膜生长成独立的生物体[55-57]。生物膜需要非常高的特殊生长媒介,而在医院中并不常见。其结果就是,典型的标本培养并不足以得出细菌阳性结果[58]。但 PCR 技术可以在几个小时之内快速诊断出引起病变的生物体。PCR 技术对于生物膜的研究已可分辨出多 60 种不同的细菌,其中超过 60% 的是厌氧菌。这些不同的细落共生在一个很低的能量状态,并作为染色体外 DNA 质粒介导的对抗生素的耐药性比单独的细菌强 1 000 倍。在 48 小时内,生物膜就可成熟,并对于局部和全身使用的抗生素以及由宿主免疫反应导致的吞噬作用产生抵抗[59]。菌落通过被动的生物膜碎片(70%)或主动的未分化的浮游细胞进行传播。生物膜能引起周围组织的炎症,但可能并不表现为典型的感染症状。如出现疼痛加重或张力增大、渗出增加、出现异味或发现脆弱的肉芽组织说明可能存在炎症。需要积极地机械清创以促进其下正常组织的愈合。

急性与慢性创面

治疗任何创面的目的都是及时促进其愈合,要实现这一目标的第一步是建立一个干净和健康的创面基底。急性创面的定义是有待于进入一系列创面愈合阶段的近期创面。如果有充足的血流,通过简单的清创技术,就可建立一个干净的基底,既可立即封闭创面,也可以局部应用敷料包扎促进愈合,后期再封闭创面。相反,慢性创面是一种处于创面愈合的某一阶段(通常为炎症阶段),而不能自行进展的创面。要将慢性创面变成急性创面,必须纠正患者目前的合并症(如高血糖、凝血病变,改变或改进药物治疗等等)。如果有适应证,要恢复充足的血流,应用合适的抗生素治疗以及彻底的清创。如果创面已经有适当的反应,会出现健康的肉芽组织,水肿会消退,创缘会出现新生的上皮组织。每周测量创面的面积是评估创面进展非常有用的方法。正常愈合速度是创面面积每周减少 10%~15%。要确保所有的异常情况已得到纠正(如感染、缺血、凝血病变)。如果愈合速度低于预期,可能需要应用一些辅助治疗措施,比如创面负压治疗(negative pressure wound therapy,NWPT)、外用生长因子、培养的表皮/真皮替代物和/或高压氧治疗。

创面的外科准备

创面的坏死组织、异物和细菌及生物膜通过产生或刺激产生蛋白酶、胶原酶和弹性蛋白酶阻碍创面局部的愈合过程[60]。因此,彻底的机械清创对于克服这些障碍,促进正常的愈合非常必要。尽管如此,手术清创只是治疗足踝部创面时常采用的一种方法,另一个需要关心的是如何封闭缺损创面[61]。但是,遗留坏死或感染的组织或骨质,会导致感染进一步发展,甚至可能截肢。在真皮或皮下组织有静脉或动脉血栓的组织、液化的筋膜或肌腱以及没有活力的骨质必须要全部清除干净。只有到正常出血组织时,清创才彻底。同样的是,所有活性组织必须要保留,这在最后的修复重建时非常有用。

最有效的清创技术逐步清除严重污染或失活的组织,直到正常组织为止。这可以减少牺牲活性组织的数量,并确保留下来的都是健康组织。必须采用轻柔的创面处理方法,比如锐性剥离代替烧灼剥离,用皮沟去牵拉组织,精确地运用电刀以减少烧焦组织的残留等。应该避免有创伤的处理方法,如用镊子或钳子去碰皮缘,用电刀去烧灼组织或缝扎过多血管周围健康的组织[62]。有用的外科器械包括手术刀、Mayo手术剪、刮勺、咬骨钳;动力器械,包括矢状锯、骨钻、水刀(Versajet,Smith & Nephew,Hull,UK)。如有需要,应该常规经常行清创术,直到创面干净并准备封闭为止[61,63,64]。

为了确保整个创面充分清创,可联合应用3个辅助方法:①创面外用亚甲蓝染色;②应用颜色指导清创;③消除老化的创面边缘。清创前用棉球将亚甲蓝充分涂至创面基底,可让外科医生充分明确创面的所有部位,从而保证能完全去除创面基底所有染色的组织(图8.10)。另外,外科医生必须熟悉正常组织的颜色(如红色、白色和黄色)。应用这种颜色作为清创的终点,可以防止去除健康的组织[65]。最后,在最

初清创时切除 3~5mm 的边缘组织,可从慢性创面边缘去除老化的细胞,可让其下健康的细胞进入到正常创面愈合的阶段[66]。

生物力学注意事项

生物力学是修复重建计划非常重要的部分,可包括骨组织的重整、部分关节的去除/融合,或肌腱延长/移植。中足的 Charcot 畸形常有一些预警的表现,如轻微渗出、关节不稳定、捻发音和肿胀。如果能早期明确这些体征,减轻负重和塑形等保守治疗可防止已僵直中足畸形的进展[67]。跖骨头下溃疡的发生是由于在步态周期过程中,前足底表面生物力学异常部位压力过高引起。虽然锤状趾、籽骨、较长的跖骨和关节脱位也是跟腱挛缩从而阻止踝关节背屈而不能位于中立位的因素,但主要是由于体重的不正常分布所致。如果膝关节屈曲或伸直,踝关节背屈功能均较差,组成跟腱的腓肠肌和比目鱼肌或踝关节后侧关节囊可能都有挛缩,如果经皮松解跟腱并不能改善踝关节背屈功能,就必须松解踝关节后侧关节囊。如果踝关节只是在膝关节屈曲时才能背伸,则马蹄内翻足是由腓肠肌挛缩引起,切开松解腓肠肌应该可解决这一问题。与仅用接触塑形相比,延长或松解挛缩的跟腱,创面愈合更快、保护时间更长,而且 7 个月和 25 个月溃疡复发率分别减少 75% 和 52%(图 8.11)[68,69]。

原先经跖骨截肢而前足溃疡复发的是另外一组由于生物力学异常而引起创面的患者。远端截肢后出现溃疡复发,是由于足部内肌肉张力不平衡引起,从而导致姿态异常(马蹄内翻足畸形)、不稳定以及在行走过程中体重分布的改变。这些患者通常需要行跟腱延长和/或胫前肌肌腱移植以恢复正常的生物力学平衡[70]。相反,慢性跟部溃疡可能会出现在早先没有查出的对跟腱损伤之后或由于在原先延长跟腱过程中矫正过度引起。修复重建时必须要对这些重要的肌肉

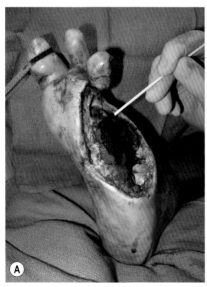
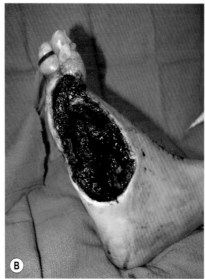
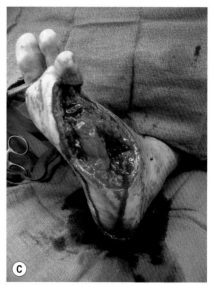

图 8.10　创面外用亚甲蓝染色以确保创面充分清创并去除表面的生物膜。用棉球将亚甲蓝充分涂至创面基底。清创后,创面必须没有染色组织残留

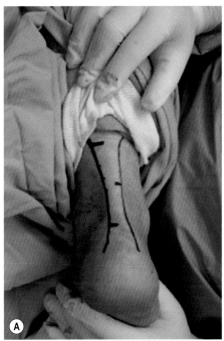
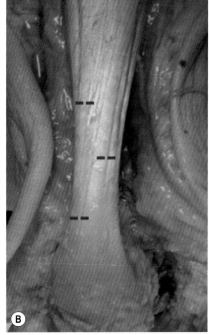
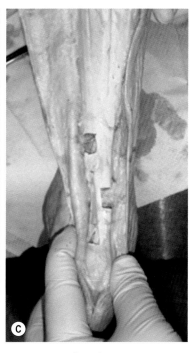

图 8.11　经皮跟腱延长技术。如果组成跟腱的腓肠肌和比目鱼肌都挛缩,可经皮在距离跟腱与跟骨附着点近端 3cm、6cm 和 9cm 处做 3 个切口标记,用 15 号刀片插入跟腱中央最高处,并转动手术刀,在每一边切断一半跟腱。轻柔地背屈踝关节,直到跟腱松弛为止,并给予制动,以促进其在延长位愈合。这种技术可使跟腱长度增加 2cm 左右。(Courtesy of John Steinberg,DPM;Center for Wound Healing,MedStar Georgetown University Hospital,Washington DC.)

张力单元进行缩短或加强。

对于正常背屈的患者,如果溃疡由跖骨头突出引起,突出的跖骨头可通过经跖骨颈截骨并内固定,向上抬高 2~3mm[71]。压力去除后通过后期护理,通常已足够促进创面愈合。当前足溃疡发生在第 5 跖骨头上时,建议通过跖骨颈进行切除,既可以通过已清创的创面(深部穿透性溃疡),也可以通过纵行、劈开肌腱的背侧切口来完成。第一跖骨只有暴露在溃疡基底时才予以切除。并不建议完全切除第一跖骨,因为会使内侧柱不稳定,从而导致过多的重量转移至邻近的跖骨头。反而推荐切除足底第一跖骨头突出的部位,以减少骨突出同时保留生物力学的稳定性。

促进创面愈合的辅助措施

当清创至干净、健康的组织后,防止能破坏自然产生的生长因子的金属蛋白酶的增长很重要。创面表面形成的细菌生物膜和蛋白碎片必须定期清除。可每天用肥皂水擦洗创面,或应用从湿到干的敷料包扎。在两次清创之间,外用抗生素可减少细菌负荷。杆菌肽对减轻创面感染非常有效。莫匹罗星对 MRSA 感染有效,而磺胺嘧啶银或庆大霉素软膏对铜绿假单胞菌感染有效。对大多数污染的创面而言,抗生素链珠、1% 醋酸、磺胺嘧啶银、磺胺米隆以及碘附已经有很好的作用。对于污染严重和/或有坏死组织的患者,手术清创前如果需要应用合适的药物治疗的话,短期应用 1/4 或 1/2 浓度的 Dakin 溶液可能是合适的。含有杀菌成分(银或碘)的可吸收液体敷料(如藻酸盐、吸水纤维、泡沫敷料、水

胶体等)对渗出多的创面是有效的。

对于不能耐受手术的患者,应用绿头苍蝇幼虫的蛆虫清创治疗(maggot debridement therapy,MDT)已证明是治疗有耐药性的慢性感染创面性价比较好的一个替代方法[72]。MDT 通过选择性地清除坏死组织和减少细菌负荷来促进创面愈合。近期的一个评估 MDT 安全性和效果的 meta 分析显示,在糖尿病足溃疡的患者应用 MDT,可明显提高慢性创面愈合的速度和效果,延长不需要使用抗生素的间期和降低截肢的风险[73]。然而,蛆虫并不能控制分泌物的量,在复杂的部位应用稀薄的致密敷料通常可以避免使用蛆虫。对于下肢环形创面或足踝部复杂创面,作者应用通风、封闭的敷料,允许蛆虫在氧气充足、清洁和无须费力的环境中自由移动(图 8.12)。该结构的独立部分要自由悬挂 48~72 小时,以防止机械挤压并增加清除坏死组织的范围。

一旦创面干净且有足够的血管化,可以应用负压创面治疗(negative pressure wound therapy,NPWT)技术帮助促进下一步的愈合。NPWT 可以增加局部血流、减轻组织水肿、抑制细菌增殖、并促进肉芽组织的形成[74,75]。一级证据资料证实在糖尿病足创面中使用 NPWT 可以加快创面愈合,并降低截肢率[76]。而且因为封闭负压辅助装置每 48~72 小时更换一次,与正常污染创面每天换药 2~3 次相比,更不容易发生交叉污染。带滴注装置的 NPWT 是治疗复杂性急、慢性感染创面(如骨髓炎、矫形器具或移植关节外露等)技术的重要进步[77]。带滴注装置的 NPWT 是一种创新性的治疗方法。结合负压(−125 至−150mmHg),自动、间断滴注创面外用液体(抗生素和盐水),直到海绵在直视下已饱和为

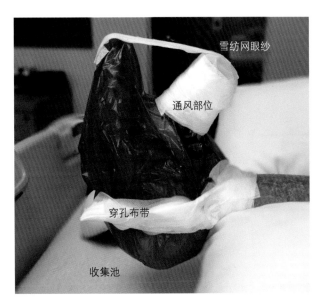

图 8.12　用于对足背、足底和趾蹼多发坏死性溃疡进行蛆虫自由清创治疗的封闭装置结构。蛆虫可通过通风部位放入，通风部位用聚酯纤维雪纺网眼纱封闭，以保证氧气可持续进入。内置的收集池放置多层的高吸收纱布，并悬挂起来，以防止分泌物刺激皮肤和/或导致屏障破坏

止，停留 10~20 分钟，频率为每 1.5~2 小时，治疗持续时间 2~10 天。在一个回顾性的队列对照实验结果显示，带滴注装置的 NPWT（n=68）与没有滴注装置的 NPWT（n=74）相比，总体手术次数减少、加快创面封闭时间，并缩短住院时间。出院前创面封闭的百分比和分泌物培养阳性率均得到改善[78]。未来仍然需要解决的问题是如何滴注最佳容积和最适合的液体，停留时间和治疗持续时间可能都需要通过高质量的随机对照试验来评价。

如果创面已比较新鲜并有充足的血流，但仍然没有愈合的征象，应用生物活性覆盖物，比如血小板源性的生长因子（Regranex，Ortho-McNeil-Janssen Pharmaceuticals，Raritan，NJ，USA）或培养的皮肤替代物（Apligraf，Organogenesis Inc.，Canton，MA，USA；Dermagraft，Advanced Tissue Sciences，La Jolla，CA，USA），可加速创面愈合[79-82]。外露的正常骨质或肌腱可应用人工真皮（Integra，Integra Life Sciences，Plainsboro，NJ，USA）临时覆盖，用或不用封闭负压装置，可刺激新生组织的形成。2~3 周后可产生新生血管，然后可以在新生的类真皮样组织上移植自体薄皮覆盖。最后，一级证据表明，全身高压氧治疗能够减少截肢率并促进某些难愈性创面的肉芽组织增生[83,84]。高压氧治疗可刺激创面局部血管再生，促进细胞胶原交联和排出，并增强巨噬细胞和单核细胞杀灭细菌的能力。任何一种或所有这些方法的应用与更多的传统修复重建策略一致时都是有价值的。

外固定

术后严格不负重并抬高肢体对消除水肿、促进愈合和控制感染非常重要。然而，对许多患者而言，100% 的不负

重和制动是不切实际的。过早行走或负重，甚至简单的移动，都会导致活动关节的反复剪切力和扭力，最终导致创面损坏。而且，延长制动的卧位可导致创面延迟愈合或形成新的溃疡。外固定在骨折和骨髓炎的治疗中有着明确的作用[85-87]。在感染或污染的创面，应用内固定是禁忌证，通过使用外固定固定骨骼结构，可使过去需要截肢的肢体得到了保留[88]。特别是 Ilizarov 架，具有良好的制动作用，已被证实具有缩短愈合时间、减少钉道感染的作用，并可通过保护性的足底板进行早期的承重[89]。

软组织重建后关节的活动经常会导致切口裂开或使创面延迟愈合。作者回顾了其所在机构过去 6 年中连续 24 名只用外固定去保护软组织重建的患者，在多面固定与单面固定的患者中总体的保肢率分别为 83% 和 73%[90]。作者对其患者所实施的软组织重建包括早期闭合、皮片移植和局部皮瓣。对于包括游离皮瓣或腓肠动脉穿支皮瓣的更大的修复重建手术，Ilizarov 架很合适，因为支架不仅能将足跟和足悬吊在一个合适的骨骼线性位置中，还能保护皮瓣免于受到外在的压力和潜在的外伤。患者对选择性的减负方案的依从性在作者的机构中大约是 20%。作者发现，外固定是一个非常有用的辅助措施，可确保包括足踝在内的复杂软组织修复重建能得到充分的愈合（图 8.13）。

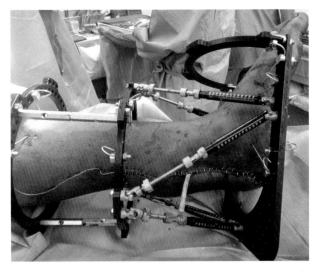

图 8.13　对于包括足踝部运动或承重部位的大面积的修复重建，Ilizarov 架很适合，因为支架不仅能将足跟和足悬吊在一个合适的骨骼线性位置中，还能保护皮瓣免于受到外在的压力和潜在的外伤

软组织修复重建的手术技术

创面闭合的选择

尽管前文已详细介绍过足踝部位的解剖，但仍有必要再次强调血管区域的重要性及其在设计皮瓣和成功修复重建中的意义。熟悉每一个血管区域的边界和动脉之间的吻

合为暴露组织、有计划的修复重建或截肢设计合理的切口提供了基础,而不是仅靠经验来设计,最大限度地保留血流以促进手术创面的愈合。除了血流动力学的因素外,修复重建的手术时间在确保创面封闭后能得到成功的结果和减少并发症都起到重要的作用。过早地封闭创面会导致创面裂开、感染、皮瓣坏死和渐进性的组织坏死的发生率增加。因此,在封闭创面之前,要确保患者的内科合并症和创面异常因素已得到纠正、炎症指标已得到控制。清创后分泌物细菌培养为阴性、创面已无疼痛、皮肤边缘起皱褶、出现新鲜的肉芽组织以及新生的上皮组织后,就可以准备对创面进行修复重建。

创面封闭的方法有很多,取决于患者的健康状况、创面的大小和位置、重要组织结构(如肌腱、骨骼、关节以及血管神经)是否外露、外科医生的经验以及局部组织能切取的大小和质量。创面封闭的方法有:①后期换药促进愈合;②延迟直接缝合;③皮片移植;④局部皮瓣;⑤带蒂皮瓣;⑥皮瓣或复合组织瓣游离移植。或者任意方法的组合。对于没有重要组织结构外露的创面(如较大、不规则和有潜在污染的创面),可以通过每天换药、应用促进创面愈合的辅助措施、高压氧和 NPWT。如果已有外科手术封闭创面的适应证而且可行,清创后的新鲜创面可能需要进行脉冲灌洗,并使用新的无菌器械以避免重新污染创面床。对清创器械进行细菌定量培养能够达到 10^3 数量级。在封闭创面时再次使用同一套器械会增加没有必要的术后感染的风险。

当组织水肿和硬化解决后,延迟的直接创面闭合就比较容易完成。封闭负压引流装置在这方面很有帮助。直接

闭合创面后,要确保相关的动脉搏动不会因为闭合后张力过大消失。如果张力太大,创面可以分次闭合,或剩余部分创面应用 NPWT 辅助下二期愈合。对于较大的创面,可用内置的封闭负压引流装置,利用部分埋藏的海绵并牵张缝合,逐渐接近皮肤边缘,创面腔隙填平以及无张力后再闭合创面(图 8.14)。也可以通过去除创面下骨骼而得到充足的覆盖创面的软组织,在足部分截肢时,只有当去除足够的骨骼,才易于延迟的创面直接闭合(图 8.15)。通过去除足弓并将跖骨融合到足后部,可富余出接近足底软组织缺损的量。对于所有患者,都应该避免深部缝合,因为这样会带来潜在的再次感染的风险。用单股缝合线(如尼龙线、聚丙烯等)进行简单的垂直褥式缝合更不利于细菌生长。

植皮可用于闭合大多数具有健康肉芽组织的足踝部创面(图 8.16)。对于不太好的创面床(如肌腱或骨外露),可通过应用胶原支架,如 Intergra(Integra Lifesciences,Plainsboro,NJ,USA),诱导产生健康、血管化的新生真皮组织,从而能够受皮。受区的准备最好刮除表面的肉芽组织,以去除残留在肉芽组织的细菌。移植皮肤可制备成 1:1 网状或打包加压,以防止积液从而影响植皮与基底粘连。植皮后应用低负压(−75mmHg)持续吸引 3~5 天,可最大化使植皮与基底附着[91]。在负重的足底面,切取厚 30/1 000 英寸(约 0.762mm)的无毛皮片移植可作为替代全厚皮片的一种选择,可很好地承受行走时的剪切力[92;93]。足背是取皮的理想供区,但取厚皮后,可移植自体薄皮(10/1 000 英寸,约 0.254mm)以促进愈合。如果顺应性是软组织,可考虑放置带保护足板的 Ilizarov 架,直到足底植皮完全愈合。有神经支配的全厚皮片移植也已应用于代替从腓肠神经部位、大足趾和/或前臂

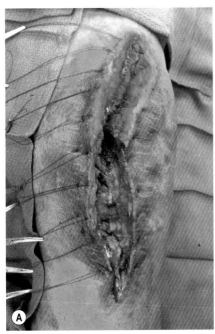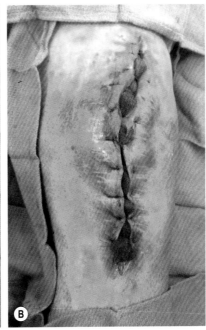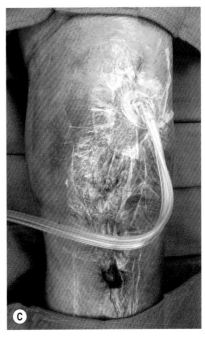

图 8.14　利用内置的封闭负压技术可使全膝置换失败的患者经过去除感染的关节,清创并放置抗感染的置换物而导致的膝部前侧较大的创面得到延迟的直接闭合。使用部分埋藏的海绵,减轻软组织水肿,加快创面收缩。在创面全长应用垂直褥式牵张缝合,促进软组织爬行,从而使创面两侧逐渐接近皮肤边缘。每 3~5 天更换一次,直到创面边缘接近无张力为止

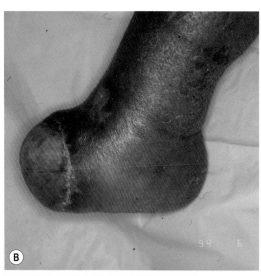

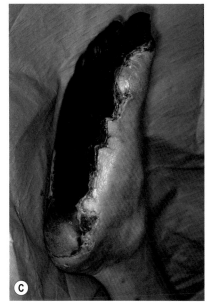

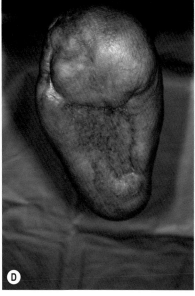

图 8.15 （A）足内侧缺损;（B）Lisfranc 截肢,旋转足底外侧皮瓣闭合创面;（C）足底和足趾干性坏死,导致足底大部分软组织缺损;（D）经跖骨截肢,保留背侧软组织皮瓣,结合植皮闭合创面

切取去脂肪薄皮瓣的患者[94]。

　　局部随意皮瓣是指没有指明血管供血的皮瓣,既可以以轴点进行旋转、易位,也可以推进到邻近缺损的部位。局部皮瓣可以设计成不同的大小和形状(如方形、三角形、菱形、半圆形或分叶状等),也可以包含不同的组织成分(皮肤、皮下脂肪和筋膜等)。只有骨骼、肌腱或关节暴露的创面才需要皮瓣覆盖,剩下的软组织缺损创面都可以通过植皮来覆盖。联合应用局部皮瓣和植皮经常可以代替大面积带蒂皮瓣或游离皮瓣。合理的设计局部皮瓣可以更好地暴露关节、骨骼及肌腱,从而避免额外的切口。而且,局部皮瓣可以用来闭合需要严格限制外固定的创面。

　　皮瓣的长宽比对于皮瓣的存活很重要[95]。因为在足踝部皮肤的毛细血管床密度没有面部毛细血管床密度大,皮瓣长宽比不应该超过 1∶1 到 1∶1.5。当在设计皮瓣的底部或皮瓣内能够用多普勒超声发现皮肤穿支时,可以增加皮瓣的

长宽比。为了确保能达到无张力覆盖创面,皮瓣应该设计在组织活动度最大的部位,而且要比需要覆盖的缺损创面稍微大一些。25mmHg 的压力可以引起导致皮瓣坏死的静脉淤血,除非张力能在 4 小时内得以释放[96]。如果转移后皮瓣仍苍白,则需要将皮瓣旋转回原来的位置,延迟 4~7 天当血流更加充分的时候再转移。在这期间,可以在开放创面上应用 NPWT 以减轻水肿并确保创面边缘仍有延展性。最后,作者发现,术后 3~5 天在切口放置 NPWT 能够通过减轻水肿来确保皮瓣的成活[97]。

　　分离足踝部带蒂皮瓣需要更熟练的解剖知识,而且围手术期并发症的发生率也更高。虽然长期的成功率与游离皮瓣移植相同。但是在显微外科文献中,足踝部游离皮瓣移植失败发生率更高,术前需要进行仔细的设计[98,99]。血管钙化和下肢大范围损伤通常是皮瓣移植失败的因素。如有可能,必须将皮瓣动脉与受区动脉行端侧吻合,并吻合两根

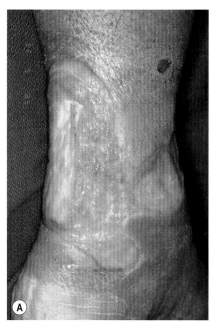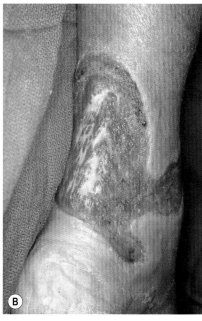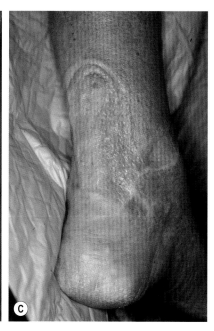

图 8.16　（A）左侧跟腱和内踝处的纤维肉芽创面,有纤维瘢痕组织;（B）经过多次清创和间断应用创面负压治疗技术,创面基底出现健康的肉芽组织;（C）中厚皮片移植后完全存活

静脉,以保留到肢体远端最大的血流,并使皮瓣静脉回流能够达到最好。

不同解剖部位的修复重建

修复足踝部创面的方法根据部位不同而有所变化,最好在 5 个不同的解剖部位有所区别:①踝前部与足背;②前足底;③中足底;④后足底与内外踝;⑤跟腱部位。下文将讨论生物力学因素的一些关键点、耐用皮瓣的选择以及每个部位特殊的抢救性截肢方法。

踝前部与足背

足踝部周围的软组织较少而且弹力也较差。如果有健康的肉芽组织,这些部位的缺损可以用简单的植皮方法得到成功的修复。如果覆盖伸肌腱的腱周组织缺损或不足,可应用人工真皮（如 Integra）,用或不用 NPWT 均可。局部皮瓣（旋转、菱形、双叶、易位等）对于小的缺损非常有用。但是,对于较大的创面,通常需要带蒂皮瓣,最常用的是趾短伸肌瓣和外踝上皮瓣。很少应用近端蒂或远端蒂的足背动脉皮瓣,因为对于需要穿鞋行走的患者,供瓣区植皮后通常会出现问题。

趾短伸肌瓣

趾短伸肌属于Ⅱ型肌肉,可以向近端转移来覆盖踝前、足背近端和外踝处创面。主要的血供是由足背动脉在伸肌支持带远端水平发出的跗外侧动脉供应。可通过足背弧形切口暴露趾短伸肌,切口与要闭合的创面相连。只要足背动

脉的血流是顺行的,就可以将其向远端分离至跗外侧动脉,以增加肌瓣的旋转弧度,但对于有周围血管病变的糖尿病患者,并不提倡这样操作。当肌瓣分离至近端时,可结扎外侧小的跗骨分支。跗外侧血管必须和肌肉一起掀起,因为其起始处与跟骨外侧分开。四束肌肉宽而薄,在成人中为 4.5cm×6cm,对于相对小的创面这种肌瓣非常有用（图 8.17）[101]。如有需要,趾短伸肌也可以设计为远端蒂逆行供血,由足背动脉远端接受足底外侧动脉的逆行供血,但是该方向的旋转弧度受到很大的限制。

外踝上皮瓣

外踝上皮瓣是覆盖外踝和踝前部骨缺损伴有软组织缺损最有用的皮瓣。皮瓣必须为远端蒂,由腓动脉在外踝尖近端 5cm 处穿过骨间膜分出的前穿支发出的皮穿支供血。皮肤血管然后向近端和腓骨前方走行,并与腓浅神经伴行的血管网吻合。腓动脉的穿支可用手持式超声来定位。皮瓣的蒂部应以此为中心。皮瓣的宽度为胫骨和腓骨之间的皮肤筋膜组织,长度必须要足够到达外踝处（为 6~8cm）或更远的部位,取决于创面的位置[7]（图 8.18）。

在大多数情况下,设计为远端蒂筋膜皮瓣,供瓣区表面行植皮覆盖。切口设计在腓骨与胫骨之间的中心区域,在深筋膜表面掀起皮瓣。然后沿内侧缘切开深筋膜,逐步分离显示,直到看到穿支为止。腓浅神经的分支走行在筋膜内,必须将其分离出来,以确保安全地掀起和旋转皮瓣。最后需要切开外侧缘松解皮瓣,并松解附着到分离前侧和外侧肌间隙的肌间隔。用这种方式分离皮瓣,供区可直接闭合。

对于踝前/足背近端更远处的创面,可在前穿支近端结扎,以增加皮瓣所能到达的远端距离。这时皮瓣就成为由外踝动脉到前穿支的逆行供血。因此,在分离皮瓣之前,要明

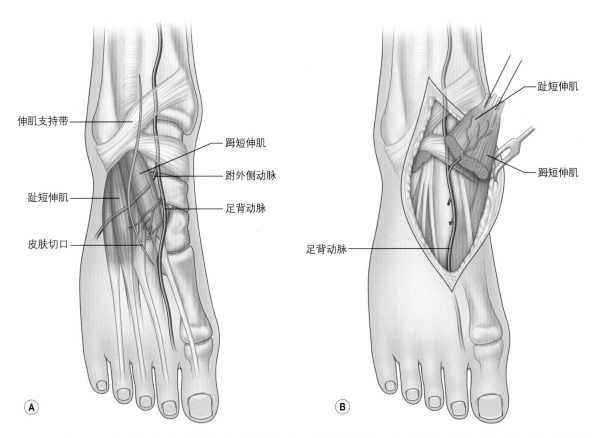

图 8.17　趾短伸肌瓣。这种 II 型肌肉主要由足背动脉发出的跗外侧动脉供血。足背动脉可将其向远端分离至跗外侧动脉的起始处,以增加肌瓣的旋转弧度。四束肌肉宽而薄,在成人中为 4.5cm×6cm,对于相对小的创面这种肌瓣非常有用

确外踝动脉和胫前动脉是通畅的。用这种方式分离皮瓣,供区的愈合可能会出现问题,可能需要用人工真皮覆盖,然后行自体皮移植,并将踝关节制动,以保证植皮存活。

游离组织移植

　　足踝部较大且有肌腱或骨外露的创面需要应用薄而柔软的组织覆盖,以适应穿鞋。另外,这些创面也有很高的美学需求。因此,与植皮相比,应用包含有皮肤成分的组织瓣进行移植可以得到持久耐用的覆盖和较好的外观[100]。包括带血管的肌腱和骨组织可适应特殊修复的需要。学界已经证明,在这些部位切取皮瓣非常成功,包括上臂外侧、前臂桡侧以及肩胛旁筋膜皮瓣。穿支皮瓣(如股前外侧皮瓣)应用后也取得了非常好的功能和美学效果(图 8.19)。股前外侧皮瓣由旋股外侧动脉降支发出的穿支供血,血管蒂安全可靠,可供应大范围的皮肤筋膜组织,供瓣区并发症比较少[102]。对于肥胖的患者,可能需要在第一次皮瓣移植手术后 3~4 个月,第二次手术行皮瓣修薄。对于肥胖患者,也可以用薄筋膜瓣移植,然后在筋膜瓣表面植皮来代替厚皮瓣移植,一步完成修复重建,可能会取得更好的效果。

　　对于足背创面,前臂桡侧皮瓣也是一个良好的选择(图 8.20)[103,104]。该皮瓣薄而柔软,可切取感觉神经(前臂外侧皮神经)。如有需要,还可以包括掌长肌来重建缺损的伸肌腱。而且,桡动脉及伴行静脉可提供良好的血管蒂,最长可达 14cm。如果在移植时正确地缝合,皮瓣很少需要后期修薄。尽管有这些良好的效果,但供区是一个问题,在切取皮瓣之前必须做 Allen 试验,以确保尺动脉可为手部提供足够的血流。上臂外侧皮瓣,以桡侧副动脉供血,可切取为感觉皮瓣(臂外侧下皮神经),血管蒂相对也较长(可达 14cm)[105]。对于较大的缺损,皮瓣可延长至肘部。肩胛旁皮瓣(图 8.21),由旋肩胛动脉供血,对于较大的缺损也是一个良好的选择[106,107]。该皮瓣没有感觉神经,通常也需要后期修薄。也可以切取为筋膜脂肪瓣,然后在其上植皮,从而得到更薄、更柔软的软组织重建[108]。

前足底

　　跖骨中段的远端区域为前足。局部皮瓣在足远端 1/3 的深部创面修复重建中起着重要的作用。足趾溃疡和坏疽最好给予局限性截肢,在闭合创面时尽可能保留活性组织和残留足趾,至少要尽可能保留第二、三、四足趾近节的近端,以避免邻近足趾向中心塌陷。如果累及大足趾,由于其在行走时的重要作用,要尽可能保留最大长度。通常在大多数情况下,残趾近端底部或背部皮瓣可简单闭合创面。如果需要额外的软组织,可行邻近足趾剔骨瓣并转移覆盖创面。修复

图中标注:
伸肌支持带、拇短伸肌、跗外侧动脉、足背动脉、趾短伸肌、皮肤切口、趾短伸肌、拇短伸肌、足背动脉
(A)　(B)

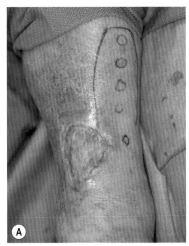
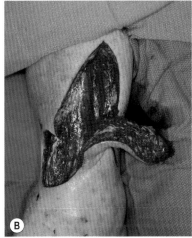
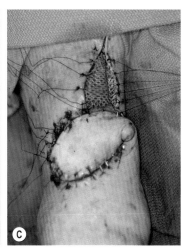
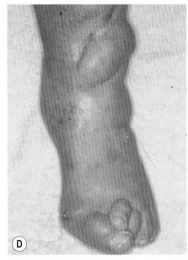

图 8.18 外踝上皮瓣。(A)踝前皮肤全层缺损创面,画出外踝皮瓣的大小。腓动脉的前穿支用手持式超声来定位。皮瓣的蒂部应以此为中心。皮瓣的宽度为胫骨和腓骨之间的皮肤筋膜组织。(B)掀起外踝上皮瓣。(C)旋转并缝合皮瓣,供瓣区行中厚皮片移植。(D)术后 1 年外观

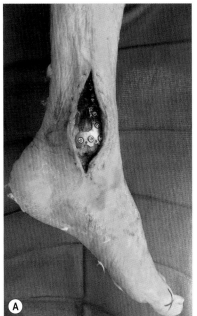
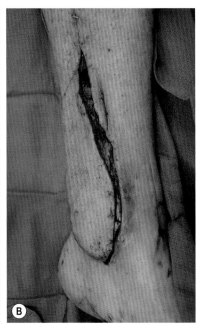
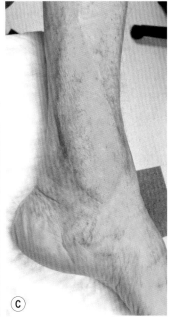

图 8.19 股前外侧皮瓣。一名 71 岁男性患者,全踝关节成形及三角肌腱异体移植后 6 周,创面感染、内固定物外露。(A)多次清创去除感染的软组织、骨及异体肌腱后术中照片。固定胫骨远端和内踝的内固定物外露,且有大块软组织缺损。(B)游离股前外侧筋膜皮瓣移植至受区缺损处。旋股外侧动脉降支与胫后动脉行端侧吻合。(C)1 年后随访,内踝得到持久耐用的覆盖以及良好的外观

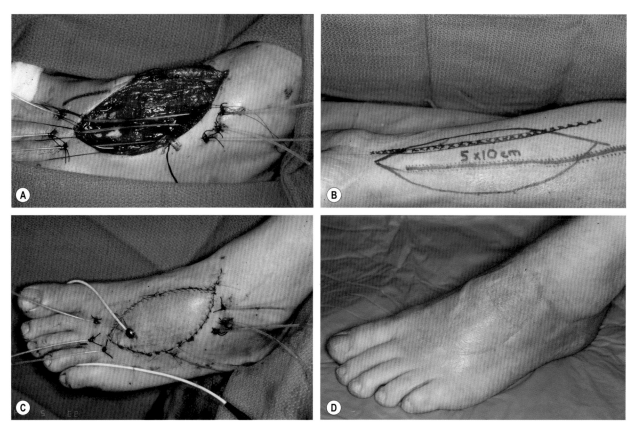

图 8.20   前臂桡侧皮瓣。（A）大范围切除软组织肉瘤，包括一部分趾长伸肌腱后足背软组织缺损创面。（B）在前臂远端掌侧画出带神经和掌长肌腱的前臂桡侧皮瓣。（C）将复合组织瓣移植并缝合至受区。桡动脉与足背动脉行端端吻合，同时将前臂外侧皮神经与腓浅神经吻合，以建立皮瓣的保护性感觉。掌长肌腱用于重建伸趾肌腱的缺损。（D）1 年后随访，足背外观良好

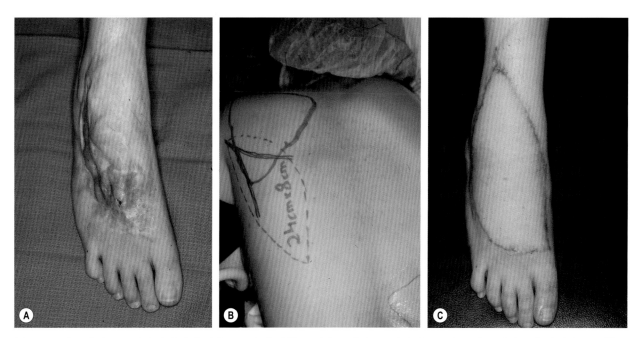

图 8.21   肩胛旁皮瓣。该患者在童年时期足踝部受到创面，遗留下疼痛、不稳定的足踝部。在踝关节融合前需要用足够的软组织覆盖。（A）足背慢性、不稳定的瘢痕。（B）从患者左背部切取肩胛旁皮瓣。旋肩胛动脉降支与胫前动脉行端侧吻合。（C）6 个月后行皮瓣修薄去脂手术

前足更可靠的一些选择方法包括局部筋膜皮瓣、足趾剔骨瓣以及神经血管岛状皮瓣[109,110]。

局部筋膜皮瓣

通过在足底定位垂直穿支血管有助于设计许多不同的局部皮瓣。可将前足皮肤、脂肪和筋膜掀起，向前推进（如V-Y皮瓣）、旋转或移位，既可单独设计，也可联合应用，可覆盖达 4~5cm² 的骨、关节和/或肌腱外露的创面。建议从边缘掀起皮瓣，因为这样最灵活，而且在蒂部会有明确的穿支。因此，可有四种设计方法：近端蒂或远端蒂，内侧蒂或外侧蒂。必须完全切开沿皮瓣边缘的足底筋膜，并仔细分离附着到下方跖骨上的间隔，以获得最大的皮瓣活动度。偶尔创面太大，需要从对侧切取组织来闭合创面。所有皮瓣没有覆

盖的部位用植皮覆盖。NPWT 可放置在整个重建的组织上3~5 天，以确保植皮与基底粘连及皮瓣存活。这些皮瓣也可以用来覆盖中足底、后足底、踝部以及足背的缺损（图 8.22）。

足趾剔骨皮瓣

足趾剔骨皮瓣对于修复趾蹼小的溃疡和前足远端创面非常有用（图 8.23）。在止血带下，从远端开始掀起皮瓣，去除整个趾甲复合体。根据设计的旋转弧度，可作背侧、内侧或外侧切口，以暴露其下的趾骨，然后仔细去除趾骨，保留足趾底部的血管束。去除跖腱膜和屈、伸肌腱，以增加皮瓣柔软度。在皮瓣和创面之间做相连的切口以将皮瓣转移到邻近的缺损。如有需要，可以在足底近端进一步解剖出神经血管束使皮瓣转移到更近端的部位。最好的是第一或第五足

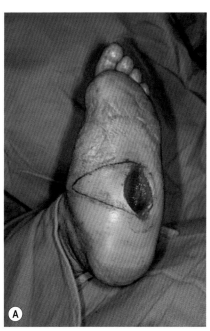
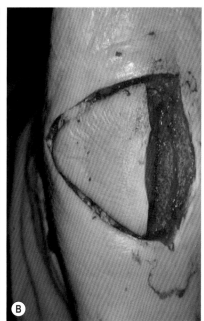
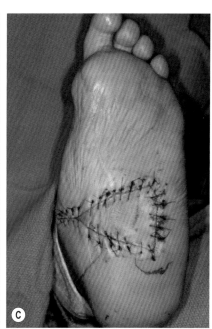
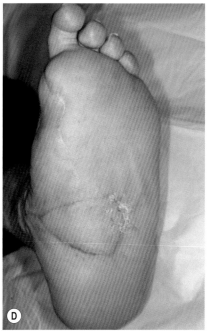

图 8.22 （A）设计以内侧为蒂的 V-Y 推进皮瓣来闭合中足底缺损，皮瓣的方向取决于局部组织的活动度以及是否有明确的穿支。（B）没皮瓣边缘的足底筋膜已完全切开。V-Y 皮瓣由其下直接穿支供血。因此，皮瓣永远都不应该被损坏。（C）足底最大推进距离大约为 2cm。（D）6 个月后随访，V-Y 皮瓣完全愈合

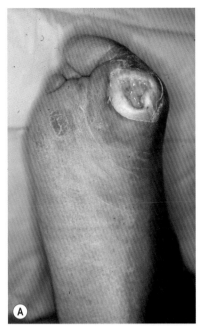
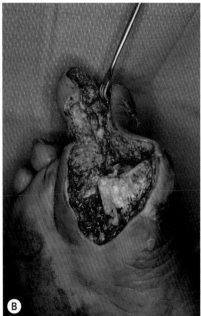
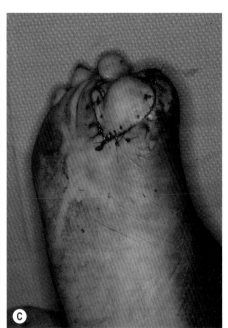
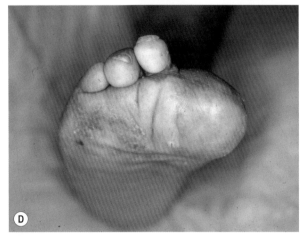

图 8.23　足趾剔骨皮瓣。(A)一名蹬外翻畸形患者,第一跖骨表面溃疡合并骨髓炎。(B)切除感染溃疡和第一跖骨头后的缺损。仔细分离第一足趾剔骨皮瓣,保留足趾神经血管束。(C)旋转并缝合皮瓣到足底远端缺损处。(D)1年后复查,足趾剔骨皮瓣完全愈合,外形良好

趾皮瓣,但是这种皮瓣通常难以达到预期的目标。

神经血管岛状皮瓣

一个更好的替代方法是神经血管岛状皮瓣,只分离解剖出趾腹的一部分及其趾动脉,而没有必要牺牲整个足趾。这种皮瓣中心通常为蹬趾外侧的神经血管束。在足趾底趾骨骨膜上由远端向近端掀起皮瓣,在趾蹼处明确足趾的神经血管束,可解剖到更近端的部位,从而增加皮瓣的活动度。从趾蹼到清创后的创面做一相连的切口,以转移皮瓣到创面。根据皮瓣的大小,供瓣区可直接缝合闭合或通过植皮闭合[111,112]。足趾剔骨皮瓣和神经血管岛状皮瓣对于直径达2~3cm的创面都有效。术前必须对肢体的血管状况做全面的评估,以确保在分离皮瓣之前肢体远端的血供是充足的。

游离组织移植

修复重建最有争议的部位是足部负重区域(如前足底和足跟部),到底是行足底筋膜皮瓣还是行肌瓣加植皮更能耐受行走时的压力仍然有争论。筋膜皮瓣可提供更好的持久性的皮肤覆盖,保留肌腱的滑动,而且更易于重新掀起,以暴露抗生素占位体或内固定物。另一方面,肌瓣可为受区提供更充足的血流,更适合覆盖原先有感染的创面[113]。如果有骨外露或慢性骨髓炎,肌瓣可用来消灭无效腔并有助于中性粒细胞和胃肠外抗生素到达感染部位[114,115]。而且,Hollenbeck 等在其 165 例下肢游离皮瓣病例中发现,带有皮肤的足底皮瓣后期在皮瓣与原足底皮肤之间更容易发生溃疡[100]。这提示在皮瓣分界处活动性的不同比皮瓣内的组织结构可能更好地预测后期的损坏。Levin 推荐一个改良的缝合技术,包含创面缝合良好、反曲线/切线的闭合方法(如"背心套裤子"技术),比简单地将创面横向缝合的方法更能耐受剪切力。和其他人一样,May 及其同事也观察到在足底应用肌瓣加植皮进行修复重建得到长期的耐受性和良好的功能[116,117]。

该部位通常可应用的肌瓣包括腹直肌、股薄肌和前锯肌。腹直肌肌瓣(图 8.24)可提供薄而宽的覆盖,很容易切取,而且有很好的血管蒂,供区的并发症很少[118]。股薄肌(图8.25)对于足踝部的修复重建也是一个很好的选择[119,120]。

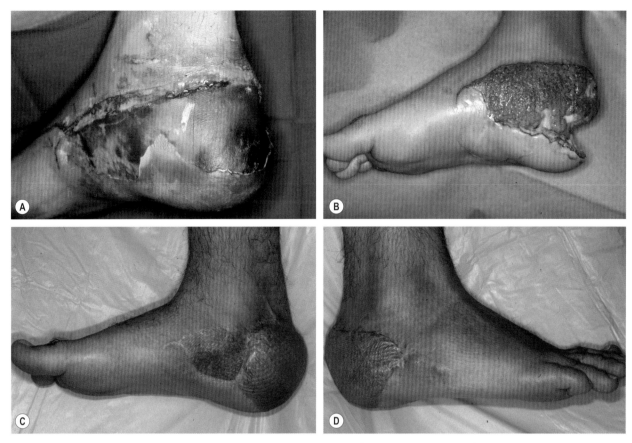

图 8.24　腹直肌肌瓣覆盖足跟后部创面。(A)足跟后部交通挤压伤,表面为焦痂。(B)多次清创和创面负压治疗后,足跟部创面基底出现新鲜和有生机的肉芽组织。(C、D)应用游离腹直肌加中厚皮片移植覆盖创面后 6 个月复查,内侧和外侧观

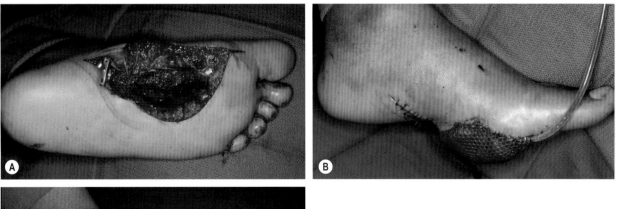

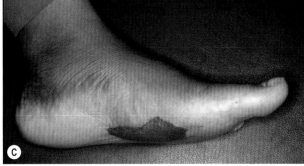

图 8.25　股薄肌肌瓣。(A)足底内侧广泛切除黑色素瘤后的缺损。(B)用游离股薄肌肌瓣修复缺损,肌瓣血管与足底内侧动、静脉行端端吻合。(C)一段时间后,肌瓣萎缩成穿鞋和行走可接受的外形

最好在同侧大腿切取股薄肌,使得所有切口都在同一个肢体。股薄肌的血管蒂要比腹直肌的短,因此,取决于缺损的部位和受区血管的情况,它的应用可能会受到一定的限制,对于足跟的创面是最有用的,可在胫后血管附近进行显微血管吻合。作为替代,应用 2~3 叶前锯肌(图 8.26)可提供充足的软组织覆盖,血管蒂长度可达 18cm[121]。因此,足底创面的修复重建可与足背血管进行吻合。

应用背阔肌需要注意的是,对于身体其他很多部位背阔肌肌皮瓣是一个很有吸引力的选择,但是切取后导致的功能丧失,对于经常需要长时间依靠拐杖或轮椅的患者,必须仔细权衡下肢的情况[122]。

前足截肢

修复重建外科医生在治疗前足溃疡的患者时,必须熟知还可选择前足截肢,因为这种方式通常是提供稳定的软组织覆盖和双足行走最简单的方法。累及跖骨头和跖骨远端较大的溃疡,必须考虑行部分截肢。切除更独立的第一或第五跖骨,导致的生物力学破坏要比切除第二、三、四跖骨要少,因为中间 3 个跖骨的操作是一个凝聚在一起的单位。由于跖骨在行走时的重要作用,必须要尽可能保留它的长度。

如果溃疡发生在几个跖骨头表面,或者切除一个跖骨头后会导致邻近跖骨头表面发生溃疡,可能需要考虑行全跖骨头切除。另外,如果超过 2 个足趾及跖骨头必须要切除,是行经跖骨截肢术的适应证。为了保持生物力学的稳定性,必须要保留正常的抛物线,将第二跖骨保留最长。如果操作得当,大多数患者可获得良好的功能[123]。并不需要正式的假体或矫形器,患者可以穿远端带少量填充物的正常鞋子。然而,必须注意避免由于伸肌腱丧失导致的马蹄内翻足畸形,常可引起足底外侧反复出现溃疡。通常可延长跟腱来避免这种并发症的发生。也可选择将踝关节处于中立位,将第四和第五足趾的伸肌腱和屈肌腱固定在一起,从而保留前足远端的背屈功能。

中足

中足是指在近端跗骨和趾骨中段之间的区域,包括内侧非承重弓和更外侧的承重软组织。与中足创面有关的骨突出必须予以切除。内侧足弓创面一般由第一跖骨、内侧楔骨以及舟骨畸形引起;而外侧创面通常由第五跖骨基底和/或骰骨突出引起。如果可以防止关节半脱位,从而促进重量更加均匀地分布,应该着重考虑行有限的中足融合。

更常见的情况是,中足底内侧/外侧的溃疡由足底弓Charcot 塌陷引起。如果其下经受巨大损伤的骨已愈合而且稳定,可以通过内侧或外侧切口切除多余的骨质,溃疡可经换药愈合或用无毛的皮片移植或皮瓣覆盖。不稳定的中足骨骼可行楔形切除,将近端跖骨与距骨和跟骨融合并用Ilizarov 架固定来重建足弓。缩短中足的骨骼后通常可直接缝合创面或用局部皮瓣覆盖。

局部筋膜皮瓣

中足的小创面可以应用前面讨论的用于前足的方法来闭合(如 V-Y 推进皮瓣、双叶皮瓣、菱形皮瓣、移位皮瓣等)。局部 V-Y 皮瓣可以向前推进 1.5cm 来闭合缺损,直径达 3cm的缺损可以应用双侧 V-Y 皮瓣来闭合。简单地以内侧为蒂的旋转皮瓣或带蒂的足底内侧筋膜皮瓣(在后面后足的章节中介绍)也可为闭合创面提供有效和多方面的选择。

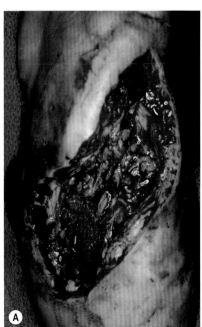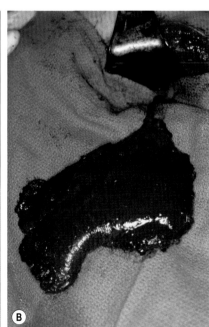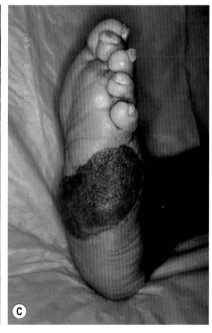

图 8.26 前锯肌肌瓣。这名糖尿病患者出现足底外侧溃疡,后期导致中足 Charcot 塌陷畸形。(A)创面行彻底清创,导致沿足底外侧负重部位的大范围软组织缺损。(B)切取前锯肌下三叶肌瓣行游离移植,提供软组织覆盖。(C)10 年后修复后的足部仍然愈合良好

神经血管岛状皮瓣

前文介绍的神经血管岛状皮瓣能够用于覆盖 2~3cm 的缺损,但中足部位的修复需要从足底将血管和神经分离至更近端一些。如果主要血供来自第一跖背动脉,需要分开跖深横韧带,以便充分将皮瓣转移和缝合。

局部肌瓣

如果需要肌瓣填塞,小趾短屈肌(外侧)或跗短屈肌(内侧)非常有用。小趾短屈肌为Ⅱ型肌肉,主要血管蒂是足底外侧动脉分出至第五足趾的趾动脉,可用于覆盖第五跖骨近端表面的缺损。跗短屈肌也有相同的血管蒂(Ⅱ型肌肉),但可以切取更长的血管蒂,以足底内侧动脉为血管蒂的岛状瓣,可覆盖近至踝部的缺损。修复内侧和外侧其他有用的肌瓣分别有:带蒂的跗展肌肌瓣和小趾展肌肌瓣(两者均在下文后足部分介绍)。

游离组织移植

足底弓部是功能和外观相对不重要的部位,可应用薄而柔软的筋膜皮瓣或穿支皮瓣(如前臂桡侧皮瓣、肩胛旁皮瓣、股前外侧皮瓣等)来重新建立可靠的足底面。以足底内侧神经血管束为蒂的、带感觉的游离足弓皮瓣,可提供功能和外观良好相匹配的组织。负重部位的较大缺损需要用游离肌瓣加植皮的方法来修复,如前面所述的那样,以改善长期的稳定性。必须仔细地修剪皮瓣,使得皮瓣缝合后与周围组织的高度一致。

中足截肢

当腓肠肌-比目鱼肌复合体短缩改变正常的踝关节活动时,会导致跗跖关节(Lisfranc 关节)的畸形。踝关节不能背屈,在步行时使跨跗跖关节的压力过大。引起代偿活动增加、关节破坏,从而导致中足的畸形。在保护性感觉丧失的情况下(糖尿病,周围神经病变),软组织溃疡就不可避免[124]。对于不适合修复重建的患者,中足截肢也许是首选的"修复",这一过程简单且手术时间短,避免了更复杂修复重建手术所引起的严重并发症。如果操作得当,为行走提供稳定平台的有功能的肢体可能会得以保留。保肢能够保证稳定步行且能量消耗增加极小。两种最常用的中足截肢方式为 Lisfranc 截肢和 Chopart 截肢。

Lisfranc 截肢为去除所有的跖骨,但第二跖骨最近端作为非常重要的部位,如有可能,应该予以保留。必须对沿足背动脉和足底外侧动脉的血流方向进行评估。如果从任何一支血管的顺行血流丧失,必须在截肢平面保留两支血管之间的穿支。为了防止后期的马蹄内翻足畸形,在截肢时需分出一部分胫前肌腱移植到骰骨,同时延长跟腱,或行简单的跟腱切除术(切除 1~2cm 跟腱)。大多数情况下可用足底组织闭合创面。术后将患足放在轻度背屈位直到创面愈合为止。虽然患者需要订制专用鞋,但通常能够恢复到之前的行走水平,而且只增加少许的能量消耗[125]。

Chopart 截肢是将距骨和跟骨从舟骨和骰骨上分离。改良的 Chopart 截肢从舟骨和骰骨与楔骨之间分离中足。Chopart 截肢,腓骨肌腱和胫前肌腱的止点都受到破坏,从而损害足的背屈和外翻功能。截肢时需要切除 1~2cm 的远端跟腱或行跟腱延长联合胫前肌腱转移至外侧距骨或跟骨,以防止溃疡。创面愈合后,可应用跟骨-胫骨棒以增强踝关节的稳定性。术后将足放在轻度背屈位 4~6 周[126]。

后足底与内外踝

足跟底部的缺损或溃疡是所有创面中治疗最困难的。该部位的重建必须为安全承重提供耐用的软组织覆盖,同时还要让踝关节活动接近正常。当治疗该部位的创面时,外科医生必须考虑形式和功能两方面的因素,比足部其他部位都重要。小腿后侧和外侧浅、深肌腱通过该部位进入足部。胫后动脉和胫神经在内踝后位于趾长屈肌和跗长屈肌之间,这些结构和胫后肌腱共同走行在屈肌支持带下方进入足部。腓肠神经和小腿外侧肌肉在外踝后方也以同样的方式进入足部。该部位的组织缺损可能会是灾难性的,可导致患者永久跛行或需要行膝关节下截肢。不同修复方法的选择取决于缺损的具体位置。

内在肌肌瓣

可单独或联合应用足部 3 块内在肌肌瓣(跗展肌、趾短屈肌和小趾展肌)来修复后足部位的小创面[127-130]。

跗展肌肌瓣

跗展肌为Ⅱ型肌肉,虽然肌腹有限,但用于覆盖足跟底部内侧和内踝非常有效(图 8.27)。可通过沿内侧无毛连接处的切口掀起肌瓣。在远端分离肌腱,将肌肉从跗短屈肌内侧头分离出来。因为主要血供来源于足底内侧动脉的分支,从近端进入肌肉,可在血管蒂更远端安全地予以结扎。如果需要增加旋转弧度,可在近端肌肉蒂以远结扎足底内侧动脉,并继续向近端解剖至胫后动脉的发出处。

趾短屈肌肌瓣

趾短屈肌对于足跟垫的修复重建非常有用,特别是用来填充可用从足跟处完整的无毛皮肤覆盖的缺损(图 8.28)。趾短屈肌为Ⅱ型肌肉,其血供来源于足底内侧动脉和足底外侧动脉的分支,通常足底外侧动脉占主导。足底外侧动脉走行在近端肌腹的深面,并发出主要血管进入肌肉。于足底正中做切口,切开皮肤和足底筋膜来切取肌瓣。在远端分离出四根屈肌腱,并在近端将趾短屈肌与其下的足底方肌分离。可通过在足底外侧动脉处进一步解剖皮瓣,并继续在跗管内解剖血管蒂至起源处来增加肌瓣的移动性,但并不建议常规进行这种操作。然后将肌瓣旋转 180° 来填塞后侧或足底的缺损。

小趾展肌肌瓣

虽然大小有限,但小趾展肌仍然是修复足跟外侧和外

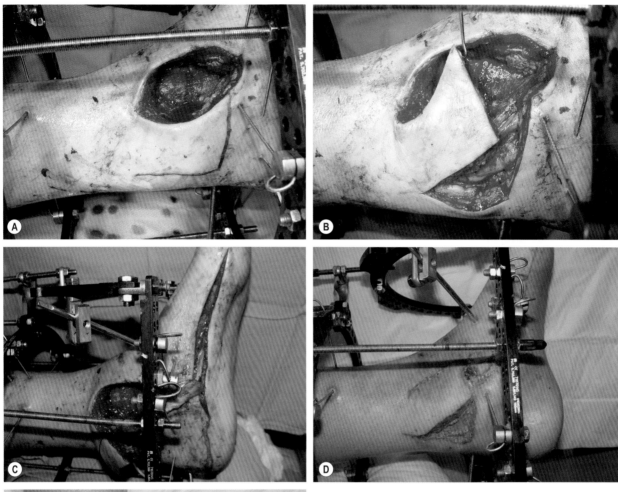

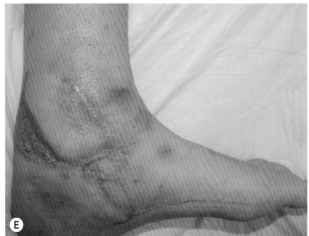

图 8.27   姆展肌肌瓣,局部转移对于覆盖踝部肌腱和骨外露的缺损是特别有用的。(A,B)该患者胫距关节外露,用局部转移皮瓣无法完全覆盖。(C,D)姆展肌肌瓣向后旋转覆盖残留的胫距关节,并在肌瓣上移植中厚皮片。(E)1年后复查,创面完全愈合,没有复发,最终的外形可以接受

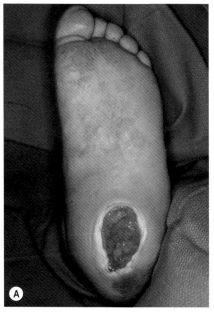 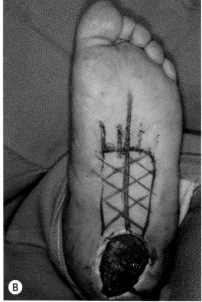 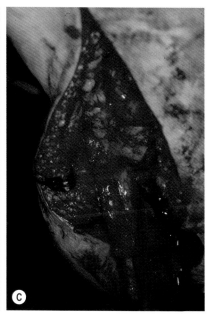

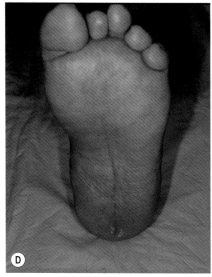

图 8.28　趾短屈肌肌瓣用于足跟垫的修复。(A)一名糖尿病患者足底跟部溃疡，且有跟骨步态。(B)在足底表面画出趾短屈肌的轮廓。(C)在足底正中做切口来切取肌瓣，在远端切断四根屈肌腱，然后在近端分离肌瓣并将其旋转 180° 来填塞足底跟部的缺损。(D)如图所示，通过植皮或从足跟向前推进完整的无毛皮肤来覆盖肌瓣

跟远端非常实用的肌瓣(图 8.29)。通过沿足外侧无毛连接处做切口解剖肌瓣。小趾展肌为 Ⅱ 型肌肉，通过切断肌腱的止点将肌瓣从第五跖趾关节外侧分离，然后将其从小趾屈肌掀起至第五跖骨近端。主要血供来源于足底外侧动脉，在肌肉近端角部内侧进入肌肉。可将肌肉从其跟骨外侧起点处分离以增加其移动性，供区常可直接缝合封闭。对于面积较大的缺损，可与上述两种皮瓣或之一联合应用。

足底内侧动脉皮瓣

　　足底内侧动脉筋膜皮瓣由于可提供相似质量的组织，为足底跟部和内侧的修复重建提供了最常用的解决方法(图 8.30)。最早由 Taylor 和 Hopson 于 40 多年前首先描述[131]。在这之前 20 多年，Mir 便已从对侧肢体的足弓切取皮瓣作为交足皮瓣来使用[132]。大小为 6cm×10cm 的皮瓣很容易切取，但是供瓣区必须行植皮覆盖。因此确定足弓不是主要的承重区(如 Charcot 塌陷)非常重要，因为这种情况是应用

该皮瓣的相对禁忌证[133,134]。用手持多普勒在足弓内侧以足底内侧动脉为中心画出皮瓣范围。首先切开皮瓣远端的皮肤和足底筋膜。在踇展肌和趾短屈肌的缝隙中找到足底内侧神经血管束。在远端分离出血管并随皮瓣一起掀起。如果患者足部有感觉，需要行足底内侧神经内分离，以保留皮瓣的感觉，并避免损伤支配踇趾的内侧神经主干。解剖平面在肌肉表面(刚好在足底筋膜深面)，并包括分隔踇展肌与趾短屈肌的深筋膜隔膜，因为该隔膜与血管蒂紧密相关。对于大多数修复重建手术而言，当血管与踇展肌的外侧边界出现时应停止解剖。通过分隔踇展肌和屈肌支持带，并追踪足底内侧动脉到其从胫后动脉发出处，可进一步增加皮瓣的活动度。如果需要增加血管蒂长度，可分离足底外侧动脉，但是并不建议这么做。

足跟垫皮瓣

　　足跟后部创面通常由长期受压引起，而且常显示累及

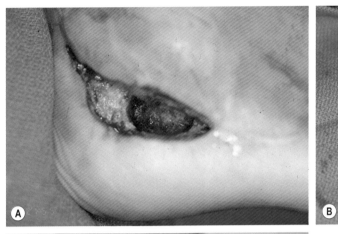

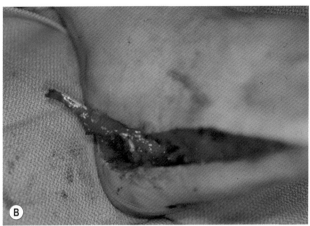

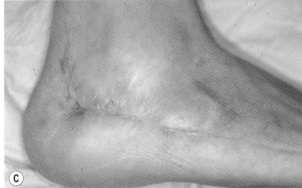

图 8.29 小趾展肌肌瓣。(A)跟骨外侧创面清创后其下跟骨外露。(B)通过沿足外侧无毛连接处的线性切口将小趾展肌从远端向近端掀起，并转移至邻近的缺损，肌肉表面行中厚皮片移植。(C)2 年后可见创面已稳定愈合

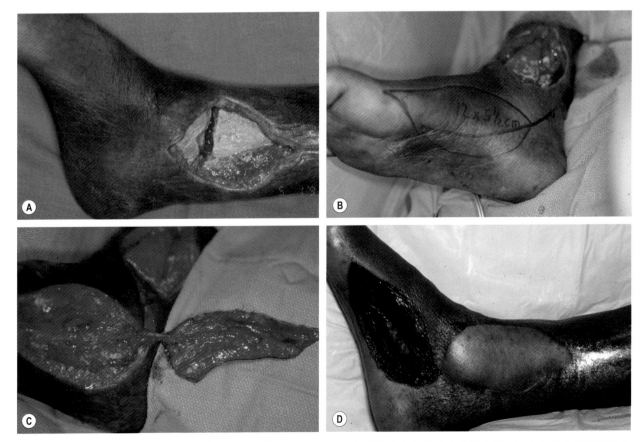

图 8.30 足底内侧动脉皮瓣。(A)胫骨远端开放骨折。(B)在足弓部设计足底内侧动脉筋膜皮瓣。(C)掀起皮瓣到足底内侧血管蒂。(D)皮瓣和供瓣区所植皮均存活

胫后动脉和腓动脉的严重血管病变。可用以内侧或外侧为蒂的足跟垫筋膜上皮瓣来得到软组织覆盖。特别是跟外侧皮瓣,可用于修复跟后部和跟腱远端处的缺损。可以通过 L 形设计延长到外踝后侧和前侧的长度来增加皮瓣的长度。皮瓣以跟外侧动脉为蒂,与小隐静脉和腓肠神经一起掀起皮瓣可提供皮肤感觉。然而,由于跟外侧皮瓣切取困难、供区质量差、旋转弧度有限,它的应用受到很大的限制。

腓肠动脉皮瓣

逆行的腓肠神经皮瓣是一种非常有用的神经筋膜皮瓣,可用于修复踝部和足跟后部的缺损(图 8.31)[135]。腓浅动脉偶尔与腓肠神经伴行,但在大多数人中,该皮瓣由与腓肠神经伴行的动脉丛供血,来源于外踝上 5cm 的腓动脉穿支逆行供血。动脉和腓肠神经首先走行在筋膜上方,然后在小腿中部进入筋膜深面,但伴随的小隐静脉仍然在筋膜上方。

在腓肠肌内外侧两头之间画出皮瓣的轮廓。从皮瓣下缘至旋转点画一条直线,旋转点为外踝近端大约 5cm 的血管蒂。沿近端边缘开始掀起皮瓣。通过此切口,可分别在深筋膜浅层和深层找到小隐静脉和腓肠神经并结扎,以便将它们与皮瓣及其下的深筋膜一同掀起。皮瓣蒂部的边缘必须在小隐静脉两侧都保留 2~3cm 组织,将皮瓣旋转 180° 转移至受区缝合时,将皮瓣蒂部上方的皮肤一起切取以减轻静脉的扭转。皮瓣可旋转覆盖内外踝和足跟后方/跟腱区域。在血管良好的下肢,为改善小腿的外观,可在 3~4 周后修整皮瓣蒂部。根据皮瓣的大小,供瓣区可直接缝合或行中厚皮片移植覆盖。

虽然该皮瓣在无法行游离皮瓣移植的患者中特别有用,但其有较高的并发症,主要与静脉淤血有关。可通过保留皮瓣蒂部两侧 3cm 的组织和其上完整的皮肤来减少这种并发症的发生[136]。静脉淤血的问题可通过结扎近端小隐静脉和腓肠动脉后,皮瓣延迟几天再转移来进一步减轻[137,138]。缝合皮瓣时避免蒂部扭转十分重要。在愈合过程中,通过应用 Ilizarov 支架能够很容易避免皮瓣和足跟受压和负重。该皮瓣主要的缺点是丧失了足背外侧的感觉,同时在小腿后侧植皮,患者如果在将来需要行膝下截肢时可能会出现问题。

游离组织移植

后足是功能要求较高而外观要求较低的代表部位。修复足跟底部的原则与足部其他承重区域相同。换言之,游离肌瓣加植皮可提供耐用和外形良好的修复,可承受反复行走时的剪切力。然而,一些筋膜皮瓣(如前臂桡侧皮瓣、上臂外侧皮瓣、肩胛旁皮瓣)或穿支皮瓣(如股前外侧皮瓣)也已经得到成功的应用。在修复时,许多这类皮瓣可将感觉神经与跟部断裂的感觉神经分支吻合,以改善早期的感觉[139-141]。但是这些额外操作的结果和总体的益处仍存在争议。一些研究报道,神经化和非神经化的皮瓣在皮瓣存活率和溃疡复发率没有区别[142]。在深部感觉通路完好无损的情况下,非神经化的皮瓣 1 年后感觉也恢复良好[116,140,141]。如果尝试将足底皮瓣神经化,必须在近端将感觉神经分离至

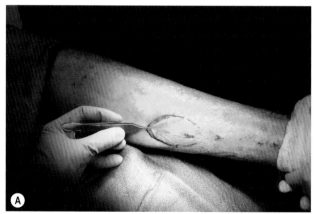

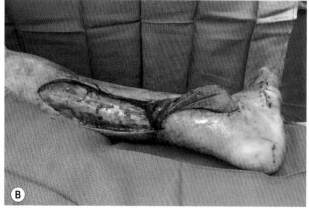

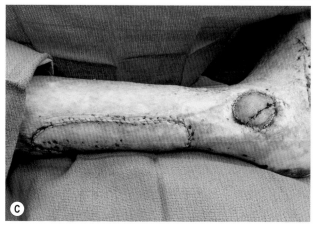

图 8.31　逆行腓肠动脉穿支皮瓣覆盖外踝慢性、不稳定创面。(A)开始掀起皮瓣。(B)切取皮瓣时在蒂部两侧均保留 3cm 的组织和其上完整的皮肤,以减少将皮瓣旋转 180° 转移至受区缝合时静脉的扭转。(C)在血管良好的下肢,为改善小腿的外观,可在 3~4 周后修整皮瓣蒂部。根据皮瓣的大小,供瓣区可直接缝合或行中厚皮片移植覆盖

正常部位,以便行神经吻合而不会损伤完整的神经分支。

后足截肢

有跟骨骨髓炎的患者,如果行走功能有限,或有明显的并发症,有必要直接行跟骨切除术,去除突出或有病变的跟骨,并获得软组织包裹,从而简单地闭合创面。虽然切除部分跟骨后患者仍可以行走,由于跟腱无法固定,必须常规应用矫形器。

Syme 首先在 1843 年报道了在踝关节的截肢[143]。Syme截肢在后足修复重建方面有着明确的作用,在累及距骨和或跟骨严重骨髓炎而行游离皮瓣移植条件较差的患者,以及在原先已行对侧下肢截肢的糖尿病患者,可能需要考虑行Syme 截肢。手术操作包括通过胫、腓骨远端、刚好在踝关节榫上截肢。小心去除距骨和跟骨,保留后侧带血管的完整足跟垫,并固定至胫骨远端骨面的前方,以获得耐用和完全的软组织覆盖。这种手术可予以改良,即留 1cm 厚、附着在足跟垫的楔形跟骨底皮质,并将其与远端胫骨融合。为了减少早期闭合创面时的张力,可在后期手术时再修整内、外侧较大的"猫耳"。如果足底软组织由于广泛的创面或瘢痕已被损坏,可能需要用背侧皮瓣来帮助闭合创面。

对于原先已行对侧肢体截肢的糖尿病患者,Syme 截肢能够为承重和行走提供稳定和修剪好的平台。这些患者通常只需要少量步态训练的物理治疗和能量消耗(氧气消耗,步行速度和长度),而且强于膝下截肢和膝上截肢的患者[144]。对于这一特定的患者群体,Syme 截肢最为有用。截肢后长期成功的关键在于拥有一个善于制造 Syme 假体的修复学家。

跟腱部位

累及后足后侧/跟腱部位的创面可能会有问题。修复这一独特的位置必须遵循以下 5 个原则:①保留跟腱的功能;②避免关节和肌腱的挛缩;③恢复正常的解剖和外观;④重建有缺陷的软组织;⑤根据创面的特殊要求选择供区组织。然而,在该部位的组织缺陷和血管损坏、瘢痕增生一样,并没有在早期闭合创面或局部组织重整时尝试去解决。有完整腱周组织的软组织缺损,可用单纯的植皮来处理。如果有肌腱外露,充分的创面换药和/或 NPWT 可促进正常的肉芽组织生长,待其后期自行愈合或行植皮修复。应用人工真皮(如 Integra)用或不用 NPWT,可产生健康的类真皮样组织,并用自体薄皮移植覆盖。创面负压装置和 Ilizarov 架都可以用来制动和避免踝关节周围创面受压,防止剪切力影响愈合过程。

局部筋膜皮瓣

跟腱部位小到中度缺损可用前文所讨论的延长的跟外侧皮瓣、或逆行的腓肠动脉皮瓣来覆盖。但是,由于应用这些皮瓣固有的困难(覆盖面积有限、并发症较高、供区部位的并发症等),这些皮瓣通常只在原先植皮已失败而且不适合更高级别的修复重建技术(如游离移植)。

游离组织移植

累及跟腱及其上方软组织的联合缺损是一个巨大的挑战。成功的修复重建必须要准确评估患者伤前的功能状态、内科合并症以及行走功能的预后。对于年轻、更有活力的患者,功能的要求通常需要正常活动范围和动力的步态周期以及足底的屈曲功能。要达到这些目标,带血管的肌腱复合组织游离移植,有助于一步完成功能和外形的修复重建。血运良好的软组织覆盖可承受运动时的工作负荷,并促进行走时肌腱的充分滑动[145,146]。

在作者的机构,对于跟腱部位的肌腱皮肤缺损,首选带血管筋膜的复合股前外侧皮瓣来修复(图 8.32)。将复合皮瓣的筋膜卷成肌腱样结构并与残留跟腱的远、近端缝合(图8.33)。如果远端无跟腱残留,可用铆钉固定到跟骨上。将踝关节放在 90° 时再固定近端。术后应用外固定装置将踝关节固定在中立位 4 周。该方法结合了皮瓣设计灵活、皮肤质量好以及供区并发症少的优点,在有限的病例中已经证实,在 1 年后可获得可接受的踝关节动力、力量以及活动范围,提高了患者的满意度和生活质量[147,148]。

术后护理

所有已行足部修复重建手术的患者都需要根据功能康复目标和能力制订一个有组织的、循序渐进的康复计划。然后常需要多学科团队和专家(如整形外科、血管外科、矫形外科、足外科、感染科、初级护理以及假肢/矫形器专家)来共同参与患者的康复和护理。擅长创面评估和护理所有方面有经验的护理人员也发挥不可或缺的作用。

总体而言,如果足底被累及,做手术的足部术后 4 周不能承重,这对于顺利愈合至关重要。根据修复重建手术的不同和患者体质和配合程度的不同选择严格的卧床休息,使用拐杖、非电动轮椅或助行器。局部皮瓣的患者通常需要抬高患肢 1 天,皮片移植为 3~5 天,游离皮瓣需 2 周。在卧床期间,使用低分子量肝素能够明显降低深静脉血栓发生的风险。控制足部水肿非常重要,可以通过抬高患肢、NPWT 3~5 天,以及一旦患者能够站立体位时,应用弹力绷带等来控制水肿。普通患者术后 3 周拆线,糖尿病患者需 4 周,肾衰竭患者需 6 周。

在足部矫形师的帮助下,可配戴合适的矫形器具,以避免足底特殊部位负重。对于足背创面,患者可以应用外敷料来保护修复重建的组织,下地行走要早得多。在愈合期间,单侧外固定架或 Ilizarov 架,可分别用来让踝关节制动或避免足跟和足底负重。L'Nard 夹板或多柄靴,为足跟减轻负重和踝关节制动提供了一个更少侵袭性的选择。对于需要负重和行走的患者,CAM 助行靴可提供有效的制动,并使马蹄内翻足在踝部得到一定程度的矫正。肌腱延长或移植后,患者必须保持不负重 1 周,然后用 CAM 助行器 5 周。如果患者缺乏依从性,用石膏缠绕助行器非常有用。患者一旦愈合,就需要穿戴合适的鞋,并行物理/职业康复训练,以重新

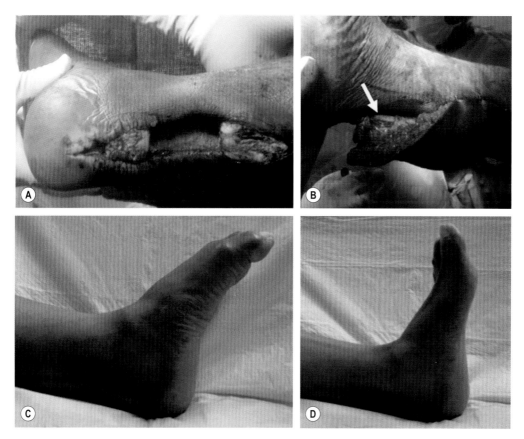

图 8.32　一名 32 岁男性患者,跟腱部位肌腱皮肤均缺损,行复合股前外侧组织瓣/带血管的筋膜组织来修复重建。(A)跟腱节段缺失及其上大面积软组织缺损。(B)行游离筋膜皮瓣移植,筋膜卷成肌腱样移植到受区。(C,D)1 年后复查,显示修复重建的足部的活动范围、形状和外观。(From:DeFazio MV,Hand KD,Iorio ML,et al. Combined free tissue transfer for the management of composite Achilles defects:functional outcomes and patient satisfaction following thigh based vascularized reconstruction with a neotendon construct. J Reconstr Microsurg. 2014;30(6):431-440.)

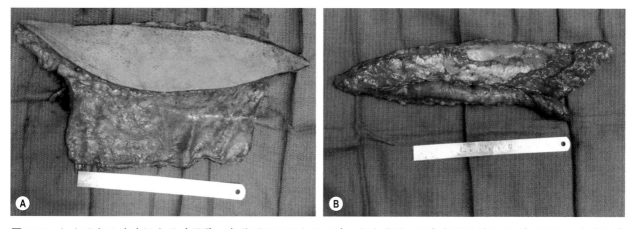

图 8.33　(A)游离股前外侧皮瓣并携带一条筋膜组织已切取下来。(B)筋膜组织卷成肌腱样结构,并确保能与患者本身残留跟腱远、近端缝合。(From:DeFazio MV,Hand KD,Iorio ML,et al. Combined free tissue transfer for the management of composite Achilles defects:functional outcomes and patient satisfaction following thigh based vascularized reconstruction with a neotendon construct. J Reconstr Microsurg. 2014;30(6):431-440.)

获得在家独立生活所需要的力量和活动能力。如果是糖尿病患者,需要足疗师做常规护理,以防止足部损伤。

结果

为有糖尿病足溃疡的患者建立一个多学科的临床管理方法,对于任何成功的保肢方案都至关重要。这种临床管理方法必须与协调诊断、减轻负重和门诊患者的预防护理相一致。在多学科论坛中进行血管重建、清创以及修复重建过程;积极治疗感染以及内科合并症[149]。早期发现和治疗新发的溃疡,可更有效地保留肢体。既往已经证实,通过多学科团队常规的评估和治疗,可以提高治疗的质量和性价比,截肢率可减少36%~86%[150-158]。这些发现反映了作者自己20年来在多学科中心行高级保肢的经验。

在国际上,糖尿病足溃疡的复发率为60%~80%。前文已经强调减少负重和保持生物力学的稳定性在促进创面愈合和获得长期愈合的重要性。但是,单独应用矫形器具很难适当地减轻负重。在作者自己的一项研究中,在闭合创面时,用外科方法(如切除骨突出、修复 Charcot 中足畸形、跟腱延长等)矫正生物力学异常,平均随访5年,溃疡复发率从25%减少到2%。

总结

复杂的下肢修复重建和保留有功能的肢体,需要一个单位综合创面治疗团队内多学科的互相协作才能够有效完成。成功的创面愈合,至少需要有充足的局部血流、新鲜的创面基底以及防止反复损坏的生物力学稳定支架。慢性创面必须要在创面清创后有愈合征象时再行修复重建手术。然后根据创面的大小、部位以及患者的目标、功能状况、血管状况和内科合并症来决定修复方案。大多数创面可以从简单的外科技术(如 NPWT、延迟闭合、皮片移植等)受益,只有少数创面需要用更复杂的方式(如局部皮瓣、带蒂皮瓣或游离皮瓣)。术后适当的减轻负重康复、经常随访以及预防性护理可减少并发症和促进长期的站立功能。本章介绍的基本原则和技术可在促进创面愈合、保留功能、提高生活质量以及存活患者如何面对作为替代方案的大截肢等方面发挥作用。

参考文献

1. Ikonen TS, Sund R, Venermo M, Winell K. Fewer major amputations among individuals with diabetes in Finland in 1997–2007: a population-based study. *Diabetes Care.* 2010;33:2598–2603.

2. Ecker ML, Jacobs BS. Lower extremity amputation in diabetic patients. *Diabetes.* 1970;19:189–195.

3. Goldner MG. The fate of the second leg in the diabetic amputee. *Diabetes.* 1960;9:100–103.

4. Kucan JO, Robson MC. Diabetic foot infections: fate of the contralateral foot. *Plast Reconstr Surg.* 1986;77:439–441.

5. Taylor GI, Palmer JH. The vascular territories (angiosomes) of the body: experimental study and clinical applications. *Br J Plast Surg.* 1987;40:113–141. *The authors introduce the concept of the "angiosome", which is a 3D unit of tissue fed by a single source artery. The authors evaluated the blood supply to the skin and underlying tissues in fresh cadaver models using ink injection studies, direct dissection, perforator mapping, and radiographic analysis. The blood supply was shown to be a continuous 3D network of vessels supplying all tissue layers through multiple interconnections. The authors plotted an average of 374 major perforators in each subject. This arterial roadmap of the body provides the basis for the logical planning of incisions and flaps, and helps to define the tissues available for composite transfer.*

6. Attinger CE, Evans KK, Bulan E, et al. Angiosomes of the foot and ankle and clinical implications for limb salvage: reconstruction, incisions, and revascularization. *Plast Reconstr Surg.* 2006;117(suppl):S261–S293. *Understanding the angiosomes of the foot and ankle as well as the interaction among their source arteries is clinically useful in reconstructive surgery, especially in the presence of peripheral vascular disease. The authors performed 50 cadaver dissections with methyl methacrylate arterial injections to further define the angiosomes of the lower extremity. They demonstrated six distinct angiosomes of the foot and ankle originating from three main arteries. Blood flow to the foot and ankle is redundant due to multiple arterial–arterial connections between these three major source vessels. Using a Doppler ultrasound probe and selective occlusion, it is possible to determine the patency of these interconnections as well as the direction of blood flow. This step is critical to the planning of vascularly reliable reconstructions, safe exposures, and the most effective revascularization strategy for a given wound.*

7. Masquelet AC, Beveridge J, Romana C. The lateral supramalleolar flap. *Plast Reconstr Surg.* 1988;81:74–81.

8. Neville RF, Attinger CE, Bulan EJ, et al. Revascularization of a specific angiosome for limb salvage: does the target artery matter? *Ann Vasc Surg.* 2009;23:367–373. *The authors conducted a retrospective comparison of outcomes for 52 non-healing lower extremity wounds that required tibial bypass, through either direct revascularization (n=27) to the artery feeding the ischemic angiosome or indirect revascularization (n=25) to an artery unrelated to the ischemic angiosome. Overall, 77% of wounds progressed to healing and 23% failed to heal with resultant amputation. For patients in the direct revascularization cohort, the rates of healing and amputation were 91% and 9%, respectively. In contrast, patients who underwent indirect revascularization experienced a 62% healing rate, with 38% of wounds ending in amputation. The authors concluded that direct revascularization of the angiosome specific to the anatomy of the wound leads to higher rates of healing and limb salvage.*

9. Iida O, Soga Y, Hirano K, et al. Long-term results of direct and indirect endovascular revascularization based on the angiosome concept in patients with critical limb ischemia presenting with isolated below-the-knee lesions. *J Vasc Surg.* 2012;55:363–370.

10. Centers for Disease Control and Prevention. National Diabetes Statistics Report, 2014. [Online] Available from: <http://www.cdc.gov/diabetes/data/statistics/2014statisticsreport.html>. 2015.

11. Block P. The diabetic foot ulcer: a complex problem with a simple treatment approach. *Mil Med.* 1981;146:644–646.

12. Wilcox J. The critical importance of glycemic control for diabetic limb salvage. *Wound Care Hyperbaric Med.* 2012;3:13–17.

13. Boulton AJ, Vileikyte L, Ragnarson-Tennvall G, Apelqvist J. The global burden of diabetic foot disease. *Lancet.* 2005;366:1719–1724.

14. Cowie CC, Rust KF, Ford ES, et al. Full accounting of diabetes and pre-diabetes in the U.S. population in 1988–1994 and 2005–2006. *Diabetes Care.* 2009;32:287–294.

15. Ramsey E, Newton S, Blough K, et al. Incidence, outcomes, and cost of foot ulcers in patients with diabetes. *Diabetes Care.* 1999;22:382–386.

16. Pecoraro RE, Reiber GE, Burgess EM. Pathways to diabetic limb amputation: basis for prevention. *Diabetes Care.* 1990;13:513–521.

17. Dellon AL, Mackinnon SE. Chronic nerve compression model for the double crush hypothesis. *Ann Plast Surg.* 1991;26:259–264.

18. Oh TS, Lee HS, Hong JP. Diabetic foot reconstruction using free flaps increases 5-year-survival rate. *J Plast Reconstr Aesthet Surg.* 2013;66:243–250.

19. Krahenbuhl B, Mossang A. On vascular non-disease of the foot in diabetes. *N Engl J Med.* 1985;312:1190–1191.

20. LoGerfo FW, Coffman JD. Vascular and microvascular disease of the foot in diabetes. *N Engl J Med.* 1984;311:1615–1619.

21. Strandness DE, Priest RE, Gibbons GE. Combined clinical and pathological study of diabetic and nondiabetic peripheral arterial disease. *Diabetes.* 1964;13:366–372.

22. Conrad NC. Large and small artery occlusion in diabetics and non-diabetics with severe vascular disease. *Circulation.* 1967;36:83–91.

23. Barnes HB, Kaiser GC, William VL. Blood flow in the diabetic leg. *Circulation*. 1971;43:391–394.

24. Banson BB, Lacy PE. Diabetic microangiopathy in human toes; with emphasis on ultrastructural change in dermal capillaries. *Am J Pathol*. 1964;45:41–58.

25. Endara M, Masden D, Goldstein J, et al. The role of chronic and perioperative glucose management in high-risk surgical closures: a case for tighter glycemic control. *Plast Reconstr Surg*. 2013;132:996–1004.

26. Mackinnon SE, Dellon AL, Hunter D. Chronic nerve compression: an experimental model in the rat. *Ann Plast Surg*. 1984;13:112–120.

27. Waltman HW, Wilde RM. Diabetes mellitus: pathological changes in the spinal cord and peripheral nerves. *Arch Intern Med*. 1929;44:576.

28. Dellon AL, Seiler WA, Mackinnon SE. Susceptibility of the diabetic nerve to chronic compression. *Ann Plast Surg*. 1988;20:117–119.

29. Frykberg RG, Kozak GP. Neuropathic arthropathy in the diabetic foot. *Am Fam Physician*. 1978;17:105–113.

30. Kristiansen B. Ankle and foot fractures in diabetics provoking neuropathic joint changes. *Acta Orthop Scand*. 1980;51:975–979.

31. Rogers LC, Frykberg RG, Armstrong DG, et al. The Charcot foot in diabetics. *Diabetes Care*. 2011;34:2123–2129.

32. Gezer S. Antiphospholipid syndrome. *Dis Mon*. 2003;49:696–741.

33. Wang TY, Serletti JM, Cuker A, et al. Free tissue transfer in the hypercoagulable patient: a review of 58 flaps. *Plast Reconstr Surg*. 2012;129:443–453.

34. Heit JA. Thrombophilia: common questions on laboratory assessment and management. *Hematology Am Soc Hematol Educ Program*. 2007;127–135.

35. Grayson ML, Gibbons GW, Balogh K, et al. Probing to bone in infected pedal ulcers: a clinical sign of osteomyelitis in diabetic patients. *JAMA*. 1995;273:721–723.

36. Lavery LA, Armstrong DG, Peters EJ, Lipsky BA. Probe-to-bone test for diagnosing diabetic foot osteomyelitis: reliable or relic? *Diabetes Care*. 2007;30:270–274.

37. Holmes P. Distal blood pressure in severe arterial insufficiency. In: Bergan J, Yao J, eds. *Gangrene and Severe Ischemia of the Lower Extremities*. New York: Grune & Stratton; 1978.

38. Lassen NA, Tonnesen HK, Hostein P. Distal blood pressure. *Scand J Clin Lab Invest*. 1976;36:705–709.

39. Barnes RW, Thornhill B, Nix L, et al. Prediction of amputation wound healing. Roles of Doppler ultrasound and digit photoplethysmography. *Arch Surg*. 1981;116:80–83.

40. Vincent D, Salles-Cunha SX, Bernhard VM, et al. Noninvasive assessment of toe systolic pressures with special references to diabetes mellitus. *J Cardiovasc Surg*. 1983;24:22–28.

41. Faris I, Duncan H. Skin perfusion pressure in the prediction of healing in diabetic patients with ulcers or gangrene of the foot. *J Vasc Surg*. 1985;2:536–540.

42. Adam DJ, Beard JD, Cleveland T, et al. Bypass vs angioplasty in severe ischaemia of the leg (BASIL): multicenter, randomized controlled trial. *Lancet*. 2005;366:1925–1934.

43. Bunte MC, Shishehbor MH. Treatment of infrapopliteal critical limb ischemia in 2013: the wound perfusion approach. *Curr Cardiol Rep*. 2013;15:363.

44. DeFazio MV, Han KD, Akbari CM, Evans KK. Free tissue transfer after targeted endovascular reperfusion for complex lower extremity reconstruction: setting the stage for success in the presence of multivessel disease. *Ann Vasc Surg*. 2015;29:1316. e7–1316.e15.

45. Bonutti PM, Bell GR. Compartment syndrome of the foot: a case report. *J Bone Joint Surg*. 1986;68:1449–1451.

46. Henry AK. *Extensile Exposure*. 2nd ed. New York: Churchill Livingstone; 1973.

47. Mubarak SJ, Hargens AR. *Compartment Syndromes and Volkmann's Contracture*. Philadelphia: WB Saunders; 1981.

48. Whitesides TE, Heckman MM. Acute compartment syndrome: update on diagnosis and treatment. *J Am Acad Orthop Surg*. 1996;4:209–218.

49. Elek SD. Experimental staphylococcal infections in the skin of man. *Ann N Y Acad Sci*. 1956;65:85–90.

50. Slack WK, Hanson GC, Chew HE. Hyperbaric oxygen in the treatment of gas gangrene and clostridial infection. A report of 40 patients treated in a single-person hyperbaric oxygen chamber. *Br J Surg*. 1969;56:505–510.

51. Cooper R, Lawrence J. The isolation and identification of bacteria from wounds. *J Wound Care*. 1996;5:335–340.

52. Caputo GM, Cavanagh PR, Ulbrecht JS, et al. Assessment and management of foot disease in patients with diabetes. *N Engl J Med*. 1994;331:854–860.

53. Liu C, Bayer A, Cosgrove SE, et al. Clinical practice guidelines by the infectious diseases society of America for the treatment of methicillin-resistant *Staphylococcus aureus* infections in adults and children. *Clin Infect Dis*. 2011;52:e18–e55.

54. Costerton JW. Overview of microbial biofilms. *J Ind Microbiol*. 1995;15:137–140.

55. Vuong C, Gerke C, Somerville GA, et al. Quorum-sensing control of biofilm factors in Staphylococcus epidermidis. *J Infect Dis*. 2003;188:706–718.

56. Stickler DJ, Morris NS, McLean RJ, Fuqua C. Biofilms on indwelling urethral catheters produce quorum-sensing signal molecules in situ and in vitro. *Appl Environ Microbiol*. 1998;64:3486–3490.

57. Costerton JW, Stewart PS, Greenberg EP. Bacterial biofilms: a common cause of persistent infections. *Science*. 1999;284:1318–1322.

58. Constantine RS, Constantine FC, Rohrich RJ. The ever-changing role of biofilms in plastic surgery. *Plast Reconstr Surg*. 2014;133:865–872.

59. Shiau AL, Wu CL. The inhibitory effect of Staphylococcus epidermidis slime on the phagocytosis of murine peritoneal macrophages is interferon-independent. *Microbiol Immunol*. 1998;42:33–40.

60. Falanga V. Growth factors and chronic wounds: the need to understand the microenvironment. *J Dermatol*. 1992;19:667–672.

61. Steed DL, Donohoe D, Webster MW, et al. Effect of extensive debridement and treatment on the healing of diabetic foot ulcers. *J Am Coll Surg*. 1996;183:61–64.

62. Edgerton MT. *The Art of Surgical Technique*. Baltimore, MD: Williams and Wilkins; 1988.

63. Piaggesi A, Schipani E, Campi F, et al. Conservative surgical approach versus non-surgical management for diabetic neuropathic foot ulcers: a randomized trial. *Diabet Med*. 1998;15:412–417.

64. Cardinal M, Eisenbud DE, Armstrong DG, et al. Serial surgical debridement: a retrospective study on clinical outcomes in chronic lower extremity wounds. *Wound Repair Regen*. 2009;17:306–311.

65. Endara M, Attinger C. Using color to guide debridement. *Adv Skin Wound Care*. 2012;25:549–555.

66. Harding KG. Wound chronicity and fibroblast senescence— implications for treatment. *Int Wound J*. 2005;2:364–368.

67. Boulton AJ, Meneses P, Ennis WJ. Diabetic foot ulcers: a framework for prevention and care. *Wound Repair Regen*. 1999;7:7–16.

68. Nishimoto GS, Attinger CE, Cooper PS. Lengthening of the Achilles tendon for the treatment of diabetic plantar forefoot ulceration. *Surg Clin North Am*. 2003;83:707–726.

69. Mueller MJ, Sinacore DR, Hastings MK, et al. Effect of Achilles tendon lengthening on neuropathic plantar ulcers, a randomized clinical trial. *J Bone Joint Surg Am*. 2003;85:1436–1445. *Limited ankle dorsiflexion has been implicated as a contributing factor to plantar forefoot ulceration and wound chronicity in patients with diabetes mellitus. The authors compared outcomes for 64 patients with diabetes mellitus and a neuropathic plantar ulcer who were treated with total contact casting with and without Achilles tendon lengthening. After two years, the risk for recurrence following Achilles tendon lengthening was 52% less than that for total contact casting alone. The authors concluded that Achilles tendon lengthening should be considered an effective strategy to reduce recurrence of neuropathic plantar forefoot ulceration in patients with diabetes mellitus and limited ankle dorsiflexion.*

70. Schweinberger MH, Roukis TS. Soft-tissue and osseous techniques to balance forefoot and midfoot amputations. *Clin Podiatr Med Surg*. 2008;25:623–639.

71. Martin WJ, Weil LS, Smith SD. Surgical management of neurotrophic ulcers in the diabetic foot. *J Am Podiatr Med Assoc*. 1975;65:365–373.

72. Sherman RA. Maggot therapy takes us back to the future of wound care: new and improved maggot therapy for the 21st century. *J Diabetes Sci Technol*. 2009;3:336–344.

73. Sun X, Jiang K, Chen J, et al. A systematic review of maggot debridement therapy for chronically infected wounds and ulcers. *Int J Infect Dis*. 2014;25:32–37.

74. Argenta LC, Morykwas MJ. Vacuum-assisted closure: a new method for wound control and treatment: clinical experience. *Ann Plast Surg*. 1997;38:563–576.

75. Morykwas MJ, Argenta LC, Shelton-Brown EI, et al. Vacuum-assisted closure: a new method for wound control and treatment: animal studies and basic foundation. *Ann Plast Surg*. 1997;38:553–562.

76. Armstrong DG, Lavery LA, Diabetic Foot Study Consortium. Negative pressure wound therapy after partial diabetic foot amputation: a multicenter, randomised controlled trial. *Lancet.* 2005;366:1704–1710.

77. Kim PJ, Attinger CE, Steinberg JS, et al. Negative-pressure wound therapy with instillation: international consensus guidelines. *Plast Reconstr Surg.* 2013;132:1569–1579.

78. Kim PJ, Attinger CE, Steinberg JS, et al. The impact of negative-pressure wound therapy with instillation compared with standard negative-pressure wound therapy: a retrospective, historical, cohort, controlled study. *Plast Reconstr Surg.* 2014;133:709–716.

79. Steed DL. Clinical evaluation of recombinant human platelet-derived growth factor for the treatment of lower extremity diabetic ulcers. Diabetic Ulcer Study Group. *J Vasc Surg.* 1995;21:71–78.

80. Brem H, Balledux J, Bloom T. Healing of diabetic foot ulcers and pressure ulcers with human skin equivalent: a new paradigm in wound healing. *Arch Surg.* 2000;135:627–634.

81. Falanga V, Sabolinski M. A bilayered living skin construct (APLIGRAF) accelerates complete closure of hard-to-heal venous ulcers. *Wound Repair Regen.* 1999;7:201–207.

82. Gentzkow GD, Iwasaki S, Hershon KS, et al. Use of dermagraft, a cultured human dermis, to treat diabetic foot ulcers. *Diabetes Care.* 1996;19:350–354.

83. Faglia E, Favales F, Aldeghi A, et al. Adjunctive systemic hyperbaric oxygen therapy in treatment of severe prevalently ischemic diabetic foot ulcer. A randomized study. *Diabetes Care.* 1996;19:1338–1343.

84. Löndahl M, Katzman P, Nilsson A, et al. Hyperbaric oxygen therapy facilitates healing of chronic foot ulcers in patients with diabetes. *Diabetes Care.* 2010;33:998–1003.

85. Dendrinos GK, Kontos S, Lyritsis E. Use of the Ilizarov technique for treatment of nonunion of the tibia associated with infection. *J Bone Joint Surg.* 1995;77:835–846.

86. Ghoneem HF, Wright JG, Cole WG, et al. The Ilizarov method for correction of complex deformities. *J Bone Joint Surg.* 1996;78:1480–1485.

87. Agarwal S, Agarwal R, Jain UK, et al. Management of soft tissue problems in leg trauma in conjunction with application of the Ilizarov fixator assembly. *Plast Reconstr Surg.* 2001;107:1732–1738.

88. Vasconez HC, Nicholls PJ. Management of extremity injuries with external fixator or Ilizarov devices. Cooperative effort between orthopedic and plastic surgeons. *Clin Plast Surg.* 1991;18:505–513.

89. McKee MD, Yoo D, Schemitsch EH. Health status after Ilizarov reconstruction of post-traumatic lower-limb deformity. *J Bone Joint Surg.* 1998;80B:360–364.

90. Parikh PM, Hall MM, Attinger CE, et al. External fixation: indications in lower extremity reconstruction and limb salvage. *Plast Reconstr Surg.* 2009;123:160–161.

91. Scherer LA, Shiver S, Chang M, et al. The vacuum assisted closure device: a method of securing skin grafts and improving graft survival. *Arch Surg.* 2002;137:933–934.

92. Maisels DO. Repair of the heel. *Br J Plast Surg.* 1961;14:117–125.

93. Sommerlad BC, McGrouther DA. Resurfacing the sole: long-term follow-up and comparison of techniques. *Br J Plast Surg.* 1978;31:107–116.

94. Lister GD. Use of an innervated skin graft to provide sensation to the reconstructed heel. *Plast Reconstr Surg.* 1978;62:157–161.

95. Hallock GG. Distal lower leg local random fasciocutaneous flaps. *Plast Reconstr Surg.* 1990;86:304–311.

96. Vural E, Key JM. Complications, salvage, and enhancement of local flaps in facial reconstruction. *Otolaryngol Clin North Am.* 2001;34:739–751.

97. Goldstein JA, Iorio ML, Brown B, Attinger CE. The use of the vacuum assisted closure device for random local flaps at the ankle region. *J Foot Ankle Surg.* 2010;49:513–516.

98. Khouri RK, Shaw WW. Reconstruction of the lower extremity with microvascular free flaps: a 10–year experience with 304 consecutive cases. *J Trauma.* 1989;29:1086–1094.

99. Spector JA, Levine S, Levine JP. Free tissue transfer to the lower extremity distal to the zone of injury: indications and outcomes over a 25-year experience. *Plast Reconstr Surg.* 2007;120:952–959.

100. Hollenbeck ST, Woo S, Komatsu I, et al. Longitudinal outcomes and application of the subunit principle to 165 foot and ankle free tissue transfers. *Plast Reconstr Surg.* 2010;125:924–934. *It is known that ill-conceived flap designs may be subject to breakdown, interfere with proper footwear, and/or prevent efficient ambulation. The authors reviewed their experience with 165 lower extremity free tissue transfers and proposed a subunit principle to guide donor site selection based on region-specific functional and aesthetic demands. Flap survival was 92%, and the overall limb salvage rate was approximately 97.6%. In diabetics, the flap survival and limb salvage rates were 80% and 83%, respectively. Although not statistically predictive, the authors found that plantar flaps containing a cutaneous paddle were more prone to late ulceration along the interval between the flap and the native plantar skin when compared to muscle flaps covered with a skin graft.*

101. Leitner DW, Gordon L, Buncke HJ. The extensor digitorum brevis as a muscle island flap. *Plast Reconstr Surg.* 1985;76:777–780.

102. Kuo YR, Jeng SF, Kuo MH, et al. Free anterolateral thigh flap for extremity reconstruction: clinical experience and functional assessment of donor site. *Plast Reconstr Surg.* 2001;107:1766–1771.

103. Suttar DS, McGregor IA. The radial forearm flap in intraoral reconstruction: the experience of 60 consecutive cases. *Plast Reconstr Surg.* 1986;78:1–8.

104. Weinzweig N, Davis BW. Foot and ankle reconstruction using the radial forearm flap: a review of 25 cases. *Plast Reconstr Surg.* 1998;102:1999–2005.

105. Katseros J, Schusterman M, Beppu M. The lateral upper arm flap: anatomy and clinical applications. *Ann Plast Surg.* 1984;12:489–500.

106. Nassif TM, Vida L, Bovet JL, Baudet J. The parascapular flap: a new cutaneous microsurgical free flap. *Plast Reconstr Surg.* 1982;69:591–600.

107. Jin YT, Cao HP, Chang TS. Clinical applications of the free scapular fascial flap. *Ann Plast Surg.* 1989;23:170–177.

108. Colen LB, Bessa GE, Potparic Z, Reus WF. Reconstruction of the extremity with dorsothoracic fascia free flap. *Plast Reconstr Surg.* 1998;101:738–744.

109. Snyder GB, Edgerton MT. The principle of the island neurovascular flap in the management of ulcerated anesthetic weightbearing areas of the lower extremity. *Plast Reconstr Surg.* 1965;36:518–528.

110. Morain WD. Island toe flaps in neurotrophic ulcers of the foot and ankle. *Ann Plast Surg.* 1984;13:1–8.

111. Buncke HJ, Colen LB. An island flap from the first web space of the foot to cover plantar ulcers. *Br J Plast Surg.* 1980;33:242–244.

112. Colen LB, Buncke HJ. Neurovascular island flaps from the plantar vessels and nerves for reconstruction. *Ann Plast Surg.* 1984;12:327–332.

113. Heller L, Kronowitz SJ. Lower extremity reconstruction. *J Surg Oncol.* 2006;94:479–489.

114. Mathes SJ, Alpert BS, Chang N. Use of the muscle flap in chronic osteomyelitis: experimental and clinical correlation. *Plast Reconstr Surg.* 1982;69:815–829.

115. Mathes SJ, Feng LG, Hunt TK. Coverage of the infected wound. *Ann Surg.* 1983;198:420–429.

116. May JW, Halls MJ, Simon SR. Free microvascular muscle flaps with skin graft reconstruction of extensive defects of the foot: a clinical gait analysis study. *Plast Reconstr Surg.* 1985;75:627–641.

117. Stevenson TR, Mathes SJ. Management of foot injuries with free muscle flaps. *Plast Reconstr Surg.* 1986;78:665–671.

118. Boyd JB, Taylor GI, Corlett R. The vascular territories of the superior epigastric and deep inferior epigastric systems. *Plast Reconstr Surg.* 1984;73:1–16.

119. Harii K, Ohmori K, Sekiguchi J. The free musculocutaneous flap. *Plast Reconstr Surg.* 1976;57:294–303.

120. Redett RJ, Robertson BC, Chang B, et al. Limb salvage of lower-extremity wounds using free gracilis muscle reconstruction. *Plast Reconstr Surg.* 2000;106:1507–1513.

121. Takayanagi S, Tsukie T. Free serratus anterior muscle and myocutaneous flaps. *Ann Plast Surg.* 1982;8:277–283.

122. Lee KT, Mun GH. A systematic review of functional donor-site morbidity after latissimus dorsi muscle transfer. *Plast Reconstr Surg.* 2014;134:303–314.

123. McKittrick LS, McKittrick BM, Risley TS. Transmetatarsal amputation for infection of gangrene in patients with diabetes mellitus. *Ann Surg.* 1949;130:826–842.

124. Hardcastle PH, Reschauer R, Kutscha-Lissberg E, et al. Injuries to the tarsometatarsal joint. Incidence, classification and treatment. *J Bone Joint Surg.* 1982;64:349–356.

125. Pinzur M, Kaminsky M, Sage R, et al. Amputations at the middle level of the foot. *J Bone Joint Surg.* 1986;68:1061–1064.

126. Wagner FW. Amputations of the foot and ankle. *Clin Orthop.* 1977;122:62–69.

127. Bostwick J. Reconstruction of the heel pad by muscle transposition and split skin graft. *Surg Gynecol Obstet.* 1976;143:973–974.

128. Hartramptf CR, Schelefan M, Bostwick J. The flexor digitorum

brevis muscle island pedicle flap: a new dimension in heel reconstruction. *Plast Reconstr Surg*. 1980;66:264–270.

129. Scheflan M, Nahai F, Hartrampf CR. Surgical management of heel ulcers: a comprehensive approach. *Ann Plast Surg*. 1981;7:385–406.

130. Attinger CE, Ducic I, Cooper P, Zelen CM. The role of intrinsic muscle flaps of the foot for bone coverage in foot and ankle defects in diabetic and nondiabetic patients. *Plast Reconstr Surg*. 2002;110:1047–1054.

131. Taylor GA, Hopson WL. The cross-foot flap. *Plast Reconstr Surg*. 1975;55:677–681.

132. Mir y Mir L. Functional graft of the heel. *Plast Reconstr Surg*. 1954;14:444–450.

133. Baker GL, Newton G, Franklin JD. Fasciocutaneous island flap based on the medial plantar artery: clinical applications for leg, ankle, and forefoot. *Plast Reconstr Surg*. 1990;85:47–58.

134. Harrison DH, Morgan BDG. The instep island flap to resurface plantar defects. *Br J Plast Surg*. 1981;34:315–318.

135. Hasegawa M, Torii S, Katoh H, Esaki S. The distally based sural artery flap. *Plas Reconstr Surg*. 1994;93:1012–1020.

136. Baumeister SP, Spierer R, Erdman D, et al. A realistic complication analysis of 70 sural artery flaps in a multimorbid patient group. *Plast Reconstr Surg*. 2003;112:129–140.

137. Follmar KE, Baccarani A, Baumeister SP, et al. The distally based sural flap. *Plast Reconstr Surg*. 2007;119:138–148.

138. Erdmann D, Levin S. Delayed reverse sural flap for staged reconstruction of the foot and lower leg. *Plast Reconstr Surg*. 2006;118:571–572.

139. Kuran I, Turgut G, Bas L, et al. Comparison between sensitive and nonsensitive free flaps in reconstruction of the heel and plantar area. *Plast Reconstr Surg*. 2000;105:574–580.

140. Santanelli F, Tenna S, Pace A, Scuderi N. Free flap reconstruction of the sole of the foot with or without sensory nerve coaptation. *Plast Reconstr Surg*. 2002;109:2314–2322.

141. Hong JP, Kim EK. Sole reconstruction using anterolateral thigh perforator free flaps. *Plast Reconstr Surg*. 2007;119:186–193.

142. Potparic Z, Rajacic N. Long-term results of weight bearing foot reconstruction with non-innervated and reinnervated free flaps. *Br J Plast Surg*. 1997;50:176–181.

143. Syme J. Amputation at the ankle joint. *J Med Sci*. 1843;2:93.

144. Waters RL, Perry J, Antonelli D, Hislop H. Energy costs of walking of amputees: the influence of level of amputation. *J Bone Joint Surg*. 1976;58:42–46.

145. Ademoglu Y, Ozerkan F, Ada S, et al. Reconstruction of skin and tendon defects from wound complications after Achilles tendon rupture. *J Foot Ankle Surg*. 2001;40:158–165.

146. Lee JW, Yu JC, Shieh SJ, et al. Reconstruction of the Achilles tendon and overlying soft tissue using antero-lateral thigh free flap. *Br J Plast Surg*. 2000;53:574–577.

147. Kuo YR, Kuo MH, Chou WC, et al. One-stage reconstruction of soft tissue and Achilles tendon defects using a composite free anterolateral thigh flap with vascularized fascia lata: clinical experience and functional assessment. *Ann Plast Surg*. 2003;50:149–155.

148. DeFazio MV, Han KD, Iorio ML, et al. Combined free tissue transfer for the management of composite Achilles defects: functional outcomes and patient satisfaction following thigh-based vascularized reconstruction with a neotendon construct. *J Reconstr Microsurg*. 2014;30:431–440.

149. Sanders LJ, Robbins JM, Edmonds ME. History of the team approach to amputation prevention: pioneers and milestones. *J Am Podiatr Med Assoc*. 2010;100:317–334.

150. Edmonds ME, Blundell MP, Morris ME, et al. Improved survival of the diabetic foot: the role of a specialized foot clinic. *Q J Med*. 1986;60:763–771.

151. Larsson J, Apelqvist J, Agardh CD, Stenstrom A. Decreasing incidence of major amputation in diabetic patients: a consequence of a multidisciplinary foot care team approach? *Diabet Med*. 1995;12:770–776.

152. Sibbald RG, Kensholme A, Carter L, et al. Special foot clinics for patients with diabetes. *J Wound Care*. 1996;5:238–243.

153. Van Gils CC, Wheeler LA, Mellstrom M, et al. Amputation prevention by vascular surgery and podiatry collaboration in high-risk diabetic and nondiabetic patients. The Operation Desert Foot experience. *Diabetes Care*. 1999;22:678–683.

154. Holstein P, Ellitsgaard N, Olsen BB, Ellitsgaard V. Decreasing incidence of major amputations in people with diabtes. *Diabetologica*. 2000;43:844–847.

155. Van Houtum WH, Rauwerda JA, Ruwaard D, et al. Reduction in diabetes-related lower-extremity amputations in The Netherlands: 1991–2000. *Diabetes Care*. 2004;27:1042–1046.

156. Driver VR, Madsen J, Goodman RA. Reducing amputation rates in patients with diabetes at a military medical center: the limb preservation service model. *Diabetes Care*. 2005;28:248–253.

157. Trautner C, Haastert B, Mauckner P, et al. Reduced incidence of lower-limb amputations in the diabetic population of a German city, 1990–2005: results of the Leverkusen Amputation Reduction Study (LARS). *Diabetes Care*. 2007;30:2633–2637.

158. Krishnan S, Nash F, Baker N, et al. Reduction in diabetic amputations over 11 years in a defined U.K. population: benefits of multidisciplinary team work and continuous prospective audit. *Diabetes Care*. 2008;31:99–101.

第二篇

躯干外科

第 9 章

躯干整体解剖

Michael A. Howard and Sara R. Dickie

概要

- 许多常用皮瓣以及重建的需求都与躯干有关。
- 熟悉该区域血管的解剖及组织类型是整形外科医生的必修课。
- 下述内容为躯干的详细解剖,包括胸壁、腹壁、后背及会阴。

历史回顾

在现有整形外科文献的基础上,有多位作者根据组织的血供以及其所能提供的组织瓣,试图对骨骼、肌肉、筋膜、皮肤的解剖重新进行了分类,但鲜有比 Mathes 和 Nahai 的肌肉血管解剖分类法以及 Ian Taylor[2]的血管区域理论更加稳定可靠(图 9.1)[1]。即便现在,上述几位作者有关组织及其血管解剖的基础知识依然是整形与再造手术成功的关键。

基础科学与疾病进程:躯干胚胎学

妊娠第 3 周时,中轴骨骼开始形成。骨骼、肌肉、筋膜和皮肤都是从与中央脊索接壤的中胚层体节演化而来。多功能间充质干细胞分化为成纤维细胞、成骨细胞、成软骨细胞以及其他原始细胞,最终构建成胚胎的组织。中轴骨骼由颅骨、脊椎、肋骨及胸骨构成。附属骨骼则包括骨盆腔及胸腔

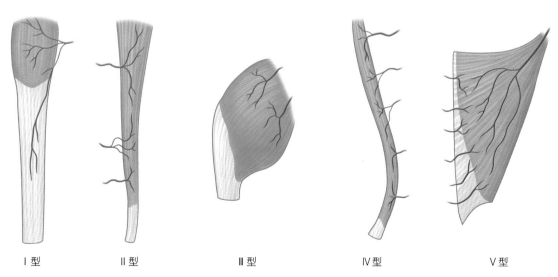

| Ⅰ型 | Ⅱ型 | Ⅲ型 | Ⅳ型 | Ⅴ型 |

图 9.1 Mathes 和 Nahai 的肌肉血管解剖分类。Ⅰ型,单血管蒂;Ⅱ型,主加次血管蒂;Ⅲ型,双主血管蒂;Ⅳ型,节段血管蒂;Ⅴ型,主血管蒂加次节段血管蒂。(From:Mathes SJ,Nahai F. Classifi cation of the vascular anatomy of muscles:experimental and clinical correlation. Plast Reconstr Surg. 1981;67(2):177-187.)

周围包绕的骨骼。骨骼的形成从妊娠的第6周的软骨化开始，而成骨的过程会从妊娠期的几个月持续到成年早期。原始骨骼肌细胞沿着相应的脊髓神经分化出背侧部分和腹侧部分。脊柱的伸肌从脊柱轴背的肌节衍变而来，受脊髓神经的后支支配。所有躯干其他的肌肉都起源于脊柱轴腹侧的肌节，受脊髓神经腹侧支支配。在胎儿出生时，几乎所有的肌肉都已发育完成[3]。

血管形成始于妊娠第3周。原始的血管起源于卵黄囊的外胚层。间充质干细胞分化为成血管细胞，进一步形成血岛，再结合生成初始血管内皮组织。在第3周末期的胚胎内这种合成过程会非常明显发生。至第4周，胚胎已形成具有功能的血液循环系统[3]。胎儿出生时，主要的血管及其穿支都已完备，整个身体表面被真皮下的浅筋膜[4]以及数量不一的脂肪组织所包绕覆盖。浅筋膜对身体的肌肉及脂肪层起到包裹、支持和保护作用，也保证了皮肤和深层的肌肉之间的动态移动功能。在某些特定区域，浅筋膜紧密附着在深筋膜或骨膜上，这些部位的身体轮廓往往表现出沟纹或突起。膨隆的部位则往往缺失这种深浅筋膜间的连接。随着身体的生长，血管可以从原有的位置伸展到关节附近或固定的筋膜组织层。Taylor注意到这些可活动的身体部位往往有多层级的动脉供血，这些动脉起于较远的固定区域内也同样受该动脉供血的组织。他认为这些血管穿出生时就已存在，沿着筋膜层生长，并且随着身体的生长和发育而不断延展[2]。

背部

背部能为直立行走个体的头部、肩部提供支撑作用。在中线附近，脊柱两旁的肌肉呈垂直走行，为脊柱提供支持和保护。当做侧身运动时，脊旁肌就会变宽并带动颈、肩、髋及四肢活动。背部皮肤和浅筋膜之间的致密附着可以有效防止对组织的剪切作用。脊柱发出致密的筋膜包绕脊髓的全程，并附着在皮肤真皮层，这样也形成了一个脊柱中线。颈背部有几个明显的骨性标志。颈后根部可触及第7颈椎的棘突。肩胛骨的根部位于胸3水平，肩胛骨角位于胸7水平。胸12的棘突通常可以触及。髋部的髂前上棘位于腰4水平，髂后下棘位于骶2水平（图9.2）。

胸腰筋膜交织在背部，包绕脊旁肌和腰方肌，并与颈项筋膜相延续，中间附着在胸椎棘突，侧方附着于肋骨角，下方附着在髂后上棘。其血供主要来自腰动脉及肋廓动脉的穿支，其下方还有臀上动脉末支、上方还有胸背动脉末支[5]。

在较瘦而肌肉发达的个体，通常可以在中下背部看见背阔肌扁平而宽大的形态。腋窝后的褶皱是其肌腱斜向从后背止于肱骨头造成的。腋窝后的三角间隙的边界分别是上方的小圆肌、下方的大圆肌，以及外侧的肱三头肌长头（图9.3）。旋肩胛动脉及其两个并行静脉走行于该间隙。

在后背有两个称为腰三角的间隙，没有任何的肌肉组织层。下方的三角也被称为Petit三角，分别毗邻背阔肌的内侧缘、腹外斜肌的外侧缘及髂嵴的下缘。基底面为腹内斜

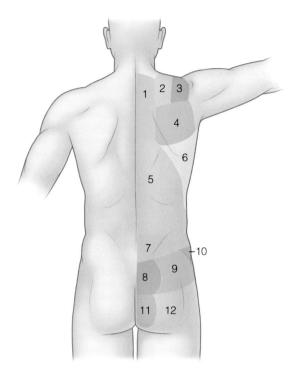

图9.2 臀、背部血管分布及其体表解剖。1，颈横动脉；2，肩胛上动脉；3，胸肩峰动脉；4，旋肩胛动脉；5，后肋间动脉；6，胸背动脉；7，腰动脉穿支；8，骶外动脉穿支；9，臀上动脉；10，旋髂深动脉；11，阴部外动脉；12，臀下动脉

肌（图9.3）。上方的三角也被称为Grynfeltt三角，由第12肋的上缘、腰方肌的内侧缘及腹内斜肌的外侧缘所构成，基底面为腹内斜肌（未显示）。没有血管及知名神经走行于间隙内。腰肋副三角由外斜肌、锯齿肌后下部及竖脊肌以及腹内斜肌构成。

肌肉[6]

斜方肌是一块大型扁平肌肉，跨越多个关节，在颈部、背部和肩部可产生多个动作，包括抬升、内收和旋转肩胛骨。通常它分为上、中、下三部分，内侧附着在颈7~腰12椎的棘突上、上项线及项韧带上。

外侧附着在锁骨的外1/3、肩峰内侧以及肩胛嵴上，这是后背唯一受脑神经支配的肌肉。从上方出颅以后，副脊神经穿过胸锁乳突肌，走行于颈后三角，在锁骨上方5cm处进入斜方肌，发出分支支配其上部；其余神经沿肌肉前缘继续向下走行，直至神经纤维末梢。斜方肌接受颈3~颈4的感觉神经支配。斜方肌供血的血管解剖属Mathes和Nahai分类法Ⅱ型，来自颈横动脉的分支，下文会进行详细描述。

肩胛提肌起于颈1~颈4的横突，止于肩胛骨内侧的上部，受肩胛背神经及颈3~颈4脊神经的支配，血供来自肩胛背动脉。其主要作用是上提肩胛骨和加深肩臼。

大小菱形肌位于肩胛骨内侧和颈7到胸5的棘突之间，

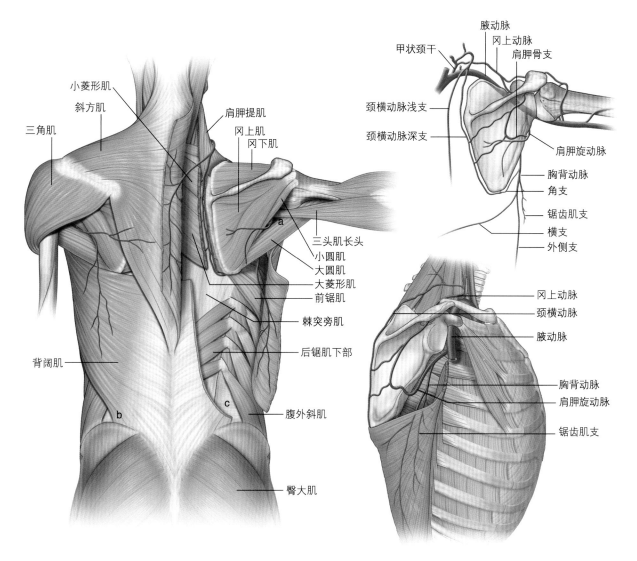

图 9.3　图示背部深浅肌肉群与动脉的关系。(a)三角间隙由大圆肌、小圆肌和三头肌长头构成;(b)Pitit 腰三角;(c)腰肋腹三角

其作用是内收肩胛骨,降低肩臼,将肩胛骨固定在胸壁上,其神经支配为肩胛背神经,血供主要来源于肩胛背动脉。

冈上肌和冈下肌分别起于肩胛窝,止于肱骨大结节的内侧面,受肩胛上神经支配,血供来源于肩胛上动脉以及旋肩胛动脉的分支,其作用为外展上臂及固定肩关节盂。

肩胛下肌起源于肩胛下窝,止于肱骨小结节,受肩胛下神经支配,作用为上臂内旋和内收,血供来自肩胛下动脉。

小圆肌起于肩胛骨上外侧,止于肱骨大结节的外侧,受腋神经支配,血供来自旋肩胛动脉的分支,起协助上臂外旋的作用。

大圆肌起自肩胛骨背侧角,止于肱骨结节间沟,受肩胛下神经下支支配,血供来自肩胛下动脉及胸背动脉的分支,其作用为内收和内旋上臂。

背阔肌起于胸 7~胸 12 棘突的内侧附着点、胸腰筋膜以及髂嵴,止于肱骨结节间沟,受胸背神经支配,作用为伸展、内收和内旋肩膀。主要血管蒂为胸背动脉,次要的节段性血管蒂为肋间动脉和腰动脉的内侧穿支,是 Mathesan 和 Nahai 分类法典型的 V 型。

后锯肌(上下部)是后背的固有肌群,位于后背棘突旁与浅面的背阔肌、斜方肌之间的中间层。后锯肌上部起于颈 7~胸 3 的棘突,止于第 2~5 肋的上缘,受第 2~5 肋间神经的支配,吸气时可提高肋骨。后锯肌下部起于胸 11~腰 3 的棘突,止于第 9~11 肋的下缘,受第 9~11 肋间神经和肋下神经的支配,呼气时可降低肋骨。

棘突旁肌是后背的固有肌群,从枕部横跨到骶部。该肌肉交织于脊柱的棘突和横突与肋骨之间,主要对脊柱起支撑和保护作用,形成脊柱的旋转和颈椎的侧曲运动,受脊神经背支主干的支配。可分为 3 层:深层,被称为横突棘肌群(半棘肌、多裂肌、回旋肌);中层,被称为骶棘肌群(半棘肌、棘间肌、最长肌、髂肋肌);浅层,被称为棘横肌群(颈颊肌、头棘肌)。这些肌肉的血供节段性来自肋间动脉、腰动脉和骶动脉的后支,其血供类型属于 Mathes 和 Nahai 分类法的 IV 型。

血管解剖

肩胛上动脉是甲状腺颈干的分支,沿肩部走行于斜方肌的前面,为肩胛上和肩胛部的肌肉提供血运。斜方肌主要由颈横动脉的分支提供血供,该动脉起源于甲状腺颈干,穿过颈后三角到达肩胛提肌的前缘[7],在此处分成深支和浅支。浅支向上进入肌肉,又进一步分出深支和降支。降支也被称为颈浅动脉(superficial cervical artery,SCA),为斜方肌的中外侧部分提供血运。而深支和浅支分开后即走行于肩胛提肌的下方到达菱形肌的表面,在菱形肌之间形成动脉穿支,为肩胛冈下方的斜方肌提供主要的血运(图9.3)。深支也被称为肩胛背动脉(dorsal scapular artery,DSA),为中下部分的斜方肌以及其外上方位置背阔肌表面的皮肤部分提供血运。近年来,不少解剖学研究试图明确斜方肌的具体血供,所用的术语造成了一定程度的混乱。2004年,Hass发表了大样本的尸体解剖研究结果,显示在近45%的标本中,肩胛背动脉起源于锁骨下动脉或肋颈动脉主干;而在其余55%的标本中,肩胛背动脉与颈浅动脉或/和肩胛上动脉形成共干。斜方肌也接受第3~6肋间动脉内侧的节段性血供,因此有些学者也把斜方肌的血运归为Mathes和Nahai分类法的V型[8]。

肩胛下动脉起于腋动脉的第三部分,并发出分支与旋肩胛动脉和胸背动脉相汇合。偶尔旋肩胛动脉也会直接从腋动脉发出。旋肩胛动脉穿过三角间隙,发出分支到肩胛的上外缘。尽管很难明确描述其在肩胛骨骨髓内分支的走行,但切取肩胛骨外上缘10~14cm长的一段骨瓣则通常可以带有稳定的小血管穿支[9]。旋肩胛动脉主干继续分出一支升支(偶尔也会没有)以及多支粗大的横支和降支。这些血管走行于皮下层,通常有两支并行静脉,分别为肩胛皮瓣和旁肩胛皮瓣提供血运。静脉血流先汇入到肩胛下静脉系统,最终汇入腋静脉[10]。

胸背动脉从肩胛下动脉发出后,沿背阔肌表面走行,并在该肌外侧缘后方1~4cm处继续向下走行。随着动脉下行,一支或多支血管分支为前锯肌下部提供血运。然后,血管分出一支外侧支(或降支)和一支横支(或水平支)。Angrigiani曾经描述过三支肌皮穿支动脉,从胸背动脉的外侧支发出后穿过背阔肌,为肩胛下外侧背部的皮肤皮下组织提供血运。近端的穿支从腋后襞下8cm及背阔肌外缘后方1~4cm处穿出;其他小的穿支也以类似形式在背阔肌外侧缘的斜下方穿出(图9.3)[11]。

Seneviratne等报告了角动脉作为肩胛下动脉系统的分支为肩胛角及肩胛下外部分提供血运。该动脉起于胸背动脉的背阔肌支或前锯肌支,或者三支血管形成共同的分叉部。从其起点到进入肩胛骨,距离约为7cm,在小圆肌和前锯肌之间稳定地进入肩胛骨的背面。这条动脉使得切取肩胛外侧角上方3cm到脊椎表面上方6cm这样一条长骨块,连同肌肉筋膜和皮肤作为复合组织移植成为可能[12]。

肋间动脉和腰动脉为中背部相当多的皮肤和肌肉组织提供血运。起于这两支动脉的血管穿支,在棘突外侧3cm、5cm和8cm处以三列平行于棘突的方式进入棘旁肌群。这些节段性穿支形成广泛的纵向吻合[13]。

臀上动脉起自髂内动脉,自坐骨大孔穿出,在髂后上棘下约6cm以及骶骨中线外约4~5cm处从臀中肌和梨状肌之间穿过进入到臀大肌,发出分支营养肌肉以及其上覆盖的皮肤和软组织。臀下动脉也起自髂内动脉,从坐骨小孔穿出,向下进入梨状肌,营养臀下方的皮肤和软组织(图9.4)。

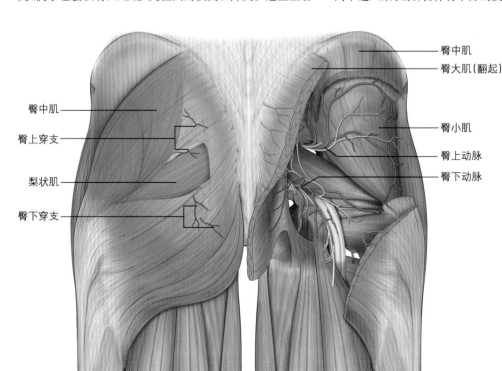

图9.4 臀部的浅表和深层肌肉,显示臀上动脉、臀下动脉的关系

胸部

锁骨和胸骨柄构成了胸廓的头侧缘。在前胸自锁骨中点做一条垂直线被称为锁骨中线。剑突和第 7~10 肋软骨结合部位共同构成胸廓的下缘。横膈附着在剑突以及下 6 肋肋骨和肋软骨的后面,止于肱骨头的胸大肌肌腱构成的腋前皱襞构成胸廓的外缘(图 9.5)。胸三角由内侧的锁骨、上方的三角肌以及下方的胸大肌构成,颈静脉汇入腋静脉前从中穿过。胸大肌深面跨越整个胸三角的筋膜为锁胸筋膜,一种厚实的动态的筋膜条索。胸三角间隙的外侧是腋窝四边间隙,由下方的大圆肌、上方的小圆肌和冈上肌、内侧的三头肌长头以及外侧的肱骨外科颈构成,旋后肱动脉及腋神经从该间隙穿过[5]。

乳头乳晕复合体位于锁骨中线稍外侧的近第 4 肋处,乳头受第 4 肋间神经支配,血供来自乳内动脉的第 4 肋穿支、肋间动脉的穿支和胸背动脉以及胸肩峰动脉的终末支。女性的乳房因大小、形状和下垂程度的不同,乳头可能会不同程度地偏离第 4 肋水平,但其神经血管仍保持恒定。乳嵴被认为是外胚层组织从腋窝延伸至腹股沟的原始基线,乳房和乳头可以从该线的任何一点上开始发育。这条基线在胚胎发育期开始出现,随后内卷消失。其残留的胚胎组织可能会形成副乳头以及乳腺组织异位[14]。

如同身体的其他部位,胸壁的皮肤和皮下组织之间也存在浅筋膜层。在乳房位置,该筋膜又分为浅层和深层(图 9.6),将乳房的腺体组织固定在胸壁上。两层之间还有垂直走行的 Cooper 韧带,这些悬韧带对乳腺起支持和固定作用,确保乳腺组织有一定的活动度,可以在青春期、妊娠期以及体重增长时随着乳房的增大而伸展。如果 Cooper 韧带的纤维失去弹力,乳房就会下垂。胸部的浅筋膜在胸廓以下逐步过渡为腹部的 Scarpa 筋膜。乳腺组织的大部分、前外侧胸廓、后胸廓以及肩胛下区域,有大约 20~30 组腋窝淋巴结起引流作用,胸骨旁淋巴结则引流乳腺和胸壁的内侧。

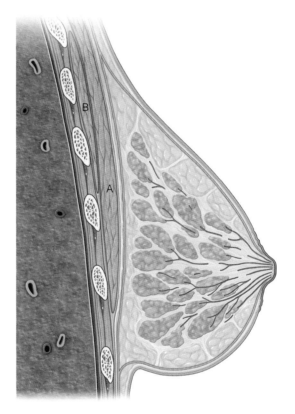

图 9.6 胸壁和乳房浅层(绿色)和深层(灰色)筋膜。(A)胸大肌。(B)胸小肌

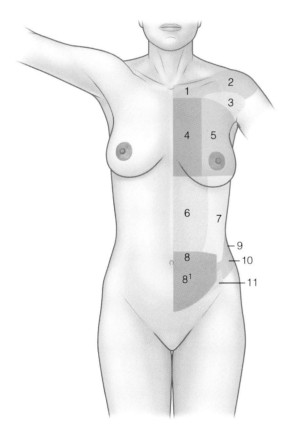

图 9.5 胸腹部的体表解剖和血管分布。1,甲状颈干的锁骨支;2,甲状颈干的肩峰支;3,甲状颈干;4,乳内穿支;5,甲状颈干的胸肌支;6,上腹浅动脉;7,肋间穿支;8,下腹深动脉;8^1,下腹浅动脉(腹壁下深动脉穿支的血管分布);9,旋髂深动脉;10,旋髂浅动脉

肌肉[6]

胸大肌呈扇形,起自胸骨和锁骨,中下部则起于胸骨和第 2~6 肋的肋软骨,锁骨头则起源于锁骨内侧,最终胸大肌止于肱骨结节间沟的外缘(图 9.7),受内侧和外侧胸肌神经支配。其作用是内收、内旋肱骨,前伸肩膀。血供类型为 Mathes 和 Nahai V 型,主血管蒂为甲状颈干的胸大肌支,次血管蒂为乳内动脉从肌肉内缘发出的多个穿支。其外侧部分也接受胸廓肋间动脉及胸廓外动脉分支的血供。

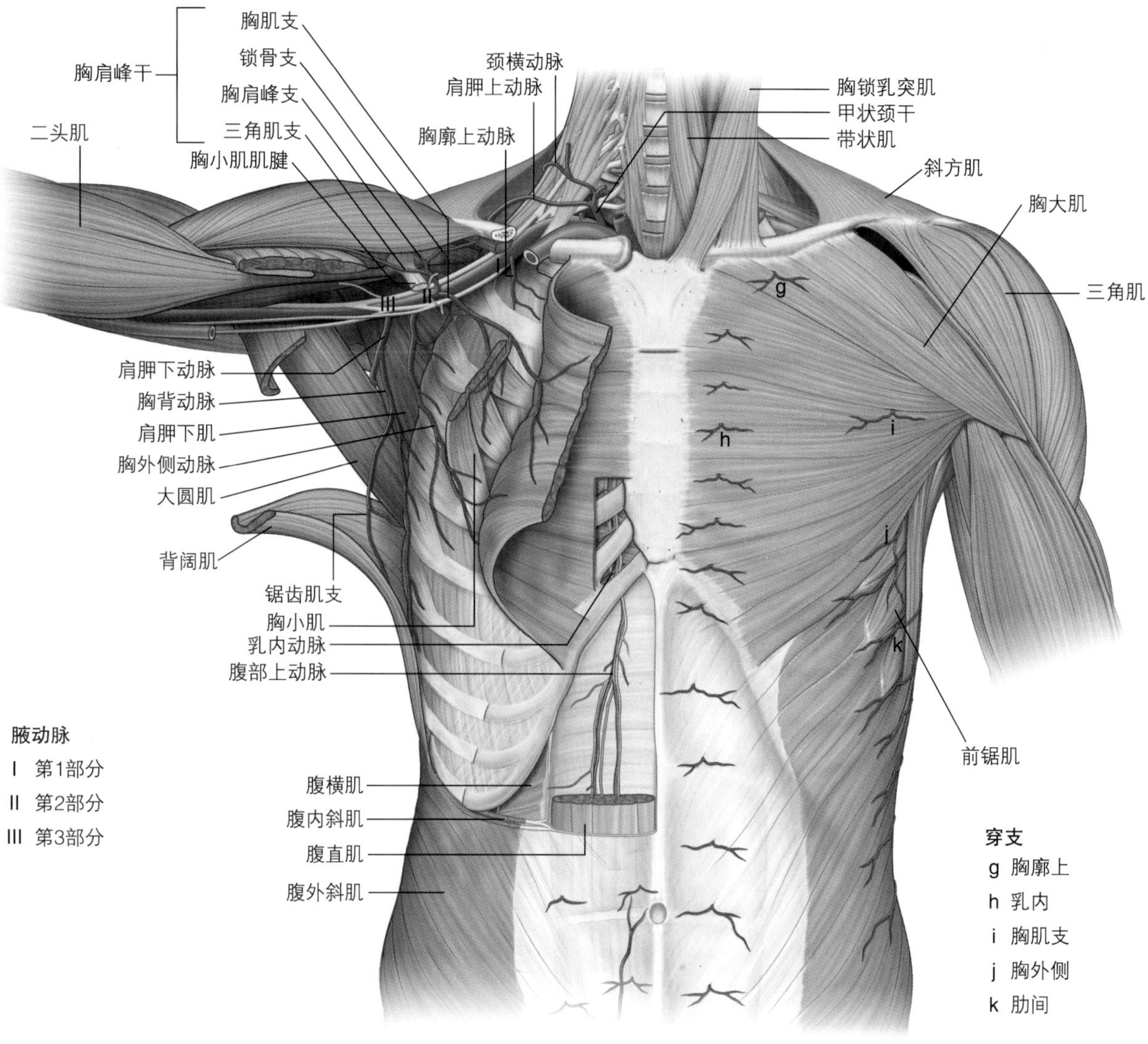

图 9.7 胸部和上腹部的浅层和深层肌肉组织,显示血管关系

胸小肌位于胸大肌深面,呈扁平的扇形,起自第 2~5 肋肋软骨的外侧,止于锁骨的喙突,主要受胸内侧神经支配,偶尔也有胸外侧神经的小分支支配[15]。胸小肌沿着前锯肌和菱形肌固定于肩胛骨,起回拉胸壁的作用。血供不稳定,但学界曾报道过有 3 个起源。胸肩峰动脉和胸外侧动脉是主要的和稳定的血供,有报道称腋动脉的一支直接分支即胸廓上动脉也为该区域提供血运[16]。该肌肉的血供类型属于 Mathes 和 Nahai Ⅲ型。

前锯肌位于胸大肌外侧的深面、胸廓的前外侧。起于第 1~9 肋,止于肩胛骨内侧缘的前面,司肩胛骨的外展和上旋功能,也能回拉胸廓的外扩。该肌肉受走行于肌肉表面的胸长神经的支配[17]。其上下部接受胸外及胸背血管系统的双重血供。血供类型属于 Mathes 和 Nahai Ⅲ型。

肋间肌是肋骨之间的分层肌肉,包括肋间内肌、肋间外肌和肋间深肌,分层的肌肉以相反的方向收缩,带动肋骨随着呼吸运动扩张或收缩。其血管神经束位于肋骨下缘的内侧肋间肌和深层肋间肌之间。

血管解剖

前胸壁皮肤软组织的血供来自知名血管和阻滞血管高度吻合的血管网。胸大肌外下缘供血穿支血管来源于第 4~6 肋的前、后肋间动脉。内侧胸壁的血供来源于乳内动脉的分支。外上胸壁的血供来源于锁骨下和腋动脉的分支。

胸廓内动脉起自锁骨下动脉,在胸骨外侧沿胸腔内表面走行 1~2cm。在第 2~6 肋间隙发出穿支血管向上穿行到肋缘,然后在胸大肌胸骨端进入胸大肌并为前胸壁和乳腺内侧提供血运。第 2、第 3 肋间动脉通常较为粗大,被认为是主要的穿支动脉[18]。

腋动脉是指锁骨下动脉从第 1 肋旁穿出胸腔,到进入大圆肌前这一段,最后进入上臂后延续为肱动脉。腋动脉可分为 3 段,每段各发出特殊的血管分支。第一段在胸小肌肌腱的位置,在进入肩峰的过程中发出胸廓上动脉;第二段位于肌腱后方,发出胸肩峰干以及胸外侧动脉;第三段位于肌腱外侧，发出肩胛下动脉以及前、后旋肱动脉（见图9.7）。

胸廓上动脉是一支较小的血管，走行于胸小肌内侧，偶尔也会沿第1~2肋肋间肌发出肌支，与这些肋骨的穿支血管形成吻合。

胸肩峰干发出4个分支：锁骨支、肩峰支、三角肌支以及胸肌支。胸肌支为胸大肌和胸小肌的上部提供血运，该支起于胸小肌下方，向内侧走行，在胸锁关节外侧6~10cm处穿入胸锁筋膜。随后它沿着胸大肌深面走行，发出细小分支穿过胸大肌，为覆盖其上的胸部外上方的皮肤提供血运。胸肌支伴行有两支静脉，最后在锁骨缘汇合一起作为单支静脉汇入到腋静脉或胸肩下静脉。汇入的位置通常位于胸肩峰干自腋动脉发出后约1~2cm之内[19]。

胸外侧动脉为前锯肌的上4~5条肌束提供血运。更小的血管可以穿入其深面的肋骨和骨膜，使得切取肌骨复合瓣成为可能。文献报告前锯肌的血管会有变异，偶尔会有胸外侧动脉为其下方的肌肉提供血运[20]。胸外侧动脉的穿支还为上外侧胸壁及乳腺外侧提供血运。

肩胛下动脉自腋动脉的第三段发出约1~4cm后又分成旋肩胛动脉和胸背动脉，前者穿行后背三角间隙，胸背动脉继续下行，发出分支为前锯肌供血，再走行于背阔肌的深面。锯齿肌支和胸长神经一起走行于肌肉表面，发出节段性血管分支为下5条锯齿肌提供血运。

肱骨旋前动脉和旋后动脉都是起自腋动脉的最后分支，旋后动脉和腋神经一起穿过四边间隙，为三角肌和后肩关节提供血运。其与旋前动脉在肱骨外侧形成吻合连接。

腹部

腹部的上界为胸廓的骨软骨支架，外界为腋前线和髂嵴，下界为腹股沟韧带及其所附着的耻骨结节，肚脐位于腹中线，大约髂嵴水平的位置。腹直肌表面的3个横向腱划，

是深筋膜经由纵行的纤维间隔真皮深层紧密连接的附着带，并形成所谓的"6块"腹肌（见图9.5）。

浅筋膜附着在深筋膜层所形成的腹部轮廓因性别而异。男性的筋膜紧密附着在髂嵴使得髋部呈现四方形的形态，女性的浅筋膜则是附着在髂嵴偏下几厘米的位置，髋部形态显得更有曲线感[4]。女性的腹部通常被视为沙漏形，脂肪堆积的区域集中在下腹和髋部。男性的腹部通常呈V形，腹肌轮廓清晰，脂肪堆积多在中腹侧腹环周区域。

腹壁的软组织层次从浅到深分别为皮肤、皮下脂肪筋膜层（也被称为Camper筋膜）、浅筋膜深层（即Scarpa筋膜）、脂肪层、深筋膜层、肌肉层以及包绕腹腔的腹膜层[5]。"Scarpa筋膜"这一术语在19世纪初叶最早被用于描述筋膜层[21]。在现代术语中，这个词基本等同于身体的浅筋膜；但其实它是特指下腹部的浅筋膜。Scarpa筋膜由筋膜组织和间杂有弹力纤维的脂肪组织构成，在中线与腹白线相延续，向上与胸壁的浅筋膜相交织，外侧与腹外斜肌腱膜相交织，下缘包括大腿阔筋膜及耻骨内侧。男性的Scarpa筋膜在耻骨位置增厚形成环绕阴茎根部的阴茎祥状韧带[22]。

腹部的深筋膜由成对的扁平肌肉的腱膜所构成，在腹直肌的外侧这些深筋膜交汇一起，构成半月线。在半月线内侧，腹直肌鞘包绕腹直肌（图9.8A）。前鞘由腹外斜肌腱膜和腹内斜肌前腱膜构成，后鞘则由腹内斜肌后腱膜和腹横肌腱膜组成。在中线位置，腹直肌前鞘和后鞘交织于腹白线，从剑突一直延续到耻骨联合。在肋缘上方，腹直肌鞘的后壁并不完整，因为腹横肌分散在肋软骨上，只有腹内斜肌附着在肋缘脐和耻骨之间有一条弓状线，它是腹直肌后鞘的下缘。该线以下，腹横肌腱膜和腹内斜肌后腱膜一起转向腹直肌前面组成腹直肌前鞘，该部分腹直肌后鞘就存在缺失（图9.8B）。腹腔和腹直肌之间只隔着腹膜壁层和覆盖其上很薄的腹横筋膜，腹直肌深面和腹横筋膜之间有一层脂肪组织，包裹腹壁下深动脉及其并行的静脉。

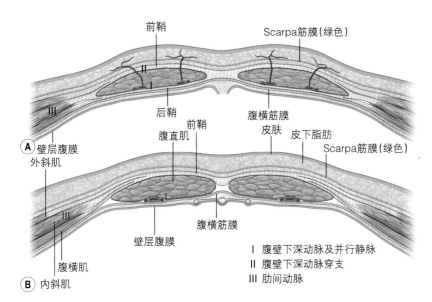

图9.8（A）弓状线以上的腹直肌鞘，显示其肌肉筋膜层次。（B）弓状线以下的腹直肌鞘，显示腹横筋膜是腹直肌和腹膜之间的唯一层次

Ⅰ 腹壁下深动脉及并行静脉
Ⅱ 腹壁下深动脉穿支
Ⅲ 肋间动脉

肌肉[6]

腹直肌起于耻骨联合和耻骨嵴,止于胸骨剑突和第 5~7 肋的肋软骨(图 9.9),受胸 7~胸 12 脊神经腹侧支支配,其主要作用为屈曲躯干及压缩内脏,由腹壁上动脉及腹壁下深动脉提供血运,血供类型为 Mathes 和 Nahai 分类的Ⅲ型。

腹外斜肌起自下 8 肋的外表面,止于腹白线、耻骨结节和髂嵴。腹内斜肌起自胸腰筋膜、髂嵴以及腹股沟韧带的外侧半,止于第 10~12 肋的下缘、腹白线和耻骨。腹横肌起自第 7~12 肋的内表面、胸腰筋膜、髂嵴以及腹股沟韧带的外 1/3,止于腹白线、耻骨嵴和耻骨联合。上述 3 种肌肉均受胸 7~胸 12 以及腰 1 脊神经的支配,起压缩和支持腹部脏器以及屈曲和旋转躯干的作用,接受下胸廓肋间血管的节段性血供,肌肉血供类型为Ⅳ型。

血管解剖

1979 年,Huger 描述了腹部的皮肤血供的特点,其理论进一步得到了 Taylor 的解剖学研究的支持。根据 Huger 的血管分区理论,Ⅰ区位于腹部中间,接受腹壁深动脉系统的穿支供血;Ⅱ区包括下腹外侧,受髂外动脉系统供血,包括腹壁下浅动脉、旋髂浅动脉、旋髂深动脉。Ⅲ区位于外侧,受肋间动脉和肋下动脉供血[23],这 3 个区之间具有丰富的血管吻合弓以及阻滞血管。

腹壁下深动脉(deep inferior epigastric artery,DIEA)是髂外动脉的分支(图 9.10),从髂外动脉的内侧发出,穿过腹横筋膜,沿腹直肌后壁走行,靠近弓状线时发出内侧支、外侧支,偶尔还有第三支为肚脐提供血供。腹壁下深动脉的内侧支和外侧支会发出穿支血管为中腹部的皮肤筋膜提供血运。支配的血管数会有较大变化,肚脐周围有可能会集中有 4~7 支的血管[24]。在肚脐水平,腹壁下深动脉和乳内动脉延续而来的腹壁上动脉之间有丰富的吻合支。

旋髂深动脉(deep circumflex iliac artery,DCIA)紧邻腹壁下深动脉也起自髂外动脉,沿着髋部肌肉走行,在 ASIS 内侧 1cm 左右发出较粗的深支血管,然后进入腹横筋膜,在髂肌附着在腹横筋膜处稍外侧沿着髂嵴内侧缘走行并沿着髂嵴内表面发出若干骨膜分支。临近侧腹时,旋髂深动脉的横支与腰动脉及腰骶动脉之间形成丰富的吻合支。旋髂深动脉浅表穿支动脉为髂嵴表面的卵圆形皮肤区域提供血供(图 9.10)。两支旋髂深动脉的伴行静脉最后汇入髂外静脉[25,26]。

腹壁下浅动脉(superficial inferior epigastric artery,SIEA)是自腹股沟韧带下 2~3cm 的股动脉近端发出的分支,该分

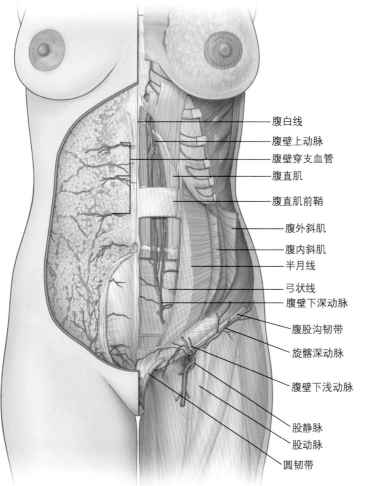

腹白线
腹壁上动脉
腹壁穿支血管
腹直肌
腹直肌前鞘
腹外斜肌
腹内斜肌
半月线
弓状线
腹壁下深动脉
腹股沟韧带
旋髂深动脉
腹壁下浅动脉
股静脉
股动脉
圆韧带

图 9.9 腹壁深浅血管解剖,显示肌层和筋膜层与血管的关系

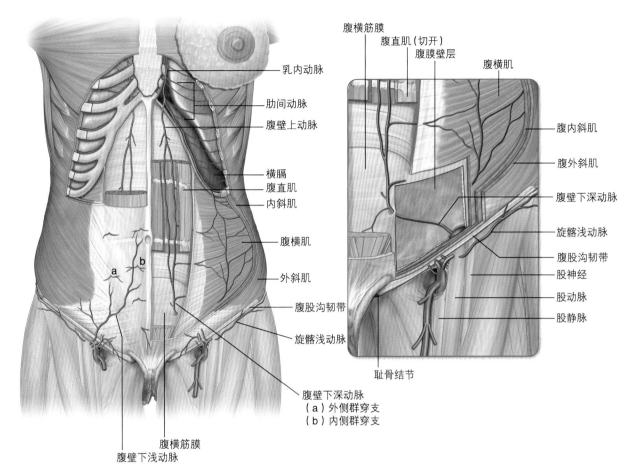

图 9.10　浅表和深层肌肉以及从髂嵴到股的分支的血管解剖。(a)腹壁下深动脉穿支的外侧群。(b)腹壁下深动脉穿支内侧群

支会有一定的变异,既可以是与旋髂浅动脉共用主干的独立分支,也可以发自股动脉的其他分支(如阴部外动脉)。该动脉最初报告只有 60% 的个体存在[27],而近期的解剖学研究则认为几乎所有人都存在[28]。腹壁下浅动脉发出后向上外方向走行,在腹股沟韧带中点处上方 0.5~4cm 位置,在 ASIS 和耻骨结节之间穿过 Scarpa 筋膜,走行于筋膜浅面,为下半腹部皮肤提供血运[29]。血管及其吻合支都不跨越中线。该区域的静脉回流经由两条血管,一条是与腹壁下浅动脉始终伴行的静脉,另一条较大的内侧静脉走行于更浅表层。内侧静脉通常回流至隐静脉膨出部,但偶尔也与较小的静脉交汇后,直接回流到股静脉[22]。

旋髂浅动脉是股动脉的分支,通常紧挨腹壁浅动脉发出,或者与其共用主干,经由腹股沟韧带的上方进入腹壁,沿髂嵴走行于浅筋膜层,为前下外侧腹部约 10~20cm 区域的皮肤皮下组织供血,伴行静脉回流至大隐静脉。

肋间动脉在腹壁的腹内斜肌和腹横肌之间走行。

神经

前腹壁肌肉的感觉和运动功能受成对的脊神经支配,该神经走行于腹内斜肌和腹横肌之间,同时发出皮肤支支配

相应腹部皮肤区域。胸 5~胸 11 的腹侧支支配膈肌周围到髂前上棘的区域;髂腹股沟神经走行于腹内斜肌和腹横肌之间,支配下腹和髂嵴区域。髂腹下神经支配阴囊或大阴唇、阴阜以及大腿内侧的皮肤感觉。

骨盆

骨盆由碗形排列的骨骼所构成,上联躯干,下接大腿,其内容纳有肠管、膀胱及内生殖器。成对的髂骨、坐骨及耻骨向前连接成耻骨联合,向后汇合于骶骨。盆底肌构成腹膜腔的最下边界,再下方就是男性女性的会阴区结构(图 9.11 和图 9.12)。

女性会阴

外生殖器起源于外胚层,性别特征在妊娠第 7 周开始发育出现,12 周完全分化。胎盘或胎儿卵巢分泌的雌激素主导了女性是生殖器的分化形成。生殖结节起源于中胚层(泄殖腔膜)上端的间充质,最后形成阴蒂。泌尿生殖膈和阴唇隔环绕中胚层,最后各自形成小阴唇和大阴唇[3],前者向

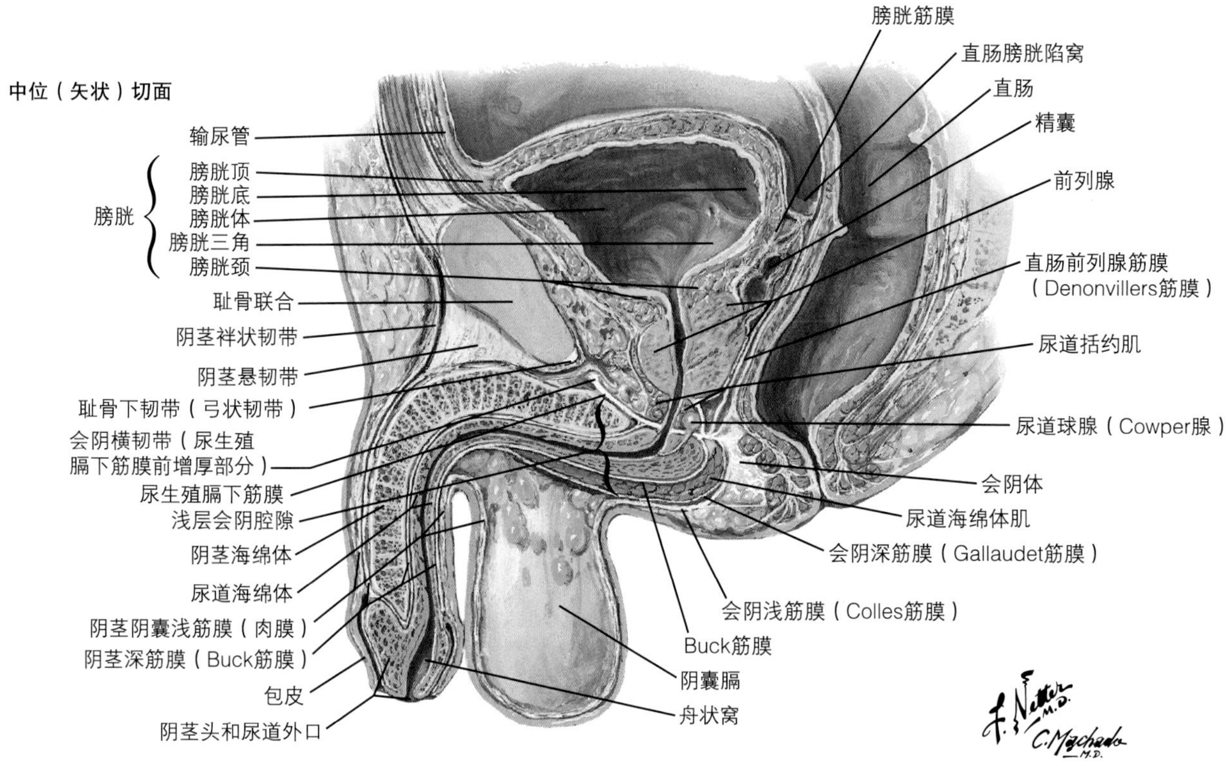

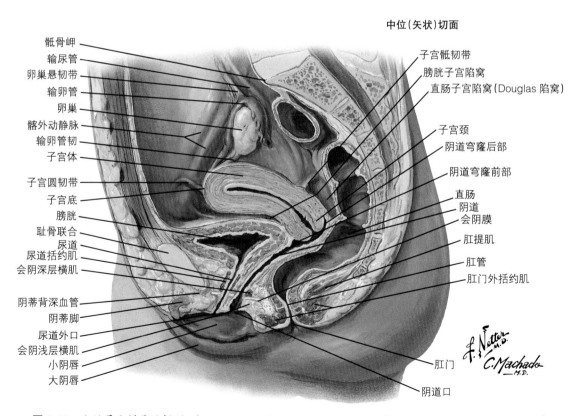

中位（矢状）切面
膀胱筋膜
直肠膀胱陷窝
直肠
精囊
前列腺
直肠前列腺筋膜
（Denonvillers筋膜）
尿道括约肌
尿道球腺（Cowper腺）
会阴体
尿道海绵体肌
会阴深筋膜（Gallaudet筋膜）
会阴浅筋膜（Colles筋膜）
Buck筋膜
阴囊膈
舟状窝
输尿管
膀胱
膀胱顶
膀胱底
膀胱体
膀胱三角
膀胱颈
耻骨联合
阴茎袢状韧带
阴茎悬韧带
耻骨下韧带（弓状韧带）
会阴横韧带（尿生殖
膈下筋膜前增厚部分）
尿生殖膈下筋膜
浅层会阴腔隙
阴茎海绵体
尿道海绵体
阴茎阴囊浅筋膜（肉膜）
阴茎深筋膜（Buck筋膜）
包皮
阴茎头和尿道外口
F. Netter M.D.
C. Machado M.D.

图 9.11 男性骨盆横截面解剖。（From：Netter；www.netterimages.com. © Elsevier Inc. All rights reserved.）

中位（矢状）切面
骶骨岬
输尿管
卵巢悬韧带
输卵管
卵巢
髂外动静脉
输卵管韧
子宫体
子宫圆韧带
子宫底
膀胱
耻骨联合
尿道
尿道括约肌
会阴深层横肌
阴蒂背深血管
阴蒂脚
尿道外口
会阴浅层横肌
小阴唇
大阴唇
子宫骶韧带
膀胱子宫陷窝
直肠子宫陷窝（Douglas 陷窝）
子宫颈
阴道穹窿后部
阴道穹窿前部
直肠
阴道
会阴膜
肛提肌
肛管
肛门外括约肌
肛门
阴道口
F. Netter M.D.
C. Machado M.D.

图 9.12 女性骨盆横截面解剖。（From：Netter；www.netterimages.com. © Elsevier Inc. All rights reserved.）

后交织形成阴唇系带。阴阜及大阴唇由复层鳞状上皮覆盖，其角质层厚且长有较多毛囊。阴唇隆起的皮肤深层是和腹部 Camper 筋膜相延续的浅表脂肪筋膜组织，会阴深层的浅表筋膜则被称为 Colles 筋膜，是腹部 Scarpa 筋膜在会阴部的延伸部分。小阴唇、阴蒂、尿道口和阴道开口为角质层薄的复层鳞状上皮所覆盖，小阴唇深面没有脂肪组织，只有弹力纤维结缔组织、丰富的外分泌腺、顶浆分泌腺及皮脂腺，为这个娇嫩组织的表面起滋润作用(图 9.13)。

会阴被分为两个邻近的三角(图 9.14)。前方的泌尿生殖三角的边界为耻骨联合、坐骨和耻骨支以及跨越坐骨结节的深层会阴横肌。后方的肛门三角内包括有肛门，位于坐骨结节连线的后方。泌尿生殖三角又分为深层和浅层间隙。Colles 筋膜构成浅层间隙的顶部，在外侧，该筋膜与大腿的阔筋膜紧密附着于坐骨耻骨支，形成会阴大腿沟。在后方，Colles 筋膜包绕浅层会阴横肌，固定在泌尿生殖膈上[5]。

浅层会阴间隙内包括阴蒂脚浅面的坐骨海绵体肌、前庭球浅面的球海绵体肌、浅层会阴横肌以及前庭大腺。会阴浅动静脉走行于该腔隙内。泌尿生殖膈下筋膜，在某些文献里也被称为会阴深筋膜或 Gallaudet 筋膜，形成浅层间隙的深层边界。尿道口和阴道口从此处穿出。在后方，Gallaudet

筋膜包裹双侧的会阴肌并交织于中线形成会阴中心腱。

Gallaudet 的深层即深层会阴间隙，其内包含有尿道近端、尿道外括约肌以及盆腔深层横肌。阴部内动脉的终末支走行其间并到达阴蒂，向前穿出该间隙，走行于会阴横韧带及耻骨弓状韧带之间，最终变成阴蒂背动脉和背深静脉。阴部神经的终末支以及阴蒂背神经与血管伴行。

血管解剖

女性会阴由两个主血管蒂供血，其中阴部外深动脉为阴唇前侧部分供血，阴部内动脉为阴蒂及阴唇后部供血(图 9.15)。阴部外深动脉是股动脉的分支，距耻骨结节约 8~10cm 处进入皮下层，沿内长收肌走行到距耻骨联合 4~6cm 位置时分成腹支和会阴支。后者也被称为阴唇浅支，提供大阴唇上 1/3 的血运。第二个主血管蒂来自阴部内动脉，为阴唇的后部及阴蒂提供血运。会阴浅动脉是阴部内动脉沿坐骨出 Alcock 管后的一个分支。该动脉又发出两个分支，阴唇后内动脉和阴唇后外动脉，两支血管都为大小阴唇的后 2/3 部分供血[30]。阴部内动脉向前在深层会阴腔隙内延续为阴蒂背动脉。

会阴的静脉回流与动脉并行。在前方，静脉回流到隐

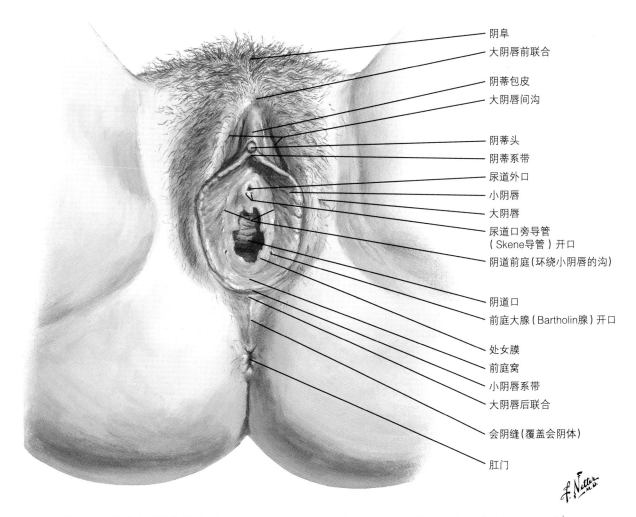

图 9.13 女性会阴体表解剖。(From：Netter；www.netterimages.com. © Elsevier Inc. All rights reserved.)

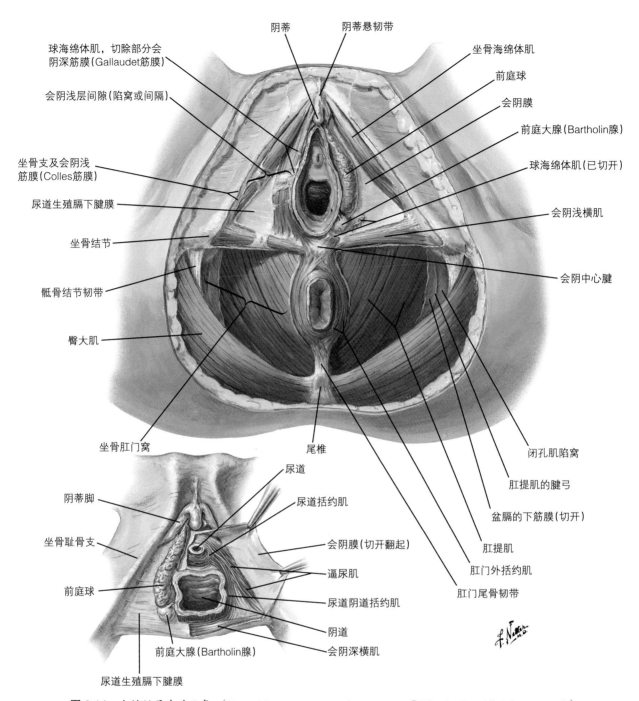

图 9.14 女性泌尿生殖三角。(From:Netter;www.netterimages.com. © Elsevier Inc. All rights reserved.)

静脉,再到股静脉;在后方,会阴的浅静脉汇入阴部内静脉,再汇入髂内静脉。

外阴部的神经支配来自髂腹股沟神经、生殖股神经以及大腿股皮神经会阴支。作为阴部神经分支的会阴浅神经支配阴唇后 2/3 的区域,阴部神经的终末支延续为阴蒂的背神经。

男性会阴

妊娠第 6~7 周时,胚胎睾丸产生的睾酮促使生殖结节

延长并形成阴茎。在阴茎下降的过程中,随着外胚层组织沿着阴茎腹侧向内生长,其表面在中线位置内卷形成尿道沟;在阴茎内部由间充质进一步形成阴茎海绵体和尿道海绵体,阴囊阴茎隆起进一步增大和融合形成阴囊。环形的外胚层在龟头处反折形成包皮。包皮附着于阴茎头部直至出生或到幼儿早期[3]。

大约在妊娠 26 周时,睾丸开始下降进入阴囊,下降的短暂过程中,腹股沟管收缩包绕着精索。腹股沟管的发育与起源于生殖腺下孔的睾丸引带有关。它穿过腹壁并附着于胚胎阴唇阴囊隆起。鞘状突在睾丸引带的腹侧发育,携带扩张

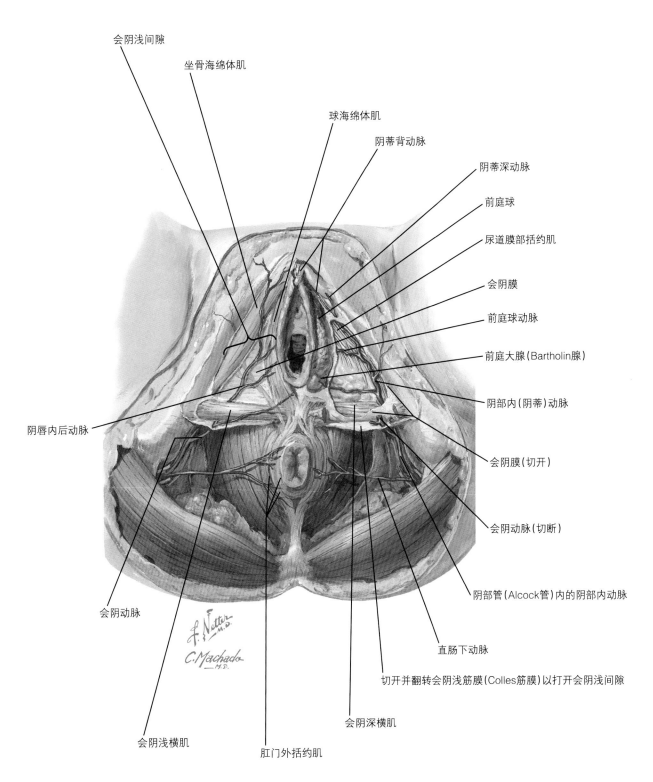

会阴浅间隙

坐骨海绵体肌

球海绵体肌

阴蒂背动脉

阴蒂深动脉

前庭球

尿道膜部括约肌

会阴膜

前庭球动脉

前庭大腺（Bartholin腺）

阴部内（阴蒂）动脉

会阴膜（切开）

会阴动脉（切断）

阴部管（Alcock管）内的阴部内动脉

直肠下动脉

切开并翻转会阴浅筋膜（Colles筋膜）以打开会阴浅间隙

会阴深横肌

阴唇内后动脉

会阴动脉

会阴浅横肌

肛门外括约肌

注：会阴深筋膜（封套筋膜或Gallaudet筋膜）已从会阴浅间隙的肌肉切除。

图9.15　女性会阴部血管解剖。（From：Netter；www.netterimages.com. © Elsevier Inc. All rights reserved.）

的腹壁层继续下行,最终形成腹股沟管的管壁。鞘状突穿行通过腹横筋膜的位置即为腹股沟深环。

　　男性会阴的浅表结构包括阴茎和阴囊(图9.16)。阴茎包括根部、体部及头部。成对的阴茎海绵体和尿道海绵体是专门的勃起组织,周围为纤维组织层-外膜所包绕。在阴

茎基底部,阴茎海绵体分开构成阴茎脚,而尿道海绵体则增厚形成阴茎球部。阴茎脚和阴茎球部都被坐骨海绵体肌和球海绵体肌包绕,并各自在会阴浅腔隙内形成阴茎根部(图9.17)。该腔隙内同时还包括近端海绵体尿道、会阴浅横肌、会阴浅血以及阴部神经的分支。而会阴深部间隙内则包

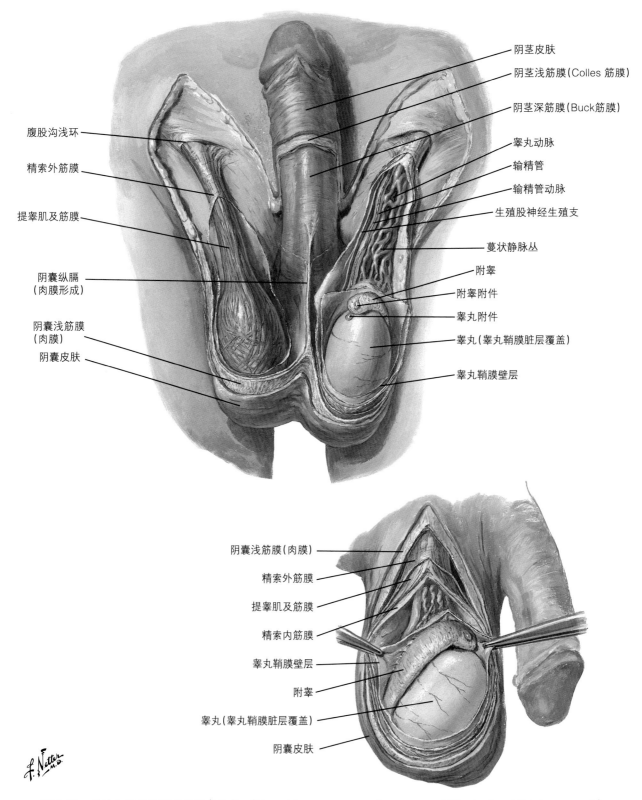

阴茎皮肤
阴茎浅筋膜(Colles 筋膜)
阴茎深筋膜(Buck筋膜)
睾丸动脉
输精管
输精管动脉
生殖股神经生殖支
蔓状静脉丛
附睾
附睾附件
睾丸附件
睾丸(睾丸鞘膜脏层覆盖)
睾丸鞘膜壁层

腹股沟浅环
精索外筋膜
提睾肌及筋膜
阴囊纵膈(肉膜形成)
阴囊浅筋膜(肉膜)
阴囊皮肤

阴囊浅筋膜(肉膜)
精索外筋膜
提睾肌及筋膜
精索内筋膜
睾丸鞘膜壁层
附睾
睾丸(睾丸鞘膜脏层覆盖)
阴囊皮肤

图9.16　男性会阴及筋膜层的浅表结构。(From:Netter;www.netterimages.com. © Elsevier Inc. All rights reserved.)

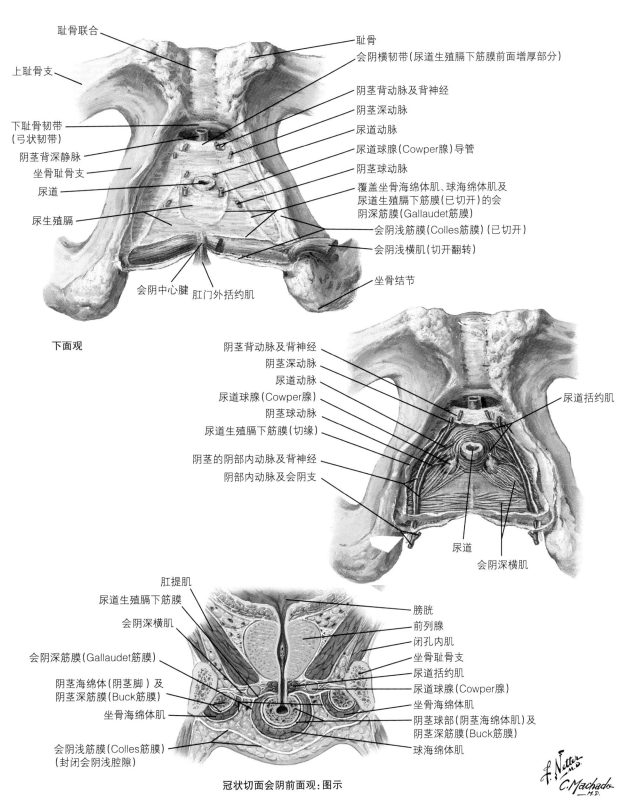

下面观

冠状切面会阴前面观：图示

图 9.17 男性会阴浅层和深层间隙。（ From：Netter；www.netterimages.com. © Elsevier Inc. All rights reserved. ）

含有会阴深横肌、尿道外括约肌、尿道球腺,阴部内血管延续为终末支,成为阴茎的深动脉、背动脉以及背深静脉[5]。

男性的 Colles 筋膜与精索以及包裹阴茎和阴囊的相延续。阴茎的悬吊结构包括阴茎袢状韧带、悬韧带以及耻骨下弓状韧带。阴茎袢状韧带是 Scarpa 筋膜的延续,位置表浅,自耻骨发出,环绕阴茎基底,止于阴囊纵隔。阴茎悬韧带位置稍深,起桥接耻骨联合与阴茎海绵体的作用。耻骨下弓状韧带与悬韧带走向类似。主要由悬韧带将阴茎维持固定在耻骨前面,为性交时阴茎的勃起起支持作用[31]。

阴囊的功能是包裹和保护睾丸(见图9.17)。肉膜是一种薄的肌肉筋膜组织,位于皮肤深面,通过其收缩或舒张作用使阴囊适应身体周围的热度变化,从而调整睾丸的温度。睾提肌起自下方的腹内斜肌、腹股沟韧带、耻骨结节以及耻骨嵴,止于精索和睾丸的肉膜,起收缩睾丸的作用,受生殖股神经生殖支支配[5]。

血管解剖

男性会阴主要有 3 个血管蒂(图9.18)。阴部外深动脉是股动脉的分支,从隐静脉裂孔钻出后为会阴前部提供血运。在精索位置又分成两支,其中阴囊前内动脉为阴茎基底及背部、阴囊腹侧、会阴脂肪以及前内侧的精索-阴囊筋膜提供血运。另一支阴囊前外动脉为阴囊外侧供血。会阴浅动脉是会阴内动脉的终末支,走行于会阴浅横肌的表面,从外侧进入球海绵体肌。它又分出 3 支动脉分支:阴囊后内动脉提供阴囊背部及中缝的血运;阴囊后外动脉提供后外侧精索筋膜的血运;会阴横动脉与会阴前部的血管形成吻合连接。第三支动脉索动脉是腹壁下动脉的分支,横穿腹股沟韧带,提供前会阴的血运,发出终末支到精索[32]。阴茎深方的结构由阴茎背动脉和阴茎深动脉供血,这两支均为阴部动脉的终末支。

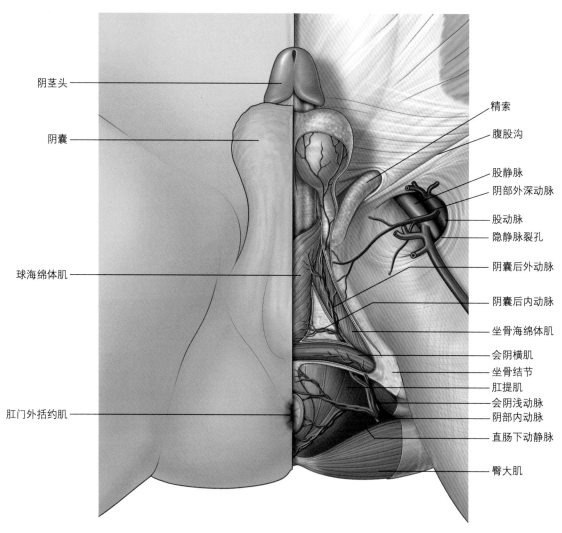

阴茎头

阴囊

球海绵体肌

肛门外括约肌

精索
腹股沟
股静脉
阴部外深动脉
股动脉
隐静脉裂孔
阴囊后外动脉
阴囊后内动脉
坐骨海绵体肌
会阴横肌
坐骨结节
肛提肌
会阴浅动脉
阴部内动脉
直肠下动静脉
臀大肌

图 9.18　男性会阴的血管解剖

阴茎的静脉回流和动脉并行,有多种回流方式,可以经阴部外深静脉系统回流,也可以经腹壁下浅静脉或阴部外浅静脉的脐下静脉系统回流[31]。

参考文献

1. Mathes SJ, Nahai F. Classification of the vascular anatomy of muscles: experimental and clinical correlation. *Plast Reconstr Surg.* 1981;67:177–187. *Original article defining variation in muscle perfusion as it relates to reconstructive surgery.*

2. Taylor GI, Palmer JH. The vascular territories (angiosomes) of the body: experimental study and clinical applications. *Br J Plast Surg.* 1987;40:113–141. *Sentinel article laying groundwork for angiosome theory.*

3. Moore KL, Persaud TVN. *Before We Are Born: Essentials of Embryology and Birth Defects.* 5th ed. Philadelphia: WB Saunders; 1998. *Used as cardinal reference for embryologic origins of trunk and perineum.*

4. Lockwood TE. Superficial fascial system (SFS) of the trunk and extremities: a new concept. *Plast Reconstr Surg.* 1991;87: 1009–1018.

5. Moore KL, Agur AM. *Essential Clinical Anatomy.* 2nd ed. Baltimore: Lippincott Williams & Wilkins; 2002. *Textbook of anatomy for general structure and surface anatomy.*

6. Olson TR, Pawlina W. *ADAM Student Atlas of Anatomy.* Baltimore: Williams & Wilkins; 1996. *Atlas of anatomy for general structure and muscular anatomy.*

7. Baek S, Biller HF, Krespi YP, et al. The lower trapezius island myocutaneous flap. *Ann Plast Surg.* 1979;5:108–114.

8. Haas F, Weiglein A, Schwarzl F, et al. The lower trapezius musculocutaneous flap from pedicled to free flap: anatomical basis and clinical applications based on the dorsal scapular artery. *Plast Reconstr Surg.* 2004;113:1580–1590.

9. Swartz WM, Banis JC, Newton ED, et al. The osteocutaneous scapular flap for mandibular and maxillary reconstruction. *Plast Reconstr Surg.* 1986;77:530–545.

10. dos Santos LF. The vascular anatomy and dissection of the free scapular flap. *Plast Reconstr Surg.* 1984;73:599–602.

11. Angrigiani C, Grilli D, Siebert J. Latissimus dorsi musculocutaneous flap without muscle. *Plast Reconstr Surg.* 1995;96:1608–1614.

12. Seneviratne S, Duong C, Taylor GI. The angular branch of the thoracodorsal artery and its blood supply to the inferior angle of the scapula: an anatomical study. *Plast Reconstr Surg.* 1999;104:85–88.

13. Balogh B, Piza-Katzer H, Ritschl P, et al. Modifications of the paraspinous muscle flap: anatomy and clinical application. *Plast Reconstr Surg.* 1996;97:202–206.

14. Jones GE, ed. *Bostwick's Plastic and Reconstructive Breast Surgery.* 3rd ed. St. Louis, MO: Quality Medical Publishing; 2010.

15. Terzis JK. Pectoralis minor: a unique muscle for correction of facial palsy. *Plast Reconstr Surg.* 1989;83:767–776.

16. MacQuillan A, Horloc N, Grobbelaar A, et al. Arterial and venous anatomical features of the pectoralis minor muscle flap pedicle. *Plast Reconstr Surg.* 2004;113:872–876.

17. Cuadros CL, Driscol CLW, Rothkopf DM. The anatomy of the lower serratus anterior muscle: a fresh cadaver study. *Plast Reconstr Surg.* 1995;95:93–97.

18. Taylor GI, Palmer JH. The vascular territories of the anterior chest wall. *Br J Plast Surg.* 1986;39:287–299.

19. Friedrich W, Lierse W, Herberhold C. Myocutaneous vascular territory of the thoracoacromial artery. A topographical and morphometric study of the arterial vascularization of the pectoralis major myocutaneous flap. *Acta Anat (Basel).* 1988;131:284–291.

20. Yii NW, Cronin K. Vascular anatomy of the serratus anterior muscle (letter). *Plast Reconstr Surg.* 2005;116:680–682.

21. Struthers J. *Anatomical and Physiological Observations,* Part 1. Edinburgh: Simpkin, Marshall; 1854.

22. Worseg AP, Kuzbari R, Hubsch P, et al. Scarpa's fascia flap: anatomic studies and clinical application. *Plast Reconstr Surg.* 1997;99:1368–1380.

23. Huger WE. The anatomic rationale for abdominal lipectomy. *Am Surg.* 1979;45:612–617.

24. El-Mrakby HH, Milner RH. The vascular anatomy of the lower anterior abdominal wall: a microdissection study on the deep inferior epigastric vessels and the perforator branches. *Plast Reconstr Surg.* 2002;109:539–543.

25. Bergeron L, Tang M, Morris SF. The anatomical basis of the deep circumflex iliac artery perforator flap with iliac crest. *Plast Reconstr Surg.* 2007;120:252–258.

26. Taylor GI, Townsend P, Corlett R. Superiority of the deep circumflex iliac vessels as the supply for free groin flaps. *Plast Reconstr Surg.* 1979;64:595–604.

27. Taylor GI, Daniel R. The anatomy of several free flap donor sites. *Plast Reconstr Surg.* 1975;56:243–253.

28. Rozen WM, Chubb D, Grinsell D, et al. The variability of the superficial inferior epigastric artery (SIEA) and its angiosome: a clinical anatomical study. *Microsurgery.* 2010;30:386–391.

29. Hester TR, Nahai F, Beegle PE, et al. Blood supply of the abdomen revisited, with emphasis on the superficial inferior epigastric artery. *Plast Reconstr Surg.* 1984;74:657–666.

30. Giraldo F, Mora MJ, Solano A, et al. Anatomic study of the superficial perineal neurovascular pedicle: implications in vulvoperineal flap design. *Plast Reconstr Surg.* 1997;99:100.

31. Li CY, Agrawal V, Minhas S, et al. The penile suspensory ligament: abnormalities and repair. *BJU Int.* 2007;99:117–120.

32. Giraldo F, Mora MJ, Solano A, et al. Male perineogenital anatomy and clinical applications in genital reconstructions and male-to-female sex reassignment surgery. *Plast Reconstr Surg.* 2002;109:1301–1310.

第 10 章

胸部重建

David H. Song, Michelle C. Roughton

概要

- 胸壁重建常常需要同时重建骨性和软组织支撑。
- 骨性支撑可以通过网状补片、脱细胞真皮基质或自体材料来完成。
- 软组织覆盖可通过局部肌瓣、网膜或局部组织再分布来实现。
- 纵隔炎的有效治疗手段包括清创术、必要时的刚性胸骨固定和软组织覆盖。
- 胸腔内重建适用于疑难脓胸和支气管胸膜瘘,背阔肌常用于填充空间和加强易缺血区域。

简介

广义上的胸壁重建包括骨性支撑和软组织覆盖。骨性支撑的目的在于预防开放性气胸和反常胸壁运动,这种情况常在缺损直径超过 5cm 时出现。一般而言,这相当于手术切除超过两根肋骨时形成的缺损。但是依据经验,不同的部位会有所区别(表 10.1)。由于肩胛骨的覆盖和支撑,后胸壁能耐受的缺损面积可达前、侧胸壁的两倍[1,2]。此外,如果没有利用甲基丙烯酸甲酯、钛或肋骨移植物进行真正骨性胸壁重建,则可能会有一些异常的胸壁运动,不过这在没有潜在肺部疾病的患者中通常可以很好地耐受[3]。

骨可供选择的骨支撑材料包括各种补片产品,如聚四氟乙烯、聚丙烯、聚对苯二甲酸乙二酯/甲基丙烯酸甲酯[4]、

表 10.1 胸壁分区

前面	双侧腋前线之间的区域
侧面	腋前线与腋后线之间的区域
后面	双侧腋后线与脊柱之间的区域

钛合金和脱细胞真皮基质(图 10.1)。而且已经有使用阔筋膜张肌(tensor fascia lata, TFL)和腰胸筋膜进行移植和皮瓣修复的报道。但是关于这些材料的对比结果数据十分有限。在一篇 197 例患者的回顾性综述中,聚四氟乙烯和聚丙烯的并发症和结果相似[1]。在另一篇稍小的涉及 59 位患者的回顾性综述中,甲基丙烯酸甲酯(mersilene-methylmethacrylate, MMM)与聚四氟乙烯相比,由于能减少胸壁的反常活动而更受青睐[5]。另一个研究小组对 262 名患者进行了回顾性评估,尽管创面并发症的风险增加,尤其是对于较大的切除术,刚性支撑比柔韧支撑(MMM)更受欢迎[6]。由于异体移植有增加感染概率的倾向,因此,当与自体材料或脱细胞真皮基质比较时,作者们更倾向于尽可能避免使用人工合成的补片。

胸壁重建通常需要某种形式的软组织覆盖,因为许多这些缺陷是由全层切除引起的。重建的目的包括在保持胸廓内完整性的前提下闭合创面、恢复美学轮廓和最大程度地减少供区畸形。

获取带或不带表面皮肤的局部肌肉,是重建造成损伤的首要问题。这些肌肉包括胸大肌、背阔肌、前锯肌和腹直肌。重建也可能用到大网膜。通常情况下,在胸廓切开术中,切开胸廓后通常会剥离同侧的背阔肌。因此,如果参与多团队合作的手术,外科医生之间最好能提前沟通,以缩减常规分离的操作。保留肌肉的胸廓切开术保留了背阔肌和前锯肌,还能提供充足的胸廓内入路空间。

常用于重建的皮瓣

胸大肌

胸大肌覆盖于前胸壁的上部,是胸壁重建的主要肌肉,尤其是在胸骨和前胸缺损时,其主要功能是内旋和内收上

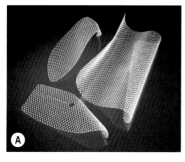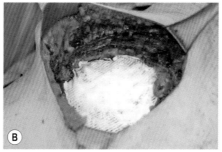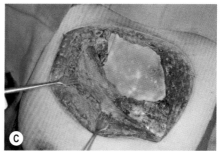

图 10.1 可置入补片材料,分别为聚丙烯、聚四氟乙烯和脱细胞真皮基质

臂。另外,该肌肉为女性乳房"托底",如果缺失,如 Poland 综合征,可能需要重建以改善外观(图 10.2)。胸大肌起自胸骨和锁骨,止于肱骨上内侧的二头肌沟,优势血管蒂来源于胸肩峰动脉的主干,在锁骨中外 1/3 交界处进入下方肌肉的深面,节段性血供来源于胸廓内动脉(internal thoracic artery,IMA)穿支。以胸肩峰动脉血供为基础,很容易形成岛状或推进皮瓣,用于覆盖胸骨和前胸壁的缺损。将胸大肌自插入处剥离,也有助于将其推进至已经妥善清创的纵隔创面。插入部释放后,胸大肌还能以胸廓内动脉穿支为蒂翻转,用于覆盖胸骨、纵隔和前胸壁缺损。作为翻转皮瓣时,可

以保留前腋窝皱襞。胸大肌也可以植入胸内,但是必须部分切除第 2、3、4 肋(图 10.3)。获取肌瓣时可以带或不带皮岛。供区畸形包括瘢痕和腋前襞缺失,影响美观[7]。

背阔肌

背阔肌覆盖在中下背部,是一块大而扁平的肌肉,很容易转移至胸廓内充填腔隙,常用于胸壁重建,特别是覆盖组织需要较大体积和活动度的情况。背阔肌的作用是使上臂内收、外展和内旋。背阔肌起自胸腰筋膜和后髂嵴,止于肱

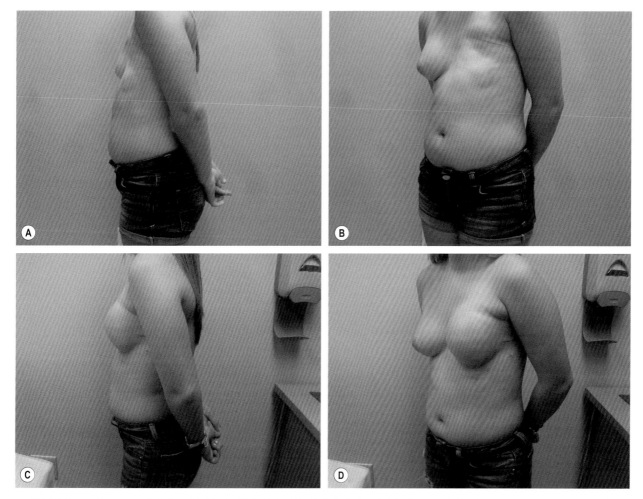

图 10.2 左侧 Poland 综合征。使用组织扩张器和脱细胞真皮基质,通过横向切口放置。(Courtesy of Dr. Roughton.)

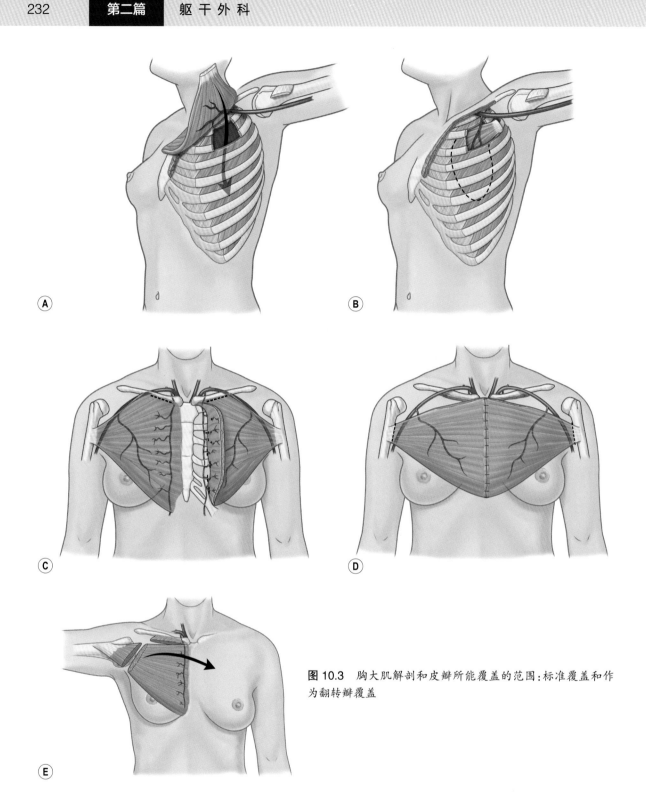

图 10.3　胸大肌解剖和皮瓣所能覆盖的范围：标准覆盖和作为翻转瓣覆盖

骨上部结节间沟，向上附于肩胛骨。在肩胛处剥离肌肉时，必须格外小心前锯肌，避免将两块肌肉同时取下。优势血供来源于胸背动脉。它在距腋后襞 5cm 处进入肌肉深面[8]。节段性血供来自肋间后动脉和腰动脉。以胸背血管为蒂，肌肉很容易转移到同侧胸壁的后外方，用于修复累及前胸壁、胸骨和纵隔的缺损。也可以基于腰动脉穿支设计翻转瓣，以越过中线覆盖对侧背部的缺损。再次强调，此肌肉在切除肋

骨的情况下可转移入胸廓内。术后的供区并发症包括肩关节功能障碍、无力、疼痛及瘢痕[9]，但依作者的经验，这些情况都不需要过于担心。肌肉转位会使腋后襞变钝或消失，导致某些不对称[7]。由于既往接受过开胸手术和改良根治术的患者肌肉或血液供应可能已经发生分离，因此作者建议在使用背阔肌时要谨慎，而保留肌肉的开胸切口可能有助于术前计划（图 10.4 和图 10.5）。

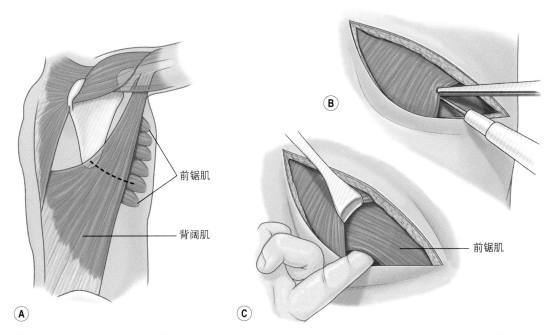

图 10.4 保留肌肉的开胸手术。(From: Ferguson MK. Thoracic Surgery Atlas. Edinburgh: Elsevier ©; 2007.)

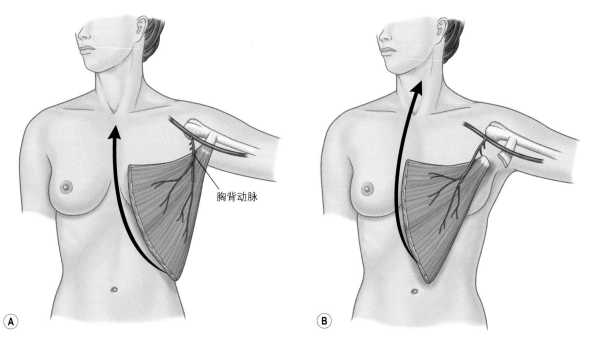

图 10.5 背阔肌解剖和标准旋转弧

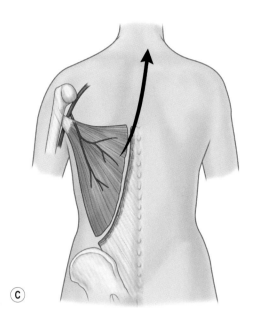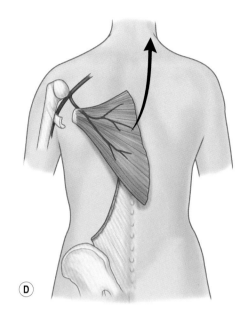

图 10.5（续）

前锯肌

前锯肌位于前外侧胸壁的深层，是一块薄而宽的多翼肌肉。该肌肉起自第 1~8 或 1~9 肋，止于肩胛骨腹内侧。其主要功能是稳定肩胛骨，还有在做挥拳等动作时，使肩胛骨贴着胸壁向前移动，血供主要来源于胸外侧动脉和胸背动脉。剥离胸外侧动脉蒂可以延长肌瓣后段的旋转弧，剥离胸背动脉蒂可以延长肌瓣前段的旋转弧。肌瓣可达前正中线或后正中线。但是，由于它更常用于胸廓内覆盖，因此同样需要切除肋骨。保留肌肉与深面肋骨间的连接，可以获取骨肌皮瓣。供区的并发症为翼状肩胛，分段获取肌肉并切除下方的 3 或 4 个肌瓣能避免此并发症[7]（图 10.6）。

腹直肌

腹直肌参与构成内侧腹壁，是一块长而扁平的肌肉。该肌肉起自耻骨，止于肋缘，可用于修复胸骨和前胸壁缺损，也可用于填充纵隔间隙。供养腹直肌的两支主要血管是腹壁上、下动脉，该肌肉的主要功能是屈曲躯干。剥离出血管蒂之后，肌肉可以覆盖纵隔和前胸壁的缺损。切取时可以携带皮岛覆盖，且形成的皮肤继发缺损通常能一期关闭。如果一并切取附着的筋膜，会有导致疝的风险。此时，有必要用补片加强腹壁。对于既往有腹壁切口的患者，处理应非常谨慎，因为皮肤穿支和肌肉内血供可能已经遭到破坏[5]。（图 10.7）

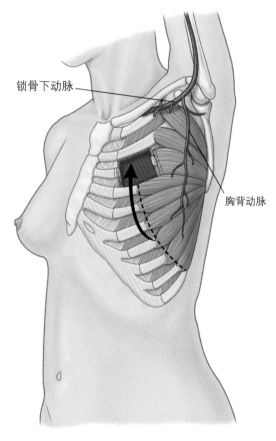

图 10.6　前锯肌解剖及旋转弧

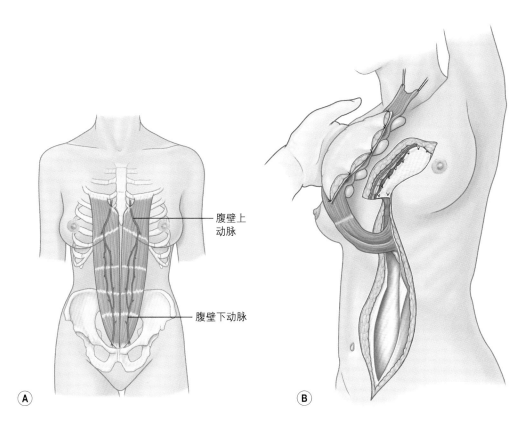

图 10.7 腹直肌解剖及旋转弧

腹外斜肌

腹外斜肌宽而扁平,起于第 8 肋外下缘,止于髂嵴和腹白线。它受到从腋中线进入的后肋间动脉的节段性血液供应,可以作为旋转皮瓣轻松覆盖下前胸壁缺损。它作为腹壁的重要力量层发挥重要作用,因此当背阔肌无法使用时,往往将它作为次要选择。为保留肌肉完整,也可用覆盖的软组织制成类似的皮瓣(图 10.8)。

大网膜

大网膜由内脏脂肪和血管组成。起自胃大弯,同时附于横结肠。用网膜瓣覆盖纵隔及前、中、后胸壁的损伤,操作较容易。有左、右网膜动脉两个主要血管蒂。该瓣的最大优势在于蒂的长度,能随内部弓形结构的游离而延长。皮瓣可以转移至胸壁表面、穿过横膈膜或越过肋缘以达纵隔。再次提醒,既往接受过开腹手术的患者,网膜可能已在腹内形成明显粘连,或已在前次手术中被切除。此外,当将大网膜移过肋缘时,必须使腹膜保持开放以允许其通过。该区域很容易发生疝气[7](图 10.9~图 10.11)。

要点

■ 骨骼胸壁支撑可以通过网片、脱细胞真皮基质或自体材料(如阔筋膜张肌)来实现。前者更容易感染。刚性骨骼支撑可防止胸壁反常运动,尽管这通常可以很好地耐受。

■ 胸大肌是修复胸骨和前胸壁缺损的主要肌肉。

■ 背阔肌体积较大,可以覆盖到胸廓内的缺损。对于接受过胸廓切开术的患者,要特别谨慎,因为其背阔肌可能已被剥离。偶尔还可能发生胸背血管在改良根治术期间被夹闭的情况。

■ 前锯肌比背阔肌体积小,但也能用于侧胸壁缺损的功能性覆盖,修复某些胸廓内的缺损。

■ 对于胸骨和前胸壁的缺损,特别是在下 2/3 段,腹直肌是极佳的选择。而且,它还可以填充纵隔内的间隙。

■ 腹外斜肌适合做旋转皮瓣,可轻松覆盖较低的前部缺损。

■ 大网膜能够覆盖胸壁所有部位的缺损。它最大的优点是蒂部长,并且经解剖出血管弓之后,能进一步延展。

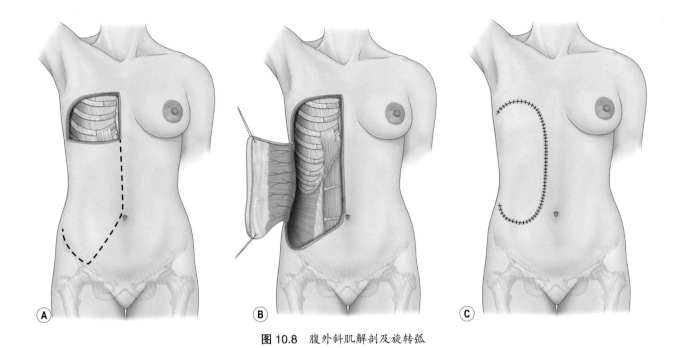

图 10.8 腹外斜肌解剖及旋转弧

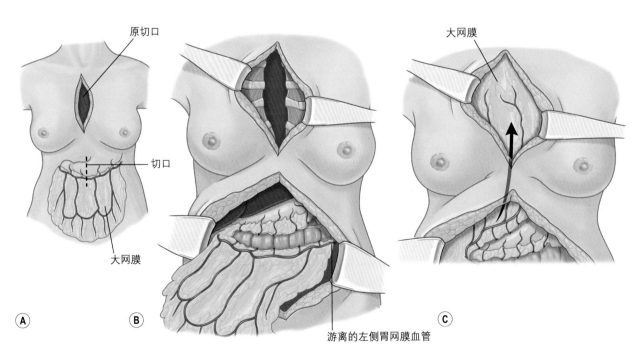

图 10.9 大网膜解剖

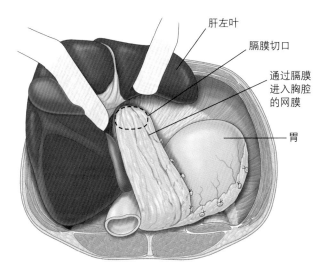

肝左叶

膈膜切口

通过膈膜进入胸腔的网膜

胃

图 10.10　网膜在肝左叶下方通过膈膜的十字形切口

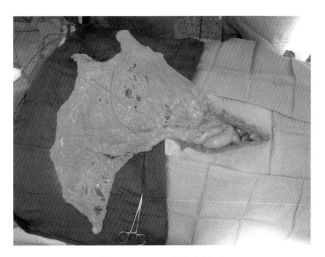

图 10.11　网膜的旋转弧

历史回顾

纵观历史,进行手术切除的能力一直受到患者存活率的限制。鉴于胸部与下方重要结构(心脏、肺和大血管)的密切关系,胸壁切除术尤其困难。在正压通气和胸腔闭式引流技术出现之前,气胸等后遗症对外科医生而言是一个挑战。

然而,尽管存在困难,但早在 1906 年,背阔肌就被用于根治性乳房切除术后的胸壁覆盖[10],Campbell 在 1950 年也进行了类似的手术[11]。最早使用的阔筋膜移植物出现在 1947 年[12]。轴型皮瓣在 20 世纪 70 年代重新流行,Pairolero 和 Arnold 在 1986 年发表了 205 例肌皮瓣手术患者的分析,结论支撑其安全性和耐用性[13,14]。

患者选择/患者处理方法

多学科协作对于胸部重建的重要性不可低估。患者无论是否有恶性肿瘤、感染、外伤,通常都同时罹患心肺功能不全、糖尿病、肥胖、营养不良和全身状况恶化。全面检查包括肺功能试验、物理治疗和营养评估,术前控制血糖可优化手术效果。此外,整形外科医生与相关科室的外科医生间的沟通对于术前制订合理的重建计划和切口设计非常重要,在必要时应当谨慎保留胸壁肌肉组织。有时,术前成像可用于确认常用肌肉蒂的可疑血管损伤,例如胸背血管在乳房切除术后的状态等。

获得性胸壁畸形常见于医源性损伤,通常伴有心脏或胸外科手术、切口感染、纵隔炎、放射性骨坏死、难治性积脓和支气管胸膜瘘,有必要通过胸壁重建来修复。外科医生如果能利用上述常用皮瓣,并遵循彻底清创和骨骼固定的临床准则,通常就能胜任各种缺损的重建。有关胸壁重建的常见问题将在下文讨论。

胸壁肿瘤

基础科学/疾病进程

胸壁肿瘤中原发性的仅占 5%[21]。其中一半为良性[15]。最常见的良性肿瘤为骨软骨瘤,只有在有症状时才切除。最常见的原发性恶性肿瘤为肉瘤,包括来源于骨组织的软骨肉瘤和来源于软组织的硬纤维瘤。肉瘤切除范围推荐包括周边 4cm 的正常组织,因此几乎都需要进行胸壁重建[16](图 10.12 和图 10.13)。超过一半的恶性胸壁病变为转移性疾病,乳腺癌和肺癌最为常见[17]。

诊断/患者表现/患者选择

需要切除的情况包括为缓解疼痛、溃疡、恶臭在内的症状,偶尔也为了控制疾病,甚至转移灶(图 10.14)。

治疗/手术技术

同其他肿瘤一样,转移灶切除时也要包括周围正常组织,因此也常常需要骨性支撑和以带蒂皮瓣和游离皮瓣修复缺损。

结果

并非所有转移灶的切除都是姑息性治疗。据报道,乳腺癌复发行胸壁切除术后的 5 年生存率高达 58%[18]。

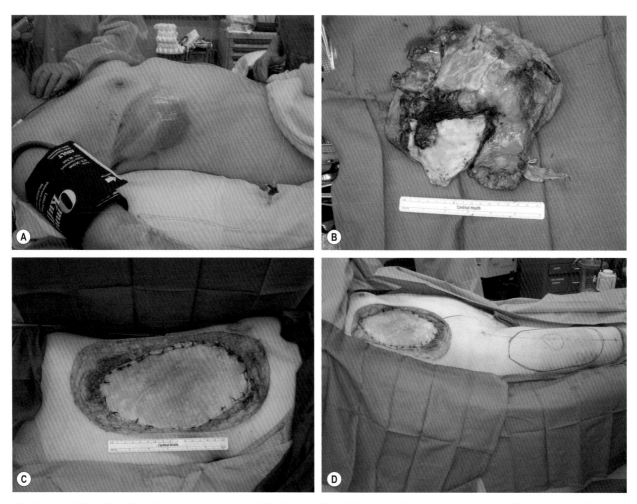

图 10.12　多发性复发骨肉瘤。初始重建包括同侧背阔肌、游离对侧背阔肌。第 3 次复发，切除涉及第 6 肋和先前置入的网片。用游离的股前外侧皮瓣重建到腹壁深下动脉/腹壁深静脉。（Courtesy of Dr. Song.）

纵隔炎

基础科学/疾病进程

　　在接受过正中胸骨切开术的患者中，纵隔炎的发生率为 0.25%~5%[19-21]。据既往历史统计，这些患者的死亡率接近 50%[9]。根据 Pairolero 的描述，胸骨切口感染可分为 3 类[22]（表 10.2）。I 型感染在术后前几天便出现创面，创面通常无菌，这与早期骨折不愈合一致，可能代表感染的最早期，或是皮肤菌群侵入的门户。II 型感染发生于术后最初几周，与急性胸骨深面切口感染一致，包括胸骨裂开、创面细菌培养物阳性和蜂窝织炎。III 型感染出现在术后几个月到几年，表现为慢性切口感染，罕有形成真正的纵隔炎，感染常局限于胸骨及表面的上覆皮肤，这可能与骨坏死或持续存在的异物有关。

　　推测胸骨裂开出现先于纵隔深层软组织感染。是由于胸骨不稳定促使感染形成，而不是由感染导致不稳定。同样，身体其他骨骼（如下肢骨甚至下颌骨）也是如此[23]。

表 10.2　胸骨切口感染的分类

I 型	II 型	III 型
发生于术后前几天	发生于术后最初几周	出现在术后几个月到几年
浆液血性引流液	脓性引流液	慢性引流窦道
不存在蜂窝织炎	存在蜂窝织炎	局限性蜂窝织炎
纵隔柔软，顺应性好	纵隔化脓	纵隔罕见
不存在骨髓炎和肋软骨炎	骨髓炎多见，肋软骨炎罕见	骨髓炎、肋软骨炎或异物始终存留
培养物通常为阴性	培养物为阳性	培养物为阳性

　　（Adapted from Pairolero and Arnold. Chest wall tumors. Experience with 100 consecutive patients. J Thorac Cardiovasc Surg. 1985;90:367-372.）

诊断/患者表现

　　术后并发纵隔炎的术前危险因素包括：高龄患者、慢性阻塞性肺病、吸烟、终末期肾病、糖尿病、长期使用糖皮质激

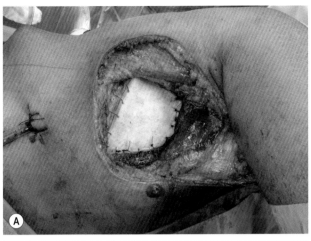

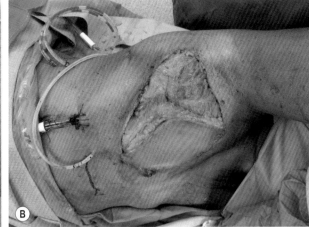

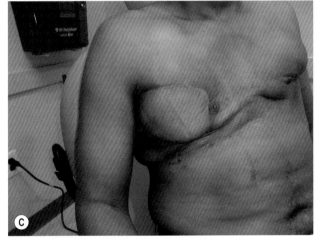

图 10.13 辐射诱导的胸壁前外侧横纹肌肉瘤,第 3~5 肋切除,右中叶粘连。用脱细胞真皮基质、背阔肌肌皮瓣和皮片移植物重建。(Courtesy of Dr. Roughton)

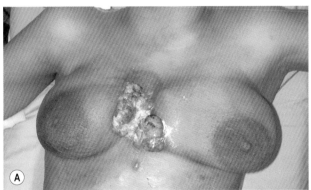

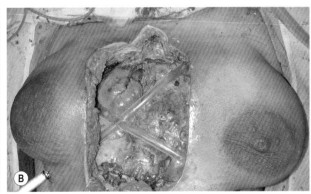

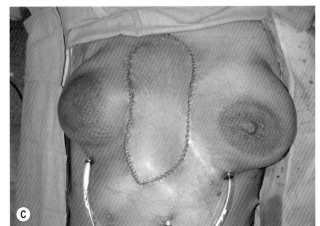

图 10.14 乳腺癌胸骨转移、切除和垂直腹直肌肌皮瓣覆盖。(Courtesy of Dr. Song)

素或免疫抑制剂、病态肥胖(包括乳房大而重)、长时间呼吸机支持(>24 小时)、合并感染和再次手术。其他因素包括:正中胸骨切开术、骨质疏松症、使用左侧或右侧胸廓内动脉(left/right internal mammary artery,LIMA/RIMA)、长时间心肺旁路转流(>2 小时)与横向胸骨骨折[24,25]。应高度警惕任何胸骨不稳定和有"咔嗒音"的患者。但正式诊断纵隔炎或深部胸骨切口感染,需要从纵隔液或组织中分离出微生物,并伴有与骨不稳相关的发热、胸痛[26]。

治疗/手术技术(视频 10.1)

感染治疗与整形外科基本原则一致(图 10.15)[27],包括纵隔需要充分引流和清创,定量组织培养有助于清创。

如果组织培养物阳性,即组织内微生物计量 $>10^5/cm^3$,即表明出现胸骨深部切口感染,而不是早期胸骨裂开,鼓励早期清创,建议尽快处理。彻底清创包括去除胸骨钢丝和体外异物(如不必要的起搏器导线和胸部导管)(图 10.16)。锐性清除坏死和/或脓性组织,直至剩余组织外观健康,且有

出血[28,29]。无须彻底切除胸骨。如果骨组织仍有活性,则应尝试保留胸骨。骨组织的活性可以通过观察骨髓出血和皮质骨的硬脆程度进行判断。局部抗菌药(如磺胺嘧啶银盐和磺胺米隆乳膏)可用于获得和维持创面的细菌学控制。创面负压治疗可以增加创面血流,促进肉芽组织生成,从而减少无效腔[30,31]。已证明这样可减少手术清创与胸骨创面完全闭合之间的天数[20]。

胸骨固定或保留残余胸骨对骨愈合非常重要。而且,固定可以预防前胸壁的反常运动,改善胸骨不愈合的多种并发症如慢性胸壁疼痛和异常摩擦或咔嗒音[32]。成人应用钛合金板(图 10.17)。

胸骨裂开发生于术后早期,与 I 型胸骨切口感染出现的时间一致。继发于钢丝关闭后的力学异常,而非感染。如果切口无菌,外科医生应立即将胸骨固定牢靠。但更常见的是以胸骨不愈合的方式出现。如果没有感染,残存的有活性的骨可直接固定[28]。重要的是,在作者的机构中,思维模式已开始发生转变,对胸膜炎和胸骨裂开风险太高的患者行预防性钢板固定[33,34]。一些钢板系统的设计目的就是方便使用,也便于在紧急情况下再次进入胸腔。

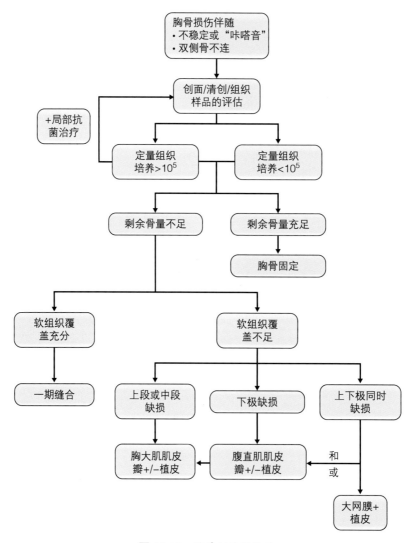

图 10.15　胸骨创面的处理

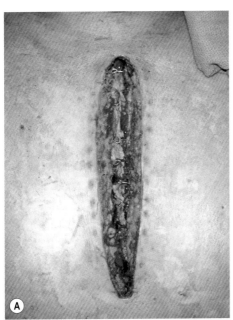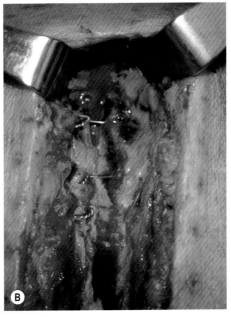

图 10.16　彻底清创需要去除坏死组织和异物。（Courtesy of Dr. Song.）

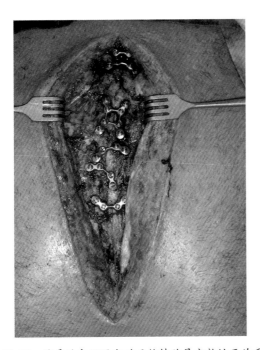

图 10.17　胸骨的良好固定对于维持胸骨完整性至关重要

一旦固定牢靠，就开始关闭软组织创面。正常胸骨上方的软组织非常有限，纵隔炎清创后剩余的软组织常不足以覆盖钢板。因此需要使用肌瓣覆盖。如果创面累及胸骨的上 2/3 段，很容易获取胸大肌推进或翻转皮瓣来修复，这已经成为创面闭合的首选治疗方法（图 10.18）。如果同侧胸廓内动脉已经用于冠状动脉旁路移植术，再切取翻转皮瓣时就要非常谨慎。而且，再次紧急开胸时，无疑会阻断此皮瓣血供。此外，如果胸骨下极缺少软组织覆盖，胸肌瓣可能不够用，因为它的旋转弧长度有限。此时，腹直肌瓣可能更加适用（图 10.19）。尽管第 8 肋间动脉的左侧或右侧胸廓内动脉

已被使用，它的小血管仍可用作血管蒂。如果由于既往手术的原因，无法利用腹直肌瓣，可以考虑用带蒂大网膜瓣覆盖胸骨。最后，如果网膜已被切除，或患者之前已做过多次腹部手术，可以使用背阔肌肌皮瓣。获取时可连带表面的皮岛一起使用，闭合胸部创面[35]。胸骨创面及供区有时也需要植皮[18]。

脓胸与支气管胸膜瘘

基础科学/疾病进程

脓胸定义为壁胸膜与脏胸膜之间的深部间隙感染。脓胸和支气管胸膜瘘常被同时发现，肺鼠疫肺切除和部分肺切除缺损时常见。胸腔不同于人体的其他部位，没有弹性，不可压缩。因此，深部间隙的感染（如脓胸）不可能通过封闭无效腔或者填充胸腔来治愈。过去的技术目的都是减少胸腔无效腔，如开放胸腔引流和使用 Eloesser 瓣（图 10.20），均因为会造成胸膜瘘已被弃用。

肺切除术后形成的支气管残端是重建的一个挑战。如果裂开一定会形成支气管胸膜瘘。大气道与胸膜间大量漏气的现象需要植入健康组织，以皮瓣的形式覆盖，否则无法解决（图 10.21）[36]。

手术技术

大网膜、背阔肌、前锯肌、胸大肌和腹直肌都曾被描述过用于填充腔隙和加固支气管残端[37,38]。胸廓内填充腔隙常遇到问题是彻底消灭胸廓无效腔需要的组织量过大。胸廓成形术（部分肋骨胸壁塌陷）或应用多个皮瓣可克服这一

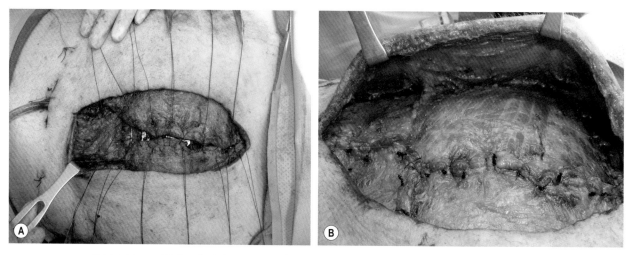

图 10.18   双侧胸肌推进皮瓣,肌肉于中线位置缝合在一起。(Courtesy of Dr. Roughton.)

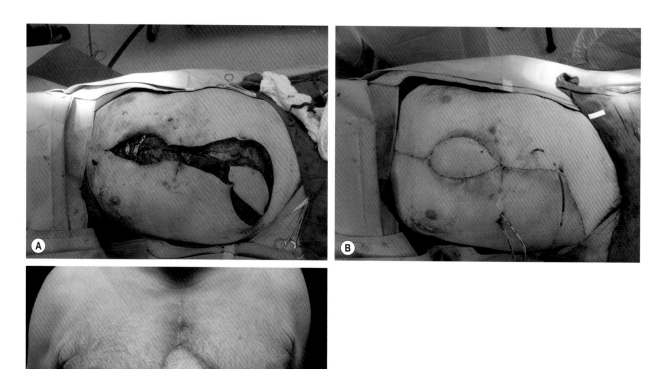

图 10.19   腹直肌皮瓣,用于覆盖胸骨下极缺损。(Courtesy of Dr. Roughton.)

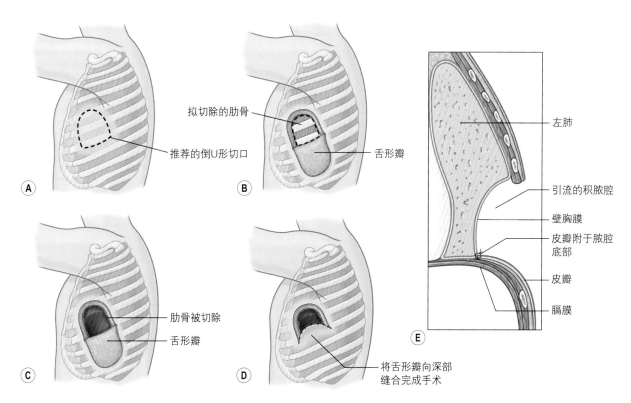

图 10.20　Eloesser 瓣，皮瓣缝合至胸膜壁层

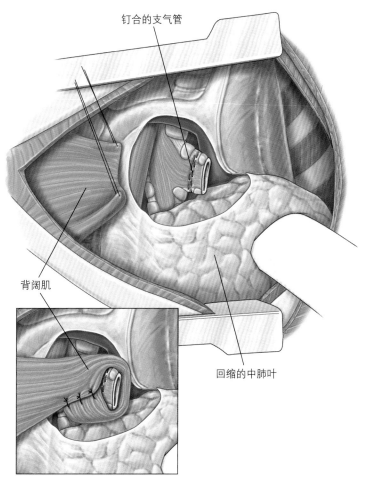

图 10.21　支气管胸膜瘘将背阔肌引入胸腔内进行加固

问题[39]。当使用单一皮瓣时,鉴于其绝对大小,优先选择背阔肌瓣。

结果

据报道,肌瓣转移修复手术已取得非常成功的疗效,在 Arnold 和 Pairolero 的 100 例严重胸内感染患者的回顾性研究中,73% 的感染得到治愈和预防[28]。一些更小规模的和更新的研究报道的成功率更高[26,40,41]。事实上,对高危患者预防性使用背阔肌加强支气管残端在很多机构已成为标准化治疗方法[42]。

放射性骨坏死

基础理论/疾病进程

乳腺癌和肺癌的治疗中辅助放疗得到越来越普遍的使用。因此,肋骨放射性骨坏死成为整形外科医生常遇到的问题。放射损伤和组织破坏在暴露后数月至数年才出现临床表现,特别是在代谢缓慢的组织,如骨组织。虽然学界对其机制所知甚少,但辐射会导致受照组织细胞产物增加、胶原沉积和瘢痕形成及血管损伤导致相对缺氧(图 10.22 和图 10.23)。严重的放射诱导的组织坏死与一些因素相关,包括总剂量、每部分剂量、用药频度和是否结合化疗。每部分剂量越小耐受越好[43]。请注意,这种情况可能难以通过放射学诊断,并需要高度的临床怀疑。

治疗/手术技术

一些人提倡应用高压氧(hyperbaric oxygen,HBO)治疗放射性骨坏死。但一项对于下颌骨放射性骨坏死的前瞻性随机安慰剂对照试验显示,高压氧组效果比对照组更差[44]。作者没有发现这种治疗的必要性,也并不常规应用。胸壁放

射性骨坏死的处理包括外科切除和重建。除了骨坏死,放射损伤也会影响胸壁覆软的组织,造成色素沉着,柔韧性降低甚至形成溃疡。但是,当胸壁柔韧性降低时,临界尺寸的缺损单一依靠骨性加固是不够的,建议募集健康的局部肌皮瓣来覆盖由此产生的胸壁缺损和骨性加固部分。

外伤性胸壁缺损

基础科学/疾病进程

贯通伤和钝性损伤造成的胸外伤会损伤深部骨组织和软组织。损伤发生时可能伴或不伴胸廓内重要器官或大血管的进一步损伤。

诊断/患者表现

重大胸部外伤后可以看到胸壁反常运动,表现为连枷胸。多根相邻肋骨每根有两处以上骨折时形成连枷段,最终导致连枷胸。

患者选择/治疗/手术技术

根据高级创伤生命支持(Advanced Trauma Life Support,ATLS)方案,外伤性胸壁缺损患者应在第一时间进行固定。胸管和正压通气应按提示开始进行。有反常呼吸运动的患者连枷胸部分应予以妥善固定。传统上使用微钢板或 Judet 支架固定(图 10.24)。显著胸壁缺损见于严重挤压伤,处理时应对剩余有活力的胸壁及其附属的软组织进行刚性支撑。

结果

有连枷胸的患者使用肋骨钢板,可以减轻呼吸机依赖、缩短 ICU 住院时间和降低肺炎的发病率。

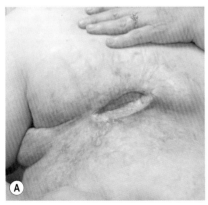
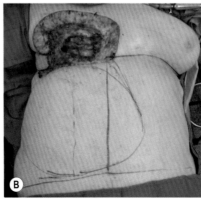
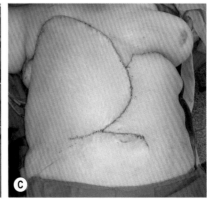

图 10.22 (A)乳腺癌胸壁放射治疗后出现的肋骨放射性骨坏死。(B,C)在彻底切除坏死组织后,计划采用前锯肌胸腹瓣转移的方法覆盖创面。要注意保证所有切口位于脐上,以保留下腹部的供区用于将来进行自体组织乳房再造。(Courtesy of Dr. Gottlieb.)

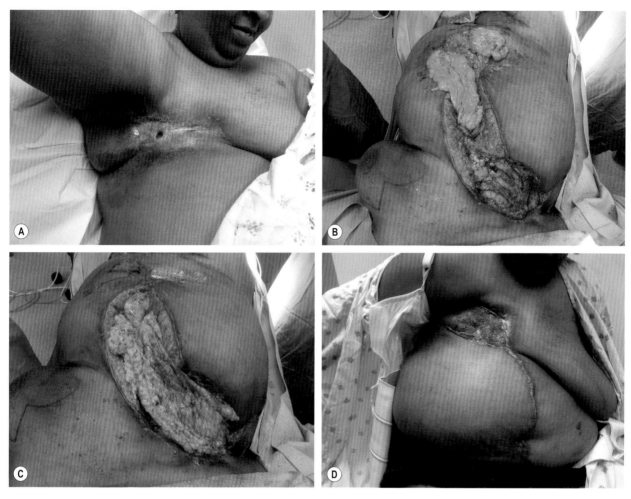

图 10.23 大网膜和皮片移植治疗乳腺癌胸壁放射后放射性骨坏死。(Courtesy of Dr. Roughton.)

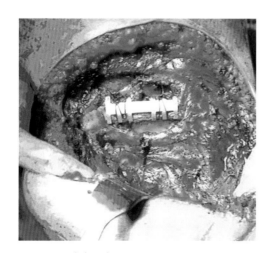

图 10.24 Judet 支架。(From: Surgical Stabilization of Severe Flail Chest, Fig. 7, reproduced with permission from CTSNet, Inc. © 2010. All rights reserved.)

二期手术

在过去 30 年间,胸壁重建已经取得了巨大成功。失败

病例通常由感染控制不足或残留肿瘤负荷所致。无论出现上述哪种情况,都需要扩大切除,另选皮瓣覆盖。胸壁骨性重建的另一个不幸的并发症是异体补片或内置固定器的感染,需去除感染的假体,使用脱细胞真皮基质、自体筋膜或对侧肋骨进行修复。

参考文献

1. Deschamps C, Tirnaksiz BM, Darbandi R, et al. Early and long-term results of prosthetic chest wall reconstruction. *J Thorac Cardiovasc Surg.* 1999;117(3):588–592. *The authors review their experience with nearly 200 patients requiring chest wall reconstruction over 15 years. Mesh is utilized (polypropylene and polytetrafluoroethylene) for skeletal support, and over half of the patients required muscle transposition for soft-tissue coverage. Wound healing was complete for 95% of patients, although 24% experienced local cancer recurrence.*

2. Hasse J. Surgery for primary, invasive, and metastatic malignancy of the chest wall. *Eur J Cardiothor Surg.* 1991;5:346–351.

3. Mansour K, Thourani VH, Losken A, et al. Chest wall resections and reconstruction: a 25-year experience. *Ann Thorac Surg.* 2002;73:1720–1726.

4. Lardinois D, Muller M, Furrer M, et al. Functional assessment of chest wall integrity after methylmethacrylate reconstruction. *Ann Thorac Surg.* 2000;69:919–923.

5. Kilic D, Gungor A, Kavukcu S, et al. Comparison of mersilene mesh-methyl methacrylate sandwich and polytetraflouroethylene grafts for chest wall reconstruction. *J Int Surg.* 2006;19:353–360.

6. Weyant MJ, Bains MS, Venkatraman E, et al. Results of chest wall resection and reconstruction with and without rigid prosthesis. *Ann Thorac Surg.* 2006;81(1):279–285.

7. Zenn MR, Jones G. *Reconstructive Surgery: Anatomy, Technique, and Clinical Applications.* St Louis (MO): Quality Medical Publishing; 2012. *This textbook detailing nearly all commonly used flaps in plastic surgery continues to be an excellent reference for relevant anatomy, flap selection, and arc of rotation.*

8. Saint-Cyr M, Nagarkar P, Schaverien M, et al. The pedicled descending branch muscle-sparing latissimus dorsi flap for breast reconstruction. *Plast Recon Surg.* 2009;123(1):13–24.

9. Russell RC, Pribaz JJ, Zook EG , et al. Functional evaluation of latissimus dorsi donor site. *Plast Recon Surg.* 1986;78(3):336–344.

10. Tansini I. Sopra il mio nuovo processo di amputazione della mammilla. *Gazz Med Ital.* 1906;57:141.

11. Campbell DA. Reconstruction of the anterior thoracic wall. *J Thoracic Surg.* 1950;19:456.

12. Watson WL, James AG. Fascia lata grafts for chest wall defects. *J Thoracic Surg.* 1947;16:399.

13. Pairolero PC, Arnold PG. Thoracic wall defects: surgical management of 205 consecutive patients. *Mayo Clin Proc.* 1986;61(7):557–563.

14. Perry RR, Venzon D, Roth JA, et al. Survival after surgical resection for high-grade chest wall sarcomas. *Ann Thorac Surg.* 1990;49(3):363–368.

15. Graeber GM, Snyder RJ, Fleming AW, et al. Initial and long-term results in the management of primary chest wall neoplasms. *Ann Thorac Surg.* 1982;34(6):664–673.

16. King RM, et al. Primary chest wall tumors: factors affecting survival. *Ann Thorac Surg.* 1986;41(6):597–601.

17. Pairolero PC, Arnold PG. Chest wall tumors: experience with 100 consecutive patients. *J Thorac Cardiovasc Surg.* 1985;90(3):367–372.

18. Faneyte IF, Rutgers ETh, Zoetmulder FAN. Chest wall resection in the treatment of locally recurrent breast carcinoma. *Cancer.* 1997;80(5):886–891.

19. Jurkiewicz MJ, Bostwick TJ, Bishop JP, et al. Infected median sternotomy wound: successful treatment with muscle flaps. *Ann Surg.* 1980;191(6):738–743.

20. Sarr MG, Gott VL, Townsend TR. Mediastinal infection after cardiac surgery. *Ann Thorac Surg.* 1984;38:415–423.

21. Prevosti LG, Subramainian VA, Rothaus KO, et al. A comparison of the open and closed methods in the initial treatment of sternal wound infections. *J Cardiovasc Surg.* 1989;30:757–763.

22. Pairolero PC, Arnold PG. Management of recalcitrant median sternotomy wounds. *J Thorac Cardiovasc Surg.* 1984;88:357–364.

23. Gottlieb LJ, Pielet RW, Karp RB, et al. Rigid internal fixation of the sternum in postoperative mediastinitis. *Arch Surg.* 1994;129(5):489–493.

24. Golosow LM, Wagner JD, Felley M, et al. Risk factors for predicting surgical salvage of sternal wound-healing complications. *Ann Plast Surg.* 1999;43:30–35.

25. Ridderstolpe L, Gill H, Granfeldt H, et al. Superficial and deep sternal wound complications: incidence, risk factors and mortality. *Eur J Cardio-Thor Surg.* 2001;20:1168–1175.

26. Mangram AJ, Horan TC, Pearson ML, et al. Guidelines for prevention of surgical site infection, 1999. Centers for disease control and prevention (CDC) hospital infection control practices advisory committee. *Am J Infect Control.* 1999;27:97–132.

27. Roughton MC, Song DH. Sternal wounds. In: Marsh I, Perlyn C, eds. *Decision Making in Plastic Surgery.* St Louis (MO): Quality Medical Publishing; 2009.

28. Dickie SR, Dorafshar AH, Song DH. Definitive closure of the infected median sternotomy wound: a treatment algorithm utilizing vacuum-assisted closure followed by rigid plate fixation. *Ann Plast Surg.* 2006;56(6):680–685. *This paper contains a treatment algorithm for mediastinitis, emphasizing debridement, the use of sub-atmospheric pressure, rigid fixation, and soft-tissue coverage.*

29. Agarwal JP, Ogilvie M, Wu LC, et al. Vacuum-assisted closure for sternal wounds: a first-line therapeutic management approach. *Plast Recon Surg.* 2005;116(4):1035–1040.

30. Argenta LC, Morykwas MJ. Vacuum assisted closure: a new method for wound control and treatment: clinical experience. *Ann Plast Surg.* 1997;38(6):563–576.

31. Morykwas MJ, Argenta LC, Shelton-Brown EI, et al. Vacuum assisted closure: a new method for wound control and treatment: animal studies and basic foundation. *Ann Plast Surg.* 1997;38(6):553–562.

32. Yuen JC, Zhou AT, Serafin D, et al. Long-term sequelae following median sternotomy wound infection and flap reconstruction. *Ann Plast Surg.* 1995;35(6):585–589.

33. Song DH, Lohman RF, Renucci JD, et al. Primary sternal plating in high-risk patients prevents mediastinitis. *Eur J Cardio-Thor Surg.* 2004;26:367–372. *This is a case-controlled study of prophylactic sternal plating in high-risk patients. The group who was plated experienced no mediastinitis while 14.8% of the control group, closed with wire, developed mediastinitis.*

34. Lee JC, Raman J, Song DH, et al. Primary sternal closure with titanium plate fixation: plastic surgery effecting a paradigm shift. *Plast Recon Surg.* 2010;125(6):1720–1724.

35. Nahai F, Rand RP, Hester TR, et al. Primary treatment of the infected sternotomy wound with muscle flaps: a review of 211 consecutive cases. *Plast Recon Surg.* 1989;84(3):434–441.

36. Jadczuk E. Postpneumonectomy empyema. *Eur J Cardio-Thor Surg.* 1998;14:123–126.

37. Iverson LI, Young JN, Ecker RR, et al. Closure of bronchopleural fistulas by an omental pedicle flap. *Am J Surg.* 1986;152(1):40–42.

38. Arnold PG, Pairolero PC. Intrathoracic muscle flaps. An account of their use in the management of 100 consecutive patients. *Ann Surg.* 1990;211(6):656–660. *The authors detail a 73% success rate with treatment and prevention of intrathoracic infection following muscle transposition into the chest of high-risk patients.*

39. Rand RP, Maser B, Dry G, et al. Reconstruction of irradiated postpneumonectomy empyema cavity with chain-linked coupled microsurgical omental and TRAM flaps. *Plast Recon Surg.* 2000;105(1):183–186.

40. Okumura Y, Takeda S, Asada H, et al. Surgical results for chronic empyema using omental pedicled flap: long-term follow-up study. *Ann Thorac Surg.* 2005;79:1857–1861.

41. Meyer AJ, Krueger T, Lepori D, et al. Closure of large intrathoracic airway defects using extrathoracic muscle flaps. *Ann Thorac Surg.* 2004;77:397–405.

42. Abolhoda A, Bui TD, Milliken JC, et al. Pedicled latissimus dorsi muscle flap: routine use in high-risk thoracic surgery. *Tex Heart Inst J.* 2009;36(4):298–302.

43. Stone HB, Coleman CN, Anscher MS, et al. Effects of radiation on normal tissue: consequences and mechanisms. *Lancet Oncol.* 2003;4:529–536.

44. Annane D, Depondt J, Aubert P, et al. Hyperbaric oxygen therapy for radionecrosis of the jaw: a randomized, placebo-controlled, double-blind, trial from the ORN96 Study Group. *J Clin Oncol.* 2004;22(24):4893–4900.

第 11 章

背部软组织重建

Gregory A. Dumanian, Vinay Rawlani

概要

- 背部软组织重建常面临创面大、解剖结构的节段性和变异、放射治疗史、涉及内固定器和术后特殊体位等因素，是一项充满挑战的任务。
- 很多情况下，治疗需要外科同行间的有效协作。很多情况并不为整形外科医生所熟悉，而且也不会出现在身体其他部位，如充满脑脊液的假性脑脊髓膜膨出。
- 本章旨在为治疗背部创面中可能面临的疑难问题提供实用的解决方案。

简介

背部占全身体表总面积的 18%，但直到现在，这一区域仍然在整形外科教科书中被忽略。从颈部到两侧腋前线，向下到臀下皱褶，整形外科医生熟悉的只有臀部压疮的治疗。是脊柱手术和器械的进步改变了这一现状。

在过去的几十年中，学界都是通过去除椎间盘和刮除椎体终板以完成脊柱的椎体融合术。手术不受周围软组织的限制。随着脊柱固定器和术式的发展，使得构建脊柱稳定性的时长越来越久，这一情况发生了变化。同时，为加强固定而进行的脊柱前后暴露，使得周围软组织大面积剥离和提升，也相应地增加了背部创面修复的需要。为了应对由外科同行遗留的这些问题，可靠闭合背部创面的外科手术得到了发展。

患者表现

背部正中创面

当一位脊柱外科医生探询对脊柱正中创面采用新的引

流方法时，治疗的考量过程应是系统和全面的。最后一次手术是何时及手术是否应用内固定器？目前使用的内固定器是什么类型，是局部突出的还是突度不大的？脊柱外科医生将内固定器置于椎体前方、侧方，还是置于后方？是否有硬脊膜破裂而进行过修补？是否有脑脊液漏的证据？对既往治疗进行了解后，就有必要对创面愈合问题进行评估。患者是否有明显的营养不良和代谢异常？是否有肥胖和需要处理无效腔问题？患者是否因脊髓转移癌接受过放射治疗而有相关的软组织僵硬水肿？下一步，通过对患者查体常有进一步提示。液体不断污染敷料和创面边缘组织坏死表明脊柱内固定器周围可能出现深层积液。持续存在的引流物常提示潜在的病理状态。脊柱手术后 4~6 周内（即术后早期）的持续引流，通常通过再次手术和软组织重建都能成功治愈，保留内固定器。然而，当仅采取小范围清创或单纯静脉抗生素治疗处理持续引流的症状时，结果通常是几个月后感染再次出现，那时治疗将更加困难。慢性内固定器感染被定义为内固定器置入术后超过 6 个月出现的、与内固定器相关的细菌感染。在这种情况下，如果不取出内固定器，整形外科手术通常也无力回天。

多数情况下单纯的胸部 X 线检查可进一步明确内固定器存在与否及其位置。是否有平片证实内固定器直接暴露于创面或是引流区？脊柱平片可以显示手术区域的长度、退行性脊柱疾病以及融合的存在或缺失。CT 扫描和磁共振有助于发现积液、假性脑脊髓膜膨出和软组织感染。一个关键的问题是积液位于闭合的背部肌肉深面还是浅面。如果积液或血肿位于肌肉组织深面，则更有可能出现深部内固定器感染。遗憾的是，脊柱内固定器导致 CT 与磁共振影像上存在大量伪影，降低了判断积液位置的准确性。

背部非正中创面

背部正中创面多与压疮或脊柱手术相关，侧背部创面则存在多种病因,因此需要更多样的解决方案。与身体其他部分相似,侧背部创面多由胸腔或后腹膜手术的创面愈合不良、坏死性感染或肿瘤切除后软组织缺损所致。外伤并不常见。在这些情况下,了解胸外科手术的相关知识非常重要。脓胸、持续性气胸、放射治疗和营养不良等情况会导致创面愈合不良。硬纤维瘤、软组织肉瘤甚至忽视的皮肤癌都可能导致背部遗留较大的缺损。对于这类患者,可进行常规的整形外科处理。表浅的创面可植皮修复。当需要皮瓣覆盖骨骼和假体材料时,可利用覆盖于脊柱中线部位的肌肉组织,由于蒂部位于外侧,因此更易转移到侧背部。外侧组织活动度好于正中组织,更易用于邻近组织转移。与正中部位相比,侧背部存在更多粗大血管(如腋动脉),更便于实施游离皮瓣重建。

治疗

局部创面护理

对于表浅的、未暴露内固定器的相对无痛创面,通过敷料行创面局部护理可以获得创面愈合,是风险相对较小的方法。正中创面引流需要贯穿创面全长的深面区域。开放深部隧道常可在诊室内进行,在局部浸润麻醉后应用手指将切口裂开。无潜在腔隙的创面愈合速度比口小腔大的创面快,因为清理创面表面更容易。因此常常需要把深部腔隙沿切口线开放。所有坏死组织都应清除。所有不可吸收的缝线都应清除。已经证实,通过广泛暴露创面来获得对局部创面的控制是个不错的方法。患者通常并不了解深部潜在腔隙的真实大小,因此必须为手术部位开放隧道后的状况作好心理准备。

创面护理在很大程度上取决于患者的家庭情况。可应用单纯盐水浸湿的敷料,一天两次冲洗来清洁创面。也可用负压敷料,但负压管有时很难放置于背部支撑装置下方(图11.1~图11.3)。这对皮下组织较厚的肥胖患者很有效,否

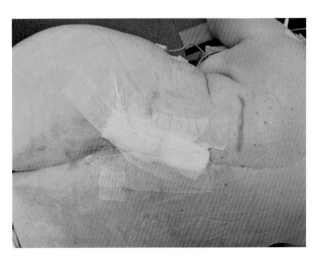

图11.1　腰椎椎体融合术后2周,腰部创面引流出浆液性液体

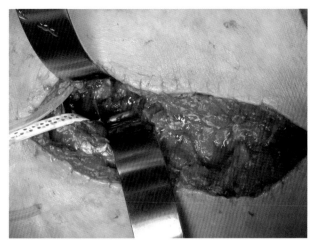

图11.2　发现一处皮下血肿。剥离深部肌肉,未发现脓性分泌物或积液。再次缝合肌肉,并应用负压敷料

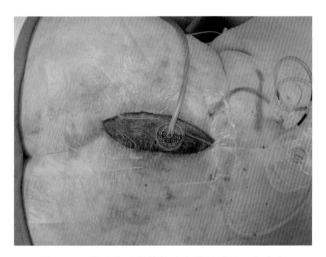

图11.3　应用负压敷料促进皮瓣的延迟一期愈合

则,由于过重的重量和缝线牵拉,容易开线。如果创面较大,可以等待肉芽形成后延期闭合或植皮。然而,二期愈合通常弊大于利。在获得局部创面控制期间皮下组织会变硬,因此不经过相当复杂的手术很难闭合创面。

手术清创

对于置入内固定器的脊柱手术后患者,如果存在持续引流,应考虑手术清创,进入手术室清创前应进行严格评估。再次手术清创的适应证包括原因不明的发热和影像学检查证实存在积液。应在温暖的手术室中为患者行术前准备并开放静脉。大面积的体表区域暴露会使患者体温下降,产生相关的凝血障碍并增加失血。必要时应输血。由于血管节段性分布的性质,通常在手术中暴露诸多小血管,这会导致手术过程中持续的失血。

在手术室,决策是治疗患者术后背部创面的关键一步。当患者有不明原因或脓性引流液时,需要彻底地切开引流。切口全长都要打开,充分暴露化脓组织并引流积液。已缝合

的竖脊肌切口也需打开,以便取样行微生物培养和探查有无血肿液化。在清创术前,术者需要明确在之前的脊柱手术中是否行椎板切除术,以免在切开和引流中损伤脊髓和脊髓膜。如果是这种情况,脊柱团队应协助打开创面。

外科医生要对组织的质量进行判断。如仅有皮下组织内非脓性良性积液且无脓性分泌物深入肌肉组织,则充分引流后关闭切口或负压封闭引流后二期关闭切口(见上文"局部创面护理"部分)。如发现脓性及深部积液,则需要进一步处理。如果脓性分泌物严重阻碍了创面重新愈合,则需要清除所有无活性组织,进行灌洗并开放创面,以便于局部护理。经过几次换药直到二期手术。另一种选择是应用负压敷料。

经判断可以重新关闭的深层创面要行彻底清创并留置引流。包括手术切除瘢痕组织,尽可能显露有搏动性出血的有活力的组织。瘢痕虽然也会出血,但之前创面愈合过程中形成的血管较小,不会出现搏动性出血。创面边缘的搏动性出血与不良愈合有关,如足远端截肢。假囊性组织应切除,因为这也代表存在瘢痕。僵硬坚韧的组织顺应性差,应予以去除,直到触感柔软。脉冲式生理盐水灌洗对正常组织作用温和,但能清除表面细菌。

一个两难的问题在于是否需要去除内固定器及骨移植物。整形外科医生强调去除所有非血管化的组织或材料,但是在这种情况下内固定器可能起到稳定创面的作用。骨科的原则强调抗感染的最有效方法是对骨的坚强内固定。因此,固定良好的内固定器在感染早期应保持原位。这样做既稳定了创面,有助于愈合,又避免了去除内固定器和之后的更换内固定器手术。经临床及影像学证实,在置入术后6~8周内,内固定器与组织融合良好。如前所述,6个月后内固定器存在细菌聚集,为引起慢性感染的异物,这种情况可能无法保留内固定器。另一个问题是通过内源性和外源性骨移植物来实现椎体融合。由于缺少权威研究,似乎有理由去除未融合或易移位的移植物,但如果把移植物留在原位,移植物迟早会与局部组织附着融合。如果认为有必要,应安全地取出并替换松散的内固定器。

创面"形态"是背部软组织重建的一个重要概念,尤其是创面深度。正常状态下脊柱有前突和后突区,病理状态下这种外形曲线会发生巨大变化。当创面也在背部最突出的部位时,这种曲线会影响术后体位的保持。脊柱外科医生完成手术的深度也很重要。椎板切除患者的创面比棘突完整者更深。脊柱内固定器的应用可以使创面的深度变浅。顽固积液的主要原因是椎板切除后与邻近垂直方向内固定器间的三维空腔。内固定器间的交叉连接进一步防止软组织自中线直接塌陷到这一腔隙。最后,侧方置入的内固定器不能完全被软组织覆盖,因而可能成为压疮的成因。为实现盆腔融合,将内固定器置入髂后上棘非常常见。因此,在脊柱创面的治疗中,应评估三维空腔并尽可能地将其转换为二维创面。突出的内固定器应更换为突度较低的内固定器(图11.4~图11.7)。脊柱畸形未完全矫正的患者应进行矫正,重建出更好的生理曲线。存在较深的腔隙者应通过组织瓣转移封闭无效腔而不是简单滑行组织瓣至中线。为解决创面

外观问题和塑造适宜的曲线,脊柱和软组织外科医生间的团队协作十分重要。

在治疗某些背部创面时,脑脊液和硬脊膜的状态也很重要。很多情况下,硬脊膜都是以计划好的方式开放和关

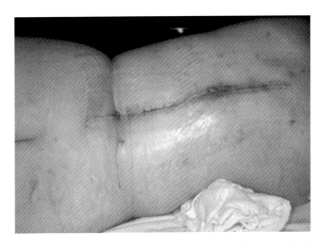

图 11.4　后入路脊柱椎体融合术后 2 周,背部创面的脓性引流物

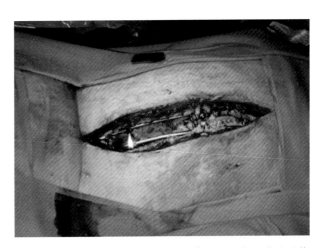

图 11.5　椎间盘突出的内固定器与渗出液。交叉连接的椎间融合器阻止了软组织向创面深部塌陷

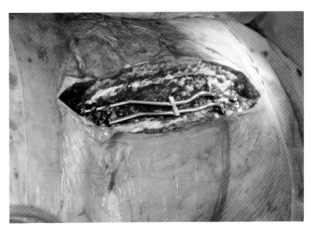

图 11.6　内固定器经修复后突度减少,并与竖脊肌皮瓣结合

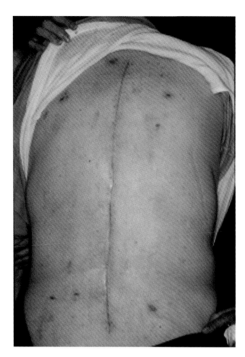

图 11.7　优化内固定器结构及软组织覆盖后患者的创面愈合情况

闭,包括脊髓恶性肿瘤的治疗、脊髓脂肪瘤和脊柱裂病史患者的脊柱松解、假性脊膜膨出的治疗。意外的硬脊膜撕裂多发生在椎板切除过程中。低压力脑脊液漏和持续积液可将软组织与渗出部位分离,因此将阻止软组织封闭腔隙。在最新的术后病例中,脑脊液也可感染,与背部手术创面相关。脑脊液漏患者的治疗将在本章下文讨论。

皮瓣闭合

原则

重建的第一步是及时清创,这一点已得到逐步重视。第二步是对所有僵硬的和瘢痕性组织彻底清创以达到局部创面控制。对于重建,瘢痕的存在从不利于创面的愈合。陈旧瘢痕切除越彻底,用非瘢痕性新鲜软组织替代后,就越有利于重建。最后,重建应为患者选择成功率最高和并发症发生率最低的手术。

常见的问题包括是否存在椎体融合以及所涉及的椎体节段[1]。内固定椎体融合完成后,竖脊肌的功能便不再必要,可完全用于重建。椎间融合器可用于预防术后活动,所以当竖脊肌再次转移至中线时更容易保留固定。对于未行椎体融合术的患者,当脊柱的屈伸修复完成时仍需要竖脊肌肌肉系统的功能。对这类患者使用皮瓣转移消灭无效腔的方法比竖脊肌边对边关闭效果更好,后者可能在背屈时裂开。

关闭脊柱创面可能选择的组织瓣

竖脊肌肌瓣

竖脊肌也叫椎旁肌[2],在脊柱椎体融合术后已经不再有

脊柱屈伸的功能。为了向中线转移肌肉,应以分段渐进的方式进行肌肉剥离。此瓣适用范围从上颈区到下腰区,但不能充分覆盖枕脊椎体融合区,对腰骶软组织覆盖也不充分。做过侧入路脊柱手术的患者再用此瓣就必须小心,因为此肌肉可能已经横断。

首先,剥离胸腰筋膜浅层皮瓣(图 11.8)。用牵开器拉开软组织,灼烧肉芽组织,用手指进行钝性剥离。背阔肌和斜方肌应保持与皮肤附着。腰椎区下方肌肉大而圆,最易剥离,上方肌肉最薄并逐渐与斜方肌深面附着,剥离最困难。竖脊肌具有突出的外形,上方起始部为圆形,然后下降中逐渐变为扁平并向外侧走行(自颈至胸、腰区)。在肌肉沟槽中,分段血管进入最长肌和髂肋肌外侧和深面。这些血管继续延续变得更加表浅至皮肤和胸腰区的背阔肌。剥离皮瓣时,应识别和保留皮肤的穿支和背部感觉神经,以保持皮肤的血供和感觉。为防止边缘皮肤灌注不佳和防止潜在的血清肿,不宜过度剥离。

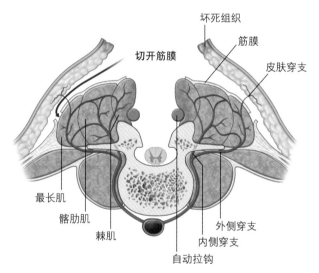

图 11.8　腰椎区域的横截面。剥离皮瓣以暴露胸腰段的筋膜至竖脊肌侧方蒂部区域。切开胸腰段筋膜,使肌能够向内侧转移

切开胸腰筋膜时就像剥离双蒂瓣,可以将竖脊肌和/或上覆皮肤向中线推进。如果最初的切开位于筋膜浅层保留了筋膜与肌肉的附着,将有利于之后的闭合,同时松解筋膜对于肌肉的推进至关重要。最初手术剥离时偶尔会有筋膜附着在皮肤上。在这种情况下,肌肉的推进很容易,但是中线处皮肤闭合会更困难。因此,将筋膜切开有利于皮肤向中线推进,并提供额外的皮肤供清创和再闭合之用。在这个层次剥离非常轻松,也没有出血,但肌肉只能获得其潜能 30% 的活动度。完全移动肌肉需要沿竖脊肌深面进行剥离(图11.9)。用牵开器再次牵开组织,剥离竖脊肌深面和内侧的附着,可进一步移动此肌肉,将其从脊柱横突外侧剥离。有必要剥离内侧进入棘突旁肌肉的一排血管,但剥离前应证实进入肌肉的外侧血管足够维持血供。一种技术是用拇指和示指钝性剥离肌肉内侧面时,将非惯用手的手指放置在外侧

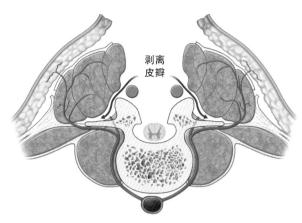

图 11.9　切断竖脊肌中部和深部与脊柱和横突的连接。外侧血供来源于肌肉深面

穿支的肌肉侧沟。内侧肌肉剥离是一种强有力的方法,可使棘突旁肌肉像手风琴一样向中线展开(图 11.10、图 11.11)。肌肉形状从圆形的肌肉块变为椭圆形。肌肉推进的过程远不同于单纯的胸腰筋膜松解,是要把肌肉背侧旋转到中线。

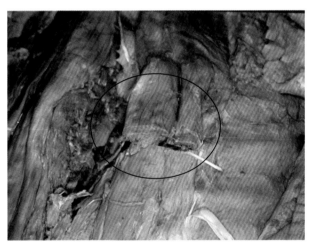

图 11.10　腰椎水平上的竖脊肌剥离

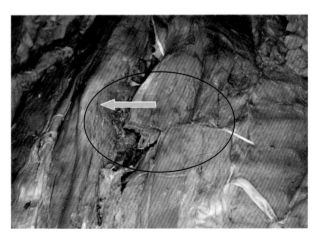

图 11.11　肌肉松解并移至内侧

当形成皮瓣和肌皮瓣后,很容易区分僵硬组织、感染组织与正常的软组织。皮肤的内侧面、皮下组织和棘突旁肌要彻底清创。将肌肉一同置于中线(图 11.12),将其他多余的组织重叠成瓦状,有助于将软组织置入垂直方向内固定器之间的裂隙(图 11.13)。竖脊肌闭合处深面和浅面都要留置引流,引流量极少时才可拔除。如竖脊肌闭合良好,则不需要再用斜方肌或背阔肌肌瓣叠加覆盖。

背阔肌肌瓣或肌皮瓣

背阔肌肌瓣和肌皮瓣是被人熟知的组织瓣[3]。在胸背蒂的基础上肌肉可向上转移至肩胛骨顶部水平。以同样供应棘突旁肌的较小穿支为基础,背阔肌可到达下腰区。背阔肌的一个优势是可以封闭无效腔,因此可用于未行椎体融合或更多外侧缺损的患者。此肌肉能可靠地携带皮岛,常有助于组织瓣的转移。已经用胸廓切开术切口的患者需谨慎处理,因为背阔肌通常已离断。背阔肌是很好的组织瓣供区,但仍是用于背部中线创面的覆盖的第二选择。相比竖脊肌肌瓣,背阔肌肌瓣仅能覆盖 10~12cm 长度的脊柱创面,而竖脊肌肌瓣几乎可覆盖脊柱全长。剥离背阔肌要比竖脊肌需要更多的时间和精力。虽然获取皮瓣并发症发生率很低,但有远期潜在的功能损失,特别是可能需要使用拐杖或轮椅的患者。对于放疗后且未行椎体融合的背部正中创面,患者未行椎体融合术且竖脊肌在放射治疗区域内,背阔肌肌瓣是很好的选择(图 11.14A~C)。

进行背阔肌肌瓣手术,应进行彻底清创。剥离肌瓣起点最好选择初次手术中解剖结构未受影响的区域。例如,以棘突旁穿支为基础的肌瓣应起始于腋窝的肌肉,以胸背动脉为蒂。这会比从中线切口剥离这些小的棘突旁穿支容易得多,也不容易进入错误的剥离平面。

应认真完成定位和蒂的设计。对于以胸背蒂为基础的肌皮瓣,皮肤的切口方向应垂直于中线的长轴。关闭供区切口的方向应垂直于脊柱,这样不会导致中线处脊柱创面的愈合存在困难。另一种实用的皮岛是 V-Y 设计(图 11.15),背阔肌和覆盖皮肤沿肌下疏松结缔组织平面向内侧推进。必要时可重复剥离和进行二次转移。

斜方肌肌瓣

斜方肌肌瓣可用于高位颈部创面,因为棘突旁肌肉系统在这一水平的活动度和范围大小有限。此外,斜方肌肌瓣

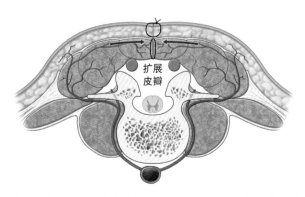

图 11.12　肌肉集中在中线附近。竖脊肌形态由圆形变为椭圆形,以展开

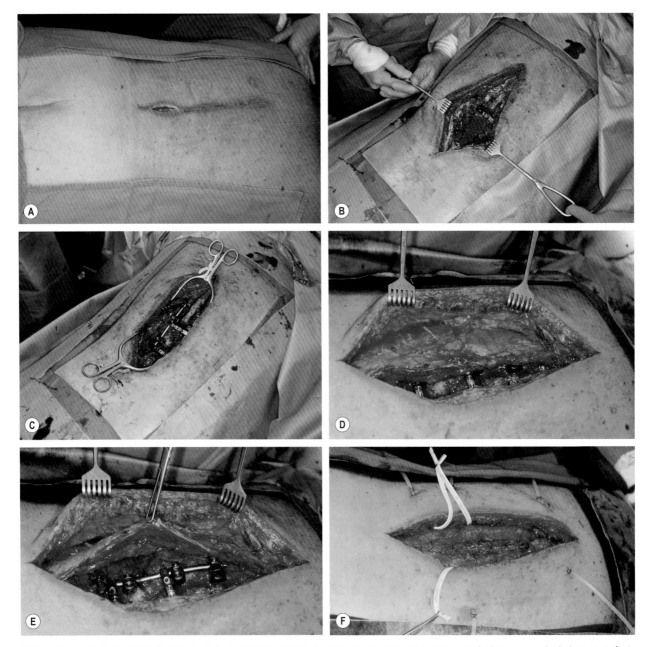

图 11.13 （A）患者后入路脊柱椎体融合术后 3 周,胸腰段椎体融合后创面出现引流物。注意线状红斑。（B）完全开放表浅及深部组织,释放内固定器周围的感染性积液。可见交叉棒。（C）彻底清创,暴露了全部内固定器。内固定器似乎与骨紧密固定。（D）深层次切开胸腰段筋膜至竖脊肌外侧。一根较大神经穿过肌肉直达被覆皮肤。（E）深层次切开竖脊肌深部至外侧穿支水平。（F）竖脊肌在中线处闭合

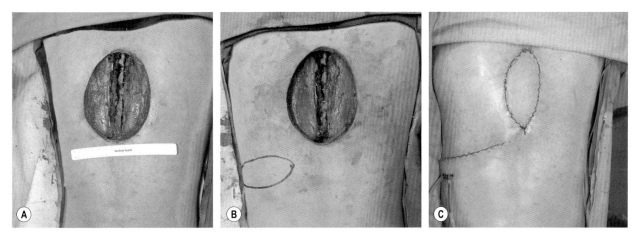

图 11.14 （A）26 岁男性患者在胸椎区域切除复发的硬纤维瘤。患者棘突暴露，无内固定器。（B）皮岛设计较缺损略窄，垂直于创面长轴设计。（C）最终移入肌皮瓣。肌皮瓣供区垂直于缺损长轴，因此供区的切取不会造成受区闭合困难

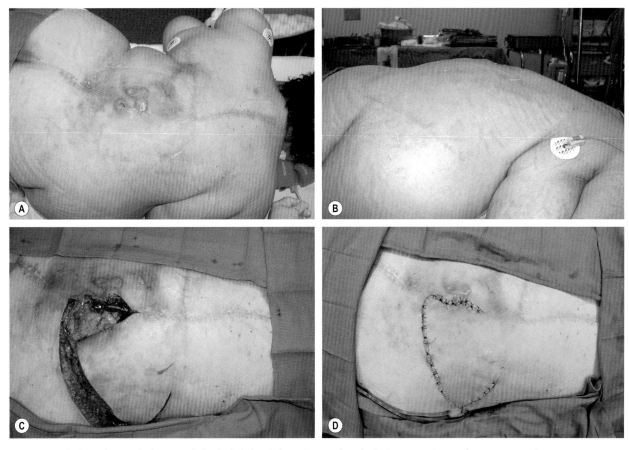

图 11.15 （A）57 岁女性患者，经历背部外科手术、修复及皮瓣重建的复杂病史。已进行竖脊肌肌瓣和左背阔肌肌瓣的创面闭合。因为压疮，目前有一处新发的内固定器暴露区域。不能移除内固定器。（B）压疮部位是腰骶部后突区域。治疗这种情况的最佳方法是矫正脊柱畸形的同时改善软组织情况。（C）清创后进行了背阔肌肌皮瓣的 V-Y 皮岛推进。（D）闭合创面。数月后患者在同一部位产生了新的压疮。患者随后成功进行了脊柱畸形的矫正，并利用 V-Y 推进皮瓣覆盖创面

具有多种血供。颈横动脉浅支（颈浅动脉，superficial cervical artery，SCA）和/或颈横动脉深支（肩背动脉，dorsal scapular artery，DSA）是主要的血管蒂。节段性胸穿支可以提供一个"翻转"斜方肌肌瓣，类似于常规的胸肌手术，但是，这对肩部稳定是有害的。枕动脉供应皮瓣的上部，可用于覆盖颈部的小创面。

最常见的斜方肌肌瓣是以颈横动脉分支为蒂获取。开始剥离时在与背阔肌交叉的位置识别斜方肌远端和下方的三角面，在此区域两肌肉纤维方向交叉非常明显。主要分支在中线外约7~8cm，颈7棘突水平的深面进入肌肉[4]。可以取下肌肉表面覆盖的皮肤以助肌瓣的移入。头侧的大的肌瓣可靠性高（图11.16），因为覆盖在斜方肌尾侧的皮肤通常由胸背系统的角动脉分支供血。进一步向头侧和外侧剥离表面皮肤，将上背部皮肤与斜方肌剥离。随后进行深部剥离，剥离椎旁肌系统和菱形肌，小心剥离蒂部。内侧附着处最厚，之后到达容易剥离的两肌群间平面。分开肌肉的外侧可在直视下见到主蒂。需要判断肌瓣的活动度，如果完成创面覆盖需要更大的活动度，则需扩大外侧肌肉部分。切口越向上延长，肩下垂的发病率越高，但肌肉的旋转弧度更大。

由于肩部供区并发症发病率相当高，未实施椎体融合患者应用斜方肌肌瓣的指征为接受过放疗的背部深层创面且竖脊肌也在放疗范围内。对于这类患者，不存在其他简单的覆盖方法。由于斜方肌覆盖中线的长度很短，肌肉转移通常要旋转90°，既可选择双侧斜方肌肌瓣联合，也可选择斜方肌肌瓣和竖脊肌肌瓣联合，并应作好延长切口的准备。

臀上动脉组织瓣

臀上动脉组织瓣技术是所有脊柱软组织重建手术中挑战最大的一项技术，但是一种十分必要且用途广泛的技术[5]。除非外科医生对穿支皮瓣和骶骨压疮的外科处理有丰富的经验，否则不要去尝试此组织瓣。在骶骨上外侧面和髂后上棘之间做连线，从此线中点向大转子画第二条线。第二条线代表臀上动脉的走行，同时也是该组织瓣的长轴。皮肤切口设计应包括臀上动脉穿支并向外侧大转子方向（图11.17）。这是臀上动脉穿支支配的最外侧组织[6]。为改善

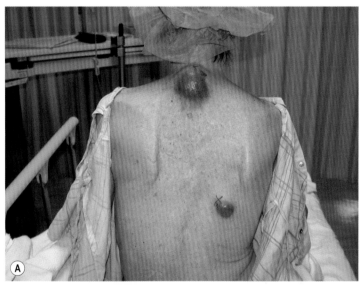

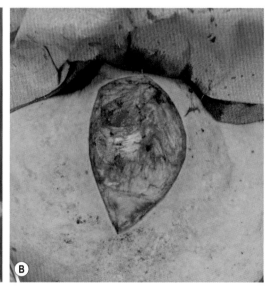

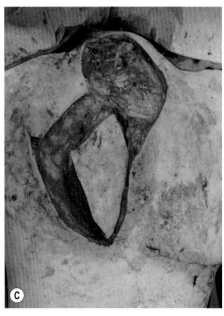

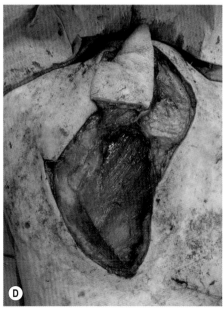

图11.16　（A）60岁患者，合并颈椎部位的疼痛性神经内分泌转移瘤。肿瘤经过放射治疗，并没有通过植皮修复创面。（B）肿瘤切除后的创面。（C）切开的斜方肌肌皮瓣。皮岛位于肌肉的下方。（D）斜方肌肌皮瓣经180°旋转移入。表浅的肩胛背动脉未包括于此皮瓣内，使得皮瓣轻度血流灌注不足。供区垂直于中线闭合

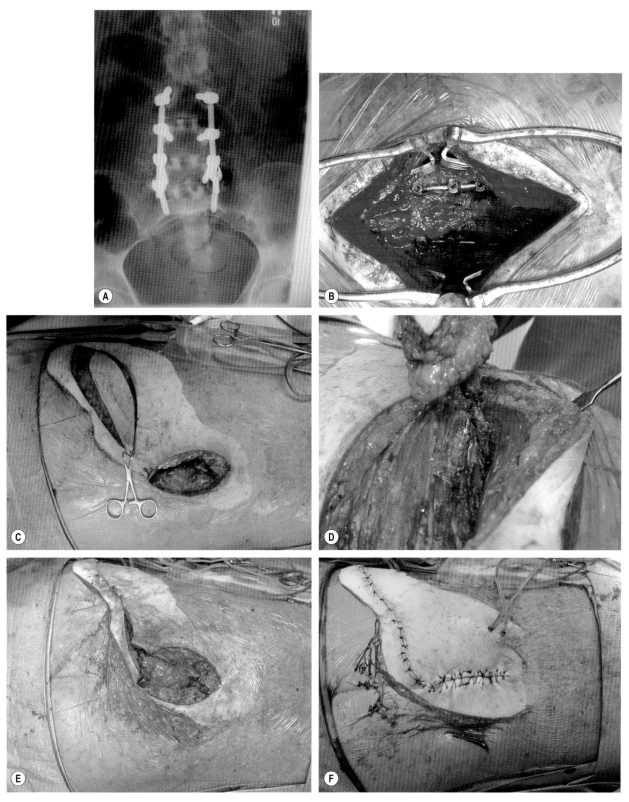

图 11.17 （A）脊柱椎体融合术后 3 周的 X 线平片,该患者切口出现引流物。（B）椎体融合部位清创后的术中所见。（C）为左臀上动脉穿支(superior gluteal artery perforator, SGAP)皮瓣切开皮肤。图中标记为 SGAP 皮瓣穿支的多普勒信号。（D）臀上动脉穿支皮瓣的血管蒂。必须尽量切除蒂周围的肌肉,以允许皮瓣转移至中线。（E）皮肤带去表皮,转移至腰骶部凹陷处。（F）关闭切口

组织的可靠性,可以在皮肤下沿穿支方向取一条臀肌。这与用于闭合骶骨压疮的皮瓣设计方向不同,在多普勒信号内侧取额外的皮肤。切开皮肤上缘,剥离皮瓣直到可以看见来自臀上动脉的穿支进入皮瓣。剥离内侧臀肌有助于蒂的剥离。这些患者术前常有臀肌运动功能异常,并且有臀肌萎缩变薄。当蒂部全部可见时可切开剩余皮肤切口并将组织瓣完全剥离。如果难以识别臀上动脉穿支,应增加随皮肤剥离的肌肉,或通过对另一侧臀部进行剥离再作决定。在内侧,血管蒂要到达中线需要将组织瓣行 180° 翻转,而所有沿着蒂的肌肉都会对抗这一翻转。蒂部周围阻碍翻转的肌肉应予切断,组织瓣转移至腰骶部时应没有张力。组织瓣去除表皮后能用于覆盖硬脊膜。供区和受区深面留置引流后关闭。应避免应用三向切口,将组织瓣通过皮下隧道转移有助于最终关闭创面。皮瓣还可以设计在穿支外侧,并向内侧旋转 180° 形成桨形皮瓣转移至缺损。考虑到皮瓣及其穿支的难度,建议谨慎螺旋桨设计。

臀部是脊柱外科医生不常接触的区域。两侧臀部相应区域都要作好准备,以防一侧蒂损伤。术前臀肌无力的患者应选择更强壮的一侧。对于明显肥胖和之前做过压疮手术的患者应格外谨慎。在术后 10~14 天时很有必要应用减压床,可预防血管蒂从骶外侧向中线转移时受压。供区引流常需留置数周时间。手术不会导致严重的疼痛和长期功能障碍。

在创面基底和皮瓣之间需保持负压引流,直到每日引流量少于 30cc 时拔除。引流越彻底越好,大手术甚至要达到 4~6 个球。此外,术后将患者放置在减压空气流化床上,可以让患者平躺在皮瓣上,且不对组织形成压力损伤。推测将皮瓣压在创面上,对创面封闭有益。

大网膜

使用带蒂网膜瓣的主要适应证包括存在瘢痕、接受放疗、无法应用或已经选择过背部肌肉系统进行局部组织瓣转移的患者,需要软组织覆盖胸腰段脊柱内固定器的患者可选择网膜移植(图 11.18)[7]。次要适应证包括极深的创面,如同时行前后入路内固定器置入均需覆盖的患者,或已经进入并暴露腹腔的患者。使用带蒂网膜瓣的绝对禁忌证是腹腔恶性肿瘤病史和此前网膜已被切除者。相对禁忌证包括病理性肥胖和之前腹部手术后存在腹腔内粘连。网膜瓣覆盖的范围可从腰骶隐窝下方上至肩胛水平上方。

该手术需要脊柱外科和整形外科医生团队密切协作。一般而言,脊柱后方的内固定器置入应在网膜瓣转移之前完成。可以通过上正中切口(Kocher)进入腹腔,也可以选择右旁正中切口。进入腹腔后识别网膜,首先进行的剥离是释放网膜和横结肠,使其能提出腹腔。牵引组织有助于显示网膜和横结肠间的结合平面。用最低限度的锐性剥离和适当

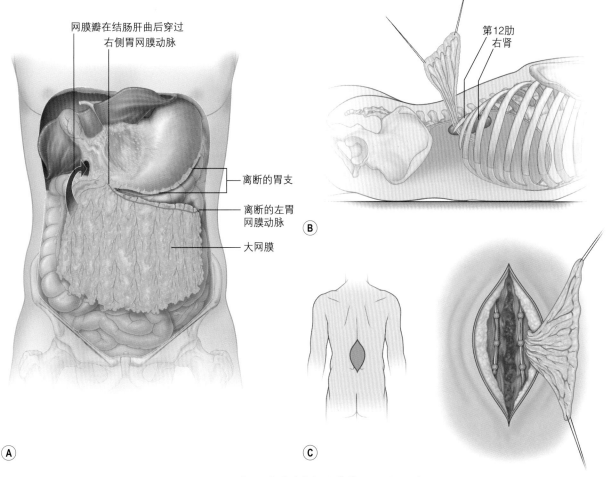

图 11.18 (A~C)覆盖脊柱的带蒂大网膜瓣图解

的钝性剥离把网膜从其附着的横结肠上剥离开。如果在正确的层次进行剥离,则出血较少且不需要结扎血管。术中不破坏横结肠的血供尤为重要。包括中部结肠血管的组织瓣可能影响结肠的血供。如果操作得当,可以将肝曲到脾曲的整段横结肠与网膜和胃剥离。当牵引左侧网膜时应注意精细操作,当与脾存在粘连时可导致脾被膜出血,最严重的情况时需要脾切除。

下一步需要决定组织瓣是以右胃网膜动脉还是左侧胃网膜动脉为蒂。右侧血管常很粗大,而存在左侧侧背部创面时会考虑应用左侧胃网膜动脉。通过分离胃短血管使网膜与胃剥离。结扎位置不宜过远,以免缩短网膜瓣转移的距离。胃网膜血管走行距胃边缘 1~2cm,因此不会受结扎影响。应用经鼻胃管行胃肠减压,并应在胃内留置数天以防止胃扩张造成胃大弯血管结扎处脱落。在胃网膜血管与胃剥离后,可继续剥离至胃十二指肠动脉出现的区域(一个分支就在幽门下方离开肝动脉/腹腔丛,仍在横结肠系膜上方)。不应将动静脉完全剥离,保留部分周围软组织可以在转移过程中预防血管损伤。在蒂部可以通过缝合预防血管蒂张力过大和血栓形成。

网膜向脊柱的转移需要熟悉胃十二指肠动脉与结肠到腹膜后附着关系的解剖知识。最简单的方法是在网膜和脊柱间开辟通道,向中线转移结肠肝曲和右半结肠。这是一个无血管层,先前已经将网膜与结肠剥离使结肠的移动大大简化。切开外侧腹膜反折线(Toldt 白线),暴露后腹膜腔。随后将网膜瓣置于结肠后的结肠旁沟。右肾和肾前筋膜(Gerota 筋膜)向内侧转移,将网膜置于第 12 肋上方,可通过叩诊证实。以标准方式关闭腹部切口,患者换俯卧位重新消毒准备。

将背阔肌和皮肤剥离后通过触诊确定第 12 肋。在棘突旁肌外侧切断第 12 肋,打开骨膜,可立即确认网膜瓣(图11.19)。唯一可能混淆的是如果出现的是肾前筋膜则会把肾周脂肪囊误认为网膜瓣。通过多普勒探头评估血管蒂血流的完整性。闭合时应留置多个引流以防止血清肿和术后积液。如果皮肤不足以覆盖网膜时可立即应用负压吸引敷料覆盖网膜瓣,并行延迟植皮修复。

邻近组织转移/穿支皮瓣

无确定血供的邻近组织转移和穿支皮瓣是背部软组织合理重建谱线的两端。邻近组织转移(如 V-Y 推进皮瓣、转位皮瓣、旋转皮瓣)后背部较厚软组织形成较大猫耳畸形,供区常需要通过植皮覆盖。拱形皮瓣在背部特别实用。宽基底到拱形皮瓣确切地包含着穿支血管,但需松解深筋膜。另一方面,穿支皮瓣通常可以通过更灵活的方式转移,尤其适用于在髂腰区和肩胛区[8-10]。胸腰椎区的穿支血管通常位于中线 10cm 内,竖脊肌外侧。但是睡觉、起床动作和体位改变对背部软组织的压力使得对精细脆弱的穿支皮瓣的保护变得困难。另外,穿支皮瓣转移适用于外侧的平坦创面,而不适用于正中的深层创面。

组织扩张器

在某些情况下,应用扩张器进行背部软组织重建优于

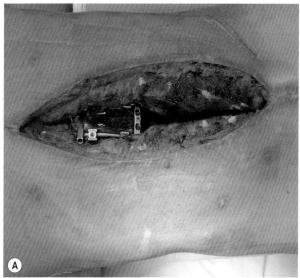

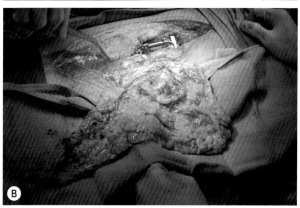

图 11.19 (A)一名截瘫患者进行了后入路前后椎体融合术。脊髓从前方牵开。可见深部感染性积液,前后的椎间融合器形成较大腔隙。背部组织瓣无法填充这一深腔隙。(B)经前入路剥离网膜瓣,置于第 12 肋之下。从背部将第 12 肋切除,将网膜瓣向后牵引。网膜瓣成功填充了较大的三维腔隙

其他方法。儿科的这类病例多于成人,如先天性巨痣切除的创面修复。少数情况下,对于儿童脊柱手术前软组织缺损需要有计划地进行软组织扩张。组织扩张器的适应证是局部组织瘢痕、外侧移位的肌肉和需要脊柱内固定器(图 11.20)。最大的扩张器需要置于邻近覆盖的区域,扩张器的长轴应沿上下方向,以使扩张组织向内侧滑动时背部切口张力最小。切口应平行于扩张器的长轴,以减少瘢痕对扩张器的挤压。注水壶应置于骨性隆起浅面,以便触及。

背部游离皮瓣覆盖

软组织

竖脊肌几乎能覆盖脊柱全长。但是,部分患者不适合应用该组织瓣。既往组织瓣转移造成的竖脊肌瘢痕或神经肌肉条件不良(如脊髓灰质炎)导致竖脊肌无法转移至中线。竖脊肌肌瓣也不可能用于接受大范围放疗的患者。可以从这些患者的术前检查感受到甚至中线外 6cm 的软组织质地仍然较差。这种情况下最好用游离皮瓣移植,特别是

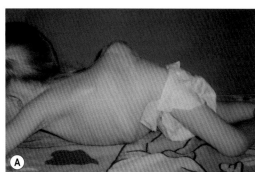
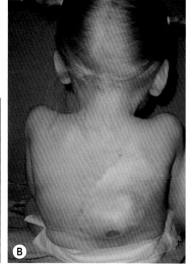
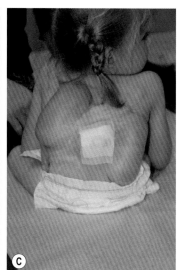
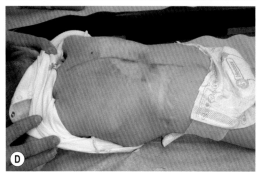

图 11.20 （A）一名先天性脊柱缺陷患儿的侧面。（B）之前的矫正手术所产生的瘢痕。对畸形顶端的压疮进行了优质护理。（C）躯干后侧的双侧皮下组织扩张。（D）脊柱矫正之后创面愈合,利用扩张组织推进皮瓣修复

当缺损长于 12cm 时,应避免使用背阔肌或斜方肌肌皮瓣转移(不可能用网膜瓣时)。游离皮瓣覆盖脊柱的难点在于找到合适的供体血管[12]。可选的血管包括臀上动脉和肋间血管。治疗躯干下部缺损时,可以将较长的大隐静脉移植物与股总动脉吻合,可同时提供皮瓣的供血与静脉回流;对于躯干上部缺损,可以选择较长的头静脉移植物与颈外动脉吻合。在俯卧位可获取背阔肌游离皮瓣(图 11.21)[13]游离皮瓣可用于纵向和横向的缺损。患者需要多次改变体位,当用到长静脉移植时容易出现扭转和痉挛。有时需要静脉皮瓣呈环状延迟一段时间,以保证痉挛时不会造成皮瓣的损失。这种方法虽然可行,但由于大小不匹配会给予动脉蒂的最终吻合造成困难,增加手术次数,通常没有必要。

骨

脊柱截骨术后椎体重建通常使用椎间融合器与骨移植,效果很好。某些亚群的患者更适合用带血管蒂的游离骨瓣。这些患者能更快速的结合移植骨,有活力的骨细胞可以降低重建失败率和减少感染机会。很难确切定义哪些患者应该接受带血管蒂的游离骨瓣,非血管化自体骨移植和同种异体移植的成功率都很高。椎体融合长度超过 3 个椎体、前次重建失败、有放射治疗史、皮肤食管瘘和活动性骨髓炎都是游离腓骨皮瓣移植的适应证[14,15]。在颈段食管,脊柱后部稳定后,前部重建准备使用腓骨游离骨瓣。先根据模板形态在腓骨预制骨瓣,放置在椎体前方为接受腓骨瓣制备的沟槽内,沟槽要比骨瓣略宽,目的是不会对在骨外侧走行的血

管蒂产生剪切力和压迫。缩小腓骨直径通常很有必要。骨上下方固定后行颈外动脉或颈横血管的吻合。之前的脊柱固定显然会降低颈部的活动度。在胸部区域,既可以端端吻合节段性腰椎血管,也可以取隐静脉移植物与主动脉吻合。

脊柱血管化骨瓣重建

胸椎前方使用血管化骨移植的最直接方式是用带蒂肋骨瓣。对于脊柱前后入路椎体融合术联合胸廓切开术的患者,可以获取基于肋间神经血管束的带蒂肋骨。与带血管蒂的游离腓骨瓣不同,血管化肋骨带来有活力的骨细胞,但对脊柱没有结构性的支撑。移植的肋骨可以置于椎间融合器旁或其内[16]。近肋软骨的肋骨是能用作骨瓣的骨。切断沿腋前线弯曲的肋骨,制作肋骨瓣必需的神经血管蒂,将其转移至不受压的位置。

不同区域的皮瓣选择

颈部

颈脊术区通常采用前入路而不是后入路术式。颈椎前创面不常见,其出现可能与食管损伤相关。颈椎后的创面更常见。外伤的病因包括不涉及脊柱的单纯软组织缺损、压疮、肿瘤切除后、为椎体融合而进行的内固定置入术后并发症。对不涉及脊柱的软组织缺损,可依据创面的大小和位置,采用植皮或邻近组织的转移来修复。对于压疮,应倾

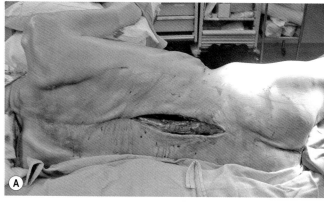

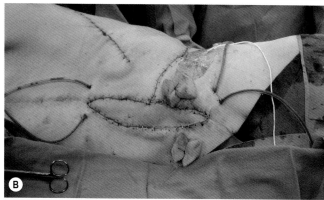

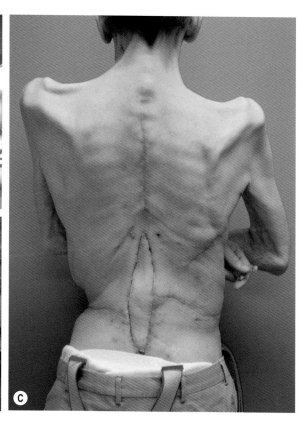

图 11.21　（A）一名 73 岁男性患者，既往有小儿麻痹症病史，利用竖脊肌肌皮瓣进行脊柱椎体融合术创面的预防性闭合。由于肌肉的纤维化，形成了感染性渗出。进行第一次清创术时采取侧卧位。（B）剥离背阔肌肌皮瓣，并将其与较长的大隐静脉移植物相吻合，以右股动脉为供血，通过大隐静脉至股静脉为回流道。皮瓣转移至创面。（C）远期结果

向于保守治疗，缓解压力。当转移瘤压迫脊髓可行椎板切除术，并常规行创面放疗。对于椎板切除术或肿瘤切除术后接受放疗的患者，可采用斜方肌带蒂皮瓣修复创面。位于外侧的斜方肌受放疗影响小，质地更柔软，可转移并修复创面缺损。竖脊肌也易于从缺少脊柱内固定器的颈曲中线处裂开。置入内固定器后的并发症已在前文讨论。在大多数病例中，竖脊肌表层和深层松解后可移至中线处。位于斜方肌深面的颈部肌肉很薄，转移至枕部逐渐缩小。在颈区，斜方肌和皮肤作为一体剥离后才可以到达棘突旁肌，这些平面较复杂。斜方肌起于下方，呈三角形向上走行，发现这些独特的结构意味着剥离位于正确的平面。

胸部

与颈部一样，胸部缺损包括不涉及脊柱的单纯软组织缺损、压疮、肿瘤切除后、为椎体融合而进行的内固定置入术后并发症。对不涉及脊柱的软组织缺损，依据创面的大小和位置，采用植皮或邻近组织的转移来修复。对这类软组织缺损，有时可采用肩胛和肩胛旁皮瓣修复，供区需垂直于创面的长轴以便关闭切口[17]。当皮瓣宽度是创面宽度的 1/2 时，更利于创面的闭合。以下方穿支为基础的 180°翻转皮瓣可同时闭合创面和供区。压疮治疗应予以适当的减压。但在某些情况下，准确的矫正脊柱畸形需要确切的创面治疗。因转移癌压迫脊髓行椎板减压，创面常需行放疗。基于棘突旁穿支血管的背阔肌肌皮瓣是修复放射性创

面的理想组织，可提供足够的肌肉组织填充创面，并保留了放射损伤后硬化的竖脊肌。背阔肌肌皮瓣携带邻近背部中线的皮肤组织。

对于胸背部脊柱手术和内固定置入术后的创面，最佳治疗方案是竖脊肌肌皮瓣。如果两侧竖脊肌可无张力闭合，就无须进一步动员背阔肌肌皮瓣作"双保险"。少数情况下，创面的空间形态较大，需要修整脊柱固定物。对更加罕见的、极深的创面，可采用带蒂的网膜瓣填充缺损，帮助创面愈合。这种情况下通常还需要采用竖脊肌肌皮瓣或者背阔肌肌皮瓣辅助，以闭合创面。

腰部

上腰部创面是竖脊肌肌皮瓣的最佳适应证。存在于背部脊柱前凸区的竖脊肌是此区域最大的肌肉，可保护背部免受压力。外侧穿支进入肌肉时最容易识别。此区域唯一的困难是通常需要处理很厚的皮下组织。为转移深面肌肉而剥离皮肤后会有血清肿的问题。延长引流时间，同时从皮下组织到深面肌肉床采用连续褥式缝合，有助于预防术后血清肿。其他皮瓣也可用于腰椎区域，如背阔肌翻转皮瓣可以到达此区域，但存在一定难度（图 11.22 和图 11.23）。从下腰椎区剥离背阔肌肌皮瓣向内侧推进转移可为脊柱提供较厚的覆盖，供区可通过植皮修复[18]。将大网膜松解后也可以到达此区域。

腰椎下部最好使用臀上动脉组织瓣。臀肌肌瓣常与竖

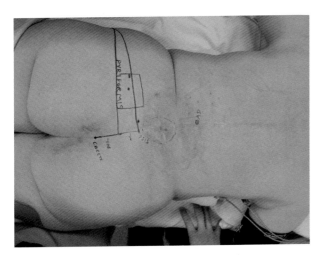

图 11.22　50 岁女性患者，椎体融合术后下腰部脊柱部位反复积液。最初的计划是进行臀上动脉组织瓣转移

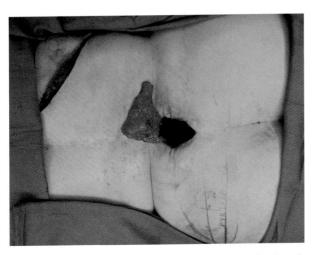

图 11.23　背阔肌可到达下腰部，但需行广泛的剥离，为了能到达这一区域，携带肌肉量较小，因此无法很好地填充空隙

脊肌肌皮瓣联合覆盖较长的腰部和腰骶部缺损。此区域也是获取骨移植物的位置。此区域的手术会出现积液、血肿和瘢痕。之前骨移植进行的外科探查从外侧切断竖脊肌会在此区域造成解剖标志不清和剥离困难。

腰骶部

在骶骨和脊柱下方之间的凹陷区域最好使用臀上动脉组织瓣。该区域竖脊肌较薄，且需从外侧转移至此区域，因此限制了其使用。也可应用大网膜瓣，但需要在术中变换体位并行肠切除。腰部也可以选择随意型皮瓣或穿支皮瓣修复，但由于腰部皮肤较厚，位置改变后剪切力较大，很难移入并固定在一个区域。背阔肌肌瓣可以转移到这个区域，但对于很多大创面，背阔肌肌瓣不能完全填充整个腔隙（图 11.24）。

为治疗肿瘤而行全骶骨切除的患者，如果在骶骨切除时保留了臀上和/或臀下动脉，可使用双侧臀肌肌皮瓣。对于这类患者，整形外科团队可以转移骶骨浅面的臀大肌，暴露肌肉蒂和骶结节韧带。然后由脊柱外科医生进行肿瘤切

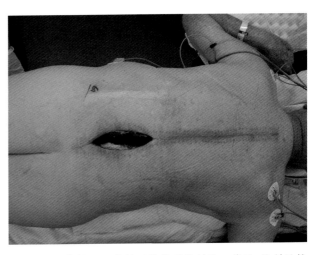

图 11.24　背阔肌肌皮瓣可转移至此创面。然而，此创面较大，使得背阔肌肌皮瓣很难既能到达此位置，又能将创面填充。此创面的最佳治疗方式是以臀上动脉穿支皮瓣修复腰骶部创面，双侧竖脊肌肌皮瓣修复腰部创面

除。中线处臀肌闭合类似压疮的治疗，必要时可用 V-Y 推进皮瓣来完成。最终，对于侵犯骶部的低位直肠肿瘤，使用腹壁下动脉为基础的皮瓣经腹转移是可行的。斜行腹直肌（oblique rectus abdominis musculocutaneous，ORAM）肌皮瓣，使用斜向外放射状的脐周穿支皮岛且仅使用下方腹直肌，可以很容易将非放疗区的皮肤转移至腰骶部区域[19]。垂直腹直肌肌皮瓣是另一个用于创面闭合的常见设计，但是需要获取更多的肌肉[20]。这些腹肌瓣需要在仰卧位转移至邻近骶骨处然后闭合腹部。骶骨切除术后可以通过后入路将此瓣复位并插入至腹部。

对于大多数腰骶部缺损的患者，大转子附近的组织可以与臀上动脉相延续的血管一起剥离用于软组织覆盖（图 11.25）。这可以被单纯用作穿支皮瓣，也可以在（去表皮的）皮岛下方带一条臀肌。皮瓣通常被旋转 180°，越过硬脊膜转移。再次强调，这个不同于臀上动脉穿支（superior gluteal artery perforator，SGAP）皮瓣的设计可用于骶骨压疮。蒂的近端部分必须完全切开肌肉，因为肌肉会妨碍蒂向中线翻转。对于创面向上方腰部延伸的患者，可能需要额外转移竖脊肌到中线以修复创面。

经历过这一过程的患者不会抱怨皮瓣获取后显著的臀部并发症。大多数患者术前会有慢性低位脊柱功能障碍和臀部无力，因此没有用于行走的健壮臀大肌。事实上，肌肉萎缩常有利于切除。如果患者有任何运动强度失衡，则应在强壮侧剥离皮瓣。

侧背部创面

侧背部的软组织重建有某些特殊的特点。在胸部区域，如果胸廓完整，则大多数创面可通过局部创面护理、背阔肌肌瓣、肩胛/肩胛旁组织瓣、前锯肌肌瓣或来自腋前线区组织的穿支皮瓣向后转移闭合。如果涉及肋骨，则需要决定是否重构胸膜线。大多数权威推荐重建三根以上肋骨时使用

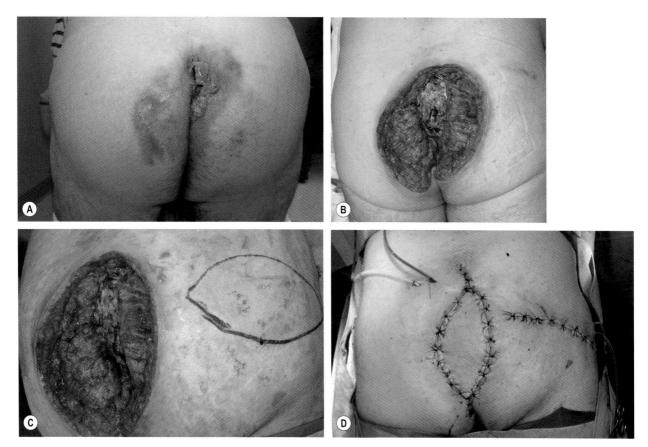

图 11.25　（A）非卧床患者慢性绒毛囊肿中出现大的 Marjolin 溃疡。（B）肿瘤切除术后。（C）设计臀上动脉穿支皮瓣。皮瓣的长轴垂直于创面的长轴以便于闭合切口。切除肿瘤并确认切缘阴性后再关闭切口。（D）将皮瓣移入创面

假体补片,之后用软组织覆盖补片。但当肋骨缺损位于肩胛骨下方时,由于肩胛骨可用于保护和掩盖缺损,因此可耐受大范围肋骨切除。

　　成人侧腰区通常被脊柱前凸的外形保护,唯一需要重建的结构是腹壁后侧。所有其他外伤创面均可通过局部创面护理、植皮或背阔肌转移闭合。少数情况下,放疗后的软组织闭合可能需要带蒂腹外斜肌肌瓣。

临床特殊情况

背部切口预防性闭合

　　脊柱外科医生注意到肌皮瓣能有效修复开放性脊柱创面,因此在脊柱外科手术中常预防性地应用肌皮瓣来闭合创面[1,21]。本章上文描述的相同方法已经使用,但背部创面处理技巧同样适用于常规的脊柱外科手术,而不仅仅用于并发症的处理。术前很难精确地评估哪些患者需要行预防性背部软组织重建。患者如有内固定器感染、术区软组织硬化、背部手术史、超过 6 个椎体的重建、脑脊液漏和局部放射治疗史等任一症状,都可以考虑行背部软组织重建。但是,有

过背部手术史者是否需要剥离皮瓣和肌肉转移呢?之前未经历手术的患者重建 7 个椎体长度会怎么样?长时间脑脊液漏是否需要预防性皮瓣?每个肌肉剥离和转移只可以做一次,之后如果有额外的并发症就需要不同的重建。在三级医疗机构,之前多次手术或放疗的患者如果包括长距离重建,通常每次闭合都涉及整形外科。

　　有研究比较了历史上创面并发症发生率与应用肌瓣后的并发症发生率。在过去十年,整个脊柱外科领域已经发生了巨大变化。较之以往,目前脊柱前后固定更少,手术时间更短,患者的压力更小。更好的仪器和成骨蛋白的使用改善了骨融合率,使脊柱手术技术变得更加精细。脊柱外科医生以标准术式关闭切口后,当出现创面并发症时,整形外科医生以软组织闭合技术修复创面,在这种情况下两者并不具备可比性。在理想状态下,每位患者都应由整形外科医生闭合创面以减少潜在并发症发生率。而现实中,时间安排、简化手术的愿望和费用限制使接受预防性闭合的患者数量更加有限。作者所在的机构仅对存在感染、因软组织缺损或手术史导致脊柱中线肌肉分离、放疗导致局部软组织硬化或脑脊液漏的患者行预防性背部软组织重建术(图 11.26~图 11.28)。作为同一团队的脊柱外科医生和整形外科医生,应为合理闭合创面进行会诊。

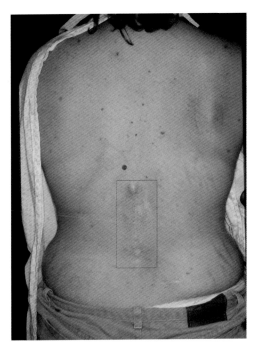

图 11.26　该患者既往做过背部手术,接受过放疗,椎体融合长度较长,软组织质地较差,应行切口预防性皮瓣闭合。患者接受了带蒂网膜皮瓣闭合切口

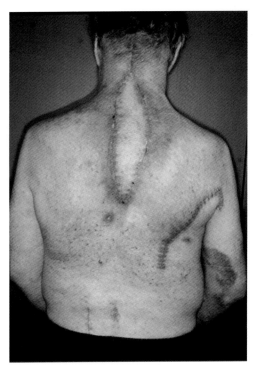

图 11.28　中线部位组织完全被游离的背阔肌肌皮瓣替代。较长的头静脉移植物与颈外动脉吻合。预防性皮瓣需要脊柱与整形外科团队之间的高水平合作

固定器暴露的长期覆盖不成功。如患者出现局部渗液,触诊可扪及内固定器,则表明已经有内固定器感染。而内固定器相关积液和囊肿则表示有慢性感染。感染可能持续数月或数年,既不产生脓性坏死,也不会引起患者全身不适,这无疑和病原微生物(如表皮葡萄球菌)的毒力较低相关。

　　清创、引流和软组织覆盖外露的内固定器等处理可能在早期有效,但最终仍会再次外露。在大多数情况下,外露的内固定器最终都会被取出。问题在于:是否需要取出所有内固定器,或只是取出部分内固定器(如大螺钉)并进行创面软组织修复(图 11.29A~D)?这些决策通常在术中进行。当内固定器外露并伴有渗液时,必须取出内固定器。被骨组织包裹的、良好融合的内固定器可以保留。当所有内固定器都被移除后,并不一定需要行皮瓣移植来修复创面,因为治疗结果取决于脊柱结构的稳定性,而不是软组织的完整性。紧靠软组织下方留置引流,完全治愈的可能性极高。在这种情况下抗生素不需要延长用药周期。

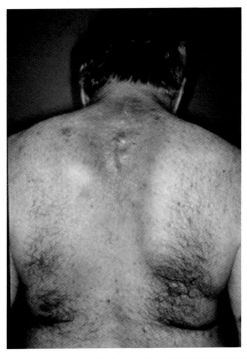

图 11.27　该患者做过椎板切除术,有较宽的呈辐射状的缺损。计划行长椎体融合术

慢性内固定器暴露

　　慢性内固定器暴露表现与急性暴露不同。定义为暴露发生于内固定器置入后超过 6 个月。根据经验判断慢性内

脊柱术后食管瘘

　　尽管创面位于躯干前表面而不是后表面,但仍需简要提及脊柱相关软组织并发症。少数经历颈椎棘突椎体融合的患者会发生食管损伤,导致渗出和椎体融合处污染[22]。另一组患者会发展成颈椎棘突内固定器压迫进入食管,在食管镜下可以看到内固定器。这些都取决于内固定器置入和食管瘘发生的时机。如果食管损伤发生在内固定器置入时,脊柱椎体融合就不会稳定,并且仍然需要内固定。即便没有

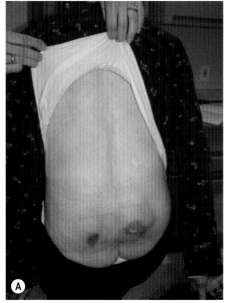

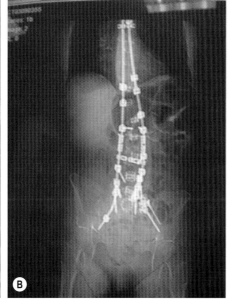

图 11.29　（A）患者骶部椎体融合术后 1 年余,双侧的下背部创面。创面内可触及大的骨盆边缘的螺栓。患者没有临床及影像学椎体融合证据。（B）X 线平片结果。（C）可看到源于内固定器的髂后嵴螺栓被少量软组织覆盖。表浅的内固定器周围未见化脓。（D）取出螺栓,内固定器留在体内,长期效果良好

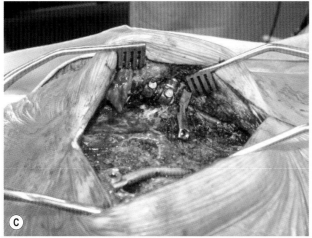

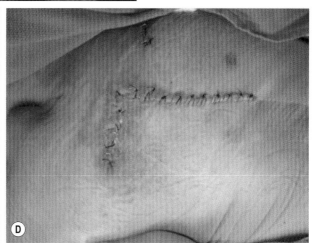

脊柱问题,只单纯修补食管缺损也容易出问题,耳鼻喉科的标准治疗是引流积液让创面二期愈合。脊柱内固定器和颈部食管修补间软组织的改善很重要。来自颈部的局部皮瓣、胸肌肌瓣和游离大网膜瓣都是很薄的组织瓣,可以转移到该空间。大网膜可能是最适合用于处理污染组织,并符合所填充腔隙要求的。颈部两侧切开易于引导皮瓣完全穿过颈部椎体前方。但同时会使双侧喉返神经处于危险中。胸肌肌瓣应尽可能避免在胸部肌肉辅助呼吸的脊髓病变患者中使用。胃造瘘管消除了术后进食的需要,非常有帮助。少数情况下,需要取出之前置入的与椎体前方融合的结构。在这种情况下,用一个短的游离腓骨瓣植入缺损来完成融合,但在重建中处于完全自生状态。后入路椎体更长距离的椎体融合对这类病例是必需的,以使颈部活动不会导致游离腓骨瓣向前挤出。因恶性肿瘤行头颈部重建时,手术医生常会因这类患者暴露受限感到沮丧,原因是为保持体位而颈部运动受限和颈部软组织较多(未行淋巴结切除术)。

内固定器压迫进入颈部食管的患者常在颈部椎体融合后数月时被发现。食管修补和转移软组织瓣如果可行,在缺乏内固定和当骨已融合时会更容易。

"脊髓外科"或"脊柱脂肪瘤"

对于婴儿,应在婴儿期接受椎管闭合手术。脊髓开始附着于椎管,并随着发育和年龄增长,脊髓被显著拉伸。打开硬脊膜将脊髓从附件中释放出来,常会使脊髓滑向头侧。类似的手术在婴儿中已有报道[23]。问题常出现在术后愈合过程中。这些患者在腰骶椎区上方易出现大的"脊柱脂肪瘤",这些组织不具功能且相对缺乏血供(图 11.30)。其他患者留有婴儿期手术的厚的横行瘢痕。如果合并假性脑脊膜膨出,切除脂肪瘤会很困难。

脊柱外科和整形外科团队间密切合作对患者的最佳预后十分重要。有些腰骶部凹陷处脂肪很厚的患者术前吸脂效果很好。瘢痕很厚的患者在脊柱探查前应用组织扩张器进行修复。其他假性脑脊膜膨出和需要脊髓二次探查的患者最好使用以臀上动脉为基础的软组织重建,描述见下文。

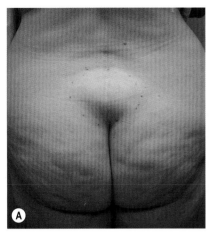
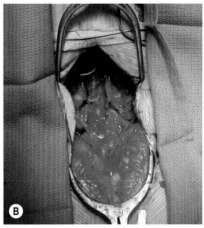
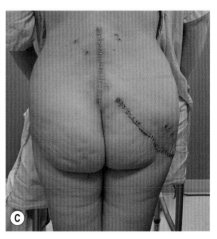

图 11.30　（A）45 岁女性患者在婴儿期切除了脊髓的脂肪瘤。现在有脂肪瘤复发，而且有脊髓受压症状。（B）硬脊膜膨出，将瘢痕组织从脊髓上剥离下来，脊髓置于下方。构建硬脊膜补片。可看到暂时性的脑脊液渗出，用以在术后早期保持脑脊液压力在较低水平。（C）上臀动脉穿支皮瓣置于硬脊膜之上。皮瓣组织从右臀部近股骨粗隆处取下

假性脑脊膜膨出修补和脑脊液漏

　　假性脑脊膜膨出包括脑脊液漏，通过硬脊膜进入背部软组织，也可以是脊髓的脑脊液漏通过引流或通过皮肤流出。前一种情况由于脊髓受到液体的压力导致运动感觉功能障碍，常需要治疗。后一种情况必须加以处理以预防上行性脑膜炎。

　　脊柱外科团队应分析并发症的原因。通常，硬脊膜上的孔洞必须修复或用补片修补。这是由整形外科团队负责，为硬脊膜重建愈合改善软组织覆盖。本章的概念满足了对这些问题的处理。患者行椎体融合手术时，竖脊肌肌瓣对向此区域转移的非瘢痕组织很有帮助。当开放硬脊膜来释放脊髓，腰骶部凹处常是漏的位置。臀上动脉组织瓣可以有效改善这一区域的软组织。重要的辅助治疗是对脑脊液给皮瓣的压力进行临时或永久性减压。这应包括患者术后 1 周平卧位，使用减压床。通常还包括由神经外科团队监测腰部或头部脑脊液，来保持重建时压力处于低水平。术后原位留置引流，患者需谨慎地恢复垂直体位。术后 CT 扫描和慢性头痛的检查都意味着随之而来的脑脊液漏复发。从长远来看，假性脑脊膜膨出脑脊液压力可能比软组织重建的质量更重要。

参考文献

1. Dumanian GA, Ondra SL, Liu J, et al. Muscle flap salvage of spine wounds with soft tissue defects or infection. *Spine*. 2003;28:1203–1211. *Long-term results of successful salvage of posterior hardware with soft-tissue reconstruction of the back is presented.*

2. Wilhelmi BJ, Snyder N, Colquhoun T, et al. Bipedicle paraspinous muscle flaps for spinal wound closure: an anatomic and clinical study. *Plast Reconstr Surg*. 2000;106:1305–1311. *This is an early description of paraspinous muscle flaps for repair of soft-tissue defects after spine surgery.*

3. McCraw JB, Penix JO, Baker JW. Repair of major defects of the chest wall and spine with the latissimus dorsi myocutaneous flap. *Plast Reconstr Surg*. 1978;62:249–252.

4. Angrigiani C, Grilli D, Karanas YL, et al. The dorsal scapular island flap: an alternative for head, neck, and chest reconstruction. *Plast Reconstr Surg*. 2003;111:67–78.

5. Wendt JR, Gardner VO, White JI. Treatment of complex lumbosacral wounds in nonparalyzed patients. *Plast Reconstr Surg*. 1998;101:1248–1253.

6. Nojima K, Brown SA, Acikel C, et al. Defining vascular supply and territory of thinned perforator flaps: part II. Superior gluteal artery perforator flap. *Plast Reconstr Surg*. 2006;118:1338–1348. *This paper illustrates the performance of superior gluteal artery flaps that can then be used for spine reconstruction.*

7. O'Shaughnessy BA, Dumanian GA, Liu JC, et al. Pedicled omental flaps as an adjunct in complex spine surgery. *Spine*. 2007;32:3074–3080. *Small series illustrating the use of pedicled omental flaps in spine reconstruction surgery.*

8. Netscher DT, Baumholt MA, Bullocks J. Chest reconstruction: II. Regional reconstruction of chest wall wounds that do not affect respiratory function (axilla, posteriolateral chest, and posterior trunk). *Plast Reconstr Surg*. 2009;124:427e.

9. Feinendegen DL, Klos D. A subcostal artery perforator flap for a lumbar defect. *Plast Reconstr Surg*. 2002;109:2446–2449.

10. Kiil BJ, Rozen WM, Pan WR, et al. The lumbar artery perforators: a cadaveric and clinical anatomical study. *Plast Reconstr Surg*. 2009;123:1229–1238.

11. Dumanian GA, Heckler FR, Bernard SL. The external oblique turnover muscle flap. *Plast Reconstr Surg*. 2003;111:22203–22208.

12. Few JW, Marcus MJ, Ondra S, Dumanian GA. Treatment of hostile midline back wounds—an extreme approach. *Plast Reconstr Surg*. 2000;105:2448–2451.

13. Di Benedetto G, Bertani A, Pallua N. The free latissimus dorsi flap revisited: a primary option for coverage of wide recurrent lumbosacral defects. *Plast Reconstr Surg*. 2002;109:1960–1965.

14. Lee MJ, Ondra SL, Mindea SA, et al. Indications and rationale for use of vascularized fibula bone flaps in cervical spine arthrodeses. *Plast Reconstr Surg*. 2005;116:1–7.

15. Erdmann D, Meade RA, Lins RE, et al. Use of the microvascular free fibula transfer as a salvage reconstruction for failed anterior spine surgery due to chronic osteomyelitis. *Plast Reconstr Surg*. 2006;117:2438.

16. Said HK, O'Shaughnessy BA, Ondra SL, et al. Integrated titanium and vascular bone: a new approach for high risk thoracic spine reconstruction: P34. *Plast Reconstr Surg*. 2005;116:160–162.

17. Mathes DW, Thornton JF, Rohrich RJ. Management of posterior trunk defects. *Plast Reconstr Surg*. 2006;118:73e–83e.

18. Mitra A, Mitra A, Harlin S. Treatment of massive thoracolumbar wounds and vertebral osteomyelitis following scoliosis surgery. *Plast Reconstr Surg*. 2004;113:206–213.

19. Dumanian GA. Abdominal wall tumors and their reconstruction. In: Butler CE, Fine NA, eds. *Principles of Cancer Reconstructive Surgery*. Germany: Springer Publishing; 2008.

20. Glass BS, Disa JJ, Mehrara BJ, et al. Reconstruction of extensive partial or total sacrectomy defects with a transabdominal vertical rectus abdominis myocutaneous flap. *Ann Plast Surg*. 2006;56:526–530.

21. Garvey PB, Rhines LD, Dong W, Chang DW. Immediate soft-tissue reconstruction for complex defects of the spine following surgery for spinal neoplasms. *Plast Reconstr Surg.* 2010;125:1460–1466. *Large series of prophylactic flaps from the MD Anderson group demonstrates improved outcomes.*

22. Hanwright PJ, Purnell CA, Dumanian GA. Flap reconstruction for esophageal perforation complicating anterior cervical spinal fusion: an 18-year experience. *Plast Reconstr Surg Glob Open.* 2015;3(5):e400. doi: 10.1097/GOX.0000000000000350. eCollection 2015 May.

23. Duffy FJ, Weprin BE, Swift DM. A new approach to closure of large lumbosacral myelomeningoceles: the superior gluteal artery perforator flap. *Plast Reconstr Surg.* 2004;114:1864–1868.

第12章

腹壁重建

Mark W. Clemens II, Charles E. Butler

概要

- 因开腹手术失败、肿瘤消融、先天性畸形和创伤导致的缺损是腹壁重建（abdominal wall reconstruction，AWR）最常见的适应证。

- 腹壁疝形成的原因可以是由遗传易感性导致的胶原蛋白合成受损，或者是机械应变作用以及易感危险因素（例如吸烟、糖尿病和肥胖）导致的获得性结构性胶原蛋白异常。

- 直接缝合修复腹壁疝的复发率远高于使用补片加强修复。

- 生物补片因其感染率、瘘管发生率及补片取出率均低于合成补片，因此在复杂的腹壁重建中更受医生们的青睐。

- 成功的手术技术需要筋膜完全的对合、在生理张力下放置补片、正确使用引流管以及褥式缝合减少皮下无效腔。

- 辅助重建技术包括对肌筋膜推进皮瓣、带蒂肌瓣以及游离皮瓣的结构性分离，对于腹壁大块缺损时筋膜的关闭以及软组织的覆盖具有重要意义。

简介

腹壁重建的主要目标是恢复外形与功能，最好达到"修旧如新"。就腹壁而言，这句格言意味着重建外科医生要想解剖性修复腹壁缺损，就必须重新建立肌筋膜完整性，保护腹部脏器，提供持久的皮肤覆盖，以及将复发风险降至最低（恢复外形及功能）。在美国，每年估计有 4 000 000 例剖腹手术，有 2%~30% 的切口疝的发生率，粗略估算会产生 150 000~250 000 例腹壁疝[1]，这意味着近 20 亿美元的医疗保健服务的费用成本。而现时的医疗保健服务制度正在朝着"价值导向的赔付"及"为绩效赔付"方向转变，效益和成本控制优先于哪怕对小的并发症的容忍[2]。在过去的 25 年

里，腹壁重建领域已然取得了三大主要进展。第一，1990 年 Ramirez 等所描述的所谓"组织结构分离技术"[3]。通过分离双侧的腹外斜肌腱膜和腹直肌后鞘创造一个腹直肌介导的肌肉筋膜瓣，达到关闭筋膜裂隙的目的。第二，前瞻性随机对照临床试验证实，相比于补片的加强修复，腹壁疝直接缝合修复会造成的复发率会高到无法接受[4]。这一重要理念意味着，腹壁完整性的恢复是一个需要筋膜的支撑和复原的缓慢过程，需要经历关键的重塑周期，并且深受机械张力、基因遗传性胶原合成障碍，以及诸如吸烟、糖尿病、营养状态以及肥胖等危险诱因的影响。第三，在适应证合适条件下人造生物网状补片的应用，可以充当胶原沉积的支架，并且替代以往的合成材料补片。这 3 种技术进步的协调作用，提高了腹壁修复的持久性和抗拉性，并且降低并发症的发生。本章聚焦于患者的诊断、相关解剖、技术的基本面、术后护理、手术结果，以及附加手术，譬如对重建外科医生必需的主要皮瓣。

历史回顾

自从有外科手术的历史记录以来，腹壁的修复重建就经历了多种手术尝试。早在公元前 3000 年，就有人记录了腹壁疝（希腊语为 kele/hernios，意为花芽或衍生物）通过腹部包扎体外还纳的治疗方法[5]。埃及的 Ebers 古医籍就有关于疝气是腹部或腹股沟的膨出并且会随着咳嗽加重的描述。公元前 400 年，古埃及的希波克拉底及古罗马的塞尔苏斯对疝气及脱垂也都有过详细的描述。加压束缚作为治疗疝气的特定方法持续了几个世纪，尽管加压用的束缚带不断得到改进，但其作用仍然有限。腹脏疝出的本质是腹壁失去完整性，通常用于描述战伤、妊娠、腹部手术失败后的腹壁损伤[6]。进入 19 世纪，随着全身麻醉技术的进步，一批卓越的医生，如 Billroth，von Winiwarter，Mikulicz-Radecki，Murphy

及 Halsted 等,第一次有机会对腹腔内的手术作出技术革新。而随着手术的增加,不可避免要面临治疗腹壁损毁、腹脏疝出这类并发症以及修复腹壁的缺损。腹脏疝出最初采用的治疗方法是缝合单层或多层的腹壁解剖层次,后来进展为采用减张切口的腱膜成形术以减轻缝合时的张力。1896 年,Quenu[7] 报告了同时行腹直肌前后鞘多层缝合的重要性,缝合时创造性采用肌肉腱膜全层的 U 形缝合以及 8 字缝合。1901 年,William Mayo[8] 在处理切口疝时采用一种"叠加修复"的技术,把一侧的腹壁推进到对侧的筋膜端,缝合后使得修复部位的腹壁双重加厚。1920 年,Gibson[9] 报告了采用外侧筋膜减张切口以降低中线切口缝合张力。随后不久,Cames 和 Acebal[10] 对此作了进一步改进,他们在游离的腹直肌鞘和腹直肌之间又加了第三道缝合线。1941 年,Welti 和 Eudel[11] 同时应用部分双侧腹直肌鞘反转形成合页状缝合以加强中线部位。这些基于解剖层次的早期分离尝试无疑催生出了以后 Raminez 所报告的"组织结构分离"概念,以及对腹壁疝病理学新的理解。

基础科学/疾病进程

　　腹壁重建有多种适应证,包括肿瘤切除创面、先天缺损、创伤、腹部手术后的医源性并发症等。每一种并发症都有其潜在的病理生理学差异,相对应的修复方法也不同。腹壁疝的原因可以是胶原合成、沉积、排列、降解方面的基因缺陷,创面愈合不良,创伤,腹部手术切口缝合失败,以及疝修补手术失败[12-14]。过去几十年,学界普遍认为,无论是原发性疝还是复发性疝,都是胶原代谢异常导致的结果[15,16]。学界最初提出的疝气形成的风险因素包括吸烟和明显的疝气家族病史,后者表明了该疾病的遗传倾向。后来,研究人员对腹股沟疝和切口疝患者的 I 型和 III 性胶原比例及组织金属蛋白酶表达进行了研究,以明确病因[17]。进一步的研究表明,张力下缝合组织所承受的机械应力可诱发组织的成纤维细胞的功能变化,反而会导致腹壁修复的失败[18]。尽管仍需要更多的研究,但目前的证据表明原发性疝就是基因易感因素所致,其他的疝则是机械应力所致的后天性胶原结构异常的结果,无论是否存在诸如吸烟、糖尿病、高龄、男性性别、睡眠呼吸暂停、前列腺疾病以及肥胖等易感风险因素[19]。慢性阻塞性肺疾病和肺气肿患者的肺里存在着破坏胶原结构的因子,可能会影响创面的愈合,并增加有这些伴随疾病的患者发生疝的概率[2]。创面感染也是疝形成的一大原因[20]。有人还提到初次手术时的缝线也会影响切口疝的发生,但没有明确证据支持[14]。关于初次手术的切口类型可能影响切口疝的复发的观点仍有争议。1995 年的一项关于采用不同切口对腹壁疝发生率影响的 11 篇文章的 meta 分析研究证明,采用中线切口,切口疝发生率为 10.5%,横切口为 7.5%,旁中线切口为 2.5%[12]。最近的一项前瞻性对照性临床试验则提示,采用中线或横切口,1 年后切口疝的发生率无明显差异,反而注意到横切口的创面感染率有所上升[16]。

鉴于中线切口或横切口的切口疝发生率类似,外科医生可以基于容易暴露、安全实施的原则选择切口类型。切口疝还有一个相关的影响因素是初次手术中线位置肌筋膜切口的关闭方式。具体而言,动物和人体实验表明,缝合和切口长度为 4：1 是减少创面相关发病率以及切口疝发生的最佳选择[15,17]。这种缝合方式常被误解,因此需要在此澄清:它是指针脚 5~7mm、针距 3~4mm 的缝合方式。这种"短距"的缝合方式能改进创面愈合,并减少创面相关并发症的发生。

腹壁解剖

　　腹壁外侧由 3 层肌层构成,这些以不同的方向走行的肌层对腹腔脏器形成坚实的包裹保护,并以腱膜的形式交织附着在腹白线上,连接双侧的腹壁。腹壁外侧最浅表的肌肉是腹外斜肌,其深面为腹内斜肌。腹外斜肌沿上外方向向下内方向走行(类似手插在衣兜),腹内斜肌走行则垂直于腹外斜肌纤维的走向。腹壁最深层的肌肉是腹横肌,其肌纤维水平走行。这 3 块肌肉的肌腱膜从外向内构成腹直肌的前后鞘。需要注意的是,如绝大多数解剖书籍所描述,腹直肌并不向半月线内侧发出肌纤维,而是以腱膜方式构成腹直肌后鞘,但在上腹外侧则一直是肌肉形式存在。这一特征在考虑腹直肌后组织结构分离技术时具有重要意义。

　　腹外斜肌腱膜向内侧延展,构成腹直肌前鞘。两侧的前鞘在中线位置形成肌腱性质的腹白线。白线两侧的腹直肌垂直走行,构成前腹壁,男性腹直肌的宽度大约为 5~7cm。腹直肌的后面为后鞘,也参与腹白线的构成。

　　前腹壁另一重要的解剖结构是弓状线。弓状线位于脐下约 3~6cm,其下方的腹直肌后鞘缺如。弓状线仅由腹横筋膜和腹膜组成。弓状线以上,腹内斜肌腱膜分两部分,参与腹直肌前后鞘的构成,而腹横肌腱膜参与腹直肌后鞘的构成。弓状线以下腹内斜肌和腹横肌腱膜完全转到腹直肌前面。

　　腹壁主要受第 7~12 肋间神经以及第 1~3 腰神经支配,其神经分支支配外侧腹肌、腹直肌、以及其上所覆盖的皮肤。这些神经自外向内经腹内斜肌和腹横肌之间走行,在腹白线内侧发出分支进入后鞘。

　　腹外侧肌群的血运来自下 3~4 肋间动脉、旋髂深动脉以及腰动脉。腹直肌则有更为复杂的来自腹部上动脉(胸廓内动脉的终末支)、腹部下动脉(髂外动脉的分支)以及下肋间动脉的血运系统。腹部上下动脉的吻合位于肚脐附近。脐周有丰富的肌皮穿支,如果皮瓣分离时这些穿支得以保留,皮瓣坏死的概率就会大大降低[21]。

诊断/患者表现

　　需要做腹壁重建的患者有很多不同的临床表现,重建外科医生最常见到的是以前的剖腹手术造成切口疝后遗症。

切口疝的修复有 3 个指征:切口疝引起疼痛症状或肠道习性改变;疝囊突出明显,严重影响生活质量;有引起肠梗阻的显著风险(尤其是疝囊颈狭窄的巨大疝)。当然,由腹内压增高引起的缓慢增大的疝也在此列。年轻患者中等大小的非手术原因造成的疝如果变大或出现症状,后期修复的难度就会加大,大多数修复外科医生都建议尽早择期修复。

腹壁缺损的正确诊断是正确治疗的关键。临床检查评估之后再做影像学的研判,将有助于腹壁解剖的确认以及腹壁缺损的诊断。有多种影像学方法有助于评估腹壁的缺损[22,23]。计算机断层扫描(computed tomography,CT)可以清楚了解腹腔内器官并进行腹壁的三维多平面解剖重建,检测肠管是否有梗阻、嵌顿、绞窄以及是否存在外伤性腹壁疝。核磁对腹壁疝的检测也有帮助,但敏感性不高,这方面的花费也因此减少[24]。

根据其复杂性、自发原因或是后天原因、位于腹部的具体位置等不同情况,腹壁疝有几种不同的分类法(图 12.1)。后天性疝主要发生在手术切口,因此通常被称为切口疝。上腹疝发生于剑突和肚脐之间。下腹疝发生在腹中线肚脐下方。尽管不算是确切的疝气,但腹直肌的松弛常会导致中线位置的膨出,这种情况下,腹白线会被拉开展延,腹直肌内侧缘会因此膨出,但没有确切的疝颈和疝囊结构。因此,除非有明确的症状,否则腹直肌松弛并不需要修复重建。实施腹壁重建时,医生必须考虑诸多因素,以便确定正确的修复技术,以期达成修复目的。必须综合考虑患者的年龄、伴发疾病、生理状态、缺损大小,以及可利用的组织量、是否存在感染等因素,制订出个体化治疗方案。

手术注意事项

腹壁疝修复的目标,就是无论病因如何,都要重建肌层的完整性,提供持久的皮肤覆盖,最大限度降低复发的风险。尽管没有可能在手术创伤后重建腹壁到自然状态,或者治愈胶原病理性原因导致的疝气,但采用某些治疗策略可以最大程度地确保腹壁重建的成功。现代的重建技术可以达成恢复腹部肌层的自然特性、肌群恢复原有的位置以及恢复腹壁

的张力及轮廓的目标。疝修复尤其是针对直径超过 4cm 的巨大疝气时,慎重的双重修复、加强腹直肌复合体的核心作用、用补片做加强固定,这些措施怎么强调都不过分[25]。

Ramirez 等所描述的"组织结构分离"(component separation,CS)技术使得腹直肌肌筋膜得以利用,通过腹外斜肌腱膜和双侧腹直肌后鞘的分离释放,腹部中线得以关闭。组织结构分离技术使腹中线的筋膜重新收紧,但对于一些较大的疝气仍然会有困难,肌肉边缘可能还是需要搭一块补片。数据显示,一旦腹壁缺损的范围缩小,尤其是小于 150cm² 时,复发率就会降到最低[26]。但还是应该尽量避免使用补片作为搭桥,因为有明确的迹象表明,相比于筋膜的直接对合,使用补片的复发率更高[27]。腹白线重新拉拢对合还有理论上的几大优势。如果把腹白线看作是斜肌和腹直肌腱膜的交织附着点,并且从肌腱修复的概念加以衍生,那么生理性的腹壁切口疝的修复逻辑是行得通的。研究报告指出,如果腹中线筋膜得到功能性重建,则腹壁的功能可以得到 40% 的改善[28]。虽然医生应尽量修复腹中线的缺损,但要达到此目的并非易事,并非所有患者都能忍受随之而来的腹内压迫迫(可能导致腹内高压、肺塌陷、腹腔室间隔综合征)。了解所有的腹壁重建手术步骤,尤其是肌肉筋膜瓣的推进技术,对于尽量减少手术创伤并取得持久的修复和良好的功能恢复至关重要。对现有成熟技术的掌握和理解,以及诚实地评估自己应用这些技术的年龄,对于重建修复医生能达到好的修复结果也很有裨益。

即便是肌肉筋膜可以无张力缝合,大于 74cm² 的腹壁疝缺损也建议采用补片加强,随机对照研究结果显示,这将大大降低早期和晚期的腹壁疝复发率[4,29]。补片置入可以有几种不同的方式:间置式(补片缘对筋膜缘)、嵌入式或后置式(补片在腹直肌下面)、前置式(补片在腹直肌前面)。由于修复后复发率高,目前绝大多数医生已经不再采用间置式技术。嵌入式(或后置式)技术有几种选择,一种是腹直肌后(补片放置在腹直肌与腹直肌后鞘之间),一种是腹膜前(腹直肌后鞘与腹膜外脂肪之间),或者腹膜内。补片放置的位置对术后良好的效果起决定作用。如果腹白线没有做双侧的推进,补片缘和缺损筋膜缘缝合的桥接嵌入式效果最差[27]。补片放置缝合的位置因医生个人操作而异。图 12.2 显示补

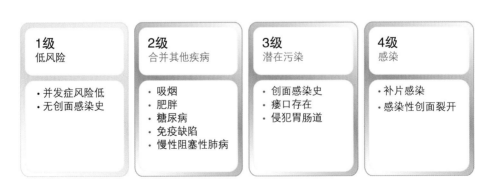

图 12.1 腹壁疝工作组的腹壁疝分级评分表。(From:Ventral Hernia Working Group, Breuing K,Butler CE,Ferzoco S,et al. Incisional ventral hernias:review of the literature and recommendations regarding the grading and technique of repair. Surgery. 2010;148(3):544-558, © Elsevier,2010.)

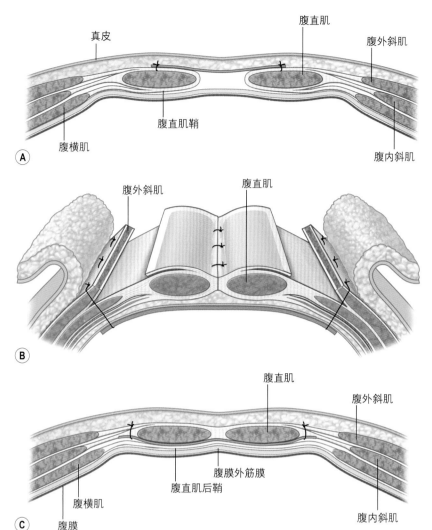

真皮

腹直肌

腹外斜肌

腹横肌

腹直肌鞘

腹内斜肌

Ⓐ

腹外斜肌　　腹直肌

Ⓑ

腹直肌

腹外斜肌

腹膜外筋膜

腹直肌后鞘

腹横肌

腹内斜肌

Ⓒ　腹膜

图 12.2　补片放置的层次。(A)前置式，补片放在前鞘和腹外斜肌腱膜浅面。(B)腹膜内嵌入式，补片放置在腹腔内，腹直肌后鞘的深面，腹横筋膜的外侧。补片外侧缝合固定，前鞘在中线缝合关闭。(C)弓状线以上，腹直肌后补片嵌入式(Rives-Stoppa 技术)。补片放置在腹直肌和后鞘之间，在半月线位置作缝合固定，前鞘在腹中线处缝合关闭

片缝合固定在分离开的腹外斜肌、腹内斜肌、腹横肌的外侧方。很多医生则倾向于在腹直肌鞘的半月线位置缝合固定补片。这种缝合理论上的优点是腹直肌鞘外侧的腹白线位置具有相对强的腱膜支撑，可以减少缝豁的风险。将补片缝合到外侧腱膜上，补片会在缺损区周围有更多的接触面积作为"补片衬垫"。然而，这些技术并没有做过直接的对照研究。

前置式(图 12.2)是将补片缝合在前鞘和腹外斜肌浅面，同时要将缺损区筋膜缘分离推进，越过补片缘。这种技术的主要优点是补片放在腹腔外，避免和腹腔脏器的直接接触。然而，这种技术也有几大不足：为了能置入补片，皮下分离范围会比较大，这会横断皮肤的血管穿支，影响皮肤血运，并增加补片周围血清肿的可能性；一旦创面感染，位置浅表的补片也会存在感染的风险；万一皮肤创面裂开，补片会直接外露。前置式补片是在中线腱膜合拢之后再放置的，所以基本不能分担腱膜的张力。相反，嵌入式补片是在适当的生理张力下置入，就像搭桥一样，对中线腱膜的聚拢起到加强作用。此外，如果早先的手术后中线腱膜是分离的，则前置置入的补片与内脏就会有接触。虽然前置式补片置入并没有前瞻性研究成果，但回顾性研究显示，如采用此项技术，切

口疝的复发率为 28%[30]。

嵌入式补片修复几乎适合于所有的腹壁修复，腹压顶住补片，创面张力会均匀地分散到整个腹壁。嵌入式补片对于置入腹腔内、腹直肌后和腹膜前的软组织内均适用(图 12.2)，并且要缝合到腹直肌鞘的外侧和半月线位置。这种缝合对前置式和嵌入式技术都适用。腹膜内置入补片可以进一步避免损伤腹直肌及腹直肌后鞘，这里本身就通常会施行造瘘或窦道切除的手术。腹直肌后置入操作比较容易(如果以前组织没有破坏)，而且可以和肠管隔开，避免粘连。还有一个优点是补片和肌肉有更大的接触面，促进血管再生[31,32]。对于腹膜前脂肪发育较好的患者，腹膜前置入也是一个不错的选择，补片可以直接接触后鞘。

无论放置在哪个层次，补片的张力都应该适当，关键是在所修复的区域重建一个生理性张力，能够与站立位静息态时的腹壁强度相对应。万一补片与肌筋膜间的缝合处张力过大，连接处的强度不够，就会导致补片周围的修复失败。

选择合适的补片时，一定要考虑补片是否会直接接触内脏以及是否存在感染可能。有多种补片材料可用于腹壁疝的修复，理想的生物补片应该是没有或仅有轻微的炎症反

应、化学惰性、抗机械应力、易消毒、非致癌性、低致敏性以及价格合理，遗憾的是，具备上述所有优点的理想补片目前还没开发成功。目前可以商业性获得的补片材料只是部分达到上述要求。

合成材料可以根据其重量（单位表面积的重量）、孔径、水角（疏水性或亲水性）以及是否含有抗黏剂来加以分类。这种多孔的补片如果放在腹膜外，即使没有抗黏屏障也可使用，基本不会有侵蚀肠管的风险。聚丙烯和聚酯纤维补片都可以成功置入到腹膜外层。

聚丙烯补片是略硬、疏水的多孔网状物，成纤维细胞容易长入其内，从而和周围的筋膜组织融合。应当避免聚丙烯补片置入腹腔内，因为会直接接触到肠管造成补片和肠管粘连，甚至形成肠管皮肤间瘘管[33]。最近有一种轻质的聚丙烯补片开始应用，比起重质的网状补片其远期的并发症尤其是肠管粘连更少。所谓的轻质材料只是指其表面积重量在 $50g/m^2$ 之下。相比之下，重质补片表面积重量大于 $80g/m^2$。轻质补片材料含有可吸收成分，能够保持最初的支撑稳定性。通常由聚乳酸或聚卡普隆组成。轻质网状补片是否比重质补片效果更优仍有争议。一项评估轻质材料补片和重质材料补片的随机对照临床试验结果显示，采用轻质聚丙烯材料补片疝复发率是采用重质聚丙烯材料补片的 2 倍以上（17% vs 7%，$P=0.05$）[34]。在可能存在污染的情况下，采用轻质材料补片比采用生物材料补片成本要更划算。多位学者的动物实验报告显示，轻质聚丙烯材料补片相对而言更能防止细菌定植。小样本的病例系列研究也证明在清洁污染的结直肠病例应用轻质材料补片是安全的[35]。聚酯纤维补片由聚对苯二甲酸乙二酯构成，是一种亲水、多孔的重质材料补片。聚酯纤维补片有几种不同类型：二维扁平补片、三维多股纤维编织补片，以及最新的单股纤维补片。无涂层聚酯纤维补片应避免直接放置在内脏表面，因为文献报告显示会侵蚀肠管和引起肠梗阻[36]。

如需放置在腹腔内，可以选择不同孔隙的薄层补片，或者选择另一种合成补片，其一侧的设计可促进组织内生长，另一侧则可以防止组织粘连。薄层补片由聚四氟乙烯膨体（ePTFE）构成，其带 $3\mu m$ 微孔的内脏面可防止组织粘连，而 17~22 大孔隙的腹壁面则有利于组织的长入。这种补片与其他合成补片不同的特点是光滑且可塑性强，成纤维细胞可以在孔隙里增殖生长，但其液体渗透率有限。不像聚丙烯材料，ePTFE 不会和身体组织相融合，包裹的过程缓慢，在包裹形成前可能发生感染。一旦感染，补片几乎肯定只能取出。聚丙烯也可以用于腹腔内，只要外科医生能够合理地将其与肠道及紧密粘连的网膜、疝囊、腹膜外组织分开。为了促进组织的融合，复合材料补片得以问世。这类产品由聚丙烯和ePTFE 两种材料合成，因而兼具两种材料的优点。ePTFE 层作为接触肠管的永久保护面，聚丙烯层作为腹壁侧的一面，材料具有多空隙，有利于身体筋膜组织的长入。最近，学界又研发出了其他复合材料，其具有多孔隙的特点，又带有短期可吸收的防粘连材料。这类补片由聚丙烯或聚酯纤维和一种抗粘连材料构成，后者的主要成分是氧化再生纤维素、透明质酸以及 Ω-3 脂肪酸或胶原水凝胶。尽管在小动物的实验中已经验证了其的抗粘连作用，但尚未有人体实验评估其防止粘连的作用。用于腹腔内时聚丙烯材料可以隔开肠管与网膜、疝囊及腹腔外组织的粘连。

人工生物材料比合成材料具有的一个显著优点是潜在的抗感染能力，以及持续的重塑能力，使得宿主细胞容易长入并且胶原组织再生。动物实验显示，相较于聚丙烯补片，脱细胞真皮基质（acellular dermal matrix，ADM）可显著减小组织粘连的强度和面积[37-39]，并且宿主细胞和血管组织可以快速长入用于疝修补的脱细胞真皮基质中。这些特性被认为可以减小细菌感染的风险，这使得 ADM 可能被用于污染的疝修补而显著降低感染的风险[40]。有几种腹壁重建的人工生物材料补片目前已经可以买到，一般根据其生产来源（猪或牛）、生产工艺（交联或非交联）以及消毒技术（γ 射线或环氧乙烷消毒或不消毒）来分类。这些产品的成分绝大多数是脱细胞胶原，理论上能够为血管神经的长入及胶原的沉积提供基质。由于用作腹壁重建时（尤其是采用桥接技术时）远期难以接受的弹性问题，人源脱细胞基质如今已经基本被弃用[41]。人工生物材料补片用于筋膜加强时比用于桥接时或嵌入时能发挥更大的功能作用[42]。最近有一项 meta 分析评估了补片放置在腹壁修复的不同位置时的结果[43]。研究显示前置式疝复发率最高，为 17%，其次是嵌入式，为 7%，最后是放在腹直肌后的 5%。补片在腹直肌后放置血清肿的发生率最低，约 4%，可能的原因是腹直肌后的血运较好，但这需要更大样本的随机前瞻性临床研究加以证实，目前尚无数据可以验证这类人工生物材料的远期的耐用性，甚至没有随机的临床实际对不同的人工生物材料补片的性能加以比较。而且，也没有对人工生物材料补片和合成材料补片在清洁创面和污染创面应用效果进行比较的相关数据。至少目前的研究证明，这些补片可以应用在污染的创面，但其长期耐用性及对疝复发的影响仍不得而知。尽管人工生物材料补片的费用更高，但其远期成本效益，尤其在存在感染的病例，却是更划算的。最近，一种更新的生物可吸收蛋白补片问世，不像聚乳酸补片，这种新补片几个月内不会被降解，费用更低，有望取代人工生物材料补片[44]。然而，在被外科医生用于腹壁再造的确切材料之前，仍有待进一步的研究观察。

手术技术

随着预先设计的中线切口的切开以及粘连松解的分离，筋膜缺损的断端得以清晰显露。补片的大小至少超过缺损周围 4cm，用永久间断褥式缝合的方式牢固地缝合在肌肉筋膜上。如果没有足够的大网膜隔开内脏和补片，腹膜内补片也可以直接接触脏器。缝合和打结时需要在直视下进行并且特别注意不要把肠袢挂住。另外一点技术挑战是不要在缝合中线切口筋膜对合时造成补片卷曲。中线切口对合时医生需要估测一下筋膜可能重叠的幅度并准确地置入补片。事实上，一旦补片周围的补片完成置入，中线的筋膜层就能重新对合，补片会承担绝大部分的张力。

腹腔镜补片置入的手术有赖于和开放性术式同样的原则。根据疝的大小和位置，套管要尽可能放置在外侧。一旦疝内容物回纳、粘连松解，就需要对腹腔内缺损进行估测。置入带有防粘连层的补片尺寸大小要合适并且至少超过缺损周围 4cm。补片卷曲后放入腹腔内再展开，另一个口放入预制褥式缝线将其牢固缝合在前腹壁上。缝线之间再订上皮钉将补片牢固固定在缺损周围 4cm 位置。腹腔镜手术减少了软组织的分离，明显降低了创面并发症的发生率。但术后的疼痛和开放性术式类似，偏瘦的患者或能感觉到局部的隆起。

腹膜外置入补片可以放置在腹膜前或腹直肌后（图 12.2）。这种技术最先由 Rives 和 Stoppa 提出[31,32]。大块的补片放在腹直肌鞘后或腹膜后。首先要分离两侧的腹白线到半月线之间的腔隙，肋间神经穿行到腹直肌外缘的位置即是腹白线，此处也是腹直肌后鞘过渡到前鞘的反折处。分离时必须尽量保留神经血管束，以保持对腹直肌复合体的神经血管支配，补片的大小应超出缺损 5~6cm，缝合后保持生理张力状态，会有助于腹直肌中线的筋膜内推，重新对合。这种方法避免了补片和腹腔内脏的直接接触。梅奥诊所对 13 年期间 254 例复杂疝修复进行了平均 5 年的回顾性随访研究，证明所有疝复发的概率为 5%[45]。

肌筋膜推进瓣（视频 12.1）

对于过宽而只有在很大的张力下才能缝合关闭的缺损，必须进行肌筋膜的松解和推进。这些概念最先由 Stoppa 和 Ramirez 提出，其后学界进行了数次技术改进[46]。肌筋膜推进技术，又称"组织结构分离"技术，利用腹壁分层的特点，可以松解一侧的肌肉和筋膜，向内推进到另外一侧。有一些比较数据证明了肌筋膜推进到另一侧技术的优点，每一侧肌筋膜都在腹壁重建中起到作用。如果外侧部分的腹壁层也需要松解，就需要采用开放式或微创的成分分离技术。微创的组织分离技术有几种不同的方式，但无论使用何种技术，都必须保留腹直肌深方对皮肤的血供。相反，开放式组织分离技术必须掀起较大的皮瓣，以显露腹外斜肌腱膜。从腹直肌前鞘发出的皮肤穿支会被结扎分离以便充分显露半月线，皮瓣得以从外侧越过半月线。这种皮下分离本身就可以一定程度上提供腹壁皮肤的内侧推进（图 12.3）。

腹外斜肌切开术是在半月线外 1~2cm 处切开腹外斜肌筋膜，上到肋缘上几厘米，下到耻骨位置。必须确认不要在半月线上切开，否则会造成腹壁外侧的全层缺损，将很难修复。然后，在腱膜下疏松结缔组织层从腹内斜肌表面钝性分

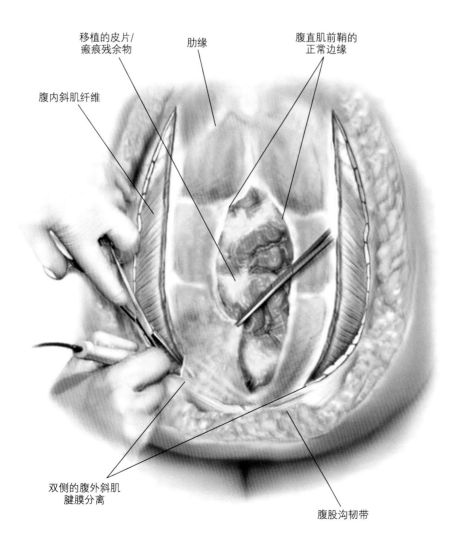

移植的皮片/
瘢痕残余物

肋缘

腹直肌前鞘的
正常边缘

腹内斜肌纤维

双侧的腹外斜肌
腱膜分离

腹股沟韧带

图 12.3 开放的组织分离。皮下瓣从腹直肌前鞘上提起，露出腹外斜肌腱膜。腹外斜肌腱膜从腹股沟韧带下方松解至肋缘以上。这样在切开腹外斜肌腱膜后可以暴露腹内斜肌纤维。（From：Rosen M. Atlas of Abdominal Wall Reconstruction，pp. 15-195. © Elsevier，2012. ）

离腹外斜肌腱膜,直到腋中线,这使得腹内斜肌、腹横肌及腹直肌或其筋膜可以作为一个整体向内侧推进。如果腹壁双侧都采用这个技术,可以使腹壁中部有一个近乎 20cm 的内移。

随着补片的置入和筋膜的缝合关闭,皮瓣也会向内侧推进并在中线处缝合关闭。Scarpa 筋膜和肌筋膜之间应采取间断褥式缝合,以减小皮下无效腔[47]。此项操作还减小了容易造成术后血清肿的剪切力,减少引流量,医生可以少放引流管,或者缩短引流管的留置时间。对切缘的皮肤血运进行评估,然后在垂直方向上切除部分皮肤脂肪,确保皮肤重新对合在一起而没有多余。开放性的成分分离技术保证无张力下关闭较大的缺损。

据报道,这种技术加上补片的加强,可使巨大疝的复发率低至 20%[48]。单纯采用组织结构分离技术的话疝的复发率会很高,几位不同的作者报告了人工生物补片或合成补片用于加强腹壁修复的系列病例研究数据,虽然不是随机对照试验,但数据显示修补后的疝复发率较低。采用人工生物补片置入技术,无论是后置式还是前置式,非对照性的数据结果都显示这种补片的优越性。开放式组织结构分离技术的缺点是要掀起较大的皮瓣、分离腹壁外侧区域,造成创面的并发症率较高。为避免这一问题,若干文献提出了革命性的微创组织结构分离技术[49,50]。这类技术使得可以直接进入到腹壁外侧区域而不必掀起大的皮瓣,不会形成无效腔,不

用结扎腹直肌血管皮肤穿支,因而不会影响到腹部中央区的血运。腹腔镜手术的切口仅有 1cm 左右,位于腹外斜肌腱膜所覆盖的 11 肋的末端下方(图 12.4)[51]。腹外斜肌的纤维走向上存在裂隙,标准的腹股沟疝都是朝着耻骨方向从腹外斜肌与腹内斜肌之间疝出。3 个腹腔镜的套管插入到预制的腔隙内,分离的范围从耻骨到肋缘上数厘米。仔细辨别半月线的位置,在其外侧至少 2cm 的腹外斜肌下方切开腹外斜肌腱膜,从耻骨到肋缘上几厘米分离腹外斜肌,双侧同时进行。比较数据显示,腹腔镜成分分离技术的创面并发症发生率远低于开放式成分分离技术[49]。

作组织结构分离时需注意保护主要来源于腹壁下动脉的脐旁血管穿支,以确保腹壁中线一带皮肤血运。尸体的解剖和放射学研究实验证实,所有这些穿支位于脐周 3cm 范围以内[38]。保留这些穿支,皮瓣的缺血坏死并发症就会大大减少[52]。为避免损伤这些穿支,可以在脐上和脐下 3cm 处做一条标记线,绕过脐周从上腹到耻骨上分离出皮肤隧道,以光导拉钩牵开皮瓣以看清腹外斜肌腱膜。皮下隧道上下以电刀分离贯通,但保持脐周的皮下附着。触摸找准半月线,在此线外 2cm 切开腹外斜肌腱膜,并向上延至肋缘上几厘米,向下至耻骨结节。在腹外斜肌与腹内斜肌之间的疏松结缔组织层向外侧分离腹外斜肌腱膜至腋后线。一系列研究报告证明,对应于开放式的成分分离技术,保留脐周血管穿支的成分分离可以明显降低创面的并发症(2% vs 20%,

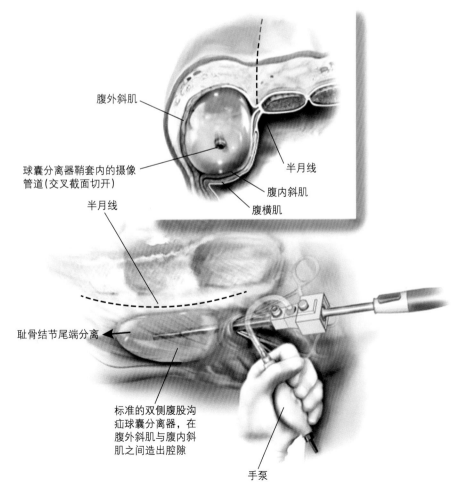

腹外斜肌

球囊分离器鞘套内的摄像
管道(交叉截面切开)

半月线

半月线

腹内斜肌

腹横肌

耻骨结节尾端分离

标准的双侧腹股沟
疝球囊分离器,在
腹外斜肌与腹内斜
肌之间造出腔隙

手泵

图 12.4 内镜组织结构分离技术。通过肋缘位置的一小切口做出进入腹外斜肌腱膜层的入路,置入球囊分离器,从耻骨到肋缘分离腹外斜肌腱膜。微创术式保证了皮下组织(包括肌皮穿支)与腹直肌前鞘的完整附着。(From:Rosen M. Atlas of Abdominal Wall Reconstruction, pp. 15-195. © Elsevier,2012.)

$P<0.05$）[53]。但脐周穿支保护的术式也有其局限性。微创组织松解分离技术的一个显著优点就是减少皮下无效腔。而保留脐周穿支的术式却创造出了明显的无效腔，并且相比微创术式牺牲了更多的其他穿支血管。由于中线位置皮肤依旧在脐周保持附着，当有些时候需要做皮瓣的推进时，会有一定的难度。此外，由于皮下的大片皮岛依旧保持附着，腹直肌深方置入较大块补片也会有所不便。

Butler及其同事改良了Raminez的开放式术式，尽量减少无效腔，并通过保留腹直肌血管穿支达到最大化保留腹壁皮肤血运的目的[47]。微创组织松解分离技术（minimally invasive component separation，MICS）的目的是避免切断腹壁中线旁的腹直肌前鞘的肌肉皮肤血管穿支。在粘连松解、腱膜缘找到之后，在双侧的腹中线和半月线之间、腹直肌前鞘浅面，在肋缘位置分离出一条3cm宽的皮下隧道（图12.5）。

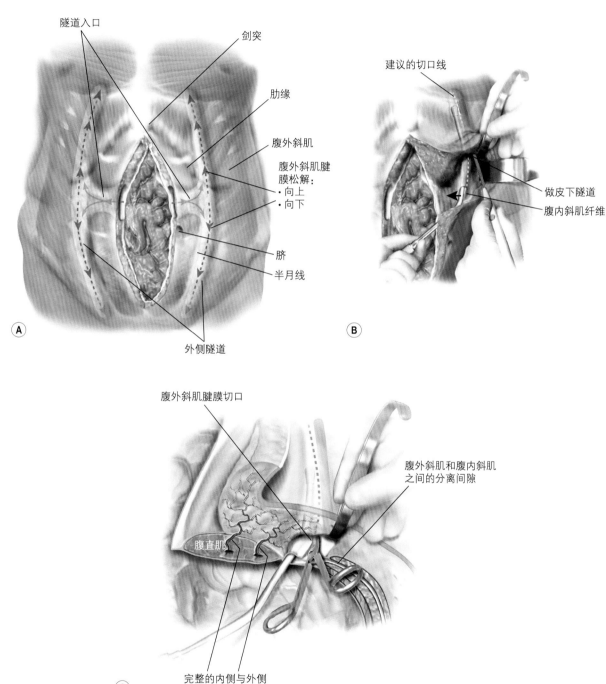

图 12.5　微创组织松解分离技术。（A）通过中线到脐上外侧斜肌腱膜的一条小隧道进入斜肌腱膜。在背侧和腹侧各做一个垂直隧道，到达预定要松解分离的腹外斜肌腱膜的位置。脐周穿支和腹直肌前鞘上方的皮下组织不受影响。（B）然后从耻骨到肋缘上范围分离腹外斜肌腱膜。在上腹部，腹外斜肌腱膜在肋缘和肋缘上方用电刀切开，达到游离松解的目的。（C）剪刀通常用于下方松解腹外斜肌腱膜。该方法保留了皮下组织（包括肌皮穿支）与腹直肌前鞘的连接附着。（From Rosen M. Atlas of Abdominal Wall Reconstruction, pp. 15-195. © Elsevier, 2012.）

通过该进入隧道，在半月线外 1.5cm 处切开腹外斜肌腱膜，通过该切口插入吸脂套管，用其钝头分离腹外斜肌腱膜和腹内斜肌腱膜至与腹直肌的连接处，向下进一步分离到耻骨，向上高过肋缘。再向下做 2.5cm 窄切口，在腹外斜肌和腹内斜肌之间向外侧分离至腋中线，环绕腹直肌穿支的内侧部分掀起一个小皮瓣，然后做腹直肌后或腹膜前的补片置入。如果是做腹膜前的补片置入，还需要将腹膜前的脂肪组织完全剥离，确保补片可以紧贴后鞘或腹直肌后（弓状线以下）。补片经由水平的隧道入口和头尾部的缺损置入到半月线位置，以 1 号聚丙烯线做缝合固定。然后，做肌筋膜缘的推进和靠拢，并将肌筋膜和补片做缝合固定，后鞘和补片之间再加 3-0 可吸收缝线的间断缝合固定，从而消灭无效腔，减少积液的机会。在成分分离的供区部位、腹直肌和补片之间的间隙以及皮下间隙都要留置闭式引流。以 3-0 可吸收线做皮下分离的皮瓣和肌筋膜之间的垂直间断褥式缝合，进一步消灭无效腔，减少两者之间的剪切力。对照研究表明，经过上述处理步骤，微创组织松解分离相较于传统开放式的成分分离，创面愈合方面并发症（32% vs 14%，P=0.026）和 创 面 裂 开（28% vs 11%，P=0.01）均 明 显 减 少[47]。创面愈合效果的改善得益于皮瓣下方血运的保留以及正中旁无效腔的减少，这正是微创组织结构分离技术内在的手术原则。

后层组织结构分离技术遵循腹肌后分离的 Rives-Stoppa 术式原理进行腹壁疝修复。不像 Ramirez 的组织结构分离技术重点关注腹外斜肌的分离，后层组织结构分离技术强调腹横肌腱膜的分离。如前所述，腹直肌腱膜构成腹部上 2/3 的后鞘，切开该筋膜，即可进入到腹膜前间隙，这就为腹直肌后腱膜瓣和腹直肌前筋膜层提供了恒定的推进作用。通过在腹白线外约 1cm 处切开腹直肌后鞘，完成最初的分离，再将腹直肌后鞘与腹直肌完全分离（图 12.6）。在肋间神经的内侧切开腹横肌，辨认腹横肌和腹膜结构后，肌筋膜的分离扩大到整个后鞘区域（图 12.6B）。腹直肌和腹膜之间的腔隙尽可能向外扩，如有需要，甚至可以到腰大肌位置。这一层次的分离也可以向上扩展到肋缘、剑突上方的胸骨后；向下到达 Retzius 间隙。然后缝合关闭后鞘，确保补片与内脏完全隔开。和标准的腹直肌后修补一样，补片大小要合适并且要超过缺损边缘有一定的重叠。中线位置重新对合。最近 Krpata 等所做的复杂腹壁修复开放式前层组织结构分离技术和后层组织结构分离技术的比较回顾研究结果显示，后层术式创面并发症的发生率与筋膜推进术式类似，但比前层术式低 50%[54]。

术后护理

一般而言，由于腹部肌肉组织时刻处于活动状态，腹壁重建患者的术后愈合期较长。每位患者的术后护理方案应根据病情和治疗方式的不同进行个体化制订，以保证手术部位的充分愈合。高危患者的围手术期处理应包括根据 Caprini 风险评分进行恰当的深静脉血栓（deep venous thrombosis，DVT）预防[55,56]。术后应使用持续压迫装置以及鼓励尽早下床活动，并应用低分子量肝素。围手术期应常规使用抗生素，对于涉及胃肠道的手术应给予覆盖厌氧菌和革兰氏阴性杆菌的抗生素。腹股沟疝气手术可放心使用闭式引流管，引流管平均留置 1~2 周，日引流量少于 30ml 时拔除。腹壁重建患者应至少在术后 6~12 周内避免剧烈运动和保持腹部核心肌群放松状态。通常建议患者使用腹带 3 个月后，再进行强度可掌握的锻炼和运动。常规随访要求定期到门诊复查，频率为出院后每周一次，持续 1 个月，然后每 3 个月一次，持续 1 年，然后每年进行一次。

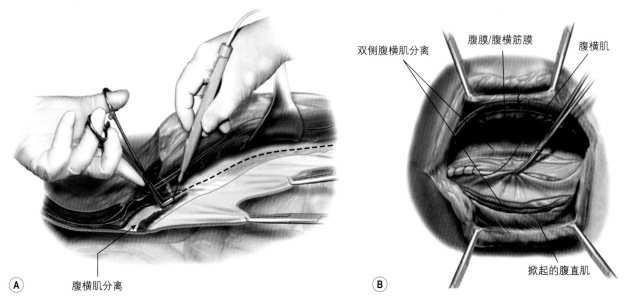

Ⓐ 腹横肌分离

Ⓑ 双侧腹横肌分离　腹膜/腹横筋膜　腹横肌　掀起的腹直肌

图 12.6　后路组织结构分离技术。（A）先在腹白线外约 1cm 处切开腹直肌后鞘，从内向外分离腹直肌，使腹直肌后鞘与腹直肌完整分离开，仔细辨认肋间神经穿支，标记半月线位置。（B）随后在肋间神经内侧切开腹横肌，辨认腹横筋膜和腹膜，在整个后鞘区域分离腹横肌筋膜，按需要尽量靠外侧分离形成腹横肌和腹膜之间的腔隙。（From Rosen M. Atlas of Abdominal Wall Reconstruction，pp. 15-195. © Elsevier，2012.）

结果/预后

鉴于患者病情特点的广泛性和腹壁缺损的复杂性，没有一种单一的腹壁重建方法是所有患者的最佳选择，而且很难对不同手术方式进行比较，这在腹壁疝修补术中尤为明显。根据修补方式[补片（2%~36%）或单纯缝合（25%~54%）]、患者合并症以及手术技术的不同，疝气的复发率可以在 2% 到 54% 这样一个很大的范围内波动[1,2,4,25,29]。患者之前经历过的疝气修复次数可预测本次修复术后复发的相关风险。在一项对大约 10 000 名腹壁疝患者进行的研究中，一次疝修复后的 5 年再手术率为 23.8%，二次修复后为 35.3%，三次修复后为 38.7%[57]。

目前没有标准的命名系统来准确地对腹壁疝和切口疝进行分类。这导致医生使用许多定义不准确、容易混淆的术语，如"复杂腹壁疝沟修补术"、"巨大缺损"和"腹壁组织缺损"。最近，腹壁疝工作小组（Ventral Hernia Working Group，VHWG）的外科医生试图制订一种新的腹壁疝或切口疝的分级系统。该分级系统兼顾了患者可能合并其他基础疾病或修复过程中创面污染的情况（图 12.1）。在 VHWG 系统中，1 级指并发症风险低且无创面感染病史的腹壁疝患者。2 级包括吸烟或患有慢性阻塞性肺疾病，并且有肥胖、糖尿病或免疫抑制的腹壁疝患者。3 级包括存在有创面感染、造口或涉及胃肠道的腹壁疝患者（即手术部位存在潜在污染）。最后，4 级包括补片感染或创面感染裂开的腹壁疝患者。根据该分级系统，VHWG 推荐对 1 级疝气使用合成补片，对 3 级和 4 级使用生物补片，而对于 2 级疝气没有一致的建议。该分级系统是腹壁疝分类制度的重要第一步，以提高病例报告质量，并使适当的比较研究得以实施。然而，这类分级系统尚未在大量患者队列中得到验证，还需要进一步的研究来验证这些结果。

最近两篇关于脱细胞真皮基质在腹壁重建中应用的系统性综述再次印证了由于患者病情、手术技术、命名和对结果的定义不同，研究结果之间的直接比较非常困难[58,59]。这两篇综述的结论是，目前对于术后复发或创面并发症的危险因素预测没有共识，对组织缺损特点的专业术语的共识极为有限，对治疗结果的专业术语也没有共识。显然，如前所述的评级系统以及准确评估和报告结果的需要，将是众多医疗机构和作者未来研究的驱动力量。这些研究将有助于确定脱细胞真皮基质在腹壁重建中的作用。

一些病例数较少、随访时间较短的研究比较了腹腔镜腹壁疝修补术和开腹腹壁疝修补术的效果。美国退伍军人管理局的一项针对 146 位患者的随机试验比较了腹腔镜和开腹腹壁疝修补术[60]。该研究有几个重要的方法学理论值得一提。首先，作者关注的是相对较小的组织缺损，两组的平均缺损面积为 46cm²。其次，开腹组使用的前置式修补方法是分离形成皮下组织瓣，并将聚丙烯补片放置在深筋膜浅面。最后，网片的放置只包括 3cm 的筋膜重叠。作者报道开腹组的创面并发症发生率（23%）明显高于腹腔镜组

（6%，比值比 0.2；95%，置信区间 0.1~0.6）。两组的总复发率相似（开腹组 8.2% vs 腹腔镜组 12.5%；P=0.44）。尽管腹腔镜组的总体并发症发生率较低，但严重或主要并发症的发生率更高。最值得注意的是，腹腔镜组的肠切除概率（4.1%）高于开腹组（0）。总体而言，腹腔镜腹壁疝修补术适合小到中度缺损（宽度小于 10cm）的肥胖患者或老年患者，可以避免广泛的皮瓣和软组织剥离。然而，对于粘连严重或经历过多次腹部手术或两者兼而有之的患者，外科医生在腹腔镜下进行粘连松解时应谨慎小心，并且在必要时转为开放手术以避免肠道损伤。

并发症

感染

尽管因为很多病例无法很好地定义各种可能的结果，导致很难准确地定义其准确的发生率，但是手术部位感染在开放腹壁疝修补术后很常见。根据美国疾病控制和预防中心（US Centers for Disease Control and Prevention，CDC）的标准，将术中创面污染水平分为清洁创面、清洁-污染创面、污染创面和感染创面，这对于根据手术部位感染风险对患者进行分级管理非常重要。补片感染是腹壁疝修补术后发生的最严重的并发症之一。据报道，补片感染在腹腔镜腹壁疝修补术后的发生率为 0~3.6%，在开放腹壁疝修补术后的发生率为 6%~10%[61]。补片感染最常见的致病菌是金黄色葡萄球菌，发生在高达 81% 的病例中。这提示在补片置入时存在皮肤菌群的污染。然而，也有 17% 的病例与革兰氏阴性细菌（如克雷白杆菌和变形杆菌）感染有关。在一些情况下，大孔径聚丙烯补片感染可以通过局部创面护理和抗感染治疗得到有效治疗，不需要将补片移除。一些研究报道表明，重量较轻的聚丙烯补片在清洁-污染环境中更安全[62]。然而，微孔 ePTFE 补片对感染的耐受性差，一旦发生感染都需要去除[63,64]。

血清肿

血清肿在腹腔镜和开放疝修补术后都可能发生。在常规的腹腔镜腹壁疝修补术中，疝囊常不被切除，在这些病例中容易形成血清肿。术前对患者进行告知非常重要，这样可避免术后产生惊慌。在大多数情况下，血清肿会随着时间的推移被逐渐吸收。如果有症状，可以经皮吸出血清肿。在开放疝修补术中，常规放置负压引流以消除因为疝修补和术中分离软组织形成的无效腔。这些负压引流装置可能导致逆行细菌污染，在引流管移除后发生血清肿。应使用较长的皮下隧道、在出口部位恰当固定以防止引流管弯折，以及使用抗生素敷料进行细致的引流出口部位创面护理，以最大程度降低逆行细菌感染的风险。由于广发的组织分离，开放腹壁组织结构分离术后更容易形成血清肿，若行此术式，引流管有必要留置 4~6 周。术中技术（如褥式缝合、纤维蛋白黏合

剂、改良式腹带等)有助于预防和减少血清肿的形成[65]。

肠损伤与肠外瘘

术中粘连松解导致意外的肠道损伤可能是灾难性的。疝修补术中肠道损伤的处理存在争议,取决于损伤的肠段(小肠 vs 大肠)和经破口泄漏的程度。可选的治疗包括中止疝修补,继续疝修补并使用局部组织或使用原组织的生物补片或单独使用生物补片修复肠道,或者在3~4天后使用补片进行延迟修补术。当有严重污染时,一般禁止使用合成网片。无论采取何种方法,重要的是患者在术前了解这类并发症的风险及其对术中决策的潜在影响。

术后非计划内的肠内容物从手术切口排出对于患者和手术团队是毁灭性的事件。肠外瘘(enterocutaneous fistula,ECF)患者的治疗非常复杂,而且大部分治疗建议来自医生个人的经验或者单中心的病例回顾研究[66]。肠外瘘的根本原因对于创面自然愈合的预后和对手术治疗的需要有重要意义。根据定义,肠外瘘是肠腔和皮肤的异常连通,根据解剖、漏出量或病因学的不同可以进行分类。解剖分类依据瘘的部位:胃瘘、胆瘘、小肠瘘、结肠瘘。漏出量分类依据从瘘口漏出量的多少:低输出瘘(少于200mL/d)、中等输出瘘(200~500mL/d)、高输出瘘(大于500mL/d)。肠外瘘的病因包括外伤、异物、感染性疾病、恶性肿瘤,另外约20%的肠外瘘发生于因Crohn病行肠切除术后[64]。在适当的创面护理、营养支持和药物治疗下,大约1/3的肠外瘘会自行闭合[67]。一些预后因素与无法自行愈合的瘘有关。描述这些因素有一个FRIENDS口诀:异物(foreign body)、放射性肠炎(radiation enteritis)、炎症性肠病(inflammatory bowel disease)、瘘管上皮化(epithelialization of the fistula tract)、肿瘤(neoplasm)、远端肠梗阻(distal obstruction)、持续的败血症(ongoing sepsis)。随着肠外营养、手术技术和医疗护理的进步,肠外瘘的死亡率在5%~25%之间[64,65]。

肠外瘘的治疗分3个阶段:①识别和稳定;②解剖定位和决策;③确定手术。已发布的指南参考了SOWATS治疗原则:控制败血症(control of sepsis)、改善营养状况(optimization of nutritional status)、创面护理(wound care)、评估瘘的解剖结构(assessment of fistula anatomy)、手术时机(timing of surgery)和手术策略(surgical strategy)[64]。一旦确诊肠外瘘,4项措施必须马上落实:①补充液体和电解质;②控制瘘管流出物和保护周围皮肤;③控制感染和脓肿引流;④营养支持。根据瘘所在的胃肠道位置以及漏出量的不同,机体可能发生严重的电解质紊乱。特别是对于高流量瘘患者,会有碳酸氢盐的大量丢失,必须及时和充分补充。对瘘口周围皮肤勤勉细致的护理是肠外瘘治疗的重点和难点之一。由于局部皮肤的破坏会严重影响最终的重建方案,因此配备一位专门的肠造口护士对创面处理的成功至关重要。在已经存在瘘管的情况下,负压创面治疗(negative pressure wound therapy,NPWT)装置可以将瘘管与周围的创面隔离开来,有助于创面的愈合。在肠瘘失控的情况下,近端分流造口可以挽救生命。当因肠系膜缩短、极度扩张或肠应激而

无法实现近端分流时,适当的胃管引流有助于改善病情。营养支持是降低肠外瘘死亡率的最重要因素之一。对于近端高流量瘘患者,应相应地调整营养需求。在肠外瘘早期治疗时,首选肠外营养。然而,一旦患者的败血症得到控制,病情稳定,便应开始肠内营养。肠内营养可以保护肠黏膜屏障,改善免疫功能,避免中心静脉败血症。

首先完成了经口和静脉的腹盆腔CT对比研究。这提供了关于未引流出的内容、肠道长度和前腹壁完整性等有价值的信息。必要时行小肠X线检查也能提供帮助。作者还与放射科团队合作,使用水溶性造影剂对小肠进行了初步的上消化道X线检查。随后,对瘘管进行插管,并记录瘘和剩余小肠的确切解剖位置。如有必要,进行钡灌肠以明确远端解剖。对于疑难病例,上述操作可以在内镜的指导下进行。一旦建立了完整的胃肠道解剖结构,便可以制订一个总体的修复方案,包括需要吻合的部位、需要切除的肠段、可以保留的肠段等。如果漏出量持续下降且创面正在愈合,则应避免手术,因为瘘可能会自行愈合[64]。手术修复肠外瘘的目标是切除瘘涉及的肠段、重建胃肠道连续性、用血管丰富的软组织覆盖吻合口,并提供稳定的腹壁闭合。由于手术时间长,难度大,作者提倡两个团队合作完成。第一组负责重建胃肠道连续性,第二组进行腹壁重建。对于这类人群,自体组织移植或生物补片优于合成补片,因为瘘通常会造成严重污染。生物补片已被用于筋膜缺损的肠外瘘病例,但成功率较低。虽然生物补片非常昂贵,而且可能无法长期预防这些患者的腹壁疝,但这并不是之前提到的肠外瘘修复的主要目标。当计划在一个巨大的疝缺损和并发的肠瘘的情况下进行腹壁重建时,重要的是要准备好所有可能的重建方案,并根据每个患者的具体情况选择最佳软组织覆盖和最低并发症的方案。Visschers等[66]报道了在135例肠外瘘患者中,尽管手术修复相当早(肠外瘘发生后平均53天),有91%的患者成功恢复了胃肠道连续性,而死亡率为9.6%。在53例合并腹壁缺损的患者中,77%的患者需要手术治疗来闭合,死亡率为15%。在82例不合并腹壁缺损的患者中,死亡率仅为6%。营养不良与手术闭合失败和死亡率增加相关。

二次手术

复合重建

全层复合切除后腹壁重建的目标是重建肌筋膜层的完整性并提供外部皮肤覆盖。腹壁重建的手术计划必须包括皮肤和肌筋膜组织丢失的修复。肿瘤切除、坏死性软组织感染或创伤可导致腹壁肌筋膜及覆盖的软组织全层缺损(一种复合缺损)。这些临床情况代表了最复杂的腹壁重建术,有时需要多期手术。对于肿瘤整块切除后的复合缺损,在确认切缘阴性的情况下,即可进行修复重建。然而,坏死性软组织感染或创伤导致的复合缺损可能需要进行一系列的清创,以控制感染,确定损伤区域,或在腹壁重建前稳定患者病情。皮肤覆盖一般通过局部皮肤前移来完成,偶尔需要

局部带蒂或游离皮瓣覆盖,最常见的皮瓣供区为大腿或背部(表 12.1)。上腹部带蒂皮瓣的选择包括垂直腹直肌(vertical rectus abdominis muscle,VRAM)肌皮瓣、背阔肌肌皮瓣和网膜瓣。取自大腿的皮瓣,如股前外侧肌肌皮瓣、股外侧肌肌皮瓣、阔筋膜张肌肌皮瓣等,可以以带蒂皮瓣的形式覆盖下腹部和侧腹。如果带蒂皮瓣不可行或无法使用,胸腹双蒂筋膜皮瓣可提供局部组织替代,避免游离组织转移。然而,当组织缺失的容量或旋转的角度过大导致无法选择带蒂皮瓣,则需要游离皮瓣来软组织覆盖。大腿可作为筋膜皮瓣和肌皮瓣的来源,提供大量的皮岛和肌肉容量[68]。腹壁外侧的受体血管包括腹壁下深血管、腹壁上血管、乳内血管、肋间动脉穿支和肋腰椎穿支。当没有局部受体血管可用时,需要将血管移植到乳内血管或股血管。

后外侧腹壁缺损

毗邻后腹膜的后腹壁的解剖边界包括棘旁肌、腰方肌和髂腰肌。当这些肌肉层被切除、分割或去神经化时,必须恢复其完整性以防止腰疝和膨出[69]。治疗目的是支持腹膜后脏器和重新建立腹膜后反射,以防止实体器官移位以及肾上腺、肾脏或结肠的疝出。由于重要的神经血管结构(横膈膜、脊柱、主动脉和下腔静脉的后内侧止点)接近腹膜后缺损,真正的嵌入式(后置式)补片修复是不可行的。这种情况下,可以选择前置式补片修复术。当加强腹膜后边界后存在明显无效腔时,可使用软组织瓣消除无效腔,并在外部补片支撑修复。若患者既往经历放疗、手术或皮肤扩大切除时,可能需要带蒂皮瓣或游离皮瓣来提供足够的软组织覆盖。

造口旁疝修补术

造口旁疝指在肠穿过腹壁形成的造口旁的切口疝[70]。造口旁疝是造口形成后常见的早期并发症,大多数发生于造瘘术后 1~2 年[71]。造口旁疝的发病率在 0~39% 之间;其中回肠造口的发病率最低,末端结肠造口的发病率最高。大多数造口旁疝是无症状的,只会造成外观上的轮廓畸形,因此可以保守治疗。鉴于修复造口旁疝的挑战性和高复发率,对于造口装置被破坏,并且导致慢性疼痛、皮肤破裂或肠梗阻、嵌顿或绞窄,应保留手术干预。在腹膜前或腹膜内平面采用嵌入式补片加固(预防性或治疗造口旁疝),以进一步降低造口旁疝的风险。一项随机对照试验表明,相比传统造口方法,补片加固法可降低造口旁疝的发生率(相对风险 0.23,95% 置信区间 0.06~0.81;P=0.02)和需要手术治疗的造口旁疝的占比(相对风险 0.13,95% 置信区间 0.02~1.02;P=0.05)。造口旁疝的手术修复方式包括造口移位或在原位进行缝合修补或补片修补。使用筋膜缝合和嵌入式补片加固原造口旁缺损,同时用补片加固新造口部位,是最大限度降低造口旁疝复发的关键。最常使用的造口旁疝修复手段是两种腹膜内补片放置技术:Keyhole 术式和 Sugarbaker 术式。Keyhole 术式由 Rosin 和 Bonardi[72] 于 1977 年提出,将造口肠管通过补片中间的圆形孔洞来实现修补。该技术的优点是补片不易变形,可以加强薄弱的肌筋膜。缺点是肠垂直穿过补片,腹腔内容物可以在肠管与补片孔洞之间的小区域活动。1985 年,Sugarbaker[73] 提出将一块未切割的补片穿过造口旁缺损进入腹膜内,将造口肠管包裹兜住并与筋膜悬吊,使肠管改为横向走形(图 12.7)。这样保证了造口不会

表 12.1   在腹壁重建中使用的基于大腿和躯干的带蒂皮瓣

皮瓣	特点
大腿前外侧皮瓣	• 表面积大
	• 供区并发症小
	• 到达常覆盖可到达脐周区域,也有报道可到达肋缘
	• 可向后到达同侧髂后上棘,向外侧到达对侧髂窝
	• 同区域的筋膜皮瓣成活率不稳定
阔筋膜张肌肌皮瓣	• 皮瓣面积大(15cm×40cm)
	• 皮肤可到达脐周区域,但远端皮肤坏死是使用阔筋膜张肌进行腹部重建的主要缺点[48,49]
	• 将股直肌及其周围筋膜加到阔筋膜张肌可覆盖较大的缺损,但是仍会导致皮肤坏死[50]
股直肌肌皮瓣	• 血供来源于旋股外侧血管,可根据以下情况作为肌瓣,肌筋膜瓣或大腿联合皮瓣的一部分转移
	• 提供大约 6cm 宽的长圆柱状肌肉,可支配 12cm×20cm 的皮岛
联合大腿皮瓣	• "次全大腿皮瓣"利用多功能的旋股外侧血管系统,可包括股直肌、阔筋膜张肌、股外侧肌和/或大腿前外侧瓣组织
	• 双侧带蒂大腿总瓣几乎可以重建整个腹壁皮肤缺损
	• 这些瓣的筋膜部分可用于修复筋膜缺损,但通常首选补片进行肌筋膜的重建,并用软组织皮瓣覆盖;大腿筋膜可沿纤维撕裂,不是非常可靠
腹直肌肌皮瓣	• 皮岛可设计为垂直或水平方向,作为扩大的腹壁下动脉皮瓣(基于脐周穿支的具有侧向皮肤延伸的肌皮瓣),或作为标志皮瓣(上腹部的皮肤延伸至乳房下皱襞和腋前线)[51-54]
	• 对于位于腹壁外围的缺损很有用
	• 对于大的腹壁缺损,当供区会增加原发灶缺损面积时,应避免使用
背阔肌肌皮瓣	• 瓣的旋转弧线可覆盖腹壁上外侧缺损
	• 可用作肌瓣或肌皮瓣

(Adapted from Althubaiti G,Butler CE. Abdominal wall and chest wall reconstruction. *Plast Reconstr Surg*. 2014;133(5):688e-701e.)

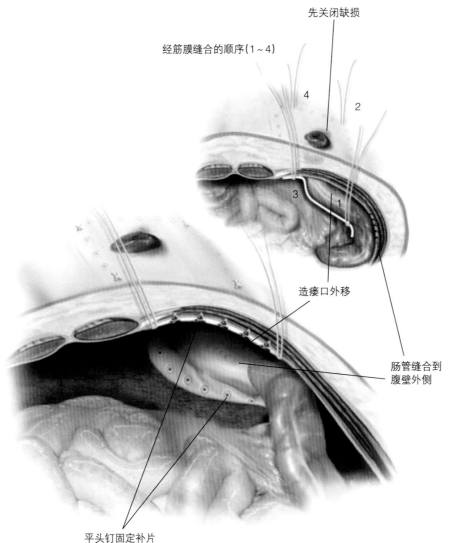

经筋膜缝合的顺序(1~4)

先关闭缺损

4

2

3

1

造瘘口外移

肠管缝合到
腹壁外侧

平头钉固定补片

图 12.7 Sugarbaker 造口旁疝修复。平对腹壁在肠管外放置补片,对造口旁疝的疝环进行关闭与加强。这种对造瘘口末端肠管的重置方式降低了其他肠袢进入到造瘘口末端肠管与腹直肌后鞘之间的间隙的风险。(From Rosen M. Atlas of Abdominal Wall Reconstruction, pp. 15-195. © Elsevier, 2012.)

垂直穿行补片,而是在穿过腹壁前平行于补片。避免造口肠管垂直穿行补片有效降低了无症状造口旁疝复发率和需要再次手术修复的造口旁疝复发率。Sugarbaker 术式在开放或腹腔镜下都可以完成。一项包含 30 多项回顾性和前瞻性研究的 meta 分析表明,与 Keyhole 术式和 Sugarbaker 术式相比,直接缝合修复术显著增加造口旁疝的复发率(比值比 8.9,95% 置信区间 5.2~15.1;P=0.000 1)[74]。Keyhole 术式和 Sugarbaker 术式的复发率大约为 6.9%~17%,两者之间无显著差异。这些发现支持一个观点,即可以根据患者组织缺损情况、合并症和外科医生的偏好,使用补片加固技术进行个体化修复造口旁疝。

结论

鉴于日益增长的肥胖问题和日益复杂的腹壁疝缺损,对于整形重建外科医生而言,腹壁重建仍然是一个具有挑战性和不断发展的学科。美国国家疝登记制度和多专业协作小组的发展有助于腹壁疝病例报告的标准化。正确的手术

技术和患者选择是腹壁重建手术成功和持久的关键。需要通过对手术技术的进一步改良和进行前瞻性的比较试验,以减少创面问题和并发症,并确定最佳的长期有效的修复手段。

参考文献

1. Mudge M, Hughes LE. Incisional hernia: a 10 year prospective study of incidence and attitudes. *Br J Surg.* 1985;72:70–71.

2. Butler CE, Bauman DP, Janis JE, Rosen MJ. Abdominal wall reconstruction. *Curr Probl Surg.* 2013;50:557–586.

3. Ramirez OM, Ruas E, Dellon AL. "Components separation" method for closure of abdominal-wall defects: an anatomic and clinical study. *Plast Reconstr Surg.* 1990;86(3):519–526. *Ramirez and colleagues introduce the concept of musculofascial advancement flaps based upon an anatomic understanding of the fascial planes of the abdominal wall. Cadaver dissections of the abdominal wall were performed to determine the amount of mobilization possible by dissecting layers vs. the entire rectus complex as a block. Mobilization of the rectus complex allowed for the ability to achieve complete fascial coaptation even with wide fascial defects that previously would have been bridged or required distant muscle flaps. This novel concept is now the standard of care and an indispensable technique in hernia repair.*

4. Luijendijk RW, Hop WC, van den Tol MP, et al. A comparison of suture repair with mesh repair for incisional hernia. *N Engl J Med.* 2000;343(6):392–398. *Luijendijk and colleagues performed a prospective multi-institutional European study evaluating 200 cases of primary hernia repair vs. repairs reinforced with mesh. Retrofascial preperitoneal repair*

with polypropylene mesh was found to be significantly superior to suture repair alone with regard to the recurrence of hernia, even in patients with small defects, at both early and late follow-up. Mesh reinforcement of fascial closure is now the standard for care in hernia repair based upon this landmark article.

5. Bendavid R, Abrahamson J, Arregui ME, eds. *Abdominal Wall Hernias: Principles and Management.* New York: Springer Science; 2012:11–12.

6. Lazzeri D, Pascone C, Agostini T. Abdominal wall reconstruction: some historical notes. *Plast Reconstr Surg.* 2010;126(5):1793–1794.

7. Quenu E. Traitement opératoire de l'éventration. *Med Acad Chir.* 1896;22:179–180.

8. Mayo WJ. An operation of the radical cure of umbilical hernia. *Ann Surg.* 1901;34:276–280.

9. Gibson CL. Post-operative intestinal obstruction. *Ann Surg.* 1916;63:442–451.

10. Cames OG, Acebal JA. Tecnica operatoria en el tratamiento de las eventraciones medianas. *An Cir (Rosario).* 1940;7:255.

11. Welti H, Eudel F. Un procédé de cure radicale des éventrations postopératoires par autoétalement des muscles grands droits, après incision du feuillet antérieur de leurs gaines. *Mem Acad Chir.* 1941;28:791–798.

12. Burger JW, Lange JF, Halm JA, et al. Incisional hernia: early complication of abdominal surgery. *World J Surg.* 2005;29(12):1608–1613.

13. Jansen PL, Mertens PR, Klinge U, et al. The biology of hernia formation. *Surgery.* 2004;136(1):1–4.

14. Pollock AV, Evans M. Early prediction of late incisional hernias. *Br J Surg.* 1989;76(9):953–954.

15. Conner WT, Peacock EE Jr. Some studies on the etiology of inguinal hernia. *Am J Surg.* 1973;126(6):732–735.

16. Read RC, Yoder G. Recent trends in the management of incisional herniation. *Arch Surg.* 1989;124(4):485–488.

17. Klinge U, Binnebosel M, Mertens PR. Are collagens the culprits in the development of incisional and inguinal hernia disease? *Hernia.* 2006;10(6):472–477.

18. Trappe S, Godard M, Gallagher P, et al. Resistance training improves single muscle fiber contractile function in older women. *Am J Physiol Cell Physiol.* 2001;281(2):C398–C406.

19. Franz MG. The biology of hernia formation. *Surg Clin North Am.* 2008;88(1):1–15, vii.

20. Carlson MA, Ludwig KA, Condon RE. Ventral hernia and other complications of 1,000 midline incisions. *South Med J.* 1995;88(4):450–453.

21. Sukkar SM, Dumanian GA, Szczerba SM, et al. Challenging abdominal wall defects. *Am J Surg.* 2001;181(2):115–121.

22. Miller PA, Mezwa DG, Feczko PJ, et al. Imaging of abdominal hernias. *Radiographics.* 1995;15:333–347.

23. Lee GH, Cohen AJ. CT imaging of abdominal hernias. *AJR Am J Roentgenol.* 1993;161:1209–1213.

24. Bennett HF, Balfe DM. MR imaging of the peritoneum and abdominal wall. *Magn Reson Imaging Clin N Am.* 1995;3:99–120.

25. Breuing K, Butler CE, Ferzoco S, et al. Incisional ventral hernias: review of the literature and recommendations regarding the grading and technique of repair. *Surgery.* 2010;148(3):544–558. *Breuing and colleagues proposed a grading system of ventral hernias based upon complexity as a surrogate for likelihood of recurrence. The Ventral Hernia Working Group (VHWG) developed a grading system that takes into account underlying patient comorbidities and the presence of wound contamination during the repair. In the VHWG system, grade 1 includes hernias in patients with a low risk of complications and no history of wound infection. Grade 2 includes hernias in patients who smoke or have chronic obstructive pulmonary disease, and are obese, diabetic, or immunosuppressed. Grade 3 includes hernias in patients with a previous wound infection, stoma, or violation of the gastrointestinal tract (i.e., hernias in potentially contaminated surgical fields). Finally, grade 4 includes hernias in patients with infected mesh or septic dehiscence of their wound. Based on this classification system, the VHWG recommended the use of synthetic mesh for grade 1 and bioprosthetic mesh for grades 3 and 4 hernias. The grading system has yet to be formally validated.*

26. Itani KM, Hur K, Kim LT, et al. Comparison of laparoscopic and open repair with mesh for the treatment of ventral incisional hernia: a randomized trial. *Arch Surg.* 2010;145(4):322–328, discussion 328.

27. Booth JH, Garvey PB, Baumann DP, et al. Primary fascial closure with mesh reinforcement is superior to bridged mesh repair for abdominal wall reconstruction. *J Am Coll Surg.* 2013;217(6):999–1009.

28. Shestak KC, Edington HJ, Johnson RR. The separation of anatomic components technique for the reconstruction of massive midline abdominal wall defects: anatomy, surgical technique, applications, and limitations revisited. *Plast Reconstr Surg.* 2000;105(2):731–738.

29. Jacobus WA, Burger RW, Luijendijk W, et al. Long-term follow-up of a randomized controlled trial of suture versus mesh repair of incisional hernia. *Ann Surg.* 2004;240(4):578–585.

30. de Vries Reilingh TS, van Geldere D, Langenhorst B, et al. Repair of large midline incisional hernias with polypropylene mesh: comparison of three operative techniques. *Hernia.* 2004;8(1):56–59.

31. Rives J, Pire JC, Flament JB, et al. Treatment of large eventrations. New therapeutic indications apropos of 322 cases. *Chirurgie.* 1985;111(3):215–225.

32. Stoppa RE. The treatment of complicated groin and incisional hernias. *World J Surg.* 1989;13(5):545–554.

33. Franz MG. The biology of hernia formation. *Surg Clin North Am.* 2008;88(1):1–15, vii.

34. Carlson MA, Ludwig KA, Condon RE. Ventral hernia and other complications of 1,000 midline incisions. *South Med J.* 1995;88(4):450–453.

35. Seiler CM, Deckert A, Diener MK, et al. Midline versus transverse incision in major abdominal surgery: a randomized, double-blind equivalence trial. *Ann Surg.* 2009;249(6):913–920.

36. Leber GE, Garb JL, Alexander AI, et al. Long-term complications associated with prosthetic repair of incisional hernias. *Arch Surg.* 1998;133:378–382.

37. Burns NK, Jaffari MV, Rios CN, et al. Non-cross-linked porcine acellular dermal matrices for abdominal wall reconstruction. *Plast Reconstr Surg.* 2010;125(1):167–176.

38. Butler CE, Burns NK, Campbell KT, et al. Comparison of cross-linked and non-cross-linked porcine acellular dermal matrices for ventral hernia repair. *J Am Coll Surg.* 2010;211(3):368–376.

39. Butler CE, Prieto VG. Reduction of adhesions with composite AlloDerm/polypropylene mesh implants for abdominal wall reconstruction. *Plast Reconstr Surg.* 2004;114(2):464–473.

40. Itani KM, Rosen M, Vargo D, et al. Prospective study of single-stage repair of contaminated hernias using a biologic porcine tissue matrix: the RICH Study. *Surgery.* 2012;152(3):498–505. *Itani and colleagues performed a prospective multi-institutional study to describe the outcomes of ventral hernia repair in high-risk contaminated patients. Out of 80 patients undergoing open ventral hernia repair with a porcine bioprosthetic mesh reinforcement, defects were classified as "clean-contaminated" (n = 39), "contaminated" (n=39), or "dirty" (n=2). At 24 months, 53 patients (66%) experienced 95 wound events. There were 28 unique, infection-related events in 24 patients. Twenty-two patients experienced seromas, all but 5 of which were transient and required no intervention. No unanticipated adverse events occurred, and no tissue matrix required complete excision. There were 22 hernia (28%) recurrences by month 24. The study advocated the use of non-cross-linked, porcine, acellular dermal matrix in the repair of contaminated ventral hernia in high-risk patients.*

41. Blatnik J, Jin J, Rosen M. Abdominal hernia repair with bridging acellular dermal matrix—an expensive hernia sac. *Am J Surg.* 2008;196(1):47–50.

42. Clemens MW, Selber JC, Liu J, et al. Bovine versus porcine acellular dermal matrix for complex abdominal wall reconstruction. *Plast Reconstr Surg.* 2013;131(1):71–79.

43. Albino FP, Patel KM, Nahabedian MY, et al. Does mesh location matter in abdominal wall reconstruction? A systematic review of the literature and a summary of recommendations. *Plast Reconstr Surg.* 2013;132(5):1295–1304.

44. Clemens M, Downey S, Agullo F, et al. Clinical application of a silk fibroin protein biologic scaffold for abdominal wall fascial reinforcement. *Plast Reconstr Surg Glob Open.* 2014;2:e246.

45. Iqbal CW, Pham TH, Joseph A, et al. Long-term outcome of 254 complex incisional hernia repairs using the modified Rives–Stoppa technique. *World J Surg.* 2007;31(12):2398–2404.

46. Shestak KC, Edington HJ, Johnson RR. The separation of anatomic components technique for the reconstruction of massive midline abdominal wall defects: anatomy, surgical technique, applications, and limitations revisited. *Plast Reconstr Surg.* 2000;105(2):731–738.

47. Butler CE, Campbell KT. Minimally invasive component separation with inlay bioprosthetic mesh (MICSIB) for complex abdominal wall reconstruction. *Plast Reconstr Surg.* 2011;128(3):698–709.

48. Sukkar SM, Dumanian GA, Szczerba SM, et al. Challenging abdominal wall defects. *Am J Surg.* 2001;181(2):115–121.

49. Ghali S, Turza KC, Baumann DP, et al. Minimally invasive component separation results in fewer wound-healing complications than open component separation for large ventral

hernia repairs. *J Am Coll Surg.* 2012;214(6):981–989.

50. Rosen MJ, Jin J, McGee MF, et al. Laparoscopic component separation in the single-stage treatment of infected abdominal wall prosthetic removal. *Hernia.* 2007;11(5):435–440.

51. Maas SM, de Vries RS, van Goor H, et al. Endoscopically assisted "components separation technique" for the repair of complicated ventral hernias. *J Am Coll Surg.* 2002;194(3):388–390.

52. Schaverien M, Saint-Cyr M, Arbique G, et al. Arterial and venous anatomies of the deep inferior epigastric perforator and superficial inferior epigastric artery flaps. *Plast Reconstr Surg.* 2008;121(6):1909–1919.

53. Saulis AS, Dumanian GA. Periumbilical rectus abdominis perforator preservation significantly reduces superficial wound complications in "separation of parts" hernia repairs. *Plast Reconstr Surg.* 2002;109(7):2275–2280, discussion 2281–2272.

54. Krpata DM, Blatnik JA, Novitsky YW, et al. Posterior and open anterior components separations: a comparative analysis. *Am J Surg.* 2012;203(3):318–322, discussion 322.

55. Pannucci CJ, Bailey SH, Dreszer G, et al. Validation of the Caprini risk assessment model in plastic and reconstructive surgery patients. *J Am Coll Surg.* 2011;212(1):105–112.

56. Pannucci CJ, Barta RJ, Portschy PR, et al. Assessment of postoperative venous thromboembolism risk in plastic surgery patients using the 2005 and 2010 Caprini Risk Score. *Plast Reconstr Surg.* 2012;130(2):343–353.

57. Flum DR, Horvath K, Koepsell T. Have outcomes of incisional hernia repair improved with time? A population-based analysis. *Ann Surg.* 2003;237:129–135.

58. Janis JE, O'Neill AC, Ahmad J, et al. Acellular dermal matrices in abdominal wall reconstruction: a systematic review of the current evidence. *Plast Reconstr Surg.* 2012;130(5, suppl 2):183S–193S.

59. Zhong T, Janis JE, Ahmad J, et al. Outcomes after abdominal wall reconstruction using acellular dermal matrix: a systematic review. *J Plast Reconstr Aesthet Surg.* 2011;64(12):1562–1571.

60. Itani KM, Hur K, Kim LT, et al. Comparison of laparoscopic and open repair with mesh for the treatment of ventral incisional hernia: a randomized trial. *Arch Surg.* 2010;145(4):322–328, discussion 328.

61. Cevasco M, Itani KM. Ventral hernia repair with synthetic, composite, and biologic mesh: characteristics, indications, and infection profile. *Surg Infect (Larchmt).* 2012;13(4):209–215.

62. Conze J, Kingsnorth AN, Flament JB, et al. Randomized clinical trial comparing lightweight composite mesh with polyester or polypropylene mesh for incisional hernia repair. *Br J Surg.* 2005;92(12):1488–1493.

63. Harrell AG, Novitsky YW, Kercher KW, et al. In vitro infectability of prosthetic mesh by methicillin-resistant *Staphylococcus aureus*. *Hernia.* 2006;10(2):120–124.

64. Engelsman AF, van der Mei HC, Busscher HJ, et al. Morphological aspects of surgical meshes as a risk factor for bacterial colonization. *Br J Surg.* 2008;95(8):1051–1059.

65. Butler CE. Treatment of refractory donor-site seromas with percutaneous instillation of fibrin sealant. *Plast Reconstr Surg.* 2006;117(3):976–985.

66. Visschers RG, Olde Damink SW, Winkens B, et al. Treatment strategies in 135 consecutive patients with enterocutaneous fistulas. *World J Surg.* 2008;32(3):445–453. *In a series of 135 patients with ECFs, Visschers and colleagues[64] reported successful restoration of gastrointestinal tract continuity in 91% of patients, with a 9.6% mortality rate, despite fairly early surgical repair (mean of 53 days from ECF development). Among 53 patients with concomitant abdominal wall defects, 77% required surgical intervention for closure, and the mortality rate was 15%. Among the 82 patients without an abdominal wall defect, the mortality rate was only 6%. Malnutrition was correlated with failure of surgical closure and increased mortality rates. The manuscript highlights the essential management of ECFs including control of sepsis, optimization of nutritional status, wound care, assessment of fistula anatomy, timing of surgery, and surgical strategy.*

67. Wind J, van Koperen PJ, Slors JF, Bemelman WA. Single-stage closure of enterocutaneous fistula and stomas in the presence of large abdominal wall defects using the components separation technique. *Am J Surg.* 2009;197(1):24–29.

68. Lin SJ, Butler CE. Subtotal thigh flap and bioprosthetic mesh reconstruction for large, composite abdominal wall defects. *Plast Reconstr Surg.* 2010;125(4):1146–1156.

69. Baumann DP, Butler CE. Lateral abdominal wall reconstruction. *Semin Plast Surg.* 2012;26(1):40–48.

70. Carne PW, Robertson GM, Frizelle FA. Parastomal hernia. *Br J Surg.* 2003;90(7):784–793.

71. Hansson BM, Slater NJ, van der Velden AS, et al. Surgical techniques for parastomal hernia repair: a systematic review of the literature. *Ann Surg.* 2012;255(4):685–695.

72. Rosin JD, Bonardi RA. Paracolostomy hernia repair with Marlex mesh: a new technique. *Dis Colon Rectum.* 1977;20(4):299–302.

73. Sugarbaker PH. Peritoneal approach to prosthetic mesh repair of paraostomy hernias. *Ann Surg.* 1985;201(3):344–346.

74. Wijeyekoon SP, Gurusamy K, El-Gendy K, et al. Prevention of parastomal herniation with biologic/composite prosthetic mesh: a systematic review and meta-analysis of randomized controlled trials. *J Am Coll Surg.* 2010;211(5):637–645.

第 13 章

男性外生殖器缺损修复

Stan Monstrey, Salvatore D'Arpa, Karel Claes, Nicolas Lumen, Piet Hoebeke

概要

本章包括以下内容:

- 外生殖器的胚胎发育和解剖
- 先天性外生殖器缺损
  - 膀胱外翻和尿道上裂
  - 性别发育异常
  - 隐匿阴茎和小阴茎
  - 阴茎发育不全的修复方法
- 创伤性外生殖器缺损
  - 常用修复方法:皮片移植、带蒂皮瓣和显微外科修复
  - 特殊病例:Fournier 坏疽和阴茎癌
- 女变男易性手术中外生殖器的重建
  - 阴道切除、重建尿道和阴囊再造
  - 阴蒂阴茎成形术
  - 全阴茎再造:前臂桡侧皮瓣阴茎再造,其他方法阴茎再造,如穿支皮瓣、腓骨皮瓣和肌皮瓣

简介

男性外生殖器重建是多学科手术团队共同完成,包括整形外科、泌尿外科、肛肠外科、妇产科和骨科医生。本章将介绍这种团队合作的必要性,其中主要是整形外科医生和泌尿外科医生的合作,而整形外科在其中更起着重要作用。

本章首先介绍外生殖器的胚胎发育和解剖,然后总体介绍先天性及获得性外生殖器缺损,最后介绍既往及目前常用的修复手术。

基础科学:外生殖器的胚胎发育和解剖

外生殖器的胚胎发育

遗传性别

遗传性别在胚胎时就已经确定,卵子包括 22 对常染色体和 1 对 X 染色体,而精子除常染色体外,一半为 X 染色体,另一半为 Y 染色体,精子和卵子结合形成受精卵,精子提供的 X 染色体或 Y 染色体,与卵子的 X 染色体形成 XX 或 XY,从而确立遗传性别。

在胚胎前 6 周,两性的胚胎发育是相同的,这一时期被称为未分化期。在这一时期,胚胎开始出现管腔,原始肛肠形成并终止于泄殖腔膜。在第 6 周,泌尿生殖膈开始向下内移位并进入泄殖腔,从而将泄殖腔分隔为膀胱和直肠。

在外侧,一部分中胚层细胞形成尿生殖嵴,其中央出现纵沟,被称为未分化生殖结节。随着中线部位的中胚层细胞不断融合,逐渐形成外生殖器隆起。

性腺性别

性腺性别(分化期)开始于胚胎第 7 周。有证据表明,Y 染色体(H-Y 抗原)通过促使生精小管的分化,从而诱导了睾丸的分化。目前研究表明,有许多基因参与了男性性腺的发育,如 SRY、SOX9、AMH、SF1、DHH、ATRX 以及 DMRT 等。

三碘甲状腺原氨酸(T3)内分泌激素解释男性分化。第一种是生精小管支持细胞短暂分泌的米勒管抑制因子,引起米勒管系统退化(9~11 周)。第二种是生精小管间质细胞同时开始产生的睾酮激素。睾酮有两种作用:①促进生精小管、附睾、输精管和精囊发育成熟;②经 5α 还原酶诱导形成双氢睾酮,促进男性睾丸的发育。双氢睾酮对外生殖器和前

尿道的男性化起重要作用。

表型性别

表型性别取决于生殖结节发育成男性还是女性,在男性中,泌尿生殖嵴向前腹侧移位形成阴囊,生殖结节延长并呈柱状生长。同时,尿生殖褶包绕尿道沟封闭形成尿道和中缝,腹侧组织环绕尿道形成尿道海绵体。这一发育过程完全受睾酮,睾酮衍生物(如双氢睾酮)和5α还原酶的影响,发生于胚胎6~13周(图13.1)。包皮逐渐生长发育包绕龟头,但并不受双氢睾酮的影响。

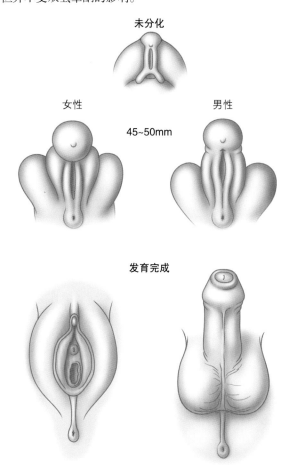

未分化

女性　男性

45~50mm

发育完成

图13.1 胚胎期外生殖器在睾酮、双氢睾酮和5α还原酶作用下的生长发育,生殖结节增大,尿生殖褶在腹侧闭合,阴囊向中间及后侧迁移。任何激素或其受体的缺失都会导致外生殖器向女性化发育的趋势(表型性别未定)

在女性中,缺乏睾酮的影响,尿道沟保持开放状态(尿生殖褶发育成小阴唇),生殖结节大小保持不变但向腹侧弯曲。大阴唇增大,向后部迁移融合形成阴唇后系带。正是由于腹侧尿道未闭合导致女性会阴较短且尿道口位置比较靠后。

外生殖器解剖

人类男性生殖器官在物种演化过程中比其他物种的

独特之处在于,它进化为受到保护、避免外伤和疾病侵蚀的器官。

外生殖器筋膜

睾丸(阴茎)在受到外力(如寒冷、钝性创伤)作用时,会引起睾提肌收缩,从而收缩睾丸和阴囊尽可能靠近身体,这大概是最明显的保护机制。另外,睾丸悬于阴囊内,为精子的发育提供了最好的环境。同时阴茎海绵体和尿道大小也可以收缩,然而包皮不能像阴囊皮肤一样收缩。阴茎和阴囊都有充足的皮肤覆盖,独立的血液供应以及筋膜支持系统。

阴茎海绵体由白膜组织包绕,该组织能够扩张,并能控制血流,在勃起时通过静脉瓣阻止血液回流。白膜紧紧包绕海绵体,其内部有海绵体间膈膜穿过,这些膈膜可以允许血液在海绵体间流动。白膜在背部和两侧较厚而在腹侧较薄,在冠状沟部位,白膜也较薄并延续于龟头。

在白膜外缠绕的是阴茎深筋膜(Buck筋膜),阴茎深筋膜是一坚韧的膜状结构,将阴茎海绵体及尿道海绵体紧紧包绕在一起,形成一个整体。尿道和尿道海绵体在近侧受到其表面包绕的肌肉的保护,远端则位于阴茎海绵体沟内受到保护。Buck筋膜内有支配阴茎及龟头的重要的血管神经束。包括阴茎背深血管神经束,阴茎旋动静脉以及阴茎淋巴管(图13.2)[1]。

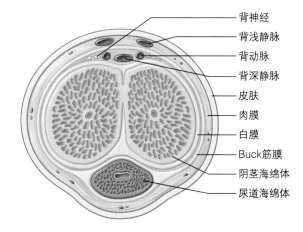

背神经
背浅静脉
背动脉
背深静脉
皮肤
肉膜
白膜
Buck筋膜
阴茎海绵体
尿道海绵体

图13.2 阴茎体横切面,显示浅深筋膜,与海绵体的相互关系以及神经血管结构。(From:Quartey JK. Microcirculation of penile and scrotal skin. Atlas Urol Clin North Am. 1997;5:1-9.)

龟头本身是一血管窦,含有丰富的性触觉神经末梢,龟头皮肤,特别是冠状沟处,是独有的含有感觉细胞的尿道上皮,龟头通常由包皮内外板包绕,并起保护作用。包皮内板与龟头一样是由尿道上皮构成,实际上,包皮内板是在胚胎后3个月以及出生后在龟头处分离出来。包皮外板的皮肤则与阴茎体皮肤一致。Buck筋膜表面、皮肤深面则是浅筋膜系统,被称为肉膜。肉膜是上方Scarpa筋膜(腹壁下浅筋膜深层)和下方Colles筋膜(会阴浅筋膜)的延续,自阴茎阴囊及耻骨交界延续至包皮,包绕阴茎体。

肉膜包括有独立的血管束,可以利用其为蒂形成岛状皮瓣。

Colles 筋膜位于深部,是一三角形、坚韧的筋膜系统。外侧起于耻骨下支,后侧起于会阴筋膜。保护生殖器免受毒素,外伤和感染的侵蚀。Colles 筋膜类似于阴茎肉膜,因此同样可以利用其血管束形成岛状皮瓣(图 9.11)[2]。

位于双侧睾丸、附睾及精索表面的是一疏松的、有丰富血运的浅筋膜层。鞘膜深入睾丸内部,部分鞘膜形成鞘膜腔,与腹膜腔相通。睾丸固定于阴囊内,可以通过提睾肌系统分别单独移动。睾丸的神经血管供应对于睾丸、附睾、精索(输精管)的活力及精子的生成都有重要作用。

外生殖器的血液供应

外生殖器有 2 条独立的动脉血供。深部血管系统,起源于阴部内深动脉。阴部动脉起源于髂内动脉,经过耻骨下支边缘,发出会阴动脉和阴囊动脉,其主干延续为阴茎总动脉,从 Alcock 管(阴部管)穿出(阴部管是位于坐骨直肠窝侧壁,覆盖坐骨小孔至坐骨结节的闭孔筋膜上的一个裂孔),每支阴茎总动脉发出 3 个分支(球支、尿道支和海绵体支),终末支为阴茎背动脉,阴茎背动脉走行于 Buck 筋膜(阴茎深筋膜)内,末端形成阴茎头动脉。在 Buck 筋膜内,阴茎背动脉曲折缠绕,而阴茎背深静脉则呈直线状,这种解剖结构可能与勃起功能有关(图 13.3)[3]。

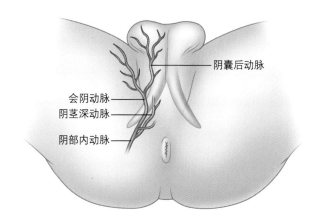

图 13.4　阴部内动脉穿出阴部管后,分为阴囊后动脉和会阴动脉,会阴动脉紧贴于 Colles 筋膜与大腿交界处,这一解剖特点使其易于解剖、掀起形成筋膜皮瓣,且易于旋转至会阴部。(From:Jordan GH, Stack RS. General concepts concerning the use of genital skin islands for anterior urethral reconstruction. Atlas Urol Clin North Am. 1997;5:23-44.)

脉,然后发出供应背、外侧阴茎皮肤的背外侧支,以及供应阴茎腹侧和阴囊前面皮肤(阴囊前动脉)的下支(图 13.5)。这一血供特点使阴茎皮肤可以形成长的轴形皮瓣及横形皮瓣而不会出现血运障碍,且供区可以直接缝合。

阴茎的静脉同样有双重的回流系统,浅静脉系统收集阴茎体皮肤的血液回流,起于阴茎体远端,走行于肉膜内,回流至阴茎背浅静脉。解剖研究发现,70% 的阴茎背浅静脉回流至左侧大隐静脉,其他回流方式包括右侧大隐静脉(10%)、左侧股静脉(7%)及腹壁下静脉(3%);剩余 10% 进入双侧隐静脉,与阴茎背深静脉形成双重回流,注入两侧大隐静脉。其他副静脉通常粗细不等且双侧并不对称(图 13.6)。深静脉系统收集旋静脉、背深静脉血液注入假静脉丛,脚静脉和海绵状静脉注入阴部内静脉。

输精管、附睾和睾丸的血供来源于腹膜后血管,主要是起源于腹主动脉的精索动脉,和供应输精管的输精管动脉。另外,来自腹膜后睾提肌动脉的侧副支也进入输精管供应输精管血运。精索动脉和其伴行静脉在睾丸处分为睾丸内动脉(供应睾丸和附睾的头、体部)和走行于睾丸内的睾丸下动脉。附睾尾部则由附睾动脉、输精管动脉和睾丸动脉的分支供应[4]。

静脉形成蔓状静脉丛,汇合了睾丸和附睾的回流后注入睾丸静脉,睾丸静脉经腹膜后间隙于右侧注入下腔静脉,左侧注入左肾静脉。

外生殖器的神经支配

外生殖器同样有双重神经支配,且与动脉伴行。阴茎主要的感觉神经来自会阴的阴部神经,阴部神经是一混合神经,起于骶神经根(S2~S4),包括有运动神经、感觉神经和自主神经,神经经过坐骨大孔,经盆底向前进入阴部管。在骨盆内,阴部神经发出直肠下神经,分布于直肠括约肌和肛

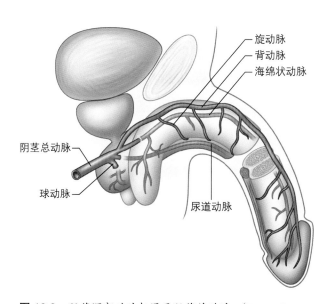

图 13.3　阴茎深部动脉起源于阴茎总动脉。(From:Quartey JK. Microcirculation of penile and scrotal skin. Atlas Urol Clin North Am. 1997;5:1-9.)

阴部动脉的会阴支位于 Colles 筋膜的浅面,长度不定,但由于其位于中间,且侧支循环丰富,使其成为泌尿生殖器官皮瓣修复的主要血供来源。会阴动脉的阴囊支则走行于阴囊和大腿根部之间的皱褶内,进入阴囊肉膜后发出分支(图 13.4)。

阴部外浅血管系统起自阴部外浅动脉,这一血管是股动脉的分支。通常,股动脉发出阴部外浅动脉和阴部外深动脉。阴部外浅动脉供应肉膜和外生殖器皮肤,阴部外深动脉单独起于股动脉,进入外生殖器皮肤后被称为阴部外下动

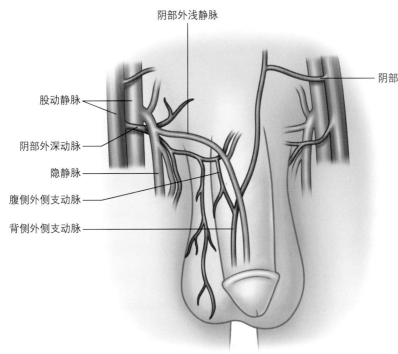

阴部外浅静脉

阴部外浅动脉

股动静脉

阴部外深动脉

隐静脉

腹侧外侧支动脉

背侧外侧支动脉

图 13.5 阴部外深血管起于股动脉,回流至大隐静脉,供应阴茎体和阴囊前部的皮肤和肉膜。(From: Jordan GH, Stack RS. General concepts concerning the use of genital skin islands for anterior urethral reconstruction. Atlas Urol Clin North Am. 1997;5:23-44.)

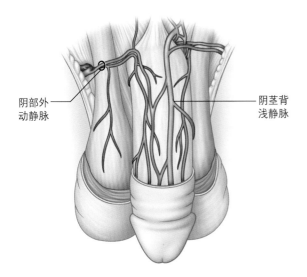

阴部外动静脉

阴茎背浅静脉

图 13.6 阴茎背浅静脉通常注入左侧大隐静脉,在设计筋膜皮瓣时必须考虑这一解剖特点。(From: Jordan GH, Stack RS. General concepts concerning the use of genital skin islands for anterior urethral reconstruction. Atlas Urol Clin North Am. 1997;5:23-44.)

门皮肤,并传导海绵体反射。穿出阴部管后,紧贴坐骨嵴走行,于此处分为会阴神经和阴茎背神经。会阴神经分布于会阴部肌肉、泌尿生殖区的深部结构及阴囊后部的皮肤。阴茎背神经线发出一近侧支分布于尿道,主干为阴茎支,走行于 Buck 筋膜内,支配阴茎远端和包皮内板,末端直接进入龟头,是阴茎性触觉的主要神经。

阴茎背神经并不是阴茎体的感觉神经,只有包皮内板包含阴茎背神经的分支。

阴茎体是由性觉辅助神经控制的,包括髂腹股沟神经和生殖股神经,髂腹股沟神经由腹股沟外环穿出,发出分支分布于阴囊前部和阴茎体至包皮的皮肤,包皮内板则由阴茎背神经分支支配。阴囊则由多神经支配:髂腹股沟神经的阴囊前支、生殖股神经的生殖支(阴囊前部)、阴部神经的阴囊后支(阴囊后部)。

外生殖器的淋巴回流

龟头和尿道的淋巴管在腹侧形成淋巴管网,在注入深静脉前,向近侧回流至腹股沟浅淋巴结,也有一部分回流至腹股沟深淋巴结。远端尿道的淋巴同样回流至阴茎背深静脉和腹股沟浅淋巴结。近侧海绵体和膜尿道回流至髂外淋巴结,睾丸的淋巴则汇合了精索的淋巴,回流至腹主动脉尾部淋巴结。

先天性外生殖器缺损

膀胱外翻与尿道上裂

膀胱外翻是一少见的外生殖器畸形(发病率约 1:30 000,男女比约为 3:1)。尿道上裂和膀胱外翻的典型症状包括膀胱外翻突出、尿道开放、阴茎短小且尿道口位于阴茎背侧(图 13.7),严重者可能累及肌肉骨骼系统以及胃肠道系统。典型的膀胱外翻症状包括膀胱外翻、尿道上裂、腹直肌分离、耻骨联合分离、耻骨结节畸形——约占 60%,30% 的患者仅存在尿道上裂,剩余 10% 的患者畸形更加广泛,如存在泄殖腔外翻等。

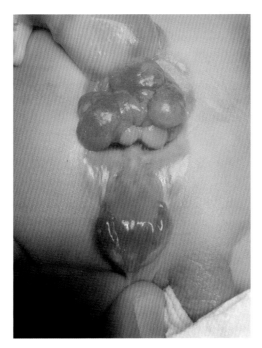

图 13.7　一名男童的膀胱外翻

尿道上裂-膀胱外翻的发病原因仍存在争论。畸形发生于胚胎早期,第 3 周和第 9 周之间,畸形和泄殖腔膜的形成和退化有关,在正常胎儿发育第 9 周,中胚层组织向中间移动替代了原来的泄殖腔膜。根据 Muecke[5] 的理论,泄殖腔膜继续存在并阻止中胚层的向内移动。随后泄殖腔膜破裂,由于缺乏中胚层组织而造成前腹壁缺损,以及内胚层缺乏造成膀胱前壁缺损。中胚层移动受阻同样对肌肉骨骼系统造成影响。耻骨支分离,耻骨下支因而向外侧旋转,这一缺损造成了短宽的膀胱颈和尿道。同时也造成了发育不全的阴茎,或被称为交接器原基。根据 Mitchell 和 Bagli[6] 的理论,这一畸形是胎儿腹壁疝造成的,可以在实验室做出鸡胚模型,因为鸡的泄殖腔诱导局部血管化而持续存在。

海绵体脚贴附于裂开的耻骨结节,造成阴茎短、宽且向背侧弯曲。与正常的解剖不同,阴茎海绵体间相互独立且没有通过海绵体间隔的交通支。龟头的神经血管束位于外侧,在远端移向内侧。龟头扁平,发育不全,每侧的血运完全依赖于同侧的阴茎背神经血管束。几乎没有血运经海绵体进入龟头,这与正常阴茎不同。分离的骨盆同样造成阴囊变宽且盆底肌肉薄弱。因此会阴变短,而肛门扩张向前移位。腹直肌分离,形成腹股沟疝。

尽管尿道上裂和膀胱外翻的诊断和治疗仍属于小儿泌尿外科和小儿骨科的范畴,但整形外科医生也应作好准备,必要时参与重建。首要目的是重建有功能的泌尿生殖系统,减少膀胱黏膜鳞状上皮化生,关闭盆腔。这可以通过膀胱直接缝合以及重建盆底来完成。在新生儿外露闭合后,会出现会阴毛发区不对称。这种情况可以轻易地通过皮瓣的方法进行矫正。

阴茎再造的方法有很多,但尽管尿道闭合的技术有了很大改进,仍没有理想的手术方法;新生儿期手术还是延期手术,一期手术还是分期手术等仍存在争论。阴茎的长度主

要取决于胚胎发育,因此尽管医生尽了最大努力,大部分患者的阴茎依旧短小发育不全,青春期后许多患者仍需阴茎延长甚至阴茎再造。有些患者通过松解瘢痕挛缩和阴茎海绵体有助于延长阴茎(图 13.8)。

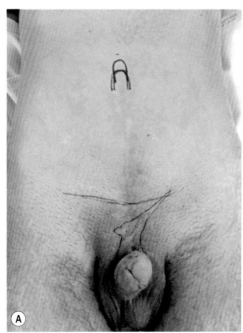

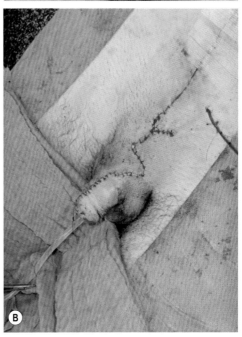

图 13.8　阴茎背侧至耻骨上区的 Z 成形术有助于延长阴茎

膀胱外翻的患者由于没有肚脐,常常要求行脐再造。目前已经有许多脐再造的方法且效果不错。如果在新生儿时期保留肚脐并转位至腹部,则可以解决没有肚脐的问题[8,9]。

然而,由于发育不全或完全缺乏阴茎组织,有些患者在修复裂隙后没有足够的组织进行阴茎延长。这些患者可以选择阴茎再造,使用显微游离皮瓣(图 13.9)或局部穿支皮瓣(图 13.12A~C)阴茎再造。

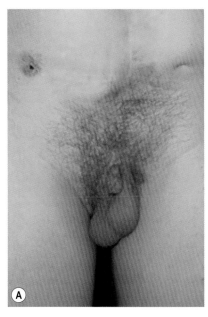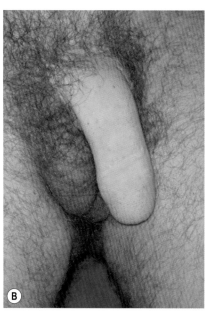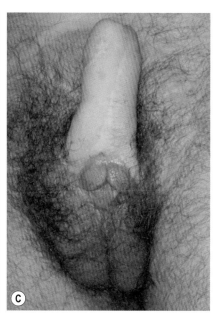

图 13.9　（A）膀胱外翻伴有严重阴茎发育不全，需进行全阴茎再造。（B，C）桡侧前臂皮瓣阴茎再造术后，远端做成龟头形状

大多数这类患者都有不同形式的尿道分支，因此存在无功能的尿道。尽管射精管大多是完整的，但通常移位形成耻骨前瘘管，这些解剖畸形对精液的产生造成影响，因此大多数患者不能正常生育。由于这些原因，尿道再造对这些患者可能并无必要，仅仅再造阴茎体即可，这相比那些有正常功能的阴茎再造要简单得多。关于膀胱外翻的患者阴茎再造的选择和特点，本章将进一步介绍。

性别发育异常（原名"雌雄同体"）

雌雄同体，如今的常规名称应为性别发育异常（disorders of sexual development，DSD）[10]。DSD 并不是本章介绍的内容，因此本章仅简要介绍外生殖器两性化及 Müllerian 管衍生结构缺损的情况。

46XX 性别发育异常：女性男性化

最常见的是先天性肾上腺皮质增生（congenital adrenal hyperplasia，CAH），由于皮质醇合成缺陷，女性雄激素过度分泌。这导致女性外生殖器男性化，包括泌尿生殖窦形成（泌尿生殖道合并），阴唇阴囊融合以及阴蒂肥大。需要手术分离泌尿生殖道，将尿道和阴道分别开口于会阴，保留神经支配的阴蒂缩小，以及重建阴唇。尽管手术时机仍存在争议，但大多数医生认为应早期修复。

46XY 性别发育异常：男性女性化

病因包括睾酮合成缺陷，部分雄激素受体不敏感等。这类患者的症状包括不同程度的尿道下裂、阴茎阴囊转位以及隐睾。应早期手术，手术包括尿道下裂修复，阴茎阴囊转位矫正和睾丸固定术。

46XY/46XX 性别发育异常

包括各种程度的外生殖器发育不良，外观可能表现为男性，也可能为女性，或者性腺发育障碍。明确了性别后就可以进行重建，但有时性别并不容易明确，因此需要多学科合作以指导诊断和治疗。

外生殖器发育异常

这些异常包括阴茎发育不良无生育能力，严重的阴茎阴囊转位且阴茎严重发育不良，Mayer-Rokitansky-Kuster-Hauser 病且缺乏 Müllerian 管衍生物如阴道、子宫，泄殖腔外翻，小阴茎以及其他外生殖器发育异常单染色体和性腺正常的患者。所有这些患者都需要阴茎再造。

隐匿阴茎

隐匿阴茎可发生于儿童，也可发生于成人，是指阴茎大小正常但隐藏于阴茎周围皮下脂肪内（图 13.10）。

在儿童中，阴茎周围脂肪堆积往往是由于男性化不足。在青春期，阴部脂肪垫（类似女性耻骨上脂肪垫）异常可能与全身性肥胖有关，这种情况与小阴茎不同。在成人中，这一问题基本与肥胖和耻骨、阴囊以及耻骨周围组织松垂有关，这在矫正隐匿阴茎时需同时处理。成人可以使用脂肪抽吸和脂肪切除术，但禁止对儿童使用脂肪切除术，因为随着青春期发育，耻骨前脂肪通常会减少。治疗要点是要将阴茎自纤维化的肉膜组织中释放出来[11,12]，手术方法有很多种，但关键步骤包括保留皮肤不轻易切除，松解所有肉膜组织以及松解后的阴茎要有充足的皮肤覆盖（图 13.11）[13]。

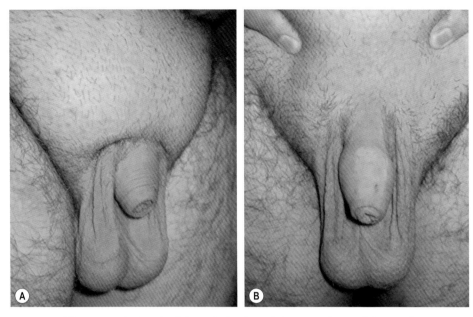

图 13.10 隐匿阴茎,牵拉阴茎周围和耻骨上脂肪可发现阴茎大小正常

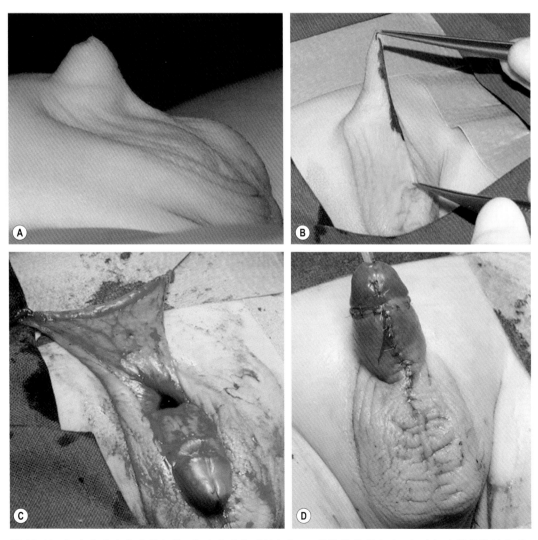

图 13.11 (A)典型儿童隐匿阴茎。(B)皮肤采用纵行切口,并尽量保留皮肤。(C)切除纤维化的肉膜,松解阴茎,且保留有充足的皮肤。(D)术后阴茎大小正常

严重阴茎发育不良的重建选择

严重阴茎发育不良目前仍缺乏明确的定义,一般认为阴茎没有足够的长度和功能以完成性交就是阴茎严重发育不良。这意味着必须是青春期后且患者有性要求才有必要进行治疗。这些畸形包括无阴茎或阴茎严重短小无生育功能,原发性阴茎短小(新生儿阴茎牵拉长度 <2.5cm),46XY性别发育异常和膀胱外翻。这些畸形对年轻人的心理和性功能都造成严重影响,因此需要手术重建。

尽管前臂桡侧皮瓣(radial forearm flap,RFF)(下文会详细介绍)仍被视为阴茎再造的金标准,但穿支皮瓣的发展使这类患者的手术有了更多的选择,穿支皮瓣的优点是供区畸形减轻,皮瓣活动范围增加,且可同时转移不同组织。带蒂股前外侧(anterolateral thigh,ALT)皮瓣已被证明是有效的阴茎成形术替代术式,特别是对于先天性阴茎发育不良的患者。这一皮瓣以来自股动脉的股外侧动脉降支的皮肤穿支为蒂。

对于这类阴茎严重发育不良的患者,ALT皮瓣优于前臂皮瓣,其优点包括以下几点(图 13.12):

■ 皮瓣带蒂转移(蒂足够长)避免了吻合血管的过程,降低了手术难度,减少了手术时间。

■ 避免了前臂的供区瘢痕,而大腿的瘢痕容易隐藏。

■ 以前在骨盆、腹股沟和下腹部的修复手术(如膀胱外翻)可能破坏局部解剖和血管,导致显微血管吻合更加困难。

■ 这类患者的皮下脂肪比两性畸形(生物学上为女性)更薄,易于卷管同时形成尿道和阴茎,实际上,许多膀胱外翻的患者是通过尿液分流(如阑尾膀胱造口术)排尿,同时射精管开口于腹侧,阴囊上方即可,因此不需要尿道重建。

■ 最重要的是在再造的阴茎根部保留有用的腺体、阴茎体和海绵体组织,这有助于保留性刺激及快感(图 13.9C)。如有可能,找出阴茎背侧神经并与皮瓣的皮神经吻合;如果找不到阴茎背侧皮神经,则将股外侧皮神经与腹股沟神经吻合。

术前最好进行三维血管 CT 扫描,以了解穿支血管的准确信息并预测皮下脂肪的厚度。

儿童时期是否可行阴茎再造仍存在争论,儿童阴茎再

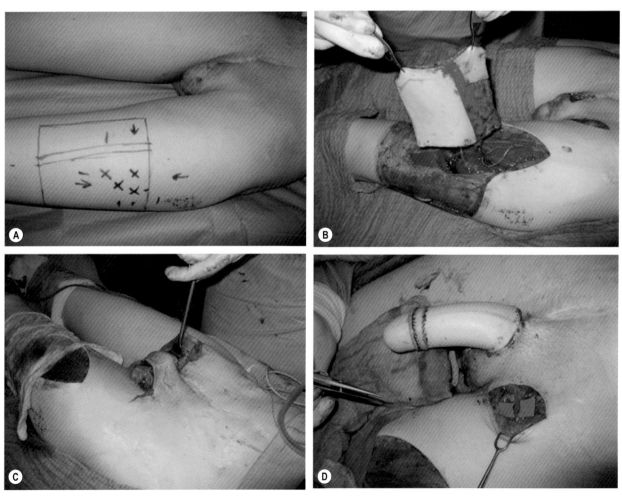

图 13.12　带蒂股前外侧皮瓣阴茎再造,使用双套管技术(只适用于体型较瘦的"无阴茎男童",脂肪较少且须修薄)。并没有真正再造尿道,因为患者已接受尿路造口术。(A)术前视图。(B)皮瓣剥离。(C)皮瓣经股直肌隧道转移至会阴。(D)缝合切口并吻合神经(腹股沟神经与股外侧皮神经吻合)

造与成人相似,只是随着青春期的发育,由于阴茎是由躯体组织(直线生长)再造替代外生殖器组织(更类似于指数生长),因此在青春期,其生长率在时间上和数量上均不同[14]。因此必须仔细预测其生长率,设计的阴茎应比同年龄组阴茎更大且更长[15]。

另一个问题是置入阴茎假体的时机,应在 18 岁后,这时患者无论心理还是生理上都已经准备成熟。

儿童期手术的另一个问题是缺乏足够的交流,尽管医生与患儿的关注点往往是相同的,但缺乏对其一生,甚至是一代人的长期随访以评价治疗的效果。

最后,大部分患者都需要长期的心理治疗。以解决外生殖器缺失、手术创伤、性功能不足以及瘢痕等问题。这些问题往往导致要求再次手术,以获得更好的效果。

显然,这些经受了多年手术折磨的孩子更需要的是来自父母和家庭的帮助。

外伤性外生殖器缺损

外伤性外生殖器缺损并不常见,但修复有其特殊之处,修复计划应根据病因、损伤范围和解剖探查的结果制订。第一,由于外生殖器受到良好的保护,因此外生殖器损伤通常表明有严重的合并伤甚至是致命的损伤,抢救生命应优先于任何修复手术。然而外生殖器修复应是优先考虑的手术,仅次于手、眼睑和唇的修复。第二,美学应是外生殖器修复最优先考虑的,外生殖器外观对于创伤后自信心的恢复仍非常重要,对一个人毫无意义的事情可能就是另一个人一辈子耿耿于怀的事情,外生殖器美学应与其他部位(如面部、鼻、乳房)的美学同样重要。第三,外生殖器部位比较特殊,修复后并不会出现瘢痕挛缩,可能是因为正常男性每夜有 5~8 次勃起,牵拉了阴茎上的瘢痕或皮片,因而抑制了移植皮肤或瘢痕的挛缩。

修复方法的选择

皮片移植

烧伤、撕脱伤、感染和坏疽会导致皮肤缺损,治疗原则是彻底切除坏死组织并早期植皮,可以得到良好的修复效果。如果创面污染较重或有感染,应彻底清除坏死组织,创面先用异体皮覆盖,或创面外用负压引流,待创面干净后再植皮。

最好使用厚的中厚皮片,皮片应移植于柔软、平坦的创面,打包加压包扎,或者使用特殊的 Cavi-Care 柱状包扎(图13.13),避免血肿或血清肿。手术成功的要点包括创面血运丰富、止血彻底、控制勃起、控制感染以及充分的制动。

供区最好靠近外生殖部位,有足够大的面积,且易于隐藏。理想的皮片厚度至少在 0.018~0.02 英寸(约 0.46~0.51mm),且有足够大的面积能覆盖全部的阴茎或阴囊。皮片应环形覆盖阴茎体,缝线留于阴茎腹侧。原则上缝合部位并不会回缩(原因同上),但最好同时做 Z 成形术以减少挛缩的风险。然后皮片与周围皮肤缝合,下方以可吸收线与下方的 Buck 筋膜、鞘膜缝合固定。有报道认为,在这一特殊部位,使用组织密封胶能够提高皮片的固定和成活率。

术后早期阶段,卧床对于减少皮片移动非常重要,硝酸戊脂和安定对于控制术后早期阴茎勃起都有作用。然而,一旦皮片成活,所有患者都应促进勃起、按摩、刺激,对抗皮片回缩。

阴茎体部位不能使用网状皮片。有一种所谓的"反向网状皮片"(非扩展或被称为 1∶1 网状皮片)可以应用,由V1 为载体制成(Humeca Ltd,Enschede,the Netherlands;图13.14),仅仅在皮肤上穿孔而没有延展性,这些孔利于渗出液引流,因此皮片能更好地成活,且没有网眼瘢痕以及不够美观等长期问题。这种非延展的网状皮片同样是复杂的分期尿道再早的首选皮片[16,17]。McAninch[18] 报道了使用(并未广泛应用)网状皮片进行阴囊再造。在这一部位网状皮片能够产生不错的外观效果,但其却达不到皮片或 1∶1 穿孔皮片的功能。

全厚皮片也可以用于外生殖器修复,但主要用于小面积缺损。特别是用于冠状沟修复,这常见于女变男易性手术(见下节;图 13.24F)。

阴囊修复遵循同样的修复原则。当不能进行一期缝合时,中厚皮片移植是最好的选择,注意要有良好确切的固定。在这以前应把睾丸固定于符合解剖要求的部位。同上,由于这一部位不平整且呈凹形,同样可以使用非延展网状皮片,同时,网状皮片还可以产生类似阴囊皱褶的效果(见下文;图 13.18)。

口腔黏膜通常用于尿道修复。其同样可用于龟头修复,阴茎部分切除术后(外伤或肿瘤),残存的海绵体可能仍有足够的长度完成性交。然而阴茎完全由皮肤覆盖是其没有正常外观,对这些患者可以松解悬韧带以延长海绵体,尖端可以口腔黏膜移植,可以产生类似龟头的效果(图 13.15)。

外生殖器皮瓣修复

对于小的阴茎缺损,基于阴部外浅血管系统设计的皮瓣可以用于阴茎体和前尿道的修复[19,20]。基于下腹部和耻骨区血管为蒂的阴茎近侧皮瓣虽可行,但很少用于外生殖器修复。

阴囊皮瓣在外生殖器的修复方面的应用有限,但用于半侧阴囊修复的情况除外。尽管阴囊血管丰富,且双侧以及阴茎间有交通支,但由于其皮肤质硬且不够光滑,因此并不适用于阴茎修复。有报道沿阴囊中隔设计的阴囊纵隔皮瓣可用于近侧尿道的修复[21]。然而,由于阴囊有毛发生长,因此设计皮瓣前可能需要脱毛处理。这一皮瓣以阴囊后动脉为蒂,因此难以大范围移动。而且,即使成功解剖、掀起及转移皮瓣,也是阴茎阴囊连在一起,因此对于近端尿道修复,口腔黏膜游离移植是更好的选择[22]。

大的缺损往往阴茎阴囊都存在缺损,如 Fournier 坏疽,组织扩张技术并不适用于此区域,特别是 Fournier 坏疽,由于存在感染以及手术要分期进行,更不适合组织扩张。除了

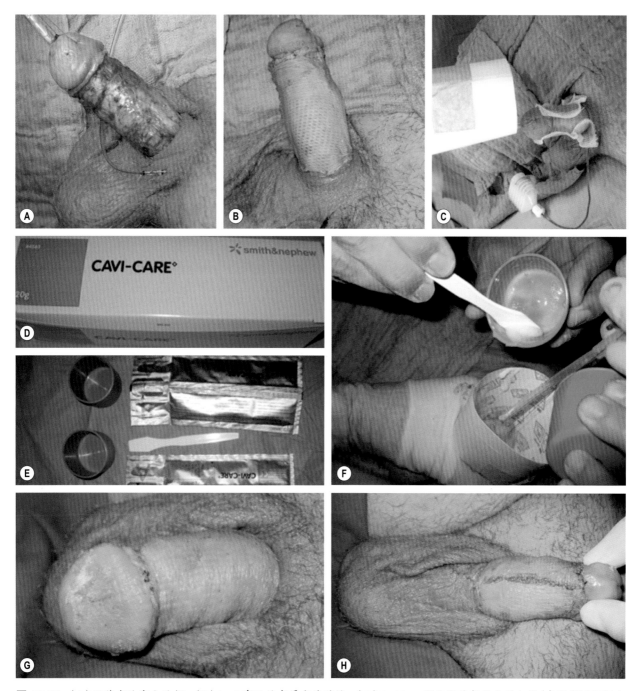

图 13.13 （A）阴茎皮肤完全缺损。（B）1：1 穿孔的中厚皮片移植。（C）CaviCare 用于阴茎部植皮的包扎（在阴茎周围倒出形成柱状），保持一周。（D~F）CaviCare 用于阴茎部植皮的包扎（在阴茎周围倒出形成柱状），保持 1 周。（G，H）术后移植皮片完全成活

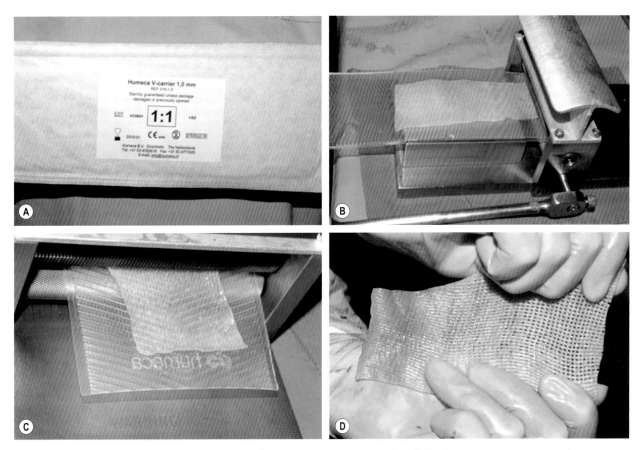

图 13.14　"反向网状皮片"或 1：1 穿孔皮片，可以用 V1 网状载体获得。（Humeca，the Netherlands）

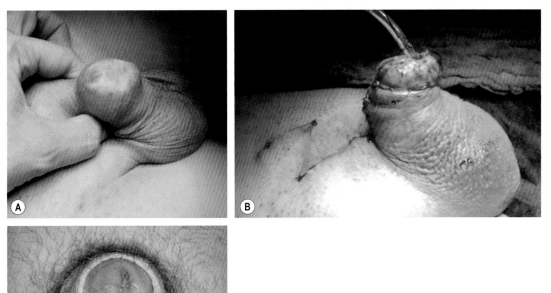

图 13.15　（A）棘细胞上皮瘤，阴茎部分切除术后，显示残存海绵体仍有足够的长度完成性交。（B）松解浅悬韧带，阴茎延长术后，远端使用口腔黏膜游离移植。（C）口腔黏膜再造龟头术后

阴囊皮瓣,往往还需用到肌瓣/肌皮瓣、筋膜皮瓣以及穿支皮瓣等。目前,股薄肌瓣不再是会阴修复的主要选择,但这一肌瓣仍然有用,如覆盖尿道吻合口、覆盖骨盆部骨质外露、防止骨髓炎、清创后填充会阴,以及在放射损伤后改善会阴血运等[23]。

会阴旁筋膜皮瓣也可以使用,如旋髂浅动脉皮瓣[24]、旋髂深动脉皮瓣(通常带髂骨)[25]、腹壁浅动脉皮瓣[26]、双蒂的腹股沟皮瓣[27]、股内侧皮瓣[28]、股前外侧皮瓣[29]和阴股沟皮瓣[30,31]等,但这些皮瓣的使用往往受到一定限制。如腹股沟皮瓣,以来源于股动脉的旋髂浅动脉为蒂,但这一动脉的起源、走行和粗细等变异较大,往往需要延迟,或先滑动到内侧,二期再转移至会阴部,因此,腹股沟皮瓣一般不能用于外生殖器缺损一期修复。

大腿内侧皮瓣可以以下方的会阴动脉为蒂,也可以以上方的阴部外动脉和股深动脉的分支为蒂,以下方为蒂的皮瓣有多种命名,如新加坡皮瓣[30]、阴股沟皮瓣[32]等。这一皮瓣最初是用于修复膀胱阴道瘘,皮瓣位于阴囊和大腿内侧之间的皱褶部位,向前可延伸到腹股沟内侧区,皮瓣大多用于阴道再造,膀胱阴道瘘和阴道直肠瘘的修补,也可用于男性外生殖器或尿道的修复[31]。

臀后大腿皮瓣[33,34]也属于筋膜皮瓣,这一皮瓣以臀后动脉的下升支为蒂,但目前,大多改用臀下动脉的穿支为蒂或 IGAP 皮瓣[35]。另外,还有很多以阴部外动脉穿支为蒂的皮瓣(即所谓的"莲花瓣样皮瓣"),也可用于会阴区修复,但大多用于女性[36]。

当前最流行的肌皮瓣,如纵行以及横行腹直肌肌皮瓣(以腹壁下深动脉为蒂)[37]、股薄肌肌皮瓣[38]、股直肌肌瓣[39]和阔筋膜张肌肌皮瓣[40]等,也可用于泌尿生殖系统的修复,但在男性外生殖器的修复中应用并不多。

然而,这些皮瓣血运可靠,是外伤、感染、癌症以及合并其他疾病的外生殖器损伤修复的重要选择,对于这类患者,这些皮瓣往往是唯一可供选择的皮瓣,而且这些患者可能耐受不了复杂的显微外科手术,这些皮瓣就成为外生殖器修复唯一的希望,虽然不是最佳选择。

在过去 10 年,肌皮瓣已越来越多地被穿支皮瓣取代,有报道腹壁下深动脉穿支皮瓣(皮瓣可以纵行,也可以横行)已用于阴茎再造。目前,带蒂股前外侧皮瓣已成为会阴区和男性外生殖器再造的首选皮瓣[41],关于这一皮瓣的使用,在本章开始部分已有描述。带蒂 ALT 皮瓣也可以用于阴囊修复(图 13.16)。

显微外科外生殖器修复

外生殖器再植

显微外科技术和游离组织移植代表了修复手术的最高技术,1977 年,显微镜开始用于阴茎吻接,分别由 Cohen 等[42]和 Tamai 等[43]首次报道。然而,阴茎的首次成功吻接要远远早于显微技术的应用,1929 年,Ehrich[44]首次报道了阴茎吻接成功,它将撕裂的海绵体对接,仅仅吻合了海绵体及其覆盖的白膜,这么做偶尔可能成功,但通常情况下都会出现如皮肤、龟头坏死、感觉丧失、勃起和排泄功能丧失等问题[45]。

阴茎再植与其他断肢再植类似,阴茎首先用盐水纱布包裹,并放入塑料袋内,然后放入冰袋或冰水中(即"袋套袋"技术)。由于阴茎离断伤通常是自残,因此,手术前要求心理医生治疗非常重要。麻醉后,在显微镜下检查阴茎近端和远端创面,简单清创后,缝合固定尿道和海绵体白膜。

再血管化通过使用显微镜、显微外科器械、9-0 尼龙线及 10-0 尼龙线吻合背深动脉,背深静脉和背浅静脉来完成。10-0 尼龙线和 11-0 尼龙线吻合多条神经。然后缝合肉膜和皮肤,完成吻接。耻骨上膀胱穿刺造瘘 2~3 周,患者卧床休息并保持室内温暖的环境。

理想的阴茎再植患者,是阴茎锋利切割伤,创面干净且远端已冷冻保存的患者(图 13.17)。

睾丸再植也有报道,但对损伤原因要求较高,需锋利的切割伤,因睾丸、生精管和输精管周围的动静脉管壁都非常薄[46,47]。然而,大多数睾丸切割伤都是撕裂伤或挫裂伤,因此无法回植。在临床上,唯一有足够粗细管径的是睾丸动脉及其伴行静脉。

还有两条动脉参与睾丸血供,一条是输精管动脉,起源于膀胱下动脉,供应附睾;另一条是提睾肌动脉,起源于腹壁下动脉,供应提睾肌和其他精索结构。这两条动脉都非常细小,往往难以找到。

睾丸再植前需注意 5 个因素。一是需了解睾丸的 3 个血供来源。二是需寻找静脉,静脉的回流对成功再植也非常重要。三是需要在 4~6 小时内再植。四是吻合输精管并保持其通畅。再植后的睾丸可能没有生精功能,即使有功能,生成的精子数量也通常太少而没有生育能力。五是吻接后需进行心理治疗(特别是自残的患者)。充分考虑以上因素,可以得到良好的手术效果,吻接的睾丸还可以分泌睾酮。如没有以上条件,则可以简单置入睾丸假体并注射激素治疗。

显微外科阴茎再造

阴茎再造将在下文深入介绍。

阴茎移植

目前为止,只有两例报道的阴茎移植案例。第一例在初步的成功过后,患者选择了将移植物去除,因为他和他的妻子无法忍受拥有其他男人的阴茎[48]。

南非的一位 21 岁男性在 2014 年 12 月进行了第二例移植手术。2015 年 3 月进行的随访表明,患者生活情况良好并能正常勃起[49-51]。

阴茎移植存在一些争议,到目前为止,移植只作为自体组织修复失败后的最后选择[52-54]。

特殊重建适应证

Fournier 病

Fournier 在 1883 年首先报道了阴茎阴囊的爆发性坏疽,症状包括:①年轻男性发病,发病突然;②进展迅速;③特发性疾病。如今,会阴及外生殖器部位的坏死性筋膜炎,无论是否由于感染造成,都被称为 Fournier 病[55]。

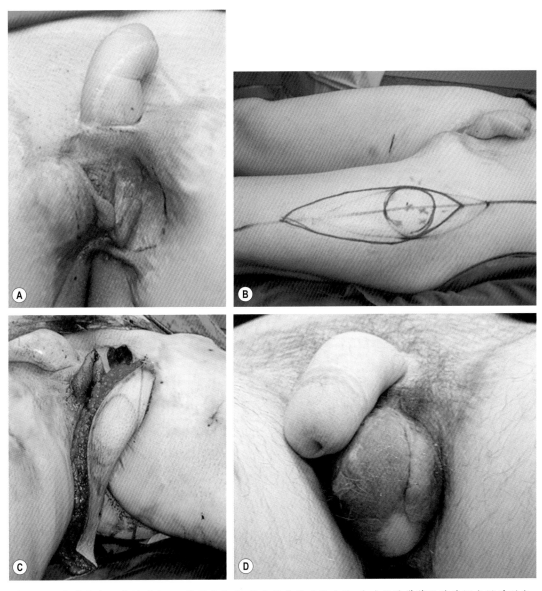

图 13.16 （A）女变男易性手术，阴茎再造术后，缺少阴囊再造的皮肤。（B）设计带蒂股前外侧皮瓣并剥离。（C）股前外侧皮瓣转移至耻骨区。（D）术后结果

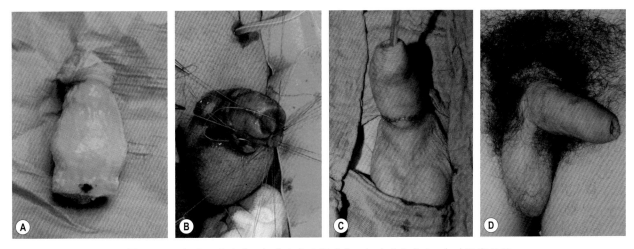

图 13.17 （A）阴茎自残。（B）准备显微吻合。（C）吻合术后。（D）远期效果

Fournier 病很少见，但一旦确诊，则需紧急处理。约 95% 的患者可以找到病因，常见的感染原因包括：泌尿生殖道疾病和外伤（肾脓肿）；尿道结石；尿道狭窄；阴茎假体置入造成的医源性尿道损伤；直结肠炎（化脓性阑尾炎）；结肠癌；憩室炎；直肠周围、腹膜后以及膈下脓肿；会阴外伤[56]。

一些全身性疾病也与 Fournier 病有关，且影响其预后：糖尿病、酗酒、吸烟（多于每天 1 包）、人体免疫缺陷病毒感染和获得性免疫缺陷综合征、白血病。Fournier 病是一多细菌感染的坏死性筋膜炎，细菌培养常可见革兰氏阳性菌、革兰氏阴性菌和产气荚膜梭菌厌氧菌。感染起始通常是周围的蜂窝织炎，当感染累及深筋膜时，感染部位开始出现肿胀、红斑、触痛，全身症状有疼痛、发热以及全身中毒症状。阴囊肿胀，出现捻发音，进展迅速，迅速出现黑紫区并发展成坏疽。尿路症状有排尿困难、尿道分泌物和射精困难。如出现精神症状、呼吸急迫、心动过速、高热或体温不升，则应考虑革兰氏阴性菌脓毒血症。

早期诊断非常重要，早期区别坏死性筋膜炎和单纯性蜂窝织炎比较困难，因为两者症状，如疼痛、肿胀、红斑等均相似。但如存在全身中毒症状，且明显与局部症状轻重不符，则应引起警惕。

一旦确诊，手术清创前应静脉输注广谱抗生素，细菌培养结果出来后，根据药敏结果调整用药。但无论培养结果如何，都应持续使用抗厌氧菌抗生素，因为厌氧菌通常较难培养。急诊手术清创是最重要的治疗，清创应广泛、彻底清除所有坏死组织，直至正常创缘。

一些学者推荐同时进行高压氧治疗，以加速创面的愈合，减轻坏疽的扩散，特别是产气荚膜梭菌感染的病例。另外，外用清创材料（如创面负压治疗）也可以促进肉芽生长，减少细菌定植。

大多数患者需要手术清除阴茎、睾丸周围的肉芽组织，松解瘢痕粘连，阴茎周围中厚皮片移植，阴囊、会阴和大腿根部使用非延展性网状中厚皮片移植（图 13.18），很少使用皮瓣修复。

Fournier 病死亡率约为 7%~75%，平均 20%，糖尿病、酗酒患者死亡率更高，结直肠来源的感染死亡率也很高，因为这类患者常常因症状隐蔽而延误诊断，且播散范围更广泛。减少死亡率，最重要的是早期诊断、使用广谱抗生素以及彻底清创。

阴茎癌

过去，阴茎癌治疗包括局部切除甚至根治，通常如果阴茎癌累及包皮和阴茎皮肤，可以做包皮环切治疗，近年来，表浅的阴茎癌累及龟头可以做激光切除，阴茎癌累及龟头，常规的治疗是阴茎部分切除术，如累及深部组织，需做阴茎次全或全切除术。近来认为阴茎癌累及龟头海绵体组织可以做龟头切除术，也就是说并不需要切除阴茎海绵体，这样重建手术就变得简单，仅仅重建远端即可，通常简单的远端植皮就可获得理想的功能和美观效果，口腔黏膜移植可以获得外观接近自然的龟头（图 13.15）。

其他治疗方法包括 Mohs 手术。在 Mohs 手术中，阴茎被按次序切除，直至各个方面切缘都正常为止，创面待其自行愈合或植皮修复。

阴茎部分切除的患者，需修复其缺损部分，可以使用局部皮瓣或显微外科皮瓣修复以延长阴茎，后期置入假体支撑，这种方法既缺乏美观，功能也不佳，不如切除残余的阴茎表浅组织，保留海绵体，将海绵体置于皮瓣的基底，行全阴茎再造，效果更好。对于阴茎全切的患者，需观察 1 年，确定没有复发，可以使用显微外科皮瓣进行阴茎再造（图 13.19）。

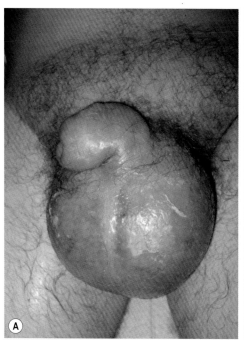
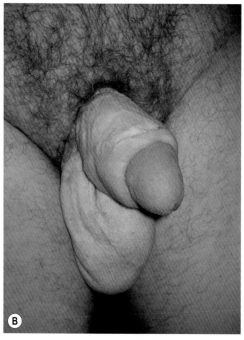

图 13.18　Fournier 坏疽。（A）清创前。（B）植皮术后

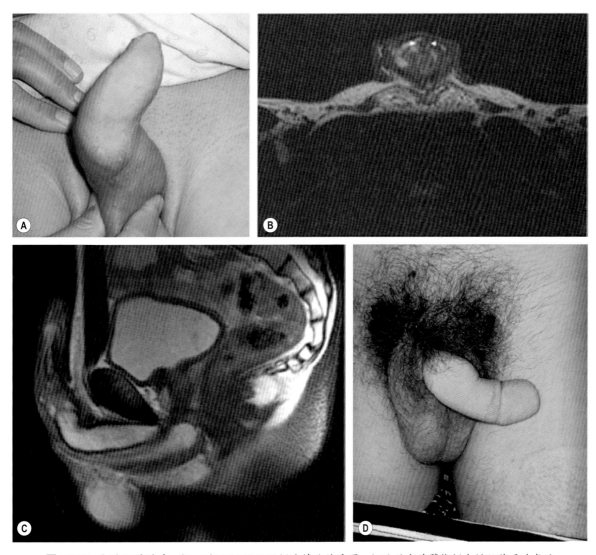

图 13.19 （A）阴茎肿瘤。（B,C）MRI 显示两侧海绵体均受累。（D）游离前臂桡侧皮瓣阴茎再造术后

对于做广泛淋巴结清扫的患者，需考虑受区血管的选择，对这类患者，应做血管造影，寻找腹壁下深血管、前腹股沟血管以及腹股沟区的静脉。对于需要阴茎再造的患者，应全面考虑，在性血管插管灌注化疗时，选择使用主动手血管，保留被动手血管用以用于显微皮瓣阴茎再造，这些需肿瘤医生和整形医生充分协商，确定治疗方案。

女变男易性手术中男性外生殖器再造

女变男易性手术中，男性外生殖器的再造要远比正常阴茎再造复杂，因为涉及重建尿道，切除阴道并同时再造阴囊。

阴道切除，再造固有尿道和阴囊

首先由泌尿科医生行切除手术，整形外科医生切取皮瓣。患者取膀胱截石位，下垫软垫以避免腓神经损伤和骨筋膜隔室综合征。在耻骨前区做罗马水管样切口，并寻找血管（图 13.20A）。分离阴蒂悬韧带以获得足够的腔隙。

首先在尿道和阴道间隙进行利多卡因-肾上腺素浸润，以利于剥离并减少出血。切除阴道口，并小心地将尿道外括约肌从阴道黏膜下剥离，用 4 把蚊氏钳夹住阴道黏膜防止回缩（图 13.20B），阴道后壁和直肠之间可以钝性剥离，然后剥离阴道前壁和膀胱之间，这一区域通常不能钝性剥离，需用电刀剥离。最后剥离外侧，用电刀将肛提肌自阴道侧壁剥离，电刀可减少出血，一直剥离到子宫切除形成的瘢痕为止。左右侧壁均剥离后，阴道即可切除，开始准备尿道再造。

首先置入 18 号导尿管，并在阴蒂缝置牵引线，尿道外口和阴蒂间的黏膜将用于固有尿道的重建（图 13.20C），标记切口线（最少 2.5cm 宽）并将尿道板从小阴唇上剥离，然后从尿道外口开始缝合形成尿道，注意包括尿道口周围的尿道旁腺开口，可吸收线连续缝合形成尿道，远端保留斜行开口已与阴茎体尿道吻合（图 13.21A）。剥离阴蒂包皮，显露阴蒂体及阴蒂头，找出阴蒂背侧神经（1 点或 11 点位置），以用于

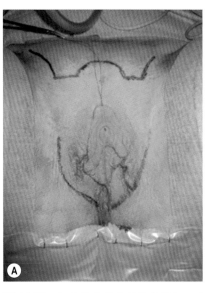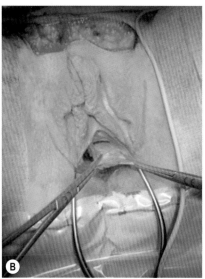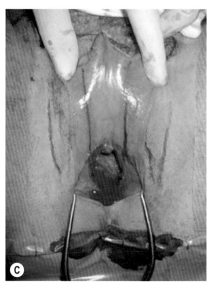

图 13.20 （A）耻前区和阴唇区的切口设计。（B）切除阴道外口并行阴道切除。（C）尿道外口和阴蒂之间设计尿道板切口线

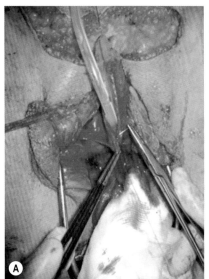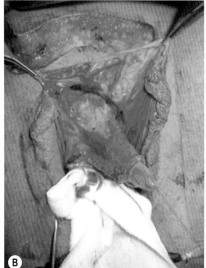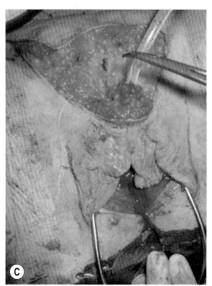

图 13.21 （A）尿道板卷管形成固有尿道。（B）剥离阴蒂体部包皮。（C）经皮下隧道将阴蒂和固有尿道转移至耻骨前区

吻合,阴蒂及尿道经皮下隧道转移至耻骨前区并以可吸收线缝合固定于耻骨联合（图 13.21C）。

　　然后进行阴囊再造,半圆状切开大阴唇后缘（图 13.20A 和图 13.22B）,剥离皮下脂肪以形成 2 个皮瓣（图 13.22C）,表浅的会阴肌肉就会显露,于固有尿道周围缝合这些肌肉,以封闭会阴浅间隙（图 13.22A）,减少臀部的外展及屈曲,以利于皮下组织的缝合,将大阴唇皮瓣向前旋转 180°,固定于阴蒂包皮下方（图 13.22A）,这样就可在两腿间形成阴囊,可吸收线分别缝合阴囊和会阴皮肤（图 13.22）。

　　吻合固有尿道和阴茎体部尿道,固有尿道远端的斜行口易于吻合,可吸收线缝合 12~16 针即可,为防止尿瘘,建议只缝合黏膜下层。术后需行耻骨上膀胱穿刺造瘘。

阴蒂阴茎成形术

　　阴蒂阴茎成形术,使用（肥大的）阴蒂再造小阴茎,类似于矫正阴茎下弯畸形和严重尿道下裂。Eicher[57]将这称为"阴茎样阴蒂"。在阴蒂阴茎成形术中,将阴蒂提起,并将阴蒂悬韧带自耻骨上剥离,可以使阴蒂延长,将胚胎期尿道板自阴蒂下剥离,以使阴蒂进一步延长并可勃起[58-61]。然后将尿道前移至新阴茎头部,这与阴茎再造中重建水平部尿道类似。同时用大阴唇皮瓣行阴囊重建,并切除阴道。

　　术前应告知女变男患者,这类手术后可能无法实现站立排尿,也可能无法性交（图 13.23）。

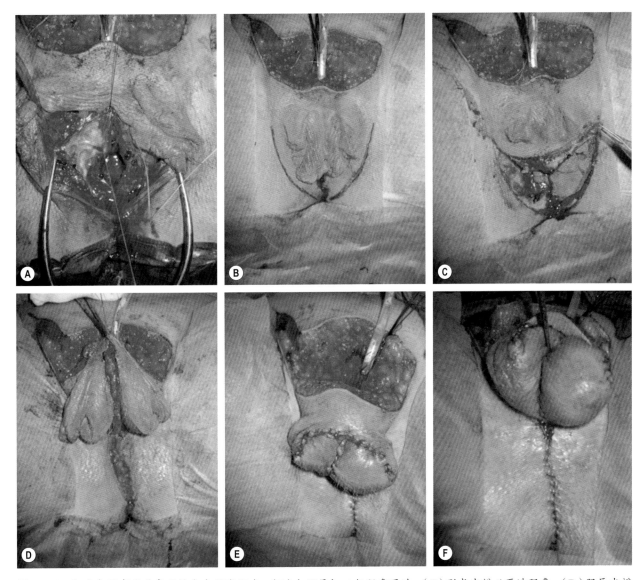

图 13.22 （A）在固有尿道表面缝合会阴浅肌肉。（B）大阴唇切口行阴囊再造。（C）形成皮瓣以再造阴囊。（D）阴唇皮瓣向前旋转 180°。（E,F）缝合皮肤,术后效果

阴蒂阴茎成形术最大的优点是没有供区瘢痕且保留了勃起功能。另一优点是费用较阴茎再造低得多。并发症包括尿道梗阻和/或尿瘘。

后期也可以再进行常规阴茎再造（如 RFF）,且手术并发症和手术时间均可大大减少。

全阴茎再造

阴茎整形（phalloplasty）一词由 Sprengler 于 1858 年首先提出,Sprengler 修复了一阴茎撕脱伤患者[62]。Bogoras 首次报道了全阴茎再造,他称之为“全阴茎整形[63]”,他首次使用单一腹部皮管再造阴茎,这一技术后来逐渐被其他医生使用,以后,phalloplasty 一词就逐渐被用于阴茎再造。

二战后,一些顶级外科医生开始对阴茎再造感兴趣。1948 年,McIndoe[64]改进了腹部皮管技术,使用皮瓣内植皮来重建尿道,Maltz[65]和 Gillies、Millard[66]使用肋软骨作为

支撑物,并推广了这一技术,Gillies 首次将这一技术用于易性手术。斯坦福[61,67]的团队改进了手术方法,他们使用脐下皮瓣加预制皮肤形成尿道,这一方法减少了手术次数。

Snyder 使用单蒂脐下皮瓣,内层预制皮肤,将其用于易性手术阴茎再造[68,69]。Hester 对一位两性畸形的患者使用腹壁下浅动脉为蒂的皮瓣行一期阴茎再造[70],1972 年,McGregor 报道了使用阴股沟皮瓣阴茎再造[24],Hoopes[71]认为阴股沟皮瓣可改进阴茎再造手术。Orticochea[38]使用股薄肌肌皮瓣,分五期行阴茎再造,他认为这一方法在功能和外观上都取得了满意的效果。Norfolk 的团队同样使用单侧股薄肌肌皮瓣阴茎再造[39]。有时也使用联合皮瓣,Exner[72]将一假体置入腹直肌肌皮瓣内再造,并使用双侧阴股沟皮瓣覆盖再造的阴茎。

当显微外科开始在外生殖器重建中应用后,整形外科医生开始探索外生殖血供,并希望扩大显微外科在外生殖器重建中的应用。Song 等[74]报道了 RFF,Chang 和 Hwang[73]

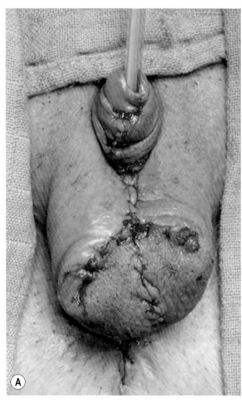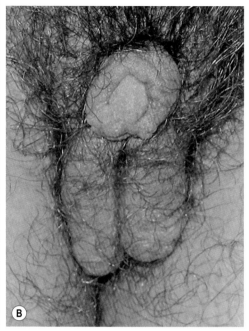

图 13.23　阴蒂阴茎成形术。（A）术后即刻。（B）远期效果

提出了使用 RFF 同时再造尿道和阴茎的"管中管"设计。

有大量其他游离皮瓣用于阴茎再造，包括足背动脉皮瓣[29]、三角肌肌皮瓣[75]、臂外侧皮瓣[76]、腓骨皮瓣[77]、阔筋膜张肌肌皮瓣[40]、股前外侧皮瓣[78]及腹壁下动脉穿支皮瓣[79]。虽然有众多阴茎再造方法，但却没有理想的再造方法，这些皮瓣大多为个案报道或少量案例，时至今日，中国皮瓣（或被称为前臂桡侧皮瓣）在文献报道中仍然是最常使用的游离皮瓣（>90%）[80]，因此被认为是阴茎再造的金标准。

前臂桡侧皮瓣：手术方法与远期效果（视频 13.1）

Monstrey 等近来发表了前臂桡侧皮瓣阴茎再造唯一大样本（287 例）长期随访的报道[79]，他们报道了在大约 300 例患者中使用的手术方法，并阐明了这种方法与理想阴茎再造的一致程度。

技术

会阴区首先由泌尿科医生进行手术，同时整形外科医生切取前臂皮瓣。暂不断蒂，先按"管中管"方法分别形成尿道和阴茎体，远端形成一小的皮瓣，并结合植皮再造龟头（图 13.24A~F）。

会阴区准备好后，患者改仰卧位，前臂皮瓣转移至耻骨区（图 13.24G，H），桡动脉与股动脉以端侧方式吻合，头静脉与大隐静脉吻合，或者可将股动脉的一条侧支以端端方式吻合。前臂神经中一条与髂腹股沟神经吻合，以恢复感觉，另一条前臂神经与阴蒂背侧神经吻合，以恢复性感觉。阴蒂通常剥离出来并包埋于阴茎内，这样可以保持性交时的性刺激。

在这一组病例的前 50 名患者中，前臂使用阴股沟区全厚皮片修复，以后的病例使用大腿前内侧中厚皮片修复。

所有患者术后均行耻骨上膀胱穿刺造瘘，术后卧床 1 周，术后 1 周去除经尿道导尿管，同时夹闭耻骨上造瘘管，开始训练排尿，前几天可能难以成功。拔出造瘘管前，应行经膀胱尿道造影，平均住院日为 2.5 周。

2~3 个月后，感觉恢复前可以在龟头处行文身治疗，6 个月后可以置入睾丸假体，但通常与阴茎假体置入同时进行。做这些手术之前，阴茎头部感觉必须恢复，这至少需要 1 年时间。

理想的阴茎再造目标

Hage 和 De Graaf 提出了达到理想的阴茎再造的挑战，包括：①一期手术再造；②美观；③触觉和性感觉均敏感；④再造尿道功能完整，可站立排尿；⑤并发症最少；⑥供区损伤小；⑦阴囊外观自然；⑧有足够的软组织覆盖，以置入假体。那么，RFF 阴茎再造能达到什么效果？

一期再造

学界既往认为，全阴茎再造不可能同时置入假体，Monstrey 等试图减少手术次数，他们早期使用一期手术，包括同时进行乳房切除和生殖器的切除再造[71]。后期，他们则采用了分期手术，先进行乳房切除，并同时行子宫和卵巢切除。

分次手术的原因是手术时间太长（>8 小时）、失血过多且手术风险增加[81]。而且，乳房切除也并不是一个简单、可快速完成的手术。

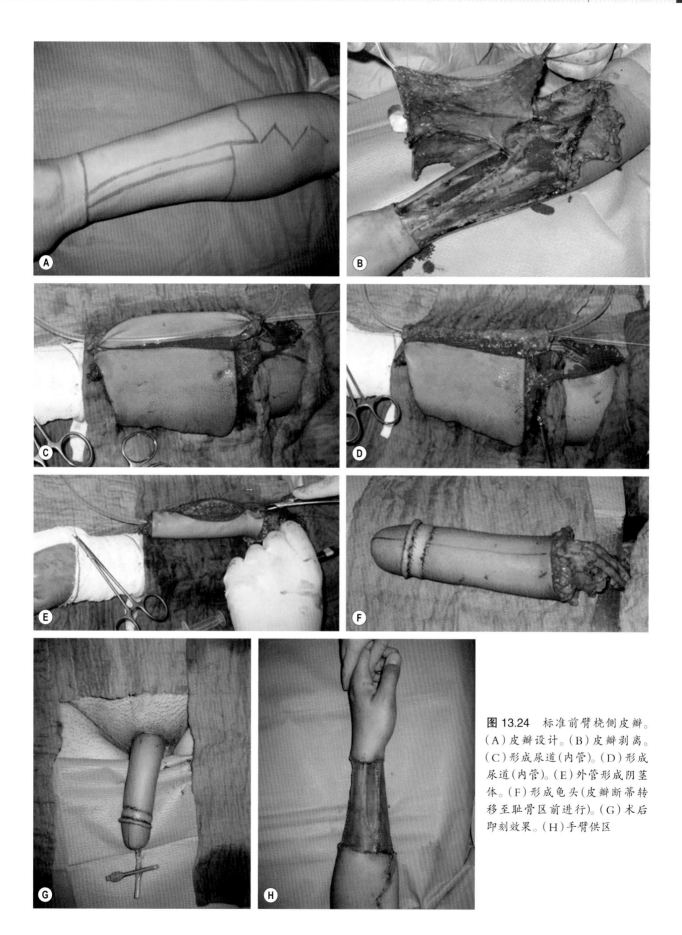

图 13.24　标准前臂桡侧皮瓣。(A)皮瓣设计。(B)皮瓣剥离。(C)形成尿道(内管)。(D)形成尿道(内管)。(E)外管形成阴茎体。(F)形成龟头(皮瓣断蒂转移至耻骨区前进行)。(G)术后即刻效果。(H)手臂供区

再造阴茎外观自然

再造阴茎的外观可逐步改善,RFF 有如下优点:皮瓣较薄且适应性好,再造阴茎大小适宜;皮瓣易于解剖,血运可靠,远端同期再造龟头也比较安全。最后一个优点是主观感受,即术后患者可以与其他人一起洗浴、蒸桑拿,这可以被视为外观理想的标志(图 13.25)。

RFF 的潜在美学缺点是需要置入支撑假体,且远期可能会缩小。

触觉和性感觉

在所有阴茎再造所使用的皮瓣中,RFF 感觉最好[82,83]。Monstrey 等[79]将一条前臂神经与髂腹股沟神经吻合,以恢复感觉,另一条前臂神经与一条阴蒂背侧神经吻合,阴蒂埋入再造阴茎内。以后对阴茎的刺激可同时刺激阴蒂。

1 年后,所有患者阴茎的触觉均恢复,这是置入支撑假体的必需条件[82]。

术后关于性和身体健康的长期随访,超过 80% 患者性满意度提高,且达到高潮更加容易(女变男易性手术患者达 100%)[84]。

站立排尿

对于男性以及女变男易性手术患者,站立排尿最为重要[85]。然而,由于尿道方面的并发症,如尿瘘、狭窄、梗阻和尿道毛发等在阴茎再造手术中的发生率非常高,最高可达 80%[34],因此,部分医生在重建手术中不再再造完整的尿道[76,78]。

Monstrey 等[79]报道的 RFF 阴茎再造中,尿道并发症发生率 41%(119/287),但大多数早期尿瘘能自行愈合,且最终所有患者都可以经再造阴茎排尿。目前仍不清楚再造尿道——16cm 长的皮管——对膀胱功能的长期影响,因此对所有患者进行长期尿路随访非常必要[86]。

最少并发症

阴茎再造的并发症包括常规并发症,如切口愈合不良;罕见并发症,如肺栓塞(尽管有通过激素、肝素、弹力袜预防)。阴道切除通常操作困难且术后易出血,但在 Monstrey 等的手术中,没有严重的术后出血[81]。早期有 2 位患者出

现小腿神经嵌压症状,但自从将截石位手术时间控制在 2 小时内,没再出现这种并发症。除了尿瘘和/或尿道狭窄,前臂桡侧皮瓣阴茎再造的并发症大多与组织游离移植有关。在 Monstrey 等的手术中,皮瓣完全坏死的发生率很低(<1%,2/287),血管重新吻合率稍高(12%,或 34/287)。7.3% 的患者出现表皮脱落或皮瓣部分坏死。这在吸烟、皮瓣较大以及二次吻合的患者发生率较高。

由于吸烟是严重的危险因素,目前,许多显微外科医生和易性手术医生均要求患者戒烟 1 年以上才可以手术。

无功能丧失及供区最小瘢痕

前臂桡侧皮瓣的主要缺点一直是前臂上的不美观的供区瘢痕(图 13.26),Selvaggi 等[87]对 125 例桡骨前臂骨缺损成形术进行了长期随访研究,以评估这类大型前臂皮瓣移植后功能丧失和美观受损的程度。供区的损伤增加是意料之中的,但早期和晚期并发症的发生率与文献报道的用于头颈部重建的较小皮瓣的发生率没有差异。研究未发现重大或长期问题(如功能限制、神经损伤、慢性疼痛/水肿或冷不耐)。最后,关于供体部位的美学效果,他们发现患者非常接受供体部位的瘢痕,认为这是创造阴茎的一个值得的交换。筋膜上皮瓣剥离、全层植皮以及真皮替代物的使用均可改善前臂瘢痕。

正常阴囊

对于女变男患者,需再造阴囊。从胚胎发育角度,大阴唇与阴囊类似,以前都将大阴唇中间缝合,内部填入假体来再造阴囊,或者利用 V-Y 技术将阴囊前移,这样再造的阴囊不够美观自然,容易让人联想起女性外生殖器。2009 年,Selvaggi 报道了一新的阴囊再造术,结合 V-Y 技术和阴囊皮瓣的 90° 旋转,可以将阴唇皮肤向前转位(图 13.27),这一方法再造的阴囊美观自然,接近正常男性外观,并发症很少且易于置入睾丸假体,这使越来越多的人选择使用此方法[88]。

性交

前臂桡侧皮瓣阴茎再造,需置入勃起假体,以能够完成性交。以前,人们曾试图植入骨或软骨为支撑,但远期效果并不理想。坚硬的和半坚硬的假体皮肤穿破率很高,因此作

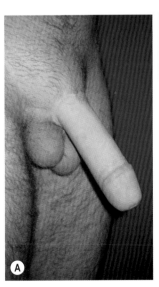 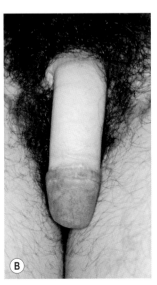 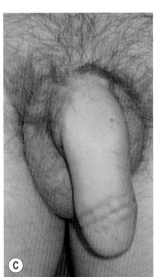

图 13.25 (A~C)前臂桡侧皮瓣阴茎再造远期效果

者从不使用。Hoebeke 等对阴茎再造的患者,只使用为阳痿患者设计的水压系统[89]。近期在对大量患者长期随访研究表明,130 例患者中 44% 需再次手术,主要是因为移位、装置失效或感染。而超过 80% 的患者能够完成正常性交[79]。另一项研究表明,置入假体的患者比不置入的患者,更能达到其性预期(图 13.28)[90]。

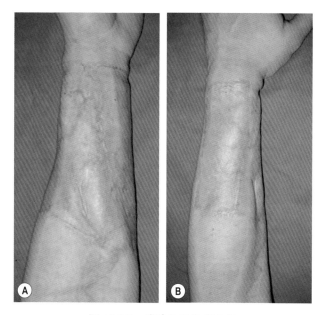

图 13.26 前臂供区远期效果

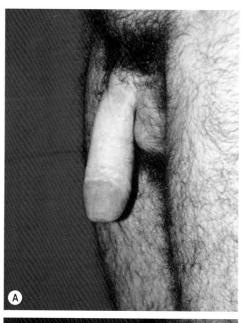

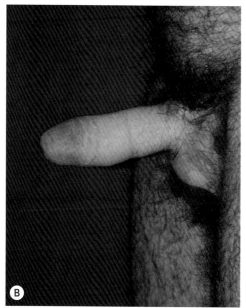

图 13.28 (A,B)置入勃起假体后

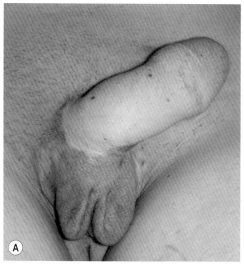

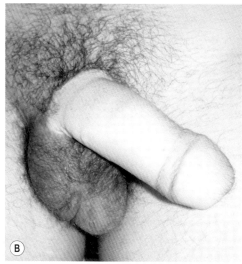

图 13.27 (A,B)利用 2 个转位皮瓣再造阴囊侧面观,置入假体前和置入假体后

对于这类假体的主要担忧是其使用寿命,因为这些装置主要是为阳痿患者设计的,这些患者大多年纪较大且性能力下降,而女变男患者大多年轻且性能力旺盛。

目前出现了一些穿破率较低的新型半坚硬设备,成为阴茎成形术后假体置入的选择之一。

结论

作者认为,前臂桡侧皮瓣是一种非常可靠的阴茎再造技术,通常分两期再造,再造阴茎外观自然,可站立排尿且能获得满意的性体验。

这一技术的主要缺点是相对较高的尿瘘发生率、前臂瘢痕以及远期尿道方面可能的并发症。

其他阴茎再造技术

穿支皮瓣

穿支皮瓣被认为是组织移植的最终形式,供区畸形已经减少到很轻的程度,血管蒂部很长,可以使皮瓣有更大的移动度或更易于吻合。目前,最常用于阴茎再造的穿支皮瓣是 ALT 皮瓣,既可游离移植[91],也可带蒂转移[41,92],以避免皮瓣显微移植所带来的问题(见上文)。

带蒂的 ALT 阴茎重建皮瓣是最好的选择,因为阴茎包皮皮瓣不需要任何微血管吻合,可以像 RFF 那样经过神经移植,其供区的病损局限于供区需要皮片移植的部位,并且更容易隐藏。

准确的患者选择是必须的。该技术的候选患者需满足以下条件:

- 在大腿外侧做小于 2cm 的夹捏试验
- 不希望前臂有瘢痕
- 能接受大腿上的瘢痕
- Allen 测试显示尺动脉供血不足
- 在血管 CT(或 MRI)上有足够的,可能的肌间隔穿支

作者通常在术前进行 CT 扫描,以选择最佳的一侧切除 ALT 皮瓣[93]。选择最末端穿支动脉,并在穿支位于其近缘处画皮瓣(图 13.29A),以便获得蒂长度以无张力转移到耻骨区。首先行近端切口,分离股外侧皮神经的两个感觉分支进行感觉连接(图 13.29D)。然后根据外科医生的喜好进行内侧或

外侧切口,并进行筋膜上剥离,直到确定穿支动脉。一旦穿支剥离完成,皮瓣向四周分离(图 13.29E)。在大多数情况下,在股直肌下面建立隧道便足够,随后在皮下建立隧道下到腹股沟。两条隧道应尽可能宽。如果需要额外的长度,蒂部可以通过牺牲股直肌的血管分支更近端解剖,也可以在缝匠肌下挖隧道,为了减少短蒂的情况,将充当吊索并导致蒂部受压。一旦皮瓣被隧道化,蒂部被检查(图 13.29F),皮瓣被包裹在重建的尿道周围(见下文)并成形。由于 ALT 与 RFF 的血管化不同,应在术后 10 天进行冠状动脉成形术。

ALT 皮瓣的主要缺点在于,除非患者非常瘦,否则管中管技术不能用于尿道重建。

尿道也可以利用在 ALT 上预制中厚皮片来再造。植皮区至少需要 5cm 宽以获得足够的尿道宽度,防止尿道狭窄。然而这样再造的尿道皮肤质量不如皮瓣,相对于 RFF 管中管技术,其尿道并发症非常高(狭窄、尿瘘)。但如果患者不是过胖,皮瓣经修薄后,再造阴茎的外观接近甚至优于 RFF 阴茎再造。

为了克服这一问题,ALT 可以单独使用而不进行尿道重建,也可以结合二次尿道内管皮瓣。然而,迄今为止,除了一个病例系列和少数病例报告外,没有关于该技术的广泛报道[94-98]。作者已经用 ALT 皮瓣进行了 80 多例阴茎部成形术(未发表的数据),由于站立时排尿的能力是阴茎部成形术的基本要求,作者已经研究了一种有效的尿道重建技术。作者将研究所有可能的替代方案。

尿道的制作使 ALT 皮瓣重建阴茎的过程更加复杂,尤其是在女性跨男患者中,而在大多数膀胱外露患者中,尿道不被需要,因为他们都有尿路改道。

如前所述,类似于传统 RFF 阴茎成形术的管中管技术

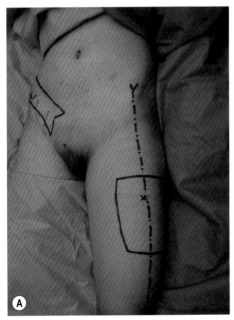
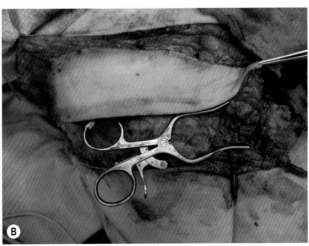

图 13.29 (A)股前外侧/旋髂浅动脉穿支阴茎成形术术前图。ALT 基于血管造影 CT 进行设计。SCIAP 皮瓣在 ALT 的对侧设计,末端呈 V 形,以补偿固定部与阴茎尿道交界处的瘢痕回缩。(B)位于椎弓根剥离末端的 SCIAP 皮瓣(左侧为外侧,鱼钩位于尾部)。绿色背景位于 SCIAP(外侧)和浅静脉(内侧)下方。总有一条浅静脉引流 SCIAP 的皮肤,只有当它不影响皮瓣旋转时才保留

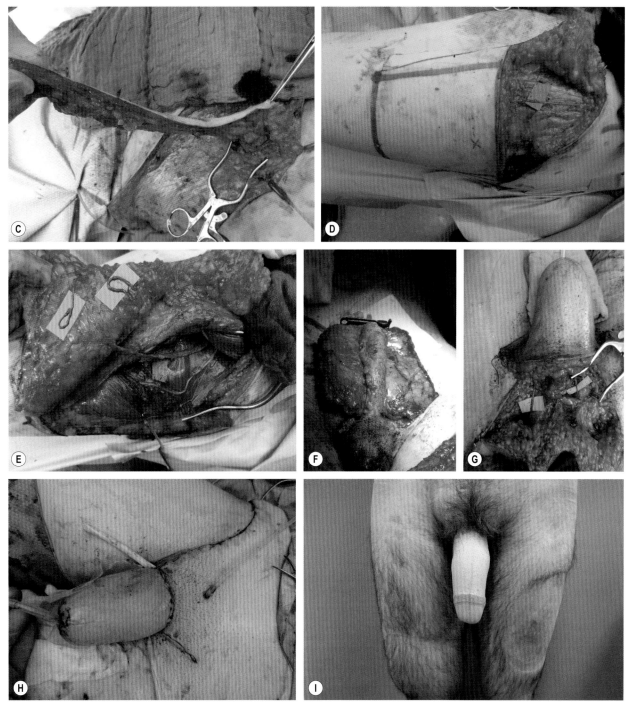

图 13.29（续）（C）被抬高的 SCIAP 皮瓣尾部图显示皮瓣可以有多薄。在抬高后皮瓣的尖端和边缘可以进一步修整。拥有如此薄的尿道皮瓣对于尿道重建非常重要，特别是对于女变男易性患者，其 ALT 通常比生物学上的男性厚。（D）一旦患者恢复仰卧位，就开始提取 ALT 皮瓣。在此之前，将带管的 SCIAP 皮瓣缝合到尿道固定部，并用湿纱布包裹，同时主要关闭供区。分离 ALT 皮瓣（右侧为颅侧，顶部为内侧，膝关节位于左侧）始于近端切口并确定股外侧皮神经的两个分支。（E）同图 13.29D。皮瓣向内侧辐射。蒂部剥离完成。牵引器分离股直肌和股外侧肌。两者之间的血管蒂以绿色为背景。在该病例中，穿支在肌肉内部走行一小段距离。在鱼钩和牵引器之间划分了少量的肌纤维，以便蒂转移。在其旁边和内侧，可以看到完整的股外侧肌运动神经。两个绿色的背景放在皮瓣的下表面，感觉神经在其上方。（F）尾侧图显示隧道穿刺后和插管前的 ALT 皮瓣（顶部为颅骨，右侧为患者身体左侧）。ALT 在阴部皮肤上；其下表面可见，上面有管状的 SCIAP。此时，ALT 将被缝合在 SCIAP 周围。应避免任何不适当的张力，并预期术后水肿的发生。任何张力都有可能损害襟翼。如有疑问，可在阴茎腹侧（不太明显）的 ATL 边缘之间放置中厚皮片移植物。（G）重建阴茎的鸟瞰图（左为头侧，上为右侧）神经覆盖是正确估计长度的最后一步，因为神经残端越短，再生越快。两个绿色的背景在被覆盖的神经下方，上面的一个被覆盖在右阴蒂背神经上，下面的一个被覆盖在髂-腹股沟神经上。（H）皮瓣缝合前后都必须检查，必须避免任何对蒂部的不适当的张力或压迫。图中所示的粉红色皮瓣填充速度稍快，但这类皮瓣在带蒂穿支皮瓣中极为常见，不应引起过度关注。（I~K）勃起假体置入后 1 年的效果。正面、侧面、3/4 视图。显示最终结果，左大腿皮瓣供区，右大腿皮肤移植供区，以及右腹股沟上勉强可见的 SCIAP 皮瓣供区瘢痕

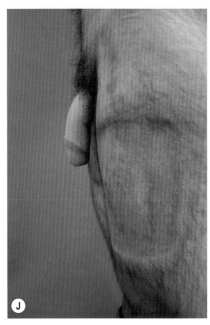
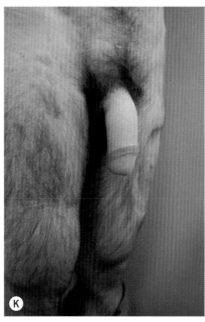
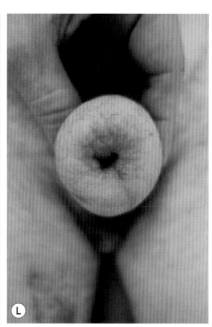

图 13.29（续）（L）阴茎顶端正面视图。外尿路保持通畅，可以有效排尿

也可以在带蒂 ALT 皮瓣的情况下进行，但只适用于非常瘦的个体。然而，在大多数情况下，由于皮下脂肪太厚，必须选择另一种技术来构建内尿道。

对于内层的尿道而言，使用有血运的组织非常必要，因此，内层皮管也可以用另一个皮瓣来形成。有人试图利用以腹壁下深血管为蒂，携带腹直肌后鞘的带蒂会阴皮瓣来再造尿道[99]，但效果并不理想[41,100]，内层的会阴皮瓣非常容易纤维化，导致永久性管腔闭合[100]。

另一个方法是用带蒂阴股沟皮瓣作为内管，皮瓣旋转180°，近端经隧道转移至耻骨区，供区可直接缝合，由于皮瓣较厚，其与 ALT 直接使用管中管技有相同的缺点。

最终，作者发现了目前的标准技术：带蒂旋髂浅（动脉）穿支（SCI（A）P）可以作为超薄带蒂皮瓣切除。这种皮瓣已被用于为双侧全阴茎重建，但其主要缺点是没有感觉，因此不可能安全地佩戴勃起假体[101]。SCIAP 允许合并两个带蒂的穿支皮瓣（图 13.29A），可感觉的 ALT 和 SCIAP，而且没有延长 SCIAP 皮瓣手术时间，因为可在截石位同时进行（图 13.29B，C）。然后将患者摆在仰卧位，SCIAP 被缝合为了获得延长的尿道，获取并转移 ALT（图 13.29D~H）。如今，除非双侧腹股沟有瘢痕，否则是作者首选的尿道重建术来联合ALT 阴茎成形术（图 13.29I~L）。

最后，内管也可以使用一个窄的 RFF，该皮瓣薄且血运丰富（图 13.30）。这一结合（带蒂 ALT+ 游离 RFAF）结果与单用 RFF 阴茎再造类似，如尿道并发症方面等，外观更加美观。前臂瘢痕较小且位于前臂内侧（图 13.30），该瘢痕易于隐藏，大多数女变男患者都能接受。而大腿瘢痕虽然明显，但并不是问题，其比前臂瘢痕更易于隐藏且更能被患者接受，因为前臂瘢痕有时会被认为是接受阴茎再造的标志。显然，这个过程变得更加复杂，因为它结合了两个皮瓣，而且其中一个是游离微血管皮瓣。

腓骨与肌肉皮瓣

有数篇文献报道使用以腓动静脉为蒂的腓骨皮瓣阴茎再造[102-103]，切取一段腓骨，并利用其穿支携带小腿外侧的皮岛再造阴茎。优点是不需置入假体，缺点是皮瓣感觉差，由于皮肤可沿腓骨滑动，导致阴茎远端变细突出，同时，阴茎始终处于勃起状态也影响生活。

其他技术也采用带神经的肌肉皮瓣，如游离背阔肌[104]和双侧带蒂股薄肌肌皮瓣[105]。这两种技术都能使阴茎收缩，这是从股薄肌开始的，需要背阔肌的神经再生。然而，皮肤感觉没有恢复，如需重建尿道，则需要多阶段技术。尚无文献报道这些肌肉皮瓣有保护皮肤的敏感性，也无报道称肌肉瓣能保持阴茎假体。Vesely[104] 报道称，42% 的患者能够进行性交是因为肌肉收缩使阴茎在性交过程中变硬和移动。

结论

多学科合作的重要性

性别改变，特别是易性手术，需要不同外科医生的紧密合作。在阴茎再造中，整形外科、泌尿外科和妇产科医生的合作至关重要[106]。阴茎再造主要由整形修复外科医生完成，但对于接受手术的患者而言，以后最重要的是泌尿外科医生，因为涉及尿道的并发症很高，特别是尿瘘、尿道梗阻等。泌尿科医生同样参与固有尿道的重建，由泌尿科医生置入阴茎和/或睾丸假体并随访可能是最好的选择，泌尿科医生同样参与后遗症的处理，如结石形成等。而且，将女性膀胱连接一根长皮管（再造尿道），其对排尿的影响，这些都需泌尿科医生进行终生患者随访。

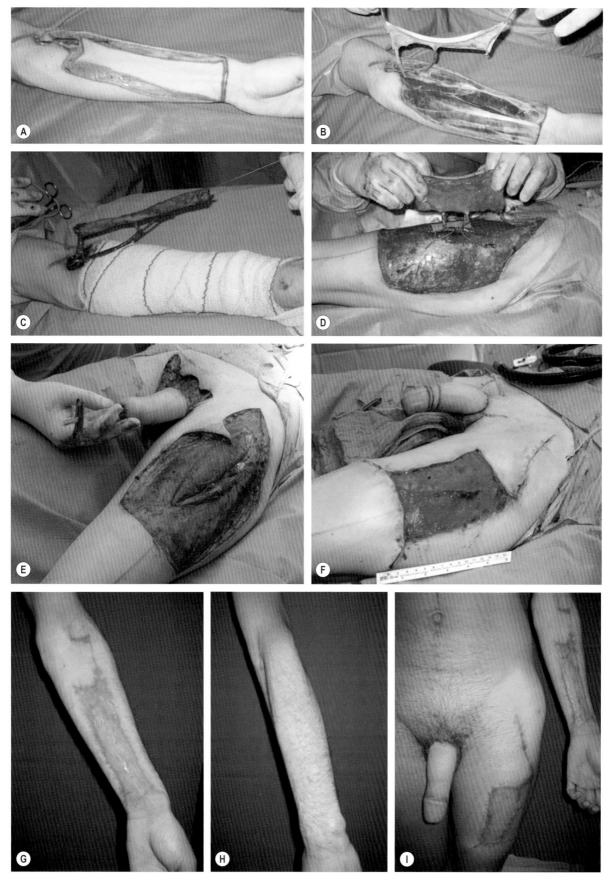

图 13.30　（A，B）剥离一个狭窄、游离、带血管前臂皮瓣用于尿道。（C）尿道前臂桡侧皮瓣可转移至耻骨区。（D）分离大腿前外侧皮瓣用于包裹尿道。（E）前臂桡侧皮瓣尿道及大腿前外侧皮瓣包置于阴部。（F）冠成形术和供区移植后。（G~I）术后 3 个月，前臂内侧瘢痕并不明显，而大腿瘢痕穿短裤就可以遮盖

因此，易性手术团队必须清楚，整形外科医生和泌尿科医生的紧密合作，是取得理想效果的不可或缺的条件。同样，外科医生需把这些特殊的患者托付给经验丰富的护理人员，以在未来对他们进行更好的护理。

参考文献

1. Quartey JK. Microcirculation of penile and scrotal skin. *Atlas Urol Clin North Am.* 1997;5:1.
2. Jordan GH, Gilbert DA. Male genital trauma. *Clin Plast Surg.* 1988;15:405.
3. Jordan GH, Stack RS. General concepts concerning the use of genital skin islands for anterior urethral reconstruction. *Atlas Urol Clin North Am.* 1997;5:23–44.
4. Hinman F Jr. Anatomy of the external genitalia. In: Ehrlich RM, Alter GJ, eds. *Reconstructive and Plastic Surgery of the External Genitalia.* Philadelphia: WB Saunders; 1999 [Ch. 2].
5. Muecke EC. Exstrophy, epispadias and other anomalies of the bladder. In: Harrison JH, Gittes RF, Perlmutter AD, et al., eds. *Campbell's Urology.* Vol. 2. 4th ed. Philadelphia: WB Saunders; 1979:1443–1468.
6. Mitchell ME, Bägli DJ. Complete penile disassembly for epispadias repair: the Mitchell technique. *J Urol.* 1996;155(1):300–304. *The authors present their technique for epispadias repair in the context of a case series. Phallic disassembly into the urethral plate and bilateral hemicorporeal glandular bodies are the basis for their reconstruction.*
7. Perovic S, Scepanovic D, Sremcevic D, et al. Epispadias surgery Belgrade experience. *Br J Urol.* 1992;70:647.
8. Dewan PA. Umbilical transposition in neonates with bladder exstrophy. *Br J Urol.* 1995;76(6):797–799.
9. Feyaerts A, Mure PY, Jules JA, et al. Umbilical reconstruction in patients with exstrophy: the kangaroo pouch technique. *J Urol.* 2001;165(6 Pt 1):2026–2028.
10. Lee PA, Houk CP, Ahmed SF, et al. Consensus statement on management of intersex disorders. International Consensus Conference on Intersex. *Pediatrics.* 2006;118(2):e488–e500. *This paper represents the responses of 50 international experts to a series of literature-based questions. Topics ranging from diagnosis to medical and surgical management, as well as the important role of psychosocial support, are discussed.*
11. Boemers TM, De Jong TP. The surgical correction of buried penis: a new technique. *J Urol.* 1995;154(2 Pt 1):550–552.
12. Frenkls TL, Agarwal S, Caldamone AA. Results of a simplified technique for buried penis repair. *J Urol.* 2004;171(2 Pt 1):826–828.
13. Spinoit AF, De Prycker S, Groen LA, et al. New surgical technique for the treatment of buried penis: results and comparison with a traditional technique in 75 patients. *Urol Int.* 2013;91(2):134–139.
14. Schonfeld W, Beebe GW. Normal growth and variation in the male genitalia from birth to maturity. *J Urol.* 1942;48:759.
15. Gilbert D, Jordan G, Devine C Jr, et al. Phallic construction in prepubertal and teenage boys. *J Urol.* 1993;149:1521.
16. Schreiter F, Noll F. Mesh graft urethroplasty. *World J Urol.* 1987;5:41.
17. Schreiter F, Noll F. Mesh graft urethroplasty using split-thickness skin graft for foreskin. *J Urol.* 1989;142:1223.
18. McAninch JW. Management of genital skin loss. *Urol Clin North Am.* 1989;16:387.
19. Jordan GH. Reconstruction of the fossa navicularis. *J Urol.* 1987;138:102.
20. Jordan GH, Gilbert DA, Devine CJ Jr. Penile reconstruction following Mohs' micrographic surgery. Presented at the American Urological Association 86th Annual Meeting, Toronto, Ontario, June 3, 1991.
21. Blandy JP, Singh M, Tresidder GC. Urethroplasty by scrotal flap for long urethral strictures. *Br J Urol.* 1968;40:261.
22. Burger RA, Muller SC, el-Damanhoury H, et al. The buccal mucosal graft for urethral reconstruction: a preliminary report. *J Urol.* 1992;147:662.
23. McCraw JB, Arnold PG, eds. *Atlas of Muscle and Musculocutaneous Flaps.* Norfolk, VA: Hampton Press; 1986:389–421.
24. McGregor IA, Jackson IT. The groin flap. *Br J Plast Surg.* 1972;25:3.
25. Sun G, Huang J. One-stage reconstruction of the penis with composite iliac crest and lateral groin skin flap. *Ann Plast Surg.* 1985;15:519.
26. Sun GC, Zhong AG, He W, et al. Reconstruction of the external genitals and repair of skin defects of the perineal region using three types of lateral groin flap. *Ann Plast Surg.* 1990;24:328.
27. Akoz T, Kargi E. Phalloplasty in female-to-male transsexual using a double pedicle composite groin flap. *Ann Plast Surg.* 2002;48:423.
28. Ustuner TE, Mutaf M, Sensoz O. Anteromedial thigh: a source for phallic reconstruction. *Ann Plast Surg.* 1994;32:426.
29. Cheng KX, Hwang WY, Eid AE, et al. Analysis of 136 cases of reconstructed penis using various methods. *Plast Reconstr Surg.* 1995;95(6):1070–1080.
30. Woods JE, Alter G, Meland B, et al. Experience with vaginal reconstruction utilizing the modified 'Singapore' flap. *Plast Reconstr Surg.* 1992;90:270.
31. Monstrey S, Blondeel P, VanLanduyt K, et al. The versatility of the pudendal thigh fasciocutaneous flap used as an island flap. *Plast Reconstr Surg.* 2001;107:19.
32. Martius H, McCall J, Bolster KA, eds. *Operative Gynecology.* Boston: Little, Brown; 1956.
33. Hurwitz DJ, Swartz WM, Mathes SJ. The gluteal thigh flap: a reliable, sensate flap for the closure of buttock and perineal wounds. *Plast Reconstr Surg.* 1981;68:521. *The authors describe the results of anatomic dissections detailing the gluteal thigh flap's neurovascular morphology. A case series demonstrating the clinical utility of the flap is also presented.*
34. Walton RL, Hurwitz DJ, Bunkis J. Gluteal thigh flap for reconstruction of perineal defects. In: Strauch B, Vasconez LO, Hall-Findlay EJ, eds. *Grabb's Encyclopedia of Flaps.* 2nd ed. Philadelphia: Lippincott-Raven; 1998:1499.
35. Levine JL, Miller Q, Vasile J, et al. Simultaneous bilateral breast reconstruction with in-the-crease inferior gluteal artery perforator flaps. *Ann Plast Surg.* 2009;63(3):249–254.
36. Yii NW, Niranjan NS. Lotus petal flaps in vulvo-vaginal reconstruction. *Br J Plast Surg.* 1996;49(8):547–554.
37. Gilbert DA, Horton CE, Terzis JK, et al. New concepts in phallic reconstruction. *Ann Plast Surg.* 1987;18:128–136.
38. Orticochea M. A new method of total reconstruction of the penis. *Br J Plast Surg.* 1972;25:347–366.
39. Horton CE, McCraw JB, Devine CJ, et al. Secondary reconstruction of the genital area. *Urol Clin North Am.* 1977;4:133–141.
40. Santanelli F, Scuderi N. Neophalloplasty in female-to-male transsexuals with the island tensor fasciae latae flap. *Plast Reconstr Surg.* 2000;105:1990.
41. Ceulemans P. The pedicled anterolateral thigh (ALT) perforator flap: a new technique for phallic reconstruction. XIX Biennial Symposium of the Harry Benjamin International Gender Dysphoria (HBIGDA) Association, Bologna/Italy, April 2005.
42. Cohen BE, May JW, Daly JS, et al. Successful clinical replantation of an amputated penis by microneurovascular repair. *Plast Reconstr Surg.* 1977;59:276.
43. Tamai S, Nakamura Y, Motomiya Y. Microsurgical replantation of a completely amputated penis and scrotum. *Plast Reconstr Surg.* 1977;60:287.
44. Ehrich WS. Two unusual penile injuries. *J Urol.* 1929;21:239.
45. Jordan GH. Initial management and reconstruction of male amputation injuries. In: McAninch JW, ed. *Traumatic and Reconstructive Urology.* Philadelphia: WB Saunders; 1996:673–681.
46. Janecka IP, Romas NA. Microvascular free transfer of the human testes. *Plast Reconstr Surg.* 1979;63:42.
47. Martinis FG, Nagler HM. Testicular autotransplantation. *Atlas Urol Clin North Am.* 1996;4:95.
48. Hu W, Lu J, Zhang L, et al. A preliminary report of penile transplantation. *Eur Urol.* 2006;50(4):851–853.
49. Netto J. Doctors claim first successful penis transplant. *CNN.* March 13, 2015. [Online] Available from: <http://edition.cnn.com/2015/03/13/health/penis-transplant-south-africa/>.
50. Associated Press. Penis transplant successfully performed in South Africa. *CBC News.* March 13, 2015. [Online] Available from: <http://www.cbc.ca/news/health/penis-transplant-successfully-performed-in-south-africa-1.2993991>.
51. Gallagher J. South Africans perform first 'successful' penis transplant. *BBC News.* March 13, 2015. [Online] Available from: <http://www.bbc.co.uk/news/health-31876219>.
52. Dubernard J-M. Penile transplantation? *Eur Urol.* 2006;50(4):664–665.
53. Hoebeke P. Re: Weilie Hu, Jun Lu, Lichao Zhang, et al. A preliminary report of penile transplantation. *Eur Urol.* 2006;50:851–853. *Eur Urol.* 2007;51(4):1146–1147.
54. Zhang LC, Zhao YB, Hu WL. Ethical issues in penile transplantation. *Asian J Androl.* 2010;12(6):795–800.
55. Eke N. Fournier's gangrene: a review of 1726 cases. *Br J Surg.* 2000;87:718. *This is a meta-analysis of Fournier's gangrene publications*

from 1950–99. The authors investigate trends in diagnosis and management and conclude that while precise definitions vary, treatment is based on clinical presentation.

56. Vick R, Carson C. Fournier's Disease. *Urol Clin North Am.* 1999;26:841.

57. Eicher W. Surgical treatment of female-to-male transsexuals. In: Eicher W, ed. *Plastic Surgery in the Sexually Handicapped.* Berlin: Springer; 1989:106–112.

58. Perovic SV, Djordjevic ML. Metoidioplasty: a variant of phalloplasty in female transsexuals. *BJU Int.* 2003;92(9):981–985.

59. Hage JJ, van Turnhout AA. Long-term outcome of metaoidioplasty in 70 female-to-male transsexuals. *Ann Plast Surg.* 2006;57(3): 312–316.

60. Duckett JW Jr. Transverse preputial island flap technique for repair of severe hypospadias. *Urol Clin North Am.* 1980;7(2):423–430.

61. Laub DR, Eicher W, Laub DR II, et al. Penis construction in female-to-male transsexuals. In: Eicher W, ed. *Plastic Surgery in the Sexually Handicapped.* Berlin: Springer; 1989:113–128.

62. Biemer E. Bedeutung und fortschritte der chirurgischen geslechtsumwandlung. *Münch Med Wochenschr.* 1988;130:480–482.

63. Bogoras N. Über die volle plastische wiederherstellung eines zum koitus fähigen penis (peniplastica totalis). *Zentralbl Chir.* 1936;22:1271–1276.

64. McIndoe A. Deformities of the male urethra. *Br J Plast Surg.* 1948;1:29–47.

65. Maltz M. Maltz reparative technic for the penis. In: Maltz M, ed. *Evolution of Plastic Surgery.* New York: Froben Press; 1946:278–279.

66. Gillies H, Millard DR Jr. *The Principles and Art of Plastic Surgery.* Vol. 2. London: Butterworth; 1957:368–384.

67. Biber SH. A method for constructing the penis and scrotum. Presented at the VIth International Symposium on Gender Dysphoria, San Diego, 1979.

68. Snyder CC. Intersex problems and hermaphroditism. In: Converse JM, ed. *Reconstructive Plastic Surgery.* Philadelphia: WB Saunders; 1964:2078–2105.

69. Snyder CC, Browne EZ Jr. Intersex problems and hermaphroditism. In: Converse JM, ed. *Reconstructive Plastic Surgery.* 2nd ed. Philadelphia: WB Saunders; 1977:3941–3949.

70. Hester TR Jr, Nahain F, Beeglen PE, et al. Blood supply of the abdomen revisited, with emphasis on the superficial inferior epigastric artery. *Plast Reconstr Surg.* 1984;74(5):657–666.

71. Hoopes JE. Surgical construction of the male external genitalia. *Clin Plast Surg.* 1974;1(2):325–334.

72. Exner K. Penile reconstruction in female to male transsexualism: a new method of phalloplasty. Xth International Congress on Plastic and Reconstructive Surgery, Madrid, 1992.

73. Chang TS, Hwang YW. Forearm flap in one-stage reconstruction of the penis. *Plast Reconstr Surg.* 1984;74:251–258. *Single stage free forearm-based penile reconstruction is described in this case series.*

74. Song R, Gao Y, Song Y, et al. The forearm flap. *Clin Plast Surg.* 1982;9:21.

75. Harashima T, Ionque T, Tanaka I, et al. Reconstruction of penis with free deltoid flap. *Br J Plast Surg.* 1990;43:217–222.

76. Hage JJ, Bouman FG, de Graaf FH, et al. Construction of the neophallus in female-to-lake transsexuals: the Amsterdam experience. *J Urol.* 1993;6:1463–1468.

77. Sadove RC, Sengezer M, McRobert JW, et al. One-stage total penile reconstruction with a free sensate osteocutaneous fibula flap. *Plast Reconstr Surg.* 1993;92(7):1314–1325.

78. Felici N, Felici A. A new phalloplasty technique: the free anterolateral thigh flap phalloplasty. *J Plast Reconstr Aesthet Surg.* 2006;59:153–157.

79. Monstrey S, Hoebeke P, Selvaggi G, et al. Penile reconstruction: is the radial forearm flap really the standard technique? *Plast Reconstr Surg.* 2009;124:510–518.

80. Hage JJ, De Graaf FH. Addressing the ideal requirements by free flap phalloplasty: some reflections on refinements of technique. *Microsurgery.* 1993;14:592–598.

81. Weyers S, Selvaggi G, Monstrey S, et al. Two-stage versus one-stage sex reassignment surgery in female-to-male transsexual individuals. *Gynaecol Surg.* 2006;3:190–194.

82. Selvaggi G, Monstrey S, Ceuleman P, et al. Genital sensitivity after sex reassignment surgery in transsexual patients. *Ann Plast Surg.*

2007;58:427–433.

83. De Cuypere G, T'Sjoen G, Beerten R, et al. Sexual and physical health after sex reassignment surgery. *Arch Sex Behav.* 2005;36:679–690.

84. Hage JJ, Bout CA, Bloem JJ, et al. Phalloplasty in female-to-male transsexuals: what do our patients ask for? *Ann Plast Surg.* 1993;30:323–326.

85. Matti B, Matthews R, Davies D. Phalloplasty using the free radial forearm flap. *Br J Plast Surg.* 1988;41:160–164.

86. Hoebeke P, Selvaggi G, Ceulemans P, et al. Impact of sex reassignment surgery on lower urinary tract function. *Eur Urol.* 2005;47:398–402.

87. Selvaggi G, Monstrey S, Hoebeke P, et al. Donor site morbidity of the radial forearm free flap after 125 phalloplasties in gender identity disorder. *Plast Reconstr Surg.* 2007;118:1171–1177.

88. Selvaggi G, Hoebeke P, Ceuleman P, et al. Scrotal reconstruction in female-to-male transsexuals: a novel scrotoplasty. *Plast Reconst Surg.* 2009;123(6):170–178.

89. Hoebeke P, De Cuypere G, Ceulemans P, et al. Obtaining rigidity in total phalloplasty: experience with 35 patients. *J Urol.* 2003;169:221–223.

90. Hoebeke P, Decaestecker K, Beysens M, et al. Erectile implants in female-to-male transsexuals: our experience in 129 patients. *Eur Urol.* 2010;57(2):334–340.

91. Felici N. Phalloplasty with free anterolateral thigh flap. XIX Biennial Symposium of the Harry Benjamin International Gender Dysphoria (HBIGDA) Association, Bologna/Italy, April 2005.

92. Ceulemans P, Hoebeke P, Buncamper M, et al. The pedicled anterolateral thigh flap in phalloplasty procedures. 19th EURAPS Meeting, Madeira, Portugal, May 29–31, 2008.

93. Sinove Y, Kyriopoulos E, Ceulemans P, et al. Preoperative planning of a pedicled anterolateral thigh (ALT) flap for penile reconstruction with the multidetector CT scan. *Handchir Mikrochir Plast Chir.* 2013;45(4):217–222.

94. Mutaf M, Isik D, Bulut Ö, Büyükgüral B. A true nonmicrosurgical technique for total phallic reconstruction. *Ann Plast Surg.* 2006;57:100–106.

95. Morrison SD, Son J, Song J, et al. Modification of the tube-in-tube pedicled anterolateral thigh flap for total phalloplasty: the mushroom flap. *Ann Plast Surg.* 2014;72(suppl 1):S22–S26.

96. Spyriounis PK, Karmiris NI. Partial penile reconstruction following fat augmentation with anterolateral thigh perforator flap. *J Plast Reconstr Aesthet Surg.* 2012;65(1):e15–e17.

97. Holzbach T, Giunta RE, Machens HG, Müller D. Phalloplasty with pedicled anterolateral thigh flap ("ALT-Flap"). *Handchir Mikrochir Plast Chir.* 2011;43(4):227–231.

98. Rubino C, Figus A, Dessy LA, et al. Innervated island pedicled anterolateral thigh flap for neo-phallic reconstruction in female-to-male transsexuals. *J Plast Reconstr Aesthet Surg.* 2009;62(3): e45–e49.

99. Winters HA, Bouman MB, Boom F, et al. The peritoneal free flap: an anatomic study. *Plast Reconstr Surg.* 1997;100(5): 1168–1171.

100. Hage JJ, Winters HA, Kuiper IA. The super-thin peritoneum free flap: not to be used for urethra reconstruction. *Plast Reconstr Surg.* 1997;100(6):1613–1614.

101. Koshima I, Nanba Y, Nagai A, et al. Penile reconstruction with bilateral superficial circumflex iliac artery perforator (SCIP) flaps. *J Reconstr Microsurg.* 2006;22(3):137–142.

102. Hage JJ, Winters HA, Van Lieshout J. Fibula free flap phalloplasty: modifications and recommendations. *Microsurgery.* 1996;17:358–365.

103. Sengezer M, Ozturk S, Deveci M, et al. Long term follow-up of total penile reconstruction with sensate osteocutaneous free fibula flap in 18 biological male patients. *Plast Reconstr Surg.* 2004;114(2):439–450.

104. Vesely J, Hyza P, Ranno R, et al. New technique of total phalloplasty with reinnervated latissimus dorsi myocutaneous free flap in female-to-male transsexuals. *Ann Plast Surg.* 2007;58(5):544–550.

105. Kolehmainen M, Suominen S. Functional phalloplasty? Pyrenean Lodge in Plastic Surgery, Kitzbühel, Austria, January 28, 2011.

106. Monstrey S, Hoebeke P, Dhont M, et al. Surgical therapy in transsexual patients: a multidisciplinary approach. *Acta Chir Belg.* 2001;101:200–209.

第14章

获得性阴道缺损重建

Leila Jazayeri, Andrea L. Pusic, Peter G. Cordeiro

概要

- 获得性阴道缺损常见于肿瘤切除术后。
- 获得性阴道缺陷的分类定义是基于解剖位置。
- 对于这类缺损的处理常应用局部皮瓣覆盖创面。
- 根据缺损类型选择适当的皮瓣。
- 对于这类患者,术后处理和调整患者的期望均非常重要。

简介

获得性阴道缺损常见于骨盆内恶性肿瘤切除术后,晚期的结肠-直肠癌常侵及阴道后壁,膀胱癌也可侵犯阴道前壁。阴道壁的原位癌可引起多种阴道缺损,子宫或子宫颈部的恶性肿瘤经常需要进行子宫附件和全阴道的切除。阴道区域的创伤或烧伤也可导致阴道的畸形,然而,局部的保护机制使得这类畸形比较少见。

无论何种病因,阴道可能出现由局部黏膜缺损到环周缺损。另外,肿瘤切除时常需要切除外阴和会阴组织,因此形成骨盆无效腔和会阴缺陷是最终重建中的关键考虑因素。

历史回顾

虽然小的部分阴道缺损很常见,并且通常会进行一期修复,但由腹部会阴切除术(abdominal perineal resection, APR)和盆腔切除术等引起的较大缺损通常需要皮瓣重建。

会阴切除术用于低位直肠肿瘤,在这个过程中,术者会移除整个直肠、肛管和肛门,并创建一个永久性结肠造口术。会阴部创面并发症(如延迟愈合和感染)在这类患者中很常见,尤其是接受过放射治疗的患者。据报道,14%~41% 的

会阴切除术患者在一期闭合创面时会出现严重的创面并发症[1]。当会阴切除术于 1908 年首次被报道时,会阴创口会暂时留置进行二期修复[2]。该方法会因延迟创面愈合而导致并发症,随后被一期负压吸引关闭创面配合延期重建而取代。这种方法也存在问题,特别是对于放疗创面,因为这类创面经常破裂,并且延迟重建非常困难。如今,即刻利用局部或区域皮瓣是处理这类大型会阴切除术缺陷的最常用方法。

当直肠癌侵入子宫或膀胱等邻近结构时,可能需要进行盆腔清除术。在这种情况下,通常需要进行部分或全部阴道切除术。20 世纪 40 年代,学界首次进行盆腔清除术时,手术死亡率大于 20%[3],而如今的围手术期死亡率仅为 3%~5%[4,5]。这些缺损的历史处理方法类似于会阴切除术缺陷:创口旷置进行二期修复,或在创面破裂时利用负压引流一期关闭创口而后进行二期重建。如今,许多盆腔清除术后缺损可以立即使用皮瓣重建。尽管处理这类缺陷的方法发生了变化,但仍有超过 50% 的患者存在显著的并发症[4]。即使立即进行皮瓣重建以改善血运和减少无效腔,但仍有 9%~11% 的患者可能发生感染,创面愈合延迟的患者比例可达 46%。其他重要并发症包括肠粘连、瘘管和盆腔疝[6]。

解剖注意事项

实施重建手术的医生要非常熟悉直肠、阴道、膀胱之间的局部解剖关系,这些器官的支持韧带是相互影响的,切开任何一个结构均可能引起其他器官的脱垂或者疝出。另外,骨盆廓清术可能损伤盆底肌肉或影响其血供。骨盆侧壁形成的解剖空间在进行盆腔脏器切除时,可以形成无效腔或造成小肠的脱垂和粘连。

阴道本质上是一个可扩张的圆柱形小袋(图 14.1),前

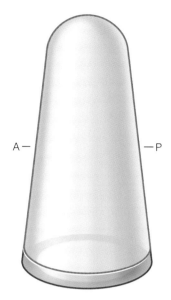

图 14.1　圆拱形阴道。A，前；P，后

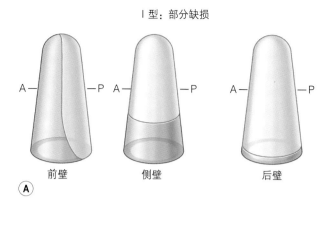

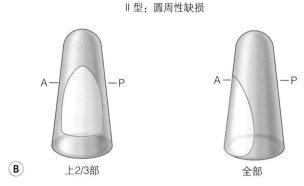

图 14.2　（A，B）获得性阴道缺损的分类。（A）Ⅰ型：部分缺损。（B）Ⅱ型：圆周性缺损。A，前；P，后

壁长约为 6~7.5cm，后壁为 9cm[7]。它在阴道口处收缩，在中间扩张，并在靠近子宫末端处变窄。在其正常解剖位置，阴道在向上延伸到骨盆时向后倾斜，与子宫形成 90° 角。仔细重塑新阴道的位置对于成功重建和最终的性功能很重要。阴道口是重建后挛缩的常见部位，任何扭曲都可能对其他结构（如尿道口、会阴体和肛门等）的正常位置产生影响，需要予以解决。如果不需要切除外阴和会阴，则必须非常小心避免它们的变形，因为这也可能对性功能和身体形象产生影响。

诊断

获得性阴道缺损的分类基于其解剖位置（图 14.2），这些分类有助于指导重建。阴道缺损主要可分为两大类：部分性（类型Ⅰ）和圆周性（类型Ⅱ）。它们又可以继续分成亚型：ⅠA 型缺损是累及前壁或侧壁的部分性缺损；这类缺损可由尿道的恶性肿瘤切除或阴道壁的原位癌切除造成。ⅠB 型缺损是累及后壁的部分性缺损，这类缺损是需要进行阴道重建的阴道缺损中最为常见的类型，通常由结肠、直肠癌直接侵犯引起。ⅡA 型缺损是累及阴道上部 2/3 的环周缺损，这类缺损由子宫和宫颈疾病引起。ⅡB 型缺损是全阴道的环周缺损，通常由盆腔廓清术造成。此类缺损伴有大量的软组织缺失、无效腔和阴道口的变形。

除了阴道缺陷外，还必须考虑消融手术（如腹会阴联合手术和骨盆切除术）中骨盆无效腔的范围。在腹会阴联合手术中，整个直肠肛管和肛门被移除并创建永久性结肠造口。进行盆腔切除术时，盆腔内除了阴道、子宫颈、子宫、输卵管、卵巢以及某些女性的外阴和男性的前列腺之外，膀胱、尿道、直肠和肛门也都被切除，并在此过程中进行结肠造口术和尿流改道。

患者选择/术前注意事项

患者阴道重建的成功依赖于多学科的支持。肿瘤科和重建外科两个团队应在术前进行充分交流，以预估某一特定患者切除术后组织的缺损量和适合应用的重建手术。麻醉团队应该了解手术的过程并预估手术中可能存在的血流动力学压力。而且，应该早期联系精神科医生和性治疗师进行相关评估和治疗。

整个治疗计划中均需要肿瘤放疗医生的参与。许多患者已经接受了前期放射治疗，有些患者可能需要实施术中放疗或留置一个短距离放疗的套管。放疗计划对于重建手术的方案有重要的影响，因为皮瓣的供区或受区可能会受到放射损伤。此外，肿瘤化疗医生也是治疗团队中决策制订的重要一员，因为很多患者可能需要进行术前、术后的化疗。手术应该安排在化疗对创面愈合影响最小的时期，但也要避免不必要的拖延化疗方案开始的时机。

术前对患者及其家属充分告知治疗计划和相关风险，对于重建手术的成功至关重要。详细告知患者进行阴道重建的目的非常重要，包括有效地愈合创面、恢复身体形象和性功能等[8]（框 14.1）。对于希望保留性功能的女性，可进行综合的性恢复计划。Ratliff 等在股薄肌皮瓣阴道重建后性功能改善的研究中发现，尽管 70% 的患者拥有解剖意义上有功能的阴道,但继续进行性生活者少于50%[9]。缺乏兴致(37%),存在阴道干燥问题(32%),分泌物过多(27%),感觉再造阴道只是一个造瘘口(40%),以及羞于在性伴侣面前裸露(30%)是患者主要担心的问题。为了积极地影响患者,给她们以美好的希望,以便她们术后在功能和心理上恢复健康,建议最好进行术前术后沟通,使其了解术后恢复的相关策略(如阴道扩张、润滑剂的使用、局部应用雌激素等)[8,10]。心理学医生和性治疗师应是切除重建团队中不可或缺的部分。另外,在三级护理机构中,专业护士团队合作,可以帮助患者及其家属作好应对潜在心理压力的准备。

框14.1　阴道重建的主要目的

- 促进有效的创面愈合,利于术后放疗和化疗
- 减少盆腔无效腔,减少体液丢失、代谢紊乱和感染
- 修复盆底结构,防止疝出和小肠瘘
- 重塑身体形象
- 恢复性功能

治疗/手术技术

阴道重建有五个基本目的(框14.1)。要根据患者的特点和缺损的类型选择最佳的重建方法以实现这些目的。小的缺损一般可以在手术中无张力直接闭合,然而,在经过放射的创面,直接关闭切口要慎重。肿瘤患者很少单纯采用植皮来覆盖创面。

按照重建的要求,局部皮瓣一直是最为常用和有效的方法。许多种皮瓣均可选用,但没有任何一种皮瓣对于所有的缺损均是理想的(表14.1)[11-17]。为了简化手术方案的选择,学界根据缺损的类型列出了可选择的重建方法(图14.3)[18]。

ⅠA型缺损只累及阴道的前壁和侧壁,其修复通常只需要较小组织量充填和较小的创面覆盖面积。改良的阴股沟

表14.1　进行阴道重建的皮瓣选择

缺损类型	皮瓣选择
ⅠA	阴股沟皮瓣(又称阴部筋膜蒂皮瓣)
ⅠB	带蒂腹直肌肌皮瓣
	带蒂腹直肌肌腹膜瓣
	穿支腹直肌肌皮瓣
ⅡA/B	纵向腹直肌肌皮瓣
	股薄肌皮瓣
	阴股沟皮瓣
	带蒂空肠
	乙状结肠

(外阴会阴或阴部大腿)筋膜皮瓣是修复此类缺损的理想选择[15,16]。该皮瓣血供丰富、可靠、质地柔软易于塑形,非常适用于阴道表面的修复。该皮瓣供血血管主要为阴唇后动脉,感觉由股部皮神经会阴分支支配[19]。该皮瓣在大阴唇被毛区外侧、股会阴折痕处掀起,可以设计应用的范围为:9cm×4cm~15cm×6cm[15,16]。其后部的皮肤边界为阴唇后联合水平线(图14.4A)。该皮瓣由皮肤、皮下组织、股部筋膜和收肌群的肌膜组成,获取皮瓣时这些组织要同时掀起(图14.4B)。在后部,该皮瓣的蒂部位于皮肤组织深层,旋转应用时要注意保护蒂部。根据阴道缺损的特点,可用单侧或双侧阴股沟皮瓣重建(图14.4C)。皮瓣可通过大阴唇深面的隧道转移,也可以在阴唇后联合水平切开进行转移,其供区则可以直接缝合(图14.4D和图14.5)。

ⅠB型缺损主要是阴道后壁的缺损,通常需要较大的软组织量去充填因切除直肠所产生的无效腔。此时,腹直肌肌皮瓣是较好的选择。这是一个高度可靠的皮瓣,可以同时提供较多的组织容积和较大的皮瓣面积。其皮肤可以修复全部的阴道后壁,其健康的肌肉和皮下组织的血运丰富,可用于消除盆腔无效腔,并同时将腹腔脏器与创伤区域分隔开。用于阴道重建的腹直肌肌皮瓣由股动脉发出的腹壁下动脉供应,在耻骨上方该血管自外侧穿入腹直肌鞘,并沿着腹直肌的后外侧表面上行6~7cm后入肌(图14.6)。在设计腹直肌肌皮瓣时,必须确定腹壁下动脉在肿瘤切除手术中没

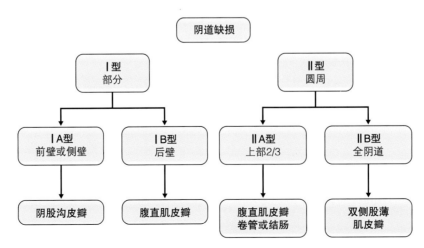

图14.3　基于阴道缺损类型选择重建皮瓣

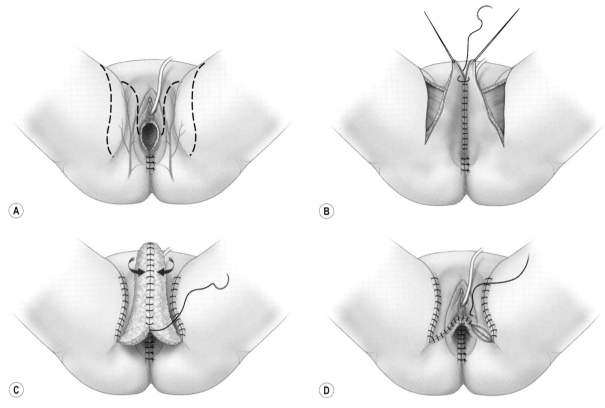

图 14.4　（A~D）改良阴股沟筋膜皮瓣，详见正文

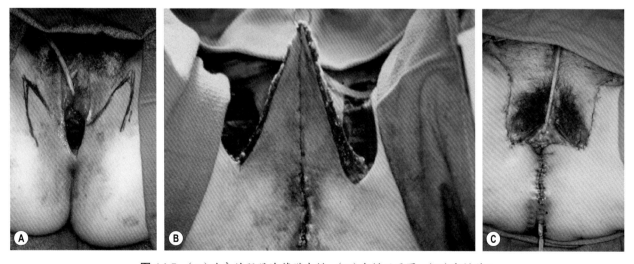

图 14.5　（A）改良的阴股沟筋膜皮瓣。（B）皮瓣正面图。（C）皮瓣移入

有被损伤，同时要确认腹直肌本身没有位于造瘘部位。造瘘位置需要在重建医生和肿瘤科医生的交流后确定。通常造瘘位于患者的左侧，这样就可以充分利用右侧腹直肌肌皮瓣进行重建。如果只有一侧的腹直肌可供使用，但同时需要进行皮瓣转移和造瘘，可在皮瓣掀起后造瘘或通过腹外斜肌造瘘。对于切口部位的选择也要和肿瘤科医生进行交流，如果准备应用右侧腹直肌肌皮瓣进行重建，则肿瘤科医生不应在脐部左侧附近设计切口，这样两侧同时手术会引起脐部血供障碍。

腹直肌肌皮瓣可以设计成纵向或者横向，主要根据患者的缺损特点和腹壁情况而定。对于阴道后壁的重建，通常应用纵向腹直肌肌皮瓣（vertical rectus abdominis myocutaneous，VRAM）更为理想，因为该岛状皮瓣中部和侧方的穿支可提供非常丰富的血运，同时也不会干扰对侧的肌肉和造瘘位置。

纵向和横向的腹直肌肌皮瓣均可设计成 10cm×20cm 大小，这样供区可以很容易地闭合供区创面。当转移皮瓣进行阴道后壁重建时，要避免压迫或牵拉血管蒂部，蒂部血供

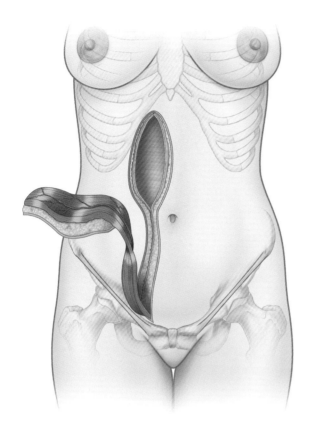

图 14.6 带蒂腹直肌肌皮瓣

障碍是皮瓣手术失败的主要原因。将肌肉远端皮瓣插入盆腔重建阴道有助于减少蒂部张力（图 14.7）。

腹直肌腹膜瓣是最近改良应用的一种腹直肌瓣，这种设计是腹直肌携带后鞘及其腹膜来精确修复 I 型阴道缺损的黏膜切除创面，此带蒂瓣转移后将携带的腹膜与阴道黏膜直接缝合。这个技术避免了使用皮肤和腹直肌前鞘，腹膜会再上皮化为鳞状上皮，使其外观与阴道黏膜几乎完全一致[17]。

腹直肌肌皮瓣可以提供足够的组织量和皮肤量，ⅡA 型缺损为累及阴道上部 2/3 的圆周性缺损，也可以通过带蒂腹直肌肌皮瓣进行修复重建，在这类修复中腹直肌肌皮瓣较双侧股薄肌瓣更为理想，因为外阴和盆底的肌肉组织会阻挡股薄肌瓣转移到缺损部位。当应用腹直肌肌皮瓣修复ⅡA 型阴道缺损时，要把皮瓣卷成管状。横向岛状皮瓣相对更容易操作，且蒂部较 VRAM 更长。12~15cm 的皮瓣宽度可以再造直径为 4cm 的阴道[20]。管型皮瓣可与上方残留的阴道断端缝合（图 14.8）。

如果腹直肌肌皮瓣不能应用，乙状结肠和空肠也可用于修复ⅡA 型缺损。乙状结肠瓣是指剥离一段由肠系膜下动脉为蒂的结肠组织[11]，而空肠瓣是在距十二指肠悬韧带（Treitz 韧带）大约 30cm 处剥离一段长约 15cm，由肠系膜上动脉第四分支供血的带蒂空肠组织[21]。这两种肠瓣均需将其上端缝合，其下端则缝合至阴道残端。很多患者持续地抱怨此类肠瓣分泌液过多且有不良气味，尤其是应用乙状结肠再造阴道的患者，这严重限制了该技术的应用[22]。

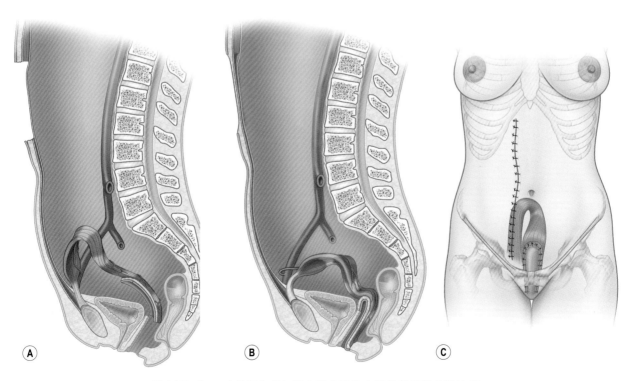

图 14.7 （A~C）旋转和移入纵向腹直肌肌皮瓣修复阴道后壁缺损

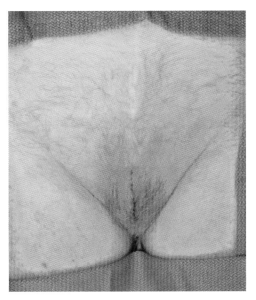

图 15.1　一期阴道再造术后外观

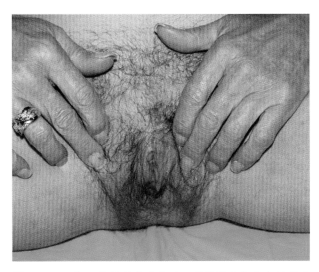

图 15.2　二期阴唇成形术后外观。新阴蒂及包皮由阴茎头及尿道再造而成；湿润的小阴唇外观由尿道瓣再造而成

在并发症，一些人放弃了这一手术。另一种方法是后生体成形术，需要延长男性化的阴蒂，可以同时或不同时延长尿道。

胸部手术，包括双侧皮下乳房切除术和胸部塑形术，通常在生殖器手术之前进行。胸部手术还包括在必要时调整乳头乳晕复合体的位置和大小。可选用多种不同的技术，技术的选择取决于乳房实质的体积、乳房下垂的程度、乳头乳晕复合体的位置和皮肤弹性。

定义

性心理的发展和分化主要包括 3 个方面：

1. 性别认同，指一个人感受自身属于男性或女性的性别类别，或同时属于/不属于（男性或女性）。

2. 性别角色，性别双态行为和人口的心理特征，如玩具偏好和癖好。

3. 性取向，一个人的性爱模式响应性。

美国医学研究院（Institute of Medicine）2011 年的报告《女同性恋、男同性恋、双性恋和变性人的健康》（*The Health of Lesbian, Gay, Bisexual, and Transgender People*）指出："变性人是根据他们的性别身份和表现来定义的。这一群体包括那些性别认同与出生时分配给他们的性别不同的人，或者那些性别表达与传统上与该性别相关的或典型的性别有显著差异的人（例如，出生时被认定为男性，后来被认定为女性的人，以及出生时被认定为女性，后来又被认定为男性的人），以及那些与传统文化性别概念不同或拒绝男性-女性二分法的人。跨性别人群在性别认同、表达方式和性取向方面是多样化的。一些变性人已经接受了医疗干预，以改变其性解剖结构和生理特征，其他人希望在未来进行这类手术，还有一些人则不希望接受这类手术。变性人的性取向可以是异性恋、同性恋或双性恋。一些女同性恋者、男同性恋者和双性恋者是变性人，但大多数并非如此。男变女变性人被称为 MtF（male-to-female）、变性女性（transgender females）或变性女人（transwomen），而女性变男性变性人被称为 FtM（female-to-male）、变性男性（transgender males）或变性女人（transmen）。有些变性人不属于这两类人中的任何一类。"[5]

性别不一致描述的是一个人的性别认同、角色或表达与文化规范之间的差异，而性别焦虑描述的是由于一个人的性别认同与出生时指定的性别之间的差异而经历的不适或痛苦。[4]

一些性别失调的个体会经历性别焦虑，治疗可以对其有所帮助。正如《治疗标准》中所指出的："变性人和性别不一致的人并不是天生的紊乱……性别焦虑的困扰……是一种可能被诊断出来并有各种治疗选择的担忧"。[4]

流行病学

性别焦虑症

早期对性别认定障碍患病率的评估主要集中在接受易性手术的个体上，但之后人们发现许多患者既不希望也不适合进行易性手术[6]。早期评估的易性症患病率为男性 1/37 000，女性 1/107 000[6]。有趣的是，自然性别为男性的患者接受生殖器手术的次数是自然性别为女性的患者的 3 倍。这一现象与手术的可实施性、花费和手术方式的选择等因素有关。然而，随着性别确认手术第三方覆盖率的增加，寻求生殖器手术的男性数量也相应增加。

性发育障碍

性别认定障碍不同于性发育障碍。性发育障碍是指染色体、性腺或解剖结构先天性发育不良[7]。该术语常被俗称为"阴阳人"、"假两性畸形"、"雌雄同体"和"性反转"。性发育障碍是由于在胚胎和胎儿时期，性别的决定和分化受到干扰。尽管关于性发育障碍的患病率和发病率的数据不多，但是估计发病率为 1/550[8]。先天性肾上腺皮质增生是外阴性别不明的重要原因，其次是混合型性腺发育障碍。和普通人群相比，性发育障碍患者更多的对自己的性别不满。通过检测核型、产前雄激素水平、生殖器女性男性化程度或出生时的性别,很难预测患者的真正性别。性发育障碍总结见表15.1[8]。

生殖器发育模糊的患儿出生后,给家庭带来了不幸,对这些性发育障碍患儿的诊治需要多学科合作。临床对策包括:①避免在医生评估前作出性别认定;②应由多学科团队共同进行评估和管理;③认定一个所有人都接受的性别;④需要与患者本人及其家属交流,让他们参与到性别认定的决策当中;⑤尊重患者和家属的意见,严格为患者保密[7]。讨论应由患儿的父母参与,医生对患儿生殖器的描述应该包括其生殖器官的双向发育可能,并注意通常所知的基因和激素调控可能尚未完全发挥作用。性发育障碍的患儿,可能会因女性生殖器的过度刺激而导致女性男性化,或者雄性激素不足而导致男性生殖器官形成和发育不良。通过适当的测试和评估,并向患儿父母提供全部信息,可帮助家庭和医生选择最合适的性别。随后医生和患儿家庭的临床讨论内容主要包括是否需要手术、手术的益处、未来体内激素的含量和生育能力[8]。

性发育障碍患儿的手术决定权在于父母,也在于患儿本人。手术目的是达到外生殖器官与性别的统一,防止尿路梗阻、尿失禁和感染,使其成年时具有良好的性生活

和生育功能[9]。虽然关于女性先天性肾上腺皮质增生症(congenital adrenal hyperplasia,CAH)患儿接受外生殖手术时机的选择存在争议,但为防止出现严重的女性男性化,手术通常是必要的。必要时,可与泌尿生殖窦修补同时进行。手术应当符合正常解剖结构,以保持阴茎的勃起功能和阴蒂的神经支配。虽然美国儿科学会指南建议2~6个月的患儿可行生殖器成形术[10],但是外科医生们认识到阴道成形术应当在青春期实施。对于患有尿道下裂的男性新生儿,应进行常规的阴茎下弯修复和尿道重建术。需要行阴茎成形术的患者,术前应讨论手术的重要性和复杂性,尤其是需要以此作为进行性别认定依据时[6]。对于染色体是46,XY的性腺发育不良患者,如果性别再认定为女性,则睾丸和Y染色体碎片均应去除,以此预防睾丸恶性肿瘤的发生。如果诊断成立,建议尽早行性腺切除术,以便开始激素替代疗法。对于有阴囊内睾丸的性腺发育不全患者,目前的建议是,在青春期行睾丸穿刺活检术,以监测恶性肿瘤的发生。患有卵睾型性发育障碍,且具有功能性卵巢组织的女性患者,应早期切除睾丸组织,以保持自身生育能力[8]。性发育障碍经过科学干预后,患儿可以成长为对潜在性别具有良好适应能力

表15.1 性发育障碍的不同类型总结

修订命名	类型
性染色体,DSD	45,X Turner 综合征(嵌合体、双着丝粒等臂 Xq、环形染色体等)
46,XY DSD	睾丸发育缺陷
	完全性腺发育不全(Swyer 综合征)
	部分性腺发育不全(WT1,SOX9,SF-1 突变)
	性腺退化
	卵睾型性发育异常
	雄激素的合成或功能障碍
	雄激素合成缺陷(例如 17-HSD,5α-RD,StAR,POR,3β-HSD,17,20 裂解酶,睾丸间质细胞发育不全)
	雄激素功能缺陷(CAIS,PAIS)
	其他
	尿道下裂、小阴茎、泄殖腔外翻、先天性畸形综合征
	Müllerian 管永存综合征
46,XX DSD	卵巢发育缺陷
	卵睾 DSD
	性腺转换(例如,SRY 基因异位)
	性腺发育不良
	雄激素过多
	胎儿:CAH(11 羟化酶缺乏症,21 羟化酶缺乏,3β-HSD,POR)
	胎儿胎盘:芳香化酶缺乏症,POR
	产妇:黄体瘤妊娠,外源性雄激素
	其他
	先天性畸形综合征、阴道闭锁、泄殖腔外翻、MURCS
卵睾 DSD	46,XX/46,XY(嵌合)
	45,X/46,XY(混合性腺发育不全)
46,XX 睾丸 DSD	XX 性反转(SRY 基因异位)
46,XY 先天性性腺发育不全	XY 性反转(SF1,WT1,SOX9)
	Swyer 综合征

CAIS,完全性雄激素不敏感;DSD,性发育障碍;17-HSD,17 羟基类固醇脱氢酶;3β-HSD,3β 羟基类固醇脱氢酶;MURCS,Müllerian 管、肾、颈胸体节异常;PAIS,部分雄激素不敏感;POR,P450 氧化还原酶;5α-RD,5α 还原酶缺乏;SF1,剪接因子 1;SOX9,性别决定区 9;StAR,类固醇合成急性调节蛋白;WT1,肾母细胞瘤基因(Wilms tumor gene)。

的人，在有些情况下，还可具有生殖潜力[8]。

历史回顾

易性症、性别焦虑和性别差异从古至今在不同文化中均有记载。这些感觉表现为一系列的发现，从对指定性别的冲突或不合适的感觉，到渴望通过手术改变一个人的外表。古希腊文献中的 Herodotus、罗马皇帝 Caligula 和 Elagabalus 的生活、莎士比亚的作品以及法国外交官 Chevalier d'Eon 的记述都提到了这些情况[11]。圣女贞德（Joan of Arc）可能是历史上最著名的变装者之一，她是法国女英雄，也是罗马天主教的圣人。1431 年，圣女贞德因异端邪说被英国人处决，她通常穿着传统的男性服装和士兵服装。

同样重要的是要意识到，对生殖器的手术改变已经存在了几千年。太监，或被阉割的男人，自圣经时代便已存在。此外，在 17 世纪的日记中，自我进行的手术被描述为"为性别焦虑提供了巨大而持久的主观缓解"[12]。此外，在南亚，"海吉拉"或"第三性别"指的是自愿接受去男性化手术的男孩，通常包括切除阴茎、睾丸和阴囊。该手术可防止第二性征的发展，保持童真的外表[8]。同样，在泰国，"Kathoey"（有时被称为人妖）可能包括打扮成女人的男性，也可能常被称为跨性别者。

在现代医学意义上，易性症的描述最早是由 Friederich 在 1830 年的德国医学文献中提及，随后是 Westphal 在 1870 年对"易装症"案例的描述[11]。然而，"易性症"一词的发明者是德国医生、性学领域的先驱 Magnus Hirschfeld，他在 1923 年使用了"易性症"或"心灵易性症"一词[13]。1919 年，Hirschfeld 在柏林创立了性科学研究所，并被认为是第一个实施男性转女性手术的人。此外，Hirschfeld 还监督了丹麦变性女性 Lili Elbe 最初的手术管理。1931 年，Elbe 前往柏林切除了自己的睾丸。Elbe 在经历了 5 次手术后最终死亡，其中包括由德累斯顿市妇女诊所的外科医生 Kurt Warnekros 进行的卵巢和子宫移植手术，均以失败告终。1931 年，德国外科医生 Felix Abraham 第一个报道并发表了对两名患者进行分期阴道成形术的经验[14]。Abraham 将手术描述为"……一种必要的紧急手术，以将患者从更糟糕的自我造成的后果中拯救出来"[14]。

1949 年，美国医生 David O. Cauldwell 在描述一个渴望成为异性的人时，使用了"精神变态易性症"一词[15]。这对于区分"易性症"和"异装症"具有重要意义。然而，当代对易性症的研究要归功于 1953 年 Harry Benjamin 的一场公开演讲和论文[16,17]。Benjamin（1885—1986）是一位出生于德国的内科医生，他在柏林遇到了 Magnus Hirschfeld，并以一篇关于结核病的论文获得了博士学位。Benjamin 对激素研究很感兴趣，在 20 世纪 20 年代至 30 年代的夏天，他拜访了著名的奥地利生理学家、内分泌学先驱 Eugen Steinach。在 1913 年一次对美国的职业性访问后，Benjamin 重返德国的旅途被中断，因为第一次世界大战的爆发中他乘坐的船在大西洋中被皇家海军拦截。Benjamin 更愿意返回美国，而不是

在英国拘留营被当作敌人，因此在 1915 年，他在纽约开始了他的全科医学生涯。出于对性医学的兴趣，Benjamin 开始治疗那些经常被其他医生和性学家推荐的患者。他相信易性症的生理基础，区分了易性症和易装症。在此之前，"易装症"一词只用于描述个体。Benjamin 经常与其他专家合作，包括精神病医生 John Alden 和 C.L. Ihlenfeld，旧金山的电诊医生 Martha Foss，墨西哥蒂华纳的整形外科医生 Jose Jesus Barbosa，以及卡萨布兰卡的妇科医生 Georges Borou。当时的医学、法律、政治和社会风气通常认为，在公共场合穿异性服装是非法的，男性阉割是非法的，同性恋即使不违法，也会受到迫害。医学治疗通常包括电休克疗法、额叶切开术和强迫服药。1966 年，Benjamin 的著作《变性现象》（*The Transsexual Phenomenon*）提高了人们对变性手术潜在好处的认识[18]。1979 年，Harry Benjamin 国际性别焦虑协会成立，现如今该协会被称为世界变性健康专业协会。

20 世纪 50 年代在丹麦接受变性手术的美国人 Christine Jorgensen 的案例也许最广为人知，该案例引起了国际社会对易性症领域的关注。丹麦医生 Christian Hamburger 于 1953 年发表在《美国医学会杂志》上，详细介绍了为 Jorgensen 提供的激素和手术治疗。在得到丹麦司法部的许可后，Jorgensen 接受了 E. Dahl-Iversen 和 P. FoghAnderson 的阉割手术和阴茎截断手术。大约一年后，Jorgensen 要求切除"令人厌恶的男性特征的最后可见残余"，并接受了使生殖器女性化的额外手术[19]。然而，医生没有进行阴道成形术，因为患者未提出这一要求。Hamburger 总结道："目标已经得到实现；通过激素女性化和手术去男性化，患者的躯体与明显的女性心理相协调。"[19]

其他知名病例包括美国眼科医生兼职业网球运动员 Renée Richards，他在 1975 年接受了变性手术。1976 年，美国网球协会拒绝她参加美国网球公开赛，她对这一禁令提出了异议。1977 年，纽约最高法院做出了有利于她的裁决。

20 世纪 50 年代，在卡萨布兰卡的法国妇科医生 Georges Burou 介绍了阴茎皮瓣前蒂翻转技术。据报道，Burou 已经实施了 3 000 多例男性转女性的变性手术，其中有些是在著名的女性模仿者身上实施的[12]。

在美国，Milton Edgerton 被视为首个跨性别患者护理多学科中心的建立者。约翰·霍普金斯大学性别认同诊所成立于 1965 年，由来自精神病学、心理学、整形外科、妇科、泌尿科和内分泌科的代表组成。该多学科临床对建立术前随访方法具有重要意义[11]。此外，Edgerton 注意到多学科方法以及术后随访的重要性，以便继续评估从手术经验中吸取的教训。然而，约翰·霍普金斯大学的精神科医生 Jon Meyer 在 1979 年发表了一项对在霍普金斯性别认同诊所接受治疗的 100 名患者的后续研究。在这 100 例患者中，34 例接受了手术，66 例未接受手术。在这项研究中，作者将这两组患者描述为"那些将要自我选择赞成或反对手术的患者"。有趣的是，Meyer 注意到，随着时间的推移，两组患者的改善都得到了证明。此外，虽然变性手术"在社会康复方面没有客观优势……但主观上仍然让那些……经历过变性手术的人感到满意"[20]。

病因

易性症的病因学尚不十分清楚[21]，包括遗传、激素环境、家庭环境和精神状况[1]。早期理论常以精神状况为基础，其次以生物背景来定义易性症。关于易性症的病因，还有 3 个基本理论：心理方面病因、社会方面病因、生物方面病因，或者三者兼有。

从精神分析角度对此的解释包括母子分离障碍、精神障碍、无意识地摒弃侵略性特征[21]。因此，精神分析医生将性别重塑手术视为"精神外科学"，并且认为易性症的治疗只能通过精神分析手段[21]。

生物学解释的支持者们进行了多项研究，包括易性症患者脑解剖结构的差异，以及在妊娠关键阶段激素对大脑发育的影响。随着大脑影像学技术的不断进步，学者研究了激素诱导的脑部改变，从而提出了早期的易性症生物学理论[21]。这一概念依赖于"缺司理论"：在缺乏雄激素的情况下，胚胎向女性化发展，在雄激素存在的情况下，睾丸就会发育。但是，这些理论大多是从动物研究中推断得出的。之后的研究表明，人和动物之间激素分泌存在明显差异。

最近的理论主要关注于尝试确定易性症的基因联系。但是，目前并未发现能够解释易性症的基因标记。因此，一些研究开始使用易性症患者和非易性症患者物理特征之间的差异作为遗传病因的间接证据。这些研究包括易性症患者中左利手和非典型利手高发病率的观察、男变女易性患者和非易性男性之间的身高差距、女变男易性患者异常乳房下韧带的存在、女变男易性患者多囊卵巢的高发生率，以及骨骼和脂肪分配比例的不同[21]。还有其他一些研究比较了男变女易性患者尸体大脑与普通人之间的不同，研究发现大脑下丘脑区域存在差异，而下丘脑区正是大脑控制性行为的区域。研究表明，与同性恋及异性恋男性相比较，具有女性基因者和男变女易性患者的中央沟容积较小[21]。

尽管生物学领域的研究仍在继续，但人们也必须认识到，文化和社会结构在性别角色中起着至关重要的作用。比如，尽管大多数的研究都对比了易性症患者和非易性症患者，但是这些研究并没有从生物学角度解释有异装症的异性恋男性，或儿时曾有性别认定障碍但成年后性别角色正常者。正如 Randi Ettner 总结的："……易性症的病因不清楚，但治疗的目的很清楚且毋庸置疑：帮助那些请求医学干预的易性症患者，并为其提供最先进的治疗。"[21]

诊断

"性别改变"这并不是一个正规的诊断[4]。当一个人在自身发展中，对自身性别的关注和怀疑成为生活当中最重要的方面，或者在性别认定当中存在冲突，他们就已进入了其临床范畴。当某个人满足了以下两个诊断标准中的一个时，就会被诊断为性别认定障碍（Gender Identity Disorder，GID）

或者性别焦虑症，这两个诊断标准分别是《国际疾病分类（第 10 版）》（International Classification of Diseases-10th edition，ICD-10）和《精神疾病诊断与统计手册（第 5 版）》（Diagnostic Statistical Manual of Mental Disorders-5th edition，DSM-5）[23]。

在 ICD-10[22]中，性别认定障碍（F64）有 5 个诊断：

- 易性症（F64.0）有 3 个诊断标准：

i. 希望以相反性别身份生活并被接受，同时希望通过手术或激素疗法，使自己的身体与期望性别相符。

ii. 易性身份已经持续了最少 2 年。

iii. 没有精神障碍或染色体异常。

- 双向异装症（F64.1）
- 童年时期性别认定障碍（F64.2）
- 其他性别认定障碍（F64.8）
- 性别认定障碍，未具体说明（F64.9）

1994 年，DSM-4 用性别认定障碍这一名词取代了易性症。根据 DSM-4，患者必须具有强烈而持久的跨性别认定，对自身性别感到持久的不舒适感或不相称感。值得注意的是，ICD-10 和 DSM-4 是为了指导研究和治疗而编订，将性别认定障碍归为精神类疾病，既不是一种侮辱，也不是为了剥夺患者的人权[4]。在 2013 年出版的 DSM-5 中，"性别认同障碍"一词被"性别焦虑"一词取代。

当性别认定障碍明确诊断之后，其治疗方法通常包括 3 个阶段（三联疗法）：用期望性别生活，激素替代治疗，以及通过手术改变外生殖器和其他性征。

多学科治疗

虽然手术目标包括成功的美学及功能的效果，并伴有最小限度的并发症，然而手术只是整个治疗过程的一个决定因素[23]。因此，实施性别确认程序的外科医生必须在患者的整体护理中发挥积极和完整的作用。外科医生有责任了解诊断结果，而这一诊断结果会决定是否建议进行生殖器手术，可能影响手术结果的医疗合并症，激素治疗对患者健康的影响，以及患者对手术结果的最终满意度[24]。此外，外科医生应协助协调患者的术后护理，以确保适当的连续性。

考虑到在经过适当选择的个体中，变性手术是使变性个体的生活正常化的最好方法[2]，因此，学界仍在研究如何将外科医生最好地融入多学科团队的问题。外科医生必须积极参与了解患者的诊断和激素及药物治疗，尽管通常只有在患者经过诊断和激素治疗后才被介绍给外科医生。为了做到这一点，建议外科医生、心理健康专业人员和负责激素治疗的内科医生之间进行合作。通过了解正规多学科性别团队的限制，WPATH 治疗标准提供了旨在标准化变性人手术评估、治疗和术后护理过程的建议[4]。这种标准化的手术管理过程将有望在全世界范围内带来统一和一致的手术结果。

胚胎学

遗传性别是在受精时决定的，或为 XX，或为 XY。在发育的前6周,性别是无法区分的,这被称为无差异时期。特征性的外生殖器大约在妊娠第9周开始形成。

女性内外生殖器的性别分化不需要积极的干预。然而,男性外生殖器的发育需要 Leydig 细胞产生雄激素和支持细胞产生 Müllerian 抑制激素 (Müllerian inhibiting hormone,MIH)。女性内部生殖器的发育并不需要卵巢活动。

内生殖器只能发育成一种性别,因此被称为单一性。男性的 Wolffian 管由中肾管发育而来,女性的 Müllerian 管则由副肾管发育而来。在男性中,MIH 和雄激素会阻止女性内部生殖器的发育。此外,雄激素积极维持 Wolffian 管,而 MIH 诱导 Müllerian 管的退化。在女性中,Wolffian 管在雄激素缺乏的情况下退化,而 Müllerian 管则持续存在。

外生殖器具有男性或女性的潜能,因此被称为双潜能。为了发育男性外生殖器,睾丸激素是必需的。在两性发育的第四周左右,生殖结节发育并拉长形成阳具。在发育中的男性体内,雄激素诱导尿道褶皱融合形成尿道。此外,生殖器结节扩大形成阴茎头。生殖结节中线融合形成阴囊。另一种情况是,女性的发育发生在睾酮缺乏的情况下,与卵巢活动无关。尿道皱襞和生殖器肿胀分开形成小阴唇和大阴唇,而生殖结节形成阴蒂。

在构建合适的物理形态时,使用相关的同源结构来创建类似的结构。

术前评估

在易性手术之前,外科医生需要确定性别认定障碍的诊断已经明确(译者注:在我国,患者在性别重置手术前必须提交相关材料)。虽然通常由行为科学家进行诊断,但是外科医生应该确保诊断无误。正如 J. J. Hage[24] 指出的那样:"外科医生在进行手术治疗时应对任何诊断负责。"通常鼓励和建议外科医生与精神病学医生或心理学医生直接沟通,这不仅能指导外科医生,帮助外科医生去理解每个患者的独特需求,也可防止其误解推荐信的含义。当患者手术存在问题或担忧时,外科医生应与其他医疗工作者进行沟通。沟通不应局限于评价阶段,外科医生有责任与医疗团队的相关人员讨论相关的手术结果和术后指导意见[25]。

尽管由多个国际医疗中心进行的大量研究证实了手术的有效性和低并发症发生率[2,26-31],但外科医生仍然必须熟悉那些可能增加术后并发症发生率的术前社会心理危险因素。外科医生有职责于术前评估潜在的危险因素。一项研究调查了欧洲和北美19个性别诊所的诊疗常规和政策,有关批准进行易性手术的政策和标准具有高度统一性[32]。调查问卷数据显示,导致延期或拒绝手术的常见情况包括心理不稳定、婚姻状况、药物滥用、慢性或精神疾病,以及反社会行为。此外,在一项回顾性调查中,学者研究了在瑞典接受易性手术的136例患者,得出了与手术结果不满相关的几个术前因素,包括个人和社会的不稳定性、不适合的身体状况、年龄超过30岁。此外,在这项调查中显示,家庭和社会的全力支持对术后功能恢复至关重要[10]。

虽然理解潜在的术前危险因素非常重要,但是他们的

存在并不一定是手术的禁忌证。Lawrence[28] 在一项回顾性研究中指出,232例男变女易性患者中,无患者完全后悔行易性手术,6%的患者偶尔后悔。在这项调查中,不满意主要来自对手术结果的不满,而与手术年龄、结婚或生育史、性取向等相关性不大。这项研究强调了《治疗标准》的重要性,《治疗标准》的目的是对易性治疗提供灵活指导。不同治疗中心应用的激素治疗方案和现实生活测试的时间要求可能不同。必须强调的是,护理常规并不是给手术制造障碍,而是帮助判定患者能否从易性手术中获益的一种方法。

激素疗法

在第一阶段或者诊断阶段完成后,患者将被转诊至内科医生处行激素疗法。不同的机构使用的具体激素疗法可能不同,外科医生必须熟悉激素疗法可能的副作用和如何对患者行外科护理,需要注意的问题主要包括肝功能、静脉血栓栓塞的风险、电解质紊乱和药物相互作用。如果该内科医生是多学科团队中的一员,这将很有帮助;如果不是,其应在易性医学领域有着丰富的经验[24]。在手术之前,应检查患者合并症并予以治疗。对于合并慢性病的患者,外科医生应该多与同事交流合作,在术前优化和管理患者身体状况。

内分泌疗法的目标是改变第二性征,减少性别焦虑,使患者的自我意识和外形保持一致[33]。激素疗法通常要根据患者的目的、健康状况以及社会、经济情况,制订个体化方案,以满足其需求及愿望。《治疗标准》指出,临床医生开具激素处方时应当:

1. 进行初步评估,包括病史、体格检查、相关实验室检查。

2. 解释女性化/男性化药物和可能的副作用/健康风险。

3. 确认患者有能力理解治疗的风险和益处,有能力作出医疗决定。

4. 告知患者《治疗标准》和合格/准备要求。

5. 提供持续的医疗监护,包括规律的体格检查和实验室检查,以监测激素效果和副作用。

激素疗法使患者女性化的作用机制有两个:抑制雄激素作用和诱导女性特征。用于抑制雄性激素的药物,或可以抑制促性腺激素释放激素,或可以拮抗促性腺激素释放激素,从而抑制了黄体生成素的产生,干扰睾酮的合成,干扰睾酮转变为二氢睾酮,或者干扰雄激素与靶组织上的受体结合。此外,加用雌激素可以诱导产生女性第二性征,其作用机制是直接刺激靶组织受体(表15.2)[33]。

在治疗的前6个月当中,会出现身体脂肪的再分配,肌肉减少,皮肤变柔软,性欲下降。在治疗的3~6个月后,乳房开始发育,持续超过2年。在几年时间内,身体和面部的毛发会变得细软,这不仅仅是由激素疗法造成的。男性秃顶进展会减慢,但是,秃顶区域的毛发通常不会再生。除了乳房发育,其他一些变化也许在停用激素疗法后,都是可逆的[33]。

接受激素治疗的女变男患者需要遵守治疗男性性腺功能减退的激素代替疗法的一般原则。肠外和经皮的睾丸激素制剂都可以使用,这种制剂可以使睾酮值达到正常男性水

表 15.2 激素疗法

药物	雌激素			雄激素拮抗剂		
	17β-雌二醇			螺内酯	和/或	非那雄胺
	经皮[a]	或	口服	口服		口服
睾丸切除术前	初始剂量 0.1mg/24 小时,2 周 1 次;剂量逐渐增加至最高 0.2mg/24 小时,每周 2 次		初始剂量每日 1~2mg;剂量逐渐增加至最高每日 4mg	初始剂量每日 50~100mg;每月增加 50~100mg 至平均每日 200~300mg(最高每日 500mg)。如有副作用风险可适当更改剂量[b]		每日 2.5~5.0mg,用于全身性抗性激素;2.5mg 每隔一天服用,用于单纯治疗秃顶、脱发
睾丸切除术后	0.375~0.1mg/24 小时,每周 2 次		每日 1~2mg	每日 25~50mg		每日 2.5mg

[a] 经皮雌二醇适用年龄大于 40 岁,或有高深静脉血栓风险的患者。口服雌二醇适用年龄小于 40 岁,低深静脉血栓风险的患者。[b] 如果患者服用 ACEI 或其他保钾的药物,则螺内酯的用量不应超过每日 25mg,且应密切监测血钾水平。如果患者低血压或肾功能不全,则开始剂量为 50mg,每周增加 50mg 至最大剂量每日 300mg,每次增加剂量后 1~2 周检测肾功能。

平[34]。睾酮疗法会增加肌肉量,降低脂肪量,增加面部毛发和痤疮,造成男性秃发,增加性欲。在女变男患者中,应用睾酮导致了阴蒂增大、短暂或持久的生育能力降低、音调低沉、阴道萎缩、月经停止。如果子宫持续出血,需要加用促孕剂。应用促性腺激素释放激素类似物或者醋酸甲羟孕酮可以使月经停止,并将雌激素水平降至普通男性水平[34]。患者应定期监测,以维持睾丸激素水平在男性生理正常范围,避免副反应的发生,例如红细胞增多症、肝损害、高血压、体重增加、钠潴留、血脂变化、囊肿性痤疮和不良的心理变化[34]。

青少年的治疗

在过去 10 年中,关于青少年的易性治疗逐渐受到关注。具有性别认定障碍的青少年会难以忍受其青春期发生的生理变化,为防止对青少年造成心理伤害,一些机构开始对青少年进行青春期抑制药物治疗,如在第二性征不可逆的发展之前,给予患者促性腺激素释放激素类似物。这种方法潜在益处是缓解了性别焦虑,使其拥有更好的心理和生理状态[34]。

青春期生理变化主要是由于下丘脑-垂体-性腺轴发育成熟和第二性征发育而引起的。在女孩中,第一个青春期标志就是乳房发育,而在男孩中,睾丸体积的增加预示着青春期的开始。青春期抑制可以减轻性别焦虑,其激素变化是完全可逆的[34]。当真实生活经历带来了令人满意的社会角色变化时,接受激素治疗的青少年就可考虑手术治疗,如果患者对激素治疗的效果满意,患者就会渴望明确的手术效果[34]。手术通常在 18 岁时考虑实施,但也有个别例外的情况。

女性化手术治疗

当诊断成立、激素疗法被指定并执行,且患者成功完成了第二阶段或现实生活测试后,就可考虑行手术治疗。术前应进行手术谈话。在术前谈话中,医生应向患者说明术中和术后过程、手术的风险和益处,并解答患者的问题。此外,讨论患者的期望和手术局限性也同样重要。在一项针对 55 例在比利时治疗的易性患者随访调查中,De Cuypere 等[27]指出,尽管接受易性手术后,患者的性生活和性兴奋都有所改善,在情感方面和社会方面的期望可以得到满足,但是在身体方面和性方面并未得到满足[27]。根据这些调查研究,推荐在术前与患者讨论关于性方面的期望。决定接受手术之后,患者应签署手术知情同意书。

自从对阴道发育不全的病例进行植皮再造阴道的技术出现后,男变女的生殖器改变手术得以发展[35]。40 多年前,人们开始用阴茎皮瓣或阴囊皮瓣再造阴道,至今仍为阴道再造术的主要方法[36-38]。这些皮瓣的血管基础来自以下两个来源之一:①股动脉(阴部外深浅动脉);②阴部内动脉(会阴分支)。

男变女易性手术的成功标志之一是塑造自然的阴道和阴阜。这其中包括大、小阴唇成形、阴囊切除、足够的阴道深度和阴道口宽度(图 15.3~图 15.5)。功能性的阴道再造术可以一期完成,进一步的阴阜成形常在二期手术中进行。在阴道再造术后 3 个月后,可于门诊在局麻下行阴唇成形术,再

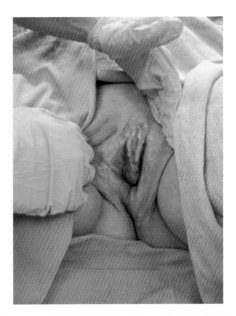

图 15.3 一期阴道再造术后外观,阴唇成形术前。阴道口的宽度取决于会阴-阴囊瓣和浅表肌肉的切除量。合适的阴道口宽度对性交十分重要

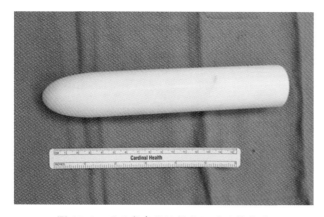

图 15.4　用于术中钝性扩张阴道的扩张器

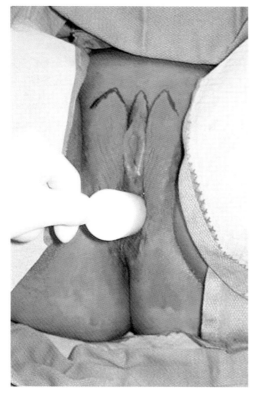

图 15.5　测量阴道口宽度和再造阴道的深度。耻骨隆突处的标记为阴唇成形术的手术设计标记。通过阴唇成形术可再造出聚拢的大阴唇和新阴蒂的包皮覆盖

造一个前联合并提供额外的阴蒂覆盖。然而，随着最近阴阜脱毛的趋势，越来越少的人选择进行阴道成形术。

男变女易性手术再造女性外生殖器的方式可选择以下3种之一：阴茎切除和阴道再造术、肠移植再造阴道术或非生殖器皮瓣再造阴道术。大多数医院采用前蒂阴茎皮瓣结合后蒂阴囊-会阴皮瓣和/或皮片移植的阴茎内翻阴道成形术进行初级阴道成形术。肠移植术的优点是可再造一个血运良好、12~15cm深的阴道，并且具有湿润的内壁。这可以减少术后阴道扩张和性交时润滑剂的使用。但是肠移植方法的缺点是增加了腹腔内手术，需要额外进行肠吻合术，且再造阴道有分泌恶臭分泌物的可能。非阴茎皮瓣主要用于

阴道狭窄的修复手术。无论行哪种手术方法，术前肠道准备都是必需的。另外，无论是采用电解或是激光方法，术前应从阴茎体和阴囊中部（图 15.6）开始彻底脱毛，以避免术后阴道内毛发生长。最后，为降低术后静脉血栓栓塞的风险，术前两周应停用激素药物。

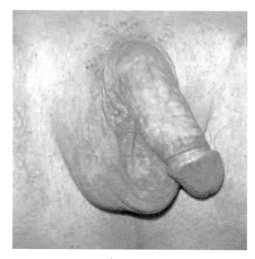

图 15.6　术前阴茎体及阴囊区脱毛

阴茎反转最常见的一期阴道再造术包括阴茎切除和前蒂阴茎皮瓣的翻转。文献中报道了多种改良技术，通过阴茎切除和翻转技术，可获得阴茎皮瓣和另一个后蒂会阴-阴囊皮瓣[39]。作者较为推崇以下手术方法：阴囊外侧面用于再造大阴唇，阴茎头部背侧面用于再造阴蒂，应用尿道皮瓣再造小阴唇。将阴茎尿道进行缩短、外翻，形成新的尿道口（图 15.7）。根据阴茎长度和既往手术史（例如包皮环切术），可判断是否需要额外的皮片移植来加深阴道。若有需要，可充分利用被剪掉的全厚阴囊皮肤或者通过 Pfannenstiel 切口获取全厚皮片[40]。除此之外，还可利用下腹部或隆起区的中厚皮片，但是中厚皮片供区会因切取深度和患者肤色不同而遗留深浅不一的色素沉着。

术前，依次放置压迫装置并静脉注射抗生素。手术在全麻下进行，皮下注射药物预防静脉血栓栓塞（根据医疗机构制度规范使用低分子量肝素或普通肝素），患者取截石位，

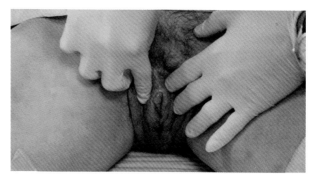

图 15.7　术后外观。用阴囊皮肤再造大阴唇，用阴茎头背侧再造阴蒂，用尿道瓣再造小阴唇，缩短原阴茎尿道，形成新的尿道

消毒铺单后在无菌条件下留置导尿管。

手术先处理后蒂会阴-阴囊皮瓣。会阴-阴囊皮瓣最宽可达 10cm,长 15cm,皮瓣需要足够的宽度以防止再造阴道口狭窄。可于皮瓣外侧面设计 V 形切口,以防止形成环形阴道口,减少术后阴道口挛缩可能(图 15.8A)。皮瓣集中地牵拉向肛门,在肛门括约肌水平仔细解剖,避免损伤肛门外括约肌(图 15.8B)。

于阴茎腹侧面沿阴茎正中线做切口(图 15.8C),这样有利于行双侧睾丸切除术。为防止腹股沟区域有明显的膨隆,切除睾丸的同时可在腹股沟环水平处切除精索,使精索退入腹股沟管内。在阴茎头和阴茎体衔接处环切开阴茎体皮肤,以便从阴茎海绵体、坐骨海绵体肌和球海绵体肌上剥离阴茎皮肤(图 15.8D)。

此时,在前列腺和直肠中间剥离形成一个阴道腔隙。术中应小心谨慎以免损伤直肠。沿 Denonvillier 筋膜剥离直至腹膜反折处,大部分操作钝性剥离即可,但直肠和前列腺的剥离需要锐性操作。之后切断部分肛提肌才能使阴道腔隙进一步扩大(图 15.9)。手术过程中需充分剥离以获得足

够的阴道空间和深度。一旦再造的阴道形成后,表浅的会阴肌即被剪断,剪断坐骨海绵体肌有助于形成阴道口和充分暴露海绵体,在阴茎头部剪断尿道海绵体有利于进一步扩大阴道腔隙。如果多余的勃起组织并未剪除,在性兴奋时这些组织会充血并堵塞阴道[41]。

应用阴茎头背侧再造阴蒂,应仔细解剖以免损伤阴茎背侧面的血管神经束(图 15.10 和图 15.11A)。于 Buck 筋膜深面沿海绵体走行解剖阴茎背侧面的血管神经束[42]。在耻骨联合水平解剖血管神经蒂,暴露海绵体的分叉处。在耻骨水平切断海绵体,只在每侧保留少量残余海绵体,将其缝合固定即形成再造阴蒂。

为了便于操作阴茎皮瓣,下腹部或腹部隆起区的皮肤应尽量向脐部提拉(图 15.11B),这有助于阴茎皮瓣在阴道内的固定[43]。若阴茎皮瓣长度不够,为了增加再造阴道的深度常需皮片移植,可从多余的阴囊、腹股沟区、下腹部获取全厚皮片,或从隆起区域或下腹部获取中厚皮片[44]。阴囊-会阴皮瓣围绕硅橡胶支架缝合于阴茎皮瓣,再翻转固定于阴道内。在阴茎皮瓣上做 Y 形切口,以便再造尿道口。将阴

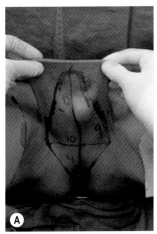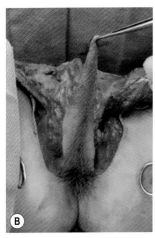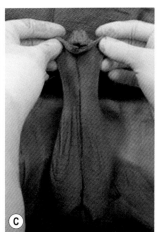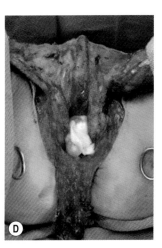

图 15.8 (A)设计会阴-阴囊瓣,注意皮瓣外侧的 V 形。这种设计能够增加阴道口的宽度,减少发生阴道口瘢痕挛缩的风险。(B)提起后蒂会阴-阴囊瓣。(C)阴茎腹侧中线皮肤切口。(D)暴露阴茎海绵体和坐骨海绵体肌,新阴道腔内置入医用海绵

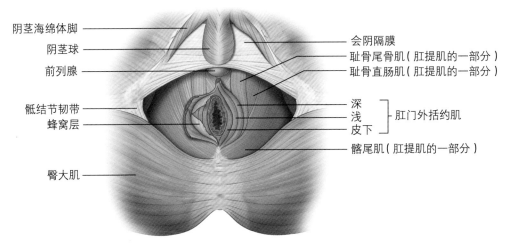

图 15.9 切断部分肛提肌有助于维持再造阴道的腔隙

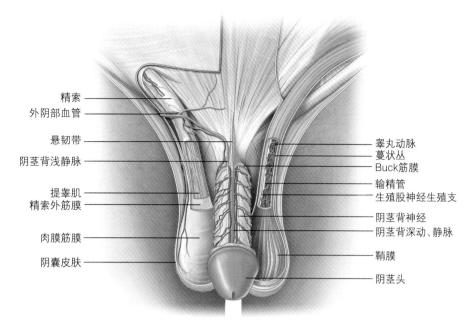

精索
外阴部血管

悬韧带
阴茎背浅静脉

提睾肌
精索外筋膜

肉膜筋膜

阴囊皮肤

睾丸动脉
蔓状丛
Buck筋膜

输精管
生殖股神经生殖支

阴茎背神经
阴茎背深动、静脉

鞘膜

阴茎头

图 15.10 阴茎头背侧神经血管束解剖

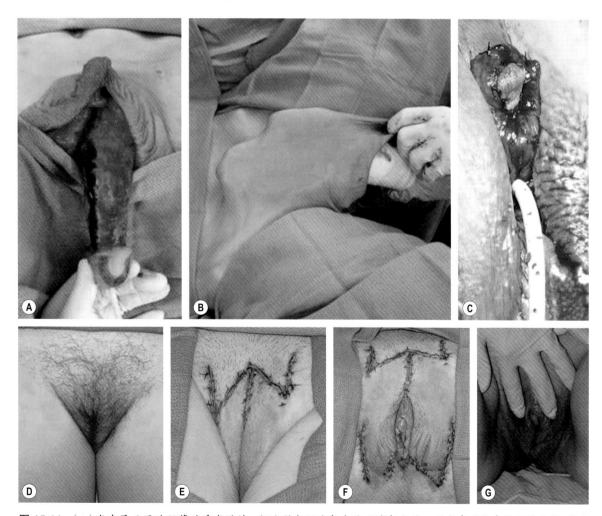

图 15.11 （A）术中展示再造阴蒂的手术设计。（B）剥离下腹部皮肤至脐部水平。剥离有助于牵拉阴茎皮瓣，便于其到达阴道内的相应位置。（C）应用尿道瓣再造小阴唇和阴蒂包皮。（D）一期阴道再造术后。（E）二期阴唇成形术后，可见大阴唇在耻骨隆突处向内聚拢。（F）二期阴唇成形术后，可见再造阴蒂的包皮。（G）术后展示小阴唇和阴蒂的湿润外观

茎尿道从腹侧面切开,这样可形成一个尿道皮瓣,尿道皮瓣穿过阴茎头,形成小阴唇,包皮则形成阴蒂(图15.11C)。阴囊皮肤修剪后形成大阴唇,切口均用可吸收线缝合,阴道内留置负压引流管(图15.11D)。

大多数医生采用一期阴道再造法,但也可以选择二期手术修整阴唇,使其耻骨隆突处更具有女性化特征。阴唇修整术可于阴道再造术后3个月,在局麻下进行,主要是局部组织修整,可运用多个Z成形术再造大阴唇并提供额外的阴蒂覆盖物(图15.11E~图15.11G)。

还有一些改良技术,如将尿道皮瓣插入阴茎皮瓣中,其优点是加深阴道长度和分泌润滑黏液[45]。另外也有文献报道,将阴茎头皮肤移植入阴道内以再造子宫颈[46]。

术后需卧床休息,尤其是软敷料填塞阴道的前4~5天。当患者阴道敷料取出,并能下床活动后方可拔除导尿管(常在术后5~6天)。当患者阴道内部敷料取出后,就要开始严格佩戴阴道支具。前6个月内,阴道扩张每天5~6次,2~3个月后,阴道扩张频率可逐渐减少至每周2~3次。佩戴支具的具体时间长短因个人性交次数不同而变化。

另外,使用稀释的聚维酮碘液间断冲洗阴道可以有效去除阴道内异物。术后最初2周内每天都要冲洗,逐渐降至每周2~3次。术后6周之后方可开始性生活。建议每年进行阴道镜检查和前列腺检查。

肠道阴道成形术

如果再造的阴道深度不足,则阴道修复手术需要进行游离皮片移植、局部或邻近皮瓣转移,或者肠移植。虽然皮肤游离移植减少了腹部手术操作,但是切开已再造好的阴道有些困难,也不利于对其前方尿道和后方直肠的保护。另外,全厚皮片的供区可能受到限制,而中厚皮片的取皮后术区愈合会遗留深浅不一的色素沉着。此外,游离皮片移植术后常规需要进行阴道扩张以防止再造阴道挛缩。局部或邻近皮瓣包括各种股部皮瓣或会阴部皮瓣,这些皮瓣可减少术后挛缩。但是局部或邻近皮瓣也有一些缺点,如外形臃肿、面积有限、不能分泌黏液。肠道移植,尤其在阴道修复案例中,可提供足够长度且具有可靠血供的组织,并可分泌黏液,可在性交时起到润滑的作用。肠移植可以任意选用小肠或大肠,其中乙状结肠最常用。与空肠或回肠相比,乙状结肠的优点是具有较大的管腔直径且分泌物较少。

在进行乙状结肠阴道成形术前,应进行结肠镜检查,以除外结肠恶性肿瘤。术前需进行肠道准备。乙状结肠阴道成形术应在截石位进行,同时要与普外科医生合作。腹会阴联合手术使术者能够看到并保护前方的膀胱和尿道,以及后方的直肠。乙状结肠由普外科医生切取,会阴部的处理由整形外科医生负责。通过蠕动的方式将一段12~15cm的乙状结肠转移至会阴部(图15.12~图15.14)。切除的乙状结肠缝合于重建阴道的阴道口,仅需用可吸收线缝合一层。为了防止术后阴道口挛缩,当插入肠管时,肠管远端和会阴皮肤间常使用多个Z形缝合(图15.15)。此外,将乙状结肠的肠系膜轻柔地缝在骨盆上可以预防血管蒂扭转。之后应行肠道端端吻合术,以恢复肠道的连续性,再造阴道的远端应远离

肠道吻合口,以减少术后阴道肠道瘘的发生概率。术后24小时预防性静滴抗生素。

术后使用软敷料填塞再造阴道3~4天,患者留置导尿管并卧床休息,当患者肠道功能恢复并能经口进食后,患者方可出院。

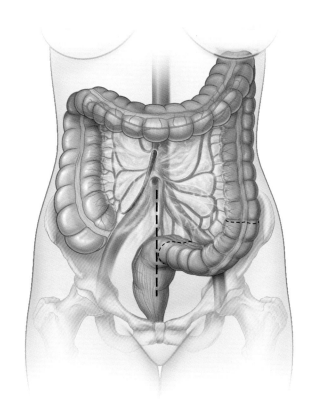

图15.12　沿结肠系膜切开,保留血管蒂

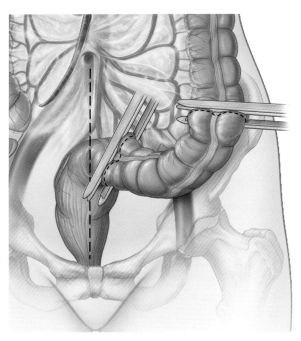

图15.13　切取乙状结肠

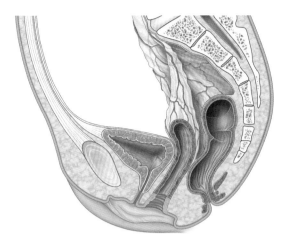

图 15.14　本图展示了切取的乙状结肠重建阴道时所处的位置。结直肠吻合与切取乙状结肠的缝合是各自独立的

肠道皮瓣的手术方式也具有一些缺点，例如会分泌过多黏液，小肠尤其明显，大肠会分泌一些恶臭液体。其次，用肠道再造阴道，仍有发生转移性结肠炎或肠道肿瘤的危险。另外，结肠黏膜较脆弱，可能造成性交后少量出血。

并发症

术后早期并发症包括出血、感染、创面延迟愈合。其他早期或晚期并发症包括直肠阴道瘘、尿流异常、阴道空间狭窄、阴道口挛缩、部分皮瓣坏死、阴蒂感觉丧失和外形欠佳。

若术中就发现了直肠阴道瘘，缝合直肠即可，因为患者在术前进行了肠道准备，不给予进一步干预，直肠也能自行愈合。但由于存在重建阴道狭窄的风险，仍有将来进行肠造瘘术的可能。轻微的尿流异常比较常见，通过翻转尿道可以减少尿道口狭窄的发生。患者自行行阴道扩张也是非常必

要的，这可减少阴道狭窄的发生。虽然随着性交次数增多，阴道扩张频率可逐渐减少，但是阴茎皮瓣和游离移植的皮肤仍然需要阴道扩张来防止挛缩。

接受过易性手术的患者建议进行常规医疗护理，这包括临床监测和实验室监测。这有助于评估与激素疗法有关的有益结果和可能的不利影响。此外还需监测体重、血压、体格检查、全血细胞计数、肝肾功能和糖脂代谢情况。

接受雌激素治疗的男变女患者还应监测催乳素水平，评估心脏疾病风险，监测前列腺和乳房肿瘤[34]。女变男患者如果有骨质疏松性骨折的风险，还应监测骨密度。根据美国癌症协会和美国妇产科医生协会建议，如果女变男患者未行乳房切除术/子宫切除术/卵巢切除术，则每年也应行乳房X线片和子宫颈涂片检查[47]。

额外的女性化手术

二期手术包括面部女性化手术和隆乳术，这些手术的目的是去除男性第二性征。二期手术的时间没有达成共识，根据医院和患者个人不同而有所差异。有些患者在接受生殖器手术之前就进行了增加女性化外观的手术，这一现象十分常见，其可增加个人的幸福感，更有利于投入真实生活当中[2]。

有些男变女患者在接受激素治疗后会出现乳房发育，但是乳房发育的程度常常不足，仍需要行乳房假体置入术或穿戴有衬垫的胸罩。因此，隆乳术常是一个必要的手术项目。男女胸部在解剖上的差异影响假体的选择、切口的选择以及假体置入的位置[48]。

男性胸部不仅比女性胸部更宽，胸肌也更发达。此外男性乳晕小于女性乳晕，乳头和乳房下皱襞之间距离更短，男性乳房下垂较少发生，即便是接受过激素疗法的男性[49]。

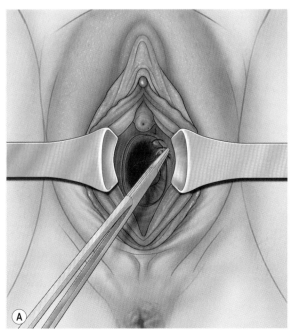
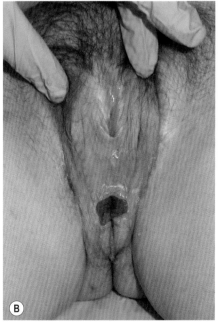

图 15.15　（A）展示了乙状结肠的置入。应用内镜设备有助于更深置入数厘米。（B）肠道阴道成形术后

根据这些特点,通常选择较大的假体,常被用到的是硅胶材料。可根据个人情况和激素治疗后乳房发育程度来选择假体置入层次和切口位置,可选择胸肌前或胸肌下层次。胸肌下置入的潜在问题是由于胸肌的活动而导致假体移位。但是,胸肌前置入也存在一些问题,包括包膜挛缩、假体表面较少软组织覆盖从而可触及假体。对于切口的选择,腋窝切口、乳晕缘切口、乳房下皱襞切口均较常应用,可根据患者的需求和个体解剖而选择(图 15.16)。

男性和女性面部特征也存在差异。因此,男变女患者常要求进行面部整形手术使其更具有女性化特征。很多面部特征被认为是男性化特征,较为常见的有额头、鼻、颧骨、下颌骨。男性的眉骨更为突出,女性额部曲率更大,女性额部更尖[54]。男性的颧骨更为突出,女性的鼻更加小巧,女性眉间角也不如男性锐利[50,51]。另外,男女在皮肤、皮下组织、头发上也存在差异[52]。

因为女性眉毛在眶上缘之上,比男性更有弧度,所以典型的女性化手术包括通过前移发际线和降低额骨来提升眉部。虽然提眉可以通过内镜手术完成,但降低额骨和眉外侧则需要通过开放手术完成。另外,开放手术通常使用前发际线切口,这可以使发际线按需求前移(图 15.17)。在进行额骨降低术之前,需要查看患者的侧位颅骨影像,来评估额窦前壁的厚度,根据其厚度和额部隆起的程度,采用颅面外科技术来进行必要的修整。

女性化鼻整形术包括鼻背降低、鼻头修整、鼻尖抬高、截骨术缩窄鼻椎体。颏部和下颌骨也可能需要修整。根据个人解剖差异,可进行颏部假体置入或颏成形术。此外,咬肌缩小术或口内切口下颌角轮廓线重塑手术也可进行。还可实施其他一些手术,例如面部提升术(图 15.18)、颧骨假体置入术、毛发移植术。

为了去掉喉结或明显突出的甲状软骨,患者常常要求行甲状软骨修整术,这个手术在门诊行全麻或局麻镇静就可实施。手术通常沿皮肤褶皱方向横行切开皮肤,之后在颈筋膜正中垂直分离,剥离两侧的胸骨甲状肌和甲状舌骨肌,之后切开软骨膜,并在软骨膜下小心剥离,切勿损伤甲状腺外膜。在软骨后表面、软骨膜下层次剥离至甲状会厌韧带,可在此处停止剥离以免损伤会厌和声带。在颈正中线上甲状软骨上切迹和上外侧的甲状腺结节之间行甲状软骨切除术,最后分层缝合软骨膜和切口[53]。

改变音色(主要指提高音调)的手术,在患者经过声音疗法之后可根据个人需求实施。激素的干预一般不会提高声调。因此,有各种手术方法可以缩短声带,提高声带张力,或者减少声带振动。

男性化手术治疗

胸部手术

对于女变男易性患者,胸壁外形重塑是一个重要的早期手术步骤,可以促使其早日过渡到男性角色。手术目的是

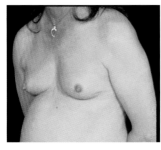
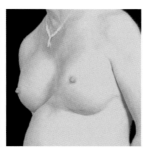

图 15.16 假体隆乳术前及术后。通过乳房下皱襞切口,于胸肌下平面置入硅胶假体

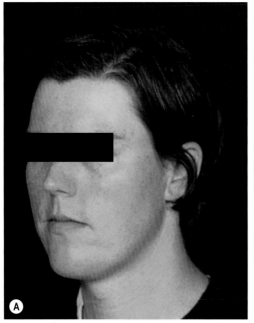
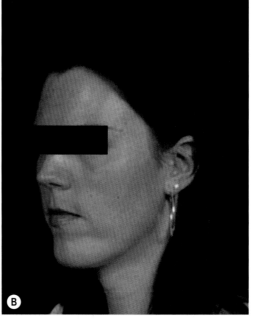

图 15.17 (A)提眉及额骨降低术前。(B)术后,通过开放的前部发际线入路,进行提眉及额骨降低术

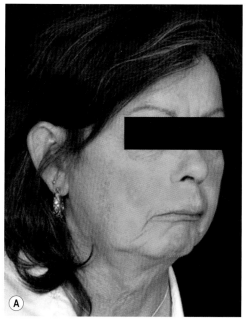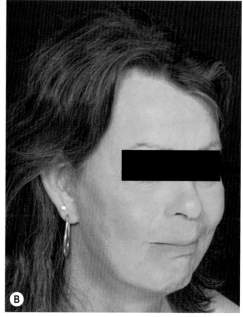

图 15.18　（A）面部提升、重睑术及 TCA 化学剥脱术前。（B）面部提升、重睑术及 TCA 化学剥脱术后

重塑美观的胸壁外形,手术包括切除乳房组织和赘余的皮肤,复位乳头乳晕复合体,去除乳房下皱襞,并最大限度地减少胸壁瘢痕[54]。

　　在女变男患者中,需要应对的美学挑战有:女性乳房体积、乳房下垂、乳头乳晕复合体的面积和位置、赘余皮肤量,以及可能丧失的皮肤弹性。女变男患者常采用的束胸方法可能导致皮肤弹性丧失,因此需要切除多余的皮肤。在选择手术方法时,皮肤的质量和皮肤弹性都是重要的决定因素[54]。皮下乳腺切除术的技术要点包括保护皮下脂肪,保护胸肌筋膜,去除乳房下皱襞。

　　切口的选择主要由乳房下垂程度、皮肤质量/弹性和乳头乳晕复合体的位置决定。乳房较小、皮肤弹性良好者可选择乳晕缘切口,其他切口包括环乳晕切口以及乳房下皱襞横行切口同时行游离乳头移植。吸脂术可作为切除术之外的辅助手术。此外还需考虑是选择保留真皮乳腺蒂的乳头乳晕复合体,还是选择乳头游离移植。在定位乳头乳晕复合体时,患者须在坐立位进行判定。一般乳头乳晕定位于胸肌外缘内侧 2~3cm（图 15.19）。术后留置引流,弹性绷带包扎。修整瘢痕和/或乳头乳晕的二次修复手术也较为常见。

生殖器手术

　　女变男易性手术中再造的阴茎需要实现站立排尿、完成性交的功能[55]。

阴茎成形术

　　阴茎成形术（metaidoioplasty）于 1996 年由 Hage 提出,成为显微手术和带蒂皮瓣阴茎成形术之外的另一女变男易性手术方法。阴蒂阴茎成形术（metaidoioplasty）由 Laub 命名,meta-源自希腊前缀,意思是改变,aidoio 意思是生殖器[56]。该手术切除阴蒂腹侧韧带,使阴蒂延长,并利用大阴唇和阴道肌肉黏膜瓣来加长尿道[57]。此外,颊黏膜瓣也可用于延长尿道。尿道重建是这个手术的主要难题,并发症包括尿道瘘管和/或狭窄。

　　手术包括切除女性生殖器（子宫切除术和阴道切除术）并重建阴茎[58]。通常,先形成一个阴道前壁联合阴道肌层皮瓣,该皮瓣用于重建新尿道的固定部分[56]。如果未行阴道切除术,则缝合阴道供区,缩窄阴道。在耻骨水平剪断阴蒂韧带,将阴蒂脱套状掀起。在阴蒂的腹侧,将尿道板与阴蒂剥离。冠状水平剥离尿道板,以改善阴蒂腹侧曲率来挺直和延长阴蒂[58]。另外,利用小阴唇皮瓣也可延长尿道,将阴唇皮瓣和阴道黏膜包裹导尿管,两皮瓣边缘相互对合缝合（图 15.20）。

　　阴囊的重建主要利用双侧大阴唇皮瓣,植入睾丸。阴囊重建术可与阴茎再造术同期完成,也可于二期手术中进行。目的是降低感染风险以及尿路并发症的发生（见图 15.20C）。

结论

　　在美国,患者接受易性手术后,应向政府相关机构写信,申请改变法律性别。这封信对于改变个人法律文件上的性别（包括驾驶证、护照、社会保险等）非常重要,信中应包括患者本人接受治疗的内容。美国各州的相关法律也可能发生变化。

　　外科医生、内科医生和行为学医生之间的长期合作非常重要,这可对易性症患者提供较为全面的医疗服务。此外,学者们对预后客观参数及报道的进一步研究,有助于推动外科技术的发展和创新。

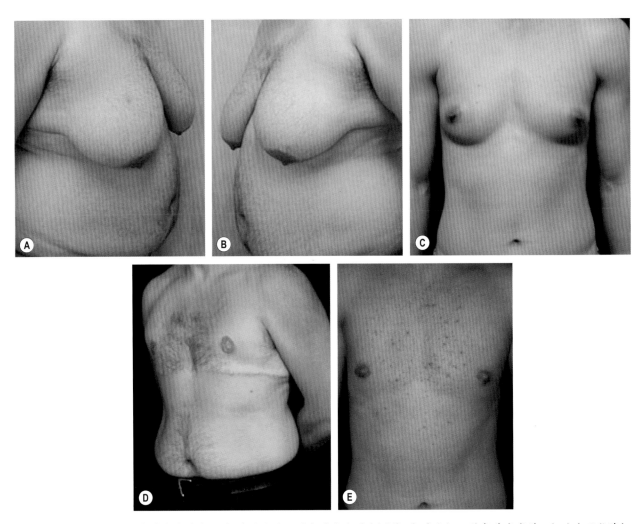

图 15.19 （A）女变男胸部手术术前（右侧）。（B）女变男胸部手术术前（左侧）。（C）小切口胸部手术术前。（D）皮下乳腺切除术及游离乳头移植术后。（E）小切口胸部手术术后

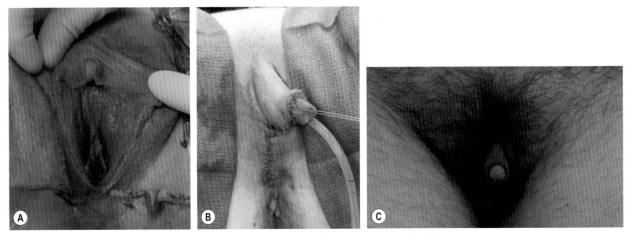

图 15.20 阴茎成形术。（A）术前。（B）术中。（C）术后

参考文献

1. Brown GR. A review of clinical approaches to gender dysphoria. *J Clin Psychiatry*. 1990;51:57–64.

2. Monstrey S, Hoebeke P, Dhont M, et al. Surgical therapy in transsexual patients: a multi-disciplinary approach. *Acta Chir Belg*. 2001;101:200–209. *Excellent review article on the care of transgender individuals.*

3. Edgerton MT. The role of surgery in the treatment of transsexualism. *Ann Plast Surg*. 1984;136:473–481.

4. WPATH. *The Standards of Care for the Health of Transsexual, Transgender, and Gender-Nonconforming People*, 7th version. World Professional Association for Transgender Health; 2012.

5. Institute of Medicine. *The Health of Lesbian, Gay, Bisexual, and Transgender People: Building a Foundation for Better Understanding.* Washington, DC: The National Academies Press; 2011.

6. Roberto LG. Issues in diagnosis and treatment of transsexualism. *Arch Sex Behav.* 1983;12:445–473.

7. Lee PA, Houk CP, Ahmed SF, et al.; in collaboration with the participants in the International Consensus Conference on Intersex. Consensus statement on management of intersex disorders. *Pediatrics.* 2006;118:e488–e500. *Review article on disorders of sexual development.*

8. Nabhan ZM, Lee PA. Disorders of sex development. *Curr Opin Obstet Gynecol.* 2007;19:440–445.

9. Clayton PE, Miller WL, Oberfield SE, et al. Consensus statement on 21-hydroxylase deficiency from the Lawson Wilkins pediatric endocrine society and the European Society for Paediatric Endocrinology. *J Clin Endocrinol Metab.* 2002;87:4048–4053.

10. AAP (American Academy of Pediatrics), Section on Urology. Timing of elective surgery on the genitalia of male children with particular reference to the risks, benefits, and psychological effects of surgery and anesthesia. *Pediatrics.* 1996;97:590–594.

11. Edgerton MT, Knorr NJ, Callison JR. The surgical treatment of transsexual patients. *Plast Reconstr Surg.* 1970;45:38–46.

12. Monstrey S, Selvaggi G, Ceulemans P, et al. Surgery: male-to-female patient. In: Ettner R, Monstrey S, Eyler E, eds. *Principles of Transgender Medicine and Surgery.* New York: Haworth Press; 2007:106.

13. Hirshfled M. Die intersexuelle constitution. *Jahrbuch fuer Sexuelle Zwischenstufen.* 1923;23:3–27.

14. Abraham F. Genitalumwandlungen an zwei mannlichen Transvestite. *Zeitschrift for Sexualwissenschaft und Sexualpolitik.* 1931;18:223–226.

15. Cauldwell DO. Psychopathia transsexualis. *Sexology.* 1949;16:274.

16. Elkins R, King D. Pioneers of transgendering: the popular sexology of David O. Cauldwell. *Int J Transgend.* 2001;5:April–June.

17. Benjamin H. Transvestism and transsexualism. *Int J Sexol.* 1953;7:12–14.

18. Benjamin H. *The Transsexual Phenomenon.* New York: The Julian Press; 1966.

19. Hamburger C, Sturup GK, Dahl-Iversen E. Transvestism: hormonal, psychiatric, and surgical treatment. *JAMA.* 1953;152:391–396.

20. Meyer J, Reter DJ. Sex reassignment follow-up. *Arch Gen Psychiatry.* 1979;36:1010–1015.

21. Ettner R. The etiology of transsexualism. In: Ettner R, Monstrey S, Eyler E, eds. *Principles of Transgender Medicine and Surgery.* New York: Haworth Press; 2007:1–14.

22. WHO. *International Classification of Diseases (ICD-10).* Geneva: World Health Organization; 2007.

23. Eldh J, Berg A, Gustafsson M. Long term follow up after sex reassignment surgery. *Scand J Plast Reconstr Surg Hand Surg.* 1997;31:39–45.

24. Hage JJ. Medical requirements and consequences of sex reassignment surgery. *Med Sci Law.* 1995;35:17–24.

25. Schechter L. The surgeon's relationship with the physician prescribing hormones and the mental health professional: review for version 7 of the World Professional Association for Transgender Health's Standards of care. *Int J Transgend.* 2009;11:222–225.

26. Bowman C, Goldberg J. Care of the patient undergoing sex reassignment surgery. *Int J Transgend.* 2006;9:135–165.

27. De Cuypere G, T'Sjoen G, Beerten R, et al. Sexual and physical health after sex reassignment surgery. *Arch Sex Behav.* 2005;34:679–690.

28. Lawrence A. Factors associated with satisfaction or regret following male-to-female sex reassignment surgery. *Arch Sex Behav.* 2003;32:299–315.

29. Lobato MII, Koff WJ, Manenti C, et al. Follow-up of sex reassignment surgery in transsexuals: a Brazilian cohort. *Arch Sex Behav.* 2006;35:711–715.

30. Nagai A, Tokuyama E, Nanba Y, et al. Sex reassignment surgery for male to female transsexuals: initial experience at Okayma University Hospital. *Acta Med Okayama.* 2005;59:231–233.

31. Smith Y, Van Goozen SH, Kuiper A, et al. Sex reassignment: outcomes and predictors of treatment for adolescent and adult transsexuals. *Psychol Med.* 2005;35:89–99.

32. Peterson ME, Dickey R. Surgical sex reassignment: a comparative survey of international centers. *Arch Sex Behav.* 1995;24:135–156.

33. Dahl M, Feldman JL, Goldberg JM, et al. Physical aspects of transgender endocrine therapy. *Int J Transgend.* 2006;9:111–134. *Guidelines for endocrine therapy for transgender individuals.*

34. Hembree WC, Cohen-Kettenis P, Delemarre-van de Waal HA, et al. Endocrine treatment of transsexual persons: an endocrine society clinical practice guideline. *J Clin Endocrinol Metab.* 2009;94:3132–3153.

35. McIndoe AH, Bannister JB. An operation for the cure of congenital absence of the vagina. *J Obstet Gynaecol Br Commonw.* 1938;5:490–494.

36. Jones HW Jr, Schirmer HK, Hoopes JE. A sex conversion operation for males with transsexualism. *Am J Obstet Gynecol.* 1968;100:101–109.

37. Edgerton MT, Bull J. Surgical construction of the vagina and labia in male transsexuals. *Plast Reconstr Surg.* 1970;46:529–539.

38. Pandya N, Stuteville O. A one-stage technique for constructing female external genitalia in male transsexuals. *Br J Plast Surg.* 1973;26:277–282.

39. Eldh J. Construction of a neovagina with preservation of the glans penis as a clitoris in male transsexuals. *Plast Reconstr Surg.* 1992;91:895–900.

40. Hage JJ, Karim R. Abdominoplastic secondary full-thickness skin graft vaginoplasty for male-to-female transsexuals. *Plast Reconstr Surg.* 1998;1010:1512–1515.

41. Karim RB, Hage JJ, Bouman FG, et al. The importance of near total resection of the corpora cavernosa in the surgery of male to female transsexuals. *Ann Plast Surg.* 1991;26:554–557.

42. Rehman J, Melman A. Formation of neoclitoris from glans penis by reduction glansplasty with preservation of neurovascular bundle in male-to-female gender surgery: functional and cosmetic outcome. *J Urol.* 1999;161:200–206.

43. Jarolim L. Surgical conversion of genitalia in transsexual patients. *Br J Urol.* 2000;85:851–856.

44. Krege S, Bex A, Lummen G, et al. Male-to-female transsexualism: a technique, results, and long-term follow-up in 66 patients. *Br J Urol.* 2001;88:396–402.

45. Perovic SV, Stanojevic DS, Djordjevic MI. Vaginoplasty in male transsexuals using penile skin and a urethral flap. *BJU Int.* 2000;86:843–850.

46. Malloy TR, Noone RB, Morgan AJ. Experience with the 1-stage surgical approach for constructing female genitalia in male transsexuals. *J Urol.* 1976;116:335–337.

47. Jones HW Jr, Schirmer HK, Hoopes JE. A sex conversion operation for males with transsexualism. *Am J Obstet Gynecol.* 1968;100:101–109.

48. Kanai RC, Haje JJ, Aschemann H, et al. Augmentation mammaplasty in male-to-female transsexuals. *Plast Reconstr Surg.* 1999;104:542–548.

49. Laub DR. Discussion: augmentation mammaplasty in male-to-female transsexuals. *Plast Reconstr Surg.* 1999;104:550–551.

50. Ousterhout DK. Feminization of the forehead. *Plast Reconstr Surg.* 1987;79:701–711.

51. Hage JJ, Vossen M, Becking AG. Rhinoplasty as part of gender-confirming surgery in male transsexuals: basic considerations and clinical experience. *Ann Plast Surg.* 1997;39:266–271.

52. Hage JJ, Becking AG, de Graf FH, et al. Gender-confirming facial surgery: consideration on the masculinity and femininity of faces. *Plast Reconstr Surg.* 1997;97:1799–1807.

53. Woolfort FG, Dejerine ES, Ramos DJ, et al. Chondrolaryngoplasty for appearance. *Plast Reconstr Surg.* 1990;86:464–469.

54. Monstrey S, Selvaggi G, Ceulemans P, et al. Chest-wall contouring surgery in the female-to-male transsexuals: a new algorithm. *Plast Reconstr Surg.* 2008;121:849–859.

55. Hage JJ, van Turnhout AA. Long-term outcome of metaidioplasty in 70 female-to-male transsexuals. *Ann Plast Surg.* 2006;57:312–316.

56. Hage JJ. Metaidioplasty: an alternative phalloplasty technique in transsexuals. *Plast Reconstr Surg.* 1996;97:1161–1167.

57. Hage JJ, van Turnhout AVM, Dekker JJML, et al. Saving labium minus skin to treat possible urethral stenosis in female-to-male transsexuals. *Ann Plast Surg.* 2006;56:456–459.

58. Djordjevic JL, Bizic M, Stanojevic D, et al. Urethral lengthening in metaidioplasty (female-to-male sex reassignment surgery) by combined buccal mucosa graft and labia minora flap. *Urology.* 2009;74:349–353.

第 16 章

压　疮

Robert Kwon, Juan L. Rendon, Jeffrey E. Janis

概要

- 压疮是一种常见、多发、高花费的疾病。

- 虽然这是一种古代即有认知的疾病，但直到 19 世纪仍无有效的外科治疗手段。

- 压疮最初被认为是由于对软组织的直接压力超过了提供受影响区域的血管中的压力，如今被认为是涉及摩擦、剪切、水分、营养和感染的多因素实体。

- 压疮的成功治疗需要多学科评估，以准确分期创面，识别/根除创面/骨感染，最小化复发风险因素，并优化创面愈合潜力。

- 压疮的预防和治疗应侧重于纠正这些危险因素，保留手术干预，直到患者达到最佳状态。

- 与任何创面一样，涉及感染软组织和/或骨骼的压疮必须在最终闭合前彻底清创。

- 局部区域筋膜皮瓣和肌皮瓣仍然是主力皮瓣，因为它们可以为大面积缺损提供足够的活组织，并允许在复发时进行翻修。

- 预防仍是压疮最有效的治疗方法。最近，医院获得性疾病倡议通过促进全面风险评估和早期识别，实施了旨在预防压疮等并发症的计划。

简介

术语

　　虽然存在专科和语义上的歧义，但"褥疮性溃疡(decubitus ulcer)"、"褥疮(bedsore)"和"压疮(pressure sore)"几个术语均可使用。"decubitus ulcer"——源自拉丁语的"decumbere"，意指躺下，发生在深部有骨性隆凸的部位，如人卧位时的骶骨、转子、足跟和枕部。严格意义上，"疮"(sore)指承受坐位体重的部位受到压力破坏，如脊髓损伤患者的坐骨结节，而由于

器械(如夹板、耳探子和直肠冲洗导管)引起的溃疡，不应归入压疮。尽管如此，"压疮"可能是描述这些病变的最佳术语，因为压力是一个关键的病因。压疮如今被认为是多因素的，压力只是导致压疮发展的众多因素之一。

流行病学

　　过去 5 年，关于压疮的发病率和患病率的研究，仅英文文献就超过 500 篇。这些文献不仅研究了多个医疗机构中压疮的发病率和患病率——不仅对普通急诊护理、长期护理和家庭护理——还对特定亚人群如老年人、髋部骨折患者、婴幼儿和临终患者进行了分别的研究。鉴于这些人群存在的差异和各个医疗机构的不同，要精确测定发病率和患病率比较困难。

　　1999 年，Amlung 等[1]针对使用 356 种急救护理设备的 42 817 名患者进行了为期 1 天的压疮现患率调查。总体压疮患病率为 14.8%；设备相关性压疮的患病率为 7.1%。10 年后，VanGilder 等[2]总结了国际压疮患病率调查(International Pressure Ulcer Prevalence Survey, IPUPS)的结果，发现总体患病率和设备相关性压疮的患病率分别为 12.3% 和 5%。长期急救护理设备的总患病率最高(22%)，而设备相关性压疮的患病率在成人重症监护病房(intensive care unit, ICU)最高，从普通心脏病护理病房的 8.8% 到内科 ICU 的 12.1%。共有 3% 的 ICU 患者出现严重的溃疡，其中 10% 为设备相关性。一项更广泛的调查[3]回顾了 1989 年到 2005 年间超过 400 000 份的记录，发现总体医院压疮患病率在 1989 年为 9.2%，2004 年为 15.5%。长期急救护理设备导致的患病率更高，达 27.3%。总之，尽管治疗和预防措施进步明显，但压疮患病率似乎保持相对稳定。

　　据报道，在疗养院进行治疗的人群中，压疮的患病率为 2% 到 28%[4,5]。2004 年美国国家家庭护理调查显示，总患病率为 11%，而老年人、近期减肥者和短期住院者的风险更高[6]。长期使用急救设备导致压疮的患病率也是不同的，报道的资料从

5% 到 27% 不等[7,8]，而 IPUPS 报告该类的总患病率为 22%。

某些特定群体已经确定具有高压疮风险。髋部骨折和压疮之间有很强的相关性，发病率报道从 8.8% 到 55% 不等。欧洲一项大型研究[9]发现入院时压疮患病率为 10%，而在出院时患病率达 22%。脱水、高龄、皮肤潮湿、Braden 评分高、糖尿病和肺部疾病均与高压疮发病率有关。大多数病变为 I 期，没有 IV 期。Baumgarten 等[10]在一项美国多中心研究中，报告了院内获得性压疮的发病率为 8.8%。其另一项研究中[11]，对年龄稍大的人群进行了严格的压疮监控，结果显示压疮发病率为 36.1%。急诊护理的发病率最高，且发病率与术前等待时间长、ICU 停留时间长和手术及麻醉时间长有关。

脊髓损伤（急性脊髓损伤）患者，由于不能活动同时感觉迟钝，尤其容易并发压疮，发病率为 33%~60%[12-14]，这是急性脊髓损伤后再住院的第二大原因。Gelis 等[15]回顾了急性脊髓损伤人群中的压疮患病情况，注意到急性期患病率为 21%~37%，2% 转入康复中心，慢性期患病率为 15%~30%。已明确的危险因子包括种族、既往溃疡病史、烟草接触史。

解剖学因素

1964 年，Dansereau 与 Conway[16]发表了对 Bronx 退伍军人管理局医院的 649 名患者共 1 064 处压疮的调查结果。作者提到，绝大部分的压疮出现在下半身，最常见的部位是坐骨结节处，占所有病例的 28%。1994 年 Meehan[17]回顾了 3 487 人共 6 047 处压疮，最好发的部位为骶部（36%），其次为足跟部（30%）。最近 VanGilder 等[2]的研究显示骶部（28.3%）、足跟部（23.6%）是压疮好发部位，其次为臀部（17.2%）。

一般在急性脊髓损伤急性期早期，压疮最好发的部位是骶骨区域，这是由于患者被固定在仰卧位治疗伴发损伤。在急性脊髓损伤的亚急性期和慢性期内，处于康复阶段的患者开始坐在轮椅上，因此坐骨部位成为主要发病部位。然而，如本章下文所述，这些差异并非绝对。

费用

压疮的治疗费用计算问题非常复杂。货币指数易受通货膨胀的影响，且随时间而变化。如果压疮是患者的主要诊断，则容易分析计算，问题是患者通常伴有压疮的相关疾病如败血症，而压疮常作为次要诊断。压疮的治疗费用较昂贵，这一点是很明确的。

据美国国家压疮顾问组（National Pressure Ulcer Advisory Panel，NPUAP）估计，治疗和治愈院内获得性压疮的费用高达每人 100 000 美元[18]。无论是否进行手术治疗，如果加上在疗养院或家庭护理中治疗压疮所用的设备等附加费用，美国医疗改善协会估计，2006 年其财政负担大约为 110 亿美元[19]。

2006 年美国医疗费用与利用计划[19]揭示，共计 503 300 个住院日期间有压疮发生。压疮患者的住院日比此诊断者要长近 3 倍（14.1 天 vs 5.0 天）。以压疮为初步诊断的患者一天的平均费用为 1 200 美元，而次要诊断者平均

费用为 1 600 美元，其他情况下为一天 2 000 美元。初步诊断或次要诊断为压疮的患者，其个人平均费用分别为 16 800 美元和 20 400 美元，而其他所有情况下为平均 9 900 美元。压疮为初步诊断和次要诊断的患者，其合计费用分别为 7.52 亿美元和 102 亿美元。

针对越来越多的文献证明压疮和其他医院获得性疾病的经济后果，美国医疗保险和医疗补助服务中心（Center for Medicare & Medicaid Services，CMS）确定了 8 种医院获得性并发症为从未发生过的事件。2008 年，CMS 实施了医院获得性疾病（Hospital-Acquired Conditions，HACs）倡议，该政策拒绝报销包括压疮在内的几种可预防疾病。[20]此后，Waters 等利用国家护理质量指标数据库（National Database of Nursing Quality Indicators，NDNQI）在 2006 年 7 月至 2010 年 12 月期间对 1 381 家美国医院的成人护理单位的（ICU 和非 ICU）进行了一项准实验性研究，以确定实施 HACs 计划前后的 III/IV 期压疮的发生率[21]。然而，在 2006 年至 2010 年期间[21]，未付款并未影响压疮的发病率。虽然尚不清楚这是否是由于早期诊断的增加，但压疮仍然很普遍，并仍是一个巨大的经济负担。

历史回顾

压疮是一个古老的问题，在埃及木乃伊尸检中便已观察到[22]。Ambrose Paré 早在 16 世纪就认识到压力和营养在治疗这些疾病中的重要性[23]。1873 年，James Paget 爵士直截了当地推测压力会导致角质形成血管的压迫，导致坏死[24]。尽管他错误地将其归因于中枢神经系统损伤，但在 1878 年，Charcot[25]详细描述了他所称的腹部压疮，不仅指出了该疾病的临床表现，而且还指出了其预示的不良预后。尽管 Charcot 的描述已有一个多世纪的历史，但它可以应用于任何数量的不同阶段压疮的现代患者：

> 那里的皮肤是玫瑰色，有时是深红色，甚至是紫色，但用手指按压，阴郁会瞬间消失。……第二天或第二天之后，小泡或大泡出现在红斑的中心部位……皮下结缔组织，有时，甚至下面的肌肉本身也已经受到血液渗透的侵袭。……如你所知，如果焦痂达到一定程度，就形成了危险的感染点；事实上，还会导致腐败中毒，表现为或多或少强烈的缓解性发热。

1938 年，John Staige Davis 第一个提出用皮瓣组织替换已愈合压疮的不稳定瘢痕[26]。然而，直到 1945 年，Lamon 才描述了开放性压疮的首次闭合[27]。此后，压疮的外科治疗立即受到关注，到 20 世纪 40 年代结束时，大多数用于治疗压疮的外科技术已经被报道。

Kostrubala 和 Greeley 在 1947 年建议用局部筋膜或肌肉筋膜瓣切除骨突起并填充暴露的骨[28]。同年，Conway 等强调了重建部位组织松弛的重要性，以允许关节运动，并建议对局部旋转皮瓣的供区进行植皮[29]。1948 年，Bors 和 Comarr 将臀大肌用作肌肉旋转皮瓣[30]，第二年，Blocksma 等旋转股二头肌残端，以覆盖全坐骨切除术后暴露的骨骼[31]。

在接下来的几十年中，创面护理变得越来越复杂，许多技术改良已被开发，但患者状态优化、彻底清创和无张力软

组织覆盖的基本概念保持不变。

基础科学

多项研究描述了与压疮发生相关的风险[32-34]。Fisher 等对压疮的风险进行了逻辑分析回复,发现年龄、男性、摩擦、剪切水分、营养不良、静止和感觉器官改变都会独立地使患者面临发生压疮的风险[33]。最近,这些观察结果在一项前瞻性队列研究中得到了再次证实,该研究共有 3 233 名患者入同一医院接受了一项研究,这所医院其中 201 人被诊断为医院获得性压疮。Baumgarten 等的分析还发现,年龄的增加、男性性别、失禁引起的失水、营养不良以及限制在病床上转动等都与压疮的诊断相关。对这些因素的认识使人们认识到,压疮是多因素的,并为基础科学研究提供了基础,以进一步了解这些过程。

压力

如前所述,早在 19 世纪,Paget 就描述了压力与压疮之间的联系。虽然很多其他因素也参与压疮的形成,但是压疮仍被认为是施加在软组织上的压力过高的结果——该压力水平高于局部供血血管的压力且持续超过了一定时间。1930 年,Landis 进行了一系列经典的试验,发现毛细血管关闭的压力是 32mmHg[35]。Fronek 和 Zweifach[36] 报告了相似的发现,指出其灌注压力在 20~30mmHg 之间(图 16.1)。

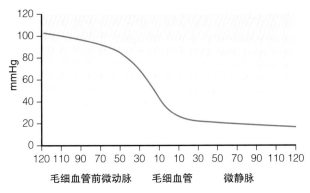

图 16.1 组织微循环不同组成部分的压力(直径单位 μm)。(Data from Fronek K,Zweifach BW. Microvascular pressure distribution in skeletal muscle and the effects of vasodilation. Am J Physiol. 1975;228:791;reprinted with permission from Woolsey RM,McGarry JD. The cause,prevention,and treatment of pressure sores. Neurol Clin. 1991;9:797.)

Lindan 等[37]通过使用"弹簧和钉子床"记录了人体压力分布点。受试者仰卧,压力的最高点在骶骨、臀部、足跟和枕部,每个部位的压力约为 50~60mmHg。坐位时,坐骨结节处的压力高达 100mmHg。Lindan 的研究中,受试者在比轮椅坐垫更软的衬垫上进行了测试,即使在重量广泛分散的衬垫上,所有的承重区受到的压力也都超过了末梢毛细血管压力(图 16.2)。

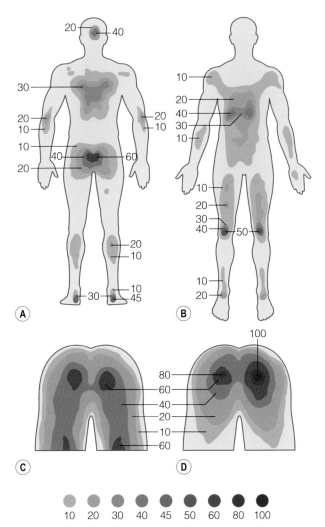

图 16.2 健康成年男性全身压力分布:(A)仰卧;(B)俯卧;(C)坐位,双脚自然悬空下垂;(D)坐位,双脚支撑。测量值单位为 mmHg。(Adapted with permission from Lindan O, Greenway RM,Piazza JM. Pressure distribution on the surface of the human body I. Evaluation in lying and sitting positions using a "bed of springs and nails". Arch Phys Med Rehabil. 1965;46:378.)

然而,简单施加过大的压力并不一定会导致这种缺血。组织承受的压力很多被血管周围的纤维组织分担了。而且,局部血流可在一定程度上通过自动调整升高血压来对抗压力[35-38]。已经有人对导致组织损伤所需的压力进行量化测定。Dinsdale[39]发现,如果外部压力约为毛细血管闭合压的 2 倍,并持续 2 小时,会导致组织发生不可逆的缺血性损伤。压力低于该阈值,不会引起组织坏死,而压力增加与溃疡风险增加有相关性。Kosiak 等[40]通过犬类组织的研究有相似的发现,但他们指出,如果压力每 5 分钟放松一次,则不会出现明显组织变化。Groth[41]通过兔模型进行了施加压力与发生组织损伤之间关系的研究,发现两者间有负相关关系:引起损伤的压力越高,所需要的时间就越短。Husain[42]在大鼠模型研究中得到类似的结果,发现大面积施加压力比小面积施压损伤性小。

此外,不同组织对压力的敏感性不同。Nola 和 Vistnes[43]指出压力对骨表面皮肤的危害性比对肌肉表面皮肤的危害性更大。另一方面,Daniel 等[44]认为肌肉比皮肤更敏感,造成损伤所需要的压力更低、时间更短,这可能是由于其代谢活动较强的原因。

摩擦力

摩擦力是阻止两个平面之间相互移动的力,是剪切力产生的基础。它出现在患者的皮肤与任何接触面之间,包括患者的被褥、体位转换设备如床单、滑轮、滑板、各种器具和矫正器、运动设备如轮椅坐垫。摩擦过度会导致皮肤的浅表损伤,如擦伤、水疱,皮肤脆弱的患者甚至会出现皮肤撕脱[45,46]。虽然单独来看摩擦力的作用相对很小,但这样的损伤过多也会造成进一步的损伤。当皮肤的完整性受到破坏,经皮失水增多,水分聚集。潮湿又进一步增大了摩擦系数,同时增加了皮肤与床单和其他接触面的黏附性[47]。

剪切力(图16.3)

Reichel[48]是首次将剪切力作为压疮发病的危险因子来探讨的作者之一,指出了当抬高床头时,患者更易出现压疮。当摩擦力将皮肤和浅表组织贴附于床单或被褥,并将深层组织绷紧时,剪切力就产生了。深部的血管随之拉伸、成角,会受到该张力的损伤。皮下组织尤其缺乏张力,特别容易受剪切力的影响[49]。Dinsdale[39]指出,在猪模型上,加上剪切力就可以大大降低形成溃疡所需的压力,并得出"切向应力的破坏性大于垂直力"的结论。Goossens 等[50]在人类受试者中发现了类似的结果,只需附加很小的剪切力成分,就可以大大降低使骶骨表面组织达到临界缺血所需的压力强度。

患者变换体位、在床上滑动或拖动、"助推"起身或在床上通过肘或足跟来推高自己,所有这些都可产生明显的剪切力[46]。某些体位也可导致剪切力增大:在轮椅上采取半坐位或下滑时均会在背部下方和臀部产生明显的剪切力[51]。这就可以解释为什么坐轮椅的患者,如果不采取正直坐位,仍会患骶部压疮,尽管理论上应是坐骨结节来承受大部分身体重量。

潮湿

过度的潮湿不仅是压疮发病的危险因素,还可导致其他的病理变化,包括非限制性皮炎、会阴部皮炎及湿性皮损[52]。目前,对于潮湿和刺激而非压力是导致皮损的独立因素这一理论,其合理性和实用性仍存在争议[53,54]。然而,潮湿仍然是评估压疮时应该考虑的重要因素。同时,即使认为潮湿是病损的主要病因,也不能忽视减压的作用。潮湿皮肤的摩擦系数更高,很容易被浸软或擦伤脱落[49]。

虽然过度潮湿有很多原因,但从病因角度,大便失禁与压疮的发病关系尤为密切。失禁常见于老年人,在社会福利机构和收容机构中的发病率更高,尿失禁发病率在20%至77%之间[55,56],大便失禁发病率在17%至50%之间[57]。除了会引起过度潮湿,尿液也会通过产生氮衍生物而使 pH 成酸性的皮肤变成碱性。粪便污染后引起大量细菌滋生。根据 Lowthian[53]的报告,虽然他未对尿失禁和大便失禁进行区分,但失禁患者的总体压疮患病率增加了5倍。一些研究发现尿失禁与压疮之间存在相关关系[58],另外一些研究虽然没有发现尿失禁与压疮之间的关系,但是发现大便失禁与压疮之间有明显的相关性[59-61]。

过度潮湿显然是有害的,相反的情况亦成立。过分干燥的皮肤容易发生干裂,抗拉强度降低且脂质减少,屏障作用受损,其也可作为压疮的独立危险因素[62,63]。

营养不良

慢性病或长期疲劳患者常伴有营养缺乏的表现,如血清白蛋白、前白蛋白、转铁蛋白降低。在自家生活的老人的患病率在1%到4%之间,而住院患者为20%,社会福利机构内老人的患病率为37%[64]。营养不良的主要表现包括消瘦、负氮平衡、创面愈合不良、免疫抑制[65]。一些研究表明蛋白营养不良与创面愈合之间存在明确相关关系[66-68],严重营养不良的患者发生败血症、感染、院内死亡和住院日延长等风险增大[69,70]。然而,营养不良与压疮患病率之间的关系,尚未完全明确。显然,营养不良与压疮有很强的相关性[71-73],但两者之间的具体相关性仍不明确。

神经损伤

尽管为了解决压疮,学界提出了很多建议和对策,但压

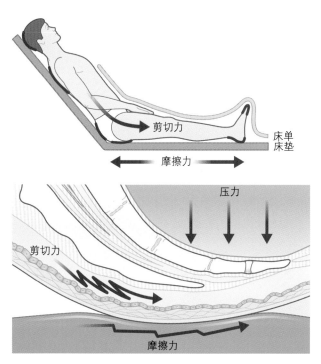

剪切力

床单
床垫

摩擦力

压力

剪切力

摩擦力

摩擦力

图16.3 压力、剪切力和摩擦力在导致压疮的过程中既相关又发挥不同作用

疮仍然是神经损伤最常见的并发症[74,75]，并且是急性脊髓损伤人群的第二大住院原因[76]。活动受限，无论是在床上还是轮椅上，都会导致压力、摩擦力和剪切力增加，而这些都是压疮的诱发因素。由于长时间的受压，特别是在睡眠中，保护性感觉机制会刺激人们改变体位，然而，急性脊髓损伤使患者的这种保护性感觉消失。这样，原本间歇放松的无危害压力也会导致压疮[51]。

对于该人群，除了活动受限和感觉迟钝之外，失禁、痉挛、社会心理障碍也是常见问题。痉挛是急性脊髓损伤患者常见但并非不可避免的后遗症，也是急性脊髓损伤患者独有的问题，其累及伤后1年内65%~78%的患者[77]。痉挛的特征表现有反射亢进、阵挛、肌张力增高。虽然痉挛状态并未列入大多数压疮的危险评分之列，但它对压疮仍有一定影响，因为它可以直接增加机械应力并改变体重分布，导致变换体位、进行皮肤检查和护理等操作更为复杂[78]。

炎症环境

创面床内局部炎性环境的作用已引起广泛关注，但仍有待确定[32]。1994年，Cooper等测量了20名Ⅲ/Ⅳ期创面患者压疮创面床中多种细胞因子的水平，发现血小板衍生生长因子（platelet-derived growth factor，PDGF）水平降低，碱性成纤维细胞生长因子（basic fibroblast growth factor，bFGF）、表皮生长因子（epidermal growth factor，EGF）和转化生长因子β（transforming growth factor-Beta，TGF-B）[79]。这些细胞因子在创面愈合过程中起主要作用；因此，更全面地理解这些分子的正常时间特征可能有助于开发新的治疗药物。基质金属蛋白酶（matrix metalloproteinase，MMP）似乎在慢性压疮的愈合中发挥作用。MMP是锌依赖性蛋白酶，能够降解各种细胞外基质蛋白，最近被证明在细胞增殖、分化、凋亡、血管生成和宿主免疫中发挥作用[80]。在稳态条件下，MMP与其对应物之间必须保持平衡，即金属蛋白酶组织抑制剂

（tissue inhibitors of metalloproteinase，TIMP），以维持细胞外基质的有序形成/降解。在56例Ⅲ/Ⅳ期压疮患者的慢性创面中，Ladwig等发现，随着慢性创面愈合，MMP-9:TIMP-1的比率降低，因此，提示较高水平的MMP-9和TIMP-1对于慢性创面的适当愈合是必要的，并可作为愈合/不愈合的标志[81]。虽然MMP-9和几种其他蛋白酶及其抑制剂已在各种创面中进行了研究，但压疮领域内的人体研究仍然有限。

诊断

分类

压疮有多种分类方法。最常用的是NPUAP分期系统[82]，它是Shea最初分类法的修正方案[82,83]，最近一次修订于2007年（图16.4）。虽然学界多年来一直应用其基础分类方法，但近期两项新增的分期——"可疑深部组织损伤"和"分期不明"已经被增补进NPUAP系统中。

"分期"一词不太恰当，因为它意味着递进性，而这并没有反映现实情况。Ⅳ期溃疡并不必然由Ⅰ期溃疡演变而来，这也是增补"可疑深部组织损伤"所强调的。同样，压疮康复也并非倒序进行，而是通过肉芽形成和后期非手术治疗来关闭创面。尽管人们都清楚这个问题，但由于其已被广泛应用和接受，"分期"一词仍被保留了下来。

患者评估

对一个初诊的压疮患者进行评估时，需要考虑大量的因素。要仔细检查患者全身状况与创面情况。如有外伤史，应了解并记录其发生、发展过程、前期治疗和治疗方案及创面护理情况。应对创面进行三维测量，要注意窦道或潜在腔隙的存在。检查创面边缘的组织，明确是否存在深部组织损

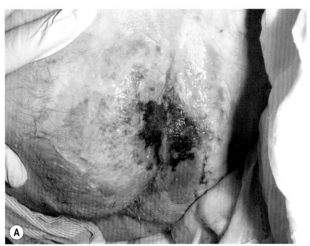
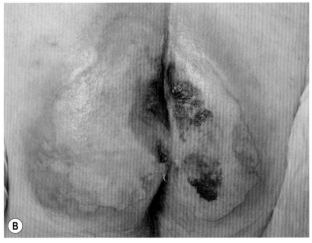

图16.4　美国国家压疮顾问组分期评估系统。（A，E）Ⅰ期：皮肤完整，局部有不泛红的现象，通常位于骨性突起上方。色素深的地方可能没有明显的白化现象。（B，F）Ⅱ期：部分真皮层缺失，表现为浅的开放性溃疡，创面呈红色粉红色，无瘀斑。也可表现为完整的或开放、破裂的充满血清的水疱。该分期不应用于描述皮肤撕裂、胶带烧伤、会阴部皮炎、浸渍或切除

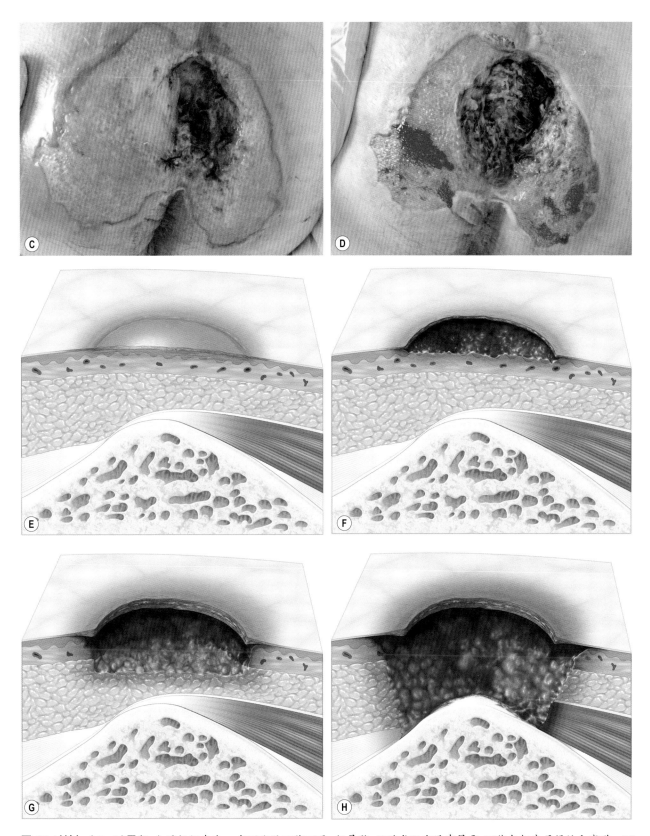

图16.4(续)　(C,G)Ⅲ期:全层组织丧失。皮下脂肪可能可见,但骨骼、肌腱或肌肉没有暴露,可能包括底层侵蚀和窦道。可能会有腐肉,但不能掩饰组织损失的深度。(D,H)Ⅳ期:骨、肌腱或肌肉外露的全层组织缺失。暴露的骨骼足以确定Ⅳ期压疮,但并非必要。创面床的某些部位可能会出现蜕皮或焦痂。隧道挖掘通常包括破坏。可延伸至肌肉和/或支撑结构(如筋膜、肌腱或关节囊),使骨髓炎成为可能。骨骼、肌腱可见或可直接触及

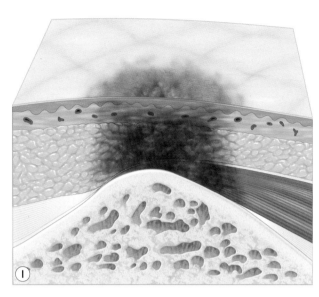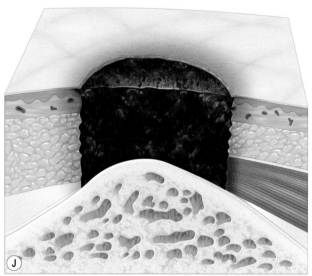

图16.4(续)　（I）疑似深部组织损伤：由于压力和/或剪切对底层软组织造成损伤，导致紫色或褐红色局部皮肤变色或充满血液的水疱。与邻近组织相比，该区域之前可能有疼痛、坚硬、糊状、泥泞、较热或较冷的组织。创面可能会演变，并被薄薄的焦痂覆盖。进展可能很快，即使经过最佳治疗，也会暴露出额外的组织层。（J）不稳定：全层组织丧失，溃疡底部在创面床上覆盖着蜕皮（黄色、棕褐色、灰色、绿色或棕色）和/或焦痂（棕褐色、棕色或黑色）。在创面底部暴露前，无法确定真正的深度，因此也无法确定分期

伤、感染、瘢痕等征象。应描述创面基底情况，注意是否存在焦痂、积液及其他坏死组织。如果坏死物质堵塞创面基底，应予以清除，直到可以进行全面评估。就覆盖创面的特点和比例而言，肉芽形成情况应予以关注。还应注意暴露组织的情况，如骨、肌腱、关节。如能够触摸到骨，可用硬、软或明显坏疽来表示骨的性质。创面渗出物的性质和量也应记录。测量用的卷尺和相机可方便记录和追踪病情[84]。

除了全面而详尽的病史询问和体格检查，对压疮特有的危险因素也应予以关注。尽管压疮的发病原因常是多方面的，但仍要尽量明确。应评估摩擦力、剪切力、压力的来源，并选择合适的减压床垫和皮肤护理方法。如果有大小便失禁，应尽量控制，需要的话，可给予其他特殊辅助。同样，应评估痉挛状态，如有需要，应给予药物或手术治疗。通过血清白蛋白和前白蛋白来评价营养状况。如有需要，应给予营养补充，并通过每周一次血清学检查来监测治疗进展。询问任何可能存在的病情，如高血压、糖尿病、心脏病，并给予治疗。

合理的初步检查，包括全血细胞计数、基础代谢率、肌酐和尿素氮。白蛋白和前白蛋白应在初诊时检查，然后定期复查来衡量营养不良情况以及追踪治疗进展。虽然在深部溃疡状态下几乎必然呈阳性，但C反应蛋白和红细胞沉降率（erythrocyte sedimentation rate，ESR）可用来评估骨髓炎的病情情况。关于压疮患者并发骨髓炎的内容将在下节讨论。开放性压疮创面的细菌培养意义不大，不应用于指导抗生素治疗[85]，与此相对的就是通过穿刺或手术进行骨活检。

骨髓炎

1970年，Waldvogel等[86]认为骨髓炎是Ⅲ期或Ⅳ期压疮

重建术后发生感染和破坏的原因（图16.5）。并发骨髓炎的压疮患者住院时间明显长于无骨髓炎患者[87]。明确骨髓炎的诊断，是决定进行压疮手术治疗前必不可少的。未被发现的骨髓炎是导致压疮和治疗费用增高的主要原因[87]。

1988年，Lewis等[88]试图比较一些诊断骨髓炎的常用检查的价值，随访了61例压疮患者，其中52例最后经术后病理证实为骨髓炎。该前瞻性试验检查了白细胞计数、红细胞沉降率、X线平片、锝99m骨扫描、CT扫描以及Jamshidi针骨活检。作者认为最实用、最具指导性和创伤最少的术前检查包括白细胞计数、红细胞沉降率和X线。仅一项检查阳性即可作出诊断。该方案的灵敏度为89%，特异性为88%。骨扫描和CT扫描费用高且灵敏度不高。骨穿刺活检灵敏度为73%，特异性为96%。值得注意的是，此研究中磁共振成像（magnetic resonance imaging，MRI）未纳入探讨。

MRI对骨髓炎的诊断意义更大。Huang及其同事[89]对44例瘫痪患者的59次连续MRI检查进行分析，发现总体的精确度为97%，灵敏度98%，特异性89%。作者的结论是，MRI不仅精确，还可以协助明确感染的范围，这有助于限制手术切除的范围。Ruan等[90]同样证实了上述结果，认为对于骨髓炎的诊断，MRI优于CT。

Han等[87]回顾了其治疗的压疮患者，并指出，骨髓炎相关的并发症（主要是深部脓肿和窦道）发生率之所以高，是由于术前未能正确诊断骨髓炎。于是他们治疗小组使用两步疗法，第一步手术进行清创并用Jamshidi针穿刺活检（图16.6）。如果活检阳性，则创面愈合手术推迟6周进行，期间进行抗生素治疗骨髓炎；否则即应用肌皮瓣关闭创面。作者还指出，单独骨培养的作用不如骨培养联合骨活检，另外发现，活

检的阳性和阴性预测值分别为93%和100%。这些结果得到了其他一些研究的支持,即采用骨活检诊断骨髓炎是有效的[91-94]。Marriot 和 Rubay[95]则根据骨活检的结果来决定抗生素治疗的时间,例如某些病例的病理结果仅为慢性骨髓炎,则可缩短抗生素治疗时间。

总之,MRI 是精确和无创的,同时能够提供详细的解剖细节。骨活检同样有极大的精确度,也许最重要的是,只有该方法能够指导抗生素治疗。虽然其他因素如设备的配置及是否可用、经济条件等应予以考虑,仍应联合使用 MRI 和骨活检来对压疮患者的骨髓炎进行综合诊断。

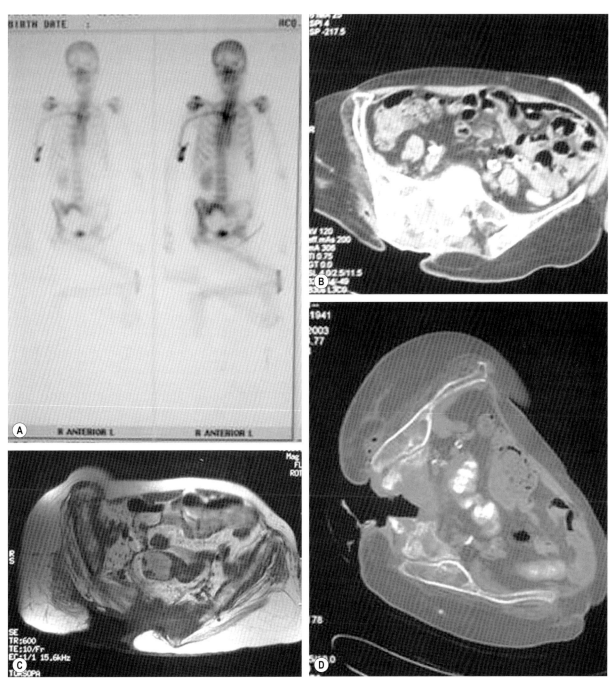

图 16.5 (A~D)严重骶尾骨骨折的骨扫描,CT 和 MRI 图像

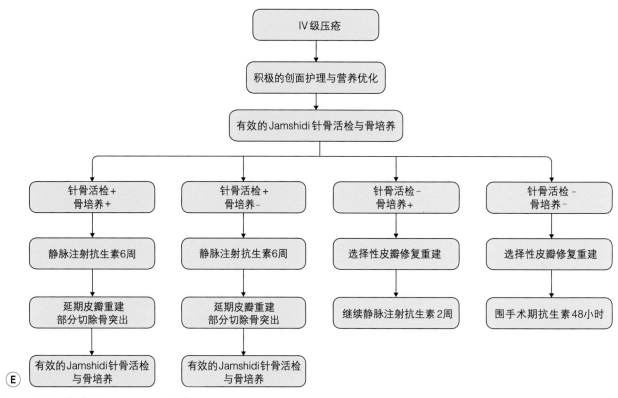

图16.5(续) (E)Ⅳ级压疮患者的管理方案。(Reprinted with permission from Han H, Lewis VL, Weidrich VA, et al. The value of Jamshidi core needle bone biopsy in predicting postoperative osteomyelitis in grade Ⅳ pressure ulcer. Plast Reconstr Surg. 2002;111:118.)

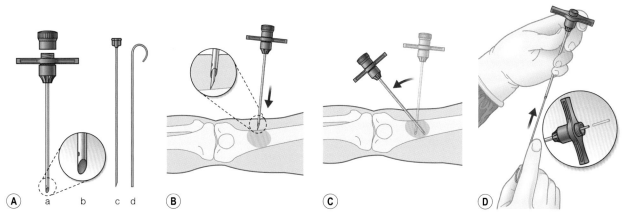

图16.6 (A)Jamshidi 骨活检针、套管、螺丝帽(a),锥形尖端(b),尖针有助于套管穿刺入软组织(c),帮助将样本取出的探针(d)。(B)将尖针锁定,套管针通过软组织一直到达骨面。插图是一个特写镜头显示了针到达骨皮质。(C)移除针芯,用套管针穿透骨皮质。退出套管针,重复这一步骤,并调整设备位置直至获得足够的样本。(D)然后将探针逆向插入套管针,从底部取出样本。(Reprinted with permission Powers BE,LaRue SM,Withrow SJ,et al. Jamshidi needle biopsy for diagnosis of bone lesions in small animals. J Am Vet Med Assoc. 1988;193:206-207.)

心理学评估

　　压疮患者群体普遍存在心理问题。Langer[96]发现,22%的急性脊髓损伤者可诊断为抑郁症,这明显高于正常人群。Frank 等[97]报道,37.5% 的急性脊髓损伤患者诊断有严重抑郁症。Akbas 等[98]报告,47.4% 的压疮患者达到了严重抑郁症的诊断标准。在他们的前瞻性研究中,发现抑郁症多见于女性患者、年轻患者以及因压疮而进行过多次手术的患者。作者建议在压疮患者的治疗中应"加强心理咨询"。Foster 等[99]认为,心理因素在预测压疮复发中有重要的作用。

患者选择

所有压疮患者,针对上述各种危险因素应完善治疗前准备。值得注意的是,压疮很少危及生命,如果没有完善准备工作,不应急于治疗或手术。如果可纠正的危险因素得到明确和治疗解决,那么很多比较表浅的创面经保守治疗即可愈合。另一方面,如果患者营养不良、所用的床铺不合适,或并发了骨髓炎,无论采取什么样的手术技术,都注定要治疗失败。

必须要判断创面是否能够成功二期愈合,还是需要皮瓣来覆盖创面和/或填充清创后的无效腔。一般而言,I 期和 II 期压疮可进行非手术治疗,而 III 期和 IV 期溃疡则需使用皮瓣。如有可疑深层组织损伤或分期不明的溃疡,应进行清创,直到分期明确。虽然进行手术清创是金标准,但其他方法也可适当使用。

虽然当患者进行术前优化准备和纠正危险因素时常需推迟手术,但罕有患者不适合进行修复。显然,病情严重不能耐受手术的患者,在实施任何类型的功能重建前都应稳定病情。少数情况下,由于各种医学和社会的原因,患者有多种严重伴发病,危险因素难以纠正。对于这种情况,长期的创面护理可能比试图进行注定失败和复发的修复手术更为合适。

治疗

预防

显而易见,压疮的预防优先于治疗。由于医疗政策对院内压疮拒绝赔付,防止压疮形成已经受到前所未有的重视。然而近年来,尽管在此方面已经有了各种各样的研究和方法,压疮的整体发病率仍变化不大[3,100,101]。

某些压疮是难以预防的[102-104],用压疮作为医疗质量指标备受争议,尤其是其有导致纠纷的可能[105]。然而,虽然尚无办法将压疮发病降至零,但还是有一些方法,其中很多构成了目前的护理常规,这些方法可能有助于压疮的预防[63]。

由于患者一般是在压疮已经形成后才就诊,因此了解预防方法极为重要,不但可对咨询者提出建议,还可以用于术前准备和优化,预防其他压疮的产生,最重要的是防止术后压疮复发。

风险评估

压疮预防的第一步是风险评估。目前已有多个评估量表,包括 Braden、Gosnell、Knoll、Norton、Waterlow、Douglas 量表[106]。其中一些专为特定的亚人群设计且各有其优势。由于评估者的能力及使用情境不同,所有量表都存在可能的不准确性。

Noton[107] 提出了针对老年患者的评估量表。该量表包括身体一般情况、精神状态、活动能力、移动能力、大小便失禁,得分范围为 5~20 分,评分越低风险越大。小于或等于 11 分的患者压疮发病率为 48%,大于或等于 18 分者,发病率为 5%。Gosnell[108] 增加了营养状况作为一个变量,它常被称为"改良 Norton 量表"。

应用最广泛的压疮评估工具是 Braden 量表[109](表 16.1)。Braden 量表包括了 6 个亚变量——评估了感觉、皮肤潮湿度、活动能力、移动能力、摩擦力和剪切力、营养状况。得分范围为 6~23 分,评分越高,压疮发病风险越高。初始研究中提出,16 分是压疮产生的阈值[109],针对不同情境,阈值分数可能存在变化[110,111]。

多项研究检验了不同量表的有效性、敏感性、特异性以及预测值。总体而言,预测将来压疮发生的可能性,评估量表要优于护士的临床判断[106]。然而,没有证据表明进行风险评估可以降低压疮发病率[112-114]。这是因为无法判断其是否进行了干预或干预是否有效[113]。鉴于学界最近为提高医疗质量所作的努力,Bergman 等分析了一家机构的美国国家手术质量改进计划(National Surgical Quality Improvement Program,NSQIP)数据库,以确定是否遵守多个基于过程的质量指标,包括压疮风险评估。虽然这项研究仅观察了 143 例连续的择期腹部手术入院,但作者指出,在压力性溃疡风险评估中,依从率仅为 35%,这支持了旨在分层风险的干预措施仍然没有得到充分利用的观点[115]。

皮肤护理(框 16.1)

理想的皮肤护理包括清洁、保湿、防护,以及必要时补充皮肤营养。可根据时间和劳动强度选择合适的皮肤护理,而这有时会被医生和护士忽略[116]。

皮肤清洁通常建议使用温肥皂水,然后晾干、擦拭或拍打[117]。清洗可以使用肥皂和清洗剂,但在有效去除杂质时,可能会对皮肤有刺激性[118]。肥皂的碱性也会使皮肤的自身酸性保护失效,这样会改变皮肤常驻菌群的平衡[119]。通过拍打来使皮肤干燥可对皮肤几乎不造成损伤[120,121],但是如果皮肤过于潮湿可导致皮肤浸渍并易受摩擦力的损伤[122]。市面上有很多可选的洁面乳,它们克服了肥皂水的缺点,但是目前尚无大量资料推荐使用某一种特定产品[123]。

框 16.1　皮肤护理基本原则

每日评估患者的皮肤

使用酸碱平衡的洁面乳清洁皮肤

避免使用肥皂和热水

避免摩擦和抓挠

最大限度地减少暴露于潮湿环境中(如大小便失禁、创面渗漏)

使用皮肤屏障产品保护脆弱的皮肤

使用润肤剂,保持皮肤的水合作用

表 16.1　压疮风险 Braden 预测量表

感知 机体对压力所引起的不适感的反应能力	1. 完全受限 对疼痛刺激没有反应(没有呻吟、退缩或紧握),或者绝大部分机体对疼痛的感觉受限	2. 极其受限 只对疼痛刺激有反应。只能通过呻吟和烦躁的方式表达机体不适,或者机体一半以上的部位对疼痛或不适感觉障碍	3. 轻度受限 对其讲话有反应,但不是所有时间都能用语言表达不适感或者需要翻身,或者机体的一到两个肢体部位对疼痛或不适感感觉障碍	4. 没有改变 对其讲话有反应。机体没有对疼痛或不适的感觉缺失
潮湿 皮肤处于潮湿状态的程度	1. 持久潮湿 由于出汗、小便等原因皮肤一直处于潮湿状态,每当移动患者或给患者翻身时就可发现患者的皮肤是湿的	2. 非常潮湿 皮肤经常但不总是处于潮湿状态。床单每次轮班至少更换一次	3. 偶尔潮湿 每天大概需要额外更换一次床单	4. 很少潮湿 通常皮肤是干的,只要按常规更换床单即可
活动能力 躯体活动的能力	1. 完全卧床 限制在床上	2. 局限于椅 行走能力严重受限或没有行走能力。不能承受自身的重量和/或在帮助下坐椅子或轮椅	3. 偶尔步行 白天在帮助或无须帮助的情况下偶尔可以走很短的一段路。每次轮班中大部分的时间在床上或椅子上度过	4. 经常步行 每天至少 2 次室外行走,白天清醒时至少每 2 小时行走 1 次
移动能力 改变或控制躯体位置的能力	1. 完全受限 没有帮助的情况下躯体或四肢不能做哪怕是轻微的移动。(肌力 0~1 级)	2. 严重受限 偶尔能轻微地移动躯体或四肢,但不能独立完成经常的或显著的躯体位置变动。(肌力 2 级)	3. 轻度受限 能独立经常轻微地改变躯体或四肢的位置。(肌力 3 级)	4. 不受限 独立完成,经常性的自行体位改变。(肌力 4 级以上)
营养 平常的食物摄入模式	1. 重度营养摄入不足 从来不能吃完一餐饭。很少能摄入所给食物量的 1/3。每天能摄入 2 份或以下的蛋白量(肉或者乳制品)。很少摄入液体。没有摄入流质饮食。或者禁食和/或静脉营养大于 5 天	2. 可能营养摄入不足 很少吃完一餐饭,通常只能摄入所给食物量的 1/2。每天蛋白摄入量为 3 份(肉或者乳制品)。偶尔能摄入规定食物量。或者可摄入略低于理想量的流质或者管饲食物	3. 营养摄入适当 可摄入供给量的一半以上。每天摄入 4 份蛋白(肉、乳制品)。偶尔会拒绝肉类,供给食品通常能够吃掉。或者管饲或全肠外营养的量达到绝大部分的营养所需	4. 营养摄入良好 每餐能摄入绝大部分食物。从来不拒绝食物。通常吃 4 份或更多的肉类和乳制品。两餐间偶尔进食。不需要补充其他食物
摩擦和剪切力	1. 存在问题 移动时需要中到大量的帮助。不可能做到完全抬空而不碰到床单。在床上或者椅子上时经常滑落,需要大力帮助下重新摆正体位。痉挛、挛缩或躁动不安通常导致摩擦	2. 有潜在问题 躯体移动乏力,或者需要一些帮助。在移动过程中,皮肤在一定程度上会碰到床单、椅子、约束带或其他设施。在床上或椅子上可保持相对良好的位置,偶尔会滑落下来	3. 无明显问题 能独立在床上和椅子上移动,并具有足够的肌肉力量在移动时完全抬空躯体。在床上和椅子上总能保持良好的位置	

总分

(Reproduced from www.bradenscale.com)

维持皮肤适当的水分,最常用的是润肤剂(可在皮肤表面形成防水层)和保湿剂(从周围环境中吸收水分)。这样的制剂非常多,很多加入了表面活性剂和乳化剂,其有效性、油腻性、皮肤刺激性略有差别。尽管理论上其对于治疗干燥皮肤具有优势[60,62,124],但与清洁剂相似,仍没有资料证实某种保湿产品优于其他[125,126]。

隔离制剂用以保护皮肤,特别是用于大小便失禁者或存在造口、瘘管、创面时。许多制剂由脂质/水乳剂组成,在皮肤表面形成保护膜。较新的隔离产品含有一种聚合物,可在皮肤表面形成一层薄的半透膜[127]。还有很多隔离产品含有防腐剂,如西曲溴铵或苯甲烷胺。尽管应用广泛且产品繁多,但仍然缺乏关于其有效性的资料[128]。

虽然不同制剂的资料尚不全面,但有证据表明,皮肤清洁的护理方案有益于患者。多位学者已经发现,进行这样的护理可降低压疮发病率[129]。Cole 和 Nesbitt[130]发现,压疮发病率 3 年内从 17.8% 降至 2%,而 Lyder 等[131]发现,家庭护理模式下压疮发病率降低了 87%。根据现有的资料,美国创伤造口与失禁护理协会[132]近期更新了皮肤护理指导方案。

失禁

如前所述,尿失禁与压疮发病率之间的关系尚不明确,仅有有限的证据提示它们有因果关系。目前,与长时间使用导尿管的相关风险比较,使用尿布或卫生巾与细致的皮肤护理相结合,是更为合理的措施[133]。

另一方面,大便失禁已被证实为压疮的危险因素之一。一般而言,大便失禁的原因常为一些不易纠正的因素:认知功能障碍、结直肠手术史、放射性直肠炎、炎性肠病、各种神经性或肌源性括约肌功能障碍。急性脊髓损伤者的膀胱和肠功能障碍需要专门的治疗方案,并且通常需要由专业人员进行处置[134]。

然而,可以采用许多措施来减轻大便失禁的影响。大便失禁最常见的诱发因素是粪便堵塞,常见于老年人,并可导致充溢性尿失禁[135]。保守治疗包括改变饮食习惯和各种各样的减慢肠蠕动的药物,包括可乐定、考来烯胺、洛哌丁胺、可待因、地芬诺酯以及阿托品[136,137]。由感染造成的腹泻应予以排除,并且应在使用止泻剂前予以治疗。如果药物治疗无效,可考虑手术治疗,当其他方法失败时,可尝试进行括约肌成形术、择期结肠造瘘术等术式[138]。虽然患者和家属往往不愿意进行结肠造瘘术,但有证据表明,严重大便失禁患者行结肠造瘘术后总体生活质量明显提高[139]。

痉挛状态

控制痉挛状态不仅可以降低发生压疮的风险,而且也可以改善患者所诉的疼痛及进行日常活动的能力[140]。然而,值得注意的是,某些情况下,痉挛状态可增加体位的稳定性、方便某些体位变换和日常活动,防止骨质疏松[141,142]。整体而言,痉挛状态对生活质量的影响并不简单直接,进行治疗前应予以考虑。

一般而言,对于急性脊髓损伤者,物理治疗是处理痉挛状态的第一步,也是护理的重要环节[143]。下一步就是药物治疗。地西泮、巴氯芬、可乐定、替扎尼定、加巴喷丁和丹曲林都是常用药品[144-147]。但都有一定的副作用,包括镇静、恶心、腹泻、肌肉无力、影响认知等,必须根据患者个体情况进行调整[147,148]。

口服药物不耐受或无效的患者,巴氯芬鞘内注射可能有效[146,149]。由于药物直接作用于中枢神经系统,全身性副作用降到最低,但存在相应的手术风险和注射泵相关的机械性并发症。注射用化学去神经剂,包括苯酚、乙醇和肉毒毒素也是有效的[150,151]。报道的并发症有全身性副作用、血管并发症、皮肤刺激、组织坏死。虽然其作用是暂时性的,但长期使用化学去神经剂将会导致神经性萎缩。

如果痉挛状态的药物治疗不满意,可以选择手术治疗。对于急性脊髓损伤患者,置入巴氯芬泵是最常用的手术方式,有很多成功案例[147,152]。虽然不能将预防压疮作为其主要手术指征,对于难治性病例,选择整形外科和神经外科手术可能是有效的。局部肌腱切断术或肌腱转移术对治疗痉挛状态效果有得有失[153]。依据采用的技术不同,神经根切断术的并发症有痉挛状态缓解不足[154]和严重萎缩[155]。据报道,脊髓切开术和 T-脊髓切开术直接切断脊髓,对没有希望恢复自主活动的严重病例是有效的[156,157],但其疗效随时间而降低[158]。

减压

鉴于压力在压疮的病理机制中的作用,人们进行了多方面的尝试,通过使用不同的床垫和设备来改变压力,以及制订患者变换体位的方案等。市面上已经有大量的支撑床垫产品,大体上可分为两大类。恒定低压(constant low-pressure,CLP)设备可将压力分散到很大的面积上,这类设备包括静态空气、水、凝胶、珠子、硅树脂、泡沫、羊皮支撑物等(图 16.7)。交替变压(alternating-pressure,AP)设备可改变患者的压力,避免单一解剖位置长时间受压(图 16.7)[159]。

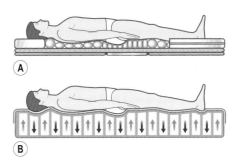

图 16.7 (A)持续低压表面,静态分配压力;(B)交替压力表面随时间变化改变压力

两种特殊类型的恒定低压设备值得一提,它们普遍用于压疮的预防和治疗。低空气损失(low air loss,LAL)床使患者悬浮于充满气体的气室上,温热的空气经此循环(图 16.8)。循环的空气既可以使压力均匀作用于患者,又可保持皮肤的干燥。正确使用时,低空气损失床对身体任何部位的压力都小于 25mmHg[160,161]。空气流化(air-fluidized,AF)床通过精细陶瓷珠来使热空气循环,形成一种独特的支撑面,且有与低空气损失床类似的保持干燥的效果(图 16.9)。正确使用该床,对患者的压力小于 20mmHg,但其价格昂贵、笨重、烦琐[162]。

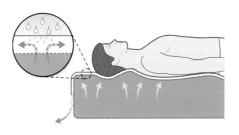

图 16.8 低空气损失床垫概念

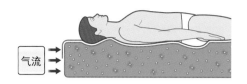

图 16.9   空气流化床

在这些分类中,有众多的床、床垫、覆盖物、垫子、靠垫,因其生产商不同而在设计上有一定的差异。有大量的文献对不同的特定产品彼此之间以及与医院标准病床之间进行了比较。由于这些研究的特点包括一般样本量小、实验设计不佳、缺乏普遍性,难以对其进行评估。此外,随着新产品的开发和旧产品的淘汰,很多研究中涉及的产品已不再生产和使用。尽管有诸多限制,但仍可从文献中得出一些一般性结论[163]。

大量证据表明,对于预防压疮,使用减压垫要优于标准床。多项研究发现,使用了恒定低压设备(如覆盖物[164-166]或羊皮垫[167-169])的高危患者,相对于使用标准病床的泡沫床垫,压疮的发病率和严重程度降低。汇总分析显示,其相对危险度为 0.32[163]。根据资料,相对于标准床垫,更建议使用交替变压设备。Andersen 等[166]和 Sanada[170]都指出,使用活动设备可明显降低压疮发病率,相对危险度为0.31[163]。一些研究对恒定低压设备和交替变压设备进行了对比[166,171-173],尽管尝试进行汇总分析,但未发现某一种具有明确的优势[163]。

低空气损失床和其他恒定低压设备一样,已被证实可以有效预防压疮[174,175],其相对危险度为 0.08[163]。将低空气损失床与其他恒定低压设备预防压疮的效果进行比较的资料很有限,尚未显示出其明确的优势[176,177]。同样的,虽然空气悬浮床也许是最有效且可广泛应用的减压设备,但并未找到其关于预防压疮效果的资料,可能这些设备昂贵的价格限制了其临床应用。无论所用的床垫是什么类型,当头升高到 45° 或更高时,它们都会失去分散接触面压力的能力[178]。因此,在这些床垫上,患者应避免长时间保持坐位。

鉴于关于高危患者使用保护性表面的广泛但多变的数据,美国医师学会已正式确定了建议[101]。这些临床实践指南是在对现有文献中证据质量和建议强度进行严格评估后制定的。虽然有中等水平的证据表明使用静态床垫或覆盖物(不包括低空气损失床的恒定低压设备)的结果有所改善,但只有低水平的证据支持使用低空气损失床垫或交替变压设备。[172,175,179-182]此外,除了与使用低空气损失和交替变压设备相关的成本增加之外,与静态床垫/覆盖物相比,低空气损失和交替变压设备上的照明显示出无差异或混合结果。因此,美国医师学会目前建议,所有被确定为患压疮风险增加的患者放置在高级静态床垫上,但建议这些患者不要常规使用交替变压设备[101]。

尽管临床研究资料有限,但除了应用支撑垫,改变患者体位(翻身)也是预防压疮常用方法之一。Defloor 等[183]发现,在专用的泡沫床垫上每 4 小时翻身一次相比于普通床垫上每 2 小时翻身一次,压疮发病率明显降低。基于其研

究设计,减压垫和翻身方案对此效果的贡献孰大孰小,难以确定。根据目前的资料,理想翻身的时间间隔和体位尚不明确[63,184]。需要注意的是,翻身并非没有成本,既耗费护理的时间和精力,还可能使患者感到不适,又有可能导致导管和缝线脱出,另外,也没有证据表明,更频繁的翻身可以降低压疮发病率。

轮椅的坐垫里充以凝胶、泡沫、空气或水,可以缓冲压力。标准轮椅的吊座起到了一个"吊床"的作用,可能导致异常的脊柱侧弯和骨盆侧倾(图 16.10)。这反过来又导致两侧转子和坐骨的压力不对称,其需要使用专门的垫子来预防[185]。髋关节内收和大腿内旋会减少身体稳定性,这可见于大多数截瘫患者,他们缺乏躯干或骨盆肌肉的神经支配,往往会坐在自己的尾骨上。硬底垫可提供腰部支撑,并通过使压力散布在大腿后侧来减少对坐骨的压力[185]。人们已经注意到臀部-垫子之间的直接相互关系[186](图16.11)。

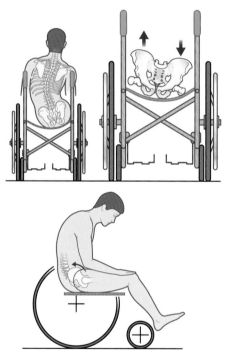

图 16.10   轮椅吊座的吊床效应使骨盆倾斜。偏瘫患者躯干下部肌肉缺乏神经支配,坐在其尾骨上,使骨盆向后倾斜。(Reprinted with permission from Letts RM. Principles of Seating the Disabled. Boca Raton, FL: CRC Press; 1991.)

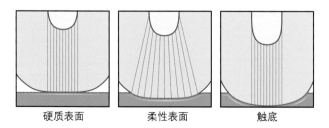

硬质表面   柔性表面   触底

图 16.11   个体平躺或坐在硬质表面(左)时骨组织受到的压缩力。(中)有效减压设备。(右)无效的减压设备,因为已经触底

Houle[187]和Souther等[188]研究了不同轮椅座位的作用，发现施加在坐骨的压力是降低的，但均未低于毛细血管压。作者建议增加额外的措施来缓冲压力，预防压疮。Ragan等[189]研究了不同厚度的轮椅坐垫接触面的压力，发现皮下应力最大的位置集于坐骨结节周围2cm的范围内。坐垫较厚则皮下压力降低，坐垫厚度为8cm时效果最好。厚度超过8cm并不能进一步减小皮下压力。与减压床垫产品相似，同样没有证据表明某一种坐垫优于另一种[163,171,190,191]。

增强患者对压力的认识，是预防压疮的基本内容之一[192]。应强迫患者练习缓解压力的动作，患者处于坐位时应每隔15分钟进行一次[193]。

营养

多项研究证实了补充营养对预防压疮的作用。尽管一些次要指标，如热量摄入、体重、血清学营养指标等有所改善，但大部分研究未能发现压疮发生率的下降[194-196]。Bourdel-Marchasson和Rondeau[197]发现，给予患者口服膳食营养品，可一定程度降低压疮发病率。最近，Stration等[198]进行的数据分析表明，肠内管饲的患者压疮发病率有一定程度的下降，作者估计19.25%的患者需进行肠内营养支持来预防压疮。总体而言，关于营养补充可预防压疮的证据是有限的[199]。

非手术疗法

仔细清洗、避免压力、纠正危险因素，局限的创面可能无需手术而自行愈合。对已经形成的溃疡进行治疗，那些有利于预防压疮的措施便显得更为重要。

减压

减压在压疮的治疗中仍至关重要。虽然理论上在治疗已经形成的压疮时，应首选更先进的低空气损失和空气悬浮床垫，但文献在这一点上却意见不一。Ferrel等[200]发现，低空气损失床与泡沫床垫的效果相同。Ochs等[201]发现，空气悬浮床优于标准床和低空气损失床。另一方面，Branom和Rappl[176]发现，低空气损失床垫效果不如高级泡沫床垫，而Economides等[202]则未发现空气悬浮床相对于泡沫床垫的任何优势。尽管如此，如前所述，当前建议支持在高成本低空气顺势设备和交替变压设备上使用低成本静态床垫[101,163,203]。

痉挛状态

对痉挛状态进行治疗，不但可以改善患者的体位、重量分布以及卫生情况，还能降低创面愈合中的张力，特别是在准备手术时[204,205]。痉挛状态的治疗可能需要进行手术或在一开放创面内置入某种设备，据报道其效果良好[205]。如果不准备进行泵置入治疗，那么可以考虑暂时性的化学去神经剂，创面一旦愈合可延期进行泵置入治疗[78]。

营养不良

虽然营养状况在发生压疮风险中的作用尚不清楚，但对其在压疮治疗中的作用进行了更好的描述。2010年，Keys等发现，白蛋白水平低于3.5g/dL与1年内溃疡复发相关[206]。因此，应纠正营养不良，并跟踪包括白蛋白和前白蛋白在内的营养标志物的变化趋势。虽然已经发表了许多小型研究，研究了压疮愈合对营养补充的影响，但许多研究存在设计缺陷，限制了它们的应用，阻碍了具体指南的制定。2003年，Langer等[199]认为，现有文献的质量不足以进行meta分析，并且无法得出确切结论。最近，Heyman等[207]和Frias Soriano等[208]都发现口服补充剂可以改善创面愈合，但他们的研究中没有包括对照组。Van Anholt等[209]和Lee等[210]在随机对照试验中均发现口服营养补充剂可加速愈合。综上所述，美国医师学会目前建议压疮患者补充蛋白质或氨基酸[211]。从外科医生的角度，将营养状况优化到白蛋白至少为3.5g/dL将最大限度地减少皮瓣失败和复发的机会。

关于微量营养素补充，在缺乏特定缺乏状态的情况下，仍然很少有证据支持常规补充微量营养素，如维生素C或锌[199,211,212]。尽管规模很小，但一项88名患者的随机对照试验未能证明压疮愈合率的增加[213]。同样，对14名接受口服锌治疗的患者进行的双盲研究未能证明治疗压疮有任何临床益处[214]。在开展更大规模的研究以阐明微量营养素补充在压疮治疗中的作用之前，常规补充是不必要的。

感染

骨髓炎是深部压疮的常见并发症，如前所述，常需手术治疗。很多作者强调了充分清创在治疗骨髓炎中的重要性[215]。然而，活检指导的抗生素治疗仍旧是手术的重要辅助手段[87]。尽管传统疗法需要6周的抗生素治疗，但一些证据表明更短的疗程也可能有效[95]。

创面护理

清创，无论用何种方法，应该是创面护理的第一步。只有进行彻底清创后，才能明确创面的范围并进行分期。坏死物质妨碍创面愈合并成为感染源。传统的湿性或干性敷料可有效清创，但其在去除坏死组织的同时，还可能去除健康组织和肉芽[216]。也可使创面内的细菌呈雾状弥散[217]。有证据表明湿性环境最利于创面愈合，而创面干燥则不利于愈合[218]。酶促清创术也很有效，但木瓜蛋白酶制剂在美国已无法获得。生物清创的方法再次受到关注，如今可以使用蛆来清除坏死物质，同时保留健康组织。目前还没有证据表明某一种方法优于其他方法[219]。虽然有多种互补的清创方法，但都不能替代锐性清创[84]。

在可供使用的敷料中，必须根据创面的特点来进行选择。Lionelli和Lawrence[219]研究了多种敷料。治疗压疮时，闭塞性薄膜和水胶体敷料多用于较浅的溃疡，而藻酸盐敷料用于较深且渗出严重的创面（图16.12）。值得注意的是，即使属于同一类，不同产品在吸收、封闭、渗透和透气等特性上仍有很大不同[219]。因此，无法推荐某种敷料。Bradley等[220]对各种用于压疮治疗的敷料和外用药物进行meta分析，发现没有明显差异。

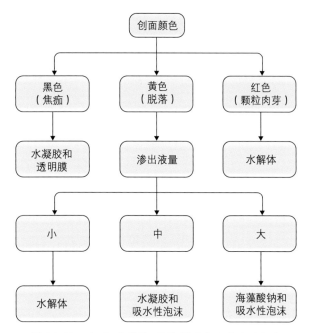

图 16.12　全层、非感染、慢性创面产品的应用指南

为促进创面愈合,使用敷料的同时,还可使用多种外用药。为减少创面细菌量,通常使用消毒液。然而,尽管磺胺米隆[221]、乙酸[222,223]、达金溶液[225]和碘剂[206]等具有广谱抗菌活性,但它们都已被证实可杀灭成纤维细胞并影响创面愈合[226]。即使要使用这些制剂,也应专门用于活动性感染的病例。磺胺嘧啶银及其他银制剂对成纤维细胞的毒性较低[227,228]。在 Reddy 等[203]的综述中,没有发现令人信服的数据支持某个特定敷料或外用药,这也符合 Cochrane 多篇综述的结果,后者同样没有找到用于动脉性溃疡[229]、静脉瘀滞性溃疡[230]或手术切口[231]最好的敷料。总之,敷料的选择应根据创面的特点,并且应综合考虑湿度、细菌控制和清创的需要。

负压创面治疗

负压创面治疗(Negative-pressure wound therapy,NPWT)仅仅需要对创面局部施加负压。最常用的市售设备——真空辅助闭合(vacuum-assisted closure,VAC)设备,包括一个开孔的聚氨酯或聚乙烯泡沫海绵,孔径大小在 400~600μm。将海绵切成合适的大小,填充整个创面。用贴膜覆盖密封后,对海绵进行抽吸。抽吸的强度和频率可调整。最常用的设置是负压 125mmHg,连续或间歇进行。

NPWT 敷料已经用于多种临床治疗[232],其作用机制[233]也已被广泛研究。鉴于其在多种创面治疗中的成功,压疮似乎是一个非常合适的治疗对象。不过,其应用的证据还不多。Deva 等[234]报道该敷料在治疗Ⅲ期压疮时效果明确,但其研究没有设置对照组。Ford 等[235]报告,与常规创面治疗相比,使用 VAC 敷料可促进愈合,但效果并不明显。Joseph[236]指出,相比于盐水敷料,使用 NPWT 敷料的创面深度减小更明显,但其随访不足且治疗终点没有包括创面愈合。另一方面,Wanner 等[237]则未能发现 NPWT 治疗压疮

的任何优势,这也符合 Reddy 等[203]的大量文献综述的观点。令人惊讶的是,有更多的证据不支持 NPWT 用于压疮治疗,但尚不清楚这是由于数据还不充分,还是因为 NPWT 会改变压疮的生理变化,有时会导致难以获得创面二期愈合。

操纵局部创面环境

一些研究建议使用生物制剂和重组制剂作为压疮非手术治疗的可能方式。Robson 等进行了一项双盲随机对照试验,其中 50 名Ⅲ/Ⅳ期压疮患者接受重组 bFGF 治疗;值得注意的是,与其他组相比,来自接受重组 bFGF 治疗的患者的样本显著增加了成纤维细胞和毛细血管的形成[238]。同样,Rees 等发现,与安慰剂相比,将重组人血小板衍生生长因子 BB 应用于压疮创面可促进愈合。尽管重组蛋白的成本很高,但 Robson 等认为,与手术治疗相比,重组细胞因子治疗实际上可能会降低成本[239]。尽管这不太可能成为主流治疗,重组药物可能成为无法接受手术的患者的一种选择,或者作为一种暂时性治疗,直到对手术治疗进行医学优化。

手术治疗

手术原则

自半个世纪前 Conway 和 Griffith 在其报告[240]中列举出后,压疮手术的基本原则一直没有变化:
- 切除溃疡,连同周围的瘢痕、深部滑液囊,以及钙化软组织
- 根治性切除压疮深面的骨组织(隆突)和任何异位骨化
- 骨断端填充并消灭无效腔
- 大面积带蒂皮瓣重新覆盖
- 必要时,进行供区皮瓣移植

作者还强调了两点皮瓣设计的意见,至今仍然适用。首先,皮瓣的设计应尽可能大,缝线位置应远离直接受压的区域;其次,皮瓣设计应不侵及邻近皮瓣区,这样,一旦破溃或复发而决定进一步重建时,还留有进行修复覆盖的机会。

清创术

彻底清创是对这些病灶进行手术治疗的关键第一步。慢性压疮一般都会有一个边界相对清晰的滑液囊与溃疡基底相连。使用亚甲蓝有利于沿滑液囊边缘进行解剖。滑液囊及周围所有的瘢痕组织、钙化或异位骨化应彻底切除,仅留下健康、柔软的组织(图 16.13)。滑液囊通常比表浅的创面看起来得更深。提起创面周围皮缘,顺着滑液囊的边缘,剥离周围组织,确保彻底切除。第一步切除完成后,应探查创面基底,确定有无需要切除的硬化、瘢痕组织。

软组织清创完成后,就必须对深部的骨组织进行评估,如有需要则继续清创。用骨凿或咬骨钳可以很容易对骨组织进行清创,直到暴露健康、坚硬、血运丰富的骨骼。如有需要,也可在此时进行骨活检。清创不能因需要关闭创面而保守,因为不彻底的清创是皮瓣移植失败的常见原因。受累组

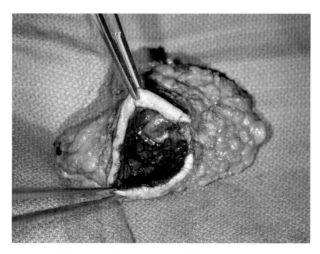

图 16.13 滑液囊及慢性瘢痕组织切除术

织必须彻底切除,皮瓣设计应适合填充缺损,即使这样也可能需要更大甚至多重皮瓣来完全消除无效腔和关闭创面。

术式选择

一旦创面充分清创,就必须选择重建方法。压疮的手术覆盖方式包括随意型皮瓣,肌肉转移联合皮片移植,带蒂的肌瓣、肌皮瓣、筋膜瓣、筋膜皮瓣,游离皮瓣,以及组织扩张。皮瓣选择的依据需考虑多个方面,包括溃疡的位置、患者脊髓损伤的程度、既往溃疡形成和手术史、能进行离床活动的程度和可能性、日常习惯、教育程度、主动性,以及相关医学问题。

肌瓣

压疮手术使用肌肉组织的指征难以确定。如前所述,肌肉比皮肤和皮下组织都更容易发生缺血性坏死[40],有时会出现表面皮肤完好而肌肉坏死[241]。另一方面,在兔模型中[43],将肌肉置于皮肤与骨骼之间,皮肤溃疡发生率下降,推测其原因是增加的肌肉组织有助于分散压力对皮肤的作用。

与植皮和皮瓣相比,肌瓣具有体积较大的优势,适合填充创面腔隙和消除无效腔[240],能够覆盖更大面积的创面,同时有更好的局部血供[242,243]。尽管具有理论上的优点,血运良好的肌瓣相比于其他方式,对感染和创面愈合是否具有明显的临床效果,尚未明确[244]。

Anthony 及其同事[245]对 1979 年至 1990 年间的 60 例连续治疗患者的压疮治疗情况进行了经验总结,在此期间,他们的治疗方式逐渐转向了更多地应用肌瓣和肌皮瓣。同期,每处溃疡的手术次数从 1.9 次降至 1.1 次,完全愈合时间从 12.8 周降至 4.8 周。虽然他们也清楚,辅助支持治疗的进步肯定具有重要作用,但作者认为广泛应用肌瓣,可将清创术与创面愈合手术一次性完成,这才是其有助于改善效果的最重要的因素。

肌皮瓣

Bruck 等[246]在猪模型上取随意型皮瓣和背阔肌肌皮瓣,然后将其转移覆盖通过医学手段制作的骨盆压疮。并在创面接种金黄色葡萄球菌和大肠杆菌,评价它们对感染诱发坏死的抵抗力。只有皮瓣有坏死表现,由此作者认为,肌肉

充当了感染垂直传播的屏障,并极力推荐用于治疗有骨髓炎病史的患者。

穿支皮瓣

与以往的文献截然不同,Kroll 和 Rosenfield[247]对治疗压疮时必须用到肌肉的论断提出异议。他们在 1988 年报告了以骶骨旁穿支为蒂的筋膜皮瓣覆盖正中或骶骨创面的方法,并取得了良好效果。Koshima 等[248]发明了臀上动脉穿支皮瓣,用来修复转子和坐骨处的压疮,效果良好。

穿支皮瓣的支持者认为,这种皮瓣不但保留了肌肉,而且为未来重建保留了机会,同时坚持了将缝线避开直接受压区的基本原则。Higgins 等[249]阐明,直到进一步的研究完成前,"对于能走动和有感觉的患者,保留肌肉永远是一个目标,因为这样能够阻止某些功能的丧失,并可减轻术后疼痛。"

游离皮瓣

虽然不属于常用方法,但一些作者仍报道了在压疮重建中使用游离皮瓣转移的治疗方法,有的保留了感觉,有的未保留。Nahai 等[250,251]和 Hill 等[252,253]描述了将阔筋膜张肌-皮肤复合单位作为一个游离皮瓣进行转移,以进行躯干下部的重建。由于神经血管蒂中包括了股外侧皮神经,因而保留了感觉功能。

Chen 等[254]报道,对多发大面积的压疮用单个薄带状的下肢游离肌皮瓣进行修复,效果满意。Yamamoto 等[255]报道了应用一个以股深血管的第一和第三直接皮支为蒂的大腿外侧游离筋膜皮瓣,成功修复骶部压疮的案例。第二个成功的案例是用一个以胫后血管为蒂的游离足底内侧筋膜皮瓣,修复坐骨压疮。

Sekiguchi 等[256]证实了带感觉的足底游离皮瓣在治疗截瘫患者的坐骨压疮时的意义。他们认为,"由于坐骨区承受着巨大的压力,足底区更有弹性的皮肤垫不再作为承重区。因此转移一个足底皮瓣到坐骨区……提供了一个长久解决慢性压疮问题的方法。"

组织扩张

急性脊髓损伤患者对扩张器耐受良好。根据 Esposito 等[257]的观点,组织扩张的主要优点是可使皮肤感觉更加敏锐,能够感知压力,防止后期溃疡。组织扩张也适用于继发于既往植皮术后或二期愈合不良的不稳定创面。Braddom 和 Leadbetter[258]、Yuan[259]、Esposito 等[257]、Neves[260]以及 Kostakoglu 等[261]的报道证明,组织扩张可成功治疗截瘫患者的顽固性溃疡。

Kostakoglu 等[240]也报道 6 例患者进行了阔筋膜张肌和腰骶部筋膜皮瓣的预扩张。作者认为通过组织扩张,可以关闭大创面,并将供区一期愈合,同时推测"其额外优势还包括可减小对皮瓣潜在的机械性剪切力以及改善血运。"

批判者则质疑将一个异物(扩张器)置入污染创面(因为所有压疮都是污染创面)是否合理。如此,皮肤扩张的主要指征是覆盖表浅的溃疡同时没有无效腔需要填充,尤其是能够使用有感觉的皮肤重新覆盖以前的无感觉区域。

一期与多期修复的比较

一些文献报道了压疮的一期手术治疗[262,263]。但大多

数这类报告所涉及的病例数很少,直到 1999 年,有学者发表了对 10 年期间 120 例手术患者的回顾性分析[264]。尽管一期治疗的例数与多期治疗的例数差别很大(120 例 vs 10 例),但结果显示一期治疗的住院日数平均减少了 10 周(9.5 周 vs 19 周)。这就节约了住院成本。作者也列举了一期手术的缺点,诸如手术时间更长和术中失血更多。一期压疮治疗的优点包括:麻醉次数更少、住院时间更短、恢复更快、费用更低。作者将多期手术用于躯干前、后都存在压疮而且难以同时治疗的患者。

解剖部位的重建

很多已发表的关于肌皮瓣的描述中,在皮瓣设计上存在相当大的灵活性,这是为了随后的皮肤结构能够进行再旋转。大多数情况下,这涉及对皮肤边缘进行扩展和重塑,使其更倾向于旋转皮瓣的设计,从而避免易位皮瓣和岛状皮瓣的限制。

多种术式可用于骶部压疮的愈合,包括广泛的潜行剥离并直接缝合、随意型皮瓣、臀肌成形术、推进皮瓣、带蒂岛状皮瓣、筋膜皮瓣、肌皮瓣以及游离皮瓣[240,247,248,265-288](表 16.2)。虽然学界已描述了数十种不同的术式,但基于臀大肌的肌旋转推进肌皮瓣仍然是该部位的成熟术式。

Parry 和 Mathes[280]报告了对一例非卧床患者用双侧臀大肌推进肌皮瓣修复骶部压疮并取得良好效果的案例。Foster 等[289]应用 V-Y 臀大肌瓣(36/37 或 97%)和臀大肌岛状瓣(20/22 或 91%)的手术成功率很高。如果患者可以走动,为保留肌肉功能,作者建议采用基于臀肌上半部分的双侧 V-Y 臀大肌推进皮瓣。

Borman 和 Maral[265]报道了一种改良臀部旋转皮瓣,联合 V-Y 推进皮瓣手术,可以关闭长达 12cm 的缺损。其优点包括:相比于经典的 V-Y 推进皮瓣,切口更小;如有必要,可以转变为 V-Y 推进肌皮瓣。虽然对于较瘦的患者耐受性好,但是对于骶前皮下组织丰富的肥胖患者而言耐受性较差。其他改进包括 Ramirez 及其同事[281]所提出的膨胀臀大肌皮瓣,即单侧或双侧以 V-Y 改良模式来覆盖骶部溃疡。

多位作者报告成功运用臀动脉穿支皮瓣的案例,且皮瓣形式不一[290-292]。Wong 等[293]改良了传统的臀部旋转皮瓣以保留向下至梨状肌水平的穿支。Xu 等[294]设计了多岛状穿支旋转推进瓣,用来修复大面积骶部缺损。Cheong 等[295]报道了一种用来覆盖骶部的神经支配型臀上动脉穿支皮瓣。

Hill 等[273]与 Vyas 等[284]报道了从胸腰部获取随意型

表 16.2　骶骨压疮的修复选择

直接关闭 White and Hamm, Ann Surg 124:1136, 1946	臀大肌筋膜翻转,V-Y 推进皮瓣 Burman and Maral, Plast Reconstr Surg 109:23, 2002
翻转真皮植片 Wesser and Kahn, Plast Reconstr Surg 40:252, 1967	双臀大肌推进皮瓣 Parry and Mathes, Ann Plast Surg 8:443, 1982
基于内部的随意型皮瓣 Conway and Griffith, Am J Surg 91-946, 1956	臀大肌折叠关闭 Buchanan and Agris, Plast Reconstr Surg 72:49, 1983
横腰骶椎动脉和随意型皮瓣 Hill, Brown, and Jurkiewicz, Plast Reconstr Surg 62:177, 1978	带感觉岛状皮瓣 Synder and Edgerton, Plast Reconstr Surg 36:518, 1965 Dibbell, Plast Reconstr Surg 54:220, 1974 Daniel, Terzis, and Cunningham, Plast Reconstr Surg, 58:317, 1976 Little, Fontana, and McColluch, Plast Reconstr Surg 68:175, 1981
胸腰骶椎动脉/随意型皮瓣 Vyas, Binns, and Wilson, Plast Reconstr Surg 65:159, 1980	臀大肌动脉皮瓣 Hurwitz, Swartz, and Mathes, Plast Reconstr Surg, 68:521, 1981
臀上肌成形术 Ger, Surgery 69:106, 1971 Ger and Levine, Plast Reconstr Surg 58:419, 1976	延展臀大肌皮瓣 Ramirez, Hurwitz, and Futrell, Plast Reconstr Surg 74:757, 1984
翻转臀大肌肌病 Stallings, Delgado, and Converse, Plast Reconstr Surg 54:52, 1974	骶旁穿支肌皮瓣 Kroll and Rosenfield, Plast Reconstr Surg 81:561, 1988 Koshima et al., Plast Reconstr Surg, 91:678, 1993
臀大肌肌皮瓣 Minami, Mills, and Pardoe, Plast Reconstr Surg 60:242, 1977	骶旁穿支筋膜皮瓣 Kato et al., Br J Plast Surg 52:541, 1999
臀大肌岛状肌皮瓣 Muruyama et al., Br J Plast Surg 33:150, 1980 Stevenson et al., Plast Reconstr Surg 79:761, 1987 Dimberger, Plast Reconstr Surg 81:567, 1988	骶旁穿支筋膜皮瓣 Kato et al., Br J Plast Surg 52:541, 1999
臀大肌筋膜皮瓣 Yamamoto et al., Ann Plast Surg 30:116, 1993	

(Reproduced from Janis JE, Kenkel JM. Pressure sores. In:Barton FE Jr., ed. Selected Readings in Plastic Surgery, vol. 9, no. 39. Dallas, TX: Selected Readings in Plastic Surgery; 2003:25.)

游离皮瓣来封闭骶部创面的案例。Hill 等[273]设计了以对侧腰部穿支为蒂的横向腰骶后皮瓣,Vyas 等[284]则设计了胸腰部骶部皮瓣,这是一种以胸腰部穿支为蒂的很大面积的旋转皮瓣,可回植也可不回植。

Kroll 和 Rosenfield[247]以及 Koshima 等[248]报道了应用骶骨旁的穿支皮瓣修复身体中线下后方的缺损。Kato 等[277]在其以腰动脉穿支为蒂的岛状瓣的解剖学研究中,将此概念进一步发展,确定以第二穿支为首选供血血管。该皮瓣的优点是保留了肌肉、旋转弧度大、供区创面可一期愈合。

除非在初期手术中皮瓣就已经恢复神经支配,或者从知觉未受损的部位获取皮瓣[296],否则重建的部位将不会有知觉。使用有感觉的皮瓣来修复远端急性脊髓损伤患者的压疮,其优点是希望知觉的恢复能够促进患者的行为学改变,避免溃疡易发部位受到压力作用,并预防溃疡复发。Dibbell[269]和 Daniel 等[267]报道应用肋间岛状瓣使骶部获得感知功能。其他如 Coleman 和 Jurkiewicz[297]及 Mackinnon 等[298]的报道,探讨了恢复肋间皮瓣和阔筋膜张肌皮瓣神经支配的各种技术,其中包括将神经移植到肋间肌和股外侧皮神经区域。

Prado 等[299]同样报道了保留神经支配的双侧穿支筋膜皮瓣和 V-Y 肌皮瓣,用来关闭大面积骶部创面。虽然该技术可保留感觉,且 1.5 年无复发,但其缺点是将瘢痕留在了坐骨区,阻碍了臀肌的进一步重建。

DeWeerd 和 Weum[268]改良了 Kato 腰部穿支岛状瓣的设计,保留了两个腰动脉穿支以及中间神经,以维持保护性感觉。该皮瓣的设计呈蝶形。术后 8 周,经 Semmes-Weinstein 单丝检测,大部分皮瓣有良好的保护性感觉。

技术选择:臀肌旋转皮瓣(图 16.14、框 16.2)

以臀大肌为基础是多种皮瓣选择的一个共同点在于,臀肌皮瓣旋转技术简单直接,保持瘢痕远离受压面,比较容易修复和再旋转。可利用肌肉去除无效腔,尤其是滑液囊切除术和骨切除术后的无效腔。

血供是基于臀上动脉穿支。此血管位于臀大肌深面、

框 16.2　臀肌旋转皮瓣

与以往的臀肌旋转皮瓣一样,彻底清创是任何皮瓣手术的关键。皮瓣完全存活依赖于主要的血管蒂。肌肉可以被剥离、周围的皮肤和筋膜可以被分开而不损伤皮瓣的血供。设计无张力的岛状皮瓣时最好消除引起张力的皮桥。

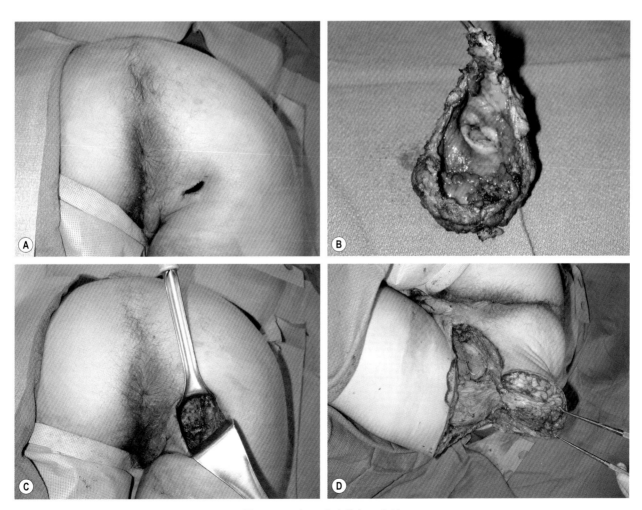

图 16.14　(A~F)右臀部肌皮瓣

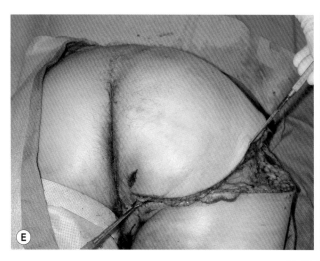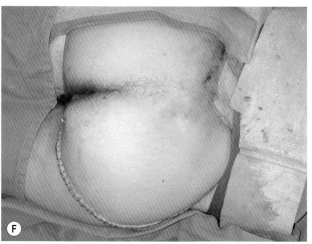

图 16.14（续）

梨状肌表面，很容易识别。

　　应沿着髂嵴及其下降的轮廓标记皮肤切口，让其位于大转子和阔筋膜张肌皮瓣的后方，切开臀部皮肤直至肌肉筋膜层。

　　然后剥离筋膜和肌肉，切口应向深面斜行切开，因为这样可使肌肉和筋膜剥离范围比皮肤更广。这不但弥补了肌肉一定程度的回缩，还提供了额外的软组织量，以填充无效腔。同时，额外的筋膜减小了创面愈合张力，增加了创面愈合的安全性。皮瓣应该被固定在臀大肌深面。蒂在此时很容易被识别，其越过梨状肌时比较松弛。溃疡周边的瘢痕和炎症会影响剥离，因此剥离可能更容易从外侧向内侧进行，臀部肌肉间的分隔在靠近其与转子附着部位时变得较为清晰。

　　如果张力过大或需要增加长度，只要识别和保护主要的穿支，可以在筋膜或皮下层次将皮瓣部分分层，然后用持久的可吸收缝合线从肌肉和筋膜浅层系统逐层缝合皮瓣，关闭无效腔，留置引流管。可以用 U 形钉或不可吸收缝线缝合皮肤。

　　尽管一些人选择延长引流时间，但引流量小于 20~30ml/d 时便可拔除引流管。

坐骨压疮

　　许多技术已被证明可用于修补这些缺损，包括臀下部旋转皮瓣、岛状皮瓣、V-Y 推进皮瓣、臀股皮瓣、穿支皮瓣和游离皮瓣[274,281,289,300-311]（表 16.3）。

　　坐骨压疮最常用的方法是应用 V-Y 推进皮瓣来覆盖创面。该皮瓣基于可行走患者的股二头肌或脊髓损伤患者的腘绳肌。此皮瓣中有活力的肌肉能填补无效腔，并且在复发时可以很容易地被再次推进重建。

　　然而，相对于肌皮瓣，一些学者更倾向于用筋膜皮瓣[312-314]。Homma 等[312]报道了基于股薄肌或内收肌穿支，应用大腿后内侧筋膜皮瓣治疗坐骨压疮的案例。在对 11 例患者的随访中，他们发现有两个皮瓣出现了远端坏死。

　　大腿后侧的皮肤能够被转移是基于臀下动脉皮肤分支的穿支血管伴随股后皮神经行走于半腱肌和股二头肌

之间[247,302,309]，一旦出现复发，皮瓣可以被重复使用。当臀动脉的降支缺失（这是该区域一个常见的血管异常），该皮瓣可基于筋膜丛交叉吻合术后多重穿支血管的供应[274]，可以像随意型筋膜皮瓣一样被提升[315]。

　　除了臀部旋转皮瓣，臀上动脉和臀下动脉为坐骨压疮提供了多种修复选择。臀上动脉穿支皮瓣转移到坐骨区域有困难，它适宜用于骶骨和转子间的压疮。另一方面，臀下动脉穿支皮瓣和现有的方法相比，非常适合用于坐骨压疮修复，已有多位学者进行了相关报道[249,316,317]。它不但具有保留肌肉组织以供将来应用的优势，而且还具有极小的变异性，供皮区可直接缝合[311]。

　　覆盖坐骨压疮的供选方案包括股薄肌肌皮瓣[318-321]、大腿外侧筋膜皮瓣[315,322]、股前外侧筋膜岛状皮瓣[319,323,324]和穿过 Retzius 间隙转向会阴的腹直肌肌皮瓣[325-327]。然而，由于直肌参与脊椎生理弯曲，并辅助呼吸、排尿、排便、呕吐等功能，因此 Bunkis 和 Fudem[325]推测肌肉更为重要，而且截瘫患者比神经肌肉完整的患者需要消耗更少的肌肉。

　　Nahai 等[250,253,328]提出了应用有知觉的阔筋膜张肌皮瓣覆盖坐骨和股骨粗隆压疮的案例。皮瓣为截瘫患者提供保护性知觉以帮助避免再次发生压疮，可以锐化直肠充盈感觉，并增强就坐时对轮椅的控制。Dibbell 等[329]和 Luscher 等[330]报告了应用扩展的有知觉的阔筋膜张肌皮瓣的成功经验，该皮瓣由股外侧皮神经支配，它被分别应用于脊髓脊膜膨出和截瘫患者的压疮。Luscher 对患者进行了 1~10 年的随访，随访中没有发现新的或复发的压疮。

　　Foster 等[289]回顾了他们从 1979 年到 1995 年治疗坐骨压疮的经验。在此期间，114 名患者中的 139 处压疮相继接受了治疗。对这些案例进行分析发现，依据治疗使用的皮瓣不同，治愈率和并发症的发生率在治疗中有显著差异。臀大肌下岛状皮瓣和臀下股沟皮瓣具有最高的成功率，分别为 94%（32/34）和 93%（25/27），而腘绳肌 V-Y 皮瓣和阔筋膜张肌皮瓣的愈合率最低，分别为 58%（7/12）和 50%（6/12）。Ahluwalia 等[331]回顾了 72 例坐骨压疮患者，他们发现有 16% 的总并发症发生率和 7% 的复发率。总结他们的结果

表 16.3　坐骨压疮的修复选择

直接关闭 Arregui et al., Plast Reconstr Surg 36：583，1965	股二头肌肌皮瓣 Tobias et al., Ann Plast Surg 6：396，1981 Kauer and Sonsino，Scand J Plast Reconstr Surg 20：129，1986
随意型腿后皮瓣±股二头肌成形术 Campbell and Converse，Plast Reconstr Surg，14：442，1954 Conway and Griffith, Am J Surg 91：946，1956 Baker，Barton，and Converse，Br J Plast Surg 31：26，1978	臀外侧皮瓣 Hurwitz，Swartz，and Mathes，Plast Reconstr Surg 20：129，1986
下臀大肌成形术 Ger and Levine，Plast Reconstr Surg 58：419，1976	滑动臀大肌肌皮瓣 Ramirez，Hurwitz，and Futrell，Plast Reconstr Surg 74：757，1984
下臀肌皮瓣 Minami，Mills，and Pardoe，Plast Reconstr Surg 60：242，1977	肌阔筋膜张肌+股外侧肌 Krupp，Kuhn，and Zaech，Paraplegia 21：119，1983
下臀岛状肌皮瓣 Rajacic et al., Br J Plast Surg 47：431，1994	大腿外侧筋膜皮瓣 Maruyama，Ohnishi，and Takeudhi，Br J Plast Surg 37：103，1984 Hallock，Ann Plast Surg 32：367，1994
股薄肌肌皮瓣 Wingate and Friedland，Plast Reconstr Surg 62：245，1978 Lesavoy et al., Plast Reconstr Surg，85：390，1990	股前外侧筋膜岛状皮瓣 Yu et al., Plast Reconstr Surg 109：610，2002
股薄肌肌皮瓣（与缝纫肌作为双肌单位） Apfelberg and Finseth，Br J Plast Surg 34：41，1981	腹直肌肌皮瓣 Bunkis and Fudem，Ann Plast Surg 23：447，1989 Mixter，Wood and Dibbell，Plast Reconstr Surg 85：437，1990
腘绳肌肌皮瓣 Hurteau et al., Plast Reconstr Surg 68：539，1981	臀下动脉穿支皮瓣 Higgins et al., Br J Plast Surg 55：83，2002

（Reproduced from Janis JE，Kenkel JM. Pressure sores. In：Barton FE Jr.，ed. Selected Readings in Plastic Surgery，vol. 9，no. 39. Dallas，TX：Selected Readings in Plastic Surgery；2003：27. ）

后，作者认为从大腿内侧和股二头肌获得的皮瓣会有较好的效果。

可选皮瓣：V-Y 腘绳肌推进皮瓣（图 16.15）

坐骨重建常应用来自大腿后侧的皮瓣，这些皮瓣可离开臀部和臀部外侧用于转子和骶骨重建。V-Y 腘绳肌推进皮瓣是一个稳定的皮瓣，它相对容易提升，而且必要时还可以被再次推进。

腘绳肌皮瓣的血液供应主要是基于股四头肌的穿支，而臀下、内侧旋支和膝上动脉供应得较少。提升皮瓣时这些血管通常不太容易被识别，因为它们位于肌肉的深面受到很好的掩护。

皮瓣的上方边界是臀皱褶，下界是溃疡的边缘。皮瓣侧缘延伸到阔筋膜张肌皮瓣的后缘，而内侧可以剥离到内收肌。皮瓣下方可以扩展到腘窝，根据需要尽可能设计较小的皮瓣。

沿着筋膜层次切开和剥离该皮瓣，剥离肌肉直至肌腱连接处，近端从坐骨处提升肌肉，这个步骤在坐骨的骨清创术中经常已被部分完成。可轻微钝性剥离皮瓣的外侧和内

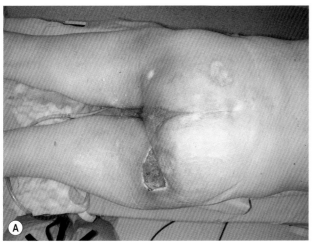
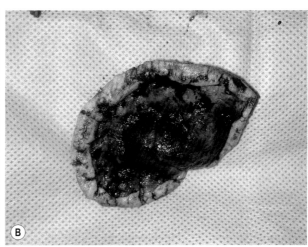

图 16.15　（A~E）右后腘绳肌肌皮瓣 V-Y 推进皮瓣

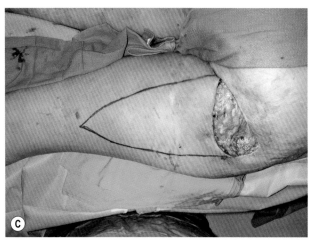

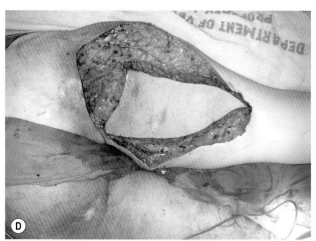

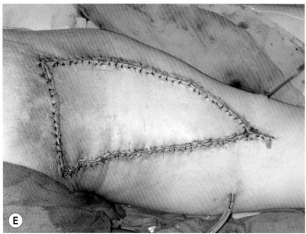

图 16.15（续）

表 16.4　大转子压疮的修复选择

股前方随意型皮瓣	阔筋膜张肌岛状肌皮瓣
Vasconez, Schneider, and Jurkewicz, Curr Probl Surg 14:1, 1977	Kauer and Sonsino, Scand J Plast Reconstr Surg 20:129, 1986
随意型双蒂皮瓣	股外侧肌成形术
Conway and Griffith, Am J Surg 91:946, 1956	Minami, Hentz, and Vistnes, Plast Reconstr Surg 60:364, 1977
	Dowden and McCraw, Ann Plast Surg 4:396, 1980
阔筋膜张肌肌皮瓣	股外侧肌肌皮瓣
Nahai et al., Ann Plast Surg 1:372, 1978	Bovet et al., Plast Reconstr Surg 69:830, 1982
Hill, Nahai, and Vasconez, Plast Reconstr Surg 61:517, 1978	Hauben et al., Ann Plast Surg 10:359, 1983
Withers et al., Ann Plast Surg 4:31, 1980	Drimmer and Krasna, Plast Reconstr Surg 79:560, 1987
阔筋膜张肌肌皮瓣，双蒂	臀中肌阔筋膜张肌肌皮瓣
Bipedicle Schulman, Plast Reconstr Surg 66:740, 1980	Little and Lyons, Plast Reconstr Surg 71:366, 1983
阔筋膜张肌肌皮瓣，V-Y 推进	臀大肌远端皮瓣
Lewis, Cunningham, and Hugo, Ann Plast Surg 6:34, 1981	Becker, Plast Reconstr Surg 63:653, 1979
Siddiqui, Wiedrich, and Lewis, Ann Plast Surg, 31:313, 1993	
神经支配的阔筋膜张肌肌皮瓣	臀股皮瓣
Dibbell, McCraw, and Edstrom, Plast Reconstr Surg, 64:796, 1979	Hurwitz, Swartz, and Mathes, Plast Reconstr Surg 68:521, 1981
Nahai, Hill, and Hester, Plast Reconstr Surg 7:286, 1981	
Nahai, Clin Plast Surg 7:51, 1980	
Cochran, Edstrom, and Dibbell, Ann Plast Surg 7:286, 1981	
	扩张的臀大肌皮瓣
	Ramirez, Hurwitz, and Futrell, Plast Reconstr Surg 74:757, 1984
	Ramirez, Ann Plast Surg 18:295, 1987

（Reproduced from Janis JE, Kenkel JM. Pressure sores. In: Barton FE Jr., ed. Selected Readings in Plastic Surgery, vol. 9, no. 39. Dallas, TX: Selected Readings in Plastic Surgery; 2003:29.）

侧缘,但无须完整剥离肌肉的底面或皮瓣的主要蒂部。

与臀部旋转皮瓣相似,皮瓣之间应置入引流管,供皮区直接缝合。

转子压疮

转子压疮一般用阔筋膜张肌[250,253,328-330,332-335]或股外侧肌皮瓣[336-339]覆盖(表 16.4)。可以仅转移阔筋膜张肌的肌肉组织,也可以转移皮肤和肌肉,与中央前外侧和大腿下部的皮肤一起作为一个岛状皮瓣或作为游离皮瓣。有关该皮瓣解剖、血供、设计和提拉的详细信息,读者可以参阅 Nahai 出版刊物的相关主题[250,253,329]。Lewis 等[333,340]在描述一例标准的阔筋膜张肌肌皮瓣整复及阔筋膜张肌 V-Y 推进的案例中提到,其像它所代替的组织一样不但耐用,而且用途广泛。

尽管阔筋膜张肌是这个部位的主要选择,仍有多个可选和次要选择存在,基于臀大肌[341-343]或臀中肌[344]的皮瓣可以用来修复该区域。Ramirez[341]阐述了他运用 20 个位于臀大肌远端、大腿后侧皮瓣的经验。

穿支皮瓣已经被大量地应用于转子的修复,股前外侧皮瓣提供了一个相当灵活的选择,如有必要,还可以获取嵌合皮瓣[345,346]。基于臀部[347]、上旋支[348]、内收肌[349]穿支的皮瓣都具有极小的供体风险,并可以保留肌肉以备将来重建的需要。内收肌穿支皮瓣具有臀中肌的优点,其经常被置于之前手术区域的外侧。

Foster 等[289]报道的覆盖股骨压疮成功率为 93%(68/73)。

他们最常用的皮瓣是阔筋膜张肌皮瓣,特别使用 V-Y 设计,并发症发生率在 15% 左右,最常见的并发症是切口裂开。

如果需要更彻底的治疗方法,例如 Girdlestone 术式,则皮瓣可以选用股外侧肌,使用肌瓣或肌皮瓣[350-352](图 16.16)。

可选操作:V-Y 阔筋膜张肌皮瓣(图 16.17);阔筋膜张肌旋转皮瓣

治疗股骨压疮常选择多种多样的阔筋膜张肌皮瓣。筋膜皮瓣或肌皮瓣旋转在技术上简单,可应用于各种缺损,而且如有必要,还可以再被推进。

阔筋膜张肌的血供来自旋股外侧动脉分支,其进入前方深层肌肉的表面。阔筋膜张肌肌肉近端的部分比较小,远端肌肉几乎完全由筋膜构成,但穿支仍可穿过直到皮肤。如果必要的话,皮瓣可以被延伸到刚好接近膝部,通过旋转后覆盖坐骨甚至骶骨部位的缺损。但非延期手术时,皮瓣这种扩张可能不太可靠。当处理股骨压疮时,剥离可能受到很多限制。

虽然此皮瓣的血液供应是稳定和相对可靠的,但微小的变异十分常见。如有必要,该皮瓣可以用旋髂动脉来代替血供。如果到达肌肉的穿支不能应用,剥离旋股外侧动脉降支可以相对简单地使皮瓣转换为带蒂前外侧皮瓣。

压疮通常局限于皮瓣的后缘,从髂前上棘至膝部的连线为皮瓣的前缘。股骨髁近端长度达 15~20cm 的皮瓣非常可靠,不需要延期手术。皮瓣下方可略短于髁部。虽然这个长度对于一期压疮覆盖可能是过度的,但是较长的皮瓣在

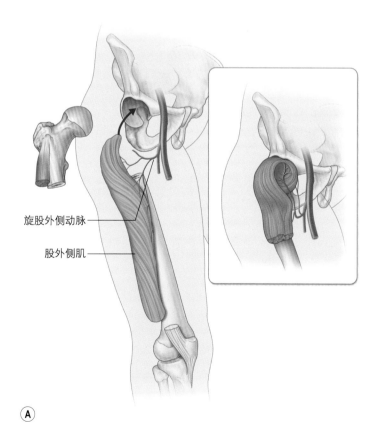
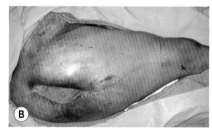
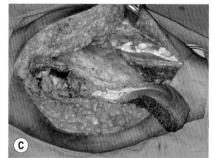
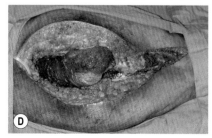

旋股外侧动脉

股外侧肌

图 16.16 (A~D)Girdlestone 关节置换术

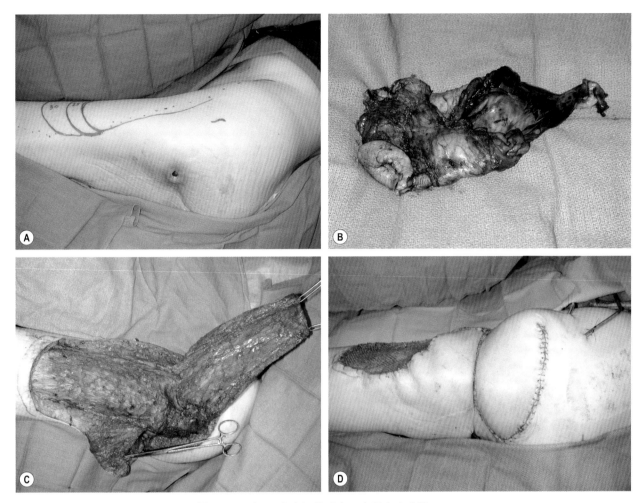

图 16.17 （A~D）左阔筋膜张肌皮瓣向后移植

必要时更容易被推进。蒂一般位于髂前上棘下方10cm、耻骨结节外侧10~15cm处。

切开皮肤深及筋膜后，远端的解剖剥离较为容易，阔筋膜张肌远端基本上完全是筋膜。在筋膜下剥离时，通常很容易识别位于阔筋膜张肌邻近肌肉近端的蒂。然后将筋膜和肌肉完全剥离，用旋转皮瓣填充缺损。如本章已经讨论过的皮瓣一样，皮瓣之间随后置入引流管，供皮区直接缝合。

骨切除

Kostrubala 和 Greeley[28]首次提出将切除底层骨突起作为压疮患者的一种辅助治疗。作者最初建议当这些区域受压时应切除后方的骶岬和大转子，后来又建议扩大切除到包括整个坐骨。Conway 和 Griffith[240]注意到复发率由坐骨部分切除时的38%的下降到坐骨完全切除后的3%。

虽然坐骨完全切除术最大幅度地减少了复发的可能，但是继发的问题接踵而来。Arregui 等[353]观察采用坐骨完全切除术治疗的94例压疮患者超过10年时间。尽管结果良好的患者占81%，但仍有16%的患者出现了并发症，28%的患者发生了对侧坐骨溃疡。作者随后推荐应用对侧坐骨切除作为预防性的治疗。

在两侧全部行坐骨切除术后，由于重量转移至耻骨支和会阴以及股骨近侧。坐位时，压力由尿道膜和尿道球部近端直接承担[354]，所以高达58%患者被报道在行两侧坐骨切除术后出现了会阴部溃疡、尿道瘘[355]和会阴尿道憩室[30]。鉴于严重并发症的高发病率，坐骨完全切除术应被用于深的、广泛的、反复复发的坐骨压疮。

股骨近端切除并用肌皮瓣覆盖，在临床中可能被用于骨髓炎和包括髋关节在内的溃疡引起的大的/顽固的转子溃疡并发症[351]。接受近端股骨切除术的患者可能会由于出现活塞效应妨碍无效腔的消除。Klein 等[352]指出通过应用外固定器2~3周后，尽管有50%的患者出现了固定针松动，但10名患者的创面全部愈合。Rubayi 等[356]更倾向使用外展枕和解痉药物来控制大腿运动，在26个创面中的24个在住院期间愈合，所有的创面最终都全部愈合。

伴随有压疮深部骨髓炎的患者至少应接受部分骨切除术治疗。尽管在原则上骨髓炎应行根治性骨切除治疗[215,357]，而且所有骨清创术的终点应该是暴露健康渗血的骨组织[84]，但是截瘫并伴有骨质疏松患者可能达不到这个目标。在这些情况下，术前成像可有助于确定骨的损害程度。在检查明确的部位可以切除至出血的、健康外观的骨，微生物培养应取自深处的创面。术后以深部骨微生物培养结果和活组织检查结果来选用抗生素治疗[358]。

术后护理

众多学者对患者压疮术后护理进行过论述,其中包括 Vasconez 等[359]、Conway 和 Griffithp[240]、Stal 等[360]、Hentz[361]、Constantian[362]和 Disa 等[363]。除常规的术后护理外,关于减压、剪切力、摩擦力、潮湿、皮肤护理、失禁、痉挛状态和营养因素的相关处理措施,在术后也应当继续加强。另外两个需要在出院前强调的问题在于制动时长和何时开始坐位治疗。

传统观点认为,压疮患者应卧床 6~8 周,因为实验数据表明创面在此时期后可达到最大抗拉伸强度[364]。最近更多的研究表明这一过程在坐位会进展得更快。在一项前瞻性随机试验中,Isik 等[365]发现制动 2 周和 3 周的并发症发生率相同,虽然总体住院时间相似,但长期随访认为这还不足以得出任何确切的结论。Foster 等[289]运用 10~14 天坐位疗法,术后平均住院 20 天,短期成功率为 89%。

无论患者卧床多久,他们都应当运动。术后应早期进行健侧肢体的被动运动[193],而患肢可在坐位治疗方案开始前小幅度活动。典型的治疗方案包括让患者坐 15 分钟,每天 1~2 次,然后逐渐增加坐位的时长和频率持续至出院[365]。患者就坐位时,应至少每 15 分钟进行一次减压措施,同时仔细观察患者手术部位的变化,观察是否存在复发的征象[193]。

出院前,应重新评估患者的支撑面(图 16.18)。这种评估对进行了骨切除或多次手术可能导致负重点改变,以及骨盆和躯干不稳定的患者尤为重要[366]。应选择一个合适的坐垫,最好有座椅映射辅助设备。不能通过抬起或倾斜减轻压力的患者,推荐可承受的最大压力为 35mmHg,反之为 60mmHg[367]。

术后也应当加强对患者的教育。尽管研究已证实对患者的知识教育有积极的作用[368,369],但是目前仍缺乏教育和复发率之间关系的研究。然而,鉴于复发率与患者依从性差、社会因素和沟通障碍有关[193,370],试图通过教育解决这些问题看起来是合理的。

结果、预后及并发症

开展压疮患者的长期预后研究是十分困难的,现有文献报道的复发率差异很大。从低的 3%~6%[300,361,371]至高达 33%~100%[301,313,363,372]。

有关压疮治疗经验最广泛的报道是 Conway 和 Griffith[240](1 000 例)的研究数据和 Dansereau 和 Conway[16]对 Bronx 退伍军人附属医院的最新研究数据(2 000 例)。在他们 1961 年的后续文章中,Griffith 和 Schultz[373]对早期的治疗进行了如下分类:

■ 骶溃疡:非手术治疗成功率为 29%,皮片移植成功率为 30%。骨与溃疡切除后用大型旋转皮瓣修复率为 84%。

■ 粗隆部溃疡:41% 的患者得到适当治疗后无需手术,33% 需要中厚皮片移植。当切除溃疡、滑液囊和转子,对创

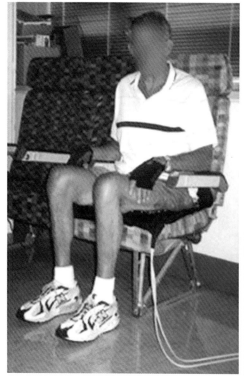
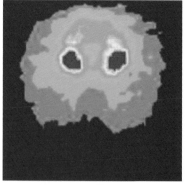
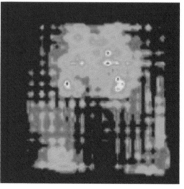

图 16.18 坐位映射。(Reproduced from the University of Washington PM&R website: http://sci.washington.edu/info/forums/reports/pressure_map.asp.)

面进行简单缝合后,83% 痊愈但是仍有 20% 复发。当转子被彻底去除用旋转皮瓣覆盖后有 92% 痊愈,只有 6% 复发。

■ 坐骨溃疡:保守治疗的成功率为 18%,皮片移植为 17%,坐骨部分切除后一期缝合为 46%(但是有 54% 的复发率)。坐骨完全切除后复发率降至 22%,并且当结合肌瓣和局部旋转皮瓣后,其复发率进一步降低至 3%。

1994 年 Evans 等[374]回顾了截瘫和非截瘫压疮患者的手术治疗经验,其中截瘫患者的复发率为 82%,平均复发时间为 18.2 个月。与此相反,非截瘫组无复发溃疡。

Relander 和 Palmer[372]回顾了 66 例主要用皮瓣覆盖压疮的治疗经验,在 2~12 年的随访中发现应用皮瓣的复发率为 43%,肌皮瓣的复发率为 33%,无显著差异。

Disa 等[363]对 40 例患者的 66 处压疮进行了系统评估,尽管有 80% 的治愈率,但是 1 年内的复发率为 69%。经统计,两个亚组都具有较高的复发率。创伤后截瘫的年轻患者组在平均 10.9 个月的随访中,显示了 79% 的复发率。老年人保守治疗亚组在平均随访的 7.7 个月中,有 69% 的复发率。作者认为,在这些亚组患者中,手术治疗压疮后的高复发率无明确原因,他们认为是由于患者依从性差引起的,不服从的根本原因是个人性格、不安定的社会情况以及不和谐的家庭关系。

Tavakoli 等[370]研究了 27 例患者的 37 处溃疡,用肌皮瓣覆盖坐骨压疮后,这些患者被平均随访 62 个月。总的溃疡复发率为 41.4%,总的患者复发率为 47.8%。作者认为复发是由于受心理和行为因素的影响,如生活方式导致皮肤护理的缺乏、药物和酒精的滥用、文化障碍以及缺乏适当的休息。

Kierney 等[193]报道 268 处压疮经过 12 年余的治疗后复发率较低。术后平均随访 3.7 年,总复发率为 19%。和 Evans 等[374]以及 Kierney 等不同,他们没有找到预先存在的压疮危险因素和复发之间的关系。然而,作者强调整形外科医生和康复医生之间协作的重要性,这是决定治疗效果的一个主要的因素。

2002 年,Singh 等[375]公布了一项儿童压疮患者手术重建的研究结果。他们对 19 例患者的 25 处压疮进行了为期平均 5.3 年的随访记录。部位特异性和患者复发率分别为 5% 和 20%,明显低于通常报道的成人类似的随访结果。

显然,不同的患者人数、危险因素及随访时间使其很难进行比较。根据这种差异的结果,确定一个固定的复发值几乎不可能。一些人认为如果存在较高的复发率,手术治疗是不明智的[353]。选择手术条件不合适的亚人群进行手术,预后较差。然而,对患者的危险因素进行全面的评估和运用多学科方法来治疗应当作为惯例,即使对一些最初看起来不太符合适应证的患者也应一样[178]。

并发症

压疮手术治疗的常见并发症包括血肿、血清肿、感染和切口裂开。在缝合裂开后的一周内应进行局部创面护理。发现坏死存在就对创面进行清创,特别是骨清创,这是不合适的[95]。在返回手术室进行彻底清创之前,应重新评估患者的危险因素和最佳治疗方案,然后考虑是采用推进皮瓣还是替代皮瓣覆盖创面[99,289]。

每一个暴露于持续创伤的慢性创面都有恶变的风险[376]。良性溃疡是人群中常见的问题,通常采取保守治疗。但是可疑有恶变的病变必须严密观察,特别是溃疡的边缘呈疣状的。"Marjolin 溃疡"被用于描述烧伤瘢痕、慢性静脉性溃疡、压疮和来自骨髓炎窦道的恶变。疼痛加重或分泌物增多、难闻的气味和出血预示着可能出现了恶变,相对于烧伤瘢痕和淤滞溃疡 30 年或以上时间才可能出现癌变[377],压疮癌变的潜伏期大约是 20 年。应对所有慢性渗出的溃疡和大片特别是近期外观或渗出改变的溃疡进行活检,活检应包括溃疡中心和边缘区。早期的识别和正确的分期给治疗提供了最佳时机[378]。

二期手术

至关重要的是,在着手进行皮瓣修整或更换皮瓣手术前,应重新对患者进行完全评估。假若未采用正确的手术方法,那些曾经引起患者原始溃疡的风险因素将有可能引起复发,而且忽视它们会导致不良后果。

每个压疮手术将来都可能有二期手术风险。即使对于最有利的病变,尽管最初显现很高的愈合率,但长期看来复发也是常见的。尽管已经遵循了基本原则,但还是应该存在多种选择,即使在多次复发的情况下也不例外。

最简单的选择包括再次推进已转移的皮瓣(图 16.19)。皮瓣经常可以多次推进,但和之前一样,必须避免过度的张力。如果难以避免张力,则改变平面(例如在以前转移肌皮瓣的基础上推进一个筋膜皮瓣)可提供额外的长度,而不至于影响其他解剖部位的皮瓣设计。如果一个特殊的皮瓣已经再次推进或由于复发性溃疡或瘢痕形成导致组织质量差,那么应当选用一个新的解剖区域来处理创面。例如来自大腿区域的皮瓣通常用来治疗坐骨溃疡,如果大腿后侧不再是一个可行的选择时,臀部皮瓣可以提供很好的覆盖。

对于皮瓣最大延展后仍无法关闭创面的顽固压疮,或因为不可控制的感染而导致病情严重的患者,可考虑截肢,因为皮瓣修复有很高的并发症发生率[379-381]。同样,半体切除术是一个发病率高的[382]无奈之选,适用于可能危及生命及无法医治的状况,例如那些因恶性肿瘤或广泛骨盆骨髓炎而具有多处大面积融合溃疡的患者[383,384](图 16.20)。

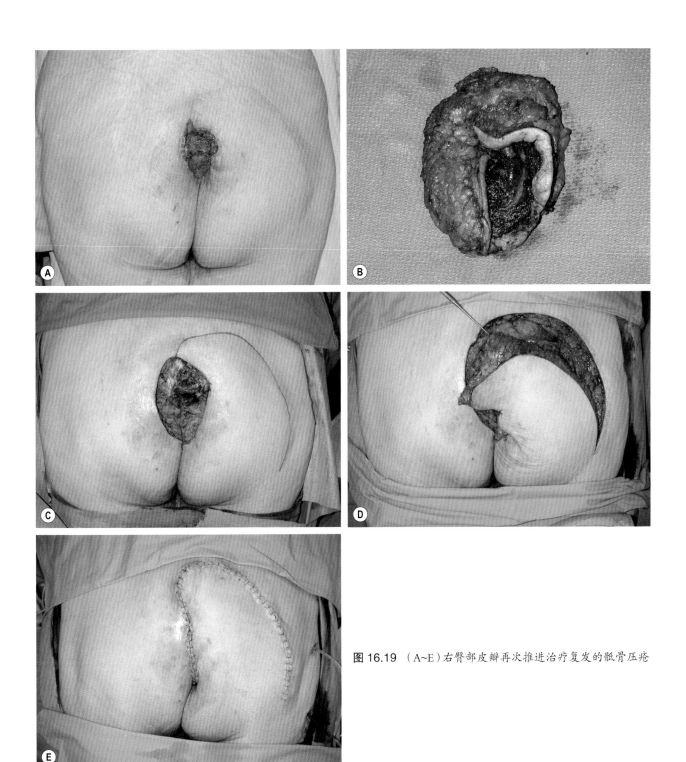

图 16.19 （A~E）右臀部皮瓣再次推进治疗复发的骶骨压疮

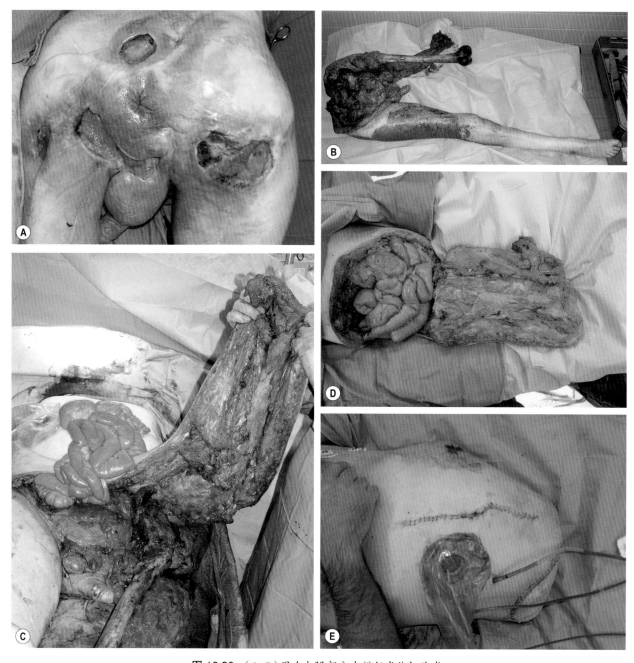

图 16.20 （A～E）用右大腿部分皮瓣行半体切除术

参考文献

1. Amlung SR, Miller WL, Bosley LM. The 1999 National Pressure Ulcer Prevalence Survey: a benchmarking approach. *Adv Skin Wound Care*. 2001;14:297–301.

2. VanGilder C, Amlung S, Harrison P, Meyer S. Results of the 2008-2009 International Pressure Ulcer Prevalence Survey and a 3-year, acute care, unit-specific analysis. *Ostomy Wound Manage*. 2009;55:39–45.

3. Vangilder C, Macfarlane GD, Meyer S. Results of nine international pressure ulcer prevalence surveys: 1989 to 2005. *Ostomy Wound Manage*. 2008;54:40–54.

4. Cuddigan J, Frantz RA. Pressure ulcer research: pressure ulcer treatment. A monograph from the National Pressure Ulcer Advisory Panel. *Adv Wound Care (New Rochelle)*. 1998;11:294–300, quiz 302.

5. Smith DM. Pressure ulcers in the nursing home. *Ann Intern Med*. 1995;123:433–442.

6. Park-Lee E, Caffrey C. Pressure ulcers among nursing home residents: United States, 2004. *NCHS Data Brief*. 2009;14:1–8.

7. Holmes A, Edelstein T. Pressure ulcer success story. *Provider*. 2007;33:37–39, 41.

8. Capon A, Pavoni N, Mastromattei A, Di Lallo D. Pressure ulcer risk in long-term units: prevalence and associated factors. *J Adv Nurs*. 2007;58:263–272.

9. Lindholm C, Sterner E, Romanelli M, et al. Hip fracture and pressure ulcers – the Pan-European Pressure Ulcer Study – intrinsic and extrinsic risk factors. *Int Wound J*. 2008;5:315–328.

10. Baumgarten M, Margolis D, Berlin JA, et al. Risk factors for pressure ulcers among elderly hip fracture patients. *Wound Repair Regen*. 2003;11:96–103.

11. Baumgarten M, Margolis DJ, Orwig DL, et al. Pressure ulcers in elderly patients with hip fracture across the continuum of care. *J Am Geriatr Soc*. 2009;57:863–870.

12. Garber SL, Rintala DH, Hart KA, Fuhrer MJ. Pressure ulcer risk in spinal cord injury: predictors of ulcer status over 3 years. *Arch Phys Med Rehabil*. 2000;81:465–471.

13. Saladin LK, Krause JS. Pressure ulcer prevalence and barriers to treatment after spinal cord injury: comparisons of four groups

based on race-ethnicity. *Neuro Rehabilitation*. 2009;24:57–66.

14. Fuhrer MJ, Garber SL, Rintala DH, et al. Pressure ulcers in community-resident persons with spinal cord injury: prevalence and risk factors. *Arch Phys Med Rehabil*. 1993;74:1172–1177.

15. Gelis A, Dupeyron A, Legros P, et al. Pressure ulcer risk factors in persons with spinal cord injury part 2: the chronic stage. *Spinal Cord*. 2009;47:651–661.

16. Dansereau JG, Conway H. Closure of decubiti in paraplegics. Report of 2000 Cases. *Plast Reconstr Surg*. 1964;33:474–480.

17. Meehan M. National pressure ulcer prevalence survey. *Adv Wound Care (New Rochelle)*. 1994;7:27–30, 34, 36–38.

18. Description of NPUAP. National Pressure Ulcer Advisory Panel. *Adv Wound Care (New Rochelle)*. 1995;8:suppl 93–suppl 95.

19. Russo CA, Steiner C, Spector W. *Hospitalizations Related to Pressure Ulcers Among Adults 18 Years and Older, 2006*. HCUP Statistical Brief no. 64. Healthcare Cost and Utilization Project (HCUP) Statistical Briefs. Rockville, MD: Agency for Healthcare Research and Quality; 2008.

20. Rosenthal MB. Nonpayment for performance? Medicare's new reimbursement rule. *N Engl J Med*. 2007;357:1573–1575.

21. Waters TM, Daniels MJ, Bazzoli GJ, et al. Effect of Medicare's nonpayment for hospital-acquired conditions: lessons for future policy. *JAMA Intern Med*. 2015;175:347–354.*This article examines the effect of Medicare's non-payment policy for Hospital-Acquired Conditions on the rate of never events, including hospital acquired pressure sores. Overall, since implementation of this policy in 2008, there has been no improvement in the rate of hospital acquired pressure sores, highlighting the continued challenge pressure sores place on our healthcare system and the need for further advancement in the prevention and treatment of pressure sores.*

22. Rowling JT. Pathological changes in mummies. *Proc R Soc Med*. 1961;54:409–415.

23. Levine JM. Historical notes on pressure ulcers: the cure of Ambrose Pare. *Decubitus*. 1992;5:23–24, 26.

24. Levine JM. Historical perspective on pressure ulcers: the decubitus ominosus of Jean-Martin Charcot. *J Am Geriatr Soc*. 2005;53:1248–1251.

25. Charcot J, Bourneville D, eds. *Lectures on Localization in Diseases of the Brain*. Delivered at the Faculté de médecine, Paris, 1875. New York: Wood; 1878.

26. Davis JS. The operative treatment of scars following bedsores. *Surgery*. 1938;3:1–7.

27. Lamon JD Jr, Alexander E Jr. Secondary closure of decubitus ulcers with the aid of penicillin. *JAMA*. 1945;127:396.

28. Kostrubala JG, Greeley PW. The problem of decubitus ulcers in paraplegics. *Plast Reconstr Surg (1946)*. 1947;2:403–412.

29. Conway H, Kraissl CJ. The plastic surgical closure of decubitus ulcers in patients with paraplegia. *Surg Gynecol Obstet*. 1947;85:321–332.

30. Bors E, Comarr AE. Ischial decubitus ulcer. *Surgery*. 1948;24:680–694.

31. Blocksma R, Kostrubala JG, Greeley PW. The surgical repair of decubitus ulcer in paraplegics; further observations. *Plast Reconstr Surg (1946)*. 1949;4:123–132.

32. Cushing CA, Phillips LG. Evidence-based medicine: pressure sores. *Plast Reconstr Surg*. 2013;132:1720–1732. *This article provides an evidence-based update regarding the pathophysiology, risk factors, as well as non-surgical and surgical treatments for all types of pressure sores.*

33. Fisher AR, Wells G, Harrison MB. Factors associated with pressure ulcers in adults in acute care hospitals. *Holist Nurs Pract*. 2004;18:242–253.

34. Baumgarten M, Margolis DJ, Localio AR, et al. Pressure ulcers among elderly patients early in the hospital stay. *J Gerontol A Biol Sci Med Sci*. 2006;61:749–754.

35. Landis EM. Micro-injection studies of capillary blood pressure in human skin. *Heart*. 1930;15:209–228.

36. Fronek K, Zweifach BW. Microvascular pressure distribution in skeletal muscle and the effect of vasodilation. *Am J Physiol*. 1975;228:791–796.

37. Lindan O, Greenway RM, Piazza JM. Pressure distribution on the surface of the human body. I. Evaluation in lying and sitting positions using a "bed of springs and nails". *Arch Phys Med Rehabil*. 1965;46:378–385.

38. Holloway GA, Daly CH, Kennedy D, Chimoskey J. Effects of external pressure loading on human skin blood flow measured by 133Xe clearance. *J Appl Physiol*. 1976;40:597–600.

39. Dinsdale SM. Decubitus ulcers: role of pressure and friction in causation. *Arch Phys Med Rehabil*. 1974;55:147–152. *This classic article establishes a role for pressure and friction in the development of pressure sores.*

40. Kosiak M, Kubicek WG, Olson M, et al. Evaluation of pressure as a factor in the production of ischial ulcers. *Arch Phys Med Rehabil*. 1958;39:623–629.

41. Groth KE. Klinische Beobachtungen und experimentelle Studien über die Entstehung des Dekubitus. *Acta Chir Scand*. 1942;87(suppl 76):1–209.

42. Husain T. An experimental study of some pressure effects on tissues, with reference to the bed-sore problem. *J Pathol Bacteriol*. 1953;66:347–358.

43. Nola GT, Vistnes LM. Differential response of skin and muscle in the experimental production of pressure sores. *Plast Reconstr Surg*. 1980;66:728–733.

44. Daniel RK, Priest DL, Wheatley DC. Etiologic factors in pressure sores: an experimental model. *Arch Phys Med Rehabil*. 1981;62:492–498.

45. Gerhardt LC, Mattle N, Schrade GU, et al. Study of skin-fabric interactions of relevance to decubitus: friction and contact-pressure measurements. *Skin Res Technol*. 2008;14:77–88.

46. Hanson D, Langemo DK, Anderson J, et al. Friction and shear considerations in pressure ulcer development. *Adv Skin Wound Care*. 2010;23:21–24.

47. Gerhardt LC, Strassle V, Lenz A, et al. Influence of epidermal hydration on the friction of human skin against textiles. *J R Soc Interface*. 2008;5:1317–1328.

48. Reichel SM. Shearing force as a factor in decubitus ulcers in paraplegics. *J Am Med Assoc*. 1958;166:762–763.

49. Reuler JB, Cooney TG. The pressure sore: pathophysiology and principles of management. *Ann Intern Med*. 1981;94:661–666.

50. Goossens RH, Zegers R, Hoek van Dijke GA, Snijders CJ. Influence of shear on skin oxygen tension. *Clin Physiol*. 1994;14:111–118.

51. Schubert V, Heraud J. The effects of pressure and shear on skin microcirculation in elderly stroke patients lying in supine or semi-recumbent positions. *Age Ageing*. 1994;23:405–410.

52. Defloor T, Grypdonck MF. Validation of pressure ulcer risk assessment scales: a critique. *J Adv Nurs*. 2004;48:613–621.

53. Lowthian P. The distinction between superficial pressure ulcers and moisture lesions. *Skinmed*. 2007;6:111–112.

54. Kottner J, Halfens R. Moisture lesions: interrater agreement and reliability. *J Clin Nurs*. 2010;19:716–720.

55. Resnick NM, Beckett LA, Branch LG, et al. Short-term variability of self report of incontinence in older persons. *J Am Geriatr Soc*. 1994;42:202–207.

56. Saxer S, Halfens RJ, de Bie RA, Dassen T. Prevalence and incidence of urinary incontinence of Swiss nursing home residents at admission and after six, 12 and 24 months. *J Clin Nurs*. 2008;17:2490–2496.

57. Chassagne P, Landrin I, Neveu C, et al. Fecal incontinence in the institutionalized elderly: incidence, risk factors, and prognosis. *Am J Med*. 1999;106:185–190.

58. Cakmak SK, Gul U, Ozer S, et al. Risk factors for pressure ulcers. *Adv Skin Wound Care*. 2009;22:412–415.

59. Allman RM, Laprade CA, Noel LB, et al. Pressure sores among hospitalized patients. *Ann Intern Med*. 1986;105:337–342.

60. Guralnik JM, Harris TB, White LR, Cornoni-Huntley JC. Occurrence and predictors of pressure sores in the National Health and Nutrition Examination survey follow-up. *J Am Geriatr Soc*. 1988;36:807–812.

61. Brandeis GH, Morris JN, Nash DJ, Lipsitz LA. The epidemiology and natural history of pressure ulcers in elderly nursing home residents. *JAMA*. 1990;264:2905–2909.

62. Allman RM, Goode PS, Patrick MM, et al. Pressure ulcer risk factors among hospitalized patients with activity limitation. *JAMA*. 1995;273:865–870.

63. Reddy M, Gill SS, Rochon PA. Preventing pressure ulcers: a systematic review. *JAMA*. 2006;296:974–984. *This article provides a comprehensive review of randomized controlled trials examining interventions to prevent pressure sores. Notably, this review highlights evidence for the use of support surfaces, repositioning, nutritional optimization, and moisturizing sacral surfaces.*

64. Guigoz Y, Lauque S, Vellas BJ. Identifying the elderly at risk for malnutrition. The Mini Nutritional Assessment. *Clin Geriatr Med*. 2002;18:737–757.

65. Arnold M, Barbul A. Nutrition and wound healing. *Plast Reconstr Surg*. 2006;117:42S–58S.

66. Kay SP, Moreland JR, Schmitter E. Nutritional status and wound healing in lower extremity amputations. *Clin Orthop Relat Res*. 1987;217:253–256.

67. Dickhaut SC, DeLee JC, Page CP. Nutritional status: importance in predicting wound-healing after amputation. *J Bone Joint Surg Am.* 1984;66:71–75.

68. Casey J, Flinn WR, Yao JS, et al. Correlation of immune and nutritional status with wound complications in patients undergoing vascular operations. *Surgery.* 1983;93:822–827.

69. Cuthbertson D. Nutrition in relation to trauma and surgery. *Prog Food Nutr Sci.* 1975;1:263–287.

70. Wilmore DW, Aulick LH. Systemic responses to injury and the healing wound. *JPEN J Parenter Enteral Nutr.* 1980;4:147–151.

71. Bergstrom N, Braden B. A prospective study of pressure sore risk among institutionalized elderly. *J Am Geriatr Soc.* 1992;40:747–758.

72. Berlowitz DR, Wilking SV. Risk factors for pressure sores. A comparison of cross-sectional and cohort-derived data. *J Am Geriatr Soc.* 1989;37:1043–1050.

73. Green SM, Winterberg H, Franks PJ, et al. Nutritional intake in community patients with pressure ulcers. *J Wound Care.* 1999;8:325–330.

74. Johnson RL, Gerhart KA, McCray J, et al. Secondary conditions following spinal cord injury in a population-based sample. *Spinal Cord.* 1998;36:45–50.

75. Whiteneck GG, Charlifue SW, Frankel HL, et al. Mortality, morbidity, and psychosocial outcomes of persons spinal cord injured more than 20 years ago. *Paraplegia.* 1992;30:617–630.

76. Cardenas DD, Hoffman JM, Kirshblum S, McKinley W. Etiology and incidence of rehospitalization after traumatic spinal cord injury: a multicenter analysis. *Arch Phys Med Rehabil.* 2004;85:1757–1763.

77. Skold C, Levi R, Seiger A. Spasticity after traumatic spinal cord injury: nature, severity, and location. *Arch Phys Med Rehabil.* 1999;80:1548–1557.

78. Atiyeh BS, Hayek SN. Pressure sores with associated spasticity: a clinical challenge. *Int Wound J.* 2005;2:77–80.

79. Cooper DM, Yu EZ, Hennessey P, et al. Determination of endogenous cytokines in chronic wounds. *Ann Surg.* 1994;219:688–691, discussion 691–692.

80. Page-McCaw A, Ewald AJ, Werb Z. Matrix metalloproteinases and the regulation of tissue remodelling. *Nat Rev Mol Cell Biol.* 2007;8:221–233.

81. Ladwig GP, Robson MC, Liu R, et al. Ratios of activated matrix metalloproteinase-9 to tissue inhibitor of matrix metalloproteinase-1 in wound fluids are inversely correlated with healing of pressure ulcers. *Wound Repair Regen.* 2002;10:26–37.

82. Black J, Baharestani MM, Cuddigan J, et al. National Pressure Ulcer Advisory Panel's updated pressure ulcer staging system. *Adv Skin Wound Care.* 2007;20:269–274.

83. Shea JD. Pressure sores: classification and management. *Clin Orthop Relat Res.* 1975;112:89–100.

84. Attinger CE, Janis JE, Steinberg J, et al. Clinical approach to wounds: debridement and wound bed preparation including the use of dressings and wound-healing adjuvants. *Plast Reconstr Surg.* 2006;117:72S–109S.

85. Perry CR, Pearson RL, Miller GA. Accuracy of cultures of material from swabbing of the superficial aspect of the wound and needle biopsy in the preoperative assessment of osteomyelitis. *J Bone Joint Surg Am.* 1991;73:745–749.

86. Waldvogel FA, Medoff G, Swartz MN. Osteomyelitis: a review of clinical features, therapeutic considerations and unusual aspects (second of three parts). *N Engl J Med.* 1970;282:260–266.

87. Han H, Lewis VL Jr, Wiedrich TA, Patel PK. The value of Jamshidi core needle bone biopsy in predicting postoperative osteomyelitis in grade IV pressure ulcer patients. *Plast Reconstr Surg.* 2002;110:118–122.

88. Lewis VL Jr, Bailey MH, Pulawski G, et al. The diagnosis of osteomyelitis in patients with pressure sores. *Plast Reconstr Surg.* 1988;81:229–232.

89. Huang AB, Schweitzer ME, Hume E, Batte WG. Osteomyelitis of the pelvis/hips in paralyzed patients: accuracy and clinical utility of MRI. *J Comput Assist Tomogr.* 1998;22:437–443.

90. Ruan CM, Escobedo E, Harrison S, Goldstein B. Magnetic resonance imaging of nonhealing pressure ulcers and myocutaneous flaps. *Arch Phys Med Rehabil.* 1998;79:1080–1088.

91. Stewart MC, Little RE, Highland TR. Osteomyelitis of the ilium secondary to external pelvic fixation. *J Trauma.* 1986;26:284–286.

92. Sugarman B. Pressure sores and underlying bone infection. *Arch Intern Med.* 1987;147:553–555.

93. Thornhill-Joynes M, Gonzales F, Stewart CA, et al. Osteomyelitis associated with pressure ulcers. *Arch Phys Med Rehabil.* 1986;67:314–318.

94. Fitzgerald RH Jr, Ruttle PE, Arnold PG, et al. Local muscle flaps in the treatment of chronic osteomyelitis. *J Bone Joint Surg Am.* 1985;67:175–185.

95. Marriott R, Rubayi S. Successful truncated osteomyelitis treatment for chronic osteomyelitis secondary to pressure ulcers in spinal cord injury patients. *Ann Plast Surg.* 2008;61:425–429.

96. Langer KG. Depression and denial in psychotherapy of persons with disabilities. *Am J Psychother.* 1994;48:181–194.

97. Frank RG, Kashani JH, Wonderlich SA, et al. Depression and adrenal function in spinal cord injury. *Am J Psychiatry.* 1985;142:252–253.

98. Akbas H, Arik AC, Eroglu L, Uysal A. Is rational flap selection and good surgical technique sufficient for treating pressure ulcers? The importance of psychology: a prospective clinical study. *Ann Plast Surg.* 2002;48:224–225.

99. Foster RD, Anthony JP, Mathes SJ, Hoffman WY. Ischial pressure sore coverage: a rationale for flap selection. *Br J Plast Surg.* 1997;50:374–379.

100. Gunningberg L, Stotts NA. Tracking quality over time: what do pressure ulcer data show? *Int J Qual Health Care.* 2008;20:246–253.

101. Qaseem A, Mir TP, Starkey M, Denberg TD. Clinical Guidelines Committee of the American College of Physicians. Risk assessment and prevention of pressure ulcers: a clinical practice guideline from the American College of Physicians. *Ann Intern Med.* 2015;162:359–369.

102. Fox C. Pressure ulcers: are they inevitable or preventable? *Br J Nurs.* 2002;11:S3.

103. Brandeis GH, Berlowitz DR, Katz P. Are pressure ulcers preventable? A survey of experts. *Adv Skin Wound Care.* 2001;14(244):245–248.

104. Thomas DR. Are all pressure ulcers avoidable? *J Am Med Dir Assoc.* 2003;4:S43–S48.

105. Meehan M, Hill WM. Pressure ulcers in nursing homes: does negligence litigation exceed available evidence? *Ostomy Wound Manage.* 2002;48:46–54.

106. Pancorbo-Hidalgo PL, Garcia-Fernandez FP, Lopez-Medina IM, Alvarez-Nieto C. Risk assessment scales for pressure ulcer prevention: a systematic review. *J Adv Nurs.* 2006;54:94–110.

107. Norton D. Geriatric nursing problems. *Int Nurs Rev.* 1962;9:39–41.

108. Gosnell DJ. An assessment tool to identify pressure sores. *Nurs Res.* 1973;22:55–59.

109. Bergstrom N, Braden BJ, Laguzza A, Holman V. The Braden Scale for Predicting Pressure Sore Risk. *Nurs Res.* 1987;36:205–210.

110. Schue RM, Langemo DK. Pressure ulcer prevalence and incidence and a modification of the Braden Scale for a rehabilitation unit. *J Wound Ostomy Continence Nurs.* 1998;25:36–43.

111. Bergstrom N, Braden B, Kemp M, et al. Predicting pressure ulcer risk: a multisite study of the predictive validity of the Braden Scale. *Nurs Res.* 1998;47:261–269.

112. Magnan MA, Maklebust J. Braden Scale risk assessments and pressure ulcer prevention planning: what's the connection? *J Wound Ostomy Continence Nurs.* 2009;36:622–634.

113. Defloor T, Grypdonck MF. Pressure ulcers: validation of two risk assessment scales. *J Clin Nurs.* 2005;14:373–382.

114. Anthony D, Parboteeah S, Saleh M, Papanikolaou P. Norton, Waterlow and Braden scores: a review of the literature and a comparison between the scores and clinical judgement. *J Clin Nurs.* 2008;17:646–653.

115. Bergman S, Martelli V, Monette M, et al. Identification of quality of care deficiencies in elderly surgical patients by measuring adherence to process-based quality indicators. *J Am Coll Surg.* 2013;217:858–866.

116. Voegeli D. Care or harm: exploring essential components in skin care regimens. *Br J Nurs.* 2010;19:810. 812, 814, passim.

117. Ersser SJ, Getliffe K, Voegeli D, Regan S. A critical review of the inter-relationship between skin vulnerability and urinary incontinence and related nursing intervention. *Int J Nurs Stud.* 2005;42:823–835.

118. Held E, Lund H, Agner T. Effect of different moisturizers on SLS-irritated human skin. *Contact Dermatitis.* 2001;44:229–234.

119. Korting HC, Braun-Falco O. The effect of detergents on skin pH and its consequences. *Clin Dermatol.* 1996;14:23–27.

120. Marks R, ed. *Sophisticated Emollients,* 2nd ed. Stuttgart: Georg Thieme Verlag; 2001.

121. Le Lievre S. The management and prevention of incontinence dermatitis. *Br J Community Nurs.* 2001;6:180–185.

122. Voegeli D. Factors that Exacerbate Skin Breakdown and Ulceration. In: Pownall M, ed. *Skin Breakdown – The Silent Epidemic.* Hull: The

Smith and Nephew Foundation; 2007:17–22.

123. Hodgkinson B, Nay R, Wilson J. A systematic review of topical skin care in aged care facilities. *J Clin Nurs.* 2007;16:129–136.

124. Nakagami G, Sanada H, Konya C, et al. Evaluation of a new pressure ulcer preventive dressing containing ceramide 2 with low frictional outer layer. *J Adv Nurs.* 2007;59:520–529.

125. Rees MT. Managing atopic eczema. *Prim Health Care.* 2002;12:27–32.

126. Ellis C, Luger T, Abeck D, et al. International Consensus Conference on Atopic Dermatitis II (ICCAD II): clinical update and current treatment strategies. *Br J Dermatol.* 2003;148:3–10.

127. Schuren J, Becker A, Gary Sibbald R. A liquid film-forming acrylate for peri-wound protection: a systematic review and meta-analysis (3M Cavilon no-sting barrier film). *Int Wound J.* 2005;2:230–238.

128. Hughes S. Do continence aids help to maintain skin integrity? *J Wound Care.* 2002;11:235–239.

129. Bale S, Tebble N, Jones V, Price P. The benefits of implementing a new skin care protocol in nursing homes. *J Tissue Viability.* 2004;14:44–50.

130. Cole L, Nesbitt C. A three year multiphase pressure ulcer prevalence/incidence study in a regional referral hospital. *Ostomy Wound Manage.* 2004;50:32–40.

131. Lyder CH, Shannon R, Empleo-Frazier O, McGeHee D, White C. A comprehensive program to prevent pressure ulcers in long-term care: exploring costs and outcomes. *Ostomy Wound Manage.* 2002;48:52–62.

132. Wound, Ostomy and Continence Nurses Society. *WOCN Policy and Procedure Manual.* Mount Laurel, NJ: WOCN Society; 2015. *The WOCN policy and procedure manual remains the authority in accurate diagnosis and standard of care treatment for pressure sores.*

133. Thomas DR. Prevention and treatment of pressure ulcers: what works? what doesn't? *Cleve Clin J Med.* 2001;68:704–707, 710–714, 717–722.

134. Benevento BT, Sipski ML. Neurogenic bladder, neurogenic bowel, and sexual dysfunction in people with spinal cord injury. *Phys Ther.* 2002;82:601–612.

135. Read NW, Abouzekry L, Read MG, et al. Anorectal function in elderly patients with fecal impaction. *Gastroenterology.* 1985;89: 959–966.

136. Palmer KR, Corbett CL, Holdsworth CD. Double-blind cross-over study comparing loperamide, codeine and diphenoxylate in the treatment of chronic diarrhea. *Gastroenterology.* 1980;79:1272–1275.

137. Read M, Read NW, Barber DC, Duthie HL. Effects of loperamide on anal sphincter function in patients complaining of chronic diarrhea with fecal incontinence and urgency. *Dig Dis Sci.* 1982;27:807–814.

138. Simmang C, Birnbaum EH, Kodner IJ, et al. Anal sphincter reconstruction in the elderly: does advancing age affect outcome? *Dis Colon Rectum.* 1994;37:1065–1069.

139. Colquhoun P, Kaiser R Jr, Efron J, et al. Is the quality of life better in patients with colostomy than patients with fecal incontinence? *World J Surg.* 2006;30:1925–1928.

140. Levi R, Hultling C, Seiger A. The Stockholm Spinal Cord Injury Study: 2. Associations between clinical patient characteristics and post-acute medical problems. *Paraplegia.* 1995;33:585–594.

141. St George CL. Spasticity. Mechanisms and nursing care. *Nurs Clin North Am.* 1993;28:819–827.

142. Parziale JR, Akelman E, Herz DA. Spasticity: pathophysiology and management. *Orthopedics.* 1993;16:801–811.

143. Albert T, Yelnik A. Physiotherapy for spasticity. *Neurochirurgie.* 2003;49:239–246.

144. Elovic E. Principles of pharmacological management of spastic hypertonia. *Phys Med Rehabil Clin N Am.* 2001;12:793–816, vii.

145. Gracies JM, Nance P, Elovic E, et al. Traditional pharmacological treatments for spasticity. Part II: general and regional treatments. *Muscle Nerve Suppl.* 1997;6:S92–S120.

146. Kirshblum S. Treatment alternatives for spinal cord injury related spasticity. *J Spinal Cord Med.* 1999;22:199–217.

147. Burchiel KJ, Hsu FP. Pain and spasticity after spinal cord injury: mechanisms and treatment. *Spine.* 2001;26:S146–S160.

148. Kita M, Goodkin DE. Drugs used to treat spasticity. *Drugs.* 2000;59:487–495.

149. Ward AB. Long-term modification of spasticity. *J Rehabil Med.* 2003;41(suppl):60–65.

150. Gracies JM, Elovic E, McGuire J, Simpson DM. Traditional pharmacological treatments for spasticity. Part I: local treatments. *Muscle Nerve Suppl.* 1997;6:S61–S91.

151. Barnes M. Botulinum toxin–mechanisms of action and clinical use

152. Pirotte B, Heilporn A, Joffroy A, et al. Chronic intrathecal baclofen in severely disabling spasticity: selection, clinical assessment and long-term benefit. *Acta Neurol Belg.* 1995;95:216–225.

153. Korenkov AI, Niendorf WR, Darwish N, et al. Continuous intrathecal infusion of baclofen in patients with spasticity caused by spinal cord injuries. *Neurosurg Rev.* 2002;25:228–230.

154. Foerster. Resection of the posterior spinal nerve-roots in the treatment of gastric crises and spastic paralysis. *Proc R Soc Med.* 1911;4:254.

155. Munro D. Anterior-rootlet rhizotomy; a method of controlling spasm with retention of voluntary motion. *N Engl J Med.* 1952;246:161–166.

156. Putty TK, Shapiro SA. Efficacy of dorsal longitudinal myelotomy in treating spinal spasticity: a review of 20 cases. *J Neurosurg.* 1991;75:397–401.

157. Tonnis W, Bischof W. Results of lumbar myelotomy by the Bischof technic. *Zentralbl Neurochir.* 1962;23:29–36 contd.

158. Livshits A, Rappaport ZH, Livshits V, Gepstein R. Surgical treatment of painful spasticity after spinal cord injury. *Spinal Cord.* 2002;40:161–166.

159. Bliss MR, Thomas JM. Clinical trials with budgetary implications. Establishing randomised trials of pressure-relieving aids. *Prof Nurse.* 1993;8:292–296.

160. Ceccio CM. Understanding therapeutic beds. *Orthop Nurs.* 1990;9:57–70.

161. Klitzman B, Kalinowski C, Glasofer SL, Rugani L. Pressure ulcers and pressure relief surfaces. *Clin Plast Surg.* 1998;25:443–450.

162. Nimit K. Guidelines for home air-fluidized bed therapy, 1989. *Health Technol Assess Rep.* 1989;5:1–11.

163. McInnes E, Bell-Syer SE, Dumville JC, et al. Support surfaces for pressure ulcer prevention. *Cochrane Database Syst Rev.* 2008;(4):CD001735.

164. Goldstone LA, Norris M, O'Reilly M, White J. A clinical trial of a bead bed system for the prevention of pressure sores in elderly orthopaedic patients. *J Adv Nurs.* 1982;7:545–548.

165. Hofman A, Geelkerken RH, Wille J, et al. Pressure sores and pressure-decreasing mattresses: controlled clinical trial. *Lancet.* 1994;343:568–571.

166. Andersen KE, Jensen O, Kvorning SA, Bach E. Prevention of pressure sores by identifying patients at risk. *Br Med J (Clin Res Ed).* 1982;284:1370–1371.

167. Marchand AC, Lidowski H. Reassessment of the use of genuine sheepskin for pressure ulcer prevention and treatment. *Decubitus.* 1993;6:44–47.

168. Jolley DJ, Wright R, McGowan S, et al. Preventing pressure ulcers with the Australian Medical Sheepskin: an open-label randomised controlled trial. *Med J Aust.* 2004;180:324–327.

169. Mistiaen P, Achterberg W, Ament A, et al. The effectiveness of the Australian Medical Sheepskin for the prevention of pressure ulcers in somatic nursing home patients: a prospective multicenter randomized-controlled trial (ISRCTN17553857). *Wound Repair Regen.* 2010;18:572–579.

170. Sanada H. Current issues in pressure ulcer management of bedfast elderly in Japan. *J Tissue Viability.* 2001;11:35–36.

171. Conine TA, Hershler C, Daechsel D, et al. Pressure ulcer prophylaxis in elderly patients using polyurethane foam or Jay wheelchair cushions. *Int J Rehabil Res.* 1994;17:123–137.

172. Sideranko S, Quinn A, Burns K, Froman RD. Effects of position and mattress overlay on sacral and heel pressures in a clinical population. *Res Nurs Health.* 1992;15:245–251.

173. Price P, Bale S, Newcombe R, Harding K. Challenging the pressure sore paradigm. *J Wound Care.* 1999;8:187–190.

174. Verdery RB. Pressure ulcer prevention with low-air-loss beds. *JAMA.* 1993;270:1197–1198.

175. Inman KJ, Sibbald WJ, Rutledge FS, Clark BJ. Clinical utility and cost-effectiveness of an air suspension bed in the prevention of pressure ulcers. *JAMA.* 1993;269:1139–1143.

176. Branom R, Rappl LM. "Constant force technology" versus low-air-loss therapy in the treatment of pressure ulcers. *Ostomy Wound Manage.* 2001;47:38–46.

177. Hardin JB, Cronin SN, Cahill K. Comparison of the effectiveness of two pressure-relieving surfaces: low-air-loss versus static fluid. *Ostomy Wound Manage.* 2000;46:50–56.

178. Goetz LL, Brown GS, Priebe MM. Interface pressure characteristics of alternating air cell mattresses in persons with spinal cord injury. *J Spinal Cord Med.* 2002;25:167–173.

179. Theaker C, Kuper M, Soni N. Pressure ulcer prevention in

intensive care - a randomised control trial of two pressure-relieving devices. *Anaesthesia*. 2005;60:395–399.

180. Andersen KE, Jensen O, Kvorning SA, Bach E. Decubitus prophylaxis: a prospective trial on the efficiency of alternating-pressure air-mattresses and water-mattresses. *Acta Derm Venereol*. 1983;63:227–230.

181. Cavicchioli A, Carella G. Clinical effectiveness of a low-tech versus high-tech pressure-redistributing mattress. *J Wound Care*. 2007;16:285–289.

182. Vanderwee K, Grypdonck MH, Defloor T. Effectiveness of an alternating pressure air mattress for the prevention of pressure ulcers. *Age Ageing*. 2005;34:261–267.

183. Defloor T, De Bacquer D, Grypdonck MH. The effect of various combinations of turning and pressure reducing devices on the incidence of pressure ulcers. *Int J Nurs Stud*. 2005;42:37–46.

184. Krapfl LA, Gray M. Does regular repositioning prevent pressure ulcers? *J Wound Ostomy Continence Nurs*. 2008;35:571–577.

185. Letts RM. *Principles of Seating the Disabled*. Boca Raton: CRC Press; 1991.

186. Brienza DM, Karg PE, Geyer MJ, et al. The relationship between pressure ulcer incidence and buttock-seat cushion interface pressure in at-risk elderly wheelchair users. *Arch Phys Med Rehabil*. 2001;82:529–533.

187. Houle RJ. Evaluation of seat devices designed to prevent ischemic ulcers in paraplegic patients. *Arch Phys Med Rehabil*. 1969;50:587–594.

188. Souther SG, Carr SD, Vistnes LM. Wheelchair cushions to reduce pressure under bony prominences. *Arch Phys Med Rehabil*. 1974;55:460–464.

189. Ragan R, Kernozek TW, Bidar M, Matheson JW. Seat-interface pressures on various thicknesses of foam wheelchair cushions: a finite modeling approach. *Arch Phys Med Rehabil*. 2002;83: 872–875.

190. Lim R, Sirett R, Conine TA, Daechsel D. Clinical trial of foam cushions in the prevention of decubitis ulcers in elderly patients. *J Rehabil Res Dev*. 1988;25:19–26.

191. Geyer MJ, Brienza DM, Karg P, et al. A randomized control trial to evaluate pressure-reducing seat cushions for elderly wheelchair users. *Adv Skin Wound Care*. 2001;14:120–129, quiz 131–132.

192. Ungar GH. The care of the skin in paraplegia. *Practitioner*. 1971;206:507–512.

193. Kierney PC, Engrav LH, Isik FF, et al. Results of 268 pressure sores in 158 patients managed jointly by plastic surgery and rehabilitation medicine. *Plast Reconstr Surg*. 1998;102:765–772.

194. Bourdel-Marchasson I, Barateau M, Sourgen C, et al. Prospective audits of quality of PEM recognition and nutritional support in critically ill elderly patients. *Clin Nutr*. 1999;18:233–240.

195. Bourdel-Marchasson I, Barateau M, Rondeau V, et al. A multi-center trial of the effects of oral nutritional supplementation in critically ill older inpatients. GAGE Group. Groupe Aquitain Geriatrique d'Evaluation. *Nutrition*. 2000;16:1–5.

196. Hartgrink HH, Wille J, Konig P, et al. Pressure sores and tube feeding in patients with a fracture of the hip: a randomized clinical trial. *Clin Nutr*. 1998;17:287–292.

197. Bourdel-Marchasson I, Rondeau V. Nutritional intervention trials for preventing and treating pressure ulcer. *Nutrition*. 2001;17:155–156.

198. Stratton RJ, Ek AC, Engfer M, et al. Enteral nutritional support in prevention and treatment of pressure ulcers: a systematic review and meta-analysis. *Ageing Res Rev*. 2005;4:422–450.

199. Langer G, Schloemer G, Knerr A, et al. Nutritional interventions for preventing and treating pressure ulcers. *Cochrane Database Syst Rev*. 2003;(4):CD003216.

200. Ferrell BA, Osterweil D, Christenson P. A randomized trial of low-air-loss beds for treatment of pressure ulcers. *JAMA*. 1993;269:494–497.

201. Ochs RF, Horn SD, van Rijswijk L, et al. Comparison of air-fluidized therapy with other support surfaces used to treat pressure ulcers in nursing home residents. *Ostomy Wound Manage*. 2005;51:38–68.

202. Economides NG, Skoutakis VA, Carter CA, Smith VH. Evaluation of the effectiveness of two support surfaces following myocutaneous flap surgery. *Adv Wound Care (New Rochelle)*. 1995;8:49–53.

203. Reddy M, Gill SS, Kalkar SR, et al. Treatment of pressure ulcers: a systematic review. *JAMA*. 2008;300:2647–2662.

204. Mess SA, Kim S, Davison S, Heckler F. Implantable baclofen pump as an adjuvant in treatment of pressure sores. *Ann Plast Surg*. 2003;51:465–467.

205. Ferido T, Habel M. Spasticity in head trauma and CVA patients: etiology and management. *J Neurosci Nurs*. 1988;20:17–22.

206. Keys KA, Daniali LN, Warner KJ, Mathes DW. Multivariate predictors of failure after flap coverage of pressure ulcers. *Plast Reconstr Surg*. 2010;125:1725–1734.

207. Heyman H, Van De Looverbosch DE, Meijer EP, Schols JM. Benefits of an oral nutritional supplement on pressure ulcer healing in long-term care residents. *J Wound Care*. 2008;17:476–478, 480.

208. Frias Soriano L, Lage Vazquez MA, Maristany CP, et al. The effectiveness of oral nutritional supplementation in the healing of pressure ulcers. *J Wound Care*. 2004;13:319–322.

209. van Anholt RD, Sobotka L, Meijer EP, et al. Specific nutritional support accelerates pressure ulcer healing and reduces wound care intensity in non-malnourished patients. *Nutrition*. 2010;26:867–872.

210. Lee SK, Posthauer ME, Dorner B, et al. Pressure ulcer healing with a concentrated, fortified, collagen protein hydrolysate supplement: a randomized controlled trial. *Adv Skin Wound Care*. 2006;19:92–96.

211. Qaseem A, Humphrey LL, Forciea MA, et al. Clinical Guidelines Committee of the American College of Physicians. Treatment of pressure ulcers: a clinical practice guideline from the American College of Physicians. *Ann Intern Med*. 2015;162:370–379. *The American College of Physicians examined a multitude of pressure sore treatment strategies to evaluate comparative effectiveness for improved clinical outcomes and potential harms in order to provide treatment guidelines based on evidence.*

212. Doley J. Nutrition management of pressure ulcers. *Nutr Clin Pract*. 2010;25:50–60.

213. ter Riet G, Kessels AG, Knipschild PG. Randomized clinical trial of ascorbic acid in the treatment of pressure ulcers. *J Clin Epidemiol*. 1995;48:1453–1460.

214. Norris JR, Reynolds RE. The effect of oral zinc sulfate therapy on decubitus ulcers. *J Am Geriatr Soc*. 1971;19:793–797.

215. Eckardt JJ, Wirganowicz PZ, Mar T. An aggressive surgical approach to the management of chronic osteomyelitis. *Clin Orthop Relat Res*. 1994;298:229–239.

216. Jones VJ. The use of gauze: will it ever change? *Int Wound J*. 2006;3:79–86.

217. Lawrence JC. Dressings and wound infection. *Am J Surg*. 1994;167:21S–24S.

218. Field FK, Kerstein MD. Overview of wound healing in a moist environment. *Am J Surg*. 1994;167:2S–6S.

219. Lionelli GT, Lawrence WT. Wound dressings. *Surg Clin North Am*. 2003;83:617–638.

220. Bradley M, Cullum N, Nelson EA, et al. Systematic reviews of wound care management: (2). Dressings and topical agents used in the healing of chronic wounds. *Health Technol Assess*. 1999;3:1–35.

221. Bellinger CG, Conway H. Effects of silver nitrate and sulfamylon on epithelial regeneration. *Plast Reconstr Surg*. 1970;45:582–585.

222. Lineaweaver W, Howard R, Soucy D, et al. Topical antimicrobial toxicity. *Arch Surg*. 1985;120:267–270.

223. Lineaweaver W, McMorris S, Soucy D, Howard R. Cellular and bacterial toxicities of topical antimicrobials. *Plast Reconstr Surg*. 1985;75:394–396.

224. Kozol RA, Gillies C, Elgebaly SA. Effects of sodium hypochlorite (Dakin's solution) on cells of the wound module. *Arch Surg*. 1988;123:420–423.

225. Kramer SA. Effect of povidone-iodine on wound healing: a review. *J Vasc Nurs*. 1999;17:17–23.

226. Kjolseth D, Frank JM, Barker JH, et al. Comparison of the effects of commonly used wound agents on epithelialization and neovascularization. *J Am Coll Surg*. 1994;179:305–312.

227. Geronemus RG, Mertz PM, Eaglstein WH. Wound healing. The effects of topical antimicrobial agents. *Arch Dermatol*. 1979;115:1311–1314.

228. Tredget EE, Shankowsky HA, Groeneveld A, Burrell R. A matched-pair, randomized study evaluating the efficacy and safety of Acticoat silver-coated dressing for the treatment of burn wounds. *J Burn Care Rehabil*. 1998;19:531–537.

229. Nelson EA, Bradley MD. Dressings and topical agents for arterial leg ulcers. *Cochrane Database Syst Rev*. 2003;(1):CD001836.

230. Palfreyman S, Nelson EA, Michaels JA. Dressings for venous leg ulcers: systematic review and meta-analysis. *BMJ*. 2007;335: 244.

231. Vermeulen H, Ubbink D, Goossens A, et al. Dressings and topical agents for surgical wounds healing by secondary intention. *Cochrane Database Syst Rev*. 2004;(2):CD003554.

232. Argenta LC, Morykwas MJ, Marks MW, et al. Vacuum-assisted closure: state of clinic art. *Plast Reconstr Surg.* 2006;117:127S–142S.

233. Morykwas MJ, Simpson J, Punger K, et al. Vacuum-assisted closure: state of basic research and physiologic foundation. *Plast Reconstr Surg.* 2006;117:121S–126S.

234. Deva AK, Buckland GH, Fisher E, et al. Topical negative pressure in wound management. *Med J Aust.* 2000;173:128–131.

235. Ford CN, Reinhard ER, Yeh D, et al. Interim analysis of a prospective, randomized trial of vacuum-assisted closure versus the healthpoint system in the management of pressure ulcers. *Ann Plast Surg.* 2002;49:55–61, discussion 61.

236. Joseph E, Hamori CA, Bergman S, et al. A prospective randomized trial of vacuum-assisted closure versus standard therapy of chronic nonhealing wounds. *Wounds.* 2000;12:60–67.

237. Wanner MB, Schwarzl F, Strub B, et al. Vacuum-assisted wound closure for cheaper and more comfortable healing of pressure sores: a prospective study. *Scand J Plast Reconstr Surg Hand Surg.* 2003;37:28–33.

238. Robson MC, Phillips LG, Lawrence WT, et al. The safety and effect of topically applied recombinant basic fibroblast growth factor on the healing of chronic pressure sores. *Ann Surg.* 1992;216:401–406, discussion 406–408.

239. Robson MC, Hill DP, Smith PD, et al. Sequential cytokine therapy for pressure ulcers: clinical and mechanistic response. *Ann Surg.* 2000;231:600–611.

240. Conway H, Griffith BH. Plastic surgery for closure of decubitus ulcers in patients with paraplegia; based on experience with 1,000 cases. *Am J Surg.* 1956;91:946–975.

241. Ohura T, Ohura N Jr, Oka H. Incidence and clinical symptoms of hourglass and sandwich-shaped tissue necrosis in stage iv pressure ulcer. *Wounds.* 2007;19:310–319.

242. Mathes SJ, Alpert BS, Chang N. Use of the muscle flap in chronic osteomyelitis: experimental and clinical correlation. *Plast Reconstr Surg.* 1982;69:815–829.

243. Mathes SJ, Feng LJ, Hunt TK. Coverage of the infected wound. *Ann Surg.* 1983;198:420–429.

244. Yazar S, Lin CH, Lin YT, et al. Outcome comparison between free muscle and free fasciocutaneous flaps for reconstruction of distal third and ankle traumatic open tibial fractures. *Plast Reconstr Surg.* 2006;117:2468–2475, discussion 2476–2477.

245. Anthony JP, Huntsman WT, Mathes SJ. Changing trends in the management of pelvic pressure ulcers: a 12-year review. *Decubitus.* 1992;5:44–47, 50–51.

246. Bruck JC, Buttemeyer R, Grabosch A, Gruhl L. More arguments in favor of myocutaneous flaps for the treatment of pelvic pressure sores. *Ann Plast Surg.* 1991;26:85–88.

247. Kroll SS, Rosenfield L. Perforator-based flaps for low posterior midline defects. *Plast Reconstr Surg.* 1988;81:561–566.

248. Koshima I, Moriguchi T, Soeda S, et al. The gluteal perforator-based flap for repair of sacral pressure sores. *Plast Reconstr Surg.* 1993;91:678–683.

249. Higgins JP, Orlando GS, Blondeel PN. Ischial pressure sore reconstruction using an inferior gluteal artery perforator (IGAP) flap. *Br J Plast Surg.* 2002;55:83–85.

250. Nahai F. The tensor fascia lata flap. *Clin Plast Surg.* 1980;7:51–56.

251. Nahai F, Hill L, Hester TR. Experiences with the tensor fascia lata flap. *Plast Reconstr Surg.* 1979;63:788–799.

252. Hill HL, Hester R, Nahai F. Covering large groin defects with the tensor fascia lata musculocutaneous flap. *Br J Plast Surg.* 1979;32:12–14.

253. Hill HL, Nahai F, Vasconez LO. The tensor fascia lata myocutaneous free flap. *Plast Reconstr Surg.* 1978;61:517–522.

254. Chen HC, Weng CJ, Noordhoff MS. Coverage of multiple extensive pressure sores with a single filleted lower leg myocutaneous free flap. *Plast Reconstr Surg.* 1986;78:396–398.

255. Yamamoto Y, Nohira K, Shintomi Y, et al. Reconstruction of recurrent pressure sores using free flaps. *J Reconstr Microsurg.* 1992;8:433–436.

256. Sekiguchi J, Kobayashi S, Ohmori K. Free sensory and nonsensory plantar flap transfers in the treatment of ischial decubitus ulcers. *Plast Reconstr Surg.* 1995;95:156–165.

257. Esposito G, Di Caprio G, Ziccardi P, Scuderi N. Tissue expansion in the treatment of pressure ulcers. *Plast Reconstr Surg.* 1991;87:501–508.

258. Braddom RL, Leadbetter MG. The use of a tissue expander to enlarge a graft for surgical treatment of a pressure ulcer in a quadriplegic. Case report. *Am J Phys Med Rehabil.* 1989;68:70–72.

259. Yuan RT. The use of tissue expansion in lower extremity wounds in paraplegic patients. *Plast Reconstr Surg.* 1989;83:892–895.

260. Neves RI, Kahler SH, Banducci DR, Manders EK. Tissue expansion of sensate skin for pressure sores. *Ann Plast Surg.* 1992;29:433–437.

261. Kostakoglu N, Kecik A, Ozyilmaz F, et al. Expansion of fascial flaps: histopathologic changes and clinical benefits. *Plast Reconstr Surg.* 1993;91:72–79.

262. Tizian C, Brenner P, Berger A. The one-stage surgical treatment of multilocated pressure sores using various myocutaneous island flaps. *Scand J Plast Reconstr Surg Hand Surg.* 1988;22:83–87.

263. Lari AR, Rajacic N. One-stage repair of multiple bed sores. *Br J Plast Surg.* 1992;45:540–543.

264. Rubayi S, Burnett CC. The efficacy of single-stage surgical management of multiple pressure sores in spinal cord-injured patients. *Ann Plast Surg.* 1999;42:533–539.

265. Borman H, Maral T. The gluteal fasciocutaneous rotation-advancement flap with V-Y closure in the management of sacral pressure sores. *Plast Reconstr Surg.* 2002;109:2325–2329.

266. Buchanan DL, Agris J. Gluteal plication closure of sacral pressure ulcers. *Plast Reconstr Surg.* 1983;72:49–55.

267. Daniel RK, Terzis JK, Cunningham DM. Sensory skin flaps for coverage of pressure sores in paraplegic patients. A preliminary report. *Plast Reconstr Surg.* 1976;58:317–328.

268. de Weerd L, Weum S. The butterfly design: coverage of a large sacral defect with two pedicled lumbar artery perforator flaps. *Br J Plast Surg.* 2002;55:251–253.

269. Dibbell DG. Use of a long island flap to bring sensation to the sacral area in young paraplegics. *Plast Reconstr Surg.* 1974;54:220–223.

270. Dirnberger F. The nontypical gluteus maximus flap. *Plast Reconstr Surg.* 1988;81:567–578.

271. Gould WL, Montero N, Cukic J, et al. The "split" gluteus maximus musculocutaneous flap. *Plast Reconstr Surg.* 1994;93:330–336.

272. Hagerty RC, Gould WL. The split gluteus maximus muscle turnover flap. *Plast Reconstr Surg.* 1995;96:1459–1462.

273. Hill HL, Brown RG, Jurkiewicz MJ. The transverse lumbosacral back flap. *Plast Reconstr Surg.* 1978;62:177–184.

274. Hurwitz DJ, Swartz WM, Mathes SJ. The gluteal thigh flap: a reliable, sensate flap for the closure of buttock and perineal wounds. *Plast Reconstr Surg.* 1981;68:521–532.

275. Hurwitz DJ, Walton RL. Closure of chronic wounds of the perineal and sacral regions using the gluteal thigh flap. *Ann Plast Surg.* 1982;8:375–386.

276. Hurwitz DJ, Zwiebel PC. Gluteal thigh flap repair of chronic perineal wounds. *Am J Surg.* 1985;150:386–391.

277. Kato H, Hasegawa M, Takada T, Torii S. The lumbar artery perforator based island flap: anatomical study and case reports. *Br J Plast Surg.* 1999;52:541–546.

278. Little JW 3rd, Fontana DJ, McCulloch DT. The upper-quadrant flap. *Plast Reconstr Surg.* 1981;68:175–184.

279. Maruyama Y, Nakajima H, Wada M, et al. A gluteus maximus myocutaneous island flap for the repair of a sacral decubitus ulcer. *Br J Plast Surg.* 1980;33:150–155.

280. Parry SW, Mathes SJ. Bilateral gluteus maximus myocutaneous advancement flaps: sacral coverage for ambulatory patients. *Ann Plast Surg.* 1982;8:443–445.

281. Ramirez OM, Hurwitz DJ, Futrell JW. The expansive gluteus maximus flap. *Plast Reconstr Surg.* 1984;74:757–770.

282. Snyder GB, Edgerton MT Jr. The principle of the island neurovascular flap in the management of ulcerated anesthetic weightbearing areas of the lower extremity. *Plast Reconstr Surg.* 1965;36:518–528.

283. Stallings JO, Delgado JP, Converse JM. Turnover island flap of gluteus maximus muscle for the repair of sacral decubitus ulcer. *Plast Reconstr Surg.* 1974;54:52–54.

284. Vyas SC, Binns JH, Wilson AN. Thoracolumbar-sacral flaps in the treatment of sacral pressure sores. *Plast Reconstr Surg.* 1980;65:159–163.

285. Wesser DR, Kahn S. The reversed dermis graft in the repair of decubitus ulcers. *Plast Reconstr Surg.* 1967;40:252–254.

286. Weum S, de Weerd L. The butterfly design as an alternative to the "double-A bilateral flaps for the treatment of large sacral defects. *Plast Reconstr Surg.* 2008;121:1513–1514, author reply 1514–1515.

287. White JC, Hamm WG. Primary closure of bedsores by plastic surgery. *Ann Surg.* 1946;124:1136–1147.

288. Yamamoto Y, Ohura T, Shintomi Y, et al. Superiority of the fasciocutaneous flap in reconstruction of sacral pressure sores. *Ann*

Plast Surg. 1993;30:116–121.

289. Foster RD, Anthony JP, Mathes SJ, et al. Flap selection as a determinant of success in pressure sore coverage. Arch Surg. 1997;132:868–873.

290. Seyhan T, Ertas NM, Bahar T, Borman H. Simplified and versatile use of gluteal perforator flaps for pressure sores. Ann Plast Surg. 2008;60:673–678.

291. Basterzi Y, Canbaz H, Aksoy A, et al. Reconstruction of extensive pilonidal sinus defects with the use of S-GAP flaps. Ann Plast Surg. 2008;61:197–200.

292. Cheon YW, Lee MC, Kim YS, et al. Gluteal artery perforator flap: a viable alternative for sacral radiation ulcer and osteoradionecrosis. J Plast Reconstr Aesthet Surg. 2010;63:642–647.

293. Wong CH, Tan BK, Song C. The perforator-sparing buttock rotation flap for coverage of pressure sores. Plast Reconstr Surg. 2007;119:1259–1266.

294. Xu Y, Hai H, Liang Z, et al. Pedicled fasciocutaneous flap of multi-island design for large sacral defects. Clin Orthop Relat Res. 2009;467:2135–2141.

295. Cheong EC, Wong MT, Ong WC, et al. Sensory innervated superior gluteal artery perforator flap for reconstruction of sacral wound defect. Plast Reconstr Surg. 2005;115:958–959.

296. Krupp S, Kuhn W, Zaech GA. The use of innervated flaps for the closure of ischial pressure sores. Paraplegia. 1983;21:119–126.

297. Coleman JJ 3rd, Jurkiewicz MJ. Methods of providing sensation to anesthetic areas. Ann Plast Surg. 1984;12:177–186.

298. Mackinnon SE, Dellon AL, Patterson GA, Gruss JS. Medial antebrachial cutaneous-lateral femoral cutaneous neurotization to provide sensation to pressure-bearing areas in the paraplegic patient. Ann Plast Surg. 1985;14:541–544.

299. Prado A, Ocampo C, Danilla S, et al. A new technique of "double-A" bilateral flaps based on perforators for the treatment of sacral defects. Plast Reconstr Surg. 2007;119:1481–1490.

300. Ger R, Levine SA. The management of decubitus ulcers by muscle transposition. An 8-year review. Plast Reconstr Surg. 1976;58:419–428.

301. Minami RT, Mills R, Pardoe R. Gluteus maximus myocutaneous flaps for repair of pressure sores. Plast Reconstr Surg. 1977;60: 242–249.

302. Campbell RM, Converse JM. The saddle-flap for surgical repair of ischial decubitus ulcers. Plast Reconstr Surg (1946). 1954;14:442–443.

303. Rajacic N, Gang RK, Dashti H, Behbehani A. Treatment of ischial pressure sores with an inferior gluteus maximus musculocutaneous island flap: an analysis of 31 flaps. Br J Plast Surg. 1994;47:431–434.

304. Baker DC, Barton FE Jr, Converse JM. A combined biceps and semitendinosus muscle flap in the repair of ischial sores. Br J Plast Surg. 1978;31:26–28.

305. Hurteau JE, Bostwick J, Nahai F, et al. V-Y advancement of hamstring musculocutaneous flap for coverage of ischial pressure sores. Plast Reconstr Surg. 1981;68:539–542.

306. Tobin GR, Sanders BP, Man D, Weiner LJ. The biceps femoris myocutaneous advancement flap: a useful modification for ischial pressure ulcer reconstruction. Ann Plast Surg. 1981;6: 396–401.

307. Kauer C, Sonsino G. The need for skin and muscle saving techniques in the repair of decubitus ulcers. A consecutive series of 72 patients and 100 ulcers over 5 years (1979/1984). A case report. Scand J Plast Reconstr Surg. 1986;20:129–131.

308. Kroll SS, Hamilton S. Multiple and repetitive uses of the extended hamstring V-Y myocutaneous flap. Plast Reconstr Surg. 1989;84:296–302.

309. Paletta C, Bartell T, Shehadi S. Applications of the posterior thigh flap. Ann Plast Surg. 1993;30:41–47.

310. Yu P, Sanger JR, Matloub HS, et al. Anterolateral thigh fasciocutaneous island flaps in perineoscrotal reconstruction. Plast Reconstr Surg. 2002;109:610–616, discussion 617–618.

311. Windhofer C, Brenner E, Moriggl B, Papp C. Relationship between the descending branch of the inferior gluteal artery and the posterior femoral cutaneous nerve applicable to flap surgery. Surg Radiol Anat. 2002;24:253–257.

312. Homma K, Murakami G, Fujioka H, et al. Treatment of ischial pressure ulcers with a posteromedial thigh fasciocutaneous flap. Plast Reconstr Surg. 2001;108:1990–1996, discussion 1997.

313. Yamamoto Y, Tsutsumida A, Murazumi M, Sugihara T. Long-term outcome of pressure sores treated with flap coverage. Plast Reconstr Surg. 1997;100:1212–1217.

314. Wang TN, Whetzel T, Mathes SJ, Vasconez LO. A fasciocutaneous flap for vaginal and perineal reconstruction. Plast Reconstr Surg.

1987;80:95–103.

315. Hallock GG. The random upper posterior thigh fasciocutaneous flap. Ann Plast Surg. 1994;32:367–371.

316. Kim YS, Lew DH, Roh TS, et al. Inferior gluteal artery perforator flap: a viable alternative for ischial pressure sores. J Plast Reconstr Aesthet Surg. 2009;62:1347–1354.

317. Scheufler O, Farhadi J, Kovach SJ, et al. Anatomical basis and clinical application of the infragluteal perforator flap. Plast Reconstr Surg. 2006;118:1389–1400.

318. Wingate GB, Friedland JA. Repair of ischial pressure ulcers with gracilis myocutaneous island flaps. Plast Reconstr Surg. 1978;62:245–248.

319. Apfelberg D, Finseth F. Double-muscle gracilis and sartorius myocutaneous flap. Br J Plast Surg. 1981;34:41–43.

320. Lesavoy MA, Dubrow TJ, Korn HN, et al. "Sensible" flap coverage of pressure sores in patients with meningomyelocele. Plast Reconstr Surg. 1990;85:390–394, discussion 395–396.

321. Lin H, Hou C, Chen A, Xu Z. Treatment of ischial pressure sores using a modified gracilis myofasciocutaneous flap. J Reconstr Microsurg. 2010;26:153–157.

322. Maruyama Y, Ohnishi K, Takeuchi S. The lateral thigh fasciocutaneous flap in the repair of ischial and trochanteric defects. Br J Plast Surg. 1984;37:103–107.

323. Gravvanis AI, Tsoutsos DA, Karakitsos D, et al. Application of the pedicled anterolateral thigh flap to defects from the pelvis to the knee. Microsurgery. 2006;26:432–438.

324. Lee JT, Cheng LF, Lin CM, et al. A new technique of transferring island pedicled anterolateral thigh and vastus lateralis myocutaneous flaps for reconstruction of recurrent ischial pressure sores. J Plast Reconstr Aesthet Surg. 2007;60:1060–1066.

325. Bunkis J. Fudem GM. Rectus abdominis flap closure of ischiosacral pressure sore. Ann Plast Surg. 1989;23:447–449.

326. Mixter RC, Wood WA, Dibbell DGS. Retroperitoneal transposition of rectus abdominis myocutaneous flaps to the perineum and back. Plast Reconstr Surg. 1990;85:437–441.

327. Pena MM, Drew GS, Smith SJ, Given KS. The inferiorly based rectus abdominis myocutaneous flap for reconstruction of recurrent pressure sores. Plast Reconstr Surg. 1992;89:90–95.

328. Nahai F, Silverton JS, Hill HL, Vasconez LO. The tensor fascia lata musculocutaneous flap. Ann Plast Surg. 1978;1:372–379.

329. Dibbell DG, McCraw JB, Edstrom LE. Providing useful and protective sensibility to the sitting area in patients with meningomyelocele. Plast Reconstr Surg. 1979;64:796–799.

330. Luscher NJ, de Roche R, Krupp S, et al. The sensory tensor fasciae latae flap: a 9-year follow-up. Ann Plast Surg. 1991;26:306–310, discussion 311.

331. Ahluwalia R, Martin D, Mahoney JL. The operative treatment of pressure wounds: a 10-year experience in flap selection. Int Wound J. 2010;7:103–106.

332. Cochran JH Jr, Edstrom LE, Dibbell DG. Usefulness of the innervated tensor fascia lata flap in paraplegic patients. Ann Plast Surg. 1981;7:286–288.

333. Lewis VL Jr, Cunningham BL, Hugo NE. The tensor fascia lata V-Y retroposition flap. Ann Plast Surg. 1981;6:34–37.

334. Schulman NH. Primary closure of trochanteric decubitus ulcers: the bipedicle tensor fascia lata musculocutaneous flap. Plast Reconstr Surg. 1980;66:740–744.

335. Withers EH, Franklin JD, Madden JJ Jr, Lynch JB. Further experience with the tensor fascia lata musculocutaneous flap. Ann Plast Surg. 1980;4:31–36.

336. Bovet JL, Nassif TM, Guimberteau JC, Baudet J. The vastus lateralis musculocutaneous flap in the repair of trochanteric pressure sores: technique and indications. Plast Reconstr Surg. 1982;69:830–834.

337. Dowden RV, McCraw JB. The vastus lateralis muscle flap: technique and applications. Ann Plast Surg. 1980;4:396–404.

338. Hauben DJ, Smith AR, Sonneveld GJ, Van der Meulen JC. The use of the vastus lateralis musculocutaneous flap for the repair of trochanteric pressure sores. Ann Plast Surg. 1983;10:359–363.

339. Minami RT, Hentz VR, Vistnes LM. Use of vastus lateralis muscle flap for repair of trochanteric pressure sores. Plast Reconstr Surg. 1977;60:364–368.

340. Siddiqui A, Wiedrich T, Lewis VL Jr. Tensor fascia lata V-Y retroposition myocutaneous flap: clinical experience. Ann Plast Surg. 1993;31:313–317.

341. Ramirez OM. The distal gluteus maximus advancement musculocutaneous flap for coverage of trochanteric pressure sores. Ann Plast Surg. 1987;18:295–302.

342. Hurwitz DJ. The distal gluteus maximus advancement musculocutaneous flap for coverage of trochanteric pressure sores. *Ann Plast Surg.* 1988;20:198–200.

343. Becker H. The distally-based gluteus maximus muscle flap. *Plast Reconstr Surg.* 1979;63:653–656.

344. Little JW 3rd, Lyons JR. The gluteus medius-tensor fasciae latae flap. *Plast Reconstr Surg.* 1983;71:366–371.

345. Chang SH. Anterolateral thigh island pedicled flap in trochanteric pressure sore reconstruction. *J Plast Reconstr Aesthet Surg.* 2007;60:1074–1075.

346. Mehrotra S. Giant trochanteric pressure sore: use of a pedicled chimeric perforator flap for cover. *Indian J Plast Surg.* 2009;42:126–129.

347. Coskunfirat OK, Ozgentas HE. Gluteal perforator flaps for coverage of pressure sores at various locations. *Plast Reconstr Surg.* 2004;113:2012–2017, discussion 2018–2019.

348. Ishida LH, Munhoz AM, Montag E, et al. Tensor fasciae latae perforator flap: minimizing donor-site morbidity in the treatment of trochanteric pressure sores. *Plast Reconstr Surg.* 2005;116:1346–1352.

349. Hallock GG. The propeller flap version of the adductor muscle perforator flap for coverage of ischial or trochanteric pressure sores. *Ann Plast Surg.* 2006;56:540–542.

350. Benito-Ruiz J, Baena-Montilla P, Mena-Yago A, Miguel I. Montanana-Vizcaino J. A complicated trochanteric pressure sore: what is the best surgical management? Case report. *Paraplegia.* 1993;31:119–124.

351. Evans GR, Lewis VL Jr, Manson PN, et al. Hip joint communication with pressure sore: the refractory wound and the role of Girdlestone arthroplasty. *Plast Reconstr Surg.* 1993; 91:288–294.

352. Klein NE, Luster S, Green S, et al. Closure of defects from pressure sores requiring proximal femoral resection. *Ann Plast Surg.* 1988;21:246–250.

353. Arregui J, Cannon B, Murray JE, O'Leary JJ Jr. Long-term evaluation of ischiectomy in the treatment of pressure ulcers. *Plast Reconstr Surg.* 1965;36:583–590.

354. Hackler RH, Zampieri TA. Urethral complications following ischiectomy in spinal cord injury patients: a urethral pressure study. *J Urol.* 1987;137:253–255.

355. Karaca AR, Binns JH, Blumenthal FS. Complications of total ischiectomy for the treatment of ischial pressure sores. *Plast Reconstr Surg.* 1978;62:96–99.

356. Rubayi S, Pompan D, Garland D. Proximal femoral resection and myocutaneous flap for treatment of pressure ulcers in spinal injury patients. *Ann Plast Surg.* 1991;27:132–138.

357. Anthony JP, Mathes SJ. Update on chronic osteomyelitis. *Clin Plast Surg.* 1991;18:515–523.

358. Schiffman J, Golinko MS, Yan A, et al. Operative debridement of pressure ulcers. *World J Surg.* 2009;33:1396–1402.

359. Vasconez LO, Schneider WJ, Jurkiewicz MJ. Pressure sores. *Curr Probl Surg.* 1977;14:1–62.

360. Stal S, Serure A, Donovan W, Spira M. The perioperative management of the patient with pressure sores. *Ann Plast Surg.* 1983;11:347–356.

361. Hentz VR. Management of pressure sores in a specialty center. A reappraisal. *Plast Reconstr Surg.* 1979;64:683–691.

362. Constantian MB, ed. *Pressure Ulcers: Principles and Techniques of Management.* Boston: Little, Brown; 1980.

363. Disa JJ, Carlton JM, Goldberg NH. Efficacy of operative cure in pressure sore patients. *Plast Reconstr Surg.* 1992;89:272–278.

364. Levenson SM, Geever EF, Crowley LV, et al. The healing of rat skin wounds. *Ann Surg.* 1965;161:293–308.

365. Isik FF, Engrav LH, Rand RP, et al. Reducing the period of immobilization following pressure sore surgery: a prospective, randomized trial. *Plast Reconstr Surg.* 1997;100:350–354.

366. Wagner D, Fox M, Ellis E. Developing a successful interdisciplinary seating program. *Ostomy Wound Manage.* 1994;40:32–34, 36–38, 40–41.

367. Dover H, Pickard W, Swain I, Grundy D. The effectiveness of a pressure clinic in preventing pressure sores. *Paraplegia.* 1992;30:267–272.

368. Garber SL, Rintala DH, Holmes SA, et al. A structured educational model to improve pressure ulcer prevention knowledge in veterans with spinal cord dysfunction. *J Rehabil Res Dev.* 2002;39:575–588.

369. Brace JA, Schubart JR. A prospective evaluation of a pressure ulcer prevention and management E-Learning Program for adults with spinal cord injury. *Ostomy Wound Manage.* 2010;56:40–50.

370. Tavakoli K, Rutkowski S, Cope C, et al. Recurrence rates of ischial sores in para- and tetraplegics treated with hamstring flaps: an 8-year study. *Br J Plast Surg.* 1999;52:476–479.

371. Stevenson TR, Pollock RA, Rohrich RJ, VanderKolk CA. The gluteus maximus musculocutaneous island flap: refinements in design and application. *Plast Reconstr Surg.* 1987;79: 761–768.

372. Relander M, Palmer B. Recurrence of surgically treated pressure sores. *Scand J Plast Reconstr Surg Hand Surg.* 1988;22:89–92.

373. Griffith BH, Schultz RC. The prevention and surgical treatment of recurrent decubitus ulcers in patients with paraplegia. *Plast Reconstr Surg Transplant Bull.* 1961;27:248–260.

374. Evans GR, Dufresne CR, Manson PN. Surgical correction of pressure ulcers in an urban center: is it efficacious? *Adv Wound Care (New Rochelle).* 1994;7:40–46.

375. Singh DJ, Bartlett SP, Low DW, Kirschner RE. Surgical reconstruction of pediatric pressure sores: long-term outcome. *Plast Reconstr Surg.* 2002;109:265–269, quiz 270.

376. Kerr-Valentic MA, Samimi K, Rohlen BH, et al. Marjolin's ulcer: modern analysis of an ancient problem. *Plast Reconstr Surg.* 2009;123:184–191.

377. Tutela RR Jr, Granick M, Benevenia J. Marjolin's ulcer arising in a pressure ulcer. *Adv Skin Wound Care.* 2004;17:462–467.

378. Esther RJ, Lamps L, Schwartz HS. Marjolin ulcers: secondary carcinomas in chronic wounds. *J South Orthop Assoc.* 1999;8:181–187.

379. Rubayi S, Ambe MK, Garland DE, Capen D. Heterotopic ossification as a complication of the staged total thigh muscles flap in spinal cord injury patients. *Ann Plast Surg.* 1992; 29:41–46.

380. Georgiade N, Pickrell K, Maguire C. Total thigh flaps for extensive decubitus ulcers. *Plast Reconstr Surg (1946).* 1956;17:220–225.

381. Niazi ZB, Salzberg CA. Operative repair of pressure ulcers. *Clin Geriatr Med.* 1997;13:587–597.

382. Barnett CC Jr, Ahmad J, Janis JE, et al. Hemicorporectomy: back to front. *Am J Surg.* 2008;196:1000–1002.

383. Janis JE, Ahmad J, Lemmon JA, et al. A 25-year experience with hemicorporectomy for terminal pelvic osteomyelitis. *Plast Reconstr Surg.* 2009;124:1165–1176.

384. Peterson R, Sardi A. Hemicorporectomy for chronic pressure ulcer carcinoma: 7 years of follow-up. *Am Surg.* 2004;70:507–511.

第 17 章

会 阴 重 建

Hakim K. Said，Otway Louie

概要

- 切除手术和/或放疗对于手术部位的切口愈合具有潜在风险。
- 为了降低切口愈合所面临的风险，通常需要进行健康组织的移植。
- 前瞻性的手术处理有助于减少并发症导致的不良影响。

简介

会阴重建不仅手术难度较大，而且要面对创面愈合能力的挑战，因为很多患者会阴区域术后创面愈合能力欠佳。尽管有一些良性病灶术后创面也需要进行会阴皮肤的再覆盖，但恶性肿瘤切除术后的会阴部重建更常见。该区域恶性肿瘤的现代治疗已经逐渐发展为常规使用新辅助性放疗，这会在外科手术期导致较高的并发症。极为贴近小肠和膀胱的放疗（在许多进行造瘘的患者中联合应用）将对局部产生明显的影响，同时也可能影响到重建皮瓣的血运，污染手术区域并危及手术结果。在这个危险的区域，成功的重建手术必须重视这些不利因素，将尽量避免该区域并发症导致的不良后果。

历史回顾

会阴重建在 20 世纪的发展与重建的阶段发展是平行的。自从 Miles 于 1910 年描述了直肠癌的腹部会阴切除术后，学界描述过许多重建会阴的方法。在 Miles 的原稿中，简单地用纱布包扎会阴创面，意图通过二次缝合或延迟一期缝合[1]。Brunschwig 的盆腔清除术提供了肿瘤治疗的可能，但留下了更大的盆腔缺损以及显著的相关发病率[2]。这导

致了与会阴创面开放相关的显著发病率，Altmeier 随后提出了使用持续吸引引流术初次闭合会阴创面的概念[3]。虽然初次和二次闭合会阴都取得了一定程度的成功，但某些会阴创面似乎容易破裂，特别是受到辐照和污染的创面。会阴引流创面的处理非常困难；人们曾尝试过多层皮移植，但收效甚微[4]。

轴向皮瓣的出现让会阴再造术上了一个台阶。虽然肌皮瓣首先被应用于覆盖下肢的暴露的骨，但其很快被应用于全身，其中包括会阴[5]。臀大肌肌皮瓣被认为是治疗慢性会阴窦的潜在方法[6]。腹直肌肌皮瓣随后成为会阴重建的主力[7,8]。横向、纵向和斜向皮岛的设计和使用都很有效。股薄肌也被广泛应用于会阴[9,10]。

近年来，筋膜皮肤皮瓣已被报道应用于会阴重建。Wee 引入了神经阴部大腿皮瓣用于阴道重建的概念，为阴道壁创造了感觉性衬里[11]。股前外侧皮瓣已成为一种多功能皮瓣，可用于会阴重建以及复杂的骨盆创伤[12,13]。

最后，显微外科技术的进步使得游离皮瓣可以作为常规选择，并获得可靠的结果。虽然游离皮瓣在会阴部再造中的应用受到局部皮瓣数量的限制，但有报道指出，游离皮瓣可用于会阴部的大面积缺损，尤其是骶骨缺损[14]。此外，过去十年发展起来的显微外科技术也允许穿支皮瓣应用于身体的这一区域，这主要基于每个区域性血管系统[15,16]。总而言之，会阴重建在过去一个世纪取得了重大进展。本章的其余部分将详细描述一些目前常规用于会阴覆盖的皮瓣，并提及该领域具有前景的技术进展。

基础科学/疾病进程

会阴区的重建过程可以粗略地分为良性损伤的处理和恶性肿瘤的处理两类（表 17.1）。良性损伤包括化脓性汗腺炎、筋膜炎、Fournier 坏疽或创伤造成的感染破坏等，也可能

表 17.1　需要进行会阴区重建的良性病变和恶性肿瘤

病变过程	病因学	并发因素	重建选择
良性病变 (简单)	化脓性汗腺炎 坏死性筋膜炎 Fournier 坏疽 创伤 自身免疫性溃疡	通常没有	二期愈合 负压 治疗 植皮
恶性肿瘤 (复杂)	结肠直肠癌 外阴癌 阴道癌 子宫癌 膀胱癌	放疗 造瘘术 污染 无效腔 盆腔疝出	腹直肌肌皮瓣 股薄肌肌皮瓣 股前外侧皮瓣 阴股沟皮瓣 游离皮瓣

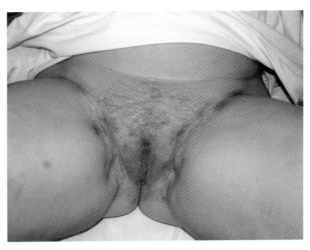

图 17.1　会阴区汗腺炎

由于更为少见的皮肤病引起,如坏疽性脓皮病、脉管炎性溃疡等。这些病变均可以造成深及皮肤全层的破坏,引起会阴区皮肤缺损(见图 9.13 和图 9.18)。此外,由于放射治疗并不常见,因此周围的皮肤通常是健康的。在这类疾病中,负压治疗和皮片移植在促进创面愈合、缩短病程方面很有价值,一旦原发病变得到控制,皮肤缺损即可二期愈合。负压治疗和植皮通常可以在缩短愈合时间方面发挥作用。一些作者提倡局部皮瓣加速表面缺损的治疗,但是这种方法尚未得到普遍应用。该区域的愈合面临的挑战包括可导致许多疾病的高细菌生物负荷,固有的潮湿的手术部位,以及压力、张力和剪切力。当患者开始移动时,这些压力、张力和剪切力可能破坏该部位。该组的实验结果更为有利。

深层缺损主要是恶性肿瘤的结果,包括结肠直肠癌、泌尿系统癌和妇科癌,其中大多数起源于并涉及盆腔结构(见图 9.11 和图 9.12)。已经证实,经腹会阴直肠切除术或盆腔廓清术对这类患者疗效最佳。通常,治疗包括广泛的切除和围手术期放疗。骨盆腔有效地打开盆腔出口,因此不能发生收缩,而血清肿是常见的。其他影响愈合的障碍,如瘘管和区域辐射变化,通常意味着这些缺损经常受到污染,容易感染,如果不进行非辐射组织移植,就无法愈合。广泛切除术后,广泛切除后较大区域的无效腔可能造成腹腔脏器沉入经过放射治疗的盆腔底部。这会引起粘连、梗阻和瘘管形成,并将极大地增加二期治疗的难度。邻近的器官(如膀胱或阴道)在治疗的过程中也可能被部分或全部切除。最后,手术切口本身是潮湿的,患者移动可能会造成压力或剪切应力,进一步增加了在该部位放射创口的愈合难度。手术结果反映了这组实验面临的许多挑战。

诊断/患者表现

浅表病变的患者在治疗中表现不同程度的皮肤缺损。原则上,只有在确认原发病因,并经过反复清创或切除手术解决后,或潜在的病灶或自身免疫紊乱被治愈后,才考虑重建。典型的情况是累及会阴外部区域的皮肤,需要以某种形式的组织移植来覆盖创面(图 17.1)。

深部病变患者的治疗则需要相关学科团队的通力协作

来实现。通常,缺损的范围在手术切除后会表现得更为显著,并且需要提前预测。术前交流和讨论非常重要,包括如何处理患者的期望,计划可能的手术范围,准备应对术后的并发症等。这类患者可能涉及更为广泛的外阴缺损(图 17.2 和图 17.3)或深层结构的损伤(图 17.4)。有些情况下必须切除阴道,这时除了考虑进行阴道重建外还要讨论恢复性功能的可能性。关于阴道重建相关的详细内容见第 14 章。

患者选择

对浅表缺损的处理更为直接,当潜在的问题得到解决后,缺损随即开始愈合,有些创面可以采用湿性敷料处理。典型表现为遗留一个适度的、表浅的会阴皮肤缺损。一些文

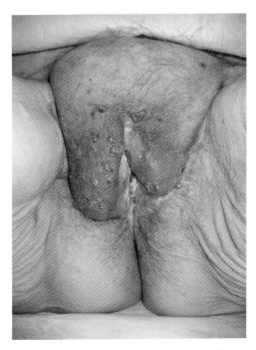

图 17.2　治疗外阴癌后出现的放射后淋巴管肉瘤

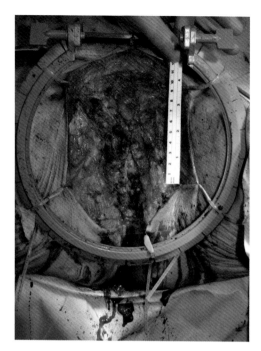

图 17.3   外阴皮肤和软组织缺损

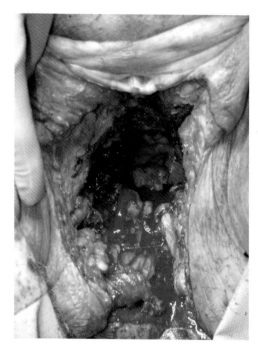

图 17.4   复合会阴区缺损,包括外阴皮肤、软组织、阴道和盆底

献建议使用负压治疗来加速创面的愈合过程。经过大约数周的治疗后,可以形成健康创面,适合进行皮片移植。如果创面未能开始愈合,则需要更为复杂的治疗方案或组织移植。特别是对于表面的恶性肿瘤(如外阴癌),在切除同时重建是可行的,并且在许多医疗机构是标准操作。在这种情况下,穿支皮瓣剥离显微外科原理的应用已经被提出。

对于恶性肿瘤,大多数机构常规进行术前放疗。放疗本身即是肿瘤切除术后进行即刻皮瓣重建的重要指征。大量的证据表面,腹部带蒂皮瓣最为有效,并发症最为轻微[18]。在应用腹部皮瓣的同时,也必须注意在外阴重建效果与供区损伤之间权衡。当需要进行双侧造瘘时,尽管可以通过腹外斜肌造瘘而不增加额外的损伤,有些外科医生仍然主张避免使用腹部皮瓣。纵向蒂皮瓣腹部瘢痕最小,而斜行蒂皮瓣的肌肉组织延展性更高,可有效地增大皮瓣的修复面积。腹壁原有的缺损可能使外科医生改变皮瓣的选择。然而,Butler通过研究发现,获取腹直肌肌皮瓣不会增加腹壁问题的发生率[18,19]。少数情况下,可以不经过开腹手术单纯进行会阴入路切除术,此时比较倾向于应用腹直肌肌皮瓣之外的选择。

股薄肌肌皮瓣的并发症总体而言可以接受,明显优于直接闭合创面。一项早期研究发现,应用股薄肌肌皮瓣重建较直接闭合创面可以使感染率由 46% 下降至 12%[20]。

股前外侧皮瓣可作为另外的选择,许多应用的报道均显示此皮瓣结果可靠,效果良好,但较少推荐应用于外阴缺损修复。最近的一项研究表明,其可靠性可与腹部皮瓣相媲美,其他研究可能会及时证实这一点。

一些外科医生愿意选择股后皮瓣,获取该皮瓣的方式与股前外侧皮瓣相似,但是其轴向供血血管来自臀下动脉的观点已受到质疑。近期,一系列应用该方法的报道表明,创面愈合并发症的发生率超过 50%[21],这与应用腹部皮瓣相去甚远。

无效腔较小或者不需要较多的组织量修复时,可应用阴股沟皮瓣进行重建,但其结果总体上不如腹部皮瓣理想。应用该皮瓣报道的并发症从 7% 到 62% 不等[22-24]。近期的研究结果表明,不能将这种方法与其他方法进行简单的直接比较。

盆腔支持结构的巨大缺损需要多个皮瓣进行修复。有时盆底支持需要使用金属补片进行加固。而在血运不良、放疗后并伴有污染的手术区域中,假体补片是禁忌使用的。新型的生物膜片为盆底的加固提供了新的选择,应用时并发症较少[25]。

最后,如果 2 种腹部皮瓣和 8 种股部皮瓣均不能使用或不足以修复缺损,有些报道提示可以应用显微外科技术转移远位皮瓣。复合股部组织可被共同转移至缺损处,对于需要大面积修复的极端病例,也有使用背阔肌肌皮瓣的报道。

腹腔镜或机器人技术代表了切除手术和重建手术的新领域。通过总长度为 2cm 的切口,可以完成整个腹会阴切除术。随着无开腹手术切除技术的发展,需要收集未受辐射的组织来填充受辐射的盆腔。通常这需要使用腹腔镜或机器人入路通过后鞘获取腹直肌。腹腔镜工具随处可见,但机器人设备却不太常见,接受过使用机器人设备进行重建训练的外科医生更是少之又少。随着微创重建领域的日益成熟,这种情况无疑会发生改变。

治疗/手术技术

植皮重建

会阴区良性、简单的创面在换药或负压治疗后形成肉芽，可以分期进行中厚皮片植皮治疗。

局部皮瓣

如 Fournier 坏疽这类的疾病可以造成更为广泛、但局限于皮下层的浅表创面，可以采用局部皮瓣进行重建。如有可能，暴露的组织结构（如睾丸等）可以埋在附近健康的皮下。在股部或会阴部相连的健康皮肤区域可以采用 V-Y、旋转或其他符合设计原则的转移皮瓣，用于覆盖创面（图 17.5 和图17.6）。有些作者提出使用组织扩张技术结合局部皮瓣来增加组织覆盖面积，如处理一些阴囊缺损的患者时[26]。可以使用一些穿支皮瓣进行修复，如旋股内血管[17,27]和股深血管的穿支皮瓣等[28]，以及该区域几乎所有的血管轴[15]。

带蒂腹直肌肌皮瓣重建

带蒂腹直肌肌皮瓣的出现，在更为复杂的会阴区重建中起到重要的作用。这类皮瓣可以提供血供良好的组织和充足的组织容积用于填充无效腔。另外，如果采用肌皮瓣，可以重建阴道内壁。这类皮瓣因旋转弧更大、血管蒂可靠而闻名。已有报道表明，针对经过放疗的会阴部复杂性缺损，这类皮瓣的修复可以降低会阴区并发症的发生率[29]。与股部带蒂皮瓣相比较，应用带蒂腹直肌肌皮瓣重建会阴区缺损，主要并发症发生率较低，而且不增加腹部并发症[18]。

带蒂腹直肌肌皮瓣可以只用肌肉，也可以使用肌皮瓣，主要根据是否同时有外阴皮肤或阴道内壁的缺损需要修复来选择。通常使用右侧带蒂腹直肌肌皮瓣，以便留下左侧腹直肌在必要时用于结肠造瘘术。切除术完成后，要检查深部腹壁下动脉的情况，在确定其状态良好，未在切除术中损伤，并能触及明显的搏动后，再行皮瓣设计。掀起的皮瓣是以腹壁下血管的脐周穿支供血[51]，可以调整皮瓣方向为纵向、横向或斜向（图 17.7 和图17.8；见图 14.6 和图 14.7）。纵

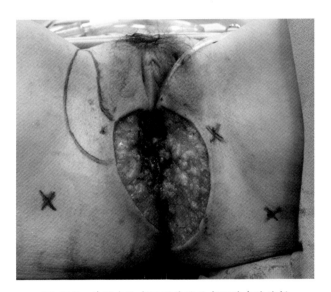

图 17.5 外阴皮肤广泛而局限于皮下的皮肤缺损

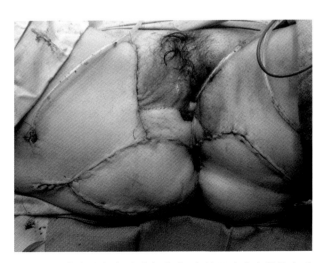

图 17.6 多个局部皮瓣进行重建，右侧阴股沟皮瓣结合两侧的 V-Y 推进皮瓣。（Courtesy of Peter C. Neligan, MD.）

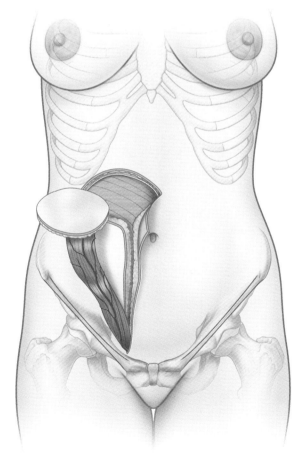

图 17.7 设计横向腹直肌（TRAM）肌皮瓣用于会阴和盆腔重建

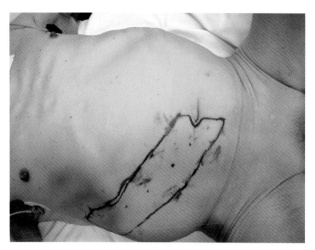

图17.8　设计斜向腹直肌（ORAM）肌皮瓣用于会阴和盆腔重建，注意皮瓣设计要围绕脐周穿支，尾端指向同侧肩胛骨下角

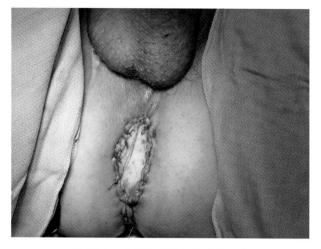

图17.9　皮瓣转移重建外阴区皮肤

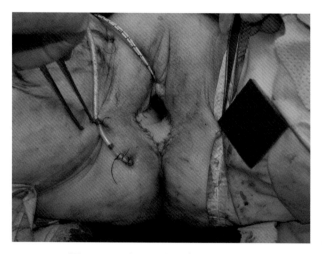

图17.10　皮瓣转移重建阴道和会阴

向设计时因为其包括腹直肌长度较大，理论上可包括更多的穿支；但是，旋转弧被肌肉本身所限制，而且肌肉的体积限制了皮瓣的转移，在狭窄的男性骨盆中表现尤其突出。横向设计的皮瓣也被用于会阴区重建，并证实供区有很好的美学效果[30]。Dumanian 及其他医生已经成功地完成了斜向腹直肌肌皮瓣的设计及应用，发现该设计具有长而理想的旋转弧，皮瓣薄且血供可靠[31,32,53]。另外，尸体灌注研究表明，血流由脐周穿支向外上斜向走行。通过多普勒探查脐周穿支，可设计一个轴线指向同侧肩胛骨尖端，终点止于腋前线的皮瓣。该设计皮瓣面积可达 12cm×27cm。

在一个方向上标记好皮瓣后，即可切开皮肤并剥离到腹外斜肌及腹直肌前鞘。皮瓣的解剖要环绕四周进行，接近腹壁下动脉穿支时要进入腹直肌。打开紧邻这些穿支的筋膜，掀起腹直肌前鞘，然后将腹直肌自腹直肌鞘上解剖剥离，显露深部的腹壁下血管。这些血管在弓状线以下位于腹直肌外侧。把腹直肌上端离断，将肌肉从腹直肌鞘内移出。血管蒂可以适当游离，但不应使蒂部太窄。在耻骨处转移腹直肌一般不需要完全游离蒂部，蒂部的完整性至少在一定程度上可以预防蒂部的牵拉损伤。

然后将皮瓣通过盆腔送转移至会阴区（见图14.7）。对需要进行外阴修复和阴道重建的皮瓣进行标记，剩余皮瓣则需去上皮，并转移放疗后皮肤边缘的深面（图17.9）。在全阴道重建时，如果需要，可以将皮瓣卷成管（图17.10），将皮瓣转移并分层闭合。筋膜供区如有可能则直接闭合，否则可将前后鞘的筋膜缝在一起，以修复筋膜缺损。生物补片可以用来修复较大的前鞘缺损，留置引流管后腹部皮肤可以闭合。

股薄肌肌皮瓣

股薄肌肌皮瓣是由 McCraw 首先报道的肌皮瓣，作为健康组织用于生殖器增粗的重建[33]。正如报道中所述，股薄肌肌皮瓣的血管蒂来自旋股内血管至股薄肌的分支，然后分布到表面皮肤。随后的研究表明，起源于股深系统的穿支仅

直接穿过近端的股薄肌肌肉。如 Whetzel 所述[34]，为了保证纵向皮瓣远端的血流灌注，围绕股薄肌的皮瓣筋膜血管网必须尽量保留在掀起的肌皮瓣上。

从耻骨上的收肌结节（内收肌附着点）向膝部内侧髁的半腱肌划线，此轴线的中部位于股薄肌的前缘，皮瓣可以设计成长度约 30cm，宽约 6~10cm 的椭圆形（见图14.9A）。这个位置较传统设计略微偏前，因为传统设计不能同时获取股薄肌周围的筋膜，使得皮瓣的血供不可靠。先切开皮瓣的远端，靠近膝部辨认薄而圆的股薄肌，将其拉紧，利用弓弦技术确认股薄肌的走行部位。如有必要，可调节皮瓣设计使之覆盖肌肉的前缘。然后切开皮瓣的前缘，斜向内下剥离以保证获取的组织包括股薄肌及周围的脂肪、血管和筋膜，暴露出缝匠肌、内收肌（图17.11，见图14.9B）。在靠近其发出的部位游离股浅血管发出的穿支，保留筋膜皮瓣血管的纵向弓与股深系统发出主要血管蒂的联系。剥离大隐静脉的远端和近端，并将其保留在皮瓣中，作为额外的静脉回流管道。向近端游离皮瓣，到达旋股内血管发出蒂部血管处，通常距离耻骨 7~10cm（见图14.9F）。可以游离向上的内收肌分支以获得额外的血管蒂长度。当肌肉的起点暴露时，可在耻骨处离断并将皮瓣旋转 180° 进入会阴

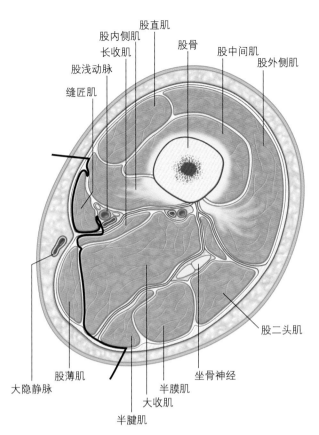

图 17.11 获取股薄肌肌皮瓣的横断面视图。需尽量保留围绕股薄肌的皮瓣筋膜血管网,以保证远端皮瓣的血流灌注。如 Whetzel 所述[34],在肌皮瓣游离过程中,将暴露大收肌、股内侧肌、缝匠肌和半腱肌。(Adapted from Whetzel TP, Lechtman AN. The gracilis myofasciocutaneous flap:vascular anatomy and clinical application. Plast Reconstr Surg. 1997;99:1642-1652;discussion 1653-1655.)

区。为了减少皮瓣下垂的风险,可以在会阴缺损区或盆腔内选择较高的位点进行悬吊缝合。留置引流后分层闭合创面(图 17.12 和图 17.13)。

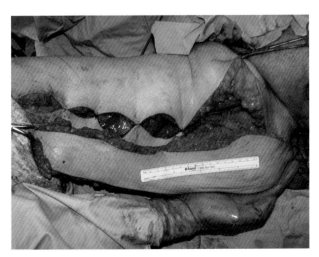

图 17.12 股薄肌肌皮瓣转移前掀起,可见距离耻骨 7~10cm 的蒂部

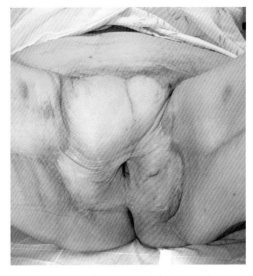

图 17.13 双侧股薄肌肌皮瓣修复大面积外阴区缺损

股前外侧皮瓣

股前外侧皮瓣于 1984 年由 Song 等首先提出[35]。从此以后,该皮瓣就成了重建外科医生手中很有价值的工具,广泛应用于头颈、躯干和四肢的重建[36]。2000 年,Luo 等首次报道了股薄肌肌皮瓣失败后应用股前外侧皮瓣修复会阴区的创面[37]。越来越多的外阴重建经验提示,股前外侧皮瓣在盆腔复杂性缺损的修复中效果良好[12,13]。它是一种可以提供大量组织、血供可靠的局部皮瓣,如有需要,肌肉组织也可以以股外侧肌瓣的形式转移。

患者保持仰卧位,在髂前上棘和髌骨外上角之间连线(图 17.14),以连线中点为圆心,3cm 为半径画圆,这是旋股

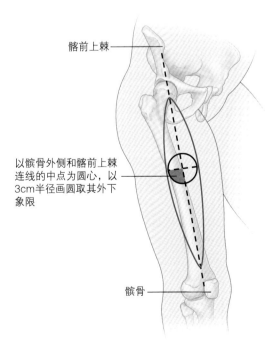

图 17.14 股前外侧皮瓣的设计,中心位于髂前上棘和髌骨外上角连线的中点

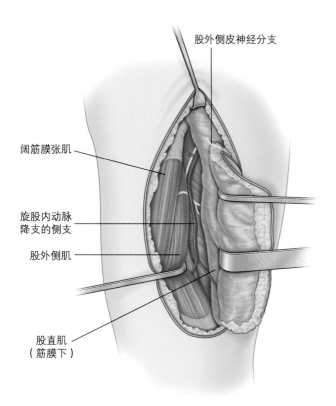

股外侧皮神经分支

阔筋膜张肌

旋股内动脉
降支的侧支

股外侧肌

股直肌
（筋膜下）

图 17.15　股前外侧皮瓣的正面图,包括皮肤、软组织、筋膜和偶见的小肌袖。追踪穿支到股外侧肌与股直肌之间的隔膜,沿其内上追踪旋股外侧血管的降支

外血管降支穿支最常见位置的体表投影范围。用多普勒确认血管穿支的位置,以这些穿支为中心设计椭圆形皮瓣。

　　先做前内侧切口,向下切开至股直肌浅层的筋膜(图17.15),从侧方进行剥离,在此筋膜上或筋膜下平面,寻找肌间隔穿支,沿穿支内上方剥离旋股外侧血管的降支。游离肌间隔穿支时,可适当剥离出一个小的股外侧肌肌袖,以减少损伤穿支的风险。随后做好外侧切口,获取皮瓣。

　　如 Yu 等所述[38],此皮瓣可以沿会阴路径或腹股沟路径进行转移。如果存在会阴皮肤缺损,皮瓣可经过股直肌深部,沿股内侧皮下隧道转移至会阴区(图 17.9)。如果会阴区缺损能够直接闭合,可以剥离腹股沟韧带,将股外侧肌经腹壁转移到腹腔内来充填盆腔的无效腔(图 17.16),皮瓣转移后留置引流,分层闭合切口。

阴股沟皮瓣（新加坡皮瓣）

　　阴股沟皮瓣由 Wee 等首先报道,它是一个筋膜皮瓣,获取于大阴唇外侧腹股沟部的无毛区域[11]。该皮瓣由阴唇后动脉供血,而阴唇后动脉源自阴部内血管分出的会阴动脉。阴股沟皮瓣是一个号角状的皮瓣,位于大阴唇外侧,面积可达 15cm×6cm。获取皮瓣时要包括深筋膜和内收肌外膜,以保证皮肤的血供。皮瓣按照这种经典设计获取后,通过皮下隧道转移到缺损区。为了改善血流灌注,随后 Woods 提出了一种改良的手术方法,避免在皮瓣的基底部剥离皮肤[39],这种设计增加了一个大阴唇后部的切口,以彻底避免剥离时

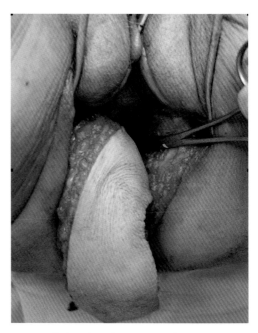

图 17.16　股前外侧皮瓣在腹股沟韧带下方转移到盆腔内,然后通过盆腔缺损穿出,充填盆腔内无效腔,并重建会阴区皮肤缺损。如果没有盆腔缺损,皮瓣可以通过股部的皮下隧道转移

损伤皮肤血供。切开的阴唇可以向前转移,这样皮瓣旋转70°角,跨过切口进入缺损区(图 17.17,见图 14.4)。虽然这种方法已经确立,但在一些患者中,可能会转置带有毛发的皮肤,这可能是一个不利因素,特别是在阴道-会阴重建中。一些人的毛发较少,这个问题就不那么重要了。然而,对于欧洲人群,一些医疗团队提倡在手术前进行脱毛治疗。使用基于其他穿支的筋膜皮瓣(见下文"穿支皮瓣"部分)的新方法解决了这个问题,并成为首选方案。

股后侧皮瓣

　　尽管有人报道该皮瓣由来自臀下动脉的血管作为轴型血管来供血[52],但这种血供模式已经遭到质疑。此区域的皮瓣实际上是依赖股深血管的穿支供血[28],这些皮瓣常基于传统皮瓣设计原则而分类[40,41]。近期报道的一系列此类皮瓣的应用研究显示,应用该皮瓣的创面愈合并发症发生率很高(53%)[21]。该皮瓣也拥有其特定的适应证,特别适用于腹部皮瓣应用受到限制或不能应用的情况。对于此类患者,推荐应用股深动脉穿支皮瓣(见下文"穿支皮瓣"部分)。有些外科医生感到这类皮瓣不易于解剖,且此类皮瓣应用的文献报道少之又少。这些因素导致该皮瓣不能像前文提到的各种成熟皮瓣一样,成为在外阴重建中的一线选择。

穿支皮瓣

　　随着以穿支为基础的技术的应用越来越广泛,许多筋

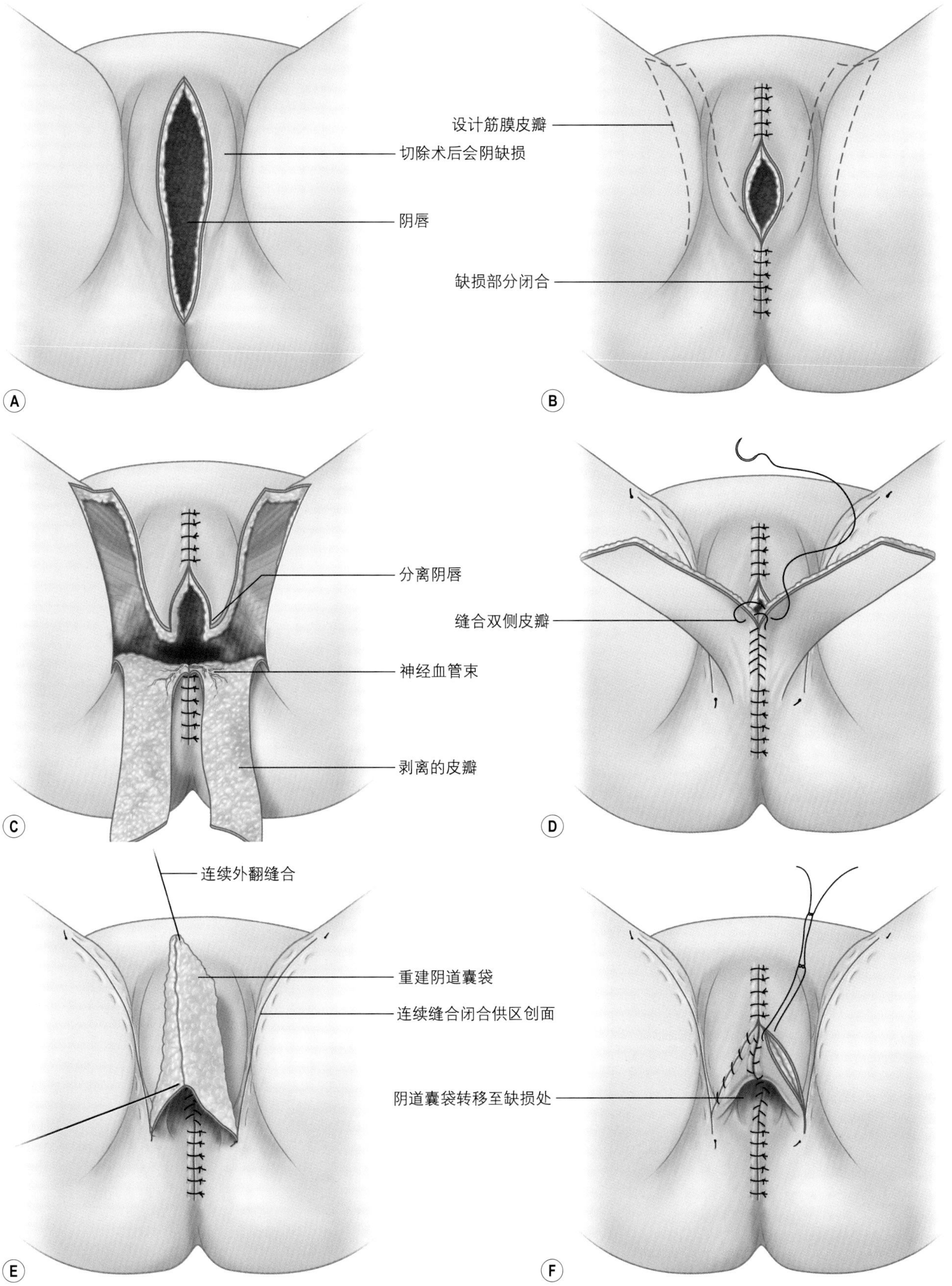

切除术后会阴缺损
阴唇
A
设计筋膜皮瓣
缺损部分闭合
B
分离阴唇
神经血管束
剥离的皮瓣
C
缝合双侧皮瓣
D
连续外翻缝合
重建阴道囊袋
连续缝合闭合供区创面
E
阴道囊袋转移至缺损处
F

图 17.17 阴股沟皮瓣修复广泛会阴缺损或阴道缺损。(A)会阴缺损。(B)沿会阴动脉设计筋膜皮瓣。(C~E)直接闭合供区,将皮瓣缝合在一起。(F)将皮瓣转移至盆腔和会阴缺损处

膜皮肤穿支皮瓣或游离式皮瓣已被描述过在会阴重建中取得了良好的效果。穿支皮瓣最初用于治疗可导致没有放疗的外部皮肤缺损的外阴癌,许多作者报告了它们的有效性,甚至可以被应用于更深层的切除和辐射组织。穿支皮瓣主要以阴部内动脉穿支为基础,包括阴股沟皮瓣、阴部大腿皮瓣、荷叶皮瓣、臀褶皮瓣等[15,16,42,43]。后者是较新的设计,不太容易有毛发附着,因此消除了阴股沟皮瓣的最重要的依赖性。来自股深动脉或旋股内侧动脉的股血管的局部穿支也曾被描述过(图 17.18)。许多这类皮瓣可以远程设计,这足以使非辐射组织转位到缺陷部位。对于深部和浅表切除缺损,双侧皮瓣可提供发病率最低的组织。随着外科医生对穿支皮瓣越来越适应,会阴重建的主流方法可能会不断发展,但在大多数情况下,肌皮瓣仍凭借其强大可靠的记录成为首选。

游离皮瓣

鉴于已有许多可靠的局部皮瓣可供选择,人们很少采用显微外科的方法进行组织移植。然而,有时为了减少局部组织的损伤,可以选择股部较大的复合肌皮瓣与臀部受区血管吻合进行修复[14]。也有人采取由胸背血管供血的背阔肌肌皮瓣与臀部血管吻合修复会阴区缺损。

微创皮瓣获取

有些情况下,直肌瓣已经成为会阴重建的主力,因为它将血管化良好的组织带到经常受到辐射的床上,有大量的无效腔。然而,传统的直肌瓣切除需要中线剖腹手术。微创腹部会阴切除术和盆腔清除术越来越多地被用于限制发病率。在这些情况下,一些团队已经探索了以类似的微创方式收获直肌皮瓣的可能性。早期的经验集中在内镜辅助的收获。1996 年,Bass 描述了使用球囊解剖器在后鞘和腹直肌之间创建一个平面,然后注入二氧化碳并获取直肌[44]。随后,Friedlander 等利用一种三脚架装置来提高尸体微创直肌获取时的可视性[45]。这两种技术都利用了通过前鞘的切口。2000 年,Greensmith 完成了第一例腹腔镜手术[46]。在经腹膜入路中,通过取下后鞘来获得直肌。由于在前鞘未做切口,所以降低了疝形成的风险。最近,Winters 等报道了机器人全盆腔清除术结合腹腔镜切除直肌瓣的实例[47]。另一个进步是机器人在腹直肌瓣收获方面的应用。Selber 报告了其团队使用直观手术机器人的经验,获取时间为 45 分钟,切口限于 3 个端口,总共 2 英寸(约 5.08cm)长[54]。随着微创技术在其他学科的经验积累,皮瓣的获取很可能也会在整形手术中不断完善。

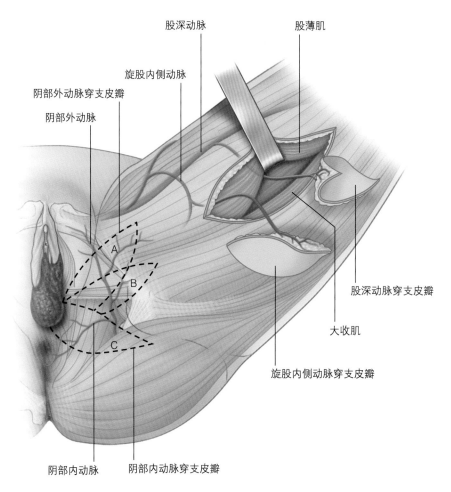

图 17.18 会阴附近的穿支血管。以阴部内外血管、股深和旋股内侧血管为基础的几个皮瓣

特殊注意事项——括约肌重建

直肠癌患者的治疗力争避免进行结肠造瘘,有些医疗机构推荐将切除术和括约肌重建术结合的治疗策略。在这类患者中,利用一侧或双侧带有功能的股薄肌包裹会阴区的结肠造口已有部分成功的报道,但这种治疗后并发症发生率比较高[55]。早在20世纪50年代,有些作者使用随意肌替代一个带有自主节律的平滑肌时,就遇到无法形成括约肌张力的困境。为此,人们在局部置入一个电刺激器来解决其低张力现象(电刺激的动力性股薄肌成形术),但是较高的并发症发生率使得制造商在1999年将该设备撤出美国市场[48]。但此类设备在欧洲仍可应用,也一直在更新迭代。而一项meta分析显示,应用一种人造肠道括约肌(ActiconNeosphincter™,American Medical Systems,Minnetonka,MN)可以获得满意的结果[49]。所有保留或重建括约肌的方法均有较高风险(30%~100%)发生并发症,这些替代疗法的应用仍无法达成共识。最近的一项回顾性研究显示,尽管有上述新的选择,但传统的腹壁结肠造瘘术仍因其并发症发生率最低而受到患者的青睐。

术后护理

这类患者的处理遵循外科手术后护理的基本原则。关键的原则是避免对皮瓣过分挤压,因为过分挤压可以导致皮瓣的静脉充血和皮瓣坏死。作者建议让患者卧床休息数日,然后再逐渐活动。然而,应指导患者数周内不宜坐立。引流一般同时留置在供区和会阴区,通过应用按摩仪器和皮下注射肝素预防深静脉血栓形成。必须给予营养支持。术后患者须有相关团队的人员定期探视。

结果、预后及并发症

必须要强调,会阴区域的重建不能完全避免并发症发生。事实上,甚至在最好的条件下也可能出现各种严重的并发症,尽管随着手术治疗方法的改进,这类并发症已经有所减轻。在最早的报道中,广泛的经腹会阴直肠切除术和盆腔廓清术往往伴有明显的畸形、小肠梗阻、肠瘘、盆腔脓肿、会阴疝以及由于经常形成会阴创面造成慢性渗出而导致的大量组织间液丢失。然而,随着皮瓣的应用,小肠与放射治疗的盆底区域分隔开,这将显著减少或消除大部分主要的后遗症[18,19,29,50]。目前,并发症的总体发生率为5%~33%,但是这些并发症有逐渐变轻的趋势。仍然存在的并发症包括皮瓣转移处切口延迟愈合、血清肿、浅表组织裂开或感染等,但这些一般不需要再次手术。理解了外科手术的缺陷和临床预后的数据,有利于在制订重建计划时尽量控制并发症的发生,使得会阴重建的过程更为安全、可靠。

参考文献

1. Miles WE. Radical abdomino-perineal operation for cancer of rectum and of pelvic colon. *Br Med J*. 1910;2:941.
2. Brunschwig A. Complete excision of pelvic viscera for advanced carcinoma; a one-stage abdominoperineal operation with end colostomy and bilateral ureteral implantation into the colon above the colostomy. *Cancer*. 1948;1:177–183.
3. Altmeier WC, Culbertson WR, Alexander JW, et al. Primary closure and healing of the perineal wound in abdominoperineal resection of the rectum for carcinoma. *Am J Surg*. 1974;127:215–219.
4. Anderson R, Turnbull RB. Grafting the unhealed perineal wound after coloproctectomy or Crohn disease. *Arch Surg*. 1976;111: 335–338.
5. Mathes SJ, Vasconez LO, Jurkiewcz MJ. Extensions and further applications of muscle flap transposition. *Plast Reconstr Surg*. 1977;60:6–10.
6. Shaw A, Futrell JW. Cure of chronic perineal sinus with gluteus maximus flap. *Surg Gynecol Ostet*. 1978;147:417–420.
7. Tobin GR, Day TG. Vaginal and pelvic reconstruction with distally based rectus abdominis myocutaneous flaps. *Plast Reconstr Surg*. 1988;81:62–73.
8. Kroll SS, Pollock R, Jessup JM, Ota D. Transpelvic rectus abdominis flap reconstruction of defects following abdominal-perineal resection. *Am Surg*. 1989;55:632–637.
9. Palmer JA, Vernon CP, Cummings BJ, Moffat FL. Gracilis myocutaneous flap for reconstructing perineal defects resulting from radiation and radical surgery. *Can J Surg*. 1983;26:510–512.
10. Woods JE, Beart RW. Reconstruction of nonhealing wounds with gracilis muscle flaps. *Ann Plast Surg*. 1983;11:513–516.
11. Wee JT, Joseph VT. A new technique of vaginal reconstruction using neurovascular pudendal-thigh flaps: a preliminary report. *Plast Reconstr Surg*. 1989;83:701–709.
12. Yu P, Sanger JR, Matloub HS, et al. Anterolateral thigh fasciocutaneous island flaps in perineoscrotal reconstruction. *Plast Reconstr Surg*. 2002;109:610–616.
13. Wang X, Qiao Q, Burd A, et al. Perineum reconstruction with pedicled anterolateral thigh fasciocutaneous flap. *Ann Plast Surg*. 2006;56:151–155.
14. Vogt PM, Kall S, Lahoda LU, et al. The free "mutton chop" flap: a fascio-musculocutaneous flap for the reconstruction of the entire sacral and perineal area. *Plast Reconstr Surg*. 2004;114:1220–1224.
15. Wong DS. Reconstruction of the perineum. *Ann Plast Surg*. 2014;73(suppl 1):S74–S81.
16. Sinna R, Qassemyar Q, Benhaim T, et al. Perforator flaps: a new option in perineal reconstruction. *J Plast Reconstr Aesthet Surg*. 2010;63:e766–e774.
17. Huang JJ, Chang NJ, Chou HH, et al. Pedicle perforator flaps for vulvar reconstruction–new generation of less invasive vulvar reconstruction with favorable results. *Gynecol Oncol*. 2015;137:66–72.
18. Nelson RA, Butler CE. Surgical outcomes of VRAM versus thigh flaps for immediate reconstruction of pelvic and perineal cancer resection defects. *Plast Reconstr Surg*. 2009;123:175–183. *The largest series of prospectively collected cases comparing abdominal vs thigh flap reconstruction in perineal reconstruction, demonstrating most favorable complication profile after abdominal flap use (M.D. Anderson Cancer Center).*
19. Butler CE, Gündeslioglu AO, Rodriguez-Bigas MA. Outcomes of immediate vertical rectus abdominis myocutaneous flap reconstruction for irradiated abdominoperineal resection defects. *J Am Coll Surg*. 2008;206:694–703. *Documented improvement in outcomes using flaps in radiated perineal reconstruction.*
20. Shibata D, Hyland W, Busse P, et al. Immediate reconstruction of the perineal wound with gracilis muscle flaps following abdominoperineal resection and intraoperative radiation therapy for recurrent carcinoma of the rectum. *Ann Surg Oncol*. 1999;6:33–37. *Early evidence that flaps can reduce complication rate from 46% to 12% in radiated perineal reconstruction.*
21. Friedman JD, Reece GR, Liron Eldor L. The utility of the posterior thigh flap for complex pelvic and perineal reconstruction. *Plast Reconstr Surg*. 2010;126:146–155.
22. Monstrey S, Blondeel P, Van Landuyt K, et al. The versatility of the pudendal thigh fasciocutaneous flap used as an island flap. *Plast Reconstr Surg*. 2001;107:719–725.
23. Jurado M, Bazán A, Alcázar JL, Garcia-Tutor E. Primary vaginal reconstruction at the time of pelvic exenteration for gynecologic cancer: morbidity revisited. *Ann Surg Oncol*. 2009;16:121–127.

24. Gleeson NC, Baile W, Roberts WS, et al. Pudendal thigh fasciocutaneous flaps for vaginal reconstruction in gynecologic oncology. *Gynecol Oncol*. 1994;54:268–274.

25. Said HK, Bevers M, Butler CE. Reconstruction of the pelvic floor and perineum with human acellular dermal matrix and thigh flaps following pelvic exenteration. *Gynecol Oncol*. 2007;107:578–582.

26. Atik B, Tan O, Ceylan K, et al. Reconstruction of wide scrotal defect using superthin groin flap. *Urology*. 2006;68:419–422.

27. Hallock GG. Scrotal reconstruction following fournier gangrene using the medial circumflex femoral artery perforator flap. *Ann Plast Surg*. 2006;57:333–335.

28. Ahmadzadeh R, Bergeron L, Tang M, et al. The posterior thigh perforator flap or profunda femoris artery perforator flap. *Plast Reconstr Surg*. 2007;119:194–200.

29. Chessin DB, Hartley J, Cohen AM, et al. Rectus flap reconstruction decreases perineal wound complications after pelvic chemoradiation and surgery: a cohort study. *Ann Surg Oncol*. 2005;12:104–110. *Documented improvement in outcomes using abdominal flaps in radiated perineal reconstruction (Memorial Sloan-Kettering Cancer Center)*.

30. McAllister E, Wells K, Chaet M, et al. Perineal reconstruction after surgical extirpation of pelvic malignancies using the transpelvic transverse rectus abdominal myocutaneous flap. *Ann Surg Oncol*. 1994;1:164–168.

31. Lee MJ, Dumanian GA. The oblique rectus abdominis musculocutaneous flap: revisited clinical applications. *Plast Reconstr Surg*. 2004;114:367–373. *Variation in skin paddle design, expanding the size and the reach of the rectus abdominis myocutaneous flap*.

32. Abbott DE, Halverson AL, Wayne JD, et al. The oblique rectus abdominal myocutaneous flap for complex pelvic wound reconstruction. *Dis Colon Rectum*. 2008;51:1237–1241.

33. McCraw JB, Massey FM, Shanklin KD, Horton CE. Vaginal reconstruction with gracilis myocutaneous flaps. *Plast Reconstr Surg*. 1976;58:176–183.

34. Whetzel TP, Lechtman AN. The gracilis myofasciocutaneous flap: vascular anatomy and clinical application. *Plast Reconstr Surg*. 1997;99:1642–1652, discussion 1653–1655.

35. Song YG, Chen GZ, Song YL. The free thigh flap: a new free flap concept based on the septocutaneous artery. *Br J Plast Surg*. 1984;37:149–159.

36. Ali RS, Bluebond-Langner R, Rodriguez ED, Cheng MH. The versatility of the anterolateral thigh flap. *Plast Reconstr Surg*. 2009;124(6 suppl):e395–e407.

37. Luo S, Raffoul W, Piaget F, Egloff DV. Anterolateral thigh fasciocutaneous flap in the difficult perineogenital reconstruction. *Plast Reconstr Surg*. 2000;105:171–173.

38. Wong S, Garvey P, Skibber J, Yu P. Reconstruction of pelvic exenteration defects with anterolateral thigh-vastus lateralis muscle flaps. *Plast Reconstr Surg*. 2009;124:1177–1185.

39. Woods JE, Alter G, Meland B, Podratz K. Experience with vaginal reconstruction utilizing the modified Singapore flap. *Plast Reconstr Surg*. 1992;90:270–274.

40. Hurwitz DJ, Swartz WM, Mathes SJ. The gluteal thigh flap: a reliable, sensate flap for the closure of buttock and perineal wounds. *Plast Reconstr Surg*. 1981;68:521–532.

41. Rubin JA, Whetzel TP, Stevenson TR. The posterior thigh fasciocutaneous flap: vascular anatomy and clinical application. *Plast Reconstr Surg*. 1995;95:1228–1239.

42. Pantelides NM, Davies RJ, Fearnhead NS, Malata CM. The gluteal fold flap: a versatile option for perineal reconstruction following anorectal cancer resection. *J Plast Reconstr Aesthet Surg*. 2013;66:812–820.

43. Bodin F, Dissaux C, Seigle-Murandi F, et al. Posterior perineal reconstructions with "supra-fascial" lotus petal flaps. *J Plast Reconstr Aesthet Surg*. 2015;68:e7–e12.

44. Bass LS, Karp NS, Benacquista T, Kasabian AK. Endoscopic harvest of the rectus abdominis free flap: balloon dissection in the fascial plane. *Ann Plast Surg*. 1995;34:274–279, discussion 279–280.

45. Friedlander LD, Sundin J. Minimally invasive harvesting of rectus abdominis myofascial flap in the cadaver and porcine models. *Plast Reconstr Surg*. 1996;97:207–211.

46. Greensmith A, Januszkiewicz J, Poole G. Rectus abdominis muscle free flap harvest by laparoscopic sheath-sparing technique. *Plast Reconstr Surg*. 2000;105:1438–1441.

47. Winters BR, Mann GN, Louie O, Wright JL. Robotic total pelvic exenteration with laparoscopic rectus flap: initial experience. *Case Rep Surg*. 2015;2015:835425.

48. Cera SM, Wexner SD. Muscle transposition: does it still have a role? *Clin Colon Rectal Surg*. 2005;18:46–54.

49. Ruthmann O, Fischer A, Hopt UT, Schrag HJ. Schließmuskelprosthese vs Ersatzmuskelplastik bei hochgradiger Stuhlinkontinenz? *Chirurg*. 2006;77:926–938.

50. Lefevre JH, Parc Y, Kernéis S, et al. Abdomino-perineal resection for anal cancer impact of a vertical rectus abdominis myocutaneous flap on survival, recurrence, morbidity, and wound healing. *Ann Surg*. 2009;250:707–711.

51. Taylor GI, Corlett R, Boyd JB. The extended deep inferior epigastric flap: a clinical technique. *Plast Reconstr Surg*. 1983;72(6):751–765.

52. Wagstaff MJ, Rozen WM, Whitaker IS, Enajat M, Audolsson T, Acosta R. Perineal and posterior vaginal wall reconstruction with superior and inferior gluteal artery perforator flaps. *Microsurgery*. 2009;29(8):626–629.

53. Combs PD, Sousa JD, Louie O, Said HK, Neligan PC, Mathes DW. Comparison of vertical and oblique rectus abdominis myocutaneous flaps for pelvic, perineal, and groin reconstruction. *Plast Reconstr Surg*. 2014;134(2):315–323.

54. Pedersen J, Song DH, Selber JC. Robotic, intraperitoneal harvest of the rectus abdominis muscle. *Plast Reconstr Surg*. 2014;134(5): 1057–1063.

55. Rulllier E, Zerbib F, Laurent C, Caudry M, Saric J. Morbidity and functional outcome after double dynamic graciloplasty for anorectal reconstruction. *Br J Surg*. 2000;87:909–913.

第三篇

烧伤外科

第 18 章

烧伤与电烧伤的早期治疗

Raphael C. Lee, Chad M. Teven

概要

- 回顾各种烧伤相关损伤的发病机制。
- 回顾皮肤烧伤的分类和诊断。
- 回顾烧伤患者的急救管理。
- 了解烧伤程度与生理应激反应之间的关系。
- 回顾烧伤患者的初始治疗,包括液体复苏、营养支持和创面处理。
- 回顾烧伤患者的创面处理现状。
- 了解创面清创,创面包扎、夹板固定以及植皮的适应证。

历史回顾

控制火的能力为人类提供了更多新技能,并确实促进了人类文明发展。但是,火的使用同样也对人类造成了巨大的痛苦。火在日常生活中使用以后,烧伤就成为意外伤害的原因之一。人类从此开始发现可舒缓烧伤的植物药。由此,几千年来,人类一直在寻找各种疗法来治疗烧伤。

在已经确定的最早的医学手册中(约公元前 3000 年),一位未留下名字的苏美尔医生记录了几种基于植物提取物的烧伤疗法。1500 年后(公元前 1534 年),埃伯斯纸莎草纸描述了一种局部治疗烧伤的方法,包括青蛙、泥土、牛粪、公羊角、柠檬条和各种其他成分。大约公元前 600 年,Sushruta 首先描述了与严重烧伤相关的口渴和发热等典型症状。他也是第一个建议进行手术清创术,以防止烧伤造成皮肤和肌肉松弛的人。旧约圣经(利未记 13:24-28)皮肤病中列出了皮肤烧伤。

除许多其他主题外,希波克拉底(公元前 460—前 377 年)还写了大量关于烧伤的文章。他认识到,当液体从血管流出形成水疱时,在烧伤的表面发生了明显的液体流失。他还描述了烧伤治疗的几个方面,包括为患者补水、局部治疗和针对最严重病例的手术。最重要的也许是,希波克拉底主张在无菌条件下进行创面护理,并尽可能快速、无痛地进行。

公元前 500 年左右,中国医生使用混合茶酸(鞣酸)来治疗烧伤,但保存最久的中国书面烧伤创面科学描述可追溯到葛洪(281—341)。他的著作《肘后方》建议局部使用两种不同的处方:陈旧的(强制性)石灰(可与植物油混合),或使用猪油煮制柳树皮。这些混合物的使用减少了创面感染的数量,因此必须被视为现存的热损伤抗感染收敛剂的最古老的中文描述。

多年后,16 世纪的德国医生 Fabricius Hildanus 率先将烧伤分为 3 类,可用于指导治疗。大约在同一时期,法国外科医生 Paré 还描述了容易发生烧伤挛缩的身体部位,并提倡及早切除烧伤创面。Richter(1788)后来写了烧伤创面大小与预后之间的关系。关于如何最好地分类和治疗烧伤创面以及除了烧伤创面大小还应考虑哪些因素的争论将持续多个世纪。

19 世纪,烧伤护理取得了重大进展。第一个专门的烧伤治疗机构于 1848 年开业,当时爱丁堡皇家医院的烧伤外科医生 James Syme 为所有烧伤患者设计了一座建筑。另外,医生描述了切除烧伤的软组织,并提倡早期皮片移植,这也是 *JAMA* 期刊在 1905 年发表的一项重要研究发现。在 Tappeiner(1881)证明烧伤生理学产生的血流动力学图像类似于急性胰腺炎后,医生们也开始意识到静脉输液在急性烧伤管理中的重要性。

可以说,20 世纪在烧伤护理领域取得了最大的进步。像世界大战这样的前哨事件和抗生素的发现促进了烧伤的医学和外科治疗的重大变化。第一次世界大战期间,英国整形外科医生 Harold Gillies 进行了首次成功的自体移植。他的工作还促进了烧伤皮肤削痂,皮片移植切取,拉网植皮以及异体皮使用的改进技术。

在 20 世纪 30 年代,耶鲁大学毕业的医生 Frank Underhill

描述了烧伤性休克,本质上是由于毛细血管渗漏和炎性介质释放而引起的低血容量性休克的一种极端形式。烧伤休克可能导致血压降低,组织灌注不足以及潜在的致死性。Stanley Levinson 当时是波士顿的一名住院医师,他同样观察到烧伤患者经常以与正常生活不相符的速度流失液体。因此,他主张进行充分的液体复苏,将其作为急性烧伤护理的基石。这项早期工作导致了各种液体复苏方案,包括 Parkland 公式。烧伤护理的另一个重要转变来自列文森对烟雾吸入性损伤的病理学及其影响的全面描述。这项研究已使治疗具有烟雾吸入性损伤患者方面取得了进展,并启动了公共卫生安全措施以降低烟雾吸入的风险,包括开发了烟雾探测器。

在专用烧伤病房中对烧伤患者进行综合治疗以及采用团队护理方法进行烧伤护理,很大程度上是烧伤治疗取得的最新进展。如今,烧伤治疗机构的标准是由整形外科医生、普通外科医生、专科医生、精神病学家或心理学家、护士、营养师、治疗师、药剂师、社会工作者和精神领袖组成的多学科团队。此外,对急性烧伤复苏、创面护理管理以及严重烧伤中的早期清创和植皮的更好理解降低了烧伤相关的死亡率。

烧伤治疗的目的

救援:使伤员脱离致伤源并在第一时间得到救治。

复苏:任何器官、系统的衰竭必须立即进行复苏及支持。

转运:通过事故现场和急诊室的分诊后,重症烧伤患者需要转入烧伤专科病房进一步治疗。

修复:尽快覆盖开放性创面。

重建:根据功能需要重建受损的解剖结构。

康复:尽可能恢复身体、情感和心理健康。

流行病学

烧伤创伤的发病率呈周期性变化,在假期和休假期间发病率最高。根据世界卫生组织和世界火灾统计中心(World Fire Statistics Center,WFSC)的最新统计数据,每年火灾造成约 660 万例严重烧伤和 40 万人死亡[1]。在经济发达国家中,有 1%~2% 的人口每年都有烧伤的经历,其中有 10% 需要专业的医疗护理。需要医疗护理的人中,约有 10% 患有严重的烧伤,需要在烧伤治疗机构治疗。严重的烧伤创伤是穷人和残疾人的疾病,因为大多数病例发生在贫困地区和几乎没有预防计划的低收入国家。火灾死亡风险的实用指标是国际平均死亡率,按国家/地区计,每 100 000 名居民有 0.9~1.2 人死亡。另外,在收入损失,急救医疗和康复方面,社会付出的代价是巨大的。WFSC 在 2009 年指出,直接火灾损失的费用占国家 GDP 的 0.06%~0.26% 之间,间接火灾损失的费用占各国 GDP 的 0.002%~0.95% 之间。

风险因素

除贫困外,严重烧伤在某些易感因素(如精神疾病和药物滥用)中更为普遍。对于成年人,烧伤的易感因素包括酗酒、衰老、精神病和癫痫等神经系统疾病[2]。5 岁以下的儿童也特别容易被烧伤。在所有儿童中,烫伤约占烧伤总数的 2/3。5 岁以下的儿童占所有小儿烧伤的 75%。

烧伤的定义

Stedman 的医学词典列出了超过 22 种烧伤类型,包括热、化学、电气、摩擦、水泥和其他"烧伤"[3]。这些烧伤的发病机制截然不同,这引起了一些混淆。它们的共同点在于,损伤过程始于破坏组织的分子结构。尽管这些不同伤害的治疗有共同点,但针对特定的发病机制仍存在差异。

当组织温度超过稳定分子结构的化学键能阈值时,就会发生热烧伤。当组织与热能源接触时会发生这种情况,热能源通过传导,对流和/或辐射进行热传递。当组织被加热到生理上的温度足够长的时间时,分子的变化不会自发地逆转。由热暴露引起的组织损伤的程度取决于组织类型和近期热暴露史。细胞具有修复这种分子损伤的能力。细胞耐受分子损伤的程度取决于创伤暴露史。细胞通过上调修复或去除受损分子的应激蛋白来适应重复性创伤。实际上,组织暴露于亚致病损伤中会增加细胞损伤修复率,从而使组织随后能够承受更大的热烧伤。这被称为热预处理。当损伤程度超过细胞修复能力时,则会导致细胞丧失和随后的组织活力,表现为"烧伤"[4]。

热烧伤的程度与组织温度和暴露时间成正比(图 18.1)。特征性分子改变包括细胞膜破裂,未折叠蛋白聚集,胶原蛋白和其他结构大分子卷曲,降解蛋白酶的活化和脱水。在图 18.2 中,可以了解到由于烧伤引起的细胞损伤模式的基本比较。细胞膜破裂对于所有形式的创伤都是常见的,因为膜是最脆弱的重要细胞结构[5]。

接触电源可能会因热力过程和非热力过程而造成损伤。损伤模式取决于电源的电压、电流容量和频率。另外,诸如电接触的持续时间和通过人体的电流的解剖路径之类的其他参数也是确定的。例如,尽管静电电击涉及的电压超过 1 000V,但它们不会伤害组织,因为电流很小,并且仅在身体的外表面通过。

频率是电流改变方向的频率的量度。缩写"DC"(direct current,直流电)表示电流频率为零(即恒定电压),"AC"(alternating current,交流电)表示随着时间的推移电流正在改变流动方向(即交流极性)。电磁频谱中任何频率的电能都可能导致组织损伤(表 18.1)。但是,损伤的确切分子细节在很大程度上取决于频率。变化的频率以每秒的周期数为单位,称为赫兹(Hz)。商业电力通常在 50~60Hz 的范围内运行,这意味着它每 8.4 毫秒会改变方向。

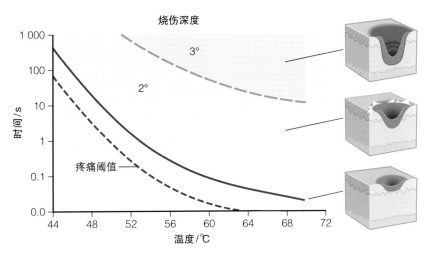

图 18.1　该曲线说明了温度和时间在确定损伤深度和程度方面的重要性。损伤之前感觉疼痛的阈值,一旦所有皮肤疼痛受体被烧毁,感觉就会丧失。数据来自各种模型

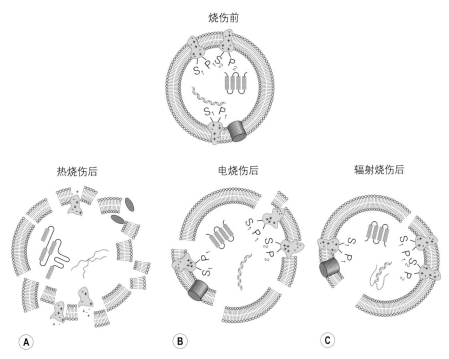

图 18.2　热、电和辐射烧伤不同分子表现的示意图

表 18.1　不同频率的电击

频率范围	一般应用	组织损伤途径
"低"（DC~10kHz）	商业用电;电池	焦耳加热;细胞膜电穿孔
"射频"（10kHz~10MHz）	无线电通信;透热;电烧	焦耳加热;蛋白质的介电加热
"微波"（10MHz~10GHz）	微波加热	水的介电加热
"光与电离"（10^{15}Hz 以上）	光学和电离辐射(紫外线、X 射线、γ 射线等)	加热和直接蛋白质破坏;氧化损伤

电离或非电离电磁波都可能导致辐射伤害。电离是更高的能量和更短的波长辐射。电离辐射在原子级被吸收,破坏了分子或原子周围的电子结构。这会导致化学反应损坏。在组织中,水是主要吸收剂。电离辐射导致水和分子氧结合并在化合价壳中产生带有不成对电子的羟自由基。外壳上未成对的电子与其他生物分子具有很高的反应性,从而损坏DNA、蛋白质、脂质等。

烧伤分类

临床上,根据从上皮表面到组织的穿透深度对热烧伤进行分类。这种分层在历史上被标记为"烧伤创面的程度",但最近通过损伤的部分厚度来表示(表 18.2)。

火光与火焰烧伤

尽管"火光"与"火焰"烧伤的机制相似,但仍存在一些差异。火焰与火光现象均与从火中发出并发出光和辐射的热的导电气体有关。通常,火焰烧伤表示某人在持续的大火中暴露于火焰中,而火光烧伤意味着此人在爆炸(如汽油)或电弧中暴露(图 18.3)。火光和火焰烧伤是成年人烧伤的常见原因。与火光暴露相关的环境温度通常比火焰暴露高 10 倍,并且具有显著的辐射热能成分。幸运的是,火焰与火光是由热容量非常低的气体组成的。火光烧伤通常比火焰烧伤造成的深度烧伤少,因为火光灼热通常很短暂。通常,闪燃深度与爆炸的燃料量和类型有关。与火光伤害不同,火焰烧伤通常与吸入性损伤和其他伴随的创伤有关。

烫伤

皮肤与热的液体或蒸汽接触会烫伤。通常,烫伤深度比火焰深度更难于临床判断,因为它是低温烧伤(图 18.4)。与火焰烧伤相比,组织结构变化不太明显。烫伤的深度通常在 48~72 小时内不明显。烫伤的皮肤温度变化取决于地理

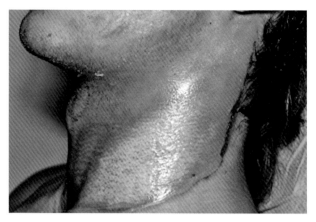

图 18.3 汽油火焰烧伤颈部与面部的照片,显示了不均匀的热暴露,对应从深层到表皮的受伤深度

位置,在高山地区的严重程度低于在海平面的严重程度。除非在高压下过热,否则在烫伤水中达到的最高皮肤温度可能为 100℃。由于水具有很高的热容量,并且还可以通过蒸发冷却,因此组织接触有害温度的持续时间取决于衣服或其他蒸汽屏障等因素。水温也很重要。皮肤表面与 60℃水接触会在 3 秒内引起深层皮肤烧伤,但在 69℃时会在 1 秒内造成相同的伤害。如果水像汤一样含有油或脂质,则蒸发会减慢,导致更长的烧伤持续时间和更深的皮肤伤害。

高温物体"接触烧伤"

当组织暴露于热的导热物体(如烹饪锅或散热器)时,会发生接触烧伤。烧伤深度取决于物体的热能存储能力和热导率。因此,热金属棒会比热塑料棒产生更深的烧伤。接触性烧伤通常为与工作场所相关的手烧伤,癫痫发作和醉酒状态的人高发。意识丧失的老年人后亦高发。这时需要检查晕厥的原因。在工业环境中,接触烧伤通常是由与铁水、热塑性复合材料、玻璃或煤炭的机械接触引起的。由于热能传递很大,接触烧伤通常涉及全层皮肤和皮下组织。

表 18.2 热烧伤创面的临床表现

烧伤深度	皮肤受累	例子	迹象	感觉	自愈能力	皮肤愈合时间	可见的瘢痕
表皮烧伤	表皮	短暂的火焰或火光;晒伤	干燥和红色,有压力的变白,无水疱	暴露于空气中时会感到疼痛和痛苦	使用覆盖创面的敷料即可	7 天内	不常见
表浅部分烧伤	表皮和部分乳头状真皮	烫伤(溢出或溅出),短时火光	浅粉红色,小水疱,带压力的烫痕	非常痛苦	需要适当的处理	14 天内	可能有色脱。低至中度增生性瘢痕形成风险
深层烧伤	表皮,整个乳头状真皮向下至网状真皮	烫伤(溢出),火焰,油或油脂	深粉红色至斑点红色,毛细血管充盈缓慢。在儿童中,可能是深红色且有斑点	可能会疼痛或感觉减轻/消失	不应放任自愈,而应接受手术	14~21 天以上	中度至高度增生性瘢痕风险
全层烧伤	整个皮肤的厚度,甚至可能更深	烫伤(浸渍),火焰,蒸汽,油,油脂,化学品,高压电	白色,蜡状或烧焦,无水疱,无毛细血管栓塞。可能是深红色,有斑点	无感觉	没有自愈可能,因此应始终接受手术治疗	不会自愈。会导致瘢痕和挛缩	有

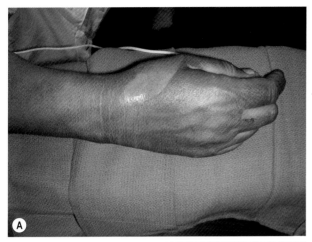

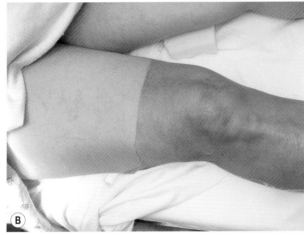

图 18.4 （A）低能电弧火光和（B）晒伤造成的浅层皮肤烧伤的典型外观

沥青烧伤

沥青烧伤发生在从事铺设道路、屋顶和其他工业应用的工人中。沥青是蜡和油的复合材料，很难在不造成伤害的前提下从皮肤上去除。当热沥青与皮肤接触时，它会凝固并粘住。沥青通常能储存很多的热量，使更多的热量传递到皮肤，从而导致深层皮肤烧伤。冷却后，沥青会牢固地黏附在组织上，并且会造成化学损害。为了加快冷却和固化过程，应使用冷水。通常，当患者到达医疗机构时，沥青已经冷却了。受伤通常发生在面部和四肢的裸露皮肤上，烧伤的深度范围从真皮深层到皮肤全层不等。

电击/"电烧伤"[6,7]

受伤程度取决于电流量和电流的解剖路径。与电源的接触是直接的光损伤和热量产生的结果。商业电力在 DC 到 150Hz 的窄频率范围内运行。在该频率范围内，电击在临床上最为常见，是造成工作场所伤害的第二大常见原因。由于组织液中的电解质含量，人体是良好的电导体。在皮肤湿的情况下，从一只手到另一只手的电流路径的直流电阻约为 1 000Ω，从手到两只脚的电流路径的直流电阻约为 750Ω。在高于 100 000Hz 的频率下，电力可以通过空气间隙从电源辐射到人体。烹饪使用的微波（109Hz）和红外加热（1 019Hz）是常见的例子（见表 18.1）。

有时，分别根据电压是低于 1 000V 还是高于 1 000V，将电烧伤害分为低电压或高电压。实际上，当接触电压小于 1 000V 时，通常需要直接机械性地接触启动电流。一旦与电源发生机械性接触，便不可能自动放开这种电接触。因此，在低压电击中，电击时间通常较长，并且心肺骤停的风险更高（即触电致死）。对于高电压（>1 000V），电弧会在机械接触之前启动电流。高压电击会导致更严重的肢体损伤，但电死率会降低。同样，高压接触电弧可能会达到很高的温度，从而导致角膜烧伤和衣服着火。

当电流流经人体时，可能是由于组织中产生的热量或使细胞膜破裂强电力所致。商业用电引起的电击会产生一系列神经肌肉效应（表 18.3）。当然，最致命的直接风险是当电流通过心脏时心肺骤停，尤其是在心肌复极阶段。

表 18.3　电流影响阈值

60Hz 电流的阈值效应（路径：手到脚）	阈值电流/mA
刺痛的感觉/知觉	1~4
"不放手"（即骨骼肌强直）	16~20
呼吸肌麻痹	20~50
心室颤动	50~120

决定热量相对于直接电损坏的决定性因素包括电流量，解剖位置和接触持续时间。衣服的类型、防护装备的使用以及电源的功率也会有所不同。因此，仅知道接触电压不足以估计伤害。

由于皮肤的表皮层具有很高的电阻性，因此与大于 100V 的电源接触时会立即被破坏。与商用交流电源接触不会导致"入口"和"出口"创面，因为电流会流入和流出每个接触点（图 18.5）。如果皮肤潮湿，可能会发生广泛的皮下组织损伤，而不会烧伤皮肤。对于电烧伤害，皮肤表面积损伤不能反映损伤程度。当损伤的体积更大，并且沿着电流路径扩散，通常需要 CT 或 MRI 进行量化（图 18.6）。

在电击过程中，周围神经和骨骼肌组织最容易受到非热损伤。通过前臂的电流只需 14~16mA 便会引起控制手握的肌肉的强直性收缩，这可能会阻止人自觉放开电导体（见表 18.3）。肌肉痉挛也可能导致关节脱位和骨折。50mA 以上的电流通过胸部会导致心肺停止。对神经和肌肉的非热电伤害可能会在几毫秒内发生，而烧伤可能需要几秒钟的时间。因此，短暂的电击通常会在没有热烧伤的情况下导致神经肌肉功能紊乱。

骨骼肌的破坏导致肌红蛋白和血红蛋白的释放进入循环和肌肉水肿。骨骼肌损伤和水肿导致继发性间隙综合征，从而导致进一步的缺血性损伤。肌红蛋白从肌肉中释放到循环中，然后再释放到尿中，是严重电烧伤害的特征。肾衰竭可由肾内肌红蛋白聚集引起。头部直接电击也可能导致颅内压升高。

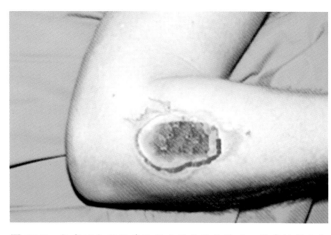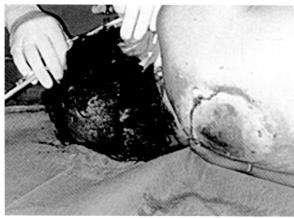

图 18.5　与交流电接触导致的全层电烧伤外观。所有接触点都是入口点，所有接触点也都是出口点，因为在电击过程中电流方向是交替的

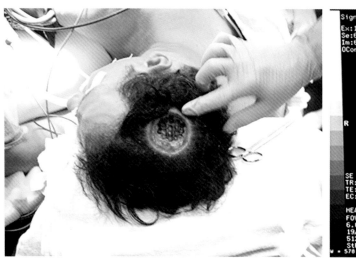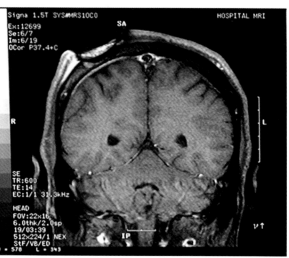

图 18.6　头皮电损伤的 MRI 图像，可见组织损伤的程度和继发性水肿形成

雷电是电击的另一种常见形式。大多数雷电流都通过雷弧绕过人体到达地面。通常有不渗透到真皮的浅表皮烧伤痕迹。由于磁感应电流，经常发生心脏和中枢神经系统停搏。由于脑部损伤的迹象不可靠，因此不能用于指导心肺复苏的工作。在高压电触点和雷击中，电弧的点燃都会产生强烈的热声爆炸波，从而导致气压伤。与电弧介导的电流相关的由火光产生的辐射热伤害可能会导致眼睛受伤。表 18.1 列出了根据频率范围对电击的分类。

冻伤

冻伤是由于组织暴露于致命的低温或冰冻温度而导致的。血液循环的丧失以及对变暖的再灌注后果是临床冻伤的主要致病特征。在人口统计学上，涉及肢体远端、耳朵和面部其他暴露在空气中的部位[8]。组织对寒冷（高于冰点）温度的耐受性也是区别于组织类型的。脑和心脏功能在 20 到 30 分钟内不能承受低于 21℃的温度。皮肤对低温的耐受性更好，但不能超过 19~24 小时。在任何组织中结冰形

成的冰晶会造成严重的伤害。组织中的冰晶形成将电解质集中在蛋白质周围，从而导致蛋白质展开和聚集。组织冷冻除了促进冰晶通过细胞膜传播外，还会使细胞脱水。解冻循环还通过组织细胞的渗透性破裂而引起损伤。大多数冻伤病例来源为冬季寒冷的气候时无家可归者或残疾人。饮酒易因血管舒张和快速的热损失而引起冻伤[8]。

辐射烧伤

辐射烧伤的最常见原因是强烈的阳光照射。阳光产生从红外线到宇宙能量的广泛辐射能。在典型的晒斑中，红外加热和电离紫外线造成的伤害最大。紫外线辐射会在表皮和真皮中产生氧自由基。当超过自由基清除能力时，会发生破坏。很少有烧伤深度超过表皮或浅表皮的情况。临床表现为疼痛的二度烧伤和水疱。防晒霜吸收紫外线并增加引起烧伤阳光照射量阈值。但是，直到最近，防晒霜还没有完全覆盖整个紫外线范围。有一些证据表明，使用窄带（即 UVB）防晒霜与其他长期后果有关，这些

后果与长时间暴露于被阻止的 UVB 波段之外的 DNA 反应辐射有关。

放射损伤还可能由于治疗、意外事故、太空旅行或军事用途的电离辐射而发生。辐射的分子的目标取决于辐射的类型[9]。最常见的损害是由在氧化水中生成羟基（OH*）自由基引起的。组织中的水和氧气越高，对细胞的辐射损伤越大。在组织中水和氧气含量高的条件下，辐射剂量小于 5Gy（J/kg）会产生蛋白质和 DNA 交联，从而破坏人体分裂最快的细胞系。在 3~5 周内，由于中性粒细胞减少和血小板减少引起的继发性出血导致严重的免疫受损。在较高的暴露水平（30~100Gy）下，细胞膜，甚至是不增殖的神经和肌肉，也会被破坏，导致组织在 6~24 小时内死亡。非电离辐射（例如来自火或电弧的辐射）可通过非电离辐射将热能转移到人体。这类似于红外加热。

故意烧伤

高达 10% 的小儿烧伤是由于非意外伤害造成的。识别这些伤害很重要，因为许多反复受虐待的儿童最终会遭受致命伤害。通常，小于 3 岁的儿童会受到影响。与其他非意外伤害一样，伤害的病史和类型也可能引起怀疑（图 18.7）。社交史极为重要。在单亲或年轻父母的贫困家庭中，虐待更为普遍。这种虐待不仅限于儿童，老年人和其他受抚养成人也有危险，在这些情况下可以进行类似的评估。

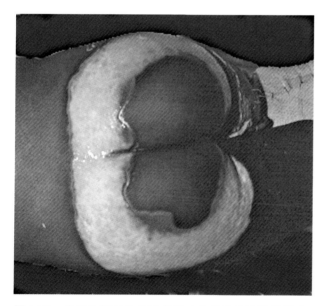

图 18.7　受伤的解剖结构通常可以为受伤原因提供线索。与坐在热水浴中相关的烧伤潮汐线。环中心未烧伤的原因是与储热较差的陶瓷盛水桶接触

化学伤害和烧伤

有关化学烧伤的详细信息请见第 22 章。

热烧伤的临床特征

皮肤是人体最大的器官，并具备人类生存所必需的多种功能，其中包括：①防止蒸发性液体和热量散失的运输屏障；②热量调节；③对微生物和外来化学物质的免疫屏障；④提供有关环境信息的感觉受体。烧伤通常会破坏皮肤的屏障功能，全身性应激反应是大面积烧伤导致的次要并发症。

与烧伤相关的烧伤存活率在很大程度上取决于患者的年龄，被烧伤的身体表面的百分比以及是否存在吸入性损伤。如果没有现代医疗机构的支持，遭受严重烧伤的人存活不可能超过几天。在美国，只有 25% 的烧伤相关死亡是在患者到达烧伤治疗机构后发生的。在无法到达急诊医疗机构的偏远地区，患者会由于急性脱水和体温过低导致死亡。在这些地区，烧伤的早期处理必须控制这种脱水和体温过低，直到患者到达医院。

烧伤组织损伤区域

接触热源引起的皮肤烧伤通常会导致不均匀的损伤深度（图 18.8）。传统上，热烧伤的模式分为 3 个区域：①凝血带；②淤滞带；③充血带。烧伤的 3 个区域最初是由 Jackson、Topley 和 Cason 在 1947 年中描述的[10]。

凝血带代表最严重烧伤的组织，其胞内和胞外基质蛋白大量聚集，由于蛋白凝结引起的脱水以及血管灌注的丧失。从历史上看，这种损坏被认为是不可逆的，需要手术或酶法清除。

远离热源接触区域，下一个损伤区域是淤滞带，其特征是细胞肿胀，部分细胞外基质变性和血管灌注减少。最初的复苏时机和策略可能会影响淤滞带组织的存活。诸如缺血、感染或水肿之类的其他损伤可能会将这个区域的组织推向坏死。但是，如果进行适当的复苏和创面护理，可能会导致细胞恢复，并且基质分子的变化可能会逆转。

下一个相邻的区域是充血带。在这个最外面的区域，血管的灌注响应于淤滞带释放的炎性细胞因子而增加。该区域的组织病理学显示细胞和毛细血管肿胀，提示细胞膜破裂。除非烧伤患者长期处于低血压和/或脓毒症，否则此处的组织将恢复。

基于临床检查来估计皮肤烧伤的深度非常困难。皮肤烧伤的深度一开始并不总是很明显，有经验的专家常常持有不同意见。对于皮肤色深患者的烫伤或其他低温烧伤尤其如此。学界已经提出了许多方法来预测损伤的深度，即立即或在损伤后不久（超声检查、静脉内荧光探针），但没有一种方法能像连续检查创面一样可靠。受伤的最终深度通常在受伤后 48~72 小时变得明显。热损伤很少会深入皮下或深层组织。

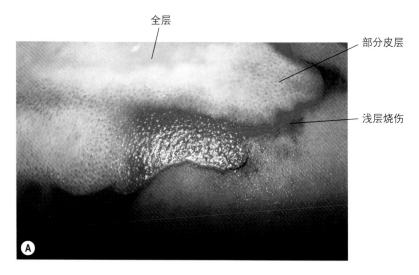

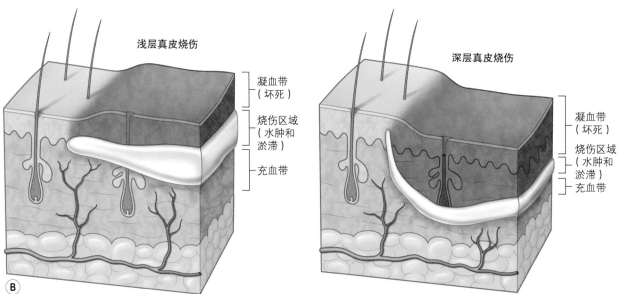

图18.8 （A）腹部火焰烧伤显示受伤区域。干燥的全层热烧伤凝固在创面的上方。远离凝血带，损伤的严重程度逐渐降低。（B）示意图显示深层和浅层皮肤烧伤中的受伤区域

局部损伤的进展

烧伤组织损伤激活炎症介质，尤其在灌注的亚表层，使损伤体积降解和延长。线粒体，黄嘌呤氧化酶和其他细胞内物质的释放进入循环会在组织以及局部循环中产生破坏性的活性氧。这会导致血栓形成，从而加剧缺血性组织坏死。中性粒细胞的补体激活和血管内刺激都增加了小血管损伤。黄嘌呤氧化酶的催化特性增强了组胺活性，进一步提高了血管通透性。一般情况下，单纯烧伤后组织坏死的体积进展超过48小时。

复苏的一个重要目标是最大程度地减少伤害的扩大。水肿形成通常遵循两种模式。受伤后第一小时，烧伤组织的水分立即迅速增加。烧伤后第12~24小时，烧伤皮肤和非烧伤软组织的液体通量均出现第二次且更渐进性的增加。组织水肿的进展速度取决于复苏的充分性，复苏的充分性既取决于所给液体的速度，也取决于所给液体的成分。

全身性损伤的进展

热烧伤会引起局部和系统介质的炎性细胞因子风暴，并释放到循环系统中。这些炎性细胞因子介导了广泛的应激反应，包括毛细血管通透性改变和全身间质水肿。这是由多种血管活性炎性介质介导的，包括5-羟色胺、缓激肽、前列腺素和钙流入热损伤细胞所产生的白三烯。炎性细胞因子也触发广泛的蛋白水解、脂解、糖异生和代谢率增加。严重的烧伤还影响心脏、大血管和肺部的功能。

一旦烧伤达到全身表面积（total body surface area，TBSA）的20%~30%，心血管对烧伤的反应通常会导致低血

压性休克。休克是一种以高交感神经血管反应为特征的病理生理状况,因此大脑和心血管的灌注优先于其他组织。内脏血管收缩和肠缺血是特征。此外,液体复苏可能会延迟或不充分,导致血细胞比容值升高,从而增加血液黏度并阻碍灌注。

与低血容量性休克的治疗一样,主要的初始治疗目标是快速恢复血管体积并保留组织灌注,以最大程度地减少组织缺血。等渗电解质液体复苏不容易或不能完全修复烧伤休克。在大面积烧伤后的最初几个小时内,可能需要大量的复苏溶液以维持血管容量。即使纠正了血容量不足,烧伤休克也会通过动态的病理生理过程演变而来。尽管有足够的预载和容量支持,但肺和全身血管阻力(systemic vascular resistance,SVR)仍会增加。此类心血管功能障碍可进一步加重组织缺血,导致加速器官功能障碍的恶性循环。烧伤休克的关键概念是,即使体内总水分保持不变,也会发生大量的体液转移。

提示与要点

- 热烧伤可分为 3 个不同的区域:凝固带、淤滞带和充血带。
- 烧伤复苏的其中一个目标是维持淤滞带的灌注。
- 严重烧伤(> 15%~20%TBSA)需要进入烧伤机构治疗(框 18.1)。
- 不同的烧伤机制导致不同的解剖损伤模式。

框 18.1　需要转到烧伤病房治疗的患者

- 真皮层烧伤面积 >10%,需要行液体复苏的患者
- 有面部、手、足、生殖器、会阴或大关节烧伤的患者
- 有真皮深层和皮肤全层烧伤的任何年龄段的患者
- 有环形烧伤的任何年龄段的患者
- 电烧伤(包括火光烧伤)的患者
- 化学烧伤的患者
- 怀疑有吸入性损伤的患者
- 有合并伤或其他疾病,需要特殊治疗或会延长愈合时间或有死亡威胁的患者
- 与烧伤有关的疾病,如中毒性表皮坏死松解症,坏死性筋膜炎和金黄色葡萄球菌性烫伤样皮肤综合征,皮肤损伤面积在儿童中 >10%,在成人中 >15%,或怀疑有治疗不当的患者
- 需要特殊社会关心、感情关注或需要长时间辅助康复的患者

(Modified from:American Burn Association.)

急性烧伤处理

现场初步评估与治疗

对烧伤患者的治疗始于将患者转移到可以进行急救的安全环境中。在所有情况下(尤其是化学或电气伤害),都必须注意确保区域安全并穿着适当的防护服,以免造成人身伤害。应使用基本的创伤受害者生命支持协议用于评估和稳定患者。应优先评估气道、呼吸和循环,以及是否存在可能比烧伤更需要紧急治疗的并存伤。衣服应该脱掉。如果在封闭空间内发生烧伤,应通过检查口咽气道中的烟尘和碳颗粒来排除吸入性伤害。如果存在缺氧迹象,则应补充氧气。

大量证据表明,冷却对减少组织损伤和创面愈合时间具有有益的作用[11]。尽管立即烧伤创面冷却是可取的,但延迟超过半小时后再应用冷却对烧伤创面仍是有益的[11]。患者到医疗机构,通过包裹在水凝胶毯或室温浸水的纱布中来冷却烧伤创口是有用的。冷却 20 分钟应可获得接近最大的收益。但是,必须避免全身性体温过低和血压过低。应将患者分类到一级创伤中心,稳定以后,然后转移到最近的烧伤病房进行明确的治疗(框 18.2)。

框 18.2　重大烧伤的现场处理

按照 ABCDEF 的基本检查方法:

A——气道,注意颈椎的保护(Airway with cervical spine control)

B——呼吸(Breathing)

C——循环(Circulation)

D——神经系统状态和疼痛控制(Neurological status and pain control)

E——环境(热损失)控制[Environment(heat loss)control]

F——启动液体复苏(Initiate fluid resuscitation)

医院的烧伤早期治疗

患者到达急诊室后,主要检查应着重于创伤管理的基础知识(即气道、呼吸和循环)。排除相关的创伤和吸入损伤也很重要(见下文)。一旦危及生命的问题得到解决,就应该进行二次调查,包括相关的病史(即受伤的时间、位置和情况),发现患者的位置及其状况。应当确定既往病史和社交史、当前的药物使用情况、药物过敏和破伤风状况。考虑非偶然性烧伤或烫伤的可能性也很重要。

然后,对烧伤患者进行彻底的评估应考虑以下因素:

■ 烧伤类型(如火焰、烫伤、电、辐射或化学物质)
■ 烧伤的深度和面积,以及严重程度
■ 吸入损伤的迹象(鼻毛烧焦、痰中的黑炭或口咽中的炭)
■ 任何并存的医学情况(如心脏病、呼吸道或肝病、糖尿病、妊娠或免疫功能低下的状态)
■ 可能需要进一步调查或处理的任何诱发因素(如因体弱或晕厥导致的烧伤)
■ 意外伤害的可能性
■ 患者的社交环境(如有自理能力或需要入院)

因为上气道阻塞会迅速发展,应确保气道安全。吸入

烟雾会导致超过 50% 的火灾相关死亡。遭受吸入性损伤的患者可能需要积极的气道干预。多数伤害是由于吸入有毒烟雾造成的。但是，过热的空气很少会对上呼吸道造成直接的热伤害（见下文"并发症"部分）。有自主呼吸并有吸入性损伤风险的患者应置于高流量加湿氧气环境中。被困在建筑物中或爆炸中的患者有更高的吸入性损伤风险。这些患者可能有面部烧伤、眉毛和鼻毛烧焦、咽部烧伤、黑痰或意识障碍。患者可能会出现音质变化或声音嘶哑、剧烈呼吸或喘息的逐渐变化。上呼吸道可通过喉镜直接检查，气管支气管树应通过纤维支气管镜检查进行评估。遭受吸入性损伤的患者也有一氧化碳中毒的危险。

胸部摄片对检测吸入性损伤不敏感。一氧化碳中毒患者的脉搏血氧检测不准确，因为仅检测到氧合血红蛋白和脱氧血红蛋白。CO-氧量测定是确认一氧化碳中毒诊断的必要手段。其他肺部评估包括动脉血气测量和支气管镜检查。接触一氧化碳的患者应使用非呼吸面罩接受 100% 的氧气。

二次调查必须包括对烧伤部位、深度和局部 TBSA 的评估。应根据免疫史给予适当的预防。破伤风免疫或疫苗预防必须按照标准的实践指南进行，特别是对于老年患者（框 18.3）。

框 18.3　重大烧伤的医疗机构早期处理

- 停止烧伤进程
- 估计烧伤的身体表面积百分比
- 建立外周静脉通路并开始乳酸林格液输入；对于儿童，如果无法获得静脉通路，可以采用骨间途径进行输液
- 根据需要进行疼痛管理
- 导尿或建立体液平衡监测
- 抽取基线血样进行检查（全血细胞计数、尿素和电解质浓度、凝血筛查、血型，以及保存或交叉匹配的血清）
- 电烧伤：
  - 12 导联心电图
  - 心脏酶
- 吸入性损伤：
  - 胸部 X 线
  - 动脉血气分析
- 清洁创面
- 完成初步调查后，二次调查应评估深度和 TBSA 烧伤深度，重新评估并排除或治疗相关损伤
- 安排安全转移到专业烧伤机构

早期创面处理

在医院环境中，最初的创面管理重点在于记录受伤程度、清除有害创面污染物、降低细菌定植率以及防止蒸发水流失。入院时评估烧伤深度和烧伤面积对液体复苏要求、局部抗菌药物的使用类型、夹板、敷料和手术的选择具有重要意义（见表 18.2）。

适当的创面治疗可降低发病率和死亡率。也缩短了愈合和恢复正常功能的时间，减少了二次重建的需要。

表皮（浅表）烧伤

这类烧伤仅涉及表皮。没有出现水疱，但充血和质嫩。晒斑是最常见的例子。在 2 至 3 天内，红斑和疼痛消退。通常只需要进行防护性敷料更换，并使用镇痛药和静脉输液治疗大面积损伤。大约在第 4 天，受伤的上皮会从下面新近愈合的表皮上剥落，这一过程通常在晒伤后可见。到第 7 天，真皮腺体和毛囊中的存活角质形成细胞再生，从而完成愈合。应建议患者采取缓解症状的措施，例如盖上凡士林纱布或水凝胶等敷料，使用非甾体镇痛药（如布洛芬），并避免阳光直射。TBSA 烧伤的计算中不考虑一度烧伤。

真皮浅层烧伤

这类烧伤涉及表皮和浅表真皮。水疱是特征。裸露的浅表神经使疼痛剧烈。保留了真皮附件，包括汗腺、毛囊和皮脂腺。当热损伤的表皮组织被去除时，上皮细胞从真皮腺体和毛囊的内壁迁移，在薄的残留真皮床上顶部形成新的、脆弱的表皮。

大多数面部浅表烧伤愈合良好，初期冲洗、固定及适当的生理敷料促进愈合。进展到更深的烧伤是不可能的，除非因暴露干燥，变成水肿和/或感染。此外，来自肢体远端的滴灌注和脓毒症等全身问题可能导致部分变成深度创面。治疗的目的是通过使用敷料来防止创面进展，因为上皮化在潮湿的环境中进展更快。适当处理水疱是一个争论的话题。如果患者可能因大面积烧伤或其他合并症而免疫功能低下，则局部用抗菌药很有用。

最佳的烧伤护理需要尽早切除并移植覆盖所有烧伤的组织，这些烧伤组织增加感染的风险或会导致瘢痕，因此，对最初几天的良好的判断烧伤深度至关重要。在最初的 7~10 天内，创面的外观和明显的烧伤深度会发生巨大变化。在第 1 天出现浅表烧伤的情况可能会在第 3 天变得更深。对于浅表烧伤，预期在 14 天之内通过真皮腺体和毛囊中角质形成细胞的表皮再生来覆盖具有薄上皮的创面。

真皮深层烧伤

局部较深的深层烧伤会完全或几乎完全破坏真皮腺和毛囊。上皮愈合需要更长的时间或根本不会发生。通过检查很难区分可以自愈的浅度烧伤和要通过早期切除和植皮治疗局部深度烧伤。许多烧伤创面混合了浅层和深层局部烧伤，因此很难对整个创面进行精确分类。它们最初可能看起来很浅，在压力下会变白或在强光下会出汗，但后来在 48 小时后重新检查时逐渐发展为出现固定的毛细血管染色。

如果优化创面环境以促进内源性愈合，一些深二度损伤将会愈合。这包括使其保持温暖、湿润并减少微生物定

植。使用局部抗菌剂很重要,因为受损真皮的免疫功能受到损害。需要超过 3 周的时间才能治愈的深二度烧伤,可能会导致增生性瘢痕和瘢痕挛缩。这通常会导致功能障碍。因此,应尽快将大面积的深部局部烧伤或在活动性强或对美容要求区域中的烧伤,应尽快切除到适宜深度,然后植皮。

皮肤全层烧伤

全层烧伤累及真皮的所有层,并且经常还损伤下面的皮下脂肪组织。烧伤部位无感觉是由于神经末梢的破坏而引起的,但是其周围非常疼痛。所有的再生元素都不可存活,脱水的细胞外基质将不支持愈合。如果在原地放置几天和几周,焦痂会从下面的存活组织中分离出来,留下一个开放的,未愈合的肉芽组织创面。如果没有手术干预,创面会通过焦痂分离,基底肉芽和创面收缩而愈合,从而导致严重的挛缩畸形。除非烧伤创面很小,否则全层烧伤的最佳治疗需要尽早切除和植皮。

应检查四肢是否存在远端血管受损的周围烧伤。此问题不应骨筋膜隔室综合征混淆。在纯骨筋膜隔室综合征中,外周脉搏不能反映出肌肉灌注损害的严重程度。随着部分或全部环形烧伤的皮肤收缩,对压缩部位及其远端的肢体所有组织的灌注都有缺血性坏死的危险。在大多数情况下,最好在烧伤治疗机构入院时预防性切开或"释放"深部烧伤组织,以扩大和恢复远端灌注,减少风险。在尚不清楚在充分复苏后是否会发生血管损害的临界情况下,对远端动脉搏动

的监测对于早期发现缺血至关重要。多普勒监测通常用于监测,但是这种测量是非常定性的。在可能的收缩部位远端的手指脉搏血氧饱和度测定也很有用,但指尖氧饱和度的变化较晚发生。如有疑问,应测量皮下或肌肉腔室压力。压力 > 30mmHg 时应进行切痂术。

重要特殊注意事项

对于面部烧伤患者,必须进行角膜荧光染色和眼科咨询。对于有生殖器烧伤的患者,应放置导尿管。对于会阴部烧伤的患者,应放置直肠导管。特定的烧伤情况(如化学和电烧伤)可能会要求进一步的诊断研究和治疗(见下文)。

烧伤面积的计算[12,13]

由于种种原因,准确估计烧伤体表面积非常重要,指导早期液体复苏率并确定患者是否应该进入烧伤治疗机构或重症监护室非常有用。对于成年人而言,Wallace 的"九分规则"是一种简单而较为准确地计算 TBSA 烧伤的方法。但是,Lund 和 Browder 图表更准确且被广泛接受,因为它阐明了婴儿和儿童的不同身体比例(图 18.9)。对于所有患者,烧伤图和创面照片应置于病历中,并在烧伤创面扩大时进行更新。更精确的面积计算方法需用计算机计算(图 18.10)。提高烧伤面积估算的准确性对于更精确地划分烧伤等级在研究质量控制或研究结果中很有价值。

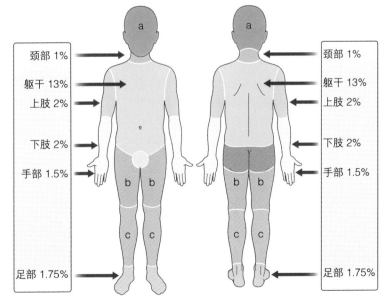

图 18.9　用 Lund 和 Browder 方法估算烧伤面积。儿童体表面积的计算必须考虑儿童的独特身体比例,此处采用 Lund 和 Browder 方法

| 颈部 1% | 躯干 13% | 上肢 2% | 下肢 2% | 手部 1.5% | 足部 1.75% |

身体部位	0岁	1岁	5岁	10岁	15岁	年龄
	体表面积对应比例					
a = 头部1/2	9 1/2	8 1/2	6 1/2	5 1/2	4 1/2	
b = 大腿1/2	2 3/4	3 1/4	4	4 1/4	4 1/2	
c = 小腿1/2	2 1/2	2 1/2	2 3/4	3	3 1/4	

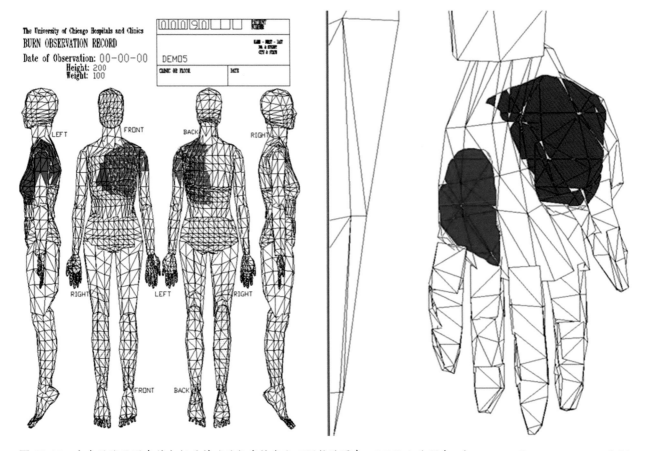

图 18.10   未来的烧伤图表将包括更精确的数字技术和可调整的图表,以匹配人体形态。(From Orgill, DP. Excision and skin grafting of thermal burns. N ew Engl J Med. 2009;360;893-901.)

吸入性损伤[14-16]

吸入化学性烟雾和/或其他烧伤产物可能导致上下呼吸道损伤。在烧伤的房屋或建筑物火灾中人吸入烟雾的风险很高。火焰或热气体造成的热伤害可能会损坏上呼吸道(声门上)。这会导致嘴唇和口咽部烧伤,导致水肿和气道阻塞。除非吸入的是热蒸汽,否则热量很少会引起声门下损伤。烧伤产物具有化学反应性时对细胞有直接毒性。化学损伤会导致水肿、支气管痉挛和支气管出血。由于黏膜纤毛作用和肺不张,支气管内渗出液未清除,继而可能发生肺炎。支气管肺部吸入损伤释放出炎症介质,这也降低了心肌的功能。成功的治疗包括液体复苏,避免肺水肿和随后的呼吸衰竭(框 18.4)。

框 18.4   吸入性损伤的体征

- 火焰烧伤史,或在密闭的空间里烧伤
- 面颈部、上胸部皮肤全层或真皮深层烧伤
- 鼻毛烧焦
- 口咽部有炭末痰或咽部炭末颗粒

与没有吸入损伤的烧伤患者相比,吸入损伤的烧伤患者的死亡率要高得多。吸入烟雾的后果占与火有关的死亡

的 50% 以上。大多数烟雾吸入受害者在密闭空间的大火中受伤。呼吸伤害的程度取决于烧伤的地毯、家具和其他家庭物体(包括患者所接触的烟雾)所散发的有毒气体和化学物质的类型和特性。

管理这类患者需要一个高度怀疑的指标。吸入烧伤的患者可能有或没有面部烧伤、黏膜红斑和气管中的烟灰。将患者从密闭空间的火场中救出后,应尽快检查咽部是否有水肿或微粒。喘息发作、说话困难,或仅有病史也足以进行纤维支气管镜检查(诊断吸入性损伤的金标准)。

吸入损伤导致支气管水肿和肺泡内液体潴留。维持尿量的复苏液需求量远远超过 Parkland 公式指南时,就说明正在形成肺水肿。严重吸入损伤的常见临床模式是大量液体需求,高肺动脉压和较大的通气-灌注氧气梯度。对于上呼吸道或吸入性损伤的患者,尽早进行气管插管非常重要,可确保呼吸道通畅,提供机械通气支持并提供积极的肺盥洗(框 18.5)。

框 18.5   气管插管的指征

- 直视下可见口咽部发红或水肿
- 出现声音嘶哑或剧烈咳嗽
- 喘鸣、呼吸急促或呼吸困难
- 患者面部有炭末颗粒黏附

一氧化碳中毒

一氧化碳是烧伤生物材料（如石油产品、煤炭和天然气）的烧伤副产物。一氧化碳与脱氧血红蛋白结合的亲和力比分子氧高 40 倍。它也与细胞内蛋白质结合，尤其是那些与处理氧气进行能量代谢有关的蛋白质。这两种作用导致细胞内和细胞外缺氧，并导致无效的无氧代谢转变，从而导致代谢性酸中毒。密闭空间火灾通常具有较高的一氧化碳水平。吸入或不吸入都会发生一氧化碳毒性。

在存在一氧化碳血红蛋白的情况下，常规的电极式血气分析仪会错误地显示计算出的氧饱和度和含量的高值。在这些情况下，脉搏血氧饱和度也不准确，因为它无法区分氧合血红蛋白和一氧化碳血红蛋白，因此可以得出正常的结果。

但是，血氧饱和度测定仪可以准确确定氧饱和度和含量，还可以快速测量一氧化碳血红蛋白浓度。但是，在一氧化碳中毒的情况下，动脉血气分析将反映代谢性酸中毒和一氧化碳血红蛋白水平升高，但可能不会显示缺氧。用非呼吸面罩使用 100% 氧气进行治疗，该面罩可以比血氧更快地将血红蛋白中的一氧化碳置换掉。

汽车发动机中产生的一氧化碳量会导致致命的一氧化碳中毒，而不会产生足够的颗粒物来引起吸入性肺炎。此外，某些烧伤材料不会产生大量的一氧化碳。在吸入氧浓度接近 100% 的情况下，一氧化碳血红蛋白的半衰期约为 1 小时。

一氧化碳血红蛋白水平大于 25%~30% 的患者在临床上有明显的烧伤产物暴露史，应进行通气（表 18.4）。当使用高压氧疗法时，可以将一氧化碳的血液半衰期缩短至 23 分钟。对于一氧化碳血红蛋白水平大于 25%、心肌缺血、心脏节律不齐或中枢神经系统异常的患者，建议使用高压氧。还建议孕妇和一氧化碳血红蛋白水平 ≥15% 的幼儿使用高压氧。

表 18.4　一氧化碳血红蛋白血症的临床体征

一氧化碳血红蛋白浓度	症状
0~10%	轻微
10%~20%	恶心、头痛
20%~30%	嗜睡、昏睡
30%~40%	意识混乱、躁动
40%~50%	昏迷、呼吸抑制
>50%	死亡

氰化物中毒

含有氰化物的腈类化合物，常用于工业溶剂、聚氨酯和聚乙烯塑料，在烧伤时都会释放氰化物。氰化物在肺或皮肤会被快速吸收，是工业火灾烟雾吸入性损伤的致病因素。氰化物竞争性抑制氧与血红蛋白结合，并抑制细胞色素氧化磷酸化，从而导致细胞能量耗竭。依地酸二钴是已知用于治疗口服或工业爆炸引起严重氰化物中毒的药物。吸入氰化物产品时，血浆中游离氰化物浓度通常是比较低的。用依地酸二钴来治疗低浓度的氰化物是危险的，因为它本身也可以引起中毒。比较好的方法是吸入亚硝酸异戊酯或静脉注射亚硝酸钠。它们可将血红蛋白转化为与氰化物较低亲和力的高铁血红蛋白。

液体复苏

严重烧伤复苏中应立即开始静脉输液。对于大于 20%TBSA 的烧伤，应制订烧伤复苏静脉输液方案（表 18.5）。对于儿科患者，应在所有烧伤 ≥10%TBSA 的婴儿和烧伤 ≥15%TBSA 的大龄儿童中进行液体复苏。合用或不合用胶体的乳酸林格液是烧伤复苏最常用的液体。

进行烧伤后液体复苏的患者应插入 Foley 导管以监测尿量。尿量应作为肾脏灌注的量度和评估体液平衡的指标。对于成人，应保持每小时 0.5~1.0mL/kg 的尿量。

对于深热烧伤或电击患者，应监测其初始尿液的颜色和稠度。尿液可能是深红色，表示血红蛋白尿或肌红蛋白尿。这些血红蛋白可以在肾收集管中沉淀，从而导致肾衰竭。在这种情况下，还应使用渗透性或肾小管性利尿剂冲洗肾脏收集管，以避免肾衰竭。

对于老年患者、患有心肺疾病的患者以及延迟就诊的患者，应考虑插入中心静脉导管。这在严重烧伤患者的后续液体复苏中可能起重要作用。在早期阶段，与中心导管相关的感染风险很小。使用当前的导管处理方法，这些风险被导管对于监视和接入的重要性所抵消。

复苏液成分

不同的烧伤治疗机构之间的烧伤液体复苏方案差异很大。根据烧伤的程度和患者的体型来预测补液的量，补液应以与损失相同的速率进行。超过毛细血管渗漏的液体被肾脏排泄导致静脉压增加和额外的组织水肿。乳酸林格液最类似于正常体液中的电解质。

如今，Parkland 配方（及其变体）已成为使用最广泛的烧伤复苏指南。高级烧伤生命支持课程支持使用此公式进行烧伤的初步复苏。在伤后 24 小时，输入乳酸林格液的量为 4mL/kg/1% TBSA。伤后第一个 8 小时输入总量的一半，剩余的另一半在余下的 16 小时输入。例如，一位 70kg，烧伤面积 40% 的患者，在伤后第一个 24 小时需输入乳酸林格液 $70 \times 40 \times 4 = 11\ 200mL$（约 470mL/h）。

鉴于白蛋白缺乏生存获益和增加成本，晶体是可供选择的复苏液，一项 meta 分析显示白蛋白与晶体相比死亡率增加了 1 倍以上。白蛋白等胶体的给药一般在伤后 24 小时内避免，但在伤后 24 小时可能对严重烧伤（>50% TBSA）有一定作用。

表 18.5　液体复苏公式

公式	晶体	胶体	葡萄糖
胶体公式			
Brooke 公式	1.5mL/kg/1% TBSA 乳酸林格液	0.5mL/kg/1% TBSA	2L 5% 葡萄糖
Evans 公式	1mL/kg/1% TBSA 0.9%Nacl	1mL/kg/1% TBSA	2L 5% 葡萄糖
Slater 公式	每 24 小时 2L 乳酸林格液	每 24 小时 75mL/kg 新鲜冰冻血浆	2L 5% 葡萄糖
晶体公式			
Brooker 公式改良版	2mL/kg/1% TBSA 乳酸林格液		
Parkland 公式	4mL/kg/1% TBSA 乳酸林格液	估计血浆容量的 20%~60%	滴定至尿量 30mL/h
高张盐水公式			
Monafo 公式	液体钠浓度 250mmol/L 维持尿量 30mL/h		
Warden 公式 (改良版)	第一个 8 小时乳酸林格液+50mmol/L NaHCO₃ 维持尿量 30~50mL/h。8 小时后乳酸林格液, 维持尿量 30~50mL/h		
DemLing 公式 (右旋糖酐公式)	第一个 8 小时, 右旋糖酐 40 放入生理盐水中, 按 2mL/kg/h 输入, 并用乳酸林格液滴定维持尿量 30mL/h	伤后 8 小时开始按 0.5mL/kg/h 输入新鲜冰冻血浆 18 小时	

重要脏器功能监测

尽管缺乏证据支持, 但心率和尿量是监测大面积烧伤患者输液治疗的主要方式。通常根据体重来确定静脉内液体的给药速率。建议成人和儿童每小时尿液量至少为 0.5~1.0mL/kg, 但每小时尿液量为 1~2mL/kg 是可取的。烧伤后前 48 小时每小时的尿量较少, 几乎总是提示复苏不足。血流动力学监测和治疗血容量不足是重症监护的基本任务。成人的搏动频率约为 110 次/min 或更低通常表示有足够的容量, 搏动频率大于 120 次/min 通常表明血容量不足。窄脉压较单纯收缩压提供了更早的休克指征。

由于组织水肿的干扰, 袖带非侵入式血压测量不准确, 读数低于实际血压。放置在桡动脉中的动脉导管是首选, 其次是股动脉。进行侵入性血流动力学监测的决定需要仔细考虑。由于缺乏与目标导向的超常规治疗相关的益处, 人们对肺动脉导管的使用热情有所下降。

烧伤创面处理

热烧伤创面处理的首要任务是为康复创造一个生理环境, 并减少蒸发损失。在医院环境中, 应清洗创面并清除污染物和松散的失活组织。对于严重烧伤或较小面积深度烧伤的治疗, 局部抗生素可用于控制微生物入侵。然后用无菌敷料覆盖, 这些敷料可以用作蒸发屏障和固定剂。肢体夹板还有助于固定, 并有助于减轻水肿和疼痛。有各种各样的创面产品可满足这些目的。偏好因机构而异。

一些实用的急救技巧可能会对烧伤结果产生重大影响。立即用流动的冷水快速冷却 5~10 分钟, 可减轻小面积的浅层烧伤的严重性。接下来的步骤是仔细地清洁、固定和防护。除非有异物污染或涉及大面积污染, 否则无须使用局部抗生素。

在远离医疗机构的荒野地区, 大面积烧伤创面处理的重点是控制蒸发和热量散失, 直到撤离为止。清洁和煮沸的叶子可以阻止蒸发损失。植物或树木的内部形成层也可用于提供水杨酸酯, 以控制疼痛并减少细菌和真菌的生长。

外用抗菌剂

在医院环境中, 某些局部用银制剂是最常用的局部用抗菌剂。历史上, 硝酸银配制成 0.5% 的溶液被广泛用于传递银离子。它是一种液体, 可以倒入患者的纱布敷料中使其饱和。它具有出色的抗菌性能, 但不能很好地通过焦痂扩散。因此, 在更深的烧伤中, 在减少焦痂下的定植方面效果有限。另外, 硝酸银在烧伤治疗机构工作人员中不是很受欢迎, 因为它会使被褥、地板和制服染色。一种更实用的方法是使用诸如 Acticoat (图 18.11) 之类的纳米晶银涂层敷料。当浸泡在水中时, 它会释放出单原子和双原子的银离子, 这些离子可以穿透烧伤组织并提供广谱抗菌覆盖。该产品不会像硝酸银那样使皮肤变色。Acticoat 膜具有足够的银, 可以有效使用几天。有时必须用蒸馏水润湿, 以释放银离子并将其运输到创面中。

像许多其他过渡金属一样, 银也会干扰细菌的能量代谢。临床上使用的其他抗菌过渡金属是碘、金、钛、铂和锌等。银离子对组织的耐受性特别好, 并在尿液中迅速清除。

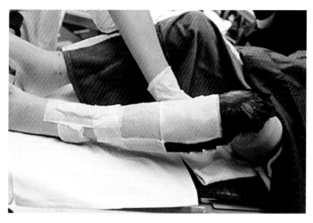

图 18.11　使用外用抗菌银敷料（Acticoat）有助于控制二度至三度烧伤、大面积烧伤、重度污染或免疫受损患者的细菌增殖

另一种银化合物磺胺嘧啶银是一种非常常用的抗菌软膏，因为它结合了银和硫的抗菌作用。它具有中等的焦痂渗透性和较大的抗菌谱。抗菌活性持续 8~10 小时，每天更换敷料一到两次。磺胺嘧啶银会引起渗出反应并使创面变色，从而更难以评估烧伤深度。当在大的开放区域使用时，这种渗出过程与一些患者的短暂性白细胞减少有关。改用另一种局部用药几天后，白细胞计数即可恢复。重新开始磺胺嘧啶银很少引起复发性白细胞减少。磺胺嘧啶银最适合用于明显需要切除和移植的中至深二度的烧伤。

醋酸氨苄磺胺也很常用，外观相似。它具有极好的焦痂渗透性和抑菌作用。在全层烧伤上使用醋酸氨苄磺胺可防止更深层的感染。常用于耳部，它有助于防止软骨感染。醋酸氨苄磺胺的全身吸收，当用于大面积烧伤时，会通过抑制碳酸酐酶而产生代谢性酸中毒。效果通常在 3~5 天后显现。在开放性创面上使用该化合物还会在初次使用时引起疼痛。虽然几分钟后疼痛便会消失，但患者通常不喜欢这种感觉。

另一种局部敷料是使用 Dakin 溶液（0.25% 的次氯酸钠），该溶液是一种漂白溶液，可漂白蛋白质和脂质。它对抑制细菌和真菌的增殖有好处，但对细菌生物膜却无效。实际上，它可以用作每天 3 遍的纱布敷料，以减少失活的组织。Dakin 溶液浸泡的纱布通常与局部磺胺嘧啶银交替使用，以治疗大量细菌繁殖的创面。

诸如聚维酮碘溶液和呋喃西林的药剂仍在使用，但越来越不受欢迎。它们使用起来较便宜。然而，功效和副作用限制了接受度。它们仍然在世界上许多地方得到广泛使用，在这些地方，获取更昂贵的代理商受到了限制。

幸运的是，在过去的 20 年中，创面感染已大大减少，这主要是由于人们对其病因有了更深入的了解。早期切术清创术和皮肤创面覆盖明显减少了烧伤创面感染的机会。尽管进行了精心的创面护理，即使在最无菌的条件下，患者自身的微生物菌群也会迅速定居，然后侵入未灌注的烧伤组织。只有通过去除失去活力的烧伤组织并提供稳定的覆盖，才能恢复天然免疫力并降低创面感染的风险。

创面敷料[17]

标准烧伤敷料由凡士林或蜡浸渍的纱布组成，可有效恢复表皮的运输屏障功能，并有助于防止黏附在创面上。可以在其上使用局部消毒剂，然后用棉或纱布吸收渗出液。现已推出较新的敷料，这些敷料自称黏附性较小，允许较少的水分从创面蒸发而流失，同时也能保护其免受外来病原体的侵害。一些敷料是为了提供临时覆盖，而另一些则是永久性的。这些可以进一步分为两类：

■ 生物敷料：既可以应用新鲜的，也可以用液氮冷冻保存或快速脱水冻干、后期再用盐水复原后的。

■ 物理敷料：由合成物质（如聚乙烯或硅酮）组成，可防止与创面粘连，塑形效果好，可减少水分蒸发及污染。

生物创面敷料

要使免疫防御边界恢复到愈合创面之外，就需要恢复创面表面的血管灌注。这需要在创面上放置能够引起血管向内生长的生物敷料（表 18.6）。应用最广泛的生物敷料是新鲜或冷冻的异体中厚皮片。异体皮肤放置在愈合的创面上后，如果处理得当，异体皮肤仍然保持活性并血管化（"摄取"）。同种异体移植的真皮毛细血管吸收间质液，增殖并在移植后 2~5 天与创面形成通道。该过程称为绝缘。一旦采取，同种异体移植物下方的创面将变得无菌且炎性反应较少。

当然，同种异体移植物包含会触发免疫排斥的外源蛋白质。在大量烧伤的患者中表现出的免疫抑制作用可能会延迟排斥反应，但最终移植物会形成大量的炎症细胞浸润，并且表皮会从患者身上脱落和脱落。表皮脱落需要用另一组异体移植物替代，或者希望患者已准备好覆盖永久性自体组织。从供区到烧伤患者的疾病传播是可能的，但很少发生。表皮丢失后，大部分异体真皮被宿主细胞重塑，成为永久性真皮。

猪皮和冻干的异体皮曾经被常规用于烧伤患者。但是它们的保存效果不如保存得当的冷冻异体皮。因此，它们在换药期间会从创面上脱落。但是，当附着在烧伤创面上时，它们确实有助于减少蒸发液和热量的损失。

在过去的 30 年中，细胞和无细胞组织工程生物材料在烧伤创面覆盖中的作用日益增强（表 18.7）。胶原蛋白和蛋白聚糖的脱细胞基质被制造并作为第一个"人工皮肤"上市，目前以"Integra"为名销售。薄的多孔聚合物薄片，作为空气的屏障，覆盖在表面。材料的植入需要大约 2 周的时间，任何干扰（例如过度运动，材料下方的液体积聚或感染）都会导致材料损失。一旦基质被植入，聚合物薄片被薄皮片取代。

在创面的初始治疗过程中，用 Integra 替代深层部分或全层深度烧伤中损失的真皮，可以通过改善移植皮肤的弹性来减少后期重建手术的需要。尽管这些材料存在技术问题，但减少瘢痕挛缩引起的功能性和美容性畸形的优点使其在许多临床情况下值得使用。

表 18.6　临时皮肤替代物

产品	组织来源	层次	分类	应用范围	优点	缺点
人异体皮	人尸体	表皮及真皮	低温保存的中厚皮	Ⅱ度烧伤、切痂创面行自体皮移植前或缺乏自体皮的临时覆盖	双层皮:具有表皮及真皮的特性 可重新血管化,维护活性达数周 真皮可与创面结合 有抗菌活性	表皮会产生排异 传播疾病的风险 价格昂贵 需低温保存
Gammagraft	人尸体	表皮及真皮	中厚皮	同人异体皮	同人异体皮	表皮会产生排异 传播疾病的风险 价格昂贵 室温保存
人羊膜	胎盘	羊膜	表皮及真皮	同人异体皮	作为皮肤的生物屏障 减轻疼痛 容易应用及去除 透明	来源、制备和保存困难 每两天需要更换 容易破碎 传播疾病的风险 价格昂贵
猪皮(异种皮)	猪的真皮	真皮	真皮	同人异体皮	黏附良好 减轻疼痛 与人异体皮相比更容易获得 新鲜猪皮内层胶原具有生物活性 与人异体皮相比价格便宜	不能血管化,很快脱落 在创面的时间较短 需要将新鲜的猪皮进行冷冻
Oasis	异种皮	来源小肠黏膜下的细胞外创面基质	有生物活性的类真皮样基质	浅Ⅱ度烧伤的临时覆盖,也已用于自体皮移植后及供皮区的覆盖	黏附良好 减轻疼痛 具有类真皮样的生物活性 保质期较长,可在室温保存 相对便宜	主要是类真皮样物 不能与创面结合,需重复应用
Transcyte	同种异体真皮	双层结构 外层:硅胶 内层:尼龙上播种新生儿的成纤维细胞	有生物活性的真皮基质,有合成的真皮及表皮成分	同 Oasis	双层结构 与浅Ⅱ度创面黏附良好 减轻疼痛 提供有生物活性的真皮成分 可塑性好 外层屏障功能良好	用之前需冷冻保存 价格相对较贵
Suprathel	合成的由聚乳酸、三甲烯、碳酸盐及 ε 己内酯组成的多聚体	单层	合成的表皮及真皮	同 Oasis	保质期较长,可在室温保存	价格相对较贵 不能吸收 需要相对频繁地更换以避免渗出液淤积及相关问题

表 18.7　组织工程皮肤替代物或支架

产品	组织来源	层次	分类	应用范围	优点	缺点
Apligraf	同种异体合成物	胶原基质上播种新生儿角化细胞和成纤维细胞	合成物:表皮及真皮	深Ⅱ度切痂创面	成品,随时可用	价格昂贵 血管化较慢 无表皮屏障 无抗菌活性
Epicel	自体角化细胞	培养的自体角化细胞	表皮	烧伤面积 >30% 的深Ⅱ度和皮肤全层烧伤创面	成品,随时可用 有活细胞	同 Apligraf
Alloderm	同种异体真皮	多孔真皮(经过加工的异体皮)	真皮	深Ⅱ度和皮肤全层烧伤创面	成品,随时可用 有活细胞	同 Apligraf
Integra	合成	牛胶原及鲨鱼硫酸软骨素,外层为硅胶	生物合成的真皮	皮肤全层烧伤创面,最后需行自体皮移植封闭创面	成品,随时可用 有活细胞	同 Apligraf

异体真皮是经过化学处理的异体真皮,由皮肤同种异体移植产生,其中大多数非交联的蛋白质和脂质均被去除。它可以作为皮肤替代品在市场上买到。但是,与 Integra 一样,基质的植入过程是可变的,并且基质不能很好地支持培养的表皮自体移植(cultured epidermal autograft,CEA)的附着。植入过程的速度很可能取决于基质材料中的生长因子,以及其所放置创面的生长因子。

由于植入率无法预测,许多烧伤治疗机构通常不使用真皮替代物来广泛覆盖急性烧伤。大型临床试验尚未证明使用这些产品中的任何一种具有存活优势,或提供的数据表明损伤后功能得到了改善。因此,当真皮替代物改善移植过程的功能和美学效果,并且,当患者的生存不是问题时,大多数外科医生会使用真皮替代物来修复烧伤瘢痕。

在组织培养中生长并扩增同基因人类角质形成细胞的能力使 90%TBSA 以上的烧伤患者(以前无法幸存)得以存活。邻近的皮肤来源不再是恢复角化等基因上皮屏障的主要限制。在 1984 年的一个具有里程碑意义的案例中,波士顿 Shriners Burns 研究所对几乎全身烧伤的双胞胎患儿进行了治疗,这些培养的角质形成细胞取自未损伤的腋窝皮肤小活检标本。在治疗过程中,角质形成细胞成功地在组织培养中扩增,并被用于重铺其某些创面。患者的生存直接归因于该技术的使用。目前,有几家生物技术公司提供收费服务。发送给公司的皮肤标本通常会在 2~3 周内进行培养,然后再送回患者手中。将 CEA 薄片直接放在干净的清创创面上。移植物存活良好,创面愈合快于未经治疗的创面。

尽管具有理论优势,但 CEA 仍未成功解决大量烧伤者的创面覆盖需求。在 CEA 的覆盖下,关节周围和肌肉上方的区域(如面部)几乎没有运动且功能不佳。直接放置在肌肉或皮下组织上的 CEA 仅会逐渐形成基底膜,在一些病例中需要 6 个月的时间。这会通常导致机械上脆弱和不稳定的上皮屏障,随着时间推移需要进行更换。

生理创面敷料

市面上还有其他类似的产品,如 Biobrane。这些复合材料为血管内皮细胞向内生长提供了基质,并在创面表面之外建立了灌注,从而有效地使创面表面内皮化。它们可以在大面积烧伤时提供生理性创面控制,同时发生自体覆盖的过程。生物膜还被用来为浅层烧伤和供区部位的愈合提供生理环境。

如果正确使用,Biobrane 通常会黏附在创面上。敷料不受干扰,可限制液体流失并防止创面受到刺激。表皮再生不受干扰。一旦上皮层完全愈合,敷料就会脱落。这些材料最适合表浅二度烧伤创面和供皮的供区部位,这些部位可在 7~10 天内治愈。这些材料放在较深的创面上,黏附力差,并且异物像焦痂一样引起感染。这些材料没有抗菌活性,因此不应放置在受污染的创面上。大多数新开发的合成生物敷料主要在发达国家使用,因为这些产品大多非常昂贵。

非手术覆盖创面

应该将严重烧伤患者置于保护性隔离区,以限制与医院病原体(例如耐多药生物)的接触。尽管采取了这些预防措施,但许多人在治疗过程中仍有一到数次感染。患者的皮肤和肠道是微生物病原体的常见来源,没有已知的疗法可以消除这些感染源。由于病原体污染和烧伤创面过度生长,通常在受伤后 2~3 周内发生引起脓毒症的全身症状。早期肠内营养和早期创面覆盖大大降低了烧伤创面感染的发生率。

基本上,除非有感染、血流不足(组织缺血)或营养摄入不足,否则大多数烧伤创面基本最终都可以治愈。创面处理有助于最大程度地减少感染机会并最大限度地治愈创面。烧伤患者的每日换药可检查创面,以评估是否需要进一步干预,但更重要的是,它提供了去除坏死组织的机会。在烧伤治疗机构,医务人员会花费大部分时间轻轻刮去自上次换药以来聚集的死皮和蛋白质碎片。这为角质形成细胞的迁移留下了健康的创面。

从概念上讲,创面处理的方法是创建一个愈合环境,试图模拟胎儿创面的子宫内环境。通常,在创面之间用湿的抗菌覆盖物覆盖创面,以尽量避免微生物生长、液体流失和疼痛刺激最小化,并最大程度促进皮肤再生。浅层局部厚度烧伤可在短时间内愈合,并且使用温暖,湿润且无细菌的敷料可减轻疼痛或挛缩。

对于可以在不引起功能限制的情况下治愈的深层或全层小面积深度烧伤,治愈时间可能会超过几周,而且感染的风险很高。对于这类创面,最好通过外科手术清创并用皮片移植物或人工支架进行覆盖来治疗。对于小面积的深度烧伤或分布不规则的烧伤,通过二次愈合的时间可能不超过植皮的愈合时间。对于这些创面,外科清创术和移植术可能不合适。毕竟,皮片移植需要 7~10 天才能稳定在创面上,供区部位的愈合时间大约是相同的。

手术覆盖创面[18]

烧伤患者的外科治疗的主要目标是去除受损或失活的组织并用有活力的组织替代。众所周知,坏死组织的早期切除可减少创面感染和死亡率。经历坏死的组织引起局部和全身性炎症反应,充当病原体的生长介质,并延迟创面愈合。尽早覆盖可减少感染时间。开放的创面会流失热量和体液,从而导致患者的高动力和代谢过度状态。为了实现早期清创术并稳定地永久覆盖创面,外科医生必须克服两个主要障碍,即清创过程的物理性副损伤,以及有时用于永久覆盖大面积烧伤的替代皮肤来源有限。

烧伤坏死性组织清创术通常逐层进行,直到所有组织看起来都尚可为止。在明显的全层损伤中,烧伤可在一个阶段被切除至深筋膜以减少失血。进行清创的最佳时机是在受伤后 5 天内,以最大程度减少失血量。对于严重的烧伤,治疗应着重于保护生命或四肢,在烧伤的组织引发多器官功能衰竭或被感染之前,必须切除大面积的深度烧伤。在这种情况下,更多的浅表烧伤可以用敷料治疗,直到愈合或新鲜的供皮部位可用。

在大面积烧伤中去除烧伤组织的主要限制是清创术中的失血量。反复输血会使血小板功能的有效性降低。尽管某些机构在一个过程中进行大清创(>20%TBSA),但大多数烧伤机构将每次手术限制在 10%~20%TBSA 的清创中。这样可以将血液置换、输液和麻醉要求保持在压力耐受范围内。削痂术涉及在真皮和皮下毛细血管网络的深度切割皮肤组织(图 18.12)。历史数据表明,在使用现代药物之前,每平方厘米烧伤的削痂术将导致 1mL 失血。如今,由于使用敷料加压、止血药、电烧、避免使用会干扰凝血的药物以及在烧伤组织下注射乳酸林格液都能减少出血。尽管通过电烧将肌肉筋膜全层切除可最大程度地减少失血,但仍需要在筋膜上植皮,从而导致功能和美学效果不佳。

如果有足够的供区部位,来自未烧伤区域的自体中厚皮片移植物是覆盖烧伤创面的"金标准"(图 18.13)。如

有可能,除手部和足部外的四肢是皮片移植的最佳供区(图 18.14)。躯干是其次被实用的部位,但是由于轮廓不规则,切取移植皮片在技术上更具挑战性。乳酸林格液1∶1 000 000 肾上腺素可使组织充盈,从而可以切取更薄的皮片,并最大程度地减少失血量。带有头发的头皮是一个很好,但常常未被充分利用的供区部位。由于毛囊的密度,头皮很厚,迅速重新上皮。也可以使用阴囊。头发的再生很少出现问题。因此,供区部位在愈合后被很好地掩盖。

在同一部位多次获取皮片是可行的,但供区部位必须留出时间在两次获取之间再生。理想情况下,应从可优化颜色匹配的区域获取皮片。首选非网状("片状")移植物,以改善外观和功能效果。使皮片拉网可以覆盖更大的区

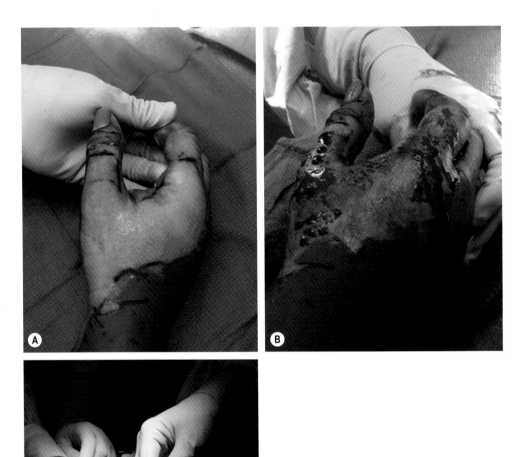

图 18.12 (A)在清创术之前标记烧伤创面。(B)手烧伤清创后。(C)采用 Weck 护刀行手部烧伤创面清创

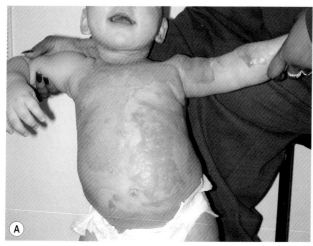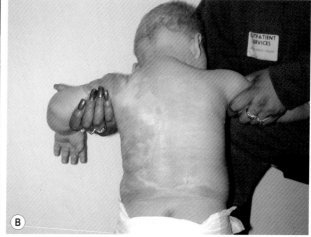

图 18.13　（A）中厚皮片移植愈合后。（B）供区

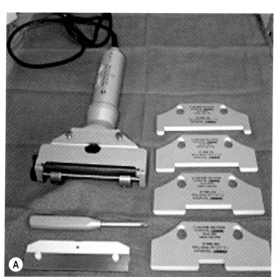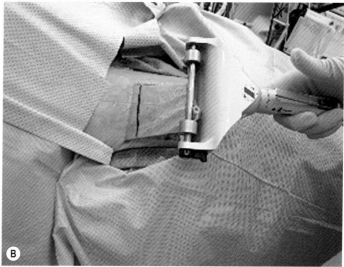

图 18.14　（A）常用电动取皮刀取皮移植。（B）切取自体中厚皮片

域。市售的网状移植皮片允许皮片移植物的比例为 1.5∶1 或 3∶1。网状皮片可改善植皮的"吸收"并加快烧伤覆盖范围。网格图案是永久且不美观，皮片移植常用于手部和面部，在任何将来的部位用于静脉中心导管和气管造口以获得快速覆盖。

同种异体移植物（表 18.6）和皮肤替代品（表 18.7）可以快速切除非常大面积的烧伤，并且仍能实现生理愈合，从而可降低这类损伤的死亡率。培养的上皮自体移植物还可用于在供区部位愈合时提供临时的创面覆盖。培养的细胞可以片状（3 周后可用）或悬浮液（1 周内可用）形式使用。一些烧伤治疗机构将这些细胞用于表皮脱落或与网状移植物结合使用，以改善美学效果。

烧伤创面一般在一次手术中清除并覆盖植皮。在大面积烧伤中，清创后几天，患者可能会接受皮片移植。在切除后和皮片移植前，创面要用生物敷料覆盖（Integra 或异体皮肤）（图 18.15）。去除烧伤的组织可减轻生理压力。这样可使创面和患者在切取皮片前恢复。清创完成后立即开始自体皮肤覆盖。尽管这是一种更昂贵的创面覆盖方法，但改善的功能结果远远大于费用。第二次供皮区可以缓慢愈合，但对于这类烧伤较大的患者，替代方案有限。然而，这种方法在欠发达国家并不可行。

在规划大面积烧伤患者的皮片移植物覆盖率时，应使用旨在达到最佳功能结果的规划策略。最重要的是覆盖关节和静脉通路，然后移植大的躯干区域，皮片移植很可能会减少损伤的表面积并减轻生理压力。但是，手部、颈部和面部的烧伤需要特别注意。为了防止烧伤创面愈合后这些区域功能过度受损，应较早而不是较晚移植覆盖这些区域。如果手部、颈部和面部全层烧伤，则延期植皮会导致瘢痕挛缩和功能性局限性难以克服。因此，深层烧伤部位应及早植皮或用皮瓣覆盖，以便可及早开始活动和处理增生性瘢痕（框 18.6）。

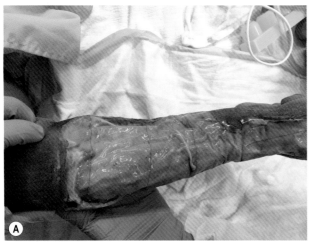

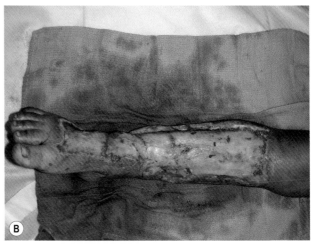

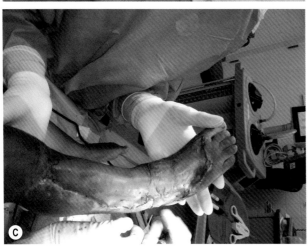

图 18.15 （A）在全层皮肤缺损创面上应用无细胞真皮基质 Integra。（B）血管化良好的 Integra。（C）Integra 覆盖后

框 18.6　烧伤瘢痕修复技术

- 无组织缺失
  - 切除坏死组织，一期覆盖创面
  - 局部组织重整
- 组织量不足
  - 分次切除和直接覆盖
  - 中厚皮片和全厚皮片移植
  - 局部/区域皮瓣
  - 远隔皮瓣
  - 组织扩张
  - 游离皮瓣

沥青烧伤的处理[19-21]

由于难以在不对烧伤组织造成进一步伤害的前提下除去沥青，因此热沥青烧伤往往难以处理。由于很难快速清除沥青，并且没有这样操作的紧迫医学需要，因此最好通过适当的液体复苏或将创面视为深度烧伤来根据需要准备植皮。去除沥青并非必须，但它可以提高患者的舒适度，并可以及早评估潜在的组织损伤。这种方法具有感染的风险，并可能将二度的损伤转化为三度的损伤。

学界过去已经使用了许多物质，但结果却各不相同，因此选择合适的试剂来去除附着的沥青仍然具有挑战性。清洁剂表面活性剂共聚物，如聚氧乙烯-脱水山梨糖醇或泊洛沙姆 188，它们基本上是通常用作蜡基的乳化剂，使用时会使沥青与皮肤分离。由于它们是水溶性的，因此很容易洗掉。

另外，磺胺嘧啶银、新孢菌素(以聚氧乙烯脱水山梨糖醇为碱)或聚山梨酯可以留在绷带下，放在沥青污染的烧伤创面上。第二天取下绷带后，沥青会消失。对于其中一些试剂，建议每次将其放置 12~48 小时，直到沥青溶解。不建议使用有机溶剂(如乙醇、丙酮、醛、醚、汽油和煤油)去除组织中的沥青。如果上述乳化剂不可用，则放置普通的家用制剂，例如蛋黄酱(15~30 分钟)、黄油(20~30 分钟)、葵花籽油(20~30 分钟)和婴儿油(1~1.5 小时)在上述时间段内，在无菌纱布上和沥青上涂抹，应有助于去除沥青而不会进一步损害组织。

沥青烧伤的机械清创术通常很痛苦，相对无效，且会导致去除了潜在的皮肤和毛囊，从而扩大了皮肤损伤的深度和范围。另外，会发生一定程度的自清创。如果皮肤上有一层

浅色的沥青,并且患者没有对下面的皮肤或周围组织抱怨,则可以将无症状的沥青留在原处。

电烧伤的治疗[22-24]

寻求医疗救助的大多数人都经历过与通电导体的短暂接触。呈现的症状是触痛的感觉分布,小的接触烧伤,或许是坠落时疼痛。极少数有心脏异常。心脏的电功能应通过心电图评估。如果电流流经胸部或患者在电击后报告心律失常,通常的做法是在电击后 24 小时连续监测心律。事实证明这是不必要的。如果入院时没有心脏异常,则很少发展为心脏异常。触电时会发生致命的触电死亡。由于存在迟发性神经系统后遗症的重大风险,因此这些患者应接受创伤专科医生或神经科医生的随访。

出现心律不齐或完全性心搏骤停的患者应按照标准进行心脏复苏程序,并可能需要降低心肌兴奋性的药物以恢复功能性节律。一旦复苏,这类患者应入院并评估心肌损伤,同时在住院监护床或 ICU 中进行几天的监护。

因高能量电源遭受严重电烧伤的患者,应送往专门的烧伤治疗机构接受适当治疗。生命器官功能应尽快稳定。在持续监控并接受液体复苏的同时,下一个优先考虑是进行全面评估,以确定整个电流路径上的受伤程度。诊断成像通常对于确定组织损伤的程度和位置至关重要。没有造影剂的 MRI 最准确。但是,对于重伤患者,软组织 CT 成像更快、更实用。

烧伤的表面积通常不影响电烧伤患者的液体复苏,除非他们也有广泛的皮肤烧伤。如果临床检查表明存在严重伤害,则应放置 Foley 导管。如果尿液澄清,则输液应足以将尿量维持在 0.5~1mL 乘以体重(kg)/小时(h)。3~4 小时后,可以判断损伤的严重程度以及是否可以减少静脉输液以维持基线尿量 20~30mL/h。相反,如果由于肌红蛋白而使尿液呈黑色,则应增加静脉输液以使尿量保持在每公斤体重 2mL。有时需要像甘露醇这样的渗透性利尿剂来增加尿量。碱化剂(例如碳酸氢盐)可防止蛋白质在肾小管中聚集。一旦尿液澄清,则输液可以恢复到维持正常尿量所需的水平。

皮肤烧伤的治疗方法与热伤相同。深层组织损伤,通常是骨骼肌,需要及早诊断出深层肌肉损伤的位置,隔室压力监测,筋膜切开术和坏死组织的清创术。手动测试骨筋膜室压力是不可靠的。可以使用各种方式来测量压力。压力升高超过 30mmHg 时,需要对肌肉中的筋膜和肌外膜进行筋膜切开减张术。应该尽早进行必要的切开减张以改善组织灌注。大多数电击都涉及手部。如果出现手部浮肿,就需要开放腕管鞘。需要用多普勒和脉搏血氧仪验证远端组织的灌注情况。

需要在 48~72 小时后进行第二次检查行肌肉清创术。在清创术之间用同种异体移植物或复合材料的深层创面覆盖物,旨在保留重要的结构。必须对创面进行连续和多次清创,包括浅表和深部肌肉,但即使部分受损,也可以保留神经,肌腱,关节和骨骼。随时间进一步评估以指导重建为宜。

受损的大血管应通过血管移植或清除。受伤的神经应通过开发神经鞘来减压,并保持生理湿润,以便以后进行评估。同种异体移植物或生物敷料可用于临时覆盖,直到完成第二次检查程序和清创术为止。如果需要填充无效腔,有血运的组织覆盖是有益的,但在技术上可能难以在病情不稳定的患者中实现。在血管损伤及由此产生的血栓现象在第 2 周减轻,组织炎症减轻。此时创面周围的组织可耐受局部、轴型或游离皮瓣的操作。遭受高能电烧伤的患者死亡率很高,死亡的主要原因是多器官衰竭。

创面覆盖后,神经和肌肉功能的恢复将成为下一个挑战。通常需要神经松解,神经移植和转移。截肢和用假肢置换通常是恢复生产效率的最具成本效益和最快的方法。创面覆盖数月后,患者经常出现神经肌肉协调问题,疼痛综合征和神经心理疾病,需要采取团队合作的方式进行处理。

辐射烧伤的治疗[9,25]

日灼伤的治疗是固定以加速水肿的消退,并应用冷蒸发屏障。诸如 Xeroform、AquacelAg 或水凝胶之类的敷料是非常好的抗微生物和蒸发屏障,可维持生理环境以使创面愈合并减轻疼痛。非甾体抗炎药可减轻炎症和炎症引起的疼痛。

辐射诱发的氧化损伤是电离辐射诱发的损伤的主要损伤方式。因此,抗氧化剂的使用,例如超氧化物歧化酶(含铜/锌/锰的超氧化物歧化酶)、氮氧化物(tempol)和氨基硫醇(氨磷汀),代表了一种标准的方法,是临床上针对 ROI 介导的损伤的一线治疗方法。它们可清除自由基,保护细胞成分免受氧化损伤。N-乙酰半胱氨酸(N-acetylcysteine,NAC)是另一种含硫醇的抗氧化剂,可补充细胞内还原型谷胱甘肽,内源性抗氧化剂并清除水相自由基。这些机制使 NAC 可以作为辐射防护剂,抵抗伽马射线和其他形式的电离辐射的氧化作用。

在高辐射剂量下,很难完全阻止整个细胞内水中活性氧中间体(reactive oxygen intermediates,ROI)产生的影响。因此,在寻找有效抗氧化剂的同时,持续的研究工作目前集中在确定细胞水平上 ROI 的关键目标以及开发用于恢复这些受损细胞成分的有效治疗方法上。

烧伤对新陈代谢的影响[26-28]

广泛的烧伤引起对创伤的明显代谢反应,引起生理紊乱,导致高代谢状态(表 18.8)。烧伤后数周,高代谢反应涉及严重的分解代谢、氮耗竭和体重的丧失。这种情况与宿主防御能力的逐步下降有关,损害免疫反应并可能导致脓毒症。由于热稳态的成本增加,维持宿主防御屏障以及蛋白质生物合成,烧伤创面会消耗大量能量。

烧伤患者通常会将基础代谢率提高到正常静息率的 50%~100%。主要特征包括增加的葡萄糖生成、胰岛素抵抗、脂肪分解和肌肉蛋白质分解代谢。如果没有足够的营养支持,患者会遭受创面愈合延迟,免疫功能下降和体重普遍

表 18.8　代谢率增加百分比与烧伤面积的关系

烧伤面积/%	代谢率增加百分比/%
20	30
30	50
40	75
50	100
60	100

减轻的困扰。许多公式根据体重和 TBSA 烧伤百分比预测患者的营养需求(表 18.9)。需要增加营养卡路里和蛋白质的摄入以恢复能量损失。使用肠道来提供营养有许多好处,包括减少肠道微生物向循环系统的转移。

营养治疗[29-35]

　　早期进食的患者创面愈合显著增强,住院时间更短。在严重烧伤患者中,仅靠口服途径满足大量的卡路里需求实际上是不可能的。通过鼻胃或鼻十二指肠经幽门管进行肠内营养是向严重受伤的烧伤患者提供卡路里缺乏的首选补充途径。20%TBSA 烧伤的患者仅靠口服摄入将无法满足其营养需求,入院时应插入经幽门管,因为比经蠕动恢复后插入更能耐受。在很少使用胃肠道的罕见情况下,应仅在胃肠道功能正常之前使用肠胃外营养。

　　早期肠内营养可缓解严重的烧伤后胃肠道损伤并维持肠黏膜的完整性。胃肠道黏膜病变发生在严重烧伤后的缺血和再灌注期间。早期肠内营养可通过增加消除氧自由基的能力来减轻缺血和再灌注损伤。肠通透性的增加是肠黏膜屏障破坏的早期特征之一。早期肠内营养是通过维持血液循环和预防肠缺血和再灌注损伤来保持正常肠通透性的有效方法。肠胃外营养需要额外的血管通路及其伴随的风险。它还缺乏肠黏膜刺激的有益作用以及对细菌移位和应激性出血的保护作用。

　　烧伤创面护理、手术和康复过程中严格的换药时间表经常会干扰进餐。高剂量止痛药引起的食欲下降也会导致喂养不良。足够的营养支持对烧伤恢复至关重要,因此,尽管有吸入性肺炎的风险,但大多数临床医生仍会在口服卡路里摄入不足的患者中放置饲管。

　　与液体复苏类似,确切的营养要求值得商榷。患者的临床反应仍然是从损伤中恢复期间营养补充的最佳指示。浅表烧伤和供区部位表皮再生的快速性以及改善血清营养参数是充足营养的最佳指标。基础代谢率的测量也指导营

表 18.9　估计热量和蛋白质需要量的计算公式

公式	年龄/岁	烧伤面积/%	每天所需热量/kcal	蛋白质
成人				
Burke and Wolfe	>18	任何面积	2 × BMR	未计算
Curreri	16~59	任何面积	25 × 体重(kg)+40 × 烧伤面积(%)	未计算
	≥60	任何面积	20 × 体重(kg)+65 × 烧伤面积(%)	
Davies and Liljedahl	>18	任何面积	20 × 体重(kg)+70 × 烧伤面积(%) (烧伤面积 >50% 按 50% 计算)	1 × 体重(kg)+ 3 × 烧伤面积(%)
Galveston I	>18		2 100 × 体表面积(m²)+1 000 × 烧伤面积(%)	未计算
Ireton-Jones	>18	任何面积 但必须无机 械通气	1 784–11 × 年龄(岁)+5 × 体重(kg)+244(性别:男=1,女=0)+239 (创伤:是=1,否=0)+804	未计算
Harris-Benedict 改良版	>18	<40	男=1.5 ×[66+13.7 × 体重(kg)+5 × 身高(cm)–6.8 × 年龄(岁)] 女=1.5 ×[655+9.6 × 体重(kg)+1.7 × 身高(cm)–4.7 × 年龄(岁)]	1.5 × 体重(kg)
		≥40	男=2 ×[66+13.7 × 体重(kg)+5 × 身高(cm)–6.8 × 年龄(岁)] 女=2 ×[655+9.6 × 体重(kg)+1.7 × 身高(cm)–4.7 × 年龄(岁)]	2 × 体重(kg)
儿童				
Curreri Junior	0~1	任何面积	BMR+15 × 烧伤面积(%)	未计算
	1~3	任何面积	BMR+25 × 烧伤面积(%)	未计算
	4~15	任何面积	BMR+40 × 烧伤面积(%)	未计算
Davies Child	1~12	任何面积	60 × 体重(kg)+35 × 烧伤面积(%) (烧伤面积 >50% 按 50% 计算)	未计算
Galveston Infant	0~1	任何面积	2 100 × 体表面积(m²)+1 000 × 烧伤面积(%)	未计算
Galveston Ⅱ	1~11	任何面积	1 800 × 体表面积(m²)+1 300 × 烧伤面积(%)	未计算
Galveston Adolescent	12~18	任何面积	1 500 × 体表面积(m²)+1 300 × 烧伤面积(%)	未计算

　　1g 氮 = 6.25g 蛋白质;BMR,基础代谢率。

养替代疗法。由于较大的流体移位，因此在治疗期间无法测量体重减轻和增重。即使有足够的营养支持，大多数患者也会失去肌肉质量和体重。最根本的目标是优化营养，以覆盖营养利用。喂食过多或不足会增加发生并发症的风险。

营养公式

主要特征包括增加的葡萄糖生成、胰岛素抵抗、脂肪分解和肌肉蛋白质分解代谢。如果没有足够的营养支持，患者的创面愈合会延迟、免疫功能下降、体重普遍减轻。许多公式根据体重和 TBSA 烧伤百分比预测这些患者的营养需求。需要增加总卡路里和蛋白质的摄入量（1.5~3g 蛋白质/kg/d）以恢复损失。就像液体复苏一样，确切的营养需求值得商榷。患者的临床反应仍然是从损伤中恢复期间营养补充的最佳指示。

使用强化胰岛素治疗方案可实现 80~110mg/dL 的严格血糖控制，从而降低感染并发症和死亡率。烧伤治疗机构继续使用各种公式来估算营养需求（见表 18.9）。近年来，能量估计公式的数量有所增加，其中许多公式是针对特定患者人群开发的。针对儿童和成人人群已经开发了特定于烧伤的方程式。一项研究对烧伤患者的 46 种公开的能量计算方法与间接量热法进行了比较，未发现精确估算的卡路里需求，并且大多数研究结果表明，任何给定患者均存在一定的不准确性。

几项研究提出使用合成代谢类固醇或生长激素来减少损伤过程中的肌肉分解代谢和体重减轻，并在恢复过程中增加体重增加。在急性和恢复阶段，抗分解代谢和合成代谢药物似乎可以明显减少烧伤的净分解代谢。这些药物与最佳的蛋白质摄入相结合，在严重烧伤的代谢管理中似乎具有显著的益处。从急性护理开始就提供足够的营养支持对烧伤患者的生存至关重要。

治疗策略的目的应是防止体重减轻超过患者基线状态的 10%，因为体重减轻越多，其预后就越差。体重下降超过 10% 的分解代谢障碍的已知后果包括免疫功能受损和创面愈合延迟。体重下降超过 40% 会导致死亡。因此，正在进行的分解代谢的并发症仍然是严重烧伤患者发病和死亡的主要原因。

疼痛管理

虽然在烧伤患者中不完全止痛的不良后果很早就已被认识到，但国际上对疼痛的管理仍不理想。烧伤疼痛中枢性和周围性的动态变化，许多影响疼痛感觉的因素要求制订一个治疗计划，灵活地应对背景、操作、术中和术后等方面的疼痛。规律的、不间断的和文字记录的疼痛评估方法是指导这一过程的关键。

烧伤患者的剧烈疼痛是一个主要的生理应激反应，对患者的恢复会产生不良作用。通常，床旁手术需要大剂量的抗焦虑药和阿片类药物。皮片移植后的首次换药是特别痛苦而令人不安的。除了特别是在供区部位的明显疼痛外，患者在首次面对新的移植物时常常会感到极大的焦虑。已经

研究了各种方法来提供镇静，舒适和疼痛控制。常规药物疗法使用阿片类药物进行镇痛，并使用苯二氮䓬类药物进行镇静。呼吸暂停的风险可能导致提供者在服用过多药物方面出现错误。为了解决这一问题，一些机构使用丙泊酚提供了患者自控镇痛（patient-controlled analgesia，PCA）。PCA 可使患者自行滴定至所需的舒适度，这可能具有使患者感觉对情况有所控制的额外好处。

通常，让麻醉师或疼痛专家参与烧伤患者的日常管理会很有帮助。照顾烧伤患者的提供者应牢记一些关键点，以便在换药期间优化疼痛管理：优化营养和水分以刺激愈合过程；通过经常评估疼痛程度和生命体征，确保镇静剂患者在手术过程中和手术后的安全性和舒适性；并在换药的最痛苦阶段（去除换药和创面清洁）控制急性疼痛。当意识减弱时，需要密切监测呼吸状态。

更多地重视疼痛管理，不仅可以帮助患者的心理康复，而且还可以明显改善患者的生理预后。疼痛刺激会影响许多循环因子的释放，这些循环因子会影响组织灌注，免疫系统功能和创面愈合。疼痛的效果管理需要疼痛神经生理学和药理学方面的工作知识。这些技能对烧伤护理人员很重要。

患者如果在伤前没有药物滥用史，即使接受长期的高剂量治疗，通常也不会发展为阿片类药物成瘾。但持续应用阿片类药物治疗通常也会产生生理依赖。当疼痛减轻时要逐渐减少阿片类药物的剂量以避免阿片类药物的戒断症状。

并发症

植皮失败

移植皮肤坏死是最常见的手术并发症，是由于固定不充分、创面清创不充分或移植物下方的血块形成而引起的。感染通常是移植失败的直接后果（图 18.16）。因此，精心放置敷料以使移植物相对于创面固定至关重要。一些烧伤外科医生用纤维蛋白密封剂喷洒皮片移植物，以帮助固定移植

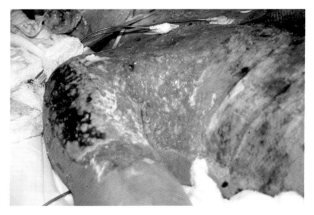

图 18.16　感染的烧伤创面的外观，导致全身性脓毒症以及皮肤自体移植物和同种异体移植物坏死

物并促进血管向内生长。除非细致夹板，否则应避免在移植的肢体上进行圆周加压敷料。移植并四肢包裹的肢体中的任何运动都会在肌肉和上覆的移植物之间产生剪切应力。应鼓励在移植后第 2~3 天进行早期移植检查，并清除任何潜在的血肿。第 3 天后，毛细血管长入皮片中，但如果皮片移动，长入皮片的毛细血管就会断裂。如果检查表明皮片移植物被严重感染，则可进行微生物培养和适当的抗微生物治疗。

侵袭性创面感染

　　对于烧伤患者，在最初 4~14 天进行全身性抗生素预防可将全因死亡率显著降低近一半。围手术期的有限预防可减少创面感染，但不会降低死亡率。通常建议对烧伤创面使用局部抗生素预防措施，并没有很大的有益效果。然而，证据的方法论质量较弱，因此，目前需要进行大规模的随机对照试验。

　　如果创面变得越来越不适、心动过速、疼痛或恶臭，或观察到蜂窝织炎，或患者发热，则应怀疑创面感染。应将烧伤创面中可疑部位的几份活检标本送去做微生物学检查。由于所有创面将在几个小时后定植，因此最好测量创面中细菌的密度。这被称为定量细菌培养。医生的经验、干净的仪器和接受培训，对于准确地执行测试必不可少。当创面中细菌的密度超过每克组织 100 000 个菌落形成单位（相当于 10^5 个/g）时，宿主防御机制将不再有效。这种情况允许侵袭性创面感染。

　　侵袭性创面感染的治疗既需要抗生素，也需要切除所有被感染的组织。在与微生物学小组讨论后，应开始经验性广谱抗生素治疗。可以根据活检在几个小时内获得的快速涂片革兰氏染色结果，将抗生素治疗方案调整得更加具体。在 24~48 小时内，可以使用更具体的细菌鉴定及其对抗生素的敏感性来决定抗生素的使用方案。建议的抗生素选择应以最可能的感染原因为指导，并且还应考虑抗生素耐药性的局部模式。

肾上腺功能不全

　　高达 36% 的严重烧伤患者发生某种程度的肾上腺功能不全。对其进行纠正并不像使用促肾上腺皮质激素那么简单。可能是由于不同患者的应激反应差异所致，对促肾上腺皮质激素刺激的反应与生存率之间没有统计学上的关联。该发现的临床相关性尚未确定。

周围肢体压迫伴血管受损

　　患者可能需要进行切开减张术（图 18.17）、筋膜切开术或两者兼有（图 18.18），以缓解骨筋膜隔室综合征。出现颈部、胸部、腹部、四肢接近环形烧伤或全层烧伤较大的患者，很可能会阻碍血液流向四肢，需要进行切开手术。在肢体

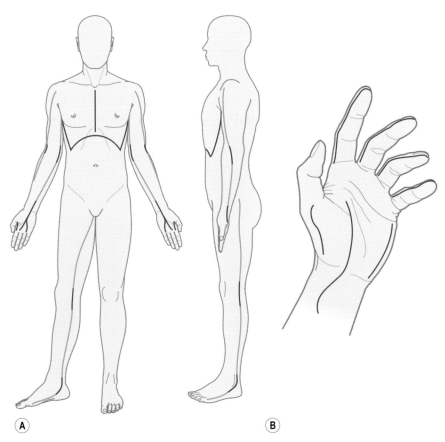

图 18.17　（A）减张线和相关解剖结构。（B）手部切开减张切口

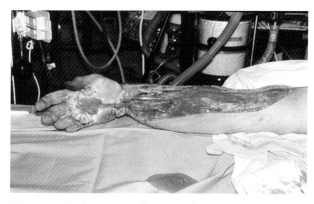

图 18.18　电烧伤后前臂掌侧和手掌焦痂切开减张和广泛的筋膜切开减张术。筋膜减张切开术延伸至皮肤挛缩上方和下方的正常皮肤。筋膜切开术包括筋膜室筋膜和肌膜层

中，毛细血管充盈和感觉异常受损，并且比脉搏减少更早出现疼痛。用压力计和多普勒测量肌肉或组织压力可用于监测远端部位的组织灌注。如果组织压力高，则可能需要手术减张。如果压力适中较高，则表示需要持续监控。眼眶是一个局限于扩张的腔室，可能需要进行侧位截骨术才能成功地将眼压降低至正常水平。

骨筋膜隔室综合征

当封闭空间内的组织压力升高到高于静脉压力时，就会发生筋膜室综合征。如果压力超过静脉压力，结果是筋膜室内的血流减少、组织氧合减少和局部缺血。组织缺氧导致细胞内水肿并增加室压。未经及时治疗的最终结果是组织坏死。

腹腔间隙综合征的发生具有相似的病理生理学。由于涉及重要的器官，它可能会危及生命。对于严重毛细血管渗漏的严重烧伤患者，通常会出现液体渗出/水肿。通过腹内压 >20mmHg 和至少一种新器官功能障碍来诊断。它与肾功能不全、肠缺血以及心脏和肺灌注不良有关。临床表现包括腹部紧张、肺顺应性降低、高碳酸血症和少尿。尿量监测不够灵敏或不够具体，无法诊断出腹腔室综合征。应当进行仔细的监测和积极的治疗，以避免这种致命的并发症。适当的血管内容积、适当的体位、疼痛处理、镇静、鼻胃减压（如果需要）、药物麻醉（如果需要）和躯干切开减张术都是增加腹壁顺应性和降低腹腔内压力的干预措施。对于每位烧伤率为 30% TBSA 的患者，应作为烧伤液体复苏方案的一部分，开始进行膀胱压力监测。在最初的 24 小时内接受 >250mL/kg 晶体的患者可能需要腹部减压。经皮腹部减压是微创手术，应在剖腹手术前进行。如果侵入性较小的手术失败，则应对其他治疗方法无效的腹腔间隙综合征患者进行腹腔切开减压术。

深静脉血栓

烧伤患者深静脉血栓形成的发生率在 1% 到 23% 之间，

建议用肝素对深静脉血栓形成进行化学预防。多次输血后通常会发生凝血病。凝血参数的改变可触发静脉血流低的血管内血栓形成。

全身性炎症反应综合征

对于烧伤患者脓毒症和感染相关的诊断有标准化的定义。大面积烧伤患者的基线温度重置为 38.5℃，心动过速和呼吸急促可能持续数月。持续暴露于炎症介质会导致白细胞计数发生显著变化，使白细胞增多成为脓毒症的不良指标。使用其他线索作为感染或脓毒症的征兆，例如增加液体需求量，烧伤后 3 天后血小板计数减少，精神状态改变，肺部状况恶化和肾功能受损。术语"全身性炎症反应综合征"不适用于烧伤患者，因为大面积烧伤的患者处于慢性全身性炎症刺激状态。

中性粒细胞减少

一过性白细胞减少比较常见，主要是由于中性粒细胞减少。入院后的几天内，大多数的白细胞会受到抑制。几天后可恢复至正常水平。磺胺嘧啶银与一过性的白细胞减少相关，解决方法就是不再使用磺胺嘧啶银。

脓毒症[36-39]

大面积烧伤的患者由于免疫抑制，感染风险增加，尤其是创面、静脉通路部位和肺部。轻度烧伤（<10%TBSA）迅速愈合，感染很少见。感染迹象的临床监测并不简单，因为许多烧伤患者发热且白细胞计数发生改变而无感染。由于化学性脓毒症综合征，许多烧伤患者会在受伤后的第一周出现低热。

烧伤患者人群中常见的感染原因是生理压力患者的肠道菌群移位和交叉污染引起的。第一要务是排除中心静脉导管脓毒症，如果阳性则更换导管。烧伤创面迅速被革兰氏阳性细菌定植，主要是来自毛囊和真皮腺的葡萄球菌。潮湿的环境会促进微生物的生长。革兰氏阴性细菌感染是由于烧伤时肠系膜血流量减少以及随后的损伤而从肠道移位引起的。最后，烧伤患者可引起重症监护室中其他患者常见的医院获得性感染，包括血管内导管相关感染和呼吸机相关性肺炎，其总感染率高于重症监护室中其他患者。

当前的管理指南不建议对烧伤患者进行连续的全身性抗生素预防，这表明缺乏证据证明其疗效和诱导了抗生素耐药性。最近的一项 meta 分析发现，对于烧伤患者，在烧伤后的前 4~14 天进行全身性抗生素预防可显著降低全因死亡率，将其降低近一半，而围手术期的有限预防则可减少创面感染，但不会降低死亡率[39]。此外，该研究还建议通常推荐的局部使用抗生素预防烧伤创面没有任何有益效果。由于多中心临床研究的困难，数据的方法论质量较弱，这些研究得出的结论是，除围手术期外，不建议对重度烧伤患者进行预防，并且需要进行随机对照试验以评估其用途。预防性抗

生素通常在烧伤创面切除术前即刻施用,作为预防烧伤创面感染的治疗方法。切开时补充足够的血液很重要。

大面积烧伤患者未能覆盖并长期暴露,仍会发展为创面感染。将患者隔离在专门的病床上,以及医护人员的预防措施(洗手、手套和睡袍)会减少病原体从一名患者到另一名患者的传播。当患者的病情迅速恶化时,必须保持高度怀疑创面感染的可能。创面培养,尤其是定量评估,以及用于组织学检查的活检有助于确定诊断和直接治疗。及时切除坏死或感染的组织,适当的局部治疗和全身性抗菌治疗对于患者的生存至关重要。

预防脓毒症的最佳临床方法是在早期营养支持下增强免疫系统并重新建立肠道和皮肤的屏障功能。用抗生素治疗通常可以控制感染,但会改变患者的微生物菌群。如果患者在第一次感染得到治疗后仍然有感染的危险,通常会发生第二次耐药性更高的感染。如果烧伤的面积足够大,以至于患者有一个月或更长时间处于危险之中,全身性真菌感染将成为主要的临床问题。用毒性较小的氟康唑治疗真菌性脓毒症极大地增加了治疗选择。

呼吸机治疗

吸入性损伤和呼吸系统并发症仍然是严重烧伤致死的主要原因之一。在这种情况下,通气支持和气道管理通常具有挑战性,在受不同程度的呼吸窘迫综合征影响的患者中,延长气管插管时间的需求非常普遍。尽管使用了大容量的低压袖带,但烧伤外科医生对于烧伤患者是否将气管插管转换为气管切开存在着广泛的争议,特别是当呼吸机的支持时间延长至两周以上或发生其他气道并发症时,这一点仍然存在争议,因为有很多研究已经记录了高死亡率和高气管切开术并发症。

虽然这些完整的发病机制仍不清楚,但吸入损伤、感染、气管内插管的存在以及个体因素的组合在其发展中起着重要作用。气管切开术可能为微生物进入呼吸道提供了良好的入口,呼吸道感染和脓毒症的发生率很高。此外,据报道,由于气管切开术的高发病率、误吸、阻塞性异常、肺炎和气管瘘的发病率增加。长期后遗症同样重要。气道狭窄、吞咽困难、言语改变、气管食管瘘和气管软化可能会损害这部分患者的预后效果。为了防止气管软化,应尽一切努力将气道压力保持在最低范围。气管切开术的优点包括最小化无效腔,易于抽吸,存在更安全的气道以及易于运动。理论上,它应该防止声门下狭窄的出现。

在现代的气管导管中使用低压气球已显著降低了气管侵蚀和威胁生命的无气管动脉瘘的发生率。气管切开术仍然是有用的,因此可以使患者逐渐而安全地摆脱对机械通气的长期依赖,并减少对声带的伤害。

血栓性静脉炎

静脉血栓形成是严重烧伤患者的常见问题,尤其是在用于静脉通路的静脉中。烧伤治疗机构通常使用肝素预防

措施,以减少此问题的发生。大面积烧伤患者的静脉血栓可作为细菌的丰富培养基。许多需要数周护理的重度烧伤患者在治疗的某个时机需要中心静脉导管,因为外围穿刺部位通常很有限。与中心静脉导管相关的感染可导致严重的发病,一旦怀疑有导管感染,便注意不断更换导管。化脓性血栓性静脉炎是烧伤患者静脉血栓栓塞的常见并发症。对于有无法解释的脓毒症迹象的烧伤患者,应怀疑并排除这种情况。评估从检查先前导管进入的所有部位开始。有效治疗通常需要切除受感染的静脉。

康复 [40-44]

严重烧伤为患者克服了难以形容的挑战。体型改变、物理障碍、进一步受伤的风险增加和疼痛只是其中的一些问题。烧伤创伤康复是恢复因烧伤致残患者的健康和工作能力。在烧伤康复中取得成功通常是具有挑战性的。

适应和恢复能力需要支持小组、家人、朋友和多学科的康复团队的付出。很少有国家有资源来支持这一水平的投资。但是有效的康复可以培养一个有劳动能力的、心理上完好无损的人。烧伤患者必须恢复活动能力并保持平衡,才能对自己的工作能力或进行人际交往充满信心。

在入院后的最初几天开始制订最佳康复策略。在创面覆盖之前,通过肌肉骨骼动力疗法,牵引力和夹板来预防挛缩的疗法至关重要,尤其是对于关节周围的创面而言。手术前要制作夹板,并在移植时放在手术室中。一些烧伤治疗机构将水疗法作为物理疗法的一部分,以在患者处于温水中时对四肢进行测距。这样可以减少关节僵硬和疼痛。

熟练的物理治疗对预防烧伤挛缩非常重要。由于控制瘢痕和瘢痕挛缩以及不完整信息的相互因素,有关在创面愈合中是否休息或活动的争论仍在继续。最近,强烈提倡早期运动以避免关节挛缩。受伤的上肢和下肢抬高,以允许足够的静脉引流并减轻水肿。

需要经验丰富的判断来认识创面愈合的阶段以及炎症和机械张力在瘢痕刺激中的相对重要性。一项研究表明,对于非移植物区域在伤后第1天开始良好的烧伤理疗,植皮区在伤后第3天开始良好的烧伤理疗,仅造成6%的烧伤挛缩。早期和适当的夹板和伸展屈折痕烧伤,如颈部、腋窝和肘前区,可减少瘢痕挛缩的程度,并可防止随后的功能畸形和需要重建。早期和适当的夹板和伸展屈曲性烧伤,例如颈部、腋窝和肘前区域,可减少瘢痕挛缩的程度,并可以防止随后的功能畸形和重建需求。

计划将患者从医院出院后继续进行物理治疗至少18个月。在急性和康复后阶段,从烧伤治疗机构出院是患者烧伤后生活的第一个关键点。除了身体方面的考虑外,良好的营养可促进烧伤后创面的愈合和恢复,从而达到初期创面愈合和长期减少瘢痕的目的。康复工作涉及整个烧伤小组,共同鼓励患者在换药和手术之间尽可能过正常的生活。治疗师应首先保持肌肉力量,关节范围和日常生活活动。

在慢性期,增生性瘢痕和挛缩的预防和管理是重要的

问题。烧伤护理的另一个重要方面是认识到烧伤患者的社会心理需求。为此,许多中心将心理学家、社会工作者和职业顾问作为多学科团队的一部分。烧伤患者的生理恢复分为几类(关键期、急性期、长期康复),每类都需要考虑独特的社会心理方面。

关键阶段的心理挑战是由于过度和不足的刺激、生存的不确定性和与痛苦的治疗的斗争、谵妄和混乱以及沟通障碍所致。在此阶段,身体生存是主要目标,而心理干预可能没有什么价值。在护理的急性或恢复阶段,患者经常表现出抑郁和焦虑症状。患者还可能表现出悲伤情绪、睡眠障碍和急性应激障碍。药物治疗和医患沟通可以在此阶段为患者提供帮助。

从急性康复计划出院后,便开始长期康复。有几个基本挑战需要克服。焦虑和沮丧是常见的问题。学会应对可能的身体功能下降(即由于脱毛和瘢痕形成)也很重要。性因素和身体形象改变等心理因素也需要支持性管理。创伤后应激障碍是烧伤创伤的另一种常见的不可避免的后遗症,需要及早干预以控制其后果。负面的人际交往经历只会加剧这种情况的严重性。精神科服务的直接参与是烧伤康复的重要方面。

另一个治疗后的概念是社区扩展。引入它是为了克服在恢复阶段认识到的差距,并提供与社区服务和当地医院的联系。康复中心开始在受保护的环境中与遭受其他身体创伤的其他人重新融入社会。他们可以在复工、返家、重拾爱好和恢复社交方面获得帮助,并在必要时获得重建手术后的"充值"帮助。

对于儿童而言,重新引入通常以学校为中心的社交更具挑战性,尤其是在青春期。儿童烧伤俱乐部在出院前后为建立信任提供了很大帮助。与社区的全面回归有关的问题及其解决方案,例如与教师的伙伴关系、行为疗法和适应性设备,可能不在本章的讨论范围。但是,后续建议,包括更全面的潜在需求清单,可能会有所帮助。

电烧伤者面临特别困难的康复挑战[41,42]。许多广泛报道的神经、神经肌肉和神经精神病学并发症表现在电烧伤后数月。这些问题甚至在低能量电击患者中也很常见。通常需要由多学科团队的神经科医生、神经心理学家与烧伤康复团队合作[41,42]。需要进行激烈而持久的物理和职业治疗,以恢复正常的平衡和协调。

幸运的是,严重的辐射性皮肤伤害并不常见。需要用未辐照的皮肤覆盖创面[25]。自体移植皮肤中未辐照的细胞将逐渐改善周围放射损伤的皮肤的质量和愈合能力[9]。还发现脂肪转移到受辐射伤害的软组织中可以使受辐射的皮肤受益[25]。

烧伤瘢痕增生与挛缩的治疗[45-50]

理想的瘢痕足够坚固,足以满足力学要求和支持表皮功能。理想情况下,仅仅是为了这个目的而形成足够的瘢痕。然而,烧伤患者的创面往往会在愈合后留下赘余(即增生性)瘢痕。目前尚无增生性瘢痕的定量定义。相反,诊断的是那些并非必要的厚瘢痕。烧伤创面愈合后增生性瘢痕形成是康复的常见障碍。

增生性瘢痕的几种表观遗传原因众所周知,是需要考虑的重要因素。基本上,创面感染时间长、创面上的动态张力(肩膀、胸部、掌侧前臂和后腿)与快速生长、受孕和皮肤色素沉着相关的内分泌或激素因素易于形成增生性瘢痕。导致炎症增加的因素包括创面感染、因次要目的而延长的愈合时间或创面中存在的免疫异物。据推测,增生性瘢痕是由于深层真皮受到损伤而开始的。它们在创面愈合的炎症期和增殖期延长的创面中尤为明显。烧伤创面愈合后增生性瘢痕的发生率接近 90%。

增生性瘢痕也是动态机械皮肤张力作用于愈合创面的结果。由于机械张力的作用,位于人体某些部位(如胸骨、三角肌、上背部)的瘢痕常呈增生性,典型的表现见图 18.19。这种解剖依赖性似乎与皮肤张力的模式有关。增生性瘢痕的自然病程是它们在受伤后会随着时间的流逝而消退,但是在创面边缘之间会留下难看的,较薄的真皮间隙。

没有家族型增生性瘢痕的描述。然而,皮肤黑色素含量较高的人群增生性瘢痕的发生率较高。这些人口包括非洲、亚洲和西班牙裔血统的人。

激素的影响也是已知的一个因素,增生性瘢痕形成通常在青春期开始时或在受孕期间开始。瘢痕组织细胞对驱动正常组织生长和发育的相同生长因子的影响敏感。Schierle 报告了增生性瘢痕中睾丸激素受体的增加,这可能有助于青春期这类瘢痕的形成。增生性瘢痕发生在 60% 的 5 岁以下烧伤儿童中。

当允许深层烧伤不进行植皮而完全愈合时,通常会发生增生性瘢痕,具有不稳定的上皮和较差的皮肤弹性。初始治疗的重点是控制瘢痕的发病机制。有效的治疗需要诱导瘢痕重塑和软化。局部非甾体抗炎药、抗组胺药和其他免疫调节剂可用于下调瘢痕炎症,瘢痕炎症通常在创面上皮化后持续很长时间。软膏可通过阻止液体蒸发来保湿,并减少已愈合的植皮部位损伤。

通常,康复团队(职业和身体康复)会尽早评估并制订治疗计划,以最大程度地减少瘢痕。预防性治疗始于弹力衣、保湿剂、抗炎药、一定程度的运动功能练习、夹板、水肿控制和瘢痕治疗,此时瘢痕还处于不成熟阶段,即增生或收缩之前。手部瘢痕对于及早解决尤为重要。他们通常需要夹板、按摩和一定程度的运动练习。

增生的成熟瘢痕的管理是另一个挑战。对于手和四肢的烧伤,物理和职业治疗师经常使用热塑性夹板、序列石膏、凝胶片插入物和压力以减少增生性瘢痕和关节挛缩。

已知严重烧伤患者的维生素 D 缺乏部分原因是皮肤受损。维生素 D 是一种抗炎激素,也可以调节钙的代谢。正常的维生素 D 水平对于正常的愈合至关重要。

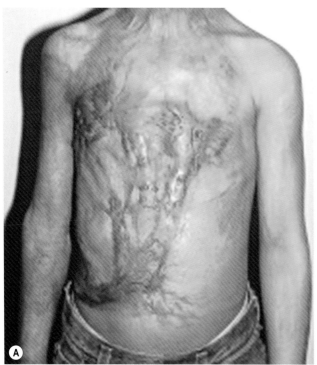

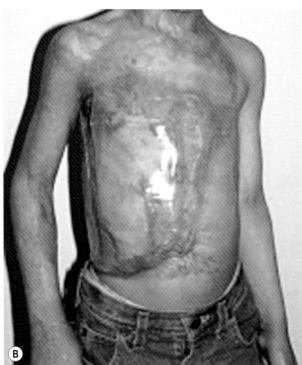

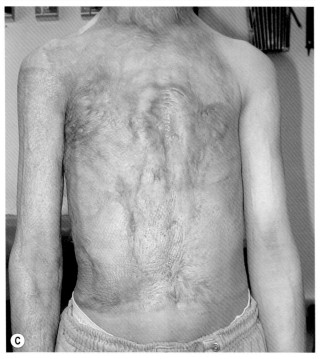

图 18.19 （A）胸部和颈部火焰烧伤 6 个月后出现增生性瘢痕。（B）将水凝胶或聚合物薄膜覆盖在瘢痕上，以增加水分含量和舒适度。（C）几个月后瘢痕的外观

参考文献

1. WHO. *A WHO Plan for Burn Prevention and Care.* Geneva: World Health Organization; 2008:104.

2. Demling RH. Burns. *N Engl J Med.* 1985;313:1389–1398. *This article is an excellent early review of burns and burn management. It details acute resuscitation, burn-associated infection, metabolic aspects of burns, wound healing, and more.*

3. Stedman TL. *Illustrated Stedman's Medical Dictionary*, 24th ed. Baltimore: Williams & Wilkins; 1982.

4. Lee RC, Astumian RD. The physicochemical basis for thermal and non-thermal "burn" injury. *Burns J.* 1996;22:509–519.

5. Despa F, Orgill DP, Neuwalder J, Lee RC. The relative thermal stability of tissue macromolecules and cellular structure in burn injury. *Burns.* 2005;31:568–577. *This paper discusses the cellular structure of tissue macromolecules during burn injury. The authors suggest that strategies to minimize the damage in a burn injury should include the stabilization of the cellular membrane and membrane-bound ATPases.*

6. Lee RC, Parsons RW. Confusion in electrical trauma terminology. *Plast Reconstr Surg.* 1992;89:1020–1021.

7. Cancio LC, Lundy JB, Sheridan RL. Evolving changes in the management of burns and environmental injuries. *Surg Clin N Am.* 2012;92:959–986. *This review of electrical shock trauma details the anatomic patterns of the resultant tissue injury from various modes of electromagnetic exposure. Also, the physics of tissue injury due to power lines, exposure to lightning and radio frequency, ionizing radiation, and microwave is discussed.*

8. Su CW, Lohman R, Gottlieb LJ. Frostbite of the upper extremity. *Hand Clin.* 2000;16:235–247.

9. Mettler FA, Voelz GL. Major radiation exposure – what to expect and how to respond. *N Engl J Med.* 2002;346:1554–1560.

10. Jackson D, Topley E, Cason JS, et al. Primary excision and grafting of large burns. *Ann Surg.* 1960;152:167–189.

11. Nguyen N, Gun R, Sparnon A, et al. The importance of immediate cooling – a case series of childhood burns in Vietnam. *Burns.* 2002;28:173–176.

12. Mankani MH, Kicska G, Lee RC. A three-dimensional computerized burn chart – stage II: assessment of accuracy. *J Burn Care Rehab.* 1994;15:191–193.

13. Tuch DS, Lee RC. Three-dimensional wound surface area calculations with a CAD surface element model". *IEEE Trans Biomed Eng.* 1998;45:1397–1400.

14. Fujioka M, Yakabe A. Does inhalation injury increase the mortality rate in burn patients? Investigation of relationship between inhalation injury and severity of burn surface. *Signa Vitae.* 2009;4:20–22.

15. Rabinowitz PM, Siegel MD. Acute inhalation injury. *Clin Chest Med.* 2002;23:707–715.

16. Thompson PB, Herndon DN, Traber DL, Abston S. Effect on mortality of inhalation injury. *J Trauma.* 1986;26:163–165.

17. Orgill DP, Straus FH, Lee RC. The use of collagen-GAG membranes in reconstructive surgery. *Ann N Y Acad Sci.* 1999;888:233–248.

18. Orgill DP. Excision and skin grafting of thermal burns. *N Engl J Med.* 2009;360:893–901. *The clinical problem associated with thermal burns is reviewed. The author also discusses the benefits of skin grafting, clinical evidence associated with it, clinical use, and adverse events.*

19. Demling RH, Buerstatte WR, Perea A. Management of hot tar burns. *J Trauma.* 1980;20:242.

20. Schiller WR. Tar burns in the southwest. *Surg Gynecol Obstet.* 1983;157:38–39.

21. Stratta RJ, Saffle JR, Kravitz M, et al. Management of tar and asphalt injuries. *Am J Surg.* 1983;146:766–769.

22. Lee RC. Injury by electrical forces: pathophysiology, manifestations and therapy. *Curr Probl Surg.* 1997;34:677–765.

23. Lee RC, Jang DJ, Hannig J. Biophysical injury mechanisms in electrical shock trauma. *Ann Rev Biomed Eng.* 2000;2:477–510.

24. Brown C, Rhee P, Chan L, et al. Preventing renal failure in patients with rhabdomyolysis: do bicarbonate and mannitol make a difference? *J Trauma.* 2004;56:1191–1196.

25. Akita S. Treatment of radiation injury. *Adv Wound Care (New Rochelle).* 2014;3:1–11.

26. Atiyeh BS, Gunn SW, Dibo SA. Metabolic implications of severe burn injuries and their management: a systematic review of the literature. *World J Surg.* 2008;32:1857–1869.

27. Wall-Alonso E, Schoeller DA, Schechter L, Gottlieb LJ. Measured total energy requirements of adult patients with burns. *J Burn Care Rehab.* 1999;20:329–337.

28. Dickerson RN, Gervasio JM, Riley ML, et al. Accuracy of predictive methods to estimate resting energy expenditure of thermally-injured patients. *J Parenter Enteral Nutr.* 2002;26:17–29.

29. Chen Z, Wang S, Yu B, et al. A comparison study between early enteral nutrition and parenteral nutrition in severe burn patients. *Burns.* 2007;33:708–712.

30. Cahill NE, Dhaliwal R, Day AG, et al. Nutrition therapy in the critical care setting: what is 'best achievable' practice? An international multicenter observational study. *Crit Care Med.* 2010;38:395–401.

31. Venter M, Rode H, Sive A, et al. Enteral resuscitation and early enteral feeding in children with major burns: effect on McFarlane response to stress. *Burns.* 2007;33:464–471. *This study discusses enteral resuscitation and early enteral feeding in children with major burns. The authors provide recommendations on the use of enteral resuscitation and early enteral feeding based on the clinical scenario.*

32. Hemmila MR, Taddonio MA, Arbabi S, et al. Intensive insulin therapy is associated with reduced infectious complications in burn patients. *Surgery.* 2008;144:629–637.

33. Pidcoke HF, Wanek SM, Rohleder LS, et al. Glucose variability is associated with high mortality after severe burn. *J Trauma.* 2009;67:990–995.

34. Ritz MA, Fraser R, Tam W, et al. Impacts and patterns of disturbed gastrointestinal function in critically ill patients. *Am J Gastroenterol.* 2000;95:3044–3052.

35. McAlhany JC Jr, Czaja AJ, Cathcart RS 3rd, et al. Histochemical study of gastric mucosubstances after thermal injury: correlation with endoscopic evidence of acute gastroduodenal disease. *J Trauma.* 1975;15:609–612.

36. Greenhalgh JR, Saffle JH, Holmes RL, et al. American Burn Association consensus conference to define sepsis and infection in burns. *J Burn Care Res.* 2007;28:776–790.

37. Deitch EA, Winterton J, Li M, et al. The gut as a portal of entry for bacteria: role of protein malnutrition. *Ann Surg.* 1987;205:681–692.

38. Ziegler TR, Smith RJ, O'Dwyer ST, et al. Increased intestinal permeability associated with infection in burn patients. *Arch Surg.* 1988;123:1313–1319.

39. Avni T, Levcovich A, Ad-El DD, et al. Prophylactic antibiotics for burns patients: systematic review and meta-analysis. *Br Med J.* 2010;340:c241.

40. Okhovatian F, Zoubine N. A comparison between two burn rehabilitation protocols. *Burns.* 2007;33:429–434.

41. Chico M, Capelli-Schellpfeffer M, Kelley KM, Lee RC. Management and coordination of post-acute medical care for electrical trauma survivors. *Ann N Y Acad Sci.* 1999; 888:334–342.

42. Pliskin NH, Ammar AM, Fink JM, et al. Neuropsychological changes following electrical injury. *J Int Neuropsych Soc.* 2006;12:17–23.

43. Salter RB. History of rest and motion and the scientific basis for early continuous passive motion. *Hand Clin.* 1996;12:1–11.

44. Chen HC, Yang JY, Chuang SS, et al. Heterotopic ossification in burns: our experience and literature reviews. *Burns.* 2009;35:857–862.

45. McDonald WS, Deitch EA. Hypertrophic skin grafts in burned patients: a prospective analysis of variables. *J Trauma.* 1987;27:147–150.

46. Bombaro KM, Engrav LH, Carrougher GJ, et al. What is the prevalence of hypertrophic scarring following burns? *Burns.* 2003;29:299–302.

47. Su C, Alizadeh K, Boddie A, Lee RC. The problem scar. *Clin Plast Surg.* 1998;25:451–465.

48. Anzarut A, Olson J, Singh P, et al. The effectiveness of pressure garment therapy for the prevention of abnormal scarring after burn injury: a meta-analysis. *J Plast Reconstr Aesthet Surg.* 2009;62:77–94.

49. Kealey GP, Jensen KL, Laubenthal KN, et al. Prospective randomized comparison of two types of pressure therapy garments. *J Burn Care Rehabil.* 1990;11:334–336.

50. Edstrom LE, Robson MC, Macchiaverna JR, et al. Prospective randomized treatments for burned hands: nonoperative vs. operative. Preliminary report. *Scand J Plast Reconstr Surg.* 1979;13:131–135.

第 19 章

肢体烧伤后重建

Lorenzo Borghese, Alessandro Masellis, Michele Masellis

概要

- 在电烧伤中,患者的状况通常显得没有真实情形那么严重。
- 当肢体大面积烧伤时,一定要考虑到骨筋膜隔室综合征。
- 当在肢体上做焦痂切除术时,要注意危险区域,如贵要静脉或隐静脉,以及桡神经或胫神经走行区域。
- 四肢是最常见的受术后瘢痕挛缩影响的区域,正确放置关节位置,良好的瘢痕治疗及术后护理都非常必要。
- Z 成形术仍然是治疗烧伤后瘢痕挛缩最有效的手术之一。
- 烧伤后遗症的修复手术通常需要"应变才能",由于瘢痕的存在,组织破坏,缺乏良好的血管,医生很难制订单一的术前方案,因此需要准备更多手术方案。

简介

烧伤相关事故中通常会涉及上下肢,因为上下肢是几乎外露的区域,构成了自我保护的基本手段,并且在事故中用以进行施救和逃脱。

大多数与四肢有关的烧伤事故出现在工作中,且大多是由火灾或电击造成,在室内环境中,大多数的受害者是儿童[1,2]。四肢烧伤被认为是"难愈性"烧伤,尤其存在大量环形烧伤时。如果没有优良设备的专业烧伤医疗机构进行早期和恰当的治疗,深二度和三度烧伤可能会导致严重的筋膜间隔综合征,会出现皮肤、肌肉和神经的坏死,甚至造成相关肢体的截肢[3,4]。

膝和肘关节通常易于遭受与触电相关的严重损伤。这类事故经常发生于这些关节,形成出口或入口,导致关节开放。

对于整形外科医生而言,肢体的瘢痕往往意味着真正的挑战。50% 的 Z 成形术及其他手术技术(如瘢痕修复术)会涉及四肢。在发展中国家,因瘢痕挛缩而导致的功能性障碍占比很高。这导致出现了很多胸壁与上臂、上臂与前臂异常粘连的畸形,也出现了严重的腿部粘连和挛缩。

在患者住院期间,功能锻炼应主要旨在保持主要关节的活动。即使这些关节可能在事故中只是轻微受损,但仍然容易出现关节炎、关节发育不良及关节钙化,从而导致治疗难度增大。

人类主要靠四肢实现自给自足。四肢的功能重建不单单是一个美学问题,更是摆在患者和外科医生面前的一个真正的挑战。为表达清楚,下文会把上肢和下肢分开阐述。

历史回顾

许多概念,如小面积烧伤的早期切痂和植皮,可追溯到 1891 年的 Lustgarten。1942 年,在第二次世界大战期间,Allen 和 Koch 开始在烧伤患者的护理中使用敷料封闭创面,取代了原来的创面暴露技术[5]。在同一时期,许多作者(如 McCorkle 和 Silvani)首次描述了早期切痂和植皮的重要性[6]。

Janzekovic 及其同事在 20 世纪 70 年代初最早提出在削痂同时保留大部分有活力的组织,并立即予以植皮覆盖。他们建议在烧伤后的第 2 天到第 5 天进行削痂术,这是取得良好效果的最佳时间,术后瘢痕较少,功能保存良好[7]。

直到 1987 年,学界才就相关问题达成了共识。当时来自世界各地的七位烧伤外科医生在日内瓦的会议上一致同意,手和上肢的全层烧伤应早期切痂和植皮,这样肥厚的增生性瘢痕会减轻,功能效果更好,康复时间更短,美学效果也更好。深度烧伤早期削痂,然后植皮,可能是近年来最重要的突破,这导致烧伤面积大于 40%TBSA 的患者的死亡率下降[8,9]。

2014 年,一种新的有效的使用菠萝蛋白酶衍生制剂的酶促清创术出现。它允许在患者入院当天尽早去除焦痂,保留未受损伤的真皮,留下有活力的组织通过上皮化或自体移植愈合[10-14]。

基础科学/疾病进程

电烧伤

大多数触电事故都会牵涉到上肢,尤其是电流的出口和入口[15]。

电流主要影响手腕、肘部和脚踝,同时它会对关节、神经组织及肌肉力量造成毁灭性的影响。通常,损伤最严重的是腕部及踝部。由于手部和足部是最常见的出口及入口,因此腕部及踝部是抗电性能最近的点。某些患者入院时炭化区域有限,病变情况易被误导,损伤的实际情况经常要比看上去严重得多。另外一些患者由于存在广泛的炭化区域,可以清楚显示电流的出口和入口。潜在的损害总是更广泛的,这是因为神经和血管都是电的良导体,在伤后几天,病变都在不断进展。电流对血管产生的破坏,会导致静脉血栓形成或缺血。对于外周神经的损伤,如果靠近电流的出口或入口,会出现神经的完全损伤。反之,则容易出现部分轴突的损伤,受损后,多在几个月内分解[16,17]。

发生高电压(超过 1 000V)电烧伤时,肌肉、骨骼及神经组织基本上会被破坏,并且主要关节会被完全破坏[18]。在这种情况下,重建工作应在伤后的 3~5 天内尽早进行。其目的是尽可能挽救受损关节,并尽可能去除坏死的肌肉组织。这样可以预防因肌红蛋白大量产生而导致的酸中毒。肌红蛋白尿与肌肉损伤紧密关联,因为肌肉细胞的破坏会造成肌红蛋白释放,并且会促成肌红蛋白尿。此病症的第一信号是尿液变成深粉红色[19,20]。如需准确诊断肌红蛋白尿,只能通过血红蛋白和肌红蛋白之间的血清分析来实现。

为碱化尿液,所有存在肌红蛋白尿的患者应静脉滴注甘露醇、碳酸氢钠及乳酸钠林格注射液。这可以最大程度减少色素在肾小管的沉积。

由穿过人体的电流造成的损伤不仅取决于电流本身的特性,还取决电流传输的路径以及被电流影响的组织特性,尤其是当受到高压电击时。虽然患者已经有合适的医疗条件及恰当的手术治疗,但截肢率仍然高达 37% 至 65%[16,21]。

从外科医生的角度,伤后初始阶段的治疗过程中,坏死组织的清创术发挥着主要作用。这些病例的重建很少仅仅依靠植皮完成,而是经常需要血管重建、神经移植,以及游离皮瓣移植术覆盖创面。

要仔细评估血管及神经损伤,因为在术后多天,触电相关的神经组织的损伤才出现。这主要归因于不可逆转的内皮损伤,尤其影响小毛细血管。在此类案例中,把更复杂的重建手术延期是比较合适的[22]。在急性期,暂时通过皮片移植覆盖创面是明智的。分离和制备的血管、神经将在二期手术中进行处理[23]。

诊断/患者表现

据统计,上肢整体深度烧伤并不常见。最容易被烧伤的区域是手及前臂。尽管燃烧本身不影响具体区域,但是在烧伤情况下,衣袖任何部分与烧伤处粘连都将产生负面效果。

上肢烧伤的患者经常同时存在其他并发症,这在工伤事故中比较常见。为了更好地规划烧伤后的重建手术,必须针对潜在的骨折情况、截肢风险、创面情况、爆震伤、挤压伤进行评估。肩关节的功能需详细检查,正中神经、尺神经及桡神经的神经功能也应进行评估[24]。

在初次检查后,需计算烧伤面积的大小,随后需评估是否需要进行焦痂切除术。一旦烧伤导致的骨筋膜隔室综合征致使皮下压力升高,则需紧急进行手术。

补液与水肿

烧伤可以被定义为伴随着水、钠、血浆蛋白丢失而非红细胞丢失的非失血性低血容量性休克。在伤后第一个 24~48 小时内,液体丢失不能被阻止,但是可以进行液体复苏。

治疗的目的是恢复和维持组织灌注以避免缺血。烧伤休克最严重的一个并发症是全身毛细血管通透性增加。轻微烧伤时,水肿在伤后 8~12 小时达到最高峰。而在大面积烧伤时,这一时间一般是伤后 12~24 小时。

这些现象是由血管内皮损伤及灌注不足引起,这会导致血管活性物质和细胞毒性自由基的释放。接下来会出现细胞水肿及全身炎症反应[17,19]。

当烧伤超过 20%~30% 全身表面积时,未烧伤的区域出现水肿,这主要是因为血管通透性二次灌注不足以及血浆蛋白的不足。

在第一个 8 小时,大面积烧伤的患者中输液第一选择的"应急方案"是林格液。然而即使给予补充一般输液量的两倍液体量,依然无法使患者获得足够液体,但是使用高渗溶液,就可以完成合适的组织灌注(乳酸林格液+50mEq 碳酸氢钠+ 40mEq 乳酸)。小心使用这些溶液,并且还要监测血钠(保证不超过 160mEq/dL)及血浆渗透压。需注意,高渗综合征会诱发肾衰竭。

在烧伤后的第一个 8 小时,补充蛋白毫无作用。8 小时后,可适当给予白蛋白及新鲜血浆。一般而言,第一个 24 小时,可以在伤后的 8~10 小时补充新鲜血浆,用量为 0.5~1ml/kg/% TBSA。对于老年患者及超过 50% TBSA 的大面积烧伤患者而言,胶体的补充可以更好地保持血流动力学的稳定,减轻水肿。

如果伤后未使用胶体,由于血浆蛋白不足,胶体渗透压会保持在较低的水平。在伤后的第二个 24 小时,补充白蛋白极为重要。5% 的白蛋白的输注量应为 0.3~0.5ml/kg/% TBSA。血液中白蛋白在 2g/dL 以上有助于减轻外周水肿。

烧伤患者复苏时的补液量取决于烧伤的严重程度、患者的年龄和整体状况，以及并发症的情况。如果患者烧伤面积超过 15%TBSA，必须根据烧伤的面积及身体特征决定输液的量（ABA 指南），注意不要负荷过大而加重继发性水肿，导致肺水肿、皮下组织水肿及骨筋膜隔室综合征等[3]。

烧伤导致的筋膜室综合征[14]

深二度和三度环形烧伤可能诱发严重的筋膜室综合征（burn-induced compartment syndrome，BICS）（图 19.1~图 19.6 和框 19.1），如果没有得到合适的治疗，很容易导致相关肢体的截肢。

> **框 19.1　急诊外科手术（涉及肢体）**
>
> - 松解切开术
> - 截肢
> - 早期清创、切除和覆盖
> - 处理骨筋膜隔室综合征
> - 面部深度烧伤
> - 气管切开（吸入性损伤）
> - 抬高肢体
> - 结肠造口术

肢体的环形烧伤若超过周径 3/4 范围，很容易出现骨筋膜隔室综合征。烧伤后，水肿不断进展，会导致肢体的肌间隙压力增高。烧伤后的皮肤丧失弹性，肢体血运不畅。静脉回流受阻后，如果仍无相应治疗，就会出现动脉供血不足，进而出现组织缺血。对于骨筋膜室压力或至少是皮下组织压力的监测十分必要，都有助于风险提示。骨筋膜隔室综合征最初的临床表现为 5P 征：无脉（diminished Pulses in distal arteries）；苍白、肢冷（Pallor and cold limb）；最初的剧烈疼痛转为疼痛减轻（initial intense Pain especially at passive flexion-extension，which then may decrease following muscular ischemia）；手部或足部高张力（under the subcutaneous Pressure the skin of the hand or the foot is very tight）；感觉异常（Paraesthesia）[25]。在初始评估中，可以使用彩色多普勒超声进行筛查。但该方法无法给出精确的骨筋膜室压力。如果化验回报磷酸肌酸激酶处于较高水平，也可以提示严重的肌肉损伤及缺血。

使用皮下注射针头直接测量肌间隔或皮下组织的压力可以提示进展中的骨筋膜隔室综合征的风险。史赛克装置是最常见的能够精确测量压力的装置之一。该设备包括一个监视器装置和一个装有 3ml 盐水的注射器。针头进入需测量压力的皮下组织或肌间隔，用 0.3ml 填隙液重新平衡压力。几秒钟后，以毫米汞柱为单位的压力值会出现在监控装置上。即使在最初的几小时，一旦测量值超过 35~40mmHg

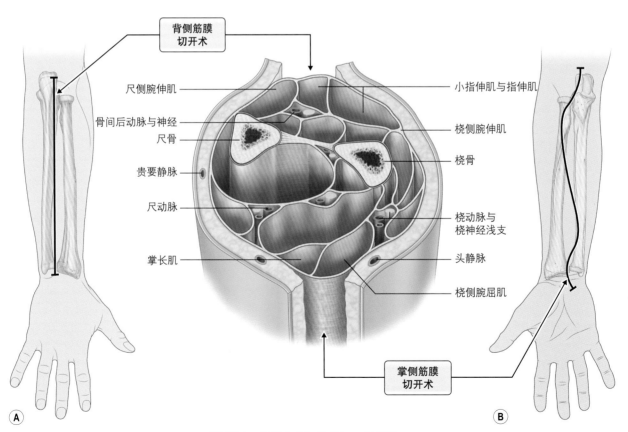

背侧筋膜切开术

尺侧腕伸肌
骨间后动脉与神经
尺骨
贵要静脉
尺动脉
掌长肌

小指伸肌与指伸肌
桡侧腕伸肌
桡骨
桡动脉与桡神经浅支
头静脉
桡侧腕屈肌

掌侧筋膜切开术

图 19.1　前臂焦痂切开术切口解剖图

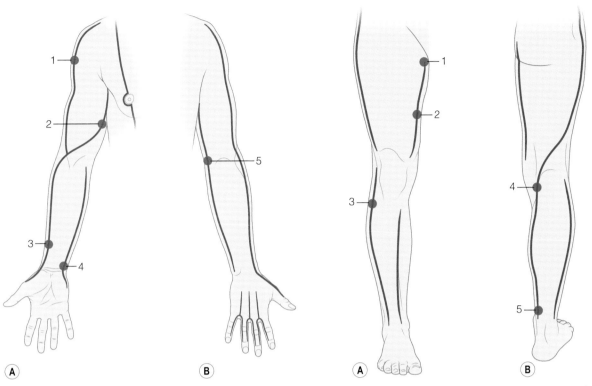

图 19.2　上肢与胸部焦痂切开术的推荐部位,标号 1~5 为危险切口部位

图 19.3　下肢焦痂切开术的推荐部位,标号 1~5 为危险切口部位

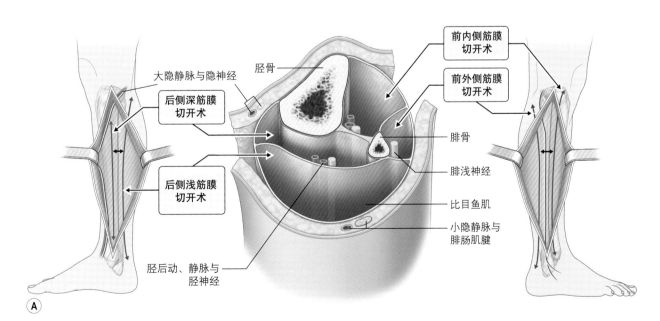

图 19.4　(A)下肢焦痂切开术与筋膜切开术切口解剖图

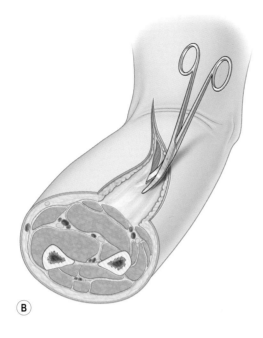

图 19.4(续) （B）下肢焦痂切开术后筋膜松解示意图

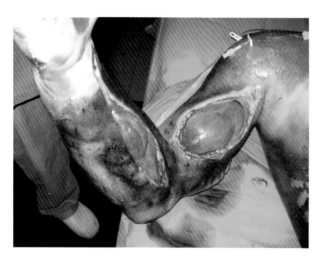

图 19.5   上肢焦痂切开术与筋膜切开术

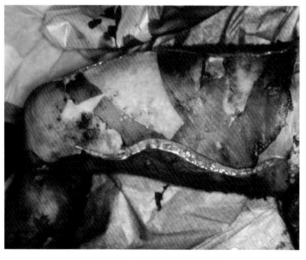

图 19.6   下肢焦痂切开术

（甚至 30mmHg），也必须行紧急的切痂手术或筋膜切开减张术。在低于 30mmHg 的情况下，可以使用非甾体抗炎药结合抗氧化剂来防止进展[26,27]。

操作层次必须包括所有的烧伤组织、皮肤、脂肪、筋膜，直至显露肌间隙。因烧伤而导致的血管损伤及神经功能受损，在显露最初的迹象时，即应立即进行焦痂切开术。在皮肤烧伤中，肌肉和神经损伤继发于皮下肿胀加剧，因此早期切痂可以阻止或解决筋膜室综合征。在后期，当肌肉本身缺血时，就会肿胀，需要进行筋膜切开术。操作可使用电刀或手术刀，确保压力的完全释放（图 19.4B 和图 19.5）。

当上肢烧伤行焦痂切开术时，应特别注意头静脉、贵要静脉及腕部的桡神经浅支。在严重的病例中，彻底的腕管减压是十分必要的（图 19.1 和图 19.2）。

对于下肢的处理，要注意避开胫前神经、胫后神经、大隐静脉和隐神经及腓神经，但不是直接在胫骨平台上方（图 19.3、图 19.4 和图 19.6）[28]。

最近的报告表明，早期入院时使用菠萝蛋白酶（NexoBrid）清创可以解决或防止筋膜室综合征[10-14]。

清创、切痂前后应直接进行压力测定，以确保压力恢复正常（图 19.7）。

在对肢体进行清洁及受伤部位行清创术后，可使用药物治疗。除非特殊要求，一般应鼓励关节的早期活动。非黏附性敷料例如凡士林纱布适用于所有的烧伤区域。对于浅表创面，适合应用 Biobrane®、Mefix® 或 Aquacel-Ag® 等，以确保更好的上皮化。对于深度或明确的三度创面，可以应用密闭敷料以等待手术。入院初期，酶清创术可以去除焦痂，有助于解决和预防筋膜室综合征，并为患者植皮作好术前准备。在住院期间，上肢抬高十分必要，有利于减轻水肿及避免形成新的水肿。

烧伤区域的外科手术可以清除坏死组织，覆盖创面，应当尽早进行。这样可以防止焦痂相关的炎性反应。炎性反

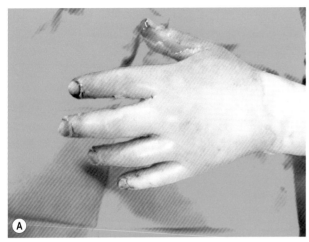

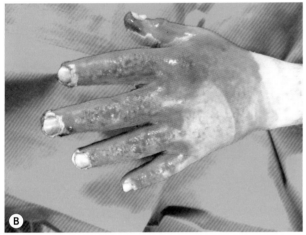

图 19.7　（A）入院，伤后 4 小时，全层烧伤，筋膜间隙压力测量值为 80mmHg。应用 NexoBrid 酶敷料。（B）去除敷料后压力下降至 20mmHg，清除焦痂露出可生长的深层真皮。（With the courtesy of Prof Lior Rosenberg.）

应可以导致肉芽组织形成，导致增生性瘢痕的发生率更高，瘢痕组织较弱，并影响肢体的及时活动[29,30]。

应尽早对深度烧伤部位进行清创（手术清创或酶清创）和覆盖治疗，然而，对于轻度烧伤的区域，如果 2 周或 3 周内还没有痊愈，也要考虑对其进行手术治疗。根据烧伤的区域，可对肢体进行局部麻醉，仅适合于具有手术指征且烧伤区域局限的患者。首选治疗方法依然是清创术和自体皮片移植。

相关损伤

骨折是烧伤常见的合并伤。这种情况下，为了选择最合适的手术方案，整形外科医生和骨科医生间必须密切合作。深度烧伤创面附近的骨折应尽早手术，最好在伤后 48 小时内进行。否则细菌聚集会阻碍手术的进行。很多文献报道，烧伤患者及早行骨科手术，可以大大降低骨科手术并发症的发生率，减少感染风险。

各种相关的创伤应在植皮前处理，以避免再次开放已经处理过的烧伤创面。

在深度烧伤创面，特别是在电烧伤中，经常出现骨或肌腱外露，尤其容易发生在肘、腕、膝和踝部。这种情况在手术方案中应着重考虑。外露的肌腱会很快干燥、坏死，需尽快覆盖。在准备阶段，可以使用异体皮或生物敷料。而在手术阶段，推荐使用皮肤替代物（如 Integra 和脱细胞异体真皮等）。这样有利于在肌腱和移植皮肤间形成组织。直接在外露的肌腱上植皮不易成活，且功能较差。

尽管与肌腱外露相比，骨骼外露较易处理，但也需要采用相同方案尽早覆盖外露的骨骼。在第二阶段，使用旋转或游离皮瓣进行覆盖[31]。

患者选择

整形外科医生应具备治疗烧伤患者的所有必需设备及科学知识。从重症监护到外科手术，他们可以为患者作出合适的决定。由整形外科医生决定修复手术的必要性，而且在某些病例中，他们也决定是否通过二期愈合的方式进行治疗。创伤的术前护理计划也非常关键，而且在急性期中，处理患者的医疗团队应制订这个计划。四肢都会遭受术后瘢痕挛缩，这通常是因为缺乏合适的预防性的后续措施（如推拿疗法、弹性压迫、理疗运动疗法及夹板疗法），后续措施旨在预防病理性瘢痕。受影响区域的评估将会给医生提供一些建议，医生根据此评估决定是否采取矫正措施或进行额外的手术干预。

考虑到正常行走、自主活动、生活自理及独立工作都取决于受影响区域的完全康复，后遗症手术的目标是重新恢复四肢的运动范围和固有功能[32]。

治疗/手术技术

烧伤手术可以细分为急性期手术与后遗症手术。急性期肢体手术与身体其他部位的手术没有根本区别。手术的程序都遵从急性期普通烧伤手术指南，如前所述，手术程序包括筋膜切开术、清创和自体皮片移植覆盖。特别注意要预防筋膜室综合征。对于肢体后遗症手术，必须注意大部分瘢痕挛缩会导致残疾和烧伤相关的关节挛缩[17]。

急性期手术

烧伤导致的筋膜室综合征与急诊手术（如焦痂切开术、筋膜切开术等）在前文部分已被反复提及。仅就肢体而言，最常见的外科手术仍然是清创术及整张皮片或网状皮片的自体游离皮片移植。这些手术应当在伤后的 5~7 天内完成。

如前所述，可能会有一些调整，这取决于受损肢体的损伤类型及具体是何种组织受损。为了减少出血，在控制止血的情况下，最好使用止血带。这一操作有利于肢体手术，同时，更应注意重要组织的活力评估及止血带的限制时间。清创术应仔细切除坏死焦痂,直达健康组织,对于屈伸部位及腋窝应特别留意。在这些区域,解剖关系更加复杂。在深度烧伤或电烧伤中,应尽可能切除皮肤及皮下脂肪直达肌膜。这样有利于减少失血及避免可能存在的风险。与真皮不同,下方的脂肪对于植皮而言并不可靠,通常需要一定的准备工作,如临时的异体或异种皮移植,几天后移除,留下相对可靠的受区[33-36]。

这些表面上被烧伤的区域确实需要手术治疗,在对其进行清创阶段,像 VersaJet®(清创设备)这样的工具可以提供有用的支持,因为它们可以最大程度避免重要组织的浪费,而且也允许对脱脂的皮肤如肢体那样进行仔细清创[34]。

近年来出现了一种新的快速有效的酶清创术,使用菠萝蛋白酶凝胶制剂可以在早期去除整个焦痂,一般入院当天单独局部应用 4 小时。这种酶清创术不损害有活力的组织及未受损伤的真皮,并已被发现可作为切痂工具使用。由于焦痂的特殊性,该方法可以被应用于所有烧伤创面,而无须对烧伤深度进行特殊诊断:这种酶只会溶解坏死焦痂,留下有活力的组织供上皮化或自体移植愈合。作为一种外用药物,即使没有初步的烧伤深度诊断,它也可以很容易地由非外科医生使用,独立于其他外科手段应用,甚至在切痂困难的区域,如四肢和关节(包括腋窝)也可使用。在外科清创术中,酶清创区域需要立即覆盖以防止干燥,但是大部分真皮被保存了下来,只有全层烧伤区域需要自体移植,大部分烧伤(>70%)可以通过上皮化自行愈合(见图 19.7)[10-14]。

皮片移植

在网状植皮时,可以采用 1∶1 和 1.5∶1 的比例。如果供皮区缺乏,也可以采用 2~5∶1 的比例。肘关节、腋窝、腘窝区域应植以中厚皮片,这样弹性更好,更加耐磨,有利于关节活动。所有的皮片移植应选择皮肤张力最小的位置以取得更好的外观。在上肢损伤中,皮片移植应纵向取皮。

应在 4~5 天后检查这些移植皮肤,并对其进行处理,直至痊愈。

皮肤替代物

在上一个 10 年期间,皮肤替代物的使用在急性期烧伤手术中变得比较普遍,特别是在带有骨骼及肌腱外露的大面积深度烧伤病例中。

Tavis 在 1978 年已经定义了完美皮肤替代物的特征,但迄今为止,尚无一种皮肤替代物能满足所有标准。

目前可用的产品(Integra,Matriderm,allograft,Terudermis等)具有不同的特点,但它们都有着同一目标:在植皮下方重建真皮层。关于新形成的组织是否能被认为是真皮尚存争议。

对重要组织手术中所使用的器械不应为任何污染物污染,这是手术获得良好结果的基本先决条件。

在肢体急性烧伤中,在关键区域(腋窝、肘和腘窝)及外露的骨骼及肌腱中使用皮肤替代物非常有效。

可以用这些产品及时覆盖被烧伤的区域,从而降低组织感染或坏死的风险。同样也有利于深层结构与皮片移植物之间的组织再生。

使用皮肤替代物通常非常简单,但还应考虑一些重要问题,如确保肢体能够活动、不同部分的自主性及产品与基底之间完美的贴附等。术后,建议外科医生应遵循产品制造商的说明和个人经验对患者进行治疗处理[35-37]。

在急性期使用产品之后,最普遍的并发症是感染,必须意识到,约 30%~40% 的病例可能出现皮片移植物完全损失。

负压系统(negative pressure dressing,NPD)(V.A.C.,Renasys等)通常被用作皮片移植物或皮肤替代物的接触性敷料,负压装置的使用改进了移植术,它提高了创面的附着性,防止污染,保护移植物免受损伤,并且为皮片移植或皮肤替代物的血管化创造了一个良好的环境。在网状或非网状的皮片移植物上,以及在移植物与负压之间应用是可能的,一些医生建议在术后第 6~7 天直接揭除这些敷料。然而,作者发现在关键部位这些敷料还是非常有用的,如腋窝、腘窝和肘部,它们都非常稳定并且可以和基底完美黏附。基于相同的原因,应在这些区域使用大量纱布和棉垫。

皮瓣

由于电烧伤和热烧伤后进行性组织坏死,人们在烧伤急性期中进行游离组织移植时普遍犹豫不决。在前臂和腿部电击伤后,局部皮瓣和游离皮瓣会偶尔用于一期重建。这些区域的清创术通常会造成大的组织缺损或严重的骨外露。筋膜瓣可以为腋窝和前臂提供良好的覆盖。近期的研究观察了在一期重建中使用游离皮瓣的情况,发现在手术次数和减少住院时间方面都有很好的效果[38]。

关节重建(图 19.8 和图 19.9)

通过四肢的高压电(>1 000V)在关节处遭受到了最大的阻碍,在此类病例中,可以观察到受影响的关节组织产生的严重创伤。

为了尽可能保留受影响区域的功能以及预防关节炎,应尽早进行关节重建及覆盖外露关节。

对手术而言,要优先接合关节囊及重建关节韧带器官,皮片移植能够很有效地解决这个问题。在使用 Padgett 取皮刀或游离刀片植皮手术切除之前,为了保证大多数鲜活组织的完整性,应清理这些区域。无论是接合关节囊或关节,接下来需要处理供给的皮肤,使其符合需要,然后进行移植,采用旋转皮瓣或游离组织瓣覆盖。移植的富含成纤维细胞的真皮将重组弹性纤维。这对于大量活动组织的重建是有好处的,这是健康关节组织的性能特点[39]。在缺乏可用于重建的组织的情况下,应使用聚己内酯为基础的聚氨酯脲,如Artelon 补片,以加强关节。它是一种弹性补片,化学成分众所周知,用于医疗器械,非酶降解,可以加强和稳定重建关节[40]。

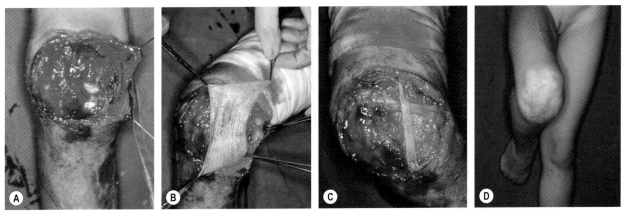

图 19.8　（A）高压电烧伤导致膝关节腔外露。（B）切取真皮用于关节重建。（C）真皮移植重建关节囊。（D）皮片移植后的效果

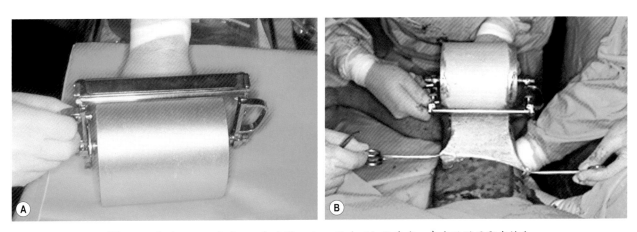

图 19.9　（A）Padgett 取皮刀。（B）用 Padgett 取皮刀切取真皮。表皮贴附于取皮鼓上

　　清创时选择性保留深部真皮和完整的关节可以减少这种具有挑战性的外科手术的应用。

术后护理

　　烧伤会导致瘢痕相关的功能障碍，主要表现为畸形生长的瘢痕及明显的挛缩瘢痕。术后需要重点监测肢体活动的部分（腋窝、肘、手腕、膝部和脚踝）（图 19.10、图 19.11 和表 19.1）。

　　许多研究已讨论过术后压迫及按摩后的效果，并且在实际的临床经验中，为了获得对瘢痕最好的治疗效果，应按照常规进行。除了这些辅助器械之外，每天进行理疗，尤其对于累及肢体的烧伤时效果更好。

　　烧伤患者不得不卧床数小时，且保持特定姿势，学界将这种卧姿定义为"镇痛"体位。这些与所遭受的疼痛程度相关，而且还与患者自身的痛觉感受程度相关。如果没有得到合适的治疗，这些关节很容易丧失运动能力。

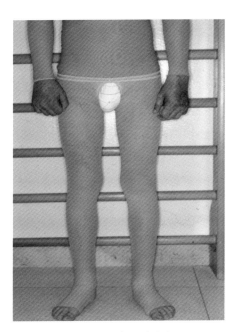

图 19.10　专用弹力衣

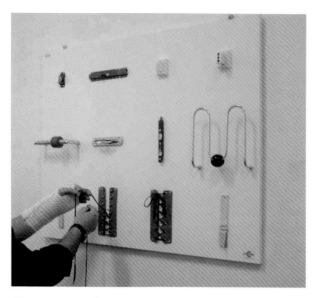

图 19.11 为提高烧伤后活动度及减轻瘢痕挛缩而采用的理疗-运动疗法

表 19.1 关节姿势

关节	姿势
肩关节	外展 65°~85°
	微屈 25°
肘关节	伸展
腕关节	微伸展 30°
髋关节	伸展
	外展 15°
膝关节	伸展
踝关节	保持 90°

患者体位

患者应仰卧,且轻微伸开颈部。如果患者不是大面积烧伤,则侧卧位也是允许的。

肩胛间的区域插入较厚的曲面物体(如枕头、床单)能够确保颈部轻微地过度伸展。必要时,也可以使用颈圈。

上肢

除手部外,上肢还有 3 个主要关节,为了避免运动不足,应小心对待这些主要关节。

肩关节

通过使用专门的绷带、8 字架及拭子,保持肩关节处于外展及微屈状态(60°~80° 外展及 15°~20° 弯曲)。在腋窝应垫纱布或海绵。这一姿势主要为了确保肩关节有良好的稳定性。在接受门诊治疗的出院患者中,需要使用"飞机形"夹板,这类夹板还以臀部为基底伴 80°~90° 的肘支架。较大

的拉伸是必需的,可以使用夹板,在神经损伤及缺乏桡神经时,要记住过度的夹板绑定可能产生的病理结果。

肘关节

肘部是另一个需要注意的部位,在住院期间,为了避免普遍烧伤后遗症,应保持肘关节处于延展位。夹板或拐杖的使用比较关键,并且为了避免任何对手形不利的影响,应确保俯卧的姿势[41,42]。

腕关节

应使用夹板及手支具,从而可以保持腕关节处于轻微伸展位(大约 30°)。

下肢

烧伤患者趋向于选定一个镇痛的病理生理学姿势,这会使他们屈曲主要的关节。

髋关节

从腹部蔓延到大腿前面的烧伤可能会导致令人苦恼的髋关节后缩。尤其对儿童,瘢痕和凹陷的组织可能会影响骨盆与脊柱的正常排列。在急性期,应保持骨盆完全的伸展(0°),并伴随着大约 15°的外展。

术后应使用支具及夹板来监护幼儿,使髋部得到伸展,并且还有助于预防腰部的脊柱过度前凸。

膝关节

如果护理不当,膝部同肘部一样,有严重的屈曲倾向,可能会引起较大范围的功能障碍。应使用夹板或支具让特定部分处于伸展的状态,这样可以避免这种结果。

踝关节

通过使用夹板或特殊的支具,应保持踝关节处于 90°的姿势。在烧伤患者中,创伤后畸形足是最普遍的关节后遗症。在住院几天后,这种症状就会表现出来,而且这种症状可能导致难以解决的永久畸形。瘢痕挛缩与肌腱缩短这种病理状态会持续较长时间[42]。

这些指导方针都是综合理疗-运动疗法程序的一部分,应适当练习一些关节校正姿势,这些对患者的康复都会起着重要的作用。根据理疗师的指导,在患者的床边每天可以被动地做这些练习。练习的目的主要是为了保持关节的活动度,并且维持关节肌张力完整。患者尽可能在允许的条件下活动关节。使用运动疗法经典的康复治疗包括肌肉运动的动作方式及简单综合的锻炼,利用被动及主动的运动方式可以增强身体的姿势和动作状态。对完全康复和恢复受伤前的生活方式形成积极的态度。

被动活动

在没有任何肌肉收缩或神经参与的情况下,被动运动

涉及外部动作引起的患者关节特定运动。被动运动使用慢运动及快速运动的方法。

主动功能锻炼

主动运动伴随着神经中心及活跃的肌肉收缩参与。主动动作包括辅助锻炼、抵抗性锻炼及自由锻炼。烧伤患者的锻炼要使用静态及动态两种运动方式。静态运动疗法包括应用固定或活动夹板调整姿势、防压疮床垫、普通或弹性绷带。动态运动疗法包括水肿影响的关节或为受损的关节的运动期间心态调整、胸腔的运动、体位引流法，以及水康复治疗[41-43]。

出院后，患者应继续接受几个月的治疗。在术后，局部瘢痕治疗、持续穿着弹力衣、夹板疗法及体育运动被认为是烧伤患者治疗的重要组成部分。

治疗通常以门诊为基础继续进行，直到瘢痕组织稳定成熟。在医院门诊严重烧伤患者的评估中，在整个理疗-运动疗法期间，评估运动能力的好转度非常重要。关节的抗拉-抗弯曲程度及瘢痕特性的检测结果将提示患者是否已经完全痊愈或是否能够进一步好转，以及是否需要重建手术。

结果、预后及并发症

不稳定性愈合：Marjolin 溃疡

大面积烧伤的治疗可能导致不稳定的并发症，这导致医生对烧伤患者的随访。一旦第一次手术后，某些区域具有肉芽组织生长倾向，而不是上皮化，某些自发愈合的区域可能形成溃疡或增生性瘢痕。

瘢痕组织持久存在对康复是不利的。刺痛、缺失皮肤覆盖物都会严重限制夹板、按摩疗法及弹力衣的使用。在一些患者中，瘢痕阶段非常不稳定，这会导致其经历数月而不能愈合。在某些病例中，作者会考虑做大面积的切除术，并进行皮片移植，这是比较明智的，因为数月甚至多年的重复溃疡可能导致烧伤区域恶变。

Marjolin 溃疡是一种低分化的变异浸润棘细胞癌，据统计，它们在不稳定的瘢痕区域形成。在烧伤瘢痕中，发病率是 2%，在手臂、下肢发病率更高。当它在已被记录为不稳定的区域中出现时，很少能早期诊断，主要是因为易与溃疡组织混淆。在溃疡边缘，通常会出现这种特殊型癌的病理迹象。在实例中，有 30% 的人会产生早期淋巴转移，5 年生存率低于 10%[44,45]。

Marjolin 溃疡只能通过手术治疗。首先，要大面积切除这些区域，进行组织学检测，如果出现远处转移，应行淋巴结清扫。目前尚无预防性淋巴结清扫的报道。

在某些病例中，当骨骼或深层组织受累时，必须进行截肢。

瘢痕挛缩

同其他任何创伤一样，烧伤也会导致瘢痕。如果没有得到恰当的处理，可能会发展成增生性瘢痕。烧伤程度越深，将来出现增生性瘢痕的可能性就越大。烧伤区域外露的时间越长，出现增生性瘢痕的可能性越大。烧伤瘢痕需要很长时间才能稳定，一般超过 2 年。

烧伤病理生理学相关的一些因素对于严重受伤的患者及愈后结果具有决定性意义。最普遍及最明显的后遗症就是瘢痕。挛缩的瘢痕组织可能造成严重的功能受限及身体变形，可能造成肌肉骨骼永久损害、关节变形，以及在儿童中导致骨骼畸形生长。

在烧伤患者中，严重的肘部和腋窝挛缩会影响手的正常功能活动。同样，严重的膝部挛缩会影响正确的行走姿势。明确判定四肢的烧伤是否会致残并不简单。正如本章其他部分所述，多种因素都会影响最终的痊愈结果，如烧伤的病因、烧伤的部位、手术、术后治疗及患者的后遗症。

若上肢更深组织因深度烧伤恶化导致相关坏死，则会出现骨髓炎与坏死性筋膜炎。这种严重的后遗症通常会导致截肢。

最严重的烧伤是电击引起的，它会导致严重的后遗症。在相对小的区域，造成的烧伤轻微，但潜在损伤是巨大的。肌肉、血管和神经筋膜、关节和骨组织将普遍受累，并且还会造成严重的组织损伤。

肌肉与肌腱大面积坏死，将导致肌肉和肌腱严重损伤，从而导致严重的功能障碍。

大面积的肢体损害可能引起运动功能下降，关节、血管的损伤及外观受损，这些几乎无法治愈。

腋窝挛缩（图 19.12）

肢体主要关节的挛缩非常普遍。其中腋窝的挛缩最为常见。

腋窝烧伤的治疗非常困难，尤其对小儿患者而言。此区域被烧伤，患者常表现为内收体位。这种非正常解剖体位会使关节的正常活动更为艰难。

Kurtzman 与 Stern 把腋窝的挛缩分成了 3 型（1990）[45,46]，分型依据是其解剖特性：

- 1 型：单独与腋窝前皱襞（1A）或后皱襞（1B）相关的挛缩。
- 2 型：与腋窝前皱襞及后皱襞都相关的挛缩，但是与腋窝顶部的皮肤不相关。
- 3 型：与腋窝皱襞及腋窝顶部都相关的挛缩。

为了以最好的方式解决问题，应仔细研究挛缩的类型制订手术方案。

在 1 型和 2 型中，通过局部转移皮瓣修复是可行的，在 3 型中，必须把手术的区域扩展到躯干，使用背阔肌与胸部的皮瓣。

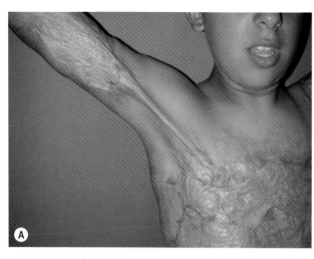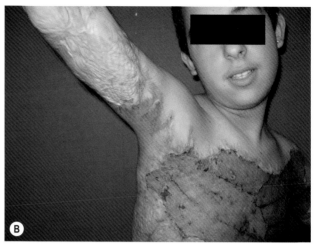

图 19.12　腋窝挛缩（A）术前与（B）Z 成形术后。（Courtesy of Department of Plastic Surgery and Burn Therapy, ARNAS Ospedale Civico, Palermo, Italy.）

肘关节挛缩

除腋窝挛缩外，最常累及的关节是肘关节。大多数的挛缩是由皮肤瘢痕造成的，对前臂与上肢移动范围造成了明显的限制。

通常以是否涉及关节组织来区分关节内及关节外的挛缩。大多数肘关节挛缩属于关节外挛缩，使关节处于弯曲状态，主要由皮肤瘢痕造成，在烧伤后遗症中，伸直挛缩并不常见。

对于肘关节挛缩，通过瘢痕松解植皮或局部皮瓣大多可以修复。较大的瘢痕挛缩中，切除的瘢痕组织通常涉及上肢及手臂，推荐使用取自胸部或腹部的皮瓣。在切除烧伤瘢痕后，肘缺损的重建中使用脱细胞真皮基质可以取得很好的效果。

在术后阶段，推荐尽早使用伸展夹板，以维持手术所获得的移动范围，强制进行早期的理疗和功能锻炼。

异位性骨化

在烧伤患者中，很少出现异位性骨化，但从功能上讲，这是主要的后遗症。仅仅有 3% 的烧伤患者会出现这种后遗症。然而，如果讨论范围包括关节周钙化，即一种异位性骨化的假象结构，则约有 30% 的患者会出现这种后遗症。

新骨骼在通常不会骨化的组织中生成，即异位性骨化，这会造成严重的关节运动障碍。异位性骨化的成因有很多，但目前还不知道其真正病因。学界通常认为烧伤的严重程度与其范围和部位有关。此外，学界通常认为肌腱组织微骨化的可能成因是与微小创伤后不必要的关节手术有关。肘关节通常是最常受累的部位，其次是肩关节和髋关节。膝关节通常不会受累。

最严重的临床情况是桥状骨化，即关节两侧的骨被结构稳定新骨组织连接在一起。甚至在患者烧伤康复后，关节活动依然受限。如果新骨骼不能形成连续性组织，则可能发生退化，有时在儿童患者中，它可能会完全消失。骨化过程通常始于烧伤后数周，平均 10~15 周。运动幅度下降及关节疼痛等症状可能早于放射检查提示发生骨化。因此在关节恢复过程中通常采取适度的康复疗法，以免刺激骨化过程。

在发生完全桥状骨化的情况下，必须行手术治疗，为了能够完全去除缺损，仅对成熟的新生骨进行治疗。要特别关注尺神经，它有时会陷在新生骨中，为保留该神经，必须进行鉴别并仔细进行剥离。在术后阶段，如果在弯曲状态下传导阻滞的范围依然扩大，则有必要进行夹板固定，在 10 天内开始康复治疗，并一直坚持到痊愈[47,48]。

骨骼肌肉并发症：骨外露

在肘关节与膝关节的烧伤中，鹰嘴及髌骨通常都会外露（图 19.14A）。但骨髓炎发生率较低，在骨皮质手术后，深部骨骼通常活性良好。这些区域的皮质很厚，有时，它们能够抵御骨外露相关的感染与坏死，尤其当没有进行适当治疗时。为了便于肉芽生长，术中可能会在骨皮质上打孔。

需要额外考虑的问题是烧伤相关的开放性骨折，在这种情况下，感染可能无法避免。但在一些实例中，感染很长时间都会保持在骨折区域，很少扩散。

对于这类患者，应慎重选择肢体制动方式。许多外科医生强烈反对应用石膏，因为石膏夹板很容易造成烧伤区域的感染，他们推荐外固定。这个方法是合适的，但并非没有风险，因为通常外固定针要穿过烧伤区域，会将细菌带至骨骼内部。

在清创后应尽快将这些外露区域进行手术覆盖。此时，应用负压装置非常有效（VAC, Renasys 等），有助于病灶清创，同时有助于组织血管化和肉芽生成。

二期手术

当康复治疗效果不佳或关节功能受到影响时,有必要在四肢行简单的外科手术。除上述情况外,在急性期不应对关节进行处理,而在二期手术中进行治疗。

在深度烧伤后,存在皮肤缺损和深部解剖组织外露时,重建手术应被推迟。

具有二期手术指征的患者:

- 伴瘢痕挛缩,并且理疗和康复治疗无法解决该问题
- 伴轻度瘢痕后遗症的患者
- 伴皮肤缺损及神经、血管、骨骼、肌腱外露的患者
- 伴关节功能障碍的患者
- 伴神经缺损的患者

在规划任何手术前,医生应考虑如下问题:

- 瘢痕位置
- 瘢痕厚度与质地
- 关节评估
- 皮肤缺损程度及外露组织的仔细评估
- 局部情况(周围的正常皮肤,手术选择)

当瘢痕组织已稳定且在关节活动方面已经取得了很好的效果时,适合制订手术方案。

关节活动度的下降受不同因素影响。最常见的影响因素是关节周围存在着大量的挛缩瘢痕。如果瘢痕非常坚固,会导致骨骼部分不能恰当处理,可能导致情况恶化。

在关节手术中,特别是腋窝、肘和腕关节手术中,应特别注意血管及神经的保护。除非有特殊的手术需求,最好保持关节囊及关节面的完整性。

Z 成形术

此技术是烧伤后遗症手术治疗的基础。当周围存在健康组织时,Z 成形术是可行的。在腋窝及肘关节的挛缩中,Z 成形术通过将两个或更多的相邻三角皮瓣易位来松解瘢痕的挛缩(图 19.13)。普通的 Z 成形术有许多变式,许多文献已对其进行过描述,改良的 Z 成形术即两个或更多皮瓣通过不同角度移入。在治疗腋窝瘢痕挛缩时,可使用角度为 90° 的对称皮瓣。该技术被称为 3/4 Z 成形术(图 19.14 和图 19.15)。

在踝关节与膝关节区域,通常使用 Z 形筋膜皮瓣,此时制备的皮瓣包括皮肤、皮下组织及肌筋膜。对于踝关节,前后都需应用包括整个血管网的皮瓣,在关键区域,形成的皮瓣应有较大的强度及活力。若方案完善,局部麻醉下也可进行该手术。

一般而言,在弯曲的区域,纵向增生性瘢痕是挛缩的起因,可在该区域使用简单的多重 Z 成形术。观察周围瘢痕组织时,若瘢痕组织累及周径的 3/4,就需横向切除瘢痕组织,并在该区域植皮。

皮片移植

如上述病例所述,皮片移植仍然是治疗烧伤瘢痕的基本技术。在切除挛缩的瘢痕后,有必要在原始的出血区域进行全厚植皮。虽然该操作受原烧伤范围的影响,但供区必须选择皮肤完好的区域。在一期手术中,很容易获得来自腹股沟或腹部的皮肤。应用组织剪去除皮下脂肪至真皮层,将全层皮片移植至创面。于术后 4 或 5 天,去除石膏后检查移植的皮肤。

在局麻下也可进行该手术,且患者不适感较少。术后 3 周,功能开始逐渐恢复。

真皮替代物在后遗症治疗中的应用

在现代手术中,皮肤替代物被广泛应用。在瘢痕治疗领域,应用皮肤替代物比皮片移植有更多优势。

在瘢痕挛缩的腋窝、肘关节及膝关节的手术治疗中,使用 Integra 可以确保为表皮组织的移植提供良好的基础,可以在供区取更薄的皮片进行移植,降低对供区的损伤。

大约 21~28 天后,Integra 可用于皮片移植。新形成的组织血管化良好,为接受较薄的游离植皮(并非全层)提供了良好的基础。与简单的植皮所产生的效果相比,它提供了一个更柔软而且更耐用的移植区域,甚至与全厚植皮相比,愈合后质地也比较良好。

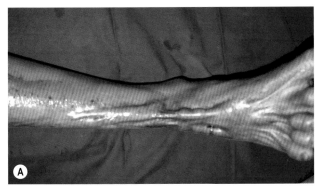
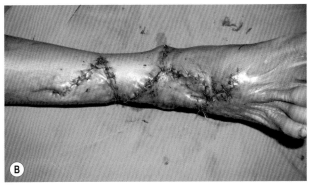

图 19.13 (A)严重踝关节挛缩。(B)图 19.17 同一患者的踝关节挛缩,通过多重 Z 成形术治疗

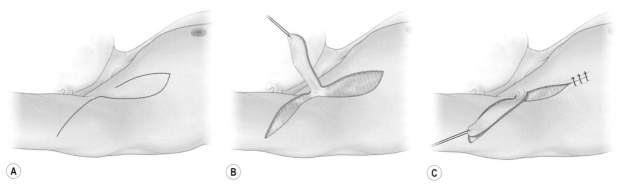

图 19.14 （A）3/4 Z 成形术治疗腋窝孪缩。（B，C）3/4 Z 成形术设计，术式与图 19.19 的病例相同

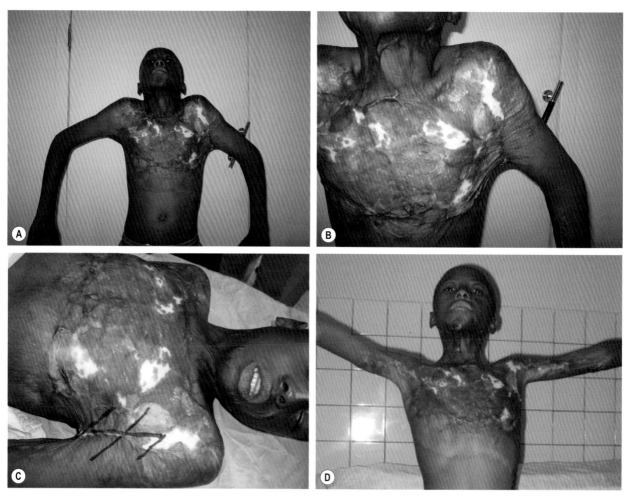

图 19.15 （A，B）腋窝严重瘢痕孪缩。（C）设计多重 Z 成形术。（D）术后 2 个月的效果。（Courtesy of the International Association of Humanitarian Medicine.）

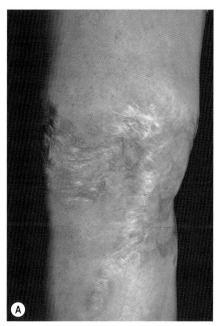
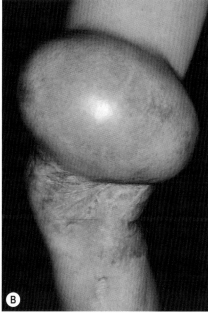
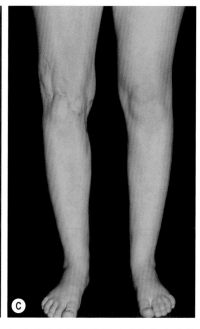

图 19.18　（A）烧伤后膝关节瘢痕粘连引起疼痛。（B）于大腿下部使用皮肤扩张器。（C）通过皮肤扩张器治疗烧伤瘢痕的效果

通常情况下,如前所述,肩部和腋窝的缺损多采用局部皮瓣或皮片移植。由于软组织的厚度和质量,可为该区域选择多种局部解决方案。该区域很少需要游离皮瓣。

除此之外,肘部容易出现组织缺损,因为该区域缺乏软组织覆盖,基底存在骨骼、神经和血管等结构。在该区域,用植皮重建往往是不够的。肩胛旁和股前外皮瓣都是该区域的最佳选择。

下肢是使用游离皮瓣重建的经典区域。重建的目的主要是恢复功能,覆盖暴露的骨、关节、肌腱、神经和血管。为了修复三维缺损和覆盖暴露的骨骼或其他重要结构,下肢通常首选游离皮瓣。有最可靠的血供,游离皮瓣有助于通过增加组织氧合减轻感染[50,51]。

对于腘窝区瘢痕挛缩,植皮和局部皮瓣通常是第一选择(图 19.19)。

神经修复

在烧伤后分步重建工作中,在完成烧伤创面覆盖后,开始进行神经修复手术。

烧伤患者的神经缺损通常与电烧伤或相关创伤有关。神经损伤可出现在神经的任意位点,不得不移植其他神经对其进行修复。统计数据表明,最常受到损伤的神经是尺神经和正中神经。

最理想的神经供区是腓肠神经,移植长度可以超过10cm。可以获得连接腓肠肌交通支的腓肠内侧皮神经,且它能够提供长达30cm的神经。参考标志点是外踝及隐静脉区域。

下肢三度烧伤的患者没有可取的腓肠神经,可以从上肢获得移植神经,该部位移植神经较小。前臂内侧和外侧皮神经是可供选择的候选神经,仅导致感觉障碍受限,几乎不伴感觉丧失。

前臂内侧皮神经位于肱二头肌和肱三头肌之间的肌沟中,与贵要静脉相邻。它有两个分支:前支支配前臂的前端,后支支配肘及前臂的剩余部分。单独应用前支并不适宜。

前臂外侧皮神经位于肱桡肌的尺侧,紧邻头静脉。由于相关区域与桡神经感觉分支区域重叠,患者通常能够接受术后效果[52]。

如果缺损较小(<3cm),可在生物可降解实验导管的引导下再生该神经。这已经得到了临床试验结果,其效果与小神经移植的结果相当。

肌腱短缩矫正手术

关节上瘢痕挛缩会导致相关的肌腱组织畸形。关节弯曲过度或伸展过度最终将会改变肌腱的长度,使弯曲侧更短,使伸展侧更长。若随着时间的推移缺损依然存在,将变为永久性。

有必要对其进行干预(图 19.20)。通常使用的技术是取两个相距较远的点,在肌腱的水平界面切断,接着是正中纵切面。形成两个可滑动的半肌腱,且它们可于新的点吻合。一旦肌腱痊愈,则肌腱就会变长,但也会更细。

根据该原理,用真皮进行加固延长肌腱非常有效,与关节重建一样,真皮从皮肤供区取得[39],或用聚己内酯为基础的聚氨酯尿素补片包裹肌腱[40]。在术后,它能提供更多的抵抗力,促进痊愈。

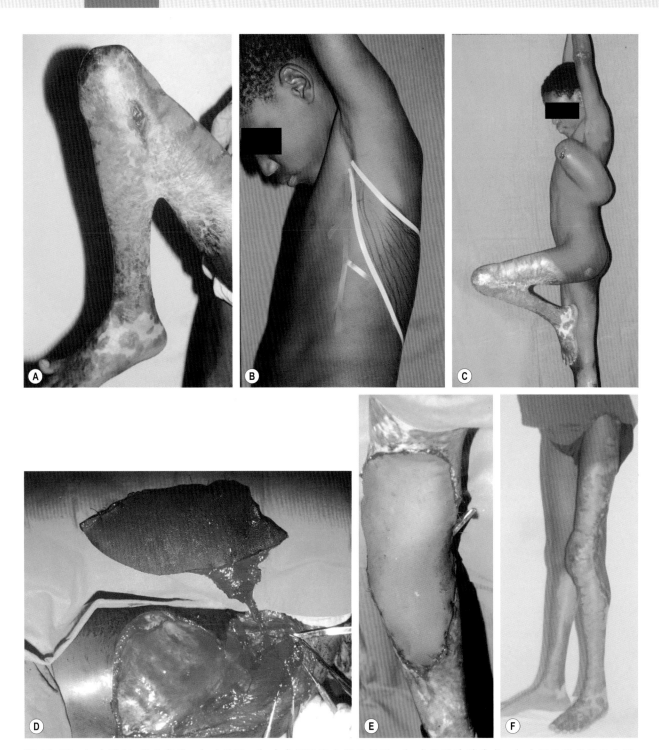

图 19.19 （A）膝部：严重挛缩。（B）供区。（C）背阔肌肌皮瓣的扩张。（D）显微外科手术。（E）预扩张的游离皮瓣。（F）最终治疗效果

截肢

对于遭受高压电击烧伤的患者，当肌肉、血管及神经的损伤没有其他可行的治疗方案时，只能考虑进行截肢。

主要目标是获取持久性的假肢，肢体残端应能够作为良好的固定假肢的基底。

通过可靠的技术检测重要结构的存活情况后才能决定截肢的位点和平面。应用局部皮肤、肌肉、皮瓣覆盖截肢残端，进行缝合，从而覆盖骨骼残端。如果不可行，则考虑进行全厚皮片移植，且还需进行二次重建手术。

下肢通常在接近重要组织端截肢，然而在上肢，为了更好地控制将来的假肢，有必要尽可能保留更长的上肢。同理，在前臂的截肢中通常需要保留肌腱结构，如果残端对于

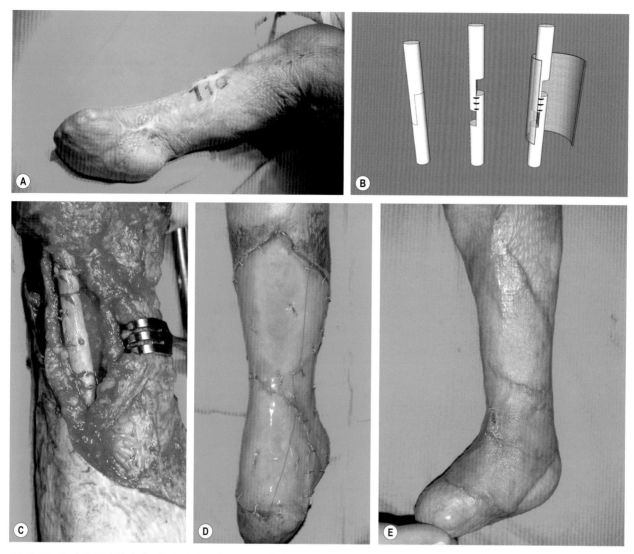

图 19.20　（A）脚踝挛缩瘢痕，导致深层肌腱不协调。（B）肌腱延长的设计与真皮片。（C）延长及用真皮片加固的肌腱。（D）深层肌腱重新平衡及植皮覆盖的脚踝。（E）肌腱重新平衡及脚踝重新覆盖皮肤后的术后效果。（Courtesy of the Department of Plastic Surgery and Burn Therapy, ARNAS Ospedale Civico, Palermo, Italy.）

假肢使用长度不足，考虑通过牵引成骨创建一个截肢残端，如 Ilizarov 技术。

脂肪填充术

学界最初出于美容目的创造了脂肪填充技术，如今该技术在瘢痕领域的治疗中也起到重要作用。

手术技术已经非常成熟，需要抽取脂肪组织，并将其移植到瘢痕下方。由于脂肪组织（更可能是其中的干细胞）的作用，使用该技术治疗的瘢痕的质量（质地、颜色和弹性）显著提高，从组织学角度表明促进了治疗区域内血管形成及胶原纤维的重构[53]。

推荐在四肢的瘢痕修复中应用脂肪填充术，可以恢复组织容积缺失，特别是可以补充在修复手术中损失的部分脂肪，恢复肢体的锥筒形特征[54]。

激光

近年来，在整形美容领域，人们已经见证了激光治疗的稳步进展。即使该项技术仍处于观察期，但该技术所得的结果是鼓舞人心的。

瘢痕组织的愈后结果是可变的，对于不同的情况，要用到不同的激光。

在尚未成熟且有很强的血管组分的瘢痕的治疗中，需要使用血管激光（如 Nd:YAG 1064）减少供血造成瘢痕退化。

点阵激光（烧灼性及非烧灼性）在纤维化的瘢痕组织重建中起着重要作用，在真皮中中断和再生弹性纤维及胶原蛋白,可以使瘢痕本身软化并且变薄。该作用还可以使瘢痕区域的颜色更加均匀,质地更加紧致(图 19.21)[55]。

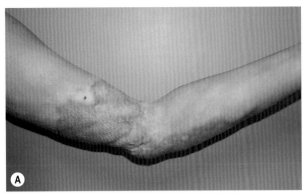

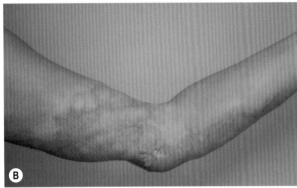

图 19.21 (A)治疗前瘢痕。(B)用非烧灼性点阵激光治疗 6 次后效果,颜色匹配与皮肤质地有改善

Q 开关激光和强脉冲激光可作用于某些瘢痕区域的色素沉着和色素脱失(表 19.3)。

表 19.3 在瘢痕治疗中所使用的激光

Nd∶YAG 1064	具有血管的不成熟瘢痕
强脉冲激光	色素沉着过度,具有血管的瘢痕
点阵激光	
烧灼性	具有复杂皮肤的成熟瘢痕
非烧灼性	成熟瘢痕,伴纤维化及肥厚

参考文献

1. Vyrostek SB, Annest JL, Ryan GW. *Surveillance for fatal and non fatal injuries – United States 2001*. Office of Statistics and Programming. National Center for Injury Prevention and Control. CDC/NCIPC/OSP; 2001. *This comprehensive government publication reports demographic and mechanistic data for all injuries sustained in the United States during 2001. A 0.5% mortality rate is reported for injured individuals varying by age, sex, and mechanism.*
2. Baker SP, O'Neil B, Ginsberg NJ, et al. Occupational injury. In: *The Injury Fact Book*. 2nd ed. New York: Oxford University; 1992:114–133.
3. American Burn Association. Guidelines for service standards and severity classifications in the treatment of burn injury. *Bull Am Coll Surg*. 1984;69:24–29.
4. Heimbach DM. Early burn excision and grafting. *Surg Clin North Am*. 1987;67:93–107.
5. Allen HS, Koch SL. The treatment of patients with severe burns.

6. McCorkle HJ, Silvani H. Selection of the time for grafting of skin to extensive defects resulting from deep dermal burns. *Ann Surg*. 1945;121:285.
7. Janzekovic Z. A new concept in the early excision and immediate grafting of burns. *J Trauma*. 1970;10:1103–1108.
8. Heimbach D, Herndon D, Luterman A, et al. Early excision of thermal burns – an international round table discussion, Geneva, June 22, 1987. *J Burn Care Rehabil*. 1988;9:549–561.
9. McCauley RL, Asuku ME. Upper extremity burn reconstruction. In: Mathes SJ, Hentz VR, eds. *Plastic Surgery*. Vol VII. 2nd ed. Philadelphia: Saunders Elsevier; 2005:605–619. *This encyclopedic book chapter covers upper extremity burn care from primary excision and grafting to secondary procedures. An informative historical perspective is also provided.*
10. Rosenberg L, Krieger Y, Bogdanov-Berezovski A, et al. A novel rapid and selective enzymatic debridement agent for burn wound management: a multi-center RCT. *Burns*. 2014;40:466–474.
11. Rosenberg L, Lapid O, Bogdanov-Berezovski A, et al. Safety and efficacy of a proteolytic enzyme for enzymatic burn debridement: a preliminary report. *Burns*. 2004;30:843–850.
12. Krieger Y, Rosenberg L, Lapid O, et al. Escharotomy using an enzymatic debridement agent for treating experimental burn-induced compartment syndrome in an animal model. *J Trauma*. 2005;58:1259–1264.
13. Krieger Y, Bogdanov-Berezovski A, Gurfinkel R, et al. Efficacy of enzymatic debridement of deeply burned hands. *Burns*. 2012;38:108–112.
14. Rosenberg L. Enzymatic debridement of burn wounds. In: Herndon DN, ed. *Total Burn Care*. 4th ed. Edinburgh: Elsevier; 2012:131–135.
15. Lee RC, Kolodney MS. Electrical injury mechanism: dynamics of the thermal response. *Plast Reconstr Surg*. 1987;80:663–671.
16. Yowler MJ, Mozingo DW, Ryan JB, et al. Factors contributing to delayed extremity amputation in burn patients. *J Trauma*. 1998;45:522–526.
17. Barisoni D. Le ustioni ed il loro trattamento. *Piccin Ed*. 1984;265–272.
18. Purdue GF, Arnoldo BD, Hunt JL. Electrical injuries. In: Herndon DN, ed. *Total Burn Care*. 3rd ed. Philadelphia: WB Saunders; 2008:513–520.
19. Lee RC, Kolodney MS. Electrical injury mechanism: electrical breakdown of cell membranes. *Plast Reconstr Surg*. 1987;80:672–680.
20. Brumback RA, Feedback DL, Leech RW. Rhabdomyolysis following electrical injury. *Semin Neurol*. 1995;15:329–334.
21. Arnoldo B, Klein M, Gibran NS. Practice guidelines for the management of electrical injuries. *J Burn Care Res*. 2006;27:439–447.
22. Cerepani MJ, Leonard L, Slater H, et al. The strategic management of the high-voltage electrical injury. *Ann Burns Fire Disast*. 1997;10(3).
23. Lee RC, Capelli-Schellpfeffer M, Kelley KM. *Electrical Injury: A Multidisciplinary Approach to Therapy. Prevention and Rehabilitation*. New York: Annals of the New York Academy of Sciences; 1994:720.
24. Duman H, Kopal C, Selmanpakoglu N. Bilateral shoulder fractures following low-voltage electrical injury. *Ann Burns Fire Disast*. 2000;13:3.
25. Cascio BM, Wilckens JH, Ain MC, et al. Documentation of acute compartment syndrome at an academic health-care center. *J Bone Joint Surg Am*. 2005;87:346–350.
26. Achauer B, Applebaum R, Van der Kam VM. Electrical burn injury to the upper extremity. *Br J Plast Surg*. 1994;47:331–340.
27. Mann R, Gibran N, Engrav L, et al. Is immediate decompression of high voltage electrical injuries to the upper extremity always necessary? *J Trauma*. 1996;40:584–589.
28. Costagliola M, Rougé D. Les syndromes des loges de la main brulee. *Ann Burns Fire Disast*. 1992;5(4).
29. Napoli B, D'Arpa N, Gullo S, et al. Epidemiology clinical treatment and therapy in electrically burned children. *Ann Burns Fire Disast*. 1994;11(4).
30. Greenhalgh DG. Management of acute burn injuries of the upper extremity in the pediatric population. *Hand Clin*. 2000;16:175–186.
31. Heimbach DM, Logsetty S. Modern technique for wound coverage of the thermally injured upper extremity. *Hand Clin*. 2000;16:205–214. *Advanced modalities in burn reconstruction are discussed. The authors stress, however, that the split-thickness skin graft remains the "gold standard" in burn reconstruction.*
32. Borghese L, Latorre S, Montagnese A, et al. Retrospective analysis of 200 severe post-burn cases in Cambodia and Bangladesh. *Ann Burns Fire Disast*. 2005;18(1).
33. Smith MA, Munster AM, Spence RJ. Burns of the hand and upper

Surg Gynaecol Obstet. 1942;74:914.

limb – a review. *Burns*. 1998;24:493–505. *The authors discuss the standard of care and controversial issues in hand and upper extremity burns.*

34. Yang J-Y, Hwuang J-Y, Chuang S-S. Clinical experience in using the water jet in burn wound debridement. *Ann Burns Fire Disast*. 2007;20(2).

35. Atiyeh BS, Hayek SN, Gunn SWA. New technologies for burn wound closure and healing – review of the literature. *Burns*. 2005;31:944–956. *The authors of this review note the limitations of autologous skin grafting in burn reconstruction. Alternative replacement modalities are surveyed.*

36. Dantzer E, Braye FM. Reconstructive surgery using an artificial dermis (Integra): results with 39 grafts. *Br J Plast Surg*. 2001;54:659–664.

37. Wainwright DJ. Use of an acellular allograft dermal matrix (AlloDerm) in the management of full thickness burns. *Burns*. 1995;21:243–248.

38. Oni G, Saint-Cyr M, Mojallal A. Free tissue transfer in acute burns. *J Reconstr Microsurg*. 2012;28:77–84.

39. Masellis M, Conte F, Fortezza GS. Use of dermis to reconstruct hand joint capsules. *Ann Plast Surg*. 1982;9:72–80.

40. Gisselfält K, Edberg B, Flodin P. Synthesis and properties of degradable poly(urethane urea)s to be used for ligament reconstructions. *Biomacromolecules*. 2002;3:951–958.

41. Beasley RW. Burns of the axilla and elbow. In: Converse JM, ed. *Reconstructive Plastic Surgery*. Vol 6. Philadelphia: WB Saunders; 1977:3391–3402.

42. Tilley W, McMahon S, Shukalak B. Rehabilitation of the burned upper extremity. *Hand Clin*. 2000;16:303–318.

43. Huang TT, Blackwell SJ, Lewis SR. Ten Years of experience in managing patients with burn contracture of axilla, elbow, wrist and knee joints. *Plast Reconstr Surg*. 1978;61:70–76.

44. Ryan RF, Litwin MS, Krementz E. A new concept in the management of Marjolin's ulcers. *Ann Surg*. 1981;193:598–605.

45. Thio D, Clarkson JH, Misra A, et al. Malignant change after 18 months in a lower limb ulcer: acute Marjolin's ulcer revisited. *Br J Plast Surg*. 2003;56:825–828.

46. Kurtzman LC, Stern PJ. Upper extremity burn contractures. *Hand Clin*. 1990;6:261–279.

47. Teppermann PS, Hilbert L, Peters WJ, et al. Heterotopic ossification in burns. *J Burn Care Rehabil*. 1984;5:283.

48. Chung D, Hatfield S, Dougherty ME, et al. *Heterotopic ossification of the elbow in burn patients: results after early surgical treatment.* Proceedings of the 38th Annual meeting of American Burn Association. Las Vegas, NV: American Burn Association; 2006: April 4–7.

49. Pasyk KA, Argenta LC, Austed ED. Histopathology of human expanded tissue. *Clin Plast Surg*. 1987;14:435–445.

50. Winograd J. Lifei Guo, Upper extremity. In: Wei F, Mardini S, eds. *Flaps and Reconstructive Surgery*. 1st ed. Edinburgh: Elsevier Saunders; 2009:51–62.

51. Scott Levin L, Baumeister S. Lower extremity. In: Wei F, Mardini S, eds. *Flaps and Reconstructive Surgery*. 1st ed. Edinburgh: Elsevier Saunders; 2009:63–70.

52. Higgins JP, Fisher S, Serletti JM, Orlando GS. Assessment of nerve graft donor sites used for reconstruction of traumatic digital nerve defects. *J Hand Surg Am*. 2002;27:286–292.

53. Coleman SR. My view: structural fat grafting. *Aesth Surg J*. 1998;September/October.

54. Klinger M, Marazzi M, Vigo D, et al. Fat injection for cases of severe burn outcomes: a new perspective of scar remodeling and reduction. *Aesth Plast Surg*. 2008;32:465–469.

55. Masellis A, Ferrara MM, Masellis M. *L'uso del LASER frazionato non ablativo nel trattamento degli esiti cicatriziali da ustione e post-traumatici.* 59th National Congress Società Italiana Chirurgia Plastica Ricostruttiva ed Estetica: SICPRE; 2009; Sept 28–Oct 1.

第 20 章

面部烧伤治疗

Vinita Puri, Venkateshwaran N

概要

- 面部是表情和外观的基础,面部烧伤会影响患者的身心健康。
- 面部的解剖具有复杂的肌肉和括约肌,并且血流丰富。烧伤深度的评估是早期处理的重要步骤。
- 气道管理和局部创面处理是面部烧伤早期治疗的主要手段。
- 急性面部烧伤治疗的目标包括获得早期恢复、尽量减少功能后遗症和保留美观。
- 面部烧伤后畸形的二期治疗是一项具有挑战性的任务,包括详细的临床评估、细致的规划、医患沟通以及患者的认同。
- 手术治疗是通过应用美学亚单位原则,利用各种重建方法和分期手术来得到最优化的结果。
- 干细胞、三维打印技术以及面部移植领域的发展可能会为未来应对面部烧伤的挑战指引方向。

简介

面部可以识别一个人的身份。面部特征的对称、平衡以及皮肤的色泽和质地是衡量个体美学的标准。人类面部是独一无二的,因为其结构复杂,功能协同良好,并且能够表达思想和感情。面部就像一本书的封面。因此,面部烧伤是一种挑战,重建外科希望运用更多的方法来处理这一难题。近50%的烧伤患者伴有头、面、颈部烧伤。幸运的是,由于该区域的血流丰富,有助于迅速散热,面部烧伤通常是真皮层损伤。吸入性损伤可危及生命,面部烧伤是提示吸入性损伤的一个指标。面部烧伤急性期的处理在保守换药治疗和早期手术治疗一直存在争议。毋庸置疑的是,面部烧伤的处理需要多团队协作,从一开始就包括训练有素的烧伤外科医

生、护士、理疗师、康复治疗师、心理治疗师以及社会的支持。

1987年,Gonzalez-Ulloa将面部具有颜色、纹理、厚度和柔韧性一致的部位进行美学分区。在处理面部烧伤时应注意面部美学分区,以尽量减少瘢痕的出现[1]。面部瘢痕会导致五官扭曲,皮肤增厚及色素问题。在治疗中,瘢痕可能无法避免,但畸形通常是可以预防的,尤其是在面部。及时使用所有可用的抗瘢痕治疗,如瘢痕按摩,弹力衣,硅酮制剂(贴片或液体),内类固醇和激光治疗可在瘢痕的外观和预防畸形方面取得很大作用。

面部烧伤(图20.1)可能会成为患者的心理困扰。这主要取决于患者身体康复后回归社会情况。因此,关注患者的情感,理解其想法,权衡其期望与现实情况,并提供相应建议非常重要。

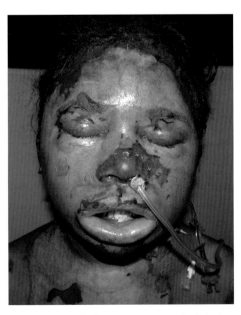

图 20.1 面部急性烧伤 24 小时内的女性

解剖与病理生理学

在开始概述面部烧伤处理之前，了解这一区域的解剖至关重要。面部具有极其复杂的解剖结构，包括皮肤、脂肪、肌肉及骨骼。面部有重要的括约肌结构及重要的视觉、听觉、嗅觉、味觉和触觉感觉器官。皮肤对创伤、细菌、有毒物质、热和紫外线辐射可形成保护性机械屏障。另外其他重要功能包括感觉、免疫监测、体温和体液的稳态[1]。

头颈部区域皮肤烧伤可由热、化学、电或闪电引起。仅表皮层的损伤为一度烧伤。一个常见的例子为晒伤。在 1 周内会出现组织愈合，坏死的表皮层脱落，再上皮化。随着能量和接触时间的增加，真皮层损伤的深度也会增加，包括胶原变性和血栓形成。真皮的外观可评估烧伤深度。当表皮层受损后，由于下层血管的浅表，真皮层呈粉红色。随着烧伤深度的增加，胶原组织变性，颜色变白。

另一个评估烧伤深度的指导是疼痛值。浅表烧伤由于神经末梢的暴露而感到疼痛。随着烧伤深度的增加，创面疼痛减轻[2]。

烧伤创面通过残存的附属结构（如皮脂腺毛囊、汗腺和顶浆分泌腺）再上皮化。面部和头皮含有高密度的皮脂腺和表皮附属物，它们位于真皮深处和皮下脂肪中[1]。表皮和浅表烧伤的再生过程在 2 周内完成，瘢痕最轻。然而，比这更深的烧伤可能需要三周的时间才能愈合，并可导致瘢痕增生。因此，3 周内无法愈合的创面需要手术干预。然而，这一决定需要在治疗的第 1 周作出，这完全基于烧伤外科医生的经验和临床判断[3]。对烧伤深度有影响的另一个因素是皮肤厚度，皮肤厚度随年龄、性别和面部解剖位置的变化而不同。儿童的皮肤相对较薄。皮肤随着年龄的增长而变厚，并在 50 岁以后又开始变薄。男性的皮肤比女性厚。眼睑和耳后皮肤（0.5mm）比面部其他部位薄[1]。

急性面部烧伤处理

总体原则

面部烧伤的管理原则遵循身体其他部位的原则。面部烧伤管理的目标是获得早期创面再上皮化，疼痛控制，尽量减少功能后遗症，同时注意保留美学部位。面部烧伤与手烧伤相似，因为在没有这两种烧伤的情况下，伤者的身心可以更快地康复[1]。面部烧伤处理的独特之处在于面部具有丰富的血管，可加速愈合，降低感染，精确评估深度较为困难，以及激进的手术治疗可能导致外形畸形。

根据烧伤的深度，治疗原则可大致分为 3 组：

1）表皮和浅表烧伤的患者，可自发愈合。治疗的主要包括开放换药和局部护理（图 20.2）。

2）深层或全层皮肤烧伤的患者，应早期行切除烧伤组织并覆盖（自体皮或异体皮）。进一步的患者管理包括植皮区保护、通过使用压力治疗等辅助方式预防瘢痕和植皮区边缘增生，以及局部使用硅酮。

3）中等厚度烧伤或烧伤深度不确定的患者在治疗中争议或困境最大。如果允许其自发愈合，可能会形成增生性瘢痕，并可能会跨越审美亚单位、形成条索状。如果早期行手术植皮治疗，美学效果可能不如保守治疗。本文介绍

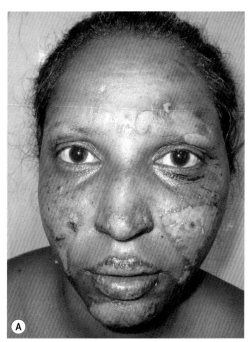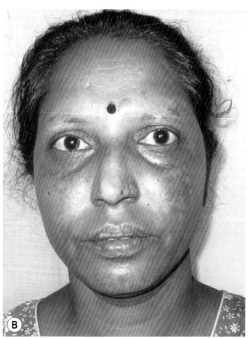

图 20.2　（A）浅二度烧伤第 1 天。（B）第 21 天创面完全愈合，但伴有少许混合色素沉着

了新的诊断工具在诊断烧伤深度方面的作用。其中一个进步便是激光多普勒技术[4-6]。治疗决定推迟到10天可能有助于确定烧伤深度及需要手术的区域,3周内痊愈的区域则无需手术。经验丰富的临床医生判断准确率最多只有65%(图20.3和图20.4)[7]。

激光多普勒评估

激光多普勒成像是一种有用的辅助手段,可以为临床补充,但由于缺乏支持其使用的随机对照1级证据,它不能替代合理的临床判断。

气道管理

面部烧伤与气道有密切的关系,并经常作为上气道或下气道损伤的标志。在喉水肿的迹象变得明显之前,必须提前决定进行气管插管或气管造口术。需特别注意预防气管压力性坏死[1]。

创面治疗

同其他部位烧伤创面一样,面部烧伤创面必须用生理

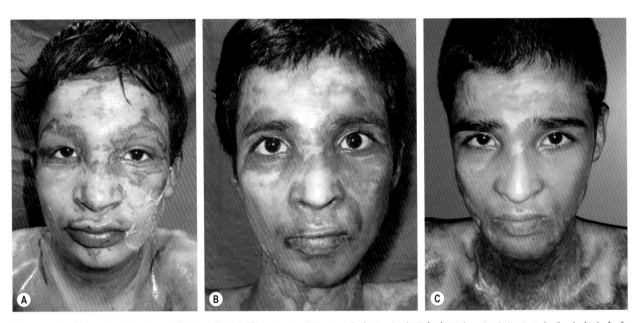

图20.3 (A)大面积烧伤患者面部深二度烧伤第1天。(B)伤后1个半月,大范围色素脱失。(C)伤后7个月,大部分色素恢复

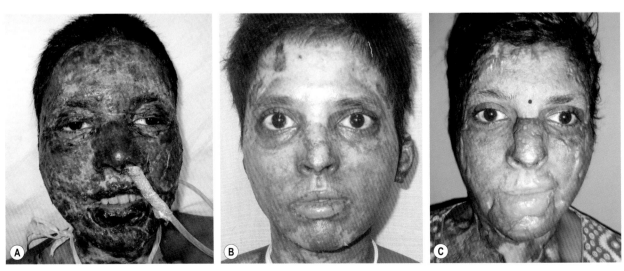

图20.4 (A)大面积烧伤患者面部深二度和全层皮肤烧伤后第10天。(B)伤后4周保守换药治疗,未经手术干预。(C)伤后4个月瘢痕增生

盐水彻底清洗。所有松散的碎片和坏死的组织都必须清除。小水疱可以保留，但大的水疱需要去除。面部化学烧伤需用大量的生理盐水或自来水冲洗45分钟，以完全去除或中和有毒物质。最后一轮清洗可使用稀释的消毒剂。然后，将局部抗菌剂覆盖创面。

在作者的机构，面部烧伤清洁创面后覆盖牛胶原合成敷料，这种材料在大多数国家主要的烧伤治疗机构都易于获得。它有助于保持一个封闭的环境，减少疼痛和痛苦，保持水分，并且有助于一度和二度烧伤创面快速上皮化。胶原蛋白敷料紧密地贴附在创面上，并在创面愈合时逐渐脱落（图20.5）。在较深的烧伤中，这种敷料不能很好地贴附在创面上，并在48小时内脱落，随后可使用其他传统的抗菌剂进行换药或作出关于早期手术切除的决定。因此，这种敷料也可以指导不确定深度的烧伤处理。

激光多普勒技术根据奥地利物理学家 Christian Doppler 所描述的多普勒效应发挥作用。根据从运动物体反射的激光波频率发生变化，来探测创面中移动的红细胞。这种频率的变化与组织灌注成正比。在这一原理的基础上，学界发展了两种技术：激光流量测量技术和激光多普勒成像技术。Waxman 等的研究发现，激光流量测量表明，在35°的温度下，血流大于6ml/100g/min组的烧伤创面将在3周内愈合（100%特异性，但敏感度低）。但激光流量测量有一个明显的缺点，即探针必须与烧伤的组织接触，这会导致患者的不适，而且由于每次读数中探针的覆盖区域很小，因此很难评估较大的区域[5]。激光多普勒成像（laser Doppler imaging, LDI）克服了这些缺陷，因为它不需要创面接触。在 Pape 等进行的一项前瞻性研究中，烧伤后48~72小时内进行的 LDI 预测烧伤深度的准确率为97%，而临床判断的准确率为70%[6]。

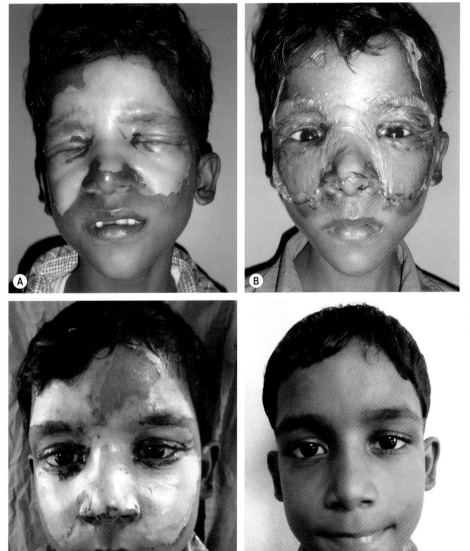

图 20.5 （A）7 岁儿童因鞭炮导致面部烧伤，应用胶原蛋白膜片。（B）胶原蛋白膜片的应用。（C）7 天后胶原蛋白膜片脱落，创面愈合。（D）伤后 6 个月

外用药物

用于面部烧伤治疗的外用药物可分为消毒剂、抗菌剂、酶清创剂和敷料[8]。

消毒剂

消毒剂是局部药物，可限制（抑菌）或消除（杀菌）在创面中的微生物。这类产品主要包括氯己定和聚维酮碘，用于在换药时清洁创面。它们可以覆盖革兰氏阳性和革兰氏阴性细菌。聚维酮产品具有广谱的覆盖范围，包括真菌、病毒、孢子、酵母菌和原生动物。

抗菌剂

理想的预防性局部抗菌药应具有广泛的活性、低毒性、良好的渗透性和全身吸收低。它应该价格低廉，容易获得，保质期长[8]。

银制剂

在创面护理中，银制剂可以是固体形式（在创面中放置银丝），也可以作为用于清洗创面的银盐溶液（硝酸银溶液），还可以是乳膏和凝胶，并含有银抗生素化合物（磺胺嘧啶银霜或 SSD 霜）[9]。

目前，大量的银制剂产品已经有所进步，它们的优点包括应用更简单、创面中高抗菌浓度、保持潮湿的创面环境以及更好的自溶清创等。

在元素状态中（如金属银），银不会杀灭细菌。但在湿润的创面环境中，银原子失去一个电子形成活化的银离子，可以杀菌。它们会破坏细菌的细胞膜，破坏细菌生物膜基质的稳定，并增加细菌对抗生素的敏感性。

乳膏

磺胺嘧啶银乳膏

磺胺嘧啶银（silver sulfadiazine，SSD）乳膏在世界各地许多烧伤治疗机构中是治疗烧伤的主要药物。1968 年，Fox 介绍了这种含有微粒化磺胺嘧啶银的水性乳膏，并使烧伤创面护理发生了变革。它需要每天较厚地涂抹两次才能产生最佳效果。它会导致白细胞减少、高铁血红蛋白血症和磺胺过敏等不良反应。它会形成一个假焦痂，在外观上可能与全层烧伤没有区别[1]。虽然 SSD 乳膏长期以来一直被视为金标准，但是它对创面愈合是不利的，它会抑制表皮生长因子（epidermal growth factor，EGF），未来这两种药物的联合制剂可能会更有效[10]。

硝酸铈

硝酸铈是一种极好的杀菌剂，具有广泛的活性。它在欧洲的烧伤治疗机构很流行，通常与磺胺嘧啶银（如 Flammacerium）一起使用。它可以硬化烧伤痂皮，从而分离潜在的坏死组织，并改善烧伤创面。然而，与单独使用 SSD 相比，在对照研究中，其与 SSD 结合使用并没有明显的优势[11]。

银溶液

硝酸银溶液（0.5%）与 SSD 具有相同的抗菌谱，但渗透率较小。其主要缺点是会把组织染色成黑色，并引起电解质紊乱，如低钾血症和低钠血症[12]。

纳米银

直径约为 10~100nm 的小晶体中的银，通过胶体凝胶介质或作为泡沫敷料的表面涂层输送。Acticoat（Smith and Nephew）是一种流行的纳米银敷料，它是一种具有纳米银颗粒涂层的双层聚乙烯敷料。这类持续释放银制剂敷料的优点是可以减少创面感染，促进创面愈合，减少换药频率与疼痛，以及整体成本[13]。Mepilex Ag（Mölnlycke）是一种银泡沫敷料，在一项随机对照试验中，它在使用便利性、减轻疼痛和加速创面再上皮化方面优于其他银敷料[14]。该产品在作者的机构常用于二度烧伤和供皮区创面，并在再上皮化和减轻换药疼痛方面取得了良好的效果。

另一种专利制剂 Aquacel Ag（Convatec）将银离子融入水化纤维中，在接触创面后转化成凝胶形式。Silvercel（Johnson & Johnson）是一种结合银和海藻酸盐优点的专利产品[15]。藻酸盐是在藻类细胞壁中发现的一种多糖，能够在水中吸收其 200 倍的重量。这种特性在用于严重的渗出性创面时很有帮助。

磺胺米隆醋酸盐

这是一种具有良好抗菌谱的痂皮深层穿透剂。其商用产品为 5% 和 11.1% 的溶液，建议用于面部区域（如耳部），软骨被烧伤暴露部位。它需要频繁应用，并据报道其会引起疼痛、炎症和过敏反应[13]。

次氯酸盐溶液

关于该成分的使用的描述始于第一次世界大战，其也被用于面部烧伤管理。其最佳抗微生物活性为 0.025%，被称为"改良 Dakin 溶液"。它与未烧伤的皮肤接触会引起刺激和浸渍[8]。

抗生素和抗真菌药

常用的制剂包括新孢子素、多孢子素和杆菌曲蛋白[8]。

酶清创剂

这类药物也被称为化学清除剂，是从创面表面去除坏死组织的非手术替代品。这类药物具有吸引力，但效果并不一致。它们主要根据来源分为两类：

- 第一组为细菌来源化合物，包括胶原酶（组织梭状芽孢杆菌）、蛋白水解酶（枯草芽孢杆菌）和链激酶（链球菌）。
- 第二组为植物来源制剂，包括 Accuzyme（木瓜来源与尿素结合）和 Debridase（菠萝蛋白酶/菠萝来源）[8]。

替代疗法

长期以来，蜂蜜一直被认为是一种治疗烧伤的"民间疗法"。蜂蜜的抗菌能力要归功于它的高渗透性，以及它在接触创面液时以持续释放的方式形成过氧化氢的能力。这是由于蜂蜜中存在葡萄糖氧化酶。在一项临床试验中，它在创面愈合和感染控制方面优于煮马铃薯皮敷料[16]。

湿润暴露烧伤膏（moist exposed burn ointment，MEBO）是用中国传统方法开发的，含有芝麻油、β-谷甾醇、小檗碱等植物提取物。在二度烧伤小于全身表面积（total body surface area，TBSA）40% 患者中使用 MEBO 的试验显示，结果与使用 SSD 的传统治疗相当[17]。

木瓜提取物含有木瓜蛋白酶，在资源有限的非洲等国家使用。这类药物能有效导致创面坏死组织脱落，帮助创面床为移植准备[18]。

芦荟制剂已被证明在一度和二度烧伤中可加速愈合过程和再上皮化[19]。

创面敷料或皮肤替代物

研究表明，临时的创面敷料或皮肤替代物的使用有利于创面愈合和减少感染。尽管它们不是抗菌剂，但它们是微生物定植和感染的屏障。一些试验表明，它们可以改善瘢痕特性，如烧伤愈合后的弹性和柔韧性。这会间接减少瘢痕形成后的二次手术。皮肤替代物在小儿烧伤会特殊应用，通常是小面积二度烧伤，只需要换药处理。皮肤替代物可以减少换药的频率，以及相关的疼痛和心理伤害，促进早期恢复活动，并且性价比高[15]。

临时覆盖的创面敷料可分为以下类别。

生物敷料（如羊膜）

羊膜在临床试验中已被证明是有效的临时创面覆盖物，可以减少疼痛，有助于快速重新上皮化。它易于获得，具有非免疫原性，可以减少创面的水分丢失。然而，它在瘢痕外观方面没有长期的优势[8]。

合成敷料

合成敷料提供了一个湿润的创面环境，并有效地封闭创面。其中一些具有渗透性和透气性。常用的敷料包括 DuoDERM、OmniDerm、Opsite 和 Suprathel。

生物合成材料

这类成分结合了生物成分与合成成分。一些常用的敷料包括：

■ Biobrane（Smith & Nephew）：试验中，其在二度烧伤的效果优于传统的敷料。有报道称应用此产品会产生网状印记或点状瘢痕[15]。

■ TransCyte（Smith & Nephew and Advanced Tissue Sciences）：该产品质地透明，可以监测创面和尼龙网中的成纤维细胞增殖，产生人类真皮胶原蛋白、基质蛋白和创面愈合所必需的生长因子。

■ Dermagraft（Advanced Biohealing）：这是一种低温保存的真皮替代物，它来源于人类新生儿包皮组织衍生的成纤维细胞，覆盖在可生物吸收的聚角质肌动蛋白网上。成纤维细胞填充支架的间隙，产生人类胶原蛋白、基质蛋白和生长因子[15]。

■ Integra（Integra LifeSciences）：它在供皮区缺乏和面部烧伤时被广泛使用，以避免色素问题和美学重要区域移植接缝处的瘢痕增生[20]。

其他皮肤替代品

包括 Xenoderm[21]、Alloderm[21]、Apligraf[15] 和 Epicel[15]。

■ Xenoderm 和 AlloDerm（LifeCell Corporation）：它们分别来源于猪和人类尸体皮肤的脱细胞真皮基质。细胞成分被去除，同时保持组织结构和生化特性。与使用 1% 的 SSD 相比，在二度烧伤中使用 Xenoderm 在愈合时间、感染率和停留时长方面是有益的[21]。

■ Apligraf（Organogenesis Inc）：这是一种有活性的双层皮肤替代物，其表皮层是人角质形成细胞，真皮层是以牛 I 型胶原为支架的人成纤维细胞[15]。

■ Epicel（Genzyme Biosurgery）：这是一片 2~8 层厚的皮肤细胞。患者自己的皮肤通过分离培养表皮细胞后产生[15]。

尸体同种异体移植物

通常在切痂后使用，但它也可用于二度面部烧伤的敷料，一项前瞻性研究表明其优于 SSD 的开放换药[22]。

异种移植物

猪的皮片移植物，用于面部烧伤的临时创面覆盖。它通常不会被创面同化，偶有报道称会造成人工印迹[8]。

面部烧伤创面的手术治疗——早期切痂

烧伤创面的切除和覆盖有广泛认可的标准。但面部因其创面的特殊性而存在争议，因为面部具有重要的美学意义，血运丰富，以及毛囊皮脂腺丰富，自愈效果极佳。然而，普遍的共识认为，3 周或更长时间才能自愈的面部创面适于早期手术。然而，早期手术会推迟 7~10 天，以确定哪些区域会自愈，哪些区域需要手术。

一旦决定手术，就可以避免进一步的延迟，患者在对血流动力学稳定性、血红蛋白和蛋白水平优化后接受手术，并得到适当的解释和知情同意。与患者和相关亲属讨论利弊的选择是有帮助的。向协助手术的工作人员解释手术的性质和过程，并要求预先安排血制品、同源移植物、皮肤替代物等。

手术在全麻下进行，患者抬头仰卧位。气管插管和胃管管路置于术区外的头架上。眼睛可以用硅胶垫、角膜护罩或临时眼睑膜缝合来保护。面部烧伤手术以下几点需要注意。当大面积烧伤患者接受面部手术时，切除面部多处烧伤创面后用少量的自体皮覆盖是值得的。临时的皮肤替代物，如异种移植物和脱细胞真皮，以及薄的自体移植物可以单独应用一段时间。二期手术的原则对于防止因血肿形成而导致的移植物损失，以及评估切痂深度是否充分都非常有用。此外，在美学敏感的区域，如鼻翼、鼻尖、下颏、耳等，通过在一侧少量切除并仔细观察以减少失误，而非进行深度切痂，导致未来出现面部轮廓问题。为了保持统一的外观，美学单位内的组织必须被完整切除，即使这意味着可能会牺牲未烧伤的或可能自然愈合的小区域[1,23]。

在混合深度损伤区域，应在均匀的深度进行切除，以避免皮肤附着物残留的问题，如囊肿、麻点和毛囊炎。

使用厚度为 0.008 英寸（约 0.2mm）的皮刀（Goulian）切除。这可以解决大多数区域，但某些区域除外，如内眦区域、耳、人中区域等。对于这些区域，建议使用 Versajet（Smith & Nephew）。这是一个水动力清创系统，它使用无菌生理盐水的高压喷流进行清创，通过生理盐水喷流产生的 Venturi 效应将组织碎片和液体带走[24,25]。

面部手术通常从构成眼睑、鼻部、上下唇和下颌的中央 T 形区域开始。

完成面部中央 T 区的切除后，接下来处理 4 个外围的平坦的区域：两侧面颊、前额和颈部，这些区域都以类似的方式切除。皮刀厚度可设置为 0.010 英寸（约 0.25mm）或 0.012 英寸（约 0.3mm）。眉部区域在切除前额烧伤创面时应避免切除。全面部切除术的出血量可能相当大，止血必须迅速和充分。容量改变也应警惕，必要时可以输血。如果上述所有区域没有在同一次手术中被切除，可以分次切除以减少失血[23]。

耳烧伤需要特别提及，因为可用的器械不适于切除这种结构复杂的区域。它可以遵循传统的方法，允许保痂和脱痂。局部抗菌剂和湿润的敷料用于帮助愈合。可以根据需要进行中厚皮片移植。

切痂后的选择

异体皮与中厚皮的应用

异体皮如果可用，通常用于覆盖早期切除区域。异体皮的使用比异种皮有优势。如果切除深度足够到健康组织，异体皮可以附着在创面床上。然而，如果切除深度不足，它就不易附着，容易脱落。

术后 1 周在手术室检查异体皮的贴附性。轻轻去除异体皮。根据面部创面大小决定供皮区的面积。头皮在颜色和质地方面都很匹配。它足以进行部分面部覆盖。但头皮不足以覆盖完全的面部切除创面。然后从身体的其他地方取 0.008 到 0.012 英寸（约 0.2~0.3mm）厚的自体皮片。较厚的皮片可以防止二次挛缩，外观更好。在使用在面部应用 Padgett 皮刀可以确保取皮同时止血。然后将移植物放置在创面床上，并如前所述固定。移植物边缘有小的褶皱，小的局部 Z 成形瓣可以打开这些区域。这就打破了边缘，防止了挛缩带的形成[23]。

切除后覆盖的其他选择包括脱细胞皮真皮[26]、异种皮、MatriDerm[27]、Integra[20] 和培养的自体表皮细胞[28,29]。

Versajet 应用模式：手持角度 45°，便于在狭窄困难区域进行清创。生理盐水通过刀头中的一个喷嘴喷出，将其依次连接到一个通过脚踏板操作的控制台上。高压盐水的喷射像一把刀，可以切除坏死组织，保留健康的皮肤[25]。刀头为一次性使用，在某些医保系统中不能报销。现有证据表明，该系统不建议用于三度烧伤清创。与标准皮肤使用相比，在残余的正常组织中也没有表现出更好的效果。在比较 Versajet 治疗和使用标准皮刀治疗的创面中，其在瘢痕方面也无显著差异[24,25]。

面部创面清创过程：从眼皮开始，可以行眼睑缝合术来保护眼睛。在眼皮边缘缝合，获得均匀的切除平面。切除的深度是至眼轮匝肌，其中一层可能也需要切除。点状出血是需要注意的止点。切除后，浸泡过生理盐水肾上腺素溶液（1/10 000）的纱布可以用于止血。在使用肾上腺素时必须小心，严禁扩散到未被切除的邻近组织，它可能会使其血管收缩而扰乱对止点的确定。内眦区域是一个狭窄的弯曲部分，皮刀可能不起作用。相反，如果可以，使用 Versajet，或者可以用 15 号刀片和组织剪进行切除。

下一个要切除的区域是鼻部。鼻的上部被骨骼和软骨框架充分支撑，可以很容易地使用皮刀来切除。然而，在鼻尖和鼻尖上必须格外小心，因为切深了很容易发生解剖畸形。因此，建议简单处理这些部位，并尽量少切除，节省后续的清创时间。

上唇和人中区域，即使位于上颌骨的上面，其因易于移动而难以清创。必须注意从人中区域切除最小可能坏死的组织，因为它有利于面部的外观。除肾上腺素外，双极电凝也可用于止血。

下唇和下颌也需以同样谨慎的方式清创。再次强调，下颌清创时需谨慎，以避免形成扁下颌风险。

清创后植皮：手术前剃头，放置 Mayfield 型神经手术头枕支撑颈部，显露头皮进行取皮。头皮用肾上腺素浓度为 1/500 000 的生理盐水膨胀液渗透。这为取皮时提供了一个坚实均匀的平面。用 Padgett 皮刀至少可以取 4 条自体皮片。皮片放置在创面床上，根据外科医生的喜好，用普通的可吸收缝线、合成可吸收性缝线（4-0）精心固定。最好避免在皮片上打孔。这并不常见，但当两个眼睑都必须植皮时，牵引缝合线会被放置在眼睑的边缘，以拉伸它们进行皮片固定。下睑的缝合线通过上睑下方，通过上睑伸出，用支撑物固定起来。然后将上睑拉伸并缝合到面颊上的适当位置。在颈部，必须注意外侧面，不要形成直线。在植皮边缘通过小的局部 Z 成形瓣制作成锯齿状。这就打破了边缘，防止了挛缩带的形成[23]。敷料由一层不黏附的石蜡浸渍纱布组成。上面覆盖一层吸收性纱布。泡沫衬垫可来提供均匀的压力。最后，使用气泡面具或压力面罩。在作者的机构，对于颈部，用 Paris 石膏制作一个精致的模具，保持重要标志稳定，如颈颏角。这是通过在多层层纱布上放置 Dynaplast，置于肩胛骨后面形成一个支撑物，做成颈部伸展的姿势。植皮稳定期后，专业治疗师可以用硬的颈部项圈或热塑性材料制成的夹板维持颈部伸展。检查植皮下血肿，可以沿皮肤张力线做小切口以便引流。大的血肿需要将患者送进手术室进行引流。患者至少闭口 3 天，期间可通过鼻胃管继续在肠内进食，并且不能说话。这可以防止口周移动造成的植皮失败。

脱细胞真皮

脱细胞真皮基质上覆盖单层中厚自体皮片移植，已成功用于治疗三度和二度烧伤和后期重建。长期的随访结果表明，颜色、质地、外观和弹性方面都表现良好，增生性瘢痕和关节处瘢痕程度极小[26]。一期方法缩短了住院和创面愈合时间，可以早期行物理治疗，中厚自体皮片移植使供皮区快速愈合并可再次取皮。

异种移植物

异种皮除了不黏附创面床以外,其他方面与异体皮相似。因此,它不能被用作当切除深度充分的指标。但它易于获取,在其他机构应用都很常见。

Matriderm 与 Integra

这是由胶原-弹性蛋白[27]和葡萄糖氨基聚糖胶原蛋白[20]组成的敷料,已成功用于覆盖深度烧伤切痂后的创面。该方法的优势包括可以覆盖肌腱和骨质,具有良好的瘢痕弹性,并且美观。然而,它需要用薄的自体皮片来覆盖,而且价格昂贵。在中低收入国家的应用较少。

培养的自体上皮细胞移植物

各种研究表明,培养的上皮自体移植物可作为细胞层和喷剂使用[28,29]。来自未烧伤的中厚皮片面积约4cm×4cm,在入院时知情同意后被送到实验室。该皮肤样品进行处理和角质形成细胞提取,然后培养,在培养基中产生角质形成细胞悬浮液。它可以喷洒在经酶清创剂和小手术清创处理过的创面床上。

在皮肤样品收取后的 8~10 天内就可以使用细胞喷洒。对深度烧伤患者进行的研究报告表明,该技术的优势包括可加速愈合时间,具有更好的外观,并减少供皮区[28]。

面部特定部位的问题

眼睑

眼睑烧伤可以表示潜在的眼部损伤,并需要进行详细的眼科检查,其中可能包括裂隙灯显微镜、荧光素染色和眼底内镜。鸦爪区是一个可靠的临床标记。如果可用,它可以高度准确地预测未受伤的角膜[1]。应使用润滑剂和局部抗菌剂保持眼睛湿润。早期切除和移植中厚或全厚皮防止睑外翻、暴露性角膜炎、结膜炎和角膜溃疡。

鼻和耳

这些结构有一个被皮肤紧密覆盖的软骨框架。涉及这些部位的深度热烧伤会导致软骨暴露或因暴露后无法避免的软骨炎形成畸形。尽管学界描述过早期切除术,但这些部位通常保守治疗。耳部烧伤通过使用局部抗菌剂治疗。符合软骨形状和轮廓的敷料有助于防止由软骨炎引起的畸形。通常耳烧伤的忽视可能表现为流肿,发炎,分泌物多。所有正常的架构均被破坏。这种情况需要一个积极的清创和引流方法,并局部使用抗生素。耳烧伤愈合后可能形成瘢痕和畸形,可能需要通过重建方法来治疗。

唇

唇部容易形成结痂和硬壳,必须反复清洗,且应用凡士林或液体石蜡保持唇部湿润。在唇部和下颏的留发区域,反复修剪或剃须可以防止因坏死物质积聚可能导致的感染和毛囊炎。

头皮

头皮即使在解剖学上与面部分开,但也可以和面部一起被描述为一个连续的区域。头皮在真皮和皮下都有丰富的毛囊。这极大地有助于再上皮化,即使是对于深度烧伤。因此,对头皮烧伤的治疗基本上是保守的。这包括创面护理治疗(如反复清理坏死组织)、剃除毛发和应用湿润的创面敷料,并使用局部抗菌剂。

遭受严重伤害(如高压电烧伤)的患者较为特殊。这可能会导致颅骨外露,甚至颅骨坏死。单纯的颅骨外露可以通过钻孔或去除外板,让肉芽组织增生。然后,通过自体移植物或 Integra 来覆盖。但是,坏死的骨质需要去除,然后用皮瓣覆盖缺损处。如果邻近组织未受伤,可进行旋转或转移头皮皮瓣。对于较大的损伤,可能需要显微手术游离移植大皮瓣,如股前外侧皮瓣或背阔肌肌皮瓣。

颈部烧伤

颈部是另一个重要的毗连区域,当被烧伤和被忽视时,可能会导致灾难性的继发畸形。如果采用以下保守的治疗方法,则可以极大地预防急性烧伤患者颈部挛缩。患者平躺,上背后面有支撑物,头部使用非常薄的枕头支撑或没有支撑物。这会自动将颈部的姿势转化为愈合阶段的伸展姿势。使用热塑性夹板或颈圈,可以有效地防止颈部挛缩。如果选择手术,就像在面部或身体的其他部位一样,在术后需注意夹板的应用和姿势。

面部烧伤创面的手术治疗——延期手术

早期切除和创面覆盖已成为急性烧伤的标准治疗方式。但由于缺乏基础设施和重症监护设施,这种理想的治疗方式在某些国家可能不可行。尽管存在以上限制,但最佳治疗方法是局部抗菌治疗、创面敷料保湿以及定期清理坏死组织。在深度烧伤的焦痂被切除后大约 3 周,健康的肉芽组织会得以生长。此时,患者的血流动力学情况已经稳定,同时营养处于最佳状态。患者可以采取清创后覆盖中厚自体皮片的方式进行治疗。在接受手术之前,最好常规进行拭子检查或更可靠的活检来评估创面微生物生长情况。术前应提供足够的血液制品,术中用 1∶1 000 000 肾上腺素盐水溶液注射肉芽区域有助于进一步止血。在供皮区面积不足的情况下,可采用多种技术手段来优化供皮量,如提高拉网皮比例、采用拉网自体皮覆盖异体皮法以及采用 MEEK 移植法等。

后期治疗与早期瘢痕处理

随着早期治疗的结束,创面逐步愈合,需要进行最积极的瘢痕管理。同身体其他部位的烧伤一样,面部烧伤的康复也是从患者入院当天开始。在患者住院期间，必须确保进行充分的面部活动训练。另外，要特别注意眼睑、唇部和口角部位，防止眼睑外翻和小口畸形的形成。使用口腔夹板防止小口畸形以及使用鼻腔硅胶夹板防止鼻孔狭窄应着重强调。当采用保守的治疗方式时，这些夹板同样非常重要（图20.6）。对于耳烧伤，无论是保守治疗还是早期切除，都建议使用夹板。耳烧伤中的夹板使用可用于维持耳郭后沟、保存软骨结构。在这一阶段，治疗师和外科医生必须密切合作，从康复目标、需要特殊处理的区域、可能出现瘢痕增生或挛缩的区域等方面对患者进行评估。

最常用的干预方式包括瘢痕保湿[30]、按摩疗法、弹力衣的使用[31-33]、液体或片剂形式局部硅酮的使用，以及使用防晒霜以避免色素沉着。

保湿剂可以使瘢痕或移植皮肤更柔软，防止溃疡形成和瘢痕破裂。在保湿时做瘢痕按摩则有助于瘢痕成熟和消退，因为按摩可以保持胶原束方向的一致性，而增生性瘢痕中这些胶原束通常排列紊乱。然而，该理论缺乏足够的科学证据支持，同时，有证据表明，与烧伤瘢痕相比，瘢痕按摩对术后瘢痕的效果更好[30]。

硅胶贴可以软化瘢痕，增加瘢痕柔韧性，减少挛缩形成。硅酮片封闭性好，可改善角质层的水合作用，调节成纤维细胞的生成，减少过多的胶原合成，从而改变瘢痕的颜色、质地和厚度等性质[34]。

压力疗法，如使用弹力衣治疗，已被广泛用于烧伤后瘢痕。它已成为烧伤后瘢痕的标准治疗方式。然而，对于最佳压力大小和确切的使用方案或持续时间缺少足够研究，大多数治疗方案仍然基于外科医生的临床经验，而不是基于确凿的证据。压力疗法调节瘢痕生长的机制，可以用以下两个理论来解释：

1）压迫会减少瘢痕组织的血流量；

2）恒压会抑制增生性瘢痕的形成。

通过限制瘢痕的血液供应、营养和氧气，胶原合成受到抑制，减少瘢痕发红和水肿的形成。因此，瘢痕是否发白被视为压力大小是否合适的一个评价指标。

弹力衣的压力建议约为 15~20mmHg。20~30mmHg 的高压力也被认为是有益的，但是这些压力已经超过了毛细血管的压力；任何更高的压力都会危及肢体循环，并引起感觉异常和缺血症状出现。治疗期间，要求患者每天穿弹力衣23 小时，至少穿 6~12 个月。据称，这种压力可以改善瘢痕厚度和柔韧性达 60% 到 85%。然而，弹力衣也有其自身的缺点，弹力衣通常笨重又不甚美观，而且成本往往高得让人望而却步。而且众所周知，儿童应用弹力衣时，会出现瘙痒、瘢痕破裂等现象，甚至会影响儿童骨骼生长。同时，在热带潮湿地区使用时，患者依从性通常较差[31-33]。

辅助措施

即便采取了最好的治疗措施，患者仍可能会出现增生性瘢痕和挛缩，因此可能需要进行二次重建手术。急性面部烧伤会导致形象改变，降低患者自信，给患者带来心理伤害。因此，患者必须定期接受心理辅导，并且必须参加烧伤患者康复组织，作为其心理康复的一部分。在西方广为接受和广受欢迎的烧伤患者康复组织概念，如今正慢慢地被中东和亚洲的烧伤救治机构所接受。作者所在的机构在印度举办了第一次儿童烧伤幸存者夏令营，发现夏令营对参与者、医生和患者都是一次不错的经历[35]。在中低收入国家，这些患者往往被家人忽视和遗弃，他们也需要法律和职业支持。瘢痕的治疗以及管理不应仅限于物理方面，心理方面的救治也是治疗当中的必须环节。

面部烧伤后畸形的处理

瘢痕是所有愈合的自然终点。但瘢痕的形成过程是动态的，而不仅仅是一个终点。一些因素在不断影响瘢痕生成，成纤维细胞及生长因子，如转化生长因子（transforming growth factor，TGF）-β 等，负责瘢痕形态的改变，其会改变胶原合成的速率和类型，导致增生性瘢痕的形成。如前一节所述，烧伤后瘢痕需要许多早期康复措施，如压力疗法和瘢痕按摩，这些都是目前公认的标准治疗方式。当由于患者自身因素或烧伤治疗机构随访不到位而无法尝试上述改善瘢痕

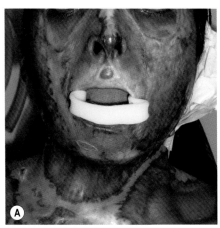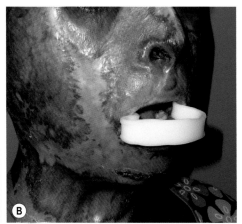

图 20.6 （A,B）小口畸形应用热塑性夹板

的方法时,增生性瘢痕、瘢痕疙瘩的形成和挛缩出现的概率会上升。然而,增生性瘢痕的倾向也可能取决于其他一些因素,其中包括:

1. 年龄
2. 性别
3. 人种/肤色
4. 烧伤深度和愈合时间
5. 急性损伤阶段的治疗方法
6. 治愈后的瘢痕管理

烧伤后瘢痕的影响因素

年龄

与成年人相比,儿童的皮肤真皮附属物密度更大,增加了新生上皮增长速度,有助于创面愈合。但是,由于细胞过度增生代偿,也会导致一些儿童出现可怕的增生性瘢痕[36]。

老年人由于真皮层较薄、弹性纤维减少,皮肤会出现萎缩、松弛,缺乏足够的弹性。

性别

各年龄段的女性与男性相比都更倾向于留下瘢痕。

人种/肤色

有色人种比白人的瘢痕更重。

烧伤深度和严重程度

创面愈合后留下的瘢痕与创面深度直接相关。烧伤深度越深,留下瘢痕的可能性就越大。10 天内痊愈的烧伤创面通常不会留下瘢痕。愈合时间需要 10 到 20 天的烧伤创面,愈合后会存有形成永久瘢痕的风险。然而,如果采取良好的后期治疗,瘢痕则可受到良好控制。愈合时间超过 21天或需要移植封闭的烧伤创面有着较高的肥厚或挛缩形成的可能(见图 20.4)。

急性损伤的处理方法

由于面部轮廓较为特殊,即便患者在最好的烧伤治疗机构接受标准治疗(即早期切除和创面覆盖),也会出现面部瘢痕和畸形,但症状要比接受保守治疗的深度烧伤患者要轻得多。发展中国家的烧伤中心通常没有皮肤库,施行早期切除的条件也不甚理想(缺乏设备或人力)。于是,在这种情况下,烧伤患者通常采取较为保守的治疗方式,即让创面逐渐溶脱形成肉芽组织,然后 3 到 4 周后再用自体皮移植覆盖。同时,一些创面可能会在 3 到 4 周内自动闭合。但这种较为保守的治疗方式延长了愈合时间导致外观较差并伴有增生性瘢痕,还可能进一步挛缩。另外,还有第三类患者,他们没有在烧伤治疗机构接受过治疗,烧伤后只能在家自行处理(图 20.7)。这类患者虽然能够从烧伤中幸存下来,但会不可避免地遭受严重的挛缩畸形困扰。这类患者提示人们,可避免的挛缩畸形有时会影响面部的整体效果。

愈合后的处理

弹力衣、夹板、硅胶制品、瘢痕按摩以及瘢痕保湿等方法,对减缓瘢痕生成大有帮助。如一开始没有使用这套标准的治疗方案,或者患者依从性差,则瘢痕和畸形会严重得多。

向外科医生表达

患者可因为以下任何一种或全部原因要求进行面部烧伤重建:

1. 瘢痕有色素沉着问题(美学成分)
2. 增生性瘢痕(美学成分)
3. 面部瘢痕导致面部表情僵硬(具有表情成分的美学成分)
4. 瘢痕挛缩不伴有功能问题
5. 瘢痕挛缩并导致功能问题

医患沟通

相比仅有身体烧伤而面部没有烧伤的患者,面部烧伤患者更应得到外科医生的同情。与怀有类似"这些瘢痕能去除吗?"等期望的患者的交流必须坦诚。在第一次沟通时必须明确指出,尽管医生有一系列方法处理瘢痕,但皮肤一旦留下瘢痕就不能恢复如前。医生还要向患者和陪护人员讲解创面愈合和瘢痕形成的过程,使他们意识到恢复烧伤前的面部外观是不可能的。

面部烧伤导致的功能和外观恢复可能需要多次手术。在整个治疗过程中,外科医生还需要心理上进行干预。修复计划需要与患者进行详细讨论后制订,以便其对最终结果达成一致意见。在初步沟通期间,患者应提供详细的病史。医生还要询问患者所有早期处理的细节,如早期或延迟手术,供区的使用,使用压力服、夹板、支具和硅胶板进行早期康复的情况。对于康复治疗依从性差的患者,医生需要沟通并重申这些措施的好处。即使门诊工作繁忙,医生仍值得向患者展示其他患者是如何从遵守后续护理措施中获益的。新患者无法想象通过皮瓣或移植物治疗后的具体效果,所以向他们展示接受过重建手术患者的照片(经知情同意后拍摄)有助于向其说明一些观点。通过积极的沟通,外科医生和患者将追求一个共同的目标,即实现良好的功能同时实现充分且现实的美学目标。

诊治计划

患者最终的外观取决于整体计划的好坏。患者可能存在全身多处挛缩或瘢痕,需要把全身当作一个整体来制订计划。只有这样才能明确皮肤供区、皮瓣或组织扩张器放置的位置。

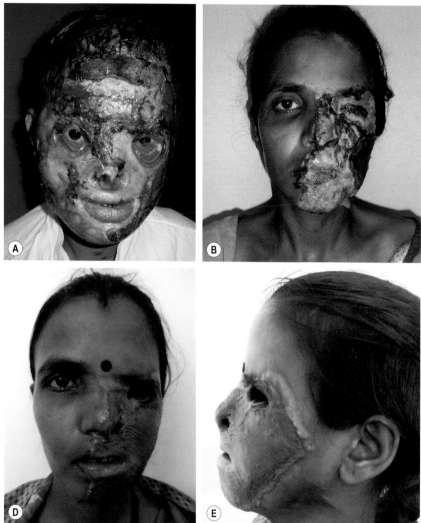

图 20.7 （A）陈旧性未经治疗的面部烧伤，伴创面外露和挛缩畸形。（B）未经治疗的面部烧伤后 2 周，正面观。（C）侧面观。（D）自体皮移植后 6 个月左侧面部畸形。（E）侧面观

畸形矫正的顺序以及每次手术之间的间隔时间应在与患者讨论后写下来，对于出现多发性挛缩的患者尤其如此。对于双侧手部、肘部、腋窝、颈部挛缩的患者，手术顺序如下：

1. 第一步：颈部、惯用手和肘部的瘢痕挛缩松解
2. 第二步：对侧腋窝和手部瘢痕松解
3. 第三步：非惯用侧的肘部
4. 第四步：惯用侧的腋窝

这是基于许多因素决定的，如每只手的当前功能、惯用手、职业、患者意愿等。但首先松解颈部瘢痕挛缩是没有争议的。

摄影技术在诊治计划中的运用

摄影对计划制订、实施有很大的帮助。为了充分显示挛缩情况（在其最大活动范围）以及可用的正常组织，应尽可能从多个角度为患者拍摄照片（图 20.8）。

与在繁忙的门诊时所制订的诊疗计划相比，在不那么忙时再仔细地研究照片，偶尔会带来新的思考维度和更好的计划。新计划可以在下次会诊时与患者讨论。

面部重建的总体原则

1. 在第一次手术之前，以及在每次手术之间，等待瘢痕的成熟和软化。并不是所有瘢痕都需要被切除，瘢痕的软化和成熟有助于减少皮肤和瘢痕切除量。应尽量缓解瘢痕的张力。张力的缓解本身也有助于改善瘢痕。

2. 如条件允许，面颊部尽量行面部重建。面部、耳后区、颈部、锁骨上区，甚至上臂的皮肤都有较好的血运。因为颜色和质地与面部更匹配，这些区域的皮肤更适合作面部修复的供区。

3. 尽可能一次完成多个手术。这有助于减少完成重建的总时间，也减少患者术后恢复时间。患者非常期待最终的修复完成，因此非常渴望进行下一次手术，手术之间的等待偶尔会让患者感到痛苦。如果患者决定放弃，这可能会导致治疗不符合规定或治疗流程中断。许多手术都是在坐姿中进行的，这让患者非常安心。

4. 采取灵活的方法。术后的效果和瘢痕情况可能往往不符合外科医生的期望。外科医生必须有预测不良结果的

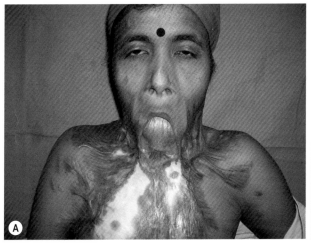
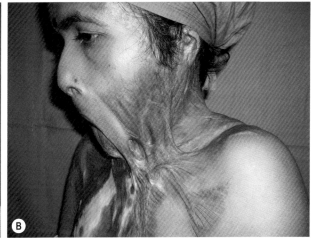
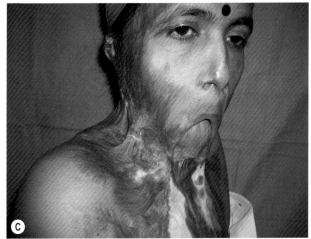

图 20.8 严重的颈部挛缩。（A）正视图。（B）左斜面视图。（C）右斜面视图

预见性，并准备好可能与早期决定不一致的应急计划。计划中的所有变化都必须与患者详细讨论，并解释这样做的原因。一个不够灵活的外科医生可能经常不得不满足于类似的瘢痕。

5. 如果计划放置组织扩张器，请向患者解释整个过程和外观的暂时变化。患者对这些的理解和接受很重要，特别是面部烧伤患者，因为供区与受区相邻，不能隐藏。如果患者每周出行距离较长，他们必须确保行程安全，避免拥挤的环境，以免发生创伤。

6. 如果要使用组织扩张器，请排除内源性感染源。置入物会诱发感染的异物。最好确保身体中没有任何感染源。

7. 在与患者充分讨论后，应正式确定手术顺序。患者及其陪护人员不仅需要接受而且还需要理解这一过程。这有助于患者在手术等待期间瘢痕管理的依从性。每一次手术后都应重新审视手术的顺序（方法要灵活）。

8. 与所有团队成员分享手术顺序。烧伤重建涉及团队合作，包括单位的其他烧伤外科医生、熟练的护士和治疗师。与团队进行讨论，让其他人核对顺序，以确保每个人都在同一节奏上，以免遗漏被忽略的点。

9. 在等待期内为所有瘢痕挛缩区域提供夹板。在挛缩的分期治疗中，在等待期要十分强调夹板的使用。它将有助于阻止挛缩的进展，减少松解范围和供区皮肤的使用，并提高依从性。

10. 对所有挛缩使用"连续夹板"试验。由于公立医院手术等待时间很长，连续夹板固定挛缩的方法有助于减轻挛缩，手术时减少供区皮肤的需求。对轻微挛缩患者，它甚至能避免手术，严重挛缩也可能转化为中等挛缩[37]。

11. 意识到内部和外部的挛缩，首先处理内部的挛缩。一旦引起内部挛缩的原因解除，外部挛缩将减轻或明显减轻。

12. 在重建面部时，应注意美学单位和亚单位。Gonzales 和 Ulloa[38] 将面部分为若干个美学亚单位。在治疗特定美学亚单位的瘢痕时，最好作为一个整体来治疗，以优化结果。

13. 以 Z 形而不是直切口的形式进行设计切口，有助于降低皮片移植的需求，也有助于从周围地区利用正常的皮肤。偶尔，由于线性挛缩的瘢痕膨胀或陷阱门效应，可能会出现两侧的皮肤过度膨胀，从而得到利用。颈部线性瘢痕挛缩尤其如此。

14. 计算"真实缺损"。在严重挛缩的情况下,因为表面上可能看起来缺损较少,必须计算真正的缺损范围。这点是通过比较或标记松解后产生的缺损来完成,方法是利用对侧正常皮肤进行测量。根据患侧骨性标记在对侧正常处进行标记测量,将得出松解后将产生的真正缺陷尺寸。

15. 关于使用中厚/全厚皮片的决定。与中厚皮片相比,全厚皮片很少发生长期的再次挛缩和色素变化。面部最好使用全厚皮片而不是中厚皮片;如果由于某种原因使用中厚皮片,则最好使用较厚的中厚皮片。

16. 面部烧伤重建中谨慎使用皮瓣进行修复。皮瓣往往会带来过多无动力组织,这可能会掩盖面部表情和情绪。如果必须使用皮瓣进行修复,局部皮瓣或颈部扩张皮瓣要优于远位皮瓣。

17. 可根据需要同时使用多种治疗方法来治疗一个区域,以获得最佳的治疗结果。例如,Z 成形术来缓解瘢痕挛缩,后期使用硅胶片及激光治疗来减少瘢痕增生。

18. 瘢痕/线性挛缩的张力释放可以减少增生性瘢痕并刺激色素沉着。由于张力的释放,瘢痕的重新定向通常会产生剧烈的外观变化。

19. 在每一期手术结束后进行拍照。这不仅有助于外科医生的进一步规划,也会由于早期手术而发生的改善而加强患者信心。它有助于患者与医生沟通和重新审视下一步的计划(图 20.9~图 20.14)。

20. 最终的目的是提供一个平衡、美观、对称和动态的面部。

手术时机

手术的时机遵循通常的瘢痕成熟规律。但是在一些特殊情况下,需要早期干预。有些皮肤松弛的区域,如眶周或口腔周围,即使最轻微的挛缩也可能导致结构偏差和解剖学变形。然而,在这些区域不易实施夹板固定,因此不能采用夹板固定和等待策略。

重建方法选择

如果外科医生决定对患者进行外科重建手术,有一系列重建式可供选择。但必须记住,在每种情况下,只有某些方式是理想的选择,外科医生必须明智地进行选择,如权衡部位、大小、颜色和纹理等因素。

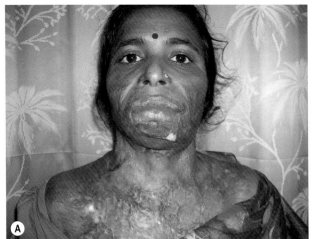

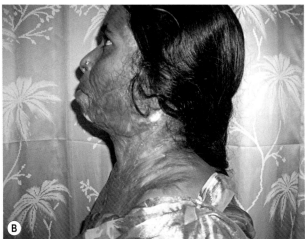

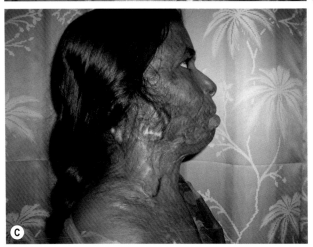

图 20.9　瘢痕松解中厚皮片移植后 8 个月。(A)正视图。(B)左斜面视图。(C)右斜面视图

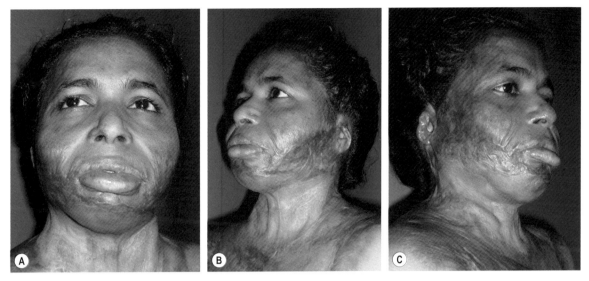

图 20.10　（A~C）颈部瘢痕松解植皮术后 8 年,患者的外观改善

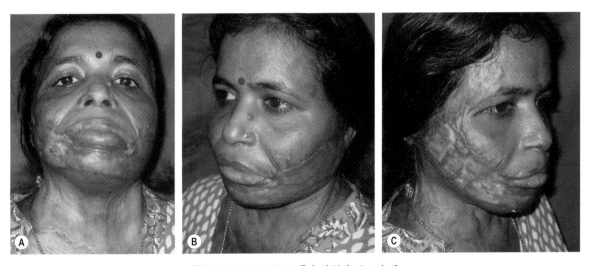

图 20.11　（A~C）全厚皮移植术后 1 个月

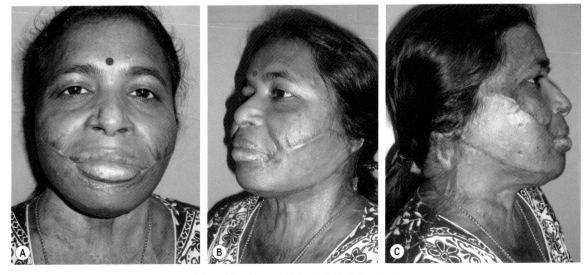

图 20.12　（A~C）全厚皮移植术后 8 个月

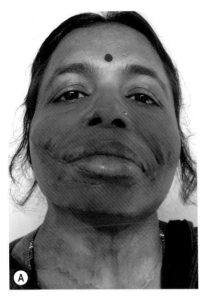 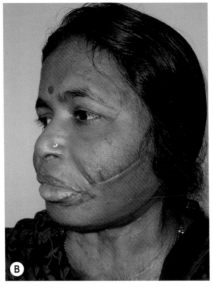 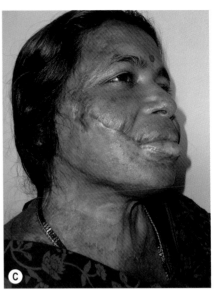

图 20.13 （A~C）全厚皮移植术后 1 年半

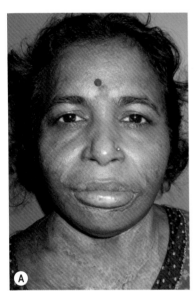 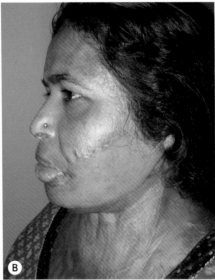 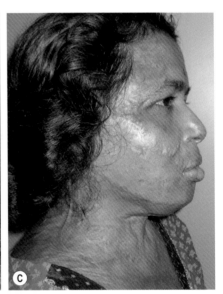

图 20.14 首次面诊 13 年后，全厚皮移植修复面颊和下颌形成的瘢痕 2 年后。（A）正视图。（B）左斜面视图。（C）右斜面视图

皮片移植

皮片移植物易获得、来源最丰富，可用于替代切除瘢痕组织。如前所述，用于修复面部的皮片移植物为了实现颜色匹配的目的，而选择"易充血"的区域，以进行颜色匹配。皮片移植物根据其厚度分为不同类型。

中厚皮片移植

中厚皮片存在很大程度上的二次挛缩（与真皮层较少有关，这是确保皮肤弹性的主要成分），因此收缩更多。这些移植物长期都略有光泽[39]。中厚皮片也可以用于面部外围区域以及眼睑外翻矫正[39]。

全厚皮片移植

全厚皮片收缩较小，外观自然，美观可靠，是面部烧伤重建的首选（图 20.14、图 20.15）。全厚皮片可来源于扩张的供皮区，便于供皮区的直接闭合。从长远来看，它提供了柔软移动的皮肤。在使用全厚皮片进行重建时，需要遵循一些基本原则。应以最大尺寸精确测量缺损，并最好在供体区域标记更大的全厚皮切取范围。在进行移植之前，应排除感染。获得全厚皮片后，术者应完全去除皮下脂肪组织，以暴露真皮。这是确保良好疗效的要点。去脂是通过将移植物的表皮面向下平铺在一个碗状物上，用缝线或止血钳固定边缘将其展开，或者如果是较小的皮片，可将其放置于非优势

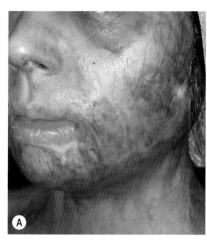
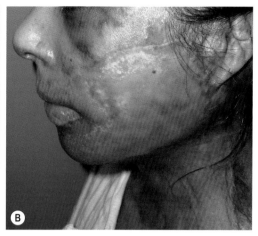

图 20.15 （A）下唇与下颌的轻微畸形和瘢痕。（B）全厚皮移植、下唇复位后外观美观

手的戴手套的示指表面。然后用锋利的虹膜剪小心地将脂肪组织从真皮面剥离，露出白色的真皮，避免在皮片上剪出小孔。皮片须使用细尼龙线（5-0）或丙烯缝线，将其边缘尽可能与创缘贴合。在移植物缝合到创面床之前，必须彻底止血。加压包扎是标准的包扎方式，可保证皮片与创面床的良好贴合。这一效果可通过"打包"缝合的方式实现。在植皮术后的第 10 天更换敷料。

水疱皮移植/超薄皮移植

如果没有挛缩，而存在瘢痕色素脱失或色素沉积，这些都与产色素细胞缺失或功能异常有关。在这种情况下，表皮移植便足够。表皮可由水疱疱皮或超薄中厚皮片提供。在移植前，必须使用有一些技术（如磨皮术或使用二氧化碳技术）制造一个创面。这些技术通常被描述和用于治疗白癜风[40]。

皮瓣

皮瓣是重建武器库的一个重要角色。皮瓣是从供区转移到受区，并维持其来源血液供应的组织。这就消除了对受区创面床上需要健康的血液供应的要求，因为皮瓣拥有自己的营养来源。在面部，最常用的皮瓣是未烧伤组织的局部皮瓣。局部皮瓣包括附近区域的局部转移皮瓣和旋转皮瓣。供区可直接闭合。这种使用邻近组织的局部皮瓣有效避免了从远处转移的皮瓣可能发生的颜色和轮廓不匹配的情况。皮瓣

更适合重建面部外围较宽展的区域。皮瓣偶尔会很笨重，并存在掩盖表情和情绪的可能。皮瓣切取技术的进步使得获取薄和超薄皮瓣成为可能，从而形成更好的轮廓和外观。

Z 成形术

这是瘢痕修复的可靠技术之一。它有助于延长瘢痕，改变瘢痕的方向，使其沿着皮肤张力线的方向分布。它还有助于打断瘢痕线和伪装瘢痕。手术技术应精细细致，建议使用放大镜[41]。

组织扩张与推进皮瓣

尽管有皮片移植、局部皮瓣和游离皮瓣，但烧伤外科医生仍然竭力追求更美观的方式。这包括试图用类似的组织进行替换，如有可能，尽可能达到颜色、纹理和感觉的匹配。与理想情况相比，前文提到的每一种重建方式都存在瑕疵。组织扩张技术与这一理想目标更接近。它使用了颜色和纹理更为匹配的组织，且皮瓣具有良好的血管化和感觉。供区损伤发病率最低（图 20.16）。需要考虑的技术因素包括切口部位、注射壶位置以及使用内置或外置注射壶[42]。治疗期间，一旦达到了预期的扩张量，扩张器就会被移除，扩张的皮瓣就会被用来覆盖目标组织缺损区域。重点在于彻底消毒，使用无粉尘、不脱绒技术和细致的止血。使用扩张的皮肤修

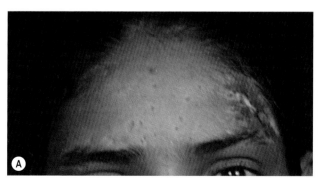
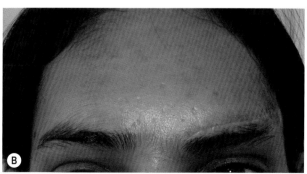

图 20.16 （A）左前额与眉部上方瘢痕。（B）扩张皮肤重建

复下面颊与下颌挛缩,推进的皮瓣受重力下拉作用的影响是其不足之处,由此可能导致唇部外倾或失去颈部角度。使用组织扩张器的好处必须与成本因素、感染和扩张器外露风险以及患者的活动便利要求和患者的依从性进行权衡。

磨皮术联合自体薄层皮片移植

色素脱失通常发生在二期愈合的部分和全层烧伤。这种色素减退是一种严重的美学相关的并发症,特别是在深色皮肤的个体中。学界对这种色素脱失的病理生理学知之甚少,但认为瘢痕组织可以阻止黑素细胞的迁移和黑色素的转移[43]。磨皮是通过使用表面带有微针的磨皮器等工具刮除瘢痕组织的表皮层。旋转平顺表面带有微小粗糙颗粒的毛刺转头,可以产生令人满意的磨皮效果。磨皮术后通常接续标准的黑色素转移方法,如水疱皮移植、超薄自体皮片移植等。最新的实现磨皮术的工具是激光技术。二氧化碳激光被证明可以均匀地制备创面,随后被薄的自体皮片覆盖[43]。

分次切除

这是历史悠久的传统瘢痕修复方法之一。这需要通过多次治疗去除瘢痕,总是从中间切除一个椭圆形的瘢痕,这样产生的缝合切口就包含在原来的瘢痕中。

毛发移植

微毛囊移植技术已经发展成为一种独特的艺术和专业。烧伤后瘢痕性脱发不再是棘手的问题。

瘢痕下脂肪移植术

再生医学是一个快速发展的领域,由脂肪衍生的干细胞是最重要的工具。研究表明,以"小包裹"的形式进行的自体脂肪移植,更有利于移植的脂肪组织血管化及在最恶劣的环境中存活。活动度差且质地坚硬的烧伤瘢痕对注射在其下方的脂肪细胞反应良好,可同时观察到瘢痕在美学和功能方面的改善。瘢痕色沉减退和变软,增加了皮肤弹性,活动度得到改善[44]。

文身

随着时间的推移,出于医疗需求的伪装文身越来越受欢迎。它应用广泛,包括从用于伪装皮肤色素脱失和烧伤瘢痕到乳房重建后的乳晕着色。

瘢痕疙瘩的治疗

当瘢痕疙瘩较小时,第一线治疗方案是用硅凝胶膜等方法更积极地推行瘢痕治疗程序。瘢痕内注射曲安奈德已被证明对小的瘢痕疙瘩有疗效。如果在8~12周的治疗中没有改善,则可以尝试5-FU结合瘢痕内类固醇注射,然后进行脉冲染料激光治疗,如果没有效果,最后进行手术切除[45]。瘢痕疙瘩手术之前必须告知患者关于瘢痕疙瘩高复发的可能性(图20.17)。在选定的患者中,术后的放疗是一个可行的选择。证据表明,瘢痕内注射5-FU有良好的效果。除手术外,抗有丝分裂制剂如博来霉素和丝裂霉素C,以及5%咪喹莫特乳膏等免疫调节剂已被考虑用于难治性瘢痕疙瘩[46]。

特定部位的重建

头皮

头皮和发际线为面部增添了一个框架,与青春和身份相得益彰。头皮烧伤会导致一系列问题,从轻微脱发到毁灭性电烧伤。几乎25%的面部烧伤都涉及头皮。在头皮处,脱发是烧伤的病态。在此处重建的主要目标是构建外观自然的有头发的头皮,头发沿着正确的方向生长,同时拥有良好的发际线。McCauley等对头皮缺损进行了分类,为每种描述的类型提供了重建选项[42]。Serbulent Guzey等将头皮

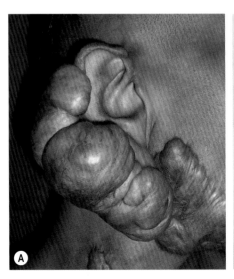
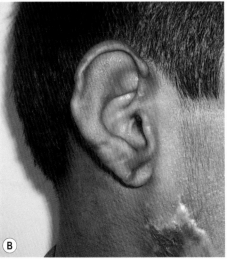

图 20.17 (A)大耳瘢痕疙瘩。(B)瘢痕内手术切除 1 年后

外侧烧伤脱发分为 3 组：1 型（全外侧）、2 型（颞部和侧面烧伤）和 3 型（侧面烧伤）。这种分类有助于他们规划设计组织扩张器的放置[47]。

头皮缺损的分类

医生可以根据瘢痕的大小和位置、瘢痕的柔韧性、周围头皮组织的质量、是否有头发以及发际线的位置来选择重建方案。许多重建方法已经被介绍——复位技术、连续切除、头皮瓣、植发和扩张器。

还原技术

连续切除

要去除高达 15% 的头皮脱发畸形，连续切除瘢痕是一个非常可行的选择。Huang 等在对 117 例烧伤后脱发患者的研究中，将连续切除作为治疗方式之一[48]。即使现在可以通过 2~3 次手术完全切除瘢痕，这也是一种首选的方法。它具有发病率较低，恢复期较短的优点。

局部皮瓣

如果缺损位于前部，则首要目标是获得良好的发际线。因此，在规划局部皮瓣和切除瘢痕时，必须牢记这一点。如果脱发位于顶部，因为周围的顶部头皮活动度更高，小于 25cm² 的缺损可以通过直接缝合或使用 Limberg 皮瓣或旋转皮瓣来处理。需要记住的是，顶点内的组织移动性是有限的，因此局部皮瓣移动困难。Orticochea 皮瓣可用于治疗头皮活动度适中的枕区小于 50cm² 的缺损[49]。Orticochea 皮瓣可以修复超过 15% 的有毛发的头皮缺损[50]。

毛发移植

头发移植是治疗烧伤后脱发的一个非常好的选择，但只有在瘢痕柔软，瘢痕下方有完整的深层组织，以及枕骨供区可用的情况下，才能进行头发移植。在这些情况下，可以通过毛囊单元移植（follicular unit transfer，FUT；条带法）或毛囊单元提取（follicular unit extraction，FUE）进行移植[51-53]。

组织扩张

头皮扩张可以使头皮组织重新分布，而不会产生新的毛囊。毛囊间距离可以增加到原来的两倍，而不会出现明显的毛发稀疏[54]。30 多年前，Manders 等用组织扩张术重建了将近一半的头皮[54]。它仍然是烧伤后头皮脱发最常用的头发修复方法[42,55-58]（图 20.18）。在早期愈合阶段，在缝合线上的压力可能会导致外露。

显微血管游离组织移植

在高压电烧伤导致头皮严重损伤并暴露颅骨等深层结构的情况下，不能使用上述技术。这需要采取特的措施，如引入远处的血管性组织，以提供必要的覆盖。大腿前外侧皮瓣、背阔肌肌皮瓣等游离皮瓣可利用颞浅血管作为吻合的受体血管，覆盖头皮大片区域（图 20.19）。

研究表明，用头皮修复面部烧伤创面的副作用是供区脱发畸形[59]。

McCauley 等设计了一个分类系统来帮助规划（重建以及扩展器的选择和放置）和描述。脱发类型分为 1~4 型和 A~D 亚型。1 型为均匀型，2 型为节段型，3 型为斑块型，4 型为全型，脱发程度 A=25%，B=25%~50%，C=50%~75%，D=>75%。McCauley 建议 A 型或 1B 型烧伤脱发患者可以通过一次扩张术来矫正，尽管偶尔会出现过度膨胀。1C 型和 1D 型烧伤脱发患者需要同时和/或顺序使用多个扩张器；2A 型或 2B 型脱发患者也可以通过单一扩张器进行矫正。然而，2C 型和 2D 型患者需要皮瓣。研究表明，用作面部烧伤创面供区的头皮皮肤可出现脱发[42]。

前额

前额轮廓由下方的骨骼结构定义，而表面外观是由下方的皮肤和面部肌肉决定的[60]。前额皮肤是面部最厚的皮肤之一，在眉毛以上区域最厚，并逐渐向发际线方向递减。71% 的面部烧伤累及前额[61]。

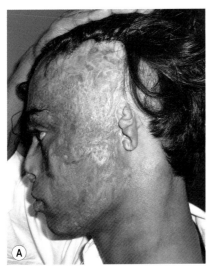
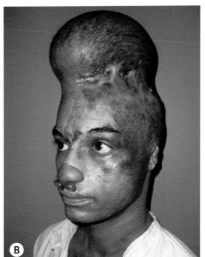
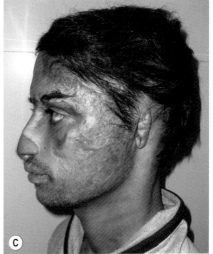

图 20.18 （A）左颞叶和顶叶区域的脱发。（B）扩张器置入。鼻部已用前臂桡动脉皮瓣重建。（C）修复术后

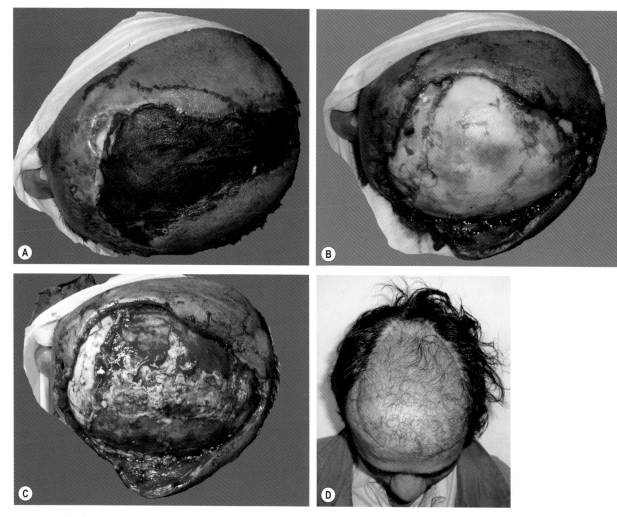

图 20.19 （A）头皮伴颅骨的电烧伤。患者有硬膜下血肿，在另一家医院行开颅手术，10 天后患者被送往作者的机构进行皮肤坏死和烧伤的治疗。（B）切痂后，在开颅骨洞中可见坏死组织。（C）坏死颅骨被切除，硬脑膜上的分泌物被清除。图示清除坏死组织后暴露的硬脑膜。（D）大腿前外侧皮瓣重建术后 1 年

前额重建的目的是产生均匀的皮肤覆盖，并能够动态地表达面部表情[62]。应该避免移植物的粘连，因为它会消除前额的所有皱纹。Connell 和 Marten 在其关于前额成形术的论文中强调了重建折痕的重要性，因为它们传递了力量和智慧[63]。

重建的选择和顺序取决于瘢痕的大小和位置，以及眉毛和发际线等边缘结构的状况。重建方案包括：椭圆形切除，术中偶尔使用 Foley 导管扩张一期缝合[64]，连续切除，局部皮瓣，推进皮瓣[65,66]，双侧旋转皮瓣[67]，FTG，以及 SSG[68-71] 和组织扩张[72-75]。

眉

失去一侧或双侧眉毛会使个人的面部面容发生显著变化，因此眉部在二次重建中占有相当重要的地位。在外在拉伤扭曲眉毛的情况下，去除不良的紧密瘢痕组织，并用柔软的组织替换，将有助于重新调整眉毛的位置。有时眉毛可以通过 Z 成形术复位。

当眉毛丢失时，可根据组织损失量进行重建。修复方法有颞浅动脉岛状皮瓣、头皮皮下岛状皮瓣[76]、头皮复合移植物或植发。

毛发移植：除头皮外，一个合理的潜在捐献部位是鼻部触须[77]。此外，Baretto 还提到，就质地、生长速度和生长长度（8~12mm）而言，眉毛与睫毛更相似，所以当需要填充一小块区域时，它是最有利的供区[51]。

眉毛的复位、修复或重建是烧伤面整体重建中的重要"点睛之笔"[78]。

耳

虽然单独的耳部烧伤很少见，但是大多数面部烧伤都累及耳部。Tolleth 提到，90% 的面部烧伤都与耳部有关[79]。Mills 等提到，7 年间接受调查的所有烧伤患者中有 52.7% 的人耳部烧伤[80]。烧伤引起的耳部畸形的范围包括从轻微的皮肤变色到完全丧失外耳。当耳部被烧伤时，可能会有以下畸形：

1. 无轮廓畸形的混合性色素沉着瘢痕。

2. 增生性瘢痕和瘢痕疙瘩。

3. 耳廓与耳后皮肤及乳突区粘连所致的耳隐症。这类畸形最常见的部位在耳轮/反耳轮上[81]。

4. 由于软骨皱缩而收缩的外耳,或者偶尔由于自身折叠而导致的上 1/3 挛缩或耳垂挛缩。

5. 外耳不同成分的部分丧失。

6. 外耳完全丧失。

耳部的热损伤可由于皮肤和软骨的直接损伤或继发感染引起化脓性软骨炎,这会导致畸形。在深度烧伤中,软骨可能暴露并发生局灶性坏死,如果没有感染,随着结痂的分离,软骨将愈合并形成瘢痕[82]。一些外科医生描述过在急诊时用颞顶筋膜翻转皮瓣、颈阔肌肌皮瓣和乳突瓣来重建外耳[83,84]。

由继发性感染引起的化脓性软骨炎,甚至在烧伤后 3~5 周都可以发生[80]。避免压力和良好的局部治疗对减少软骨炎及其相关畸形有很大帮助[85]。许多装置已被应用于预防压力[86-88]。

以重建决策为目的,学界针对耳畸形提出了不同的分类方法。Kung 将耳畸形分为 3 种类型,至今已有半个世纪的历史[89]。1998 年,Bhandari 提出根据耳部周围皮肤的可

获得性,耳畸形可分为 5 类[90]。

烧伤后耳畸形的重建原理和手术技术与先天畸形相同。区别在于,可用于重建的周围皮肤质量可疑,数量不足。烧伤耳部的轻微畸形可以通过 Z 成形术松解或局部组织调整来处理。有无软骨移植物的局部皮瓣被用于螺旋缘缺损的重建[82,91-94]。有创新技术已用于上[95-97]和中 1/3[98-100]的缺损重建。局部皮瓣用于再次进行肺叶重建[98,101,102]。

针对个别部位的选择

对于严重的耳部瘢痕和大部分缺失或完全丧失,Brent 主张切除耳廓瘢痕皮肤,用雕刻的肋软骨移植物代替,并立即用颞顶筋膜瓣覆盖[103-106]。Nagata 在二十多年前提出了烧伤后重建的十条原则,至今仍为烧伤后耳部重建所遵循[107,108]。

硅胶和聚乙烯支架也已被介绍并用于替代雕刻的肋软骨,结果各不相同。但在这些病例中,并发症发生率和挤压问题要高许多[109-111]。使用骨整合植入物以达到更好的美学效果已经被介绍多年,并且需要良好的皮质骨和柔韧的软组织[112]。然而,尽管假耳的颜色和解剖轮廓非常匹配,但耳部的重建(分期或单次)仍然是烧伤后耳重建的首选方法(图 20.20)。

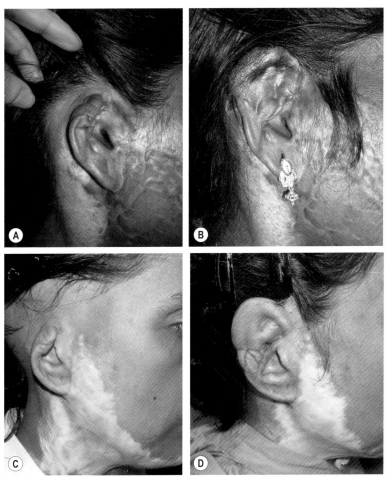

图 20.20　(A)耳上 1/3 畸形。(B)耳后皮肤和肋软骨移植重建。(C)超过耳部一半的畸形。(D)耳后皮肤和肋软骨移植重建

薄管蒂最适用于重建单纯螺旋边缘缺损。这根管子可以由耳后皮肤制成。应注意对其进行良好的脱脂处理，使其不会变得松弛[91]。通常情况下，它需要比计划更多的手术分期，因为即使在插入缺陷步骤之后，边缘的变形也可能需要矫正。如果耳后皮肤不可用，也可以使用肩胛上皮肤[82,92]。部分螺旋缘缺损也可以用 Antia 和 Buch[93]所介绍的软骨皮推进瓣修复，它可来自对侧耳的复合移植物，或来自最好在其内部有软骨支撑的耳后区域的推进瓣[94]。

上 1/3 缺损可采用螺旋推进横形皮瓣[95]、对侧耳甲软骨移植[96]或耳甲瓣[97]进行修复。

中 1/3 缺损最好采用 Converse 隧道技术或软骨移植加邻近皮瓣修复[98-100]。

耳垂重建术最好使用耳后皮肤。柔软有弹性的皮肤，即使有瘢痕，也可以使用。如果皮肤有瘢痕，可以延迟手术以增加皮瓣的血管安全性。皮瓣的下表面可以用植皮覆盖，也可以自己折叠，也可以用前耳的翻转皮瓣覆盖[98,101,102]。

眼睑/眶周

虽然眼睑和眶周区域皮肤经常在烧伤中受损，但由于人体自身的眨眼反射和身体反射机制会自发性地保护眼部及面部，所以眼球在烧伤中的伤害并不常见。眼睑受伤往往是由于暴露在火源高温下，而不是由于直接接触火源[82]。据研究报道，面部烧伤中眼部损伤从 4% 到 36%，其中只有 13% 是直接性角膜损伤[113-115]。而且角膜损伤更常发生在化学性烧伤中，只有部分病例是由于火焰烧伤引起[113-117]。

Smith 等的报告表明，烧伤后的短期眼部并发症包括眼睑烧伤、角膜擦伤、视力丧失、眼压增高和眼球表面不适感。长期并发症包括眼睑退缩、松弛、倒睫、外睑外扩、术后视力下降及手术治疗介入可能，其危险因素是创面的假单胞菌或不动杆菌感染、三度烧伤、到眼科的评估时间、机械通气时间以及是否需行中厚皮移植[118]。

由于烧伤引起的眼睑畸形可能从皮肤色素变化到完全性眼睑损伤(图 20.21)。眼睑瘢痕或畸形的严重程度将取决于接触的热源性质、强度和持续时间[82]。眼部烧伤和眼眶周区域可能出现以下畸形：

1. 混合性色素沉着不伴畸形。
2. 增生性瘢痕和瘢痕疙瘩。
3. 眼睑退缩。
4. 内眦畸形。
5. 睑球粘连、眼睑内翻、眼睑下垂、泪管狭窄。
6. 部分眼睑缺失。
7. 完整性眼睑缺失。

眼睑退缩是眼眶周区域烧伤后最常见的后遗症[119,120]。根据畸形的严重程度，眼睑退缩会导致眼睑的脱落，从而暴露结膜，会伴出现角膜撕裂、角膜炎和角膜溃疡等问题。

眼睑退缩后周围瘢痕皮肤松解时必须遵循以下原则：

1. 认识到它是内在还是外在的挛缩。明确是内在的还是外在的挛缩至关重要。眼睑是一个具有活动性边界的

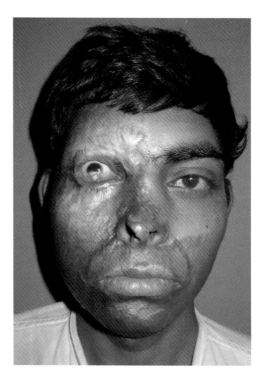

图 20.21 右上、下眼睑挛缩，角膜混浊

移动结构，在愈合过程中很容易被周围的组织拉扯，尤其是周围瘢痕的拉扯，因此很容易形成眼睑退缩和巩膜的外露[121,122]。外在挛缩中，切除挛缩瘢痕会使眼睑复位。内在挛缩中，通常涉及皮肤和眼轮匝肌，深层组织通常不受侵犯。对睑板和上睑提肌的直接热损伤罕见，但如果有人因热源晕厥，可能会出现睑板和上睑提肌的损伤。

2. 如果上下眼睑均损伤，不要同时处理上下眼睑[82]。可以选择先做挛缩相对严重的一侧，如果无法确定哪一侧相对严重(或出现角膜暴露)，一般先松解上睑挛缩。本文作者会在大约 12 周后进行第二次挛缩松解手术，给予足够的时间让移植物稳定，并在早期阶段保持良好的拉伸状态。如果新的移植物可以固定至少 2~4 个月后再处理另一个眼睑，发生再次挛缩的概率将会大大降低。

3. 如果双眼均受累，应该一次只做一边。因为术后的敷料会完全性地覆盖眼部，如果同时做两侧，患者会因为敷料导致暂时性失明，对于成年人而言会造成生活不便。

4. 保持适度的瘢痕松解。对于未成熟且范围较小的眼部瘢痕，应延迟松解，等待瘢痕成熟。积极的瘢痕按摩和眼睛锻炼有助于瘢痕松解。即使患者偶尔可以主动闭上眼睛，也应该保持对瘢痕松解的低阈值，因为患者在睡眠状态时会张开。用胶带辅助粘连上下眼睑是保守治疗的一种方式。切记当在未成熟的瘢痕上做手术时，再次挛缩的概率会非常高。

5. 一个完整的符合审美的眼睑应有移植物的覆盖。

6. 瘢痕松解的切口应从内眦一直延伸到外眦。在切口末端做鱼尾样或褶皱有助于松解内外眦处挛缩。

7. 松解过度有助于避免再次挛缩。

8. 理想的移植物应该具备以下特征：薄、无毛发、全厚

皮。虽然对侧眼睑是理想的移植物,但耳后或锁骨上区域的皮片移植物最佳的替代选择。如果没有上述选择,则最好使用来自面颊区(腮红覆盖区域)或头皮的中厚移植物,而不是全厚移植物。

9. 肤色应该与下眼睑及面颊部区域相近[82]。

根据选择,如果面颊区的移植物不足,最好再选择与下眼睑肤色相匹配的移植物,因为该区域肤色的不匹配度比上眼睑更明显。

10. 把最好的移植物保存到最后一步。如果面颊区域的移植物有限或者再次挛缩不可避免,则不要轻易使用面颊区域最适合的移植物。

睑外翻松解治疗技术要点

上睑松解术

将大量肿胀液注入瘢痕,等待至少 10 分钟后再切开。手术期间临时缝两三针作为术中牵引。上眼睑的切口应距睑缘几毫米。向内超过内眦达鼻部,向外超过外眦,但始终保持在眼角线之上。手术切口两端要按 Y 形打开。两端鱼尾样切口有助于避免再次挛缩,并可以打开垂直的瘢痕带,这种瘢痕带通常存在于内眦或外眦区域。切口应深至瘢痕组织的全层,目的是松解瘢痕全层。有时候需切至眼轮匝肌。切口上方和下方的皮肤被分离,使其能够滑动,从而过度矫正。沿切口边缘切除折叠和重复覆盖的瘢痕组织,并检查其连续性。保留缝合线的温和牵引力将有助于促进完全松解。肿胀液浸润后等待足够的时间有助于保持切口清洁和减少血液渗出。通过按压或者电凝彻底止血。虽然有许多外科医生更倾向于移植中厚皮片来修复上眼睑,但作者选择在耳后区域或锁骨上区域,使用薄的无毛全厚皮来修复上眼睑。如果没有以上移植物,可选择用来自面颊(腮红区域)或头皮的中厚皮或来自任何其他部位的全厚皮来实现。

下睑松解术

在手术治疗方面,上下眼睑松解术的治疗方式大体相似。切口应该是一个轻微的 C 形,使其下睑缘平行。切口的外侧端应该向下延伸,形成一条假想的鱼尾纹。瘢痕松解和切除应使移植物可以覆盖从睑缘到眶下。同样的道理,过度矫正是为了避免再次挛缩的关键。即使过度矫正,眼睑表皮再挛缩率也极高。松解后,理想情况下应用非常薄的皮瓣覆盖缺损,以避免再次挛缩。由于邻近区域也经常有瘢痕而无法利用,因此通常使用皮片移植。来自对侧眼睑、耳后区域或锁骨上区域的全厚皮片是移植物的选择。如果以上均不可用,那么可以选择从身体任何其他可用区域的全厚皮覆盖。尽可能选择肤色相近的皮肤组织。

计算所需皮片移植的面积

睑部缝线牵引后,开始制作所需全厚皮移植的模板,因为这样可使皮肤缺损的面积最大化。此模板用于标记供区所需的移植面积。用 6-0 丙烯缝线连续缝合,避免损伤角膜。如果需要额外的间断缝合,缝线末端应保持较长并用胶带固定,直到最后拆除。缝合后,用生理盐水冲洗出血点,避免血肿。敷料使用薄网眼纱,1cm 厚的泡沫敷料和一种薄而柔韧的不锈钢丝网,都切割到设计的模板的大小。薄网眼纱放置在移植物上后,泡沫敷料和钢丝网缝合到缺损边缘。泡沫敷料提供温和的恒定压力,钢丝网可使移植物稳定不移动(图 20.22B)。第一次皮片移植换药在术后第 10 天进行,此时移植物通常已稳定。可以利用液体石蜡来润滑,再覆盖 7~10 天,以使其保持在最大的拉伸力。此外,还要求患者在与挛缩相反的方向上轻轻按摩移植物(上睑挛缩向下,下睑挛缩向上)。练习睁眼闭眼运动,可保持移植物和眼睑柔软。3~6 个月之内应避免直接日晒,可避免色素沉着。肤色较深的种族中更为重要。定制化的可填充性热塑性材料保持眼睑在拉伸状态,一般在夜间使用,持续 6 个月。

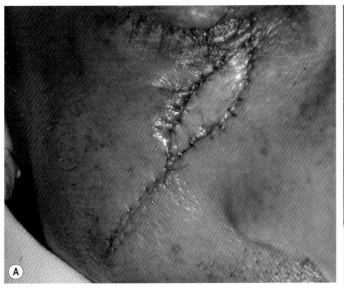
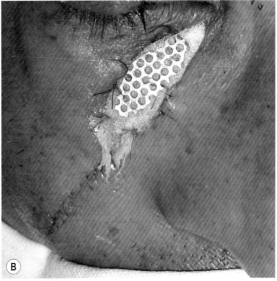

图 20.22 (A)全厚皮移植到受区缝合。(B)用泡沫和钛网覆盖

皮瓣移植

对于下眼睑缺陷的患者,如果周围的皮肤可用,外科医生可以根据自身的习惯和熟悉程度,行局部皮瓣手术治疗。鼻唇沟上部皮瓣、颞下皮瓣、眼轮匝肌内外侧肌皮瓣、双蒂眼轮匝肌肌皮瓣、三角瓣、眶外侧皮瓣等[82,123-126]。对于皮瓣周围有瘢痕皮肤时,偶尔需要推迟皮瓣手术治疗。

面部悬吊术是一个非常好的辅助治疗方案来修正剩余的下眼睑下垂。内镜辅助下的面部悬吊术是一种复发率低,效果好的治疗方案[127]。对于有美容需求的患者,面部悬吊术也是很好的选择。

部分或全部眼睑缺失

眼睑缺损的重建取决于对侧眼睑及其周围可利用的皮肤组织。如果有邻近皮肤可使用,则可行常规的眼睑重建技术,就像对创伤或肿瘤患者眼睑重建一样。如果患者没有局部可利用组织或者存在全层眼睑损伤的情况,需要带有软骨和黏膜的远处皮瓣来重建眼睑。作者更倾向于使用前臂桡动脉皮瓣,因为它薄且柔韧的性质,是良好的替代选择。即便如此,二期皮瓣修薄术也难以避免。作为二期治疗方案,即睑裂形成术,如果结膜存在收缩或者卷起状态,可以直接切开,以避免黏膜移植。Chen Jiaqi 等使用非细胞异体真皮移植物代替软骨作为睑板的替代品,并用眼轮匝肌覆盖它。这种异体真皮移植物似乎有较好的生物相容性,不会加重受伤眼睑的炎症[128]。对于急性期完全性眼睑损伤,Kai Liu等描述了缝合结膜,然后用皮片移植物覆盖,以更好地挽救视力[129]。

眼睑重建的最终目标是提供一个可移动、柔软且美观的眼睑,同时需满足其保护功能。

眼角畸形

眼角部的烧伤后瘢痕通常会有瘢痕带和褶皱。内眦赘皮可以通过 Mustarde 颊部旋转皮瓣("jumping man" flap)来松解。瘢痕带和瘢痕皱褶也可以通过单个、多个或成对 Z 成形术来松解。完成松解后,外眦畸形可以通过局部皮瓣来解决。如果瘢痕挛缩非常严重,有时 Z 成形术可能无法完全松解。如果遇到这种情况,在 Z 成形术过程中,尽可能缝合固定到远处,并将全厚皮插入未处理的区域。

对于瘢痕导致的内眦赘皮,硅胶片可以粘在眼镜鼻垫处,以保持其位置。还可以在眼睛背部利用一个弹性绷带来收紧眼镜,对内侧瘢痕施加拉力。

睑球粘连、睑内翻、眼睑狭窄、泪小管狭窄

这些畸形在烧伤后并不常见。如果眨眼反应缓慢或大量的化学物质被扔在面部,会发生在幸存者的化学烧伤中。睑球粘连可以通过 Z 成形术,或根据严重程度行黏膜移植来处理。出现睑内翻时,应该寻找明确病因,邻近组织瘢痕松解或者复位眼睑边缘。如果没有明显的周围组织挛缩,可以通过电刺激来处理刺激性睫毛。眼睑狭窄可以利用水平切口分离两侧眼睑,用 5-0 vicryl 线缝合皮肤和黏膜来改善。缝线应保持较长的长度,以便粘在皮肤上,直到拆线,否则会磨损角膜。根据泪管系统分级烧伤严重程度和有没有溢泪症状,这些损伤可以通过扩张泪小管、暂时性支架或泪囊鼻腔造瘘术来治疗。

鼻

鼻部不仅占据面部中心位置,而且具有立体结构。由于鼻部这些特性,面部烧伤时,鼻部受损占很大比例。鼻畸形不像耳部畸形那样不易被人注意,耳部可以通过留长头发来掩盖。此外,鼻部烧伤后的畸形不仅会导致外观问题,还会导致功能问题,如鼻孔狭窄引起的呼吸困难[82]。

鼻烧伤后可能出现以下任一或全部后遗症[82]:

1. 鼻部皮肤质感及色素改变。
2. 鼻尖和鼻翼边缘升高(鼻外翻)。
3. 鼻小柱瘢痕和变短。
4. 鼻部分全层损失(通常为鼻基底、鼻尖和/或鼻翼)。
5. 鼻孔狭窄或完全性阻塞。

Achauer 将烧伤性鼻畸形分为 5 种类型[130]:无明显组织损伤(仅限于皮肤);鼻外翻(鼻尖和鼻翼缘升高)、部分性全层鼻部损伤(常见于鼻尖而非全鼻)、鼻部组织大范围丢失和鼻孔狭窄。

和耳部处理一样,避免使用压力、局部治疗和使用夹板也可以大大减少鼻部畸形。

由于鼻部由许多部分组成,一个部位的畸形会导致其他部位的畸形。因此,评估造成畸形的病因很重要;例如,是狭窄瘢痕导致鼻孔出现,还是鼻翼边缘组织损失,还是紧密的瘢痕变形衬里。

烧伤后鼻重建遵循和创伤或肿瘤导致的鼻缺陷重建道理相同。评估鼻部是否需要皮肤覆盖、衬里和(或)骨性支持是重建的第一步。这将有助于医生选择重建手术方案。柔软的前额皮肤对鼻重建患者是一个福音。

皮肤纹理或色素改变:激光或其他磨皮方式来去除皮肤纹理或者色素性改变,利用超薄移植物来覆盖。

鼻尖和鼻翼缘升高(鼻外翻)(图 20.23):鼻外翻可以通过环周组织瘢痕松解术、鼻前庭三角瓣、和鼻尖移植来处

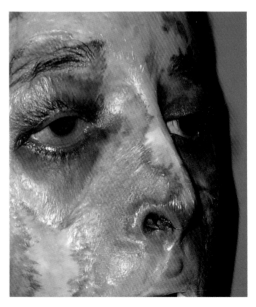

图 20.23 鼻尖和鼻翼缘抬高

理[131]。Helena 等已经有效地证明了这一治疗方案。他们 2009 年发表的文献表明,该重建方法一举两得——既提供了大量的鼻尖组织,对于严重的鼻外翻患者也避免了软骨移植,随着时间的推移和患者恢复情况,可以再次手术[132]。该缺陷也可以用鼻唇瓣重建形成相似的组织[133]。来自耳轮的复合移植物对于鼻外翻患者也是一个很好的增加鼻部组织的方式。鼻背部使用的皮片移植物应为中厚皮,或来自耳后、锁骨上或前臂内侧区域的全厚皮。

鼻小柱瘢痕和缩短:鼻唇瓣可用于重建鼻小柱。即使存在瘢痕,这种方式也是最好的。前额皮瓣也可用于鼻小柱重建。

鼻部全层组织缺失(通常为鼻基底、鼻尖和/或鼻翼):如果有复合性缺陷,就不选择移植物。

覆盖:对于较小的缺陷,可使用横幅皮瓣、双叶瓣、鼻背瓣或鼻唇瓣。Sharma 和 Sohi 描述过利用前肌筋膜皮瓣来覆盖鼻骨[134]。

对于较大的缺损,中央或者靠近中央的前额皮瓣是最好的选择。前额皮瓣是所有鼻重建的均可选择的皮瓣,因为前额皮瓣可以覆盖直达鼻小柱,是可靠且易分离的皮瓣。如果前额有瘢痕但柔软,也可用于重建。如果前额组织不足,可先扩张再用于鼻部重建(图 20.24)[135]。如果中线和靠近中央前额皮瓣不能使用,但前额外侧皮肤可以使用,则可以利用头皮皮瓣。如果两者均不能使用,可以利用游离皮瓣,如前臂桡动脉皮瓣(见图 20.18),或筋膜瓣用于鼻重建[136]。Tagliacozzi 皮瓣是内侧臂的足弓状皮瓣,在显微外科手术出现之前被广泛用于鼻重建。一些创新的远足弓状皮瓣在患者没有前额皮肤时,也有文献报道在鼻重建中应用[137]。

骨性支持:烧伤后遗症很少需要软骨或骨支持。如果需要,可以使用肋软骨移植、中隔软骨移植、肋骨移植、骨软骨移植或髂嵴骨移植。与硅胶假体或多孔聚乙烯假体等替代品相比,作者更倾向于自身组织,因为异体移植物会侵蚀组织并暴露在外。当提供骨性支持时,必须确保在骨骼或软骨上有足够的软组织覆盖。

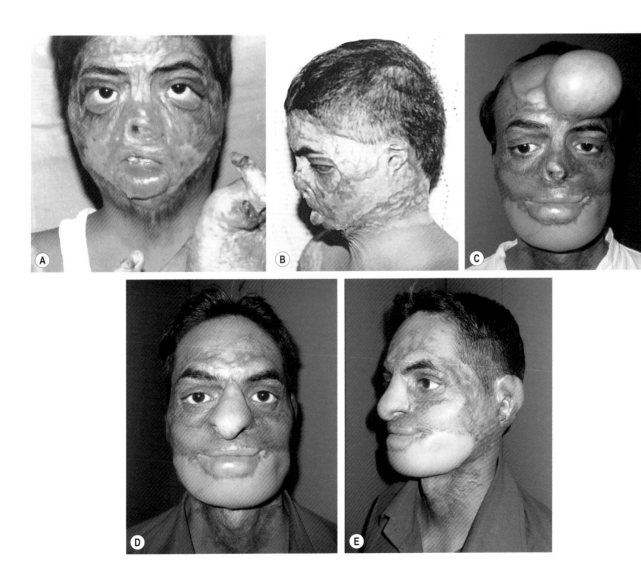

图 20.24　一名 11 岁儿童在泡茶时因炉子爆炸而烧伤面部,造成严重挛缩。(A)正视图。(B)侧视图。(C)前额扩张器。(D)应用扩张的前额皮瓣重建鼻部。下颌曾用胸部皮瓣重建。应用筋膜悬吊获得口腔活动能力和口腔向上的角度。(E)侧视图显示利用扩张的耳后皮肤和肋软骨移植重建的耳部

鼻孔狭窄或完全性阻塞:失去软骨支架和愈合阶段的护理不足可能导致完全鼻阻塞。阻塞一般不会很深,在瘢痕切除后,通常会发现其距离鼻孔边缘约5~10mm(图20.25)。由于移植物易收缩,应尝试过度矫正。鼻孔成形术之后,下方的原始区域应采用中厚或全厚皮移植。一种方法是将移植物覆盖在模具上,并将其包装到新建的鼻孔中。如果模具完全堵塞鼻孔,应尽早进行移植物填充。作者在口腔科支架材料中插入一个红色橡胶导管,这样患者就可以通过它呼吸,分泌物也可以排出。在这种情况下,敷料可以在术后第7天完成。患者术后必须使用鼻支架至少6个月。

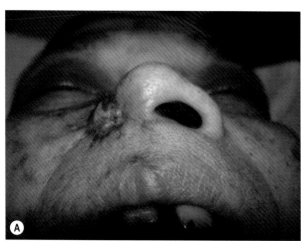

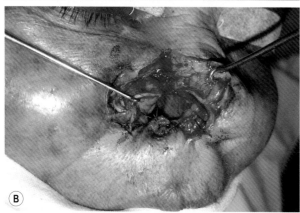

图 20.25 (A)右侧鼻孔阻塞。(B)松解阻塞后可见黏膜

鼻重建的目的是创造一个美观、立体,并发挥呼吸功能的鼻部。

面颊

面颊是面部的突出部分并占据着面部的大部分面积,决定了其独特的解剖特征。畸形面颊的手术重建由于缺乏良好匹配的供体皮肤,因此仍然是一个挑战。而当只有一侧面颊畸形时,这个问题就会变得更加严重。

宫颈处的皮肤匹配度最高,但活动能力和面积大小有限。从肩部、胸壁和其他远离面部的区域转移过来的组织是面部皮肤重建美学效果较差的匹配选项。

在设计缺陷面颊重建手术时,主要应记住以下几点:

1. 在计划切除和皮肤重建时,要牢记美学单位的概念。

2. 用于替换面颊瘢痕的皮肤应该很薄、无瘢痕,并且应该在患者活动时能反映出面部表情。

3. 当需要重建的面积达 1/3 到一半的面颊时,则只需要更换相关的区域,可通过面部皮瓣完成。

4. 当超过一半的面颊需要重建时,应该更换面颊的整个美学单位。这可以通过使用来自颈部和肩部的扩张皮瓣来完成。

5. 当移植物重建皮肤时,连接处瘢痕应软化处理,或日后通过 W 成形术或磨皮术来消除。

6. 面颊剩余部位和宫颈皮瓣之间的连接线采用相同处理。

7. 应该避免大的皮瓣,因为较大皮瓣会把表情掩埋,患者会出现面具脸容貌。

8. 使用移植物的情况下,由于移植物会出现挛缩和缩小的可能,因此应拉伸缺损处,以便在缺损处插入额外的移植物。

9. 所有可能的辅助措施均应用于改善瘢痕,因为面颊决定了人们如何面对这个世界。

对于面颊瘢痕的皮肤重建,有以下手术策略:

二期治疗

为最简单的方法。它适用于小的(<1cm)、不明显区域的表面缺陷,如鬓角以下,以及皮肤颜色不规则的患者。

一期封闭和连续切除

这是一种在避免周围结构的过度张力和扭曲时可以选择的方法。应该确保瘢痕被放置在皮肤张力最小处或是自然的皮肤轮廓处,如鼻唇或耳前褶皱。

皮片移植

皮片移植对于有显著共病条件的患者是一个可接受的选择。皮片移植物可以用于面部较不重要的部位(如鬓角下方)或是用于重建更重要部位的皮肤,如皮瓣的供区。缺点是皮片移植物具有补丁状的外观。此外,由于皮片移植物先天的收缩特点,移植物可能会限制面颊的活动度和柔韧性,从而影响面部运动和表情。与中厚皮片移植物相比,全厚移植物表现出较少的二次收缩,并具有美学效果。此外,全厚移植物更适合于容易出现挛缩畸形的区域(如下眼睑)。

组织扩张

组织扩张使外科医生实现了过去无法实现的功能和美学标准。扩张的颈部、胸部和肩部皮肤已被有效地用于烧伤的面颊。

皮瓣覆盖

对于小的瘢痕而言,充足的局部皮肤可以作为皮瓣来代替瘢痕。对于较大的瘢痕而言,最接近正常且最好的皮肤来自颈部区域,因为它与残留的面颊皮肤非常相似。对于面颊重塑,颈部皮肤可以以颈面部胸瓣(中部、侧面或下方)[138-140]、颈胸皮瓣[66,141]和旋转皮瓣[142]的形式修复。为了改善血液供应,增强皮瓣的安全性,建议在表浅肌肉腱膜系统(superficial muscular aponeurotic system,SMAS)和颈阔肌下进行深层解剖[143]。

其他可用于重塑面颊的皮瓣包括预扩张的锁骨上动脉皮瓣[144]、扩张的斜方肌下部肌瓣[145]、锁骨上动脉岛状皮瓣[146]、锁骨上预制皮瓣[147]、颈浅动脉皮瓣[148]、三角肌肌瓣和颈胸的预制皮瓣[149,150]。

如果患者颈部和胸部有严重的瘢痕,则可能不得不选择远隔皮瓣或游离皮瓣。在面颊上使用远隔皮瓣或游离皮瓣是最后的选择,因为它会消除面部的轮廓,隐藏面部表情肌。桡动脉前臂皮瓣以及大腿前外侧、肩胛骨和肩胛皮瓣也同样可被用于面部重塑。

唇部与口周区域

唇部对于功能、美感、情感等都很重要。唇部由于其独特的解剖结构发挥着许多功能,特别是口周的括约肌[151]。上唇的解剖结构复杂,包括两个外侧亚单位、人中亚单位以及红唇与唇弓亚单位。上唇和下唇的两个交接处是耳蜗轴,它是许多面部肌肉的交汇处。因此,考虑到上唇复杂的解剖结构,重建唇部至其烧伤前的外观非常困难。

小口畸形最常见的原因之一是儿童因咬电线而被电烧伤[152]。然后由于口角损伤导致小口畸形。为了描述损伤的程度,学界对这类损伤进行了分类[153,154]。

唇部与口周区域的烧伤后遗症包括:

1. 上唇轻微增生性瘢痕。
2. 瘢痕伴或不伴上唇缩短。
3. 无下颌骨畸形的下唇外翻。
4. 下唇外翻伴下颌骨畸形。
5. 小口畸形。
6. 大口畸形。
7. 口周瘢痕带。
8. 假小颏畸形。
9. 色素沉着问题。

烧伤后唇部及口周畸形矫正必须遵循的一些重要原则如下:

1. 识别下唇的外翻是内在的还是外在的:了解外翻的本质是内在的还是外在的非常重要。下唇是一个有自由边界的可移动结构,在愈合过程中很容易被周围的组织拉扯,而且很容易因为下方紧绷的瘢痕而出现外翻或牙齿畸形。颈部挛缩到下颏会引起外源性唇部外翻。解除颈部挛缩并切除下颏上的瘢痕可复位下唇。

2. 等待瘢痕成熟:如有可能,对于未成熟的轻微瘢痕和唇部挛缩,应该等到瘢痕成熟后再行松解。积极的瘢痕按摩和唇部锻炼有助于瘢痕拉伸。类固醇注射或脉冲染料激光治疗通常能较好地解决这类瘢痕[2]。

3. 唇部的整个美学亚单元应该用移植物覆盖。上唇的全表面置换应该使用全厚皮片移植[2]。
4. 总是过度矫正下唇,以避免再次挛缩。
5. 释放上唇瘢痕时,当心拉长上唇。
6. 男性上唇、下颏和下面部应用具有毛囊的皮瓣修复。
7. 修复上唇时,一定要重建腓骨脊和腓骨凹陷。
8. 注意唇红的排列,因为它是唇色审美的关键元素。
9. 在下唇和下颏的瘢痕处重建唇沟。
10. 口合处应位于瞳孔中线。
11. 通过重建足够的唇部密封性和柔软的下层肌肉组织来恢复口腔合口以及言语的功能。在严重挛缩解除后,需行唇部松解术避免流涎。
12. 对于儿童患者,下颏和下面部的紧绷瘢痕应该切除并重新修复,即使它不会造成功能问题,否则会阻碍下颌骨的生长。

上唇轻微增生性瘢痕:当患者早期出现未成熟的轻微瘢痕和挛缩时,应推迟到瘢痕成熟时再松解。积极的瘢痕按摩和唇部活动有助于瘢痕拉伸。张口练习、用力吹气、保持唇部紧闭等对拉伸瘢痕很有帮助[2]。

上唇瘢痕伴或不伴短缩

对于小瘢痕,可进行切除和一期闭合,或在切除增生性瘢痕后进行局部皮瓣移植。在唇部的主体部分,瘢痕应该是垂直的,而在上半部(鼻孔基底),瘢痕应该是水平的。任何垂直的瘢痕或挛缩带都可以通过Z成形术来解除。在几乎整个唇部都有瘢痕的地方,应该切除瘢痕并解除挛缩。应该切除整个美学单元。在切除和松解过程中,不应尝试过度矫正,因为这可能导致上唇拉长、悬垂、松软。为接受移植物而创建的基底应具有相应轮廓。可使用相同的瘢痕组织来创建。Grishkevich 描述了在腓骨嵴上留下 4mm 的瘢痕组织,并在腓骨凹陷处上进行移植,以形成良好的上唇轮廓[155]。对于女性患者,应选用耳后区或锁骨上区的全厚皮片移植。对于男性患者,最好选择带有毛发的皮瓣[156-160]。在上唇修复手术中,也有应用一些局部皮瓣,如鼻唇瓣和面动脉肌黏膜瓣等[161-162]。

下唇外翻伴或不伴下颌骨畸形

下唇与下颏复合体的畸形(见图 20.15)常伴有颈部挛缩、下唇外翻,偶有牙齿外露。辨别外翻是由内在因素还是外在因素所致非常重要。如果是内在因素导致,可以通过在唇沟外侧行切口来解除这种下唇挛缩。过度矫正是必要的,因为下唇外翻倾向于再次收缩。如果瘢痕很深,在进行更深的剥离时要小心,避免在切口前的黏膜上留下孔洞。当下唇、下颏和颈部的瘢痕自儿童时期以来长期存在时,会影响下颌骨的生长。由于瘢痕的不断拉扯,联合区往下生长,牙齿也降下。在这种情况下,应先解除颈部挛缩和下唇挛缩。一旦移植物稳定下来,下颌骨和牙齿畸形就可以进行手术治疗。如果需要下颌骨截骨术或是皮片移植瘢痕很紧时,可能需要考虑用皮瓣重新修复下颏。

小口畸形

烧伤后的小口畸形原因可以是内在的,也可以是外在的。口周区域的挛缩带会限制口的张开。用 Z 成形术释放这些挛缩可以缓解小口畸形。唇部瘢痕、口角减小会导致内在的小口畸形。口角是慢慢向内侧移动的,为了功能和美观需要向外侧复位。Converse 于 1959 年提出的方法至今仍被大多数外科医生使用。外部瘢痕完全释放到颊黏膜,从而拯救颊黏膜。利用 3 个皮瓣从颊黏膜缝合到皮肤缺损的边缘,使小口完全松解,并使连合侧移至自然的瞳孔中线位置[163]。如果唇部有瘢痕和挛缩,可以通过 Z 成形术将其松解(图 20.26)。不同的外科医生提出了各种手术方法,如皮片移植,各种口角切开术和局部皮瓣,鼻唇瓣,舌瓣以及耳垂复合移植等[164-169]。

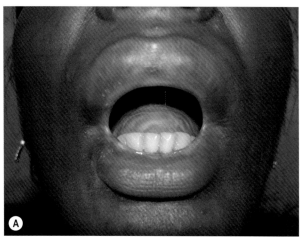

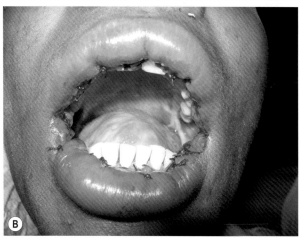

图 20.26 (A)因意外饮用一种化学物质而造成的小口畸形。(B)Z 成形术后可张开全口

大口畸形

这是一种罕见的烧伤后遗症,严重的创伤(如电烧伤)使唇部与口部的组织缺失所致。如果上唇和下唇都外翻,瘢痕会拉伸上下唇,如果角区没有瘢痕,很少会造成大口畸形。

口周瘢痕带

应通过 Z 成形术、W 成形术、破坏瘢痕、移植或扩张皮肤来处理。

假小颏畸形

瘢痕的收缩力消除了唇与颏垫交界处的正常凹陷,从而导致颏垫受压和“假小颏畸形”[23]。这可以通过切除下颏上的整个瘢痕来解决。可以采用全层移植或颈部扩张皮肤进行皮肤重塑。

夹板固定

夹板是唇部及口周烧伤治疗中避免小口形成的重要方式,但由于目前还没有现成的夹板解决方案,这一点有时可能会被忽视。治疗师必须创新地采用夹板来治疗[170-173]。

颈部

颈部挛缩有许多分型,旨在描述挛缩的解剖结构、颈部的功能和手术计划[174-176]。严重颈部挛缩患者的气道管理对麻醉师而言是一个重要的挑战。如果可行,纤维光学插管在这些情况下最安全,因为它提供了声门的直接可视化[177]。如果没有,安全的方法包括在局部麻醉下松解颈部挛缩后进行插管[178],或全程手术局麻,包括大腿取皮区局部阻滞[179,180]。

气道问题

对于线性挛缩,可以通过单个、多个或双反相的 Z 成形术或 X 松解进行修复。对于非常严重的线性挛缩,在实现完全伸展后,皮瓣的切口可能不会连接。这些皮瓣应覆盖在完全延伸处,未覆盖区域应予以植皮。这种瘢痕松解的优点是植皮与 Z 瓣穿插,发生再次挛缩的概率较低。

对于挛缩带,可以行 X 松解和皮片移植或切除瘢痕和推进外侧颈部皮肤覆盖。

对于更广泛的挛缩,应该做一个完全的切口或切除的松解。可以通过一个切口和鱼尾的切口进行释放,也可以通过在上下颈部平行的两个切口进行松解。通常由大腿的中厚皮或全厚皮移植修复。术后,如需避免再次挛缩,颈部需要夹板固定至少 1 年。正因为如此,许多外科医生提倡使用皮瓣,因为它需要夹板。这些皮瓣包括颈部推进皮瓣、扩张颈部皮瓣、锁骨上皮瓣[181-183]和游离皮瓣,如薄的大腿前外侧皮瓣或肩胛和肩胛周皮瓣[184-187]。

如果没有充分解决颈部挛缩的麻醉问题,其颈部挛缩松解是不彻底的。颈部烧伤患者的气道管理是一个挑战,包括小口畸形、限制颈部活动、颌下空间减少以及颈部瘢痕导致的气管移位等问题。颈部挛缩时的麻醉过程与松解过程一样重要。在手术之前,于前后位和侧位行颈部 X 线检查。前后位视图将告知医生由于颈部瘢痕拉动而导致的气管偏差,侧位图视可以发现气道上的扭动、狭窄或压力。麻醉师在术前评估期间进行间接喉镜检查可为困难插管做准备。

如果可行,在纤支镜下插管最安全的插管方法,因为它提供了声门的直接可视化[177]。在麻醉师应用任何镇静剂或麻醉剂之前,应检查他们是否有氧气袋或面罩为患者通气。由于下颏和颈部有瘢痕,有时麻醉师无法抓住下颌骨,无法通过颌部推力动作稳定颈部,因此在这种情况下通气可能无效。尝试使用清醒的纤维支气管镜插管需更谨慎。应用纤维支气管镜插管,使用利多卡因局部喷雾剂来减少内镜进入后的呕吐反射。然后在可视下通过声门,通过导线,将气管内管向下送入,或尝试在支气管镜下直接放入气管内管。确认到达肺部后,轻轻取出内镜。如果没有纤维支气管镜,可以尝试清醒插管,并准备在肿胀麻醉下松解挛缩。另一种安全的方法是在局部麻醉下松解颈部挛缩,松解后插管[178]。也可以在肿胀麻醉下进行整个手术,并在阻滞麻醉下于大腿取皮[179,180]。松解和重建的方式取决于挛缩的类型。

严重颈部挛缩松解的技术要点

患者仰卧,肩背部垫起。使颈部向后伸展,头部用环状物支撑,仍保持颈部向后伸展,手臂固定好。患者在麻醉后,整个瘢痕区域用膨胀液浸润。10 分钟后,在瘢痕挛缩最明显处做一个切口。如果挛缩位于颈部的上部,松解后产生的上皮瓣不能越过下颌骨的下缘。在侧面的两端,Y 形切开做鱼尾状切口。切口的深度应能充分松解瘢痕组织。颈阔肌应予以切开。如果切开松解完成,可以切除锁骨端或下颏端的瘢痕,并行全厚皮移植。随着进一步瘢痕松解,助手用手术钳将瘢痕皮肤与基底分离,瘢痕组织可以用 allis 或 Kocher 钳夹持,以提供牵引力。瘢痕松解切除越多越美观,但并不适合有大量瘢痕的患者,因为瘢痕切除松解后需要大量的自体皮片。为确定瘢痕松解是否充分,应检查颈部的横向运动。松解充分后,用盐水肾上腺素浸泡的海绵覆盖。等待大约 10 分钟,直至所有小出血点停止渗出。其余出血点可以使用双极电凝止血。从大腿取 3 块中厚皮片。宽大的皮片可以从大腿后面和内侧收获。皮片水平放置。如有可能,皮片接缝应位于下颏下区域和锁骨上区域。皮片固定好,于皮片下注射生理盐水有助于冲洗轻微的血肿。固定皮片的缝线留长以打包固定。缝线要沿水平方向固定。术后颈部应予以石膏或颈圈固定 7 天。术后,颈部/下颏压力套应搭配泡沫衬垫,以帮助保持颈部的均匀压力。在瘢痕松解术后 1 年应用定制的 Philadelphia 颈圈有助于保持较好的效果。术后应用保湿霜、坚持锻炼可使移植皮片柔软并避免再次挛缩。

酸烧伤

酸烧伤是一种毁灭性的伤害,故意伤害多于工作或家庭意外。Das 等[188]的一项关于孟加拉国一家烧伤治疗机构的酸烧伤的流行病学和管理研究发现,面部是化学攻击中最常见的目标区域,其目的是致残和毁容[189]。这类化学烧伤对身体的影响是毁灭性的,包括因角膜穿孔而失明[190]、鼻畸形、小口畸形和瘢痕挛缩[191,192]。酸烧伤与热烧伤在外观和表现不同。测定烧伤面积非常困难,因为化学物质被喷洒或扔到身体上,呈斑点状分布。急救时应用大量的自来水或生理盐水彻底冲洗,持续大约 45 分钟。这种措施和早期去除受害者穿的化学浸泡的衣服可以限制烧伤的深度。不推荐使用有染色的局部抗菌药物,因为它们会使创面深度评估困难。建议用闭塞的敷料包扎创面,直到将创面切除为止。浅表的烧伤可以保守治疗,预计 2 周内愈合。深度的酸烧伤组织尽早切除。然而,尽管迅速切除,但它仍然可能造成比热烧伤更严重的瘢痕。尽管酸烧伤的病死率较低,但发病率高。它会导致严重面部和身体的瘢痕挛缩畸形,产生社交羞耻感。被酸烧伤的女性应该得到深切的同情和更多的帮助,以提高其自我形象和信心。

展望

干细胞

未来干细胞可用于面部年轻化。前文介绍了利用自体表皮移植(cultured epithelial autograft,CEA)进行早期覆盖创面和快速再愈合的方法。成人骨髓间质干细胞注射到深度烧伤切痂后区域,汗腺的功能可在 2~12 个月内恢复[193]。

在治疗和处理中,从吸脂术中获得的血管基质组分(stromal vascular fraction,SVF)有望与脂肪移植一起用于治疗面部畸形,并提高烧伤后瘢痕的质量[194]。

三维打印

这是一项被科学家称为搭脚手架的创新技术。来自患者组织细胞被分层到器官的三维模型上,以便在培养箱中进行体外创造和生长。计算机按照组织构建信息,通过生物打印技术将细胞构建成器官[195]。目前,学界正在进行更多研究,应用人软骨细胞而不是牛软骨细胞,以减少组织免疫反应[196]。

面部移植术

这是重建阶梯的最后前沿,通过从脑死亡捐赠者移植来部分或完全替换人脸。在法国于 2005 年实施了世界上第一例部分面部移植[197]。2010 年,西班牙完成了一例全面部移植。随后,土耳其、法国、美国和西班牙相继报道了许多面部移植手术。手术中受益的患者包括由于创伤、烧伤、肿瘤或先天性疾病而造成毁灭性面部畸形患者。这一概念由皇家自由医院的 Peter Butler 教授在 2002 年提出,他在《柳叶刀》上发表了一篇关于这方面的文章[198]。这一想法在当时引起了激烈的伦理辩论,并持续至今。

挑选患者可能是影响面部移植长期结果的最关键一步。经过培训的显微外科医生和拥有 40 年器官移植相关免疫抑制经验的移植手术医生推动着该学科向前发展。这必须充分考虑到伦理和心理问题[199]。

结论

　　人脸是外观精美和运动和谐的完美平衡。在烧伤后的面部重建中，整形外科医生不遗余力地追求完美。尽管在治疗和突破性研究方面取得了重大进展，但外科医生非常清楚，预防面部烧伤和烧伤瘢痕最为重要。尽管在开发新的敷料和皮肤替代物研究领域取得了巨大的飞跃，但考虑到其成本和全球范围的可用性，学界将继续致力于努力开发创面覆盖和组织再生的低成本策略。那些面部毁容且有瘢痕、自暴自弃、羞耻地隐藏自己瘢痕的烧伤患者最需要重建干预。同时，重建外科医生应将某种手术结果作为患者重建过程的终点，后续需要心理干预才能进一步改善。职业康复和烧伤幸存者组织可以为患者提供信心，并帮助他们勇敢地面对生活带来的挑战。

参考文献

1. Dziewulski P. Acute management of facial burns. In: Jeschke MG, ed. *Handbook of Burns, Acute Burn Care*. New York: Springer; 2012:1:291–302. *This chapter serves as a good reference chapter for acute management of facial burns.*

2. Spence RJ. Management of facial burns. In: Neligan P, ed. *Plastic Surgery*, 3rd ed. Edinburgh: Elsevier Saunders; 2013:468–499.

3. Bhandari P. Facial burns. In: Sarabahi S, ed. *Principles and Practice of Burn Care*. New Delhi: Jaypee Brothers; 2010:345–361.

4. Khatib M, Jabir S, Fitzgerald O'Connor E, Philp B. A systematic review of the evolution of laser Doppler techniques in burn depth assessment. *Plast Surg Int*. 2014;2014:621792.

5. Waxman K, Lefcourt N, Achauer B. Heated laser Doppler flow measurements to determine depth of burn injury. *Am J Surg*. 1989;157:541–543.

6. Pape SA, Skouras CA, Byrne PO. An audit of the use of laser Doppler imaging (LDI) in the assessment of burns of intermediate depth. *Burns*. 2001;27:233–239.

7. Monstrey S, Hoeksema H, Verbelen J, et al. Assessment of burn depth and burn wound healing potential. *Burns*. 2008;34:761–769.

8. Leon-Villapalos J, Jeschke MG, Herndon DN. Topical management of facial burns. *Burns*. 2008;34:903–911.

9. Consensus I. *Appropriate use of silver dressings in wounds. An expert working group consensus. London: Wounds International.* [Online] Available to download from: <www.woundsinternational.com>; 2012.

10. Cho Lee AR, Leem H, Lee J, Park KC. Reversal of silver sulfadiazine-impaired wound healing by epidermal growth factor. *Biomaterials*. 2005;26:4670–4676.

11. Bowser BH, Caldwell FT, Cone JB, et al. A prospective analysis of silver sulfadiazine with and without cerium nitrate as a topical agent in the treatment of severely burned children. *J Trauma*. 1981;21:558–563.

12. Bessey PQ. Wound care. In: Herndon DN, ed. *Total Burn Care*. London: Saunders; 2006:127–135.

13. Shuck JM, Thorne LW, Cooper CG. Mafenide acetate solution dressings: an adjunct in burn wound care. *J Trauma*. 1975;15:595–599.

14. Gee Kee EL, Kimble RM, Cuttle L, et al. Randomized controlled trial of three burns dressings for partial thickness burns in children. *Burns*. 2015;41:946–955.

15. Dai T, Huang YY, Sharma SK, et al. Topical antimicrobials for burn wound infections. *Recent Pat Antiinfect Drug Discov*. 2010;5:124–151.

16. Subrahmanyam M. Honey dressing versus boiled potato peel in the treatment of burns: a prospective randomized study. *Burns*. 1996;22:491–493.

17. Ang ES, Lee ST, Gan CS, et al. The role of alternative therapy in the management of partial thickness burns of the face–experience with the use of moist exposed burn ointment (MEBO) compared with silver sulphadiazine. *Ann Acad Med Singapore*. 2000;29:7–10.

18. Starley IF, Mohammed P, Schneider G, Bickler SW. The treatment of paediatric burns using topical papaya. *Burns*. 1999;25:636–639.

19. Maenthaisong R, Chaiyakunapruk N, Niruntraporn S, Kongkaew C. The efficacy of aloe vera used for burn wound healing: a systematic review. *Burns*. 2007;33:713–718.

20. Klein MB, Engrav LH, Holmes JH, et al. Management of facial burns with a collagen/glycosaminoglycan skin substitute-prospective experience with 12 consecutive patients with large, deep facial burns. *Burns*. 2005;31:257–261.

21. Hosseini SN, Karimian A, Mousavinasab SN, et al. Xenoderm versus 1% silver sulfadiazine in partial-thickness burns. *Asian J Surg*. 2009;32:234–239.

22. Horch RE, Jeschke MG, Spilker G, et al. Treatment of second degree facial burns with allografts–preliminary results. *Burns*. 2005;31:597–602.

23. Engrave LH. Acute care and reconstruction of facial burns. In: Mathes SJ, ed. *Plastic Surgery*. Philadelphia: Saunders Elsevier; 2006:45–76. *This chapter provides technical steps in intricate details on early surgical management for deep burns of the face.*

24. Gravante G, Delogu D, Esposito G, Montone A. Versajet hydrosurgery versus classic escharectomy for burn debridment: a prospective randomized trial. *J Burn Care Res*. 2007;28:720–724.

25. Hyland EJ, D'Cruz R, Menon S, et al. Prospective, randomised controlled trial comparing Versajet hydrosurgery and conventional debridement of partial thickness paediatric burns. *Burns*. 2015;41:700–707.

26. Tang B, Zhu B, Liang YY, et al. Early escharectomy and concurrent composite skin grafting over human acellular dermal matrix scaffold for covering deep facial burns. *Plast Reconstr Surg*. 2011;127:1533–1543.

27. Demircan M, Cicek T, Yetis MI. Preliminary results in single-step wound closure procedure of full-thickness facial burns in children by using the collagen-elastin matrix and review of pediatric facial burns. *Burns*. 2015;41:1268–1274.

28. Hartmann B, Ekkernkamp A, Johnen C, et al. Sprayed cultured epithelial autografts for deep dermal burns of the face and neck. *Ann Plast Surg*. 2007;58:70–73.

29. O'Connor NE, Mulliken JB, Banks-Schlegel S, et al. Grafting of burns with cultured epithelium prepared from autologous epidermal cells. *Lancet*. 1981;1:75–78.

30. Shin TM, Bordeaux JS. The role of massage in scar management: a literature review. *Dermatol Surg*. 2012;38:414–423.

31. Anzarut A, Olson J, Singh P, et al. The effectiveness of pressure garment therapy for the prevention of abnormal scarring after burn injury: a meta-analysis. *J Plast Reconstr Aesthet Surg*. 2009;62:77–84.

32. Atiyeh BS, El Khatib AM, Dibo SA. Pressure garment therapy (PGT) of burn scars: evidence-based efficacy. *Ann Burns Fire Disasters*. 2013;26:205–212.

33. Karimi H, Mobayen M, Alijanpour A. Management of hypertrophic burn scar: a comparison between the efficacy of exercise-physiotherapy and pressure garment-silicone on hypertrophic scar. *Asian J Sports Med*. 2013;4:70–75.

34. Puri N, Talwar A. The efficacy of silicone gel for the treatment of hypertrophic scars and keloids. *J Cutan Aesthet Surg*. 2009;2:104–106.

35. Venkateshwaran N, Puri V. Israel burn camp visit: reflections and reactions. *Indian J Burns*. 2012;20:3–4.

36. Kung TA, Gosain AK. Pediatric facial burns. *J Craniofac Surg*. 2008;19:951–959.

37. Puri V, Khare N, Venkateshwaran N, et al. Serial splintage: preoperative treatment of upper limb contracture. *Burns*. 2013;39:1096–1100.

38. Gonzalez-Ulloa M. Restoration of the face covering by means of selected skin in regional aesthetic units. *Br J Plast Surg*. 1956;9:212–221.

39. Donelan MB. Reconstruction of the head and neck. In: Herndon DN, ed. *Total Burn Care*, 4th ed. Edinburgh: Elsevier; 2012.

40. Khunger N, Kathuria SD, Ramesh V. Tissue grafts in vitiligo surgery - past, present, and future. *Indian J Dermatol*. 2009;54:150–158.

41. Aasi SZ. Z-plasty made simple. *Dermatol Res Pract*. 2010; 2010:982623.

42. McCauley RL, Oliphant JR, Robson MC. Tissue expansion in the correction of burn alopecia: classification and methods of correction. *Ann Plast Surg*. 1990;25:103–115.

43. Acikel C, Ulkur E, Guler MM. Treatment of burn scar depigmentation by carbon dioxide laser-assisted dermabrasion and thin skin grafting. *Plast Reconstr Surg*. 2000;105:1973–1978.

44. Klinger M, Caviggioli F, Klinger FM, et al. Autologous fat graft in scar treatment. *J Craniofac Surg.* 2013;24:1610–1615.

45. Gold MH, McGuire M, Mustoe TA, et al. Updated international clinical recommendations on scar management: part 2–algorithms for scar prevention and treatment. *Dermatol Surg.* 2014;40:825–831.

46. Berman B. Keloid and hypertrophic scar treatment & management. In: Elston DM, ed. *Medscape reference: Drugs, diseases and procedures: Medscape.* 2012. [Online] Available at: <http://emedicine.medscape.com/article/1057599-treatment>.

47. Guzey S, Alhan D, Sahin I, et al. Our experiences on the reconstruction of lateral scalp burn alopecia with tissue expanders. *Burns.* 2015;41:631–637.

48. Huang TT, Larson DL, Lewis SR. Burn alopecia. *Plast Reconstr Surg.* 1977;60:763–767.

49. Leedy JE, Janis JE, Rohrich RJ. Reconstruction of acquired scalp defects: an algorithmic approach. *Plast Reconstr Surg.* 2005;116:54e–72e.

50. Orticochea M. Four flap scalp reconstruction technique. *Br J Plast Surg.* 1967;20:159–171.

51. Barrera A. Hair restoration: state of the art, reconstructive hair transplantation of the face and scalp. *Semin Plast Surg.* 2005;19:159–166.

52. Oh SJ, Koh SH, Lee JW, Jang YC. Expanded flap and hair follicle transplantation for reconstruction of postburn scalp alopecia. *J Craniofac Surg.* 2010;21:1737–1740.

53. Gho CG, Martino Neumann HA. Donor hair follicle preservation by partial follicular unit extraction. A method to optimize hair transplantation. *J Dermatolog Treat.* 2011;21:337–349.

54. Manders EK, Graham WP 3rd, Schenden MJ, Davis TS. Skin expansion to eliminate large scalp defects. *Ann Plast Surg.* 1984;12:305–312.

55. Buhrer DP, Huang TT, Yee HW, Blackwell SJ. Treatment of burn alopecia with tissue expanders in children. *Plast Reconstr Surg.* 1988;81:512–515.

56. Hudson DA, Grobbelaar AO. The use of tissue expansion in children with burns of the head and neck. *Burns.* 1995;21:209–211.

57. Hudson DA, Lazarus D, Silfen R. The use of serial tissue expansion in pediatric plastic surgery. *Ann Plast Surg.* 2000;45:589–593, discussion 593–594.

58. Silfen R, Hudson DA, Soldin MG, Skoll PJ. Tissue expansion for frontal hairline restoration in severe alopecia in a child. *Burns.* 2000;26:294–297.

59. Brou J, Vu T, McCauley RL, et al. The scalp as a donor site: revisited. *J Trauma.* 1990;30:579–581.

60. Tse R, Fish J. Reconstruction of the burned forehead and brow. In: Achauer B, Sood R, eds. *Achauer and Sood's Burn Surgery: Reconstruction & Rehabilitation.* Philadelphia: W.B. Saunders; 2006;10:168–188.

61. Warpeha RL. Resurfacing the burned face. *Clin Plast Surg.* 1981;8:255–267.

62. Rose EH. Aesthetic restoration of the severely disfigured face in burn victims: a comprehensive strategy. *Plast Reconstr Surg.* 1995;96:1573–1585, discussion 1586–1587.

63. Connell BF, Marten TJ. The male foreheadplasty. Recognizing and treating aging in the upper face. *Clin Plast Surg.* 1991;18:653–687.

64. Siegle RJ. Forehead reconstruction. *J Dermatol Surg Oncol.* 1991;17:200–204.

65. Grigg R. Forehead and temple reconstruction. *Otolaryngol Clin North Am.* 2001;34:583–600.

66. Hoekstra K, Hudson DA, Smith AW. The use of pedicled expanded flaps for aesthetic resurfacing of the burned face. *Ann Plast Surg.* 2000;45:1–6.

67. Siegle RJ. Reconstruction of the forehead. In: Baker SR, Swanson NA, eds. *Local Flaps in Facial Reconstruction.* St Louis: Mosby Year Book; 1995:421–442.

68. Hamilton R, Royster HP. Reconstruction of extensive forehead defects. *Plast Reconstr Surg.* 1971;47:421–424.

69. Millard DR. The crane principle for the transport of subcutaneous tissue. *Plast Reconstr Surg.* 1969;43:451–462.

70. Sanders R, Flemming AF. The adaptation of the "crane principle" to vascularise a free lipo-dermal graft. *Br J Plast Surg.* 1983;36:488–490.

71. Ship AG, Porter V. Split-thickness scalp flap for resurfacing full thickness forehead and temporal scalp defects. *Br J Plast Surg.* 1971;24:351–356.

72. Bauer BS, Few JW, Chavez CD, Galiano RD. The role of tissue expansion in the management of large congenital pigmented nevi of the forehead in the pediatric patient. *Plast Reconstr Surg.* 2001;107:668–675.

73. Bauer BS, Vicari FA, Richard ME, Schwed R. Expanded full-thickness skin grafts in children: case selection, planning, and management. *Plast Reconstr Surg.* 1993;92:59–69.

74. Coleman DJ. Use of expanded temporal flaps to resurface the skin grafted forehead. *Br J Plast Surg.* 1987;40:171–172.

75. Iwahira Y, Maruyama Y. Expanded unilateral forehead flap (sail flap) for coverage of opposite forehead defect. *Plast Reconstr Surg.* 1993;92:1052–1056.

76. Omranifard M, Doosti MI. A trial on subcutaneous pedicle island flap for eyebrow reconstruction. *Burns.* 2010;36:692–697.

77. Hata Y, Matsuka K. Eyelash reconstruction by means of strip skin grafting with vibrissae. *Br J Plast Surg.* 1992;45:163–164.

78. Motamed S, Davami B. Eyebrow reconstruction following burn injury. *Burns.* 2005;31:495–499.

79. Tolleth H. A hierarchy of values in the design and construction of the ear. *Clin Plast Surg.* 1990;17:193–207.

80. Mills DC 2nd, Roberts LW, Mason AD Jr, et al. Suppurative chondritis: its incidence, prevention, and treatment in burn patients. *Plast Reconstr Surg.* 1988;82:267–276.

81. Liu Y, Zhang C, Song M, et al. Our preferred surgical approach to cicatricial cryptotia. *Burns.* 2013;39:1639–1646.

82. Feldman JJ. Facial burns. In: McCarthy JG, ed. *Plastic Surgery.* Philadelphia: WB Saunders; 1990:3:2153–2236. *This chapter continues to be one of my favorites from the point of view of post-burn facial deformity management.*

83. McGrath MH, Ariyan S. Immediate reconstruction of full-thickness burn of an ear with an undelayed myocutaneous flap. Case report. *Plast Reconstr Surg.* 1978;62:618–621.

84. Ruiz M, Garcia O, Hernan I, et al. Revolving-door flap: an alternative for the coverage of acute burn defects of the auricle. *Burns.* 2011;37:e41–e43.

85. Purdue GF, Hunt JL. Chondritis of the burned ear: a preventable complication. *Am J Surg.* 1986;152:257–259.

86. Harries CA, Pegg SP. Foam ear protectors for burnt ears. *J Burn Care Rehabil.* 1989;10:183–184.

87. Jordan MH, Gallagher JM, Allely RR, Leman CJ. A pressure prevention device for burned ears. *J Burn Care Rehabil.* 1992;13:673–677.

88. Manigandan C, Dhanaraj P. An innovative, cost-effective, pressure-relieving device for burned ears. *Burns.* 2004;30:269–271.

89. K'ung FH, Chu HY, Hao CJ. Experiences in the plastic repair of the burned ear. *Chin Med J.* 1966;85:47–53.

90. Bhandari PS. Total ear reconstruction in post burn deformity. *Burns.* 1998;24:661–670.

91. Converse JM. *Discussion of reconstruction of burned ear. Symposium on reconstruction of the auricle.* St. Louis: C.V. Mosby Co; 1974:203.

92. Davis J. *Aesthetic and Reconstructive Otoplasty.* New York: Springer Verlag; 1987:357.

93. Antia NH, Buch VI. Chondrocutaneous advancement flap for the marginal defect of the ear. *Plast Reconstr Surg.* 1967;39:472–477.

94. Brent B. Reconstruction of the auricle. In: McCarthy JG, ed. *Plastic Surgery.* Philadelphia: WB Saunders; 1990:2094–2152.

95. Crikelair GF. A method of partial ear reconstruction for avulsion of the upper portion of the ear. *Plast Reconstr Surg (1946).* 1956;17:438–443.

96. Adams WM. Construction of upper half of auricle utilizing composite concha cartilage graft with perichondrium attached on both sides. *Plast Reconstr Surg (1946).* 1955;16:88–96.

97. Davis J. *Reconstruction of the upper third of the ear with helix a chondrocutaneous composite flap based on the cru. Symposium on Reconstruction of the Auricle.* St. Louis: C.V. Mosby; 1974:247.

98. Converse JM. Reconstruction of the auricle. I. *Plast Reconstr Surg Transplant Bull.* 1958;22:150–163.

99. Converse JM. Reconstruction of the auricle. II. *Plast Reconstr Surg Transplant Bull.* 1958;22:230–249.

100. El-Khatib HA, Al-Basti HB, Al-Ghoul A, et al. Subtotal reconstruction of the burned auricle. *Burns.* 2005;31:230–235.

101. Alanis SZ. A new method for earlobe reconstruction. *Plast Reconstr Surg.* 1970;45:254–257.

102. Brent B. Earlobe construction with an auriculo-mastoid flap. *Plast Reconstr Surg.* 1976;57:389–391.

103. Brent B. Auricular repair with autogenous rib cartilage grafts: two decades of experience with 600 cases. *Plast Reconstr Surg.* 1992;90:355–374, discussion 375–376.

104. Brent B. Technical advances in ear reconstruction with autogenous

rib cartilage grafts: personal experience with 1200 cases. *Plast Reconstr Surg*. 1999;104:319–334, discussion 335–338.

105. Brent B, Byrd HS. Secondary ear reconstruction with cartilage grafts covered by axial, random, and free flaps of temporoparietal fascia. *Plast Reconstr Surg*. 1983;72:141–152.

106. Park C, Lew DH, Yoo WM. An analysis of 123 temporoparietal fascial flaps: anatomic and clinical considerations in total auricular reconstruction. *Plast Reconstr Surg*. 1999;104:1295–1306.

107. Nagata S. A new method of total reconstruction of the auricle for microtia. *Plast Reconstr Surg*. 1993;92:187–201.

108. Nagata S. Secondary reconstruction for unfavorable microtia results utilizing temporoparietal and innominate fascia flaps. *Plast Reconstr Surg*. 1994;94:254–265, discussion 266–267.

109. Edgerton MT. *Principles in the use and salvage of implants in ear reconstruction. Symposium on reconstruction of the auricle*. 1974;58.

110. Pensler JM, Parry SW. Reconstruction of the burned ear in the pediatric patient. *J Burn Care Rehabil*. 1985;6:428–432.

111. Wellisz T. The ear model: an aid for total ear reconstruction. *Plast Reconstr Surg*. 1988;82:1079–1080.

112. Tjellstrom A. Osseointegrated implants for replacement of absent or defective ears. *Clin Plast Surg*. 1990;17:355–366.

113. Fitzgerald O'Connor E, Frew Q, Din A, et al. Periorbital burns – a 6 year review of management and outcome. *Burns*. 2015;41:616–623.

114. Lipshy KA, Wheeler WE, Denning DE. Ophthalmic thermal injuries. *Am Surg*. 1996;62:481–483.

115. Piccolo PP. Eyelid reconstruction after severe burn injury—The importance of a multidisciplinary approach. Report of two cases. *Burns*. 2007;33:S32–S33.

116. Boone KD, Boone DE, Lewis RW 2nd, Kealey GP. A retrospective study of the incidence and prevalence of thermal corneal injury in patients with burns. *J Burn Care Rehabil*. 1998;19:216–218.

117. Spector J, Fernandez WG. Chemical, thermal, and biological ocular exposures. *Emerg Med Clin North Am*. 2008;26:125–136, vii.

118. Smith SB, Coffee T, Yowler C, Steinemann TL. Risk factors for ophthalmic complications in patients with burns. *J Burn Care Res*. 2010;31:911–917.

119. Sloan DF, Huang TT, Larson DL, Lewis SR. Reconstruction of eyelids and eyebrows in burned patients. *Plast Reconstr Surg*. 1976;58:340–346.

120. Wainwright DJ. Reconstruction of the periorbital region. In: Achauer B, Sood R, eds. *Achauer and Sood's Burn Surgery: Reconstruction & Rehabilitation*. Philadelphia: W.B. Saunders; 2006:188–199.

121. Converse JM, Smith B. Repair of severe burn ectropion of the eyelids. *Plast Reconstr Surg Transplant Bull*. 1959;23:21–26.

122. Montandon D. Extrinsic eyelid ectropion. *Ann Plast Surg*. 1991;26:353–357.

123. Bozkurt M, Kulahci Y, Kapi E, Karakol P. A new design for superficial temporal fascial flap for reconstruction of the eyebrow, upper and lower eyelids, and lacrimal system in one-stage procedure: medusa flap. *Ann Plast Surg*. 2009;63:636–639.

124. DiFrancesco LM, Codner MA, McCord CD. Upper eyelid reconstruction. *Plast Reconstr Surg*. 2004;114:98e–107e.

125. Kostakoglu N, Ozcan G. Orbicularis oculi myocutaneous flap in reconstruction of postburn lower eyelid ectropion. *Burns*. 1999;25:553–557.

126. Matsuo S, Hashimoto I, Seike T, et al. Extended hair-bearing lateral orbital flap for simultaneous reconstruction of eyebrow and eyelid. *Plast Reconstr Surg Glob Open*. 2014;2:e111.

127. Vana LP, Isaac C, Alonso N. Treatment of extrinsic ectropion on burned face with facial suspension technique. *Burns*. 2014;40:1713–1719.

128. Jiaqi C, Zheng W, Jianjun G. Eyelid reconstruction with acellular human dermal allograft after chemical and thermal burns. *Burns*. 2006;32:208–211.

129. Liu K, Gu B, Chiang CA, et al. Rescue of vision in burn patients with total eyelid loss. *Burns*. 2012;38:269–273.

130. Achauer B. *Burn Reconstruction*. New York: Thieme Medical Publishers; 1991.

131. Grace SG, Brody GS. Surgical correction of burn deformities of the nose. *Plast Reconstr Surg*. 1978;62:848–852.

132. Taylor HO, Carty M, Driscoll D, et al. Nasal reconstruction after severe facial burns using a local turndown flap. *Ann Plast Surg*. 2009;62:175–179.

133. Sood R. Reconstruction of the burned lip, mouth and nose. In: Achauer B, Sood R, eds. *Achauer and Sood's Burn Surgery: Reconstruction & Rehabilitation*. Philadelphia: W.B. Saunders;

2006;12:200–217.

134. Sharma RK, Sohi P. Coverage of post-burn exposed nasal bones with a galeal frontalis myofascial flap. *Burns*. 2006;32:385–386.

135. Fan J. A new technique of scarless expanded forehead flap for reconstructive surgery. *Plast Reconstr Surg*. 2000;106:777–785.

136. Watanabe T, Furuta S, Hataya Y, et al. Reconstruction of the eyelids and nose after a burn injury using a radial forearm flap. *Burns*. 1997;23:360–365.

137. Hassanpour SE, Davami B. Reconstruction of nose and lips with tubed cervical flap in electrical injury: a case report. *Burns*. 2005;31:510–513.

138. Al-Shunnar B, Manson PN. Cheek reconstruction with laterally based flaps. *Clin Plast Surg*. 2001;28:283–296.

139. Moore BA, Wine T, Netterville JL. Cervicofacial and cervicothoracic rotation flaps in head and neck reconstruction. *Head Neck*. 2005;27:1092–1101.

140. Rieck B, Giesler T. A medially based cervical transposition flap for soft tissue coverage of cheek. *Eur J Plast Surg*. 2004;27:20–33.

141. Dougherty WSRJ. Reconstruction of burned face/cheek acute and delayed. In: Achauer B, Sood R, eds. *Achauer and Sood's Burn Surgery: Reconstruction & Rehabilitation*. Philadelphia: W.B. Saunders; 2006:240–253. *Not just this chapter but the entire text is a very good reference book for post-burn reconstruction of every body part*.

142. Boutros S, Zide B. Cheek and eyelid reconstruction: the resurrection of the angle rotation flap. *Plast Reconstr Surg*. 2005;116:1425–1430, discussion 1431–1433.

143. Grishkevich VM. Total cheek resurfacing with split ascending neck flap: a new approach. *Burns*. 2015;41:609–615.

144. Pallua N, von Heimburg D. Pre-expanded ultra-thin supraclavicular flaps for (full-) face reconstruction with reduced donor-site morbidity and without the need for microsurgery. *Plast Reconstr Surg*. 2005;115:1837–1844, discussion 1845–1847.

145. Zheng XY, Guo X, Wang TL, Wang JQ. Extended lower trapezius myocutaneous flap in burn scar reconstruction of the face and neck of children. *Pediatr Surg Int*. 2011;27:1295–1300.

146. Pallua N, Magnus Noah E. The tunneled supraclavicular island flap: an optimized technique for head and neck reconstruction. *Plast Reconstr Surg*. 2000;105:842–851, discussion 852–854.

147. Teot L, Cherenfant E, Otman S, Giovannini UM. Prefabricated vascularised supraclavicular flaps for face resurfacing after postburns scarring. *Lancet*. 2000;355:1695–1696.

148. Ogawa R, Murakami M, Vinh VQ, Hyakusoku H. Clinical and anatomical study of superficial cervical artery flaps: retrospective study of reconstructions with 41 flaps and the feasibility of harvesting them as perforator flaps. *Plast Reconstr Surg*. 2006;118:95–101.

149. Lee JW, Jang YC, Oh SJ. Esthetic and functional reconstruction for burn deformities of the lower lip and chin with free radial forearm flap. *Ann Plast Surg*. 2006;56:384–386.

150. Sasaki K, Nozaki M, Honda T, et al. Deltopectoral skin flap as a free skin flap revisited: further refinement in flap design, fabrication, and clinical usage. *Plast Reconstr Surg*. 2001;107:1134–1141.

151. Boutros S. Reconstruction of the lips. In: Thorne CH, Beasely RW, Aston SJ, et al., eds. *Grabb and Smith's Plastic Surgery*, 6th ed. Philadelphia: Lippincott Williams & Wilkins; 2007:367–374.

152. Pontini A, Reho F, Giatsidis G, et al. Multidisciplinary care in severe pediatric electrical oral burn. *Burns*. 2015;41:e41–e46.

153. Ortiz-Monasterio F, Factor R. Early definitive treatment of electric burns of the mouth. *Plast Reconstr Surg*. 1980;65:169–176.

154. Small A. Early surgery for electrical mouth burns. *AORN J*. 1976;23:126, 128, 130 passim.

155. Grishkevich VM. Post-burn philtrum restoration. *Burns*. 2010;36:698–702.

156. Chang KP, Lai CS, Tsai CC, et al. Total upper lip reconstruction with a free temporal scalp flap: long-term follow-up. *Head Neck*. 2003;25:602–605.

157. Hafezi F, Naghibzadeh B, Nouhi A. Facial reconstruction using the visor scalp flap. *Burns*. 2002;28:679–683.

158. Hassanpour SE, Shariati SM. Simultaneous reconstruction of upper and lower lip beside chin and nasal lobule: in a case of facial chemical burn. *Burns*. 2007;33:522–525.

159. Kumar P. L-shaped scalp flap for moustache reconstruction in a patient with an acid burn of the face. *Burns*. 1996;22:413–416.

160. Sakurai H, Soejima K, Takeuchi M, et al. Reconstruction of perioral burn deformities in male patients by using the expanded frontal scalp. *Burns*. 2007;33:1059–1064.

161. Pribaz JJ, Meara JG, Wright S, et al. Lip and vermilion reconstruction with the facial artery musculomucosal flap. *Plast*

Reconstr Surg. 2000;105:864–872.

162. Rudkin GH, Carlsen BT, Miller TA. Nasolabial flap reconstruction of large defects of the lower lip. *Plast Reconstr Surg.* 2003;111:810–817.

163. Converse J. Techniques for the repair of defects of the lips and cheeks. In: Converse JM, ed. *Reconstructive Plastic Surgery.* Philadelphia: Saunders; 1977:1544–1594.

164. Ayhan M, Aytug Z, Deren O, et al. An alternative treatment for postburn microstomia treatment: composite auricular lobule graft for oral comissure reconstruction. *Burns.* 2006;32:380–384.

165. Bakamjian V. Use of tongue flaps in lower-lip reconstruction. *Br J Plast Surg.* 1964;17:76–87.

166. Donelan MB. Reconstruction of electrical burns of the oral commissure with a ventral tongue flap. *Plast Reconstr Surg.* 1995;95:1155–1164.

167. Grishkevich VM. Post-burn microstomia: anatomy and elimination with trapeze-flap plasty. *Burns.* 2011;37:484–489.

168. Mehra P, Caiazzo A, Bestgen S. Bilateral oral commissurotomy using buccal mucosa flaps for management of microstomia: report of a case. *J Oral Maxillofac Surg.* 1998;56:1200–1203.

169. Mordjikian E. Severe microstomia due to burn by caustic soda. *Burns.* 2002;28:802–805.

170. Al-Qattan MM, Rasool M, Al-Kattan W. Fabrication of silicone oral splints for severe burn microstomia in children. *Burns.* 2005;31:217–219.

171. Colcleugh RG, Ryan JE. Splinting electrical burns of the mouth in children. *Plast Reconstr Surg.* 1976;58:239–241.

172. Fowler D, Pegg SP. Modified microstomia prevention splint. *Burns Incl Therm Inj.* 1986;12:371–373.

173. Yotsuyanagi T, Sawada Y. Expanding oral plastic splint for burn patients. *Burns.* 1993;19:131–133.

174. Achauer B. Neck reconstruction. In: Achauer BM, ed. *Burn Reconstruction.* New York: Thieme Medical Publishers; 1991:79–86.

175. Makboul M, El-Oteify M. Classification of post-burn contracture neck. *Indian J Burns.* 2013;21:50–54.

176. Onah II. A classification system for postburn mentosternal contractures. *Arch Surg.* 2005;140:671–675.

177. Prakash S, Mullick P. Airway management in patients with burn contractures of the neck. *Burns.* 2015;41:1627–1635.

178. Kreulen M, Mackie DP, Kreis RW, Groenevelt F. Surgical release for intubation purposes in postburn contractures of the neck. *Burns.* 1996;22:310–312.

179. Pawan A. Safe method for release of severe post burn neck contracture under tumescent local anaesthesia and ketamine. *Indian J Plast Surg.* 2004;37:51–54. *This article describes in detail management of patients of neck contracture in situations where anesthesia services are unavailable or inadequate*

180. Prasad MK, Puneet P, Rani K, Shree D. Severe post-burn neck contracture release and skin graft harvest using tumescent local anaesthesia as the sole anesthetic technique. *J Anesth.* 2012;26:97–99.

181. Loghmani S, Eidy M, Mohammadzadeh M, et al. The supraclavicular flap for reconstruction of post-burn mentosternal contractures. *Iran Red Crescent Med J.* 2013;15:292–297.

182. Rashid M, Zia-Ul-Islam M, Sarwar SU, Bhatti AM. The 'expansile' supraclavicular artery flap for release of post-burn neck contractures. *J Plast Reconstr Aesthet Surg.* 2006;59:1094–1101.

183. Vinh VQ, Ogawa R, Van Anh T, Hyakusoku H. Reconstruction of neck scar contractures using supraclavicular flaps: retrospective study of 30 cases. *Plast Reconstr Surg.* 2007;119:130–135.

184. Parwaz MA, Dalal R, Chakravarty B, Malik A. Free parascapular flap reconstruction of post burn neck contracture. *Indian J Burns.* 2014;22:67–71.

185. Tseng WS, Cheng MH, Tung TC, et al. Microsurgical combined scapular/parascapular flap for reconstruction of severe neck contracture: case report and literature review. *J Trauma.* 1999;47:1142–1147.

186. Upadhyaya DN, Khanna V, Kumar A, Kohli R. Our experience in reconstructing the burn neck contracture with free flaps: are free flaps an optimum approach? *Indian J Burns.* 2013;21:42–47.

187. Yang JY, Tsai FC, Chana JS, et al. Use of free thin anterolateral thigh flaps combined with cervicoplasty for reconstruction of postburn anterior cervical contractures. *Plast Reconstr Surg.* 2002;110:39–46.

188. Das KK, Olga L, Peck M, et al. Management of acid burns: experience from Bangladesh. *Burns.* 2015;41:484–492.

189. Mannan A, Ghani S, Clarke A, Butler PE. Cases of chemical assault worldwide: a literature review. *Burns.* 2007;33:149–154.

190. Milton R, Mathieu L, Hall AH, Maibach HI. Chemical assault and skin/eye burns: two representative cases, report from the Acid Survivors Foundation, and literature review. *Burns.* 2010;36:924–932.

191. Tahir C, Ibrahim BM, Terna-Yawe EH. Chemical burns from assault: a review of seven cases seen in a Nigerian tertiary institution. *Ann Burns Fire Disasters.* 2012;25:126–130.

192. Waldron NR, Kennifer D, Bourgois E, et al. Acid violence in Cambodia: the human, medical and surgical implications. *Burns.* 2014;40:1799–1804.

193. Sheng Z, Fu X, Cai S, et al. Regeneration of functional sweat gland-like structures by transplanted differentiated bone marrow mesenchymal stem cells. *Wound Repair Regen.* 2009;17:427–435.

194. Huang L, Burd A. An update review of stem cell applications in burns and wound care. *Indian J Plast Surg.* 2012;45:229–236.

195. National Journal. *The next frontier for 3-D printing: Human organs.* [Online] Available from: <http://www.nationaljournal.com/innovation-works/the-next-frontier-for-3-d-printing-human-organs-20131227>; 2013.

196. Design Boom. *3D printed organs from regenerative living cells.* [Online] Available from: <http://www.designboom.com/technology/3d-printed-organs-from-regenerative-living-cells/>; 2013.

197. Devauchelle B, Badet L, Lengele B, et al. First human face allograft: early report. *Lancet.* 2006;368:203–209.

198. Hettiaratchy S, Butler PE. Face transplantation–fantasy or the future? *Lancet.* 2002;360:5–6.

199. Pushpakumar SB, Barker JH, Soni CV, et al. Clinical considerations in face transplantation. *Burns.* 2010;36:951–958.

第21章

烧伤后重建

Nelson Sarto Piccolo, Mônica Sarto Piccolo, Maria Thereza Sarto Piccolo

概要

- 过去几十年,烧伤患者治疗的重大发展使得治疗目标发生了一些积极的变化。
- 目前,烧伤患者治疗的主要目的是恢复其生活质量和社交活动。
- 患者最好在一个有专门多学科团队的机构接受急性期重建治疗。
- 重建手术计划应在急性期或外科医生发现患者需要时尽快开始。
- 及时重建手术将确保最佳结果——治疗计划应基于需求、瘢痕成熟程度和可用的手术技术。
- 应将患者作为一个整体进行治疗——作者不治疗创面或瘢痕,而是治疗有创面或瘢痕的人。

简介

过去几十年,在烧伤患者治疗中发生的重大演变使得这些患者的治疗发生了几次高度积极的、进展性的改变。烧伤患者治疗的主要目的是抢救生命,其次是恢复患者的生活质量。

重建及其计划必须在整形外科医生与烧伤患者初次接触时开始。急性期计划良好的手术治疗将确保愈合后阶段的后遗症和并发症更少。这类治疗必须伴有其他几种临床措施以及多学科烧伤团队中的其他专业人员,如物理治疗师、职业治疗师、营养师和心理学家等。

频繁的评估(以及后续的治疗措施)、将患者作为一个整体进行治疗以及适当的手术干预时间对治疗的成功至关重要。

愈合后,当发生功能丧失或受限时,将立即建议进行重建手术。如果没有发生功能障碍,作者倾向于在手术干预前等待瘢痕成熟。手术方式将包括植皮,局部、远端或游离皮瓣,利用皮肤再生模板促进组织扩展来重新覆盖创面。还可以使用脂肪移植和脂肪来源的干细胞作为烧伤后遗症的最有效的辅助治疗。

由于这类患者通常接受一系列或一连串的手术,并且随着瘢痕和患者的逐渐发展,可能需要(或要求)进行不同/额外的手术,这种非常常见的情况必须事先向患者或其父母充分解释。这是必要的,以便患者及其家属能够对结果有现实的期望,并能够以更知情的态度参与治疗。

提高生存率

严重烧伤会给患者带来几种风险,患者在急性期需要专业和专门的治疗。在复苏期间,采取重症监护生活措施、疼痛管理、频繁更换敷料、早期活动、手术和移植。

急性期入院后通常会经历非常长的高度复杂的修复阶段,可能会产生一些直接后果,如增生性瘢痕、挛缩、感官改变、身体能力受限、焦虑、抑郁、身体外观不满意以及其他可能妨碍患者恢复既往活动的困难[1]。

在20世纪上半叶的主要世界冲突——两次世界大战——之后,学界对烧伤的病理生理学及其病程的兴趣日益增长。这促进了烧伤患者临床和手术治疗的巨大进步,从而提高了烧伤患者的生存率。生存率的提高需要更深刻地了解复杂的创面愈合过程,因为对所有相关人员而言,治疗方法显然应远远超出维持生命的范畴[2,3]。

努力获得烧伤患者的完全功能恢复已经发展为几个不同的目标,生活质量和重新融入社会是重要目标。过去二十几年,通过患者报告的结果指标进行主观患者评价已成为优先事项和指南,影响治疗方法和评估,有时候还会导致治疗方案的修改[4-7]。

烧伤患者的治疗目标是多学科烧伤团队尽一切努力使

患者回到其原来的"世界"和发生事故前的生活方式。这就是专门的烧伤治疗机构由专门的烧伤团队对患者进行治疗至关重要的原因——医生不治疗烧伤创面或烧伤后遗症,而是治疗烧伤创面和/或烧伤后遗症患者。

治疗这类患者的整形外科医生最好是多学科烧伤团队的成员,并为此目的工作。

患者情绪状态/演变

学界认为,在创伤后第 1 年,约 13%~23% 的烧伤患者会出现一定程度的抑郁——这一百分比显著高于一般人群发病率(令人惊讶的是,在一些研究中,一般人群发病率高达 8.6%)[8]。

之前存在潜在心理不稳定的患者将需要更多的时间,以及拥有专业烧伤团队的烧伤治疗机构中更高强度/更长时间的心理和手术治疗。旨在改善该总体患者人群结果的多中心研究也已成为伴随治疗方案开发和演变的优先事项[9]。

身体形象变化

对自身形象的不满,如总体外观和功能的改变,将经常导致患者寻求重建手术治疗。手术计划必须与烧伤团队的所有成员分享,这些成员即将或正在参与患者的治疗。在急性期或重建期,治疗的主要目的是使患者在社区内尽快恢复正常生活[10,11]。

生活质量评估

此类创伤发生后,生活质量评估是一个多维度的概念,需要能够捕捉到局部身体损害和整体健康变化的工具,并且可以在同一个人体内长期重复使用。这些工具通常被称为"问卷"。参与该过程的整形外科医生了解这些评估和患者报告的结果指标是如何得出的,以及对随访期间这些指标的垂直性质的理解,对于每个重建工作的成功至关重要[12]。

评估问卷可分为一般性和特异性。世界上使用最多的健康相关通用工具是医疗结果研究 36 项简表健康调查(Medical Outcomes Study 36-item Short Form Health Survey,SF-36)。这是一份由 36 个项目和 8 个领域组成的多维问卷。特定工具将比通用工具更有利,因为它们对患者和专业团队的更多相关项目进行了调查[13,14]。

烧伤特异性健康量表(Burn Specific Health Scale,BSHS)是一种多维度特异性工具的示例,在 114 个项目中涉及治疗和康复结果的多个方面。它是世界上用于这些目的的最常用的问卷。它包括 3 种方式:烧伤特定健康量表-缩减版(Burn Specific Health Scale-Abbreviated,BSHS-A),缩减至 80 个项目,由 Munster 及其同事验证;烧伤特异性健康量表-修订版(Burn Specific Health Scale-Revised,BSHS-R),被翻译

成葡萄牙语,并由 Ferreira 及其同事验证,包含 31 个项目和 6 个领域,以及由 Kidal 及其同事创建的烧伤特异性健康量表-简明版(Burn Specific Health Scale-Brief,BSHS-B),其中包含 40 个项目和 9 个领域。

上述最后一个量表,BSHS-B,评估手功能和性欲,这在这些患者的生活质量评估中同样重要。该模式最近在经过验证和发表后被翻译成葡萄牙语。其他量表,如BurnSexQ-EPM/UNIFESP,也已被翻译成葡萄牙语,并评估性心理方面[15-23]。

生活质量评估与治疗阶段

在急性期,医生将通过 SF-36 对患者进行评估,SF-36将显示患者在事故前的生活质量,显示患者在烧伤前如何进行日常活动。

出院后,有必要使用更具体的工具,然后在第 3、6 和 12个月时使用 BSHS-B 对患者进行评估。对于寻求重建的患者,每 6 个月重复一次该评估过程,然后还将评估外科重建手术的结果。

BSHS-B 问卷对于自遭遇事故以来接受作者治疗的患者或者在愈合后接受作者治疗的患者同样有益,可传递非常重要的信息,有助于在特定患者时间点调整治疗。然后可以在几个领域中识别出变化,例如,由身体形象变化带来的结果,将相应地立即影响患者的社交,乃至从性角度影响与患者的伴侣的亲密关系。这些知识有助于改善急性期治疗和重建治疗阶段的最终结果。

历史回顾[4-51]

在 Earl Padgett 及其同事于 1946 年 11 月在美国整形和重建外科学会年度会议上提交的一份临床报告中,他们总结了他们认为成功治疗烧伤患者的关键措施:如有可能,当患者在烧伤后立即就诊时进行适当的早期治疗,在皮片移植之前进行适当的中间治疗,尤其是对全身、早期植皮一次手术足以覆盖裸露区域的患者。Lund 和 Browder 等医生先前的研究已经提请注意这类患者的巨大营养需求,主要是治疗过程中的大量蛋白质丢失和体重减轻。椰子林夜总会火灾、两次世界大战和其他几次重大冲突等悲剧导致学界需要更全面地了解烧伤疾病以及如何尽快闭合创面。

A.B.Wallace 认为,在较浅的深度烧伤中,开放暴露"干性"方法将形成干痂,保护创面免受侵袭,防止液体和蛋白质通过创面流失,并作为支架促进新上皮的形成;在更深的深度烧伤中,由于结痂在 3 周内脱落,因此创面可用皮片移植物覆盖。然后使用经 Berkow 公式改良而成的"九分法"计算烧伤面积,根据烧伤面积给予适当的液体量,这是由于,无论过去还是现在,治疗进展和效率的最有价值的体征都是令人满意的尿量。

上述结论使得烧伤患者的治疗常规更加标准化,从而使外科医生担心如何以及何时封闭烧伤创面,促进愈合和

存活。同种异体移植物很快成为危重烧伤皮肤替代和移植的金标准,通常来自尸体,但偶尔也来自活供体(双胞胎或亲属)。

使用物理方法或电或氮能量的取皮刀越来越受到欢迎,并且随着皮片移植成为治疗烧伤创面达到其愈合的标准后,何时应用便成为问题。加速治疗的措施,改善患者整体状态,能够使其更早进行手术,但可能是直到20世纪50年代早期,Zora Jazenkovic才开发了加速烧伤创面闭合的主要方法,他促进了早期削痂,随后立即植皮。这样创面可即刻闭合,极大地降低了感染风险,并防止了通过开放性烧伤创面的体液丢失。

由于缺乏自体皮肤是最常见的情况,并且同种异体移植物并不总是可用,因此几位研究人员对各种皮肤替代品和复合组织进行了研究。这项工作由Burke和Yannas首创,在20世纪70年代创建了一个皮肤再生模板,该模板很快成为急性烧伤治疗和重建手术的流行热门。

皮瓣很快成为烧伤重建的常见手术,旨在覆盖暴露的骨、肌腱、神经、软骨和深部组织区域,尤其是当这些创面不能被其他方法覆盖时。在一些机构中,游离组织转移与带蒂皮瓣转移一样常见,因为皮片和筋膜皮瓣比肌皮瓣更常见。游离皮瓣提供了一种直接的解决方案,通常具有比笨重的带蒂皮瓣更好的美学效果的轮廓设计。然而,患者体重增加和皮瓣重力效应的问题始终存在。超薄皮瓣以及预制皮瓣成为一种替代方案,并被世界各地的几家机构常规使用。

在Radovan "重新引入" 组织扩张器(Neumann于1957年尝试在耳部重建中使用球囊)后,皮肤扩张成为获得具有理想纹理、色泽、感觉和厚度的良好血管化的局部组织的极佳选择,同时极大地减少了供区缺损。虽然组织扩张器已被使用了几十年,但其并发症发生率仍然很高,在使用中必须采用最严格的常规操作。

烧伤重建的另一个主要进展是认识到患者必须作为一个整体接受治疗,并且需要在心理和身体上完全恢复。

急性期

急性烧伤患者最终可能导致外观和/或功能性后遗症,需要在烧伤病房进行专门的治疗方案,并应在事故发生后尽快实施。

重要的治疗措施包括对高代谢反应的药理学控制、深度烧伤区域的早期切除、立即闭合创面/皮肤重建、早期职业治疗和物理治疗、积极的营养支持,以及在愈合时立即使用弹力压迫[52]。在急性期进行充分的创面治疗将决定初始治疗成功,这将大大有助于未来的手术重建计划[53-56]。

烧伤创面切除术

烧伤创面切除术已成为急性烧伤患者深度创面治疗中最重要的外科手术,大大降低了感染的风险。最初由前南

斯拉夫整形外科医生Zora Jazenkovic于20世纪50年代早期提出,薄层削痂术包括依次切除与创面表面相关的坏死组织[57,58]。这些受损的组织层被依次移除,直至获得均匀的弥漫性出血,表明局部组织存活。

该手术的学习曲线非常短,经验丰富的外科医生将通过其外观判断组织活力,因此目前经验丰富的外科医生使用止血带和/或注射血管收缩剂以尽量减少失血。虽然切开创面的直接覆盖或皮肤重建是理想的措施,但这并非总是可行,因为患者通常没有足够的供区,因此通常会寻找替代方案。在世界某些地区,由于缺乏皮肤替代品,这种情况更加难以实现[59-62]。

首选从非烧伤部位切取自体中厚皮。烧伤创面切除通常是按顺序进行的,通常在治疗的第1周至第10天内,每2~3天间隔进行。理想情况下,开放性烧伤创面应覆盖某种生物覆盖物或有效外用药物,然后在下一次进手术室,在保证创面其他区域切除步骤时进行皮片移植(图21.1)。

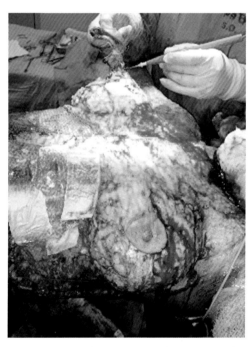

图21.1　大腿和右腹部切痂后2天进行植皮,正在行乳房切痂的患者——请注意,尽管烧伤皮肤已从乳房完全切除,但无论烧伤深度如何,乳头乳晕复合体都不能切除

当患者的供区不足时,局部覆盖的首选是尸体皮肤。也可使用异种移植物(猪或蛙皮)或其他生物替代品,尽管目前已普遍使用合成皮肤再生模板(其可 "闭合" 创面)重新敷贴创面,直至硅胶层被移除或脱落,具体取决于使用的基质。这可能需要3~4周的时间,为其他部位愈合,并可能成为供皮区,从而产生薄层皮片移植物,为完成最终的上皮覆盖提供了时间。其他替代方案,如表皮细胞培养和更复杂的复合组织,也是当前较少使用的替代方案[63-70]。总之,烧伤创面应在事故发生后1周内切除,必须闭合或用最佳的组织(局部)覆盖。

前胸切除术

在某些区域(如乳房),进行切除时需要特殊的外科治疗。在儿童中,尤其是在女性中,外科医生必须识别和保护乳房芽,无论乳头乳晕复合体(nipple-areola complex,NAC)的外观或创面深度如何,均不应移除。同样,对于老年患者,不会切除乳腺组织,也绝不会切除NAC,即使怀疑其活力。在移植时,必须按照皮肤张力线放置移植皮片,两个乳房分开植皮,并避免将一块皮片"跨过"中线移植,因为这些移植皮片必须根据乳房的形状和体积勾画其轮廓(图21.1和图21.2)[71,72]。

治疗急性烧伤患者的外科医生了解并考虑皮肤张力线至关重要,移植皮片应横向放置和垂直于四肢或躯干和颈部的纵向轴,因为如果移植皮片纵向放置,这些患者可能会出现增生性瘢痕。

出院后处理

首次访视时瘢痕或其外观的变化将确定治疗方案和后续手术干预[73-76]。大多数患者在出院时推荐使用弹力衣和肢具器械。作者的经验是,大约12%的患者穿弹力衣超过1年。

在愈合后1年,约2.5%~3.0%的患者希望接受重建手术。目前,增生性瘢痕的早期治疗选择是皮下脂肪移植,目的是引入由脂肪源性干细胞和注射脂肪内包含的因子带来的益处[77-84]。

临床治疗

最常推荐的替代方案包括从弹力衣和内衬到激光治疗,目的是减少增生性瘢痕及其相关症状。

弹力衣

持续的压力通常会使高达65%~85%的增生性瘢痕的颜色、纹理、瘙痒症状和厚度产生改变。可能引起相对组织缺血;增加与MMP9金属蛋白酶作用相关的胶原酶活性,MMP9金属蛋白酶有利于组织再生而不形成瘢痕,还会降低局部代谢。

另一种理论是局部缺氧会降低成纤维细胞的接合力和硫酸软骨素的总量,这些物质包被胶原纤维并阻碍胶原酶的活性。压力疗法被全球大多数医疗机构认为是临床治疗烧伤瘢痕的金标准[85-106]。

硅酮

硅酮是一种二甲基硅氧烷聚合物凝胶,以压缩片或自黏性片的形式施用于瘢痕上。作用于这些瘢痕的机制可能

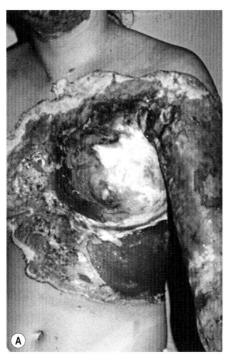
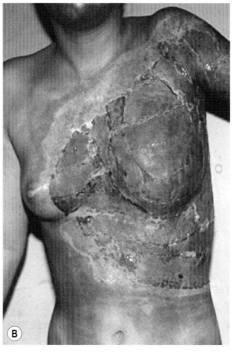

图21.2 胸部前外侧三度烧伤患者的急性表现。(A)切痂和植皮后。(B)可以很容易地注意到,移植皮片在遵循局部张力线放置,导致移植皮片向多个方向放置,但遵循每个单独区域的解剖体积、形状和分布

是由于阻塞导致局部温度升高和角质形成细胞水化,改变局部炎症介质和胶原生成以及胶原酶活性,改善瘢痕厚度、疼痛、瘙痒和外观。应每天至少接触瘢痕 12 小时,持续 4~6 个月。作者建议在创面愈合后 2 周开始使用,并沿瘢痕塑形,以避免正常周围皮肤色素脱失和刺激[107-121]。

类固醇

病灶内注射类固醇可抑制成纤维细胞增殖,减少局部炎症过程,抑制 TGF(TGF-β)和 IGF,以及减少胶原和糖胺聚糖沉积,并增加胶原酶活性。曲安奈德通常使用剂量高达 0.4mg/kg,在瘢痕内每 3~6 周注射一次,避免皮下注射。副作用可能是色素脱失、毛细血管扩张、局部坏死和溃疡,以及局部萎缩,可能持续数月,或者更少见的是永久性的[122-133]。

维甲酸

维甲酸类药物可调节瘢痕成纤维细胞增殖和胶原生成和分配,改善瘢痕质量和外观。它们通过抑制 I 型胶原基因 TGF-β1 诱导的表达来诱导细胞凋亡和免疫调节,并且有利于上皮生长。在 50%~100% 的病例中,医生会使用 0.025%~0.1% 的浓度以获得减轻增生的效果。当与乙醇酸、弹力衣和硅凝胶联合使用时,可产生显著改善的结果。副作用包括光过敏、接触性皮炎和皮肤萎缩[134-140]。

激光

波长为 585nm 的脉冲染料激光(pulsed dye laser,PDL)对氧合血红蛋白具有亲和力(542nm 处的吸收峰),导致瘢痕微循环的选择性光热分解,从而导致血栓形成和缺血,减少了瘢痕内胶原。它还可能通过蛋白激酶和凋亡增加阻碍成纤维细胞增殖和 III 型胶原沉积,降低 TGF-β1 水平,与金属蛋白酶 13(胶原酶 3)活性增加、肥大细胞内容物释放(影响胶原代谢)相关,并通过局部加热破坏硫酸氢根桥,有利于胶原重排。它还可减少红斑、瘙痒,并已被证明可改善瘢痕厚度和纹理。导致的治疗性水肿通常在 48 小时内消退,副作用可能包括局部紫癜(可能持续数天/数周)和色素改变(在深色皮肤患者中更常见)。色素过度沉着必须在下一治疗阶段前进行治疗,因为激光的能量可能被黑色素吸收。也可以使用点阵式光热分解设备(Fraxel,1 550nm)[141-155]。

手术重建

手术重建的合适时间将根据每位患者而定。未成熟瘢痕在最终手术切除前需要被抑制,除非它们妨碍了患者的重要功能。瘢痕的自然演变以及临床瘢痕控制结果的程度,将决定无功能障碍患者的治疗计划。通过正确的计划和适当的时间进行的重建手术将获得更好的结果[156-160]。

然而,患者或患者家属希望立即进行重建和去除瘢痕是相当常见的。整形外科医生是决定早期愈合后立即进行哪些手术,以及后续手术未来计划的关键。

文献中经常可见关于"重建阶梯"的讨论,或一份具有渐进的复杂性和手术难度的外科手术列表,目的在于通过尽可能少的手术干预获得最佳效果。显然,这种逻辑层级选择可以应用于任何病例。

在瘢痕挛缩的治疗中,医生将使用最简单的技术,产生预期的结果。由于这些畸形经常与缺乏局部组织有关,偶尔可以通过几何皮瓣(Z 形皮瓣、旋转皮瓣或推进皮瓣)或尝试用远端未烧伤组织(如皮片移植或游离皮瓣)替代局部组织来解决。在这些病例中,始终有切除受累区域,并使用皮肤再生模板重新覆盖创面的可能。在无瘢痕挛缩的情况下,作者选择的技术是使用组织扩张器,始终旨在尽可能完整地去除瘢痕[161-173]。

目前,由于许多原因,学界限制了在非常特殊的情况下使用游离皮瓣:对技术的实施有要求,皮瓣外观经常像"针线包",皮瓣(筋膜皮瓣或肌肉)体积可能随着患者体重的变化而改变,还有对皮瓣存活能力的远期影响,如当另一名外科医生接管治疗并可能修复皮瓣而不知道主要血管吻合部位时。目前,作者游离皮瓣移植的适应证为高张力性损伤导致前臂远端、手或足部深部组织结构暴露的患者。或者,作者将使用脂肪移植和沉积和/或皮肤再生模板[174,175]。

每例病例的手术计划必须进行个体化设计,并遵循适应证和患者的意愿。有后遗症的烧伤患者的重建治疗通常非常长,并且对既往的单独手术具有内在依赖性,并且经常会受到患者愿望的改变或演变的影响。在考虑技术上可以提供什么时,外科医生必须非常现实,并且在每位就诊患者面前接受医生偶尔的个人限制——应始终遵循医学的基本原则:"首先,不要伤害。"[176-178]

对于关节挛缩的患者,作者建议手术切除瘢痕,宽度尽可能达到健康组织,然后用最好的替代部位重新覆盖该区域。目前,作者非常支持使用真皮再生基质,然后使用从头皮切取 0.008~0.01 英寸(约 0.2~0.25mm)厚度的自体移植皮片[179,180]。

功能受限

挛缩可能导致严重的功能限制,作者认为必须按照重要性降序(根据其造成的困难)来处理这些限制。因此,医生必须首先治疗那些造成更大困难/畸形的功能性挛缩。通常,医生会优先考虑颈部挛缩,为患者提供呼吸舒适性,但主要是在未来手术中气管插管期间获得柔软的颈部。然后,将眼周和口周缺损、手、生殖器、腋窝、肘部和足作为后续优先的部位(图 21.3)[181-185]。

皮片移植

作者将全厚皮片移植物的适应证限制在眼睑、眶周或口周畸形的面部临时重建。如有可能,作者更倾向于使用耳后皮肤。如果耳后皮肤不足或耳缺如,作者将用锁骨上皮肤

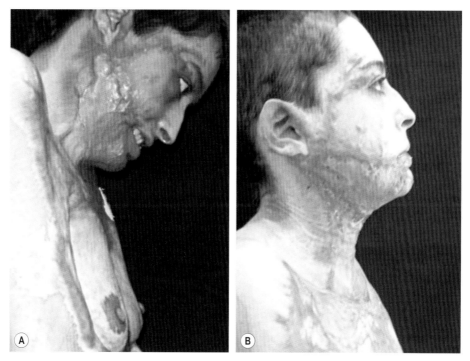

图 21.3　（A）颈部松解的典型病例：颈部局部牵拉，瘢痕部分切除松解，用再生真皮基质覆盖，然后在首次术后 3 周，于头部取自体中厚皮移植（最终颜色完全匹配）。（B）12 周后的结果

替代此选择。这些供体区域具有更好的颜色匹配，并且在这些全厚皮片移植物中胶原蛋白的比例更高，有利于获得更持久和更有效的结果。在作者的机构，全厚皮片移植物的其他用途罕见。

作者支持使用中厚皮片移植物，几乎总是使用电动取皮刀从头部获得，平均厚度为 0.01 英寸（约 0.25mm）。为此，将头发从几乎整个头皮区域剃光，留下 2~4cm 的"边缘"，保留完整的头发。对于男性和女性，这种"边缘"均将起到双重作用：首先，它将防止外科医生在取皮时无意中进入前额或颈部区域，从而导致这些部位出现非预期的供区瘢痕，在女性中，这种残留的头发通常足以覆盖当时的短发供区，用马尾遮盖这种暂时的外观缺陷。头皮作为供皮区的其他优点是头皮比其他区域更厚，表皮附属物包埋在更厚的真皮上的比例更高，有利于更迅速的（再）上皮化。供区几乎没有增生性瘢痕的发生率，并且它自然会受到保护，免受日晒，很少出现其导致的变色。

该区域的另一个至关重要优点在于，对于面部或颈部的皮肤覆盖，该皮肤将保留与整个头部相同的供区的皮肤颜色。

使用闭合敷料上配合有效的局部药物治疗该供区，每 2 天更换一次，直至愈合，通常在 6~10 天内发生。由于愈合速度相当快，作者经常在急性烧伤治疗中重复使用该供区（图 21.4）[186]。

使用止血带

手术止血带通常用于保持肢体尽可能不出血，以尽量减少失血。这在手部、前臂、远端下肢和足部手术中使用，通常旨在减少失血量，以及在一个"干燥"的手术区域更好地识别局部、关键结构。

作者希望提醒读者注意的事实是，作者不建议使用通常在世界各地使用的驱血带来"排空"肢体。不使用驱血带，因此不排空浅静脉系统，对重建烧伤外科医生非常有利，因此对患者也非常有利。

当医生不排空静脉系统，并充盈止血带时，静脉血将滞留在非循环静脉内。因为切口是在通常非常厚的瘢痕上操作，这样做可使年轻外科医生和经验丰富的外科医生都将能够获得更大的安全性，如下所述。

非常常见的是，烧伤瘢痕组织，由于其纤维的一致性，通常沿挛缩方向有可见的条索，可能被新手（或仍不可靠的外科医生）与肌腱组织（主要是手部和足部肌腱组织，肌腱相比于近端相对较细小）混淆，然后导致这些瘢痕组织被部分切除/切开。因此，当直接充盈止血带时，不进行驱血，这些很容易通过其深蓝色而被识别，并且在从外层组织到四肢更深层结构的"切开"顺序中，将会有不同厚度和外观的瘢痕，并且在紧接着的深方，静脉是最浅的结构，由外层至肌腱、神经，以及其他重要、复杂的结构。因此，外科医生可以连续切割瘢痕，即使有些挛缩条索看起来像腱性结构，直到医生看到了脂肪和充满蓝色、低氧饱和度血的静脉，此时医生将停止切割，确信没有重要的组织被切除，除了全层有害的瘢痕（图 21.5）[187]。

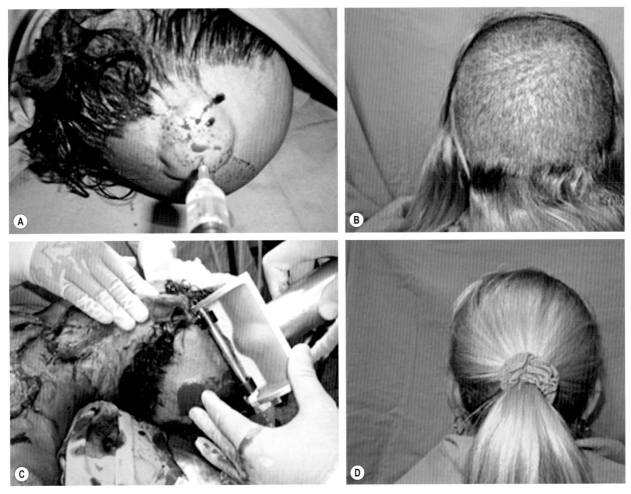

图 21.4 （A~D）在头部取中厚皮的步骤——临时先在帽状腱膜下注射生理盐水，增加头皮表面柔顺度，可让取皮刀光滑移动（注射的液体会在几小时内被吸收，临时增加体积并不会对患者产生痛苦）

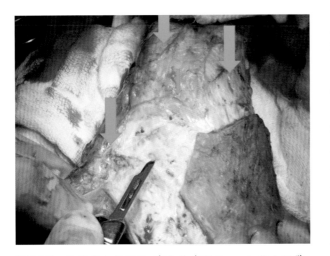

图 21.5 手背术中的照片，事先没有用 Esmarch 驱血绷带。请注意，越容易识别浅表"充盈"的静脉，随后外科医生就越容易确定皮下组织层次（除了全层的瘢痕），而不会进入重要组织的层次。相反，如果用 Esmarch 驱血绷带，排空静脉的话，静脉可能是透明的，不能对外科医生有提醒作用

Z 成形术

这些几何皮瓣非常常用，如果有适当的指征，将立即改善美观和功能。

外科医生应始终记住，瘢痕带通常是胶原蛋白沿着挛缩/张力线异常沉积的结果，在同一解剖单元中可能存在不止一个主导带或主导和辅助带。当使用一个或多个 Z 成形术治疗主挛缩带时，外科医生可能会惊讶于即刻出现的一条或多条平行挛缩带。更不幸的是，第二或第三条带通常无法在相同的干预下进行类似的治疗。这是因为，由于其靠近原始带，因此新的皮瓣切口可能会阻碍之前创建的"原始"Z 成形术皮瓣的血液供应[188-190]。

真皮再生基质

这些基质允许宿主细胞长入以及被宿主细胞分泌的胶原进行胶原替换。第一个用于烧伤治疗的基质由 Burke 和 Yannas 于 1981 年领导的研究团队创建。目前医疗市场上

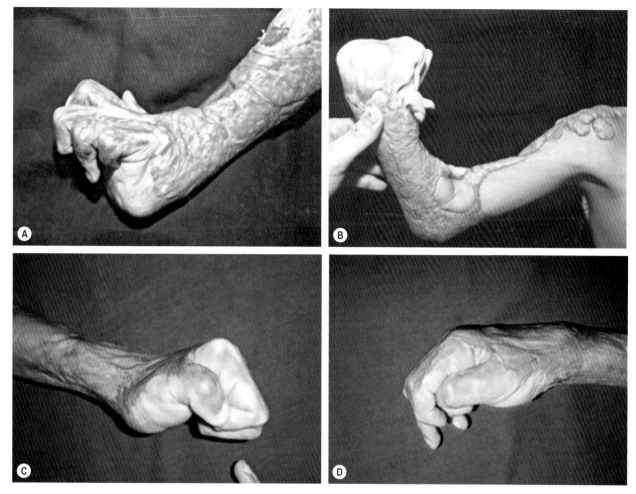

图 21.6 术前外观。(A,B)行瘢痕切除,用真皮再生基质覆盖,然后行自体头皮移植后 2 年的永久功能效果。(C,D)患者可用手写字和工作

有大量的产品具有相似的适应证和作用。

当将该组织应用于有活力的基底时,通常将在 21 天内由宿主整合该结构,此时移除顶层,并使用中厚头皮自体移植于"新"真皮表面。

其用于急性烧伤患者的目的是覆盖切除后的创面或切除后的瘢痕,"节省"宿主供区。它还将覆盖肌腱和神经,而不会影响其功能。可能需要再次干预,因为在一些患者中,治疗区域仍可退缩高达 60%~70%(图 21.6)[191-197]。

脂肪来源干细胞

脂肪移植已在全球范围内使用,利用了脂肪源性干细胞(adipose-derived stem cell,ADSC)的益处进行再生,及其分化为脂肪、骨软骨、肌肉和可能的其他组织的能力。它们还具有多种再生和代谢特性,以及生长因子(EGF、TGF-β、HGF、PDGF、BFGF 等)。脂肪抽出物可在手术室或实验室设置中通过物理或化学方法分离和/或治疗。

治疗烧伤瘢痕时,其目的是减少增生(纤维化)的数量,减少瘢痕厚度并增加瘢痕的延展性。使用该技术的目的还

包括减少骨关节周围纤维化并松解肌腱粘连[198-218]。

手术方法

作者根据 Coleman 技术获取和制备脂肪。在瘢痕下及其周围注射脂肪。每隔 2~3 个月重复注射一次,直至完全控制增生或进行另一项确定性手术(如切除瘢痕)为止。

手术技术[219-221]

通过腹部、大腿、膝盖、臀部或其他部位的脂肪抽吸术从患者体内获取脂肪。在成人或超过 25kg 的患者中,使用 10mL 注射器进行抽吸,注射器连接到远端两个 3mm 侧开口的 3mm 套管上。在儿童中,作者更倾向于使用 20mL 注射器和多个微穿孔的套管,这将产生相对较高的负压和更有效的脂肪采集。

然后以 3 000 转/min 离心脂肪 3 分钟。弃去上油相和

下水相。中央层含有浓缩脂肪、生长因子和血管舒张因子以及基质血管片段（stromal vascular fraction，SVF），然后转移至1mL"胰岛素"注射器中。

根据需要，通过瘢痕周围皮肤进行多次16号针穿刺，并使用直径为1.8mm的退行式套管，以20~30次/mL的频率将脂肪逐步均匀注射在瘢痕深面和周围（图21.7）[222,223]。

作者经常进行部分病灶内切除术（未达到周围皮下组织或正常皮肤），随后进行脂肪注射，包括近期切除和缝合的部位。在手术松解后，沿挛缩的瘢痕以及在挛缩的瘢痕深面注射，该技术可带来显著的改善（图21.8~图21.10）。

关节周围纤维化

脂肪注射还可用于长骨的骨折线，例如胫骨、腓骨、尺骨、桡骨、掌骨、跖骨和其他，加速愈合以及减少关节周围纤维化对这些结构的创伤（图21.11 和图21.12）。

组织扩张[224-232]

该技术的主要优点是获得邻近正常组织、反应性的容

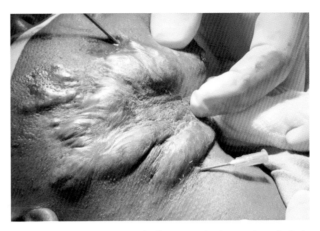

图21.7　用16号针头和套管行皮肤穿刺和注射。在瘢痕较厚的部位，外科医生可用另一只手固定针头，在行多次注射时可更安全

积，这保证了皮瓣的血供，以及美学和功能结果。并发症众所周知，可以通过精确的技术显著减少。可能需要几个扩张器，暂时的生长畸形可能是一个问题。此外，一些患者可能因为瘢痕被依次切除而需要接受额外的不同的手术（图21.13）。

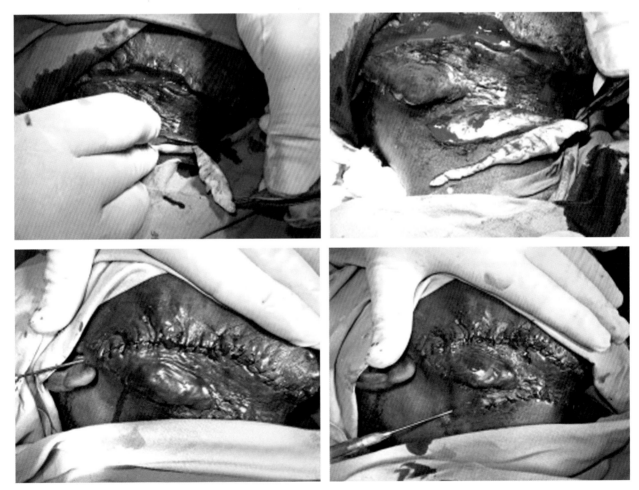

图21.8　瘢痕病灶内切除及在切口下行脂肪注射的演示

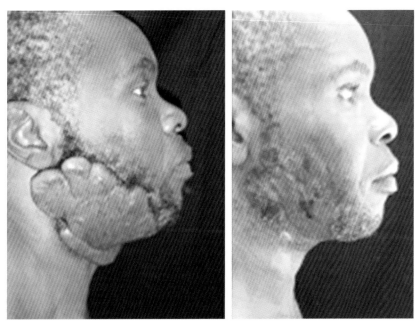

图 21.9　与上图相同的患者,显示如上文所示的部分切除和脂肪注射后的结果（2 年中 5 次治疗）

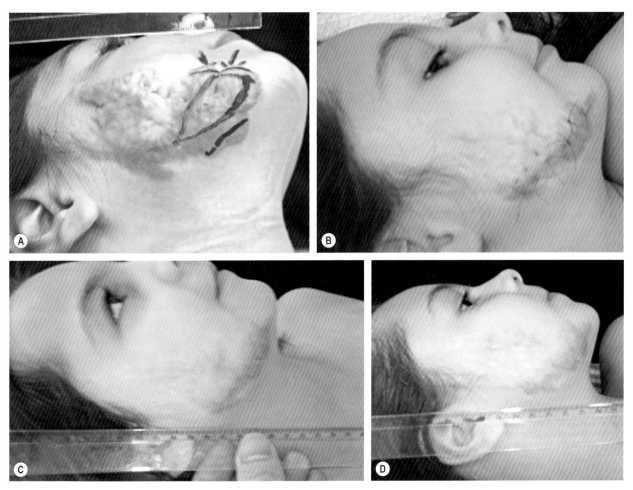

图 21.10　（A）术前外观,画出要行瘢痕病灶内切除的范围。（B）部分瘢痕切除及脂肪注射后 2 周。（C）14 周和（D）9 个月 3 次注射后。请注意,长期的结果是切口瘢痕几乎不可见

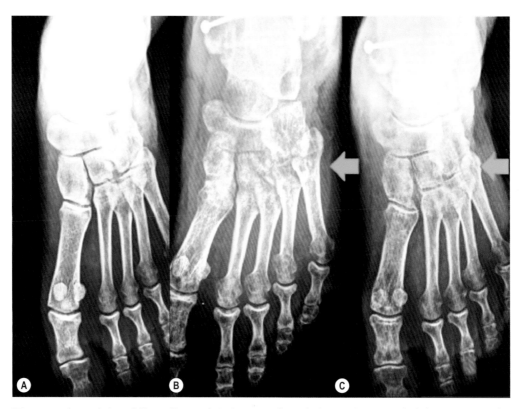

图21.11　（A~C）左足背擦伤/挤压伤愈合期间的足部X线片。注意左足跖骨关节间隙模糊不清。（B）治疗8个月后，关节间隙周围模糊影几乎已消失。（C）行3次皮下瘢痕和关节周围脂肪注射后。与正常的右足X线片比较（A）

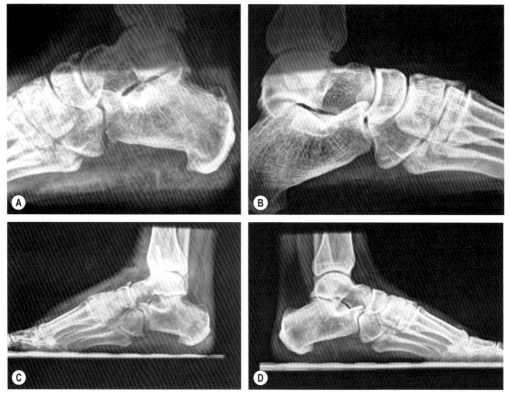

图21.12　同一患者，与右足比较（B），显示左足纵弓明显抬高（A）。3次脂肪注射治疗后8个月，与右足一样，几乎已为正常表现（C,D）

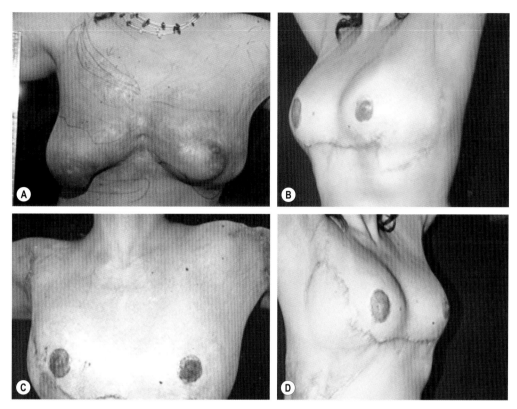

图 21.13　患者追求目标演变的典型病例,3 次扩张后的结果(A,C)。患者对此结果并不满意,乳房容量不足,需要置入乳房假体(315cc)(B,D)

术前措施与手术计划

需要对患者进行情绪和身体的准备,根据耐受情况为每个个体病例制订计划。

外科医生必须计划足够的皮下空间以容纳空的、扁平的扩张器。通常,从目录中订购置入物时,医生只会留意长度和宽度,当置入物扁平时,被遗忘的高度将被"添加"到宽度上(即使医生将置入物的两侧折叠,在第一次注水时,它可能会打开,并撞击周边)(图 21.14)。

当使用多个置入物时,作者总是使用部分重叠的组织扩张器。

区域预处理

对于需要在紧绷区域(如手背、手腕、前臂远端、肘部、膝关节后侧、腿远端、足背或足底区域)放置扩张器的患者,作者认为在手术前需要准备这些区域。

作者为这些病例制订了常规方案,旨在准备将来的扩张器部位,以便在初始置入手术和术后即刻接受和耐受抽空的扩张器体积的压力。在这些区域,作者使用 25 号"蝶形"针头注射生理盐水,从而形成这些区域的渐进式水分离,其

压力近似来自膨胀的扩张器。每隔 2 天进行一次注射,直至注射一半标称体积或整个区域被液体注射潜行分离,而局部皮肤不变白。还可以"推"注射液体,以获得进一步的潜行分离。如果变白发生超过 3~5 分钟,作者将增加更多的注射准备时间,直至变白不再出现或迅速消失(图 21.15)。

手术操作

在瘢痕边缘通过一个小到中等切口创建囊袋,使其潜行分离到足以适合扁平、空的扩张器。注射阀将位于单独的空腔,通常位于瘢痕的对侧。在插入扩张器之前放置连续抽吸引流管,穿过瘢痕组织。扩张器的放置方式使其至少 1/3 的区域与下一扩张器重叠。

组织扩张器重叠

为获得更多扩张组织,作者使用了在边缘叠加和堆叠扩张器的技术。至关重要的区域的堆叠和重叠扩张器可显著增加扩张的皮肤数量。但是,扩张时应极其谨慎。

这在需要在多个平面(如肩部、颈部、乳房等)中推进组织的区域中最有利。作者每周注射一次扩张器,通常超出标称体积(高达 1.7 倍)(图 21.16 和图 21.17)。

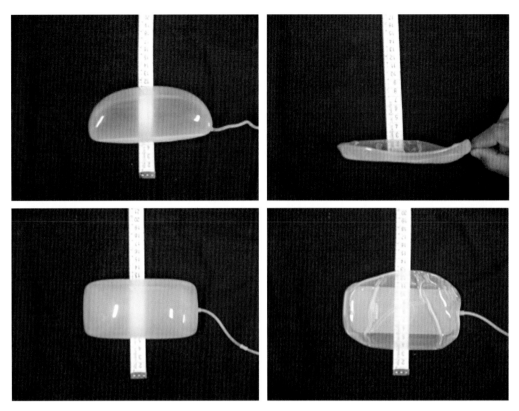

图 21.14   注意,扩张器为空且扁平时,其仍具有高度,且向两侧"生长"

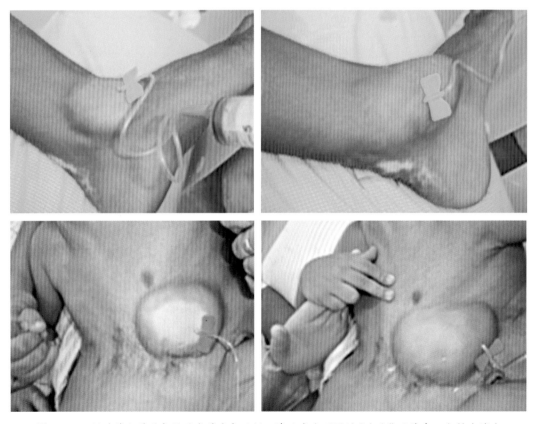

图 21.15   踝关节和前胸部位的术前准备示例。请注意左下图的"变白"及其在 3 分钟内消失

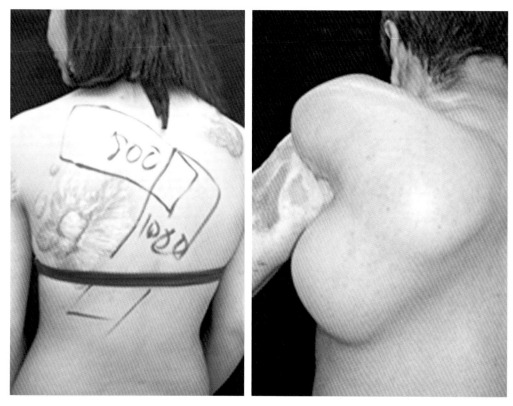

图 21.16　图例为不同患者显示的图形和实际情况,L 形或 V 形叠加组织扩张器

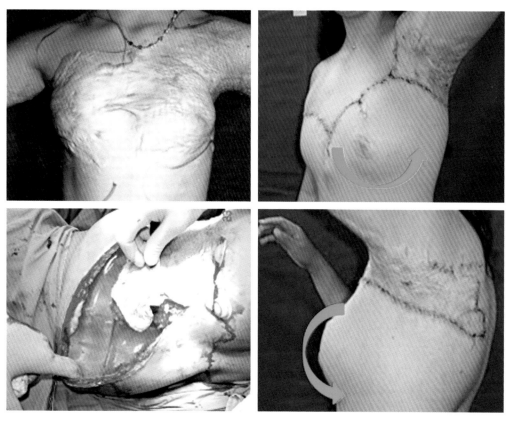

图 21.17　患者首先用并排扩张器治疗,在最后一次扩张时,作者采用叠放扩张器的方法,以获得更大的扩张,维持其下方乳房的形状,以及自然垂直和水平的曲线,没有畸形和退缩

乳房烧伤后的重建

乳房烧伤的重建可以在任何时候开始,与瘢痕的成熟以及与患者的年龄有关。

显然,男性和女性患者需要不同的计划。对于男性患者,作者的目标是用正常、质量更好的组织恢复瘢痕区域,在颜色、位置和尺寸上寻找乳头乳晕复合体对称性。对于女性患者,作者的目标是在形状、体积、柔韧性、外观和乳头乳晕复合体尺寸、位置和形状上的相似性。对于儿童患者,这种考量将持续到成年,可能需要重复手术。

任何年龄段都不应延迟重建,因为瘢痕包膜可能会限制女性乳房的生长或定位。作为第二选择,在儿童中,如果瘢痕位于乳房"腰线"上方,则可能延迟重建手术,因为乳房会发育,将其下半部分从胸部分离,并向前和向上推送。

结论

作者认为烧伤患者的重建过程始于急性期,所有患者必须在具有专门的烧伤团队的专业机构接受治疗。

患者和家庭心理准备以及手术计划解释是治疗成功的必要条件。手术前和手术后自适用问卷(烧伤特异性健康量表-简明版)将提示对所获得结果感到满意(或不满意)。

脂肪注射作为瘢痕(尤其是关节或肌腱周围)的辅助治疗,将有助于减少纤维化以及减少瘢痕,从而增加柔韧性和活动度。

当使用组织扩张器时,作者认为使用盐水扩张预处理紧张部位的术前准血对实现成功的扩张是至关重要的。此外,当使用C形、L形、V形或"倒下多米诺骨牌"形式的重叠组织扩张器时,扩张后的皮瓣在多个平面中的几何增益和推进可显著增加。

乳房再造可在任何时间开始(与瘢痕病程和患者年龄相关)。

烧伤或后遗症患者的治疗目标是患者的心理社会康复、恢复或将治疗结果中的最佳生活质量考虑在内(图21.18)。

烧伤患者必须被视为一个整体,而不仅仅是一个孤立的损伤患者。医生并非治疗烧伤创面或烧伤后遗症,而是治疗烧伤创面和烧伤后遗症的患者。

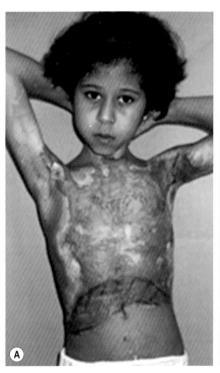
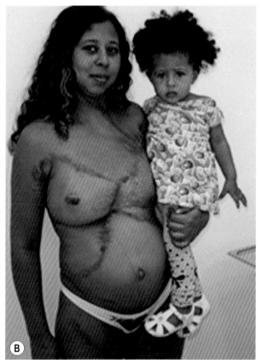

图21.18 (A)患者10岁时,火焰烧伤后1年。(B)4次扩张后,最后一次扩张,在两侧胸壁用2+2L形叠放扩张器,完全切除瘢痕,显示为乳房的形状。第二次受孕7个月时,有一个2岁女儿,两个孩子均用两个乳房喂养

参考文献

1. Van Loey NEE, Van Son MJ. Psychopathology and psychological problems in patients with burn scars: epidemiology and management. *Am J Clin Dermatol*. 2003;4:245–272.

2. Yoder LH, Nayback AM, Gaylord K. The evolution and utility of the burn specific health scale: a systematic review. *Burns*. 2010;36(8):1143–1156.

3. Potokar TS, Prowse S, Whitaker IS, et al. A global overview of burns research highlights the need for forming networks with the developing world. *Burns*. 2008;34:3–5.

4. Rimmer RB, Rutter CE, Lessard CR, et al. Burn care professionals' attitudes and practices regarding discussions of sexuality and intimacy with adult burn survivors. *J Burn Care Rehabil*. 2010;31:579–589.

5. Pallua N, Künsebeck HW, Noah EM. Psychosocial adjustment 5 years after burn injury. *Burns*. 2003;29:143–152.

6. Wilkehult B, Willebrand M, Kildal M, et al. Use of healthcare a long time after severe burn injury; relation to perceived health and personality characteristics. *Disabil Rehabil*. 2005;27:863–870.

7. Doctor JN, Patterson DR, Mann R. The 1997 Clinical Research Award. Health outcome for burn survivors. *J Burn Care Rehabil*. 1997;18:490–495.

8. Kroenke K, Strine TW, Spitzer RL, et al. The PHQ-8 as a measure of current depression in the general population. *J Affect Disord*. 2009;114:163–173.

9. Klein M, Lezotte DL, Fauerbach JA, et al. The National Institute on Disability and Rehabilitation Research burn model system database: a tool for the multicenter study of the outcome of burn injury. *J Burn Care Res*. 2007;28:84–96.

10. Young A. Rehabilitation of burn injuries. *Phys Med Rehabil Clin N Am*. 2002;13:85–108.

11. Esselman PC, Thombs BD, Maguar-Russel G, Fauerbach JA. Burn rehabilitation: state of the science. *Am J Phys Med Rehabil*. 2006;85:383–413.

12. Willebrand M, Kildal M. Burn Specific Health up to 24 months after the burn – a prospective validation of the simplified model of the Burn Specific Health Scale-Brief. *J Trauma*. 2011;71:78–84.

13. Ware JEJ, Sherbourne CD. The MOS 36 item short-form health survey (SF-36). *Med Care*. 1992;30:473–483. *This is the most important tool to evaluate quality of life in general. It has become a must to be able to evaluate the patient as a whole, so one can continue with specific tools and re-evaluate the effects of the results on the patient's quality of life.*

14. Stavrou D, Weissman O, Tessone A, et al. Health related quality of life in burn patients – A review of the literature. *Burns*. 2014;40:788–796.

15. Blades B, Mellis N, Munster AM. A burn specific health scale. *J Trauma*. 1982;22:872–875.

16. Sideli L, Prestifilippo A, Di Benedetto B, et al. Quality of life, body image, and psychiatric complications in patients with a burn trauma: preliminary study of the Italian version of the Burn Specific Health Scale-Brief. *Ann Burns Fire Disasters*. 2010;23:171–176.

17. Munster AM, Horowitz GL, Tudahl LA. The abbreviated burn-specific health scale. *J Trauma*. 1987;27:425–428.

18. Ferreira E, Dantas RAS, Rossi LA, Ciol MA. The cultural adaptation and validation of the "Burn Specific Health Scale-Revised" (BSHS-R): version for Brazilian burn victims. *Burns*. 2008;34:994–1001.

19. Kildal M, Anderson G, Fugl-Meyer AR, et al. Development of a Brief Version of the Burn Specific Health Scale (BSHS-B). *J Trauma*. 2001;51:740–746. *This is the most used tool to specific evaluate the burn patient – acutely and after initial burn care, rehabilitation and later on the patient's re-insertion phase.*

20. Piccolo MS, Daher RP, Gragnani A, Ferreira LM. Sexuality after burn in Brazil: survey of burn health care workers. *Burns*. 2011;37:1411–1418.

21. Ling-Juan Z, Cao J, Feng P, et al. Influencing factors of the quality of life in Chinese burn patients: investigations with adapted Chinese version of the BSHS-B. *Burns*. 2014;40:731–736.

22. Whitehead TL. Sexual health promotion of the patient with burns. *J Burn Care Rehabil*. 1993;14:221–226.

23. Piccolo MS, Gragnani A, Daher RP, et al. Burn Sexuality Questionnaire: Brazilian translation, validation and cultural adaptation. *Burns*. 2013;39:942–949.

24. Padgett EC. Skin grafting of the burned patient. *Plast Reconstr Surg*. 1947;2:368–374.

25. Taylor FHL, Levenson SM, Davidson CS, et al. Problems of protein nutrition in burned patients. *Ann Surg*. 1943;118:215–220.

26. Blocker TG. Local and general treatment of acute extensive burns. The open air regime. *Lancet*. 1951;1:498–501.

27. Wallace AB. The exposure treatment of burns. *Lancet*. 1951;1:501–504.

28. Brown JB, Fryer MP, Randall P, Lu M. Postmortem homografts as "biological dressings" for extensive burns and denuded areas. *Ann Surg*. 1953;138:618–630.

29. Converse JM, Duchet G. Succesful Homologous skin grafting in a war burn using na identical twin as donor. *Plast Reconstr Surg*. 1947;2:342–344.

30. Brown JB, Fryer MP. Skin grafts about the face. *Am J Surg*. 1956;92:801–805.

31. Hardwicke J, Kohlhardt A, Moiemen N. The Birmingham Burn Centre archive: a photographic history of post-war burn care in the United Kingdom. *Burns*. 2015;41:680–688.

32. Garfein ES, Orgill DP, Pribaz JJ. Clinical applications of tissue engineered constructs. *Clin Plast Surg*. 2003;30:485–498.

33. Jabir S, Frew Q, El-Muttardi N, Dziewulski P. A systematic review of the applications of free tissue transfer in burns. *Burns*. 2014;40:1059–1070.

34. Lineaweaver WC, Craft-Coffman B, Oswald TM. Incidence of flap procedures in the management of burn patients. *J Miss State Med Assoc*. 2015;56:60–63.

35. Jabir S, Frew Q, Magdum A, et al. Microvascular free tissue transfer in acute and secondary burn reconstruction. *Injury*. 2015;46:1821–1827.

36. Orgil DP, Ogawa R. Current methods of burn reconstruction. *Plast Reconstr Surg*. 2013;131:827e–836e.

37. Neumann CG. The expansion of an area of skin by progressive distention of a subcutaneous balloon; use of the method for securing skin for subtotal reconstruction of the ear. *Plast Reconstr Surg*. 1957;19:124–130.

38. Radovan C. Breast reconstruction after mastectomy using the temporary expander. *Plast Reconstr Surg*. 1982;69:195–208.

39. Cherry GW, Austad E, Pasyk K, et al. Increased survival and vascularity of random-pattern skin flaps elevated in controlled, expanded skin. *Plast Reconstr Surg*. 1983;72:680–687.

40. Radovan C. Tissue expansion in soft-tissue reconstruction. *Plast Reconstr Surg*. 1984;74:482–492.

41. Quaba A. Reconstruction of a posttraumatic ear defect using tissue expansion: 30 years after Neumann. *Plast Reconstr Surg*. 1988;82:521–524.

42. Manders EK, Oaks TE, Au VK, et al. Soft-tissue expansion in the lower extremities. *Plast Reconstr Surg*. 1988;81:208–219.

43. Da Matta A. Reconstruction of postburn sequelae with expanded flaps. *Burns*. 1989;15:407–411.

44. Governa M, Bonolani A, Beghini D, Barisoni D. Skin expansion in burn sequelae: results and complications. *Acta Chir Plast*. 1996;38:147–153.

45. Youm T, Margiotta M, Kasabian A, Karp N. Complications of tissue expansion in a public hospital. *Ann Plast Surg*. 1999;42:396–402.

46. Bozkurt AL, Groger A, O'Dey D, et al. Retrospective analysis of tissue expansion in reconstructive burn surgery: evaluation of complication rates. *Burns*. 2008;34:1113–1118.

47. Patel A, Elhadi HM, Kitzmiller WJ, et al. Tissue expander complications in the pediatric burn patient: a 10 year follow-up. *Plast Reconst Surg*. 2014;72:150–154.

48. Charles L, Leaver J. Tissue expansion in burn reconstruction: what can the child and family expect? *Nurs Child Young People*. 2015;27:22–28.

49. Stoddard FJ Jr, Ryan CM, Schneider JC. Physical and psychiatric recovery from burns. *Psychiatr Clin North Am*. 2015;38:105–120.

50. Rosemberg M, Ramirez M, Epperson K, et al. Comparison of long-term quality of life of pediatric burn survivors with and without inhalation injury. *Burns*. 2015;41:721–726.

51. Rosenberg M, Mehta N, Rosenberg L, et al. Immediate and long-term psychological problems for survivors of severe pediatric electrical injury. *Burns*. 2015;41:1823–1830.

52. Fagan SP, Bilodeau ML, Goverman J. Burn intensive care. *Surg Clin North Am*. 2014;94:765–779.

53. Rea MS, Goodwin-Waters A, Wood F. Surgeons and scars: differences between patients and surgeons in the perceived requirement for reconstructive surgery following burn injury.

Burns. 2006;32:276–283.

54. Kreymerman PA, Andres LA, Lucas HD, et al. Reconstruction of the burned hand. *Plast Reconstr Surg.* 2011;127:752–759.

55. Monstrey S, Middelkoop E, Vranckx JJ, et al. Updated scar management practical guidelines: non-invasive and invasive measures. *J Plast Reconstr Aesthetic Surg.* 2014;67:1017–1025.

56. Fufa DT, Chuang SS, Yang JY. Postburn contractures of the hand. *J Hand Surg Am.* 2014;39:1869–1876.

57. Jazenkovic Z. A new concept in the early excision and immediate grafting of burns. *J Trauma.* 1970;10:1103–1108.

58. Janzekovic Z. The burn wound from the surgical point of view. *J Trauma.* 1975;15:42–62.

59. Janzekovic Z. Once upon a time… How West discovered East. *J Plast Reconstr Aesthet Surg.* 2008;61:240–244. *Professor Zora Janzekovic was a pioneer in burn surgery, detailing tangential excision in the early 1950s, and only some decades later it was accepted around the world – everybody in burn care should know her history.*

60. Schaden E, Kimberger O, Kraincuk P, et al. Perioperative treatment algorithm for bleeding burn patients reduces allogeneic blood product requirements. *Br J Anaesth.* 2012;109:376–381.

61. Gümüş N. Tumescent infiltration of lidocaine and adrenaline for burn surgery. *Ann Burns Fire Disasters.* 2011;24:144–148. 62. Sterling JP, Heimbach DM. Hemostasis in burn surgery–a review. *Burns.* 2011;37:559–565.

63. Alexander J, MacMillan BG, Law E, Kittur DS. Treatment of severe burns with widely meshed skin autografts and meshed allograft overlay. *J Trauma.* 1981;21:433–438.

64. Herndon D, Gore D, Cole M, et al. Determinants of mortality in pediatric patients with greater then 70% full thickness total body surface area thermal injury treated by early excision and grafting. *J Trauma.* 1987;27:208–212.

65. Heimbach DM. Early burn excision and grafting. *Surg Clin North Am.* 1987;67:93–107.

66. Desai MH, Herndon DN, Broemeling L, et al. Early burn excision significantly reduces blood loss. *Ann Surg.* 1990;211:753–759.

67. Barret JP, Herndon DN. Effect of burn wound excision on bacterial colonization and invasion. *Plast Reconstr Surg.* 2003;111:744–750. *Drs Barret and Herndon demonstrate the benefits of excision on burn wounds, indicating that it should be performed in full-thickness burns.*

68. Piccolo NS, Piccolo MS, Piccolo MTS. The use of frogskin as a biological dressing for temporary cover of burn wounds. In: Eisenmann-Klein M, Neuhann-Lorenz C, eds. *Innovations in Plastic and Aesthetic Surgery.* Berlin: Springer; 2008:129–137.

69. Williams FN, Herndon DN, Hawkins HK, et al. The leading causes of death after burn injury in a single pediatric burn center. *Crit Care.* 2009;13:R183.

70. Lu RP, Lin FC, Ortiz-Pujols SM, et al. Blood utilization in patients with burn injury and association with clinical outcomes (CME). *Transfusion.* 2013;53:2112–2121.

71. Olgivie MP, Panthaki ZJ. Burns of the developing breast. *J Craniof Surg.* 2008;19:1030–1033.

72. El-Otiefy MA, Darwish AM. Post-burn breast deformity: various corrective techniques. *Ann Burns Fire Disasters.* 2011;24:42–45.

73. Heimberg LJ, Fauerbach JA, Spence RJ, Hackerman F. Psychologic factors involved in the decision to undergo reconstructive surgery after burn injury. *J Burn Care Rehabil.* 1997;18:374–380. *Drs Fauerbach and colleagues have longed worked on aiding the patient back to normal life – this is a relatively early paper that indicates the need for continued efforts in doing so, using the best available tools.*

74. Kung TA, Gosain AK. Pediatric facial burns. *J Craniofac Surg.* 2008;19:951–959.

75. Meaume S, Le Pillouer-Prost A, Richert B, et al. Management of scars: updated practical guideline and use of silicones. *Eur J Dermatol.* 2014;24:435–443.

76. Tredgett EE, Levi B, Donelan MB. Biology and principles of scar management and burn reconstruction. *Surg Clin North Am.* 2014;94:793–815.

77. Parry L, Sen S, Palmieri T, Greenhalgh D. Nonsurgical scar management of the face: does early versus late intervention affect outcome. *J Burn Care Res.* 2013;34:569–575.

78. Atyeh BS, Jamon HH. Physical rehabilitation of pediatric burns. *Ann Burns Fire Disasters.* 2014;27:37–43.

79. Bene MD, Pozzi MR, Rovati L, et al. Autologous fat grafting for scleroderma-induced digital ulcers. An effective technique in patients with systemic sclerosis. *Handchir Mikrochir Plast Chir.* 2014;46:242–247.

80. Klinger M, Marazzi M, Vigo D, Torre M. Fat Injection for cases of severe burn outcomes: a new perspective of scar remodeling and reduction. *Aesthetic Plast Surg.* 2008;32:465–469.

81. Viard R, Bouguila J, Voulliaume D, et al. La lipostructure dans les sequelles de brulures facials. *Ann Chir Plast Esthet.* 2012;57:217–229.

82. Sultan SM, Barr JS, Butala P, et al. Fat grafting accelerates revascularization and decreases fibrosis following thermal injury. *J Plast Reconstr Aesthet Surg.* 2012;65:219–227.

83. Klinger M, Caviggioli F, Klinger FM, et al. Autologous fat graft in scar treatment. *J Craniofac Surg.* 2013;24:1610–1615.

84. Pallua N, Baroncini A, Alharbi Z, Stromps JP. Improvement of facial scar appearance and microcirculation by autologous lipofilling. *J Plast Reconstr Aesthet Surg.* 2014;67:1033–1037.

85. Atiyeh BS, Costagliola M, Hayek SN. Keloid or hypertrophic scar: the controversy: review of the literature. *Ann Plast Surg.* 2005;54:67.

86. Burd A, Huang L. Hypertrophic response and keloid diathesis: two very different forms of scar. *Plast Reconstr Surg.* 2005;116:150.

87. Atiyeh BS, El Khatib AM, Dibo SA. Pressure garment therapy of burn scars: evidence based efficacy. *Ann Burns Fire Disaster.* 2013;26:205–212.

88. Yagmur C, Akaishi S, Ogawa R, et al. Mechanical receptor-related mechanisms in scar management: a review and hypothesis. *Plast Reconstr Surg.* 2010;426:34.

89. Bauer PS, Larson DL, Stacey TR, et al. Ultrastructural analysis of pressure treated human hypertrophic scars. *J Trauma.* 1976;16:958–967.

90. Piccolo MTS, Piccolo NS, Piccolo MS. O Processo de Cicatrização. In: Maciel E, Serra MC, eds. *Tratado de Queimaduras.* Atheneu; 2004:583–594.

91. Reno F, Grazianetti P, Stella M, et al. Release and activation of matrix metalloproteinase-9 during in vitro mechanical compression in hypertrophic scars. *Arch Dermatol.* 2002;138:475–478.

92. Reno F, Sabbatini M, Stella M, et al. Effect of in vitro mechanical compression on Epilysin (matrix metalloproteinase 28) expression in hypertrophic scars. *Wound Rep Reg.* 2005;13:255–261.

93. Piccolo MTS, Piccolo NS, Piccolo MS, et al. Cicatrização e cicatrizes. In: Maciel E, Novaes F, Piccolo NS, Serra MC, eds. *Tratado de Queimaduras no Paciente Agudo.* 2nd ed. Atheneu; 2008: 587–602.

94. Reno F, Sabbatini M, Lombardi F, et al. In vitro mechanical compression induces apoptosis and regulates cytokines release in hypertrophic scars. *Wound Rep Reg.* 2003;11:331–336.

95. Li JQ, Li-Tsang CW, Huang YP, et al. Detection of changes of scar thickness under mechanical loading using ultrasonic measurement. *Burns.* 2013;39:89–97.

96. Kirscher CW. The microvessels in hypertrophic scars, keloids and related lesions: a review. *J Submicrosc Cytol Pathol.* 1992;24: 281–296.

97. Page RE, Robertson GA, Pettigrew NM. Microcirculation in hypertrophic burn scars. *Burns Incl Therm Inj.* 1983;10:64–70.

98. Berman B, Bieley HC. Adjunct therapies to surgical management of keloids. *Dermatol Surg.* 1996;22:126–130.

99. Ripper S, Renneberg B, Landmann C, et al. Adherence to pressure garment therapy in adult burn patient. *Burns.* 2009;35:657–664.

100. Costa AM, Peyrol S, Porto LC, et al. Mechanical forces induce scar remodeling. Study in non-pressure-treated versus pressure treated hypertrophic scars. *Am J Pathol.* 1999;155:1671–1679.

101. Kelly AP. Medical and surgical therapies for keloids. *Dermatol Ther.* 2004;17:212–218.

102. Atiyeh BS. Non-surgical management of hypertrophic scars: evidence-based therapies, standard practices and emerging methods. *Aesthetic Plast Surg.* 2007;31:468–492.

103. Leung WY, Yuen DW, Ng SP, et al. Pressure prediction model for compression garment design. *J Burn Care Res.* 2010;31: 716–727.

104. Anzarut A, Olson J, Singh P, et al. The effectiveness of pressure garment therapy for the prevention of abnormal scarring after burn injury: a meta-analysis. *J Plast Recosntr Aesthet Surg.* 2009;62:77–84.

105. Macintyre L, Ferguson R. Pressure garment design tool to monitor exerted pressures. *Burns.* 2013;39:1073–1082.

106. Engrav LH, Heimbach DM, Rivara FP, et al. 12 year within-wound study of the effectiveness of custom pressure garment therapy. *Burns.* 2010;36:975–983.

107. Perkins K, Davey RB, Wallis KA. Silicone gel: a new treatment for burn scars and contractures. *Burns.* 1983;9:201–204.

108. Fulton JE Jr. Silicone gel sheeting for the prevention and management of evolving hypertrophic and keloid scars. *Dermatol Surg.* 1995;21:947–951.

109. Ahn ST, Monafo WW, Mustoe TA. Topical silicone gel for the

prevention and treatment of hypertrophic scar. *Arch Surg.* 1991;126:499–504.

110. Cruz-Korchin NI. Effectiveness of silicone sheets in the prevention of hypertrophic breast scars. *Ann Plast Surg.* 1996;37:345–348.

111. Beranak JT. Silicone gel sheeting for the management of hypertrophic and keloids scars: the mechanism of its action. *Dermatol Surg.* 1997;23:401–405.

112. De Oliveira GV, Nunes TA, Magna LA. Silicone versus nonsilicone gel dressing: a controlled trial. *Dermatol Surg.* 2001;27:721–726.

113. Chang CC, Kuo YF, Chiu HC, et al. Hydration, not silicone, modulates the effects of keratinocytes on fibroblast. *J Surg Res.* 1995;59:705–711.

114. Sawada Y, Sone K. Hydration and occlusion treatment for hypertrophic scars and keloids. *Br J Plast Surg.* 1992;45:599–603.

115. Li-Tsang CW, Lau JC, Choi J, et al. A prospective randomized clinical trial to investigate the effect of silicone gel sheeting (cica-care) on post traumatic hypertrophic scar among the Chinese population. *Burns.* 2006;32:678–683.

116. Gold MH, Foster TD, Adair MA, et al. Prevention of hypertrophic scars and keloids by prophylactic use of topical silicone gel sheets following a surgical procedure in an office setting. *Dermatol Surg.* 2001;27:641–644.

117. Mustoe TA. Evolution of silicone therapy and mechanism of action in scar management. *Aesthetic Plast Surg.* 2008;32:82–92.

118. Berman B, Perez OA, Konda S, et al. A review of the biologic effects, clinical efficacy, and safety of silicone elastomer sheeting for hypertrophic and keloid scar treatment and management. *Dermatol Surg.* 2007;33:1291–1303.

119. Puri N, Talwar A. The efficacy of silicone gel for the treatment of hypertrophic scars and keloids. *J Cutan Aesthet Surg.* 2009;2:104–106.

120. Signorini M, Clementoni MT. Clinical evaluation of a new self-drying silicone gel in the treatment of scars: a preliminary report. *Aesthetic Plast Surg.* 2007;31:183–187.

121. Chittoria RK, Padi TR. A prospective, randomized, placebo controlled, double blind study of silicone gel in prevention of hypertrophic scar at donor site of skin grafting. *J Cutan Aesthet Surg.* 2013;6:12–16.

122. Reish RG, Eriksson E. Scar treatments: preclinical and clinical studies. *J Am Coll Surg.* 2008;206:719–730.

123. Roques C, Teot L. The use of corticoids to treat keloids: a review. *Int J Low Extrem Wounds.* 2008;7:137–145.

124. Griffith BH. The treatment of keloids with triamcinolone acetonide. *Plast Reconstr Surg.* 1966;38:202–208.

125. Diegelmann RF, Bryant CP, Cohen IK. Tissue alpha-globulins in keloid formation. *Plat Reconstr Surg.* 1977;59:418–423.

126. McCoy BJ, Diegelmann RF, Cohen IK. In vitro inhibition of cell growth, collagen synthesis, and prolyl hydroxylase activity by triamcinolone acetonide. *Proc Soc Exp Biol Med.* 1980;163:216–222.

127. Gadson PF, Russell JD, Russell SB. Glucocorticoid receptors in human fibroblasts derived from normal dermis and keloid tissue. *J Biol Chem.* 1984;259:11236–11241.

128. Krusche T, Worret WI. Mechanical properties of keloids in vivo during treatment with intralesional triamcinolone acetonide. *Arch Dermatol Res.* 1995;287:289–293.

129. Ritota PC, Lo AK. Cushing's syndrome in postburn children following intralesional triamcinolone injection. *Ann Plast Surg.* 1996;36:508–511.

130. Kauh YC, Rouda S, Mondragon G, et al. Major suppression of pro-alpha1(I) type I collagen gene expression in the dermis after keloid excision and immediate intrawound injection of triamcinolone acetonide. *J Am Acad Dermatol.* 1997;37:586–589.

131. Chowdri NA, Mattoo MMA, Darzi MA. Keloids and hypertrophic scars: results with intraoperative and serial postoperative corticosteroid injection therapy. *Aust N Z J Surg.* 1999;69:655–659.

132. George WM. Linear lymphatic hypopigmentation after intralesional corticosteroid injection: report of two cases. *Cutis.* 1999;64:61–64.

133. Manuskiatti W, Fitzpatrick RE. Treatment response of keloidal and hypertrophic sternotomy scars: comparison among intralesional corticosteroids, 5-fluorouracil and 585 nm flashlamp pumped pulsed dye laser treatments. *Arch Dermatol.* 2002;138:1149–1155.

134. Prutkin L. Wound healing and vitamin A acid. *Acta Derm Venereol.* 1972;52:489–492.

135. Christophers E, Wolff HH. Differential formation of desmosomes and hemidesmosomes in epidermal cell cultures treated with retinoic acid. *Nature.* 1975;256:209–210.

136. Hansen DA. Treatment of hypertrophic scars with retinoic acid. *S Afr Med J.* 1979;56:1114.

137. Janssen de Limpens AM. The local treatment of hypertrophic scars and keloids with topical retinoic acid. *Br J Dermatol.* 1980;103:319–323.

138. Daly TJ, Weston WL. Retinoic effects on fibroblast proliferation and collagen synthesis in vitro and on fibrotic disease in vivo. *J Am Acad Dermatol.* 1986;15:900–902.

139. Panabiere-Castaings MH. Retinoic acid in the treatment of keloids. *J Dermatol Surg Oncol.* 1988;14:1275–1276.

140. Abergel RP, Meeker CA, Oikarinem H, et al. Retinoic modulation of connective tissue metabolism in keloid fibroblast cultures. *Arch Dermatol.* 1985;121:632–635.

141. Apfelberg DB. Preliminary results of argon and carbon dioxide laser treatment of keloids scars. *Lasers Surg Med.* 1984;4:283–290.

142. Norris JE. The effect of carbon dioxide laser surgery on the recurrence of keloids. *Plast Reconstr Surg.* 1991;87:44–49.

143. Apfelberg DB, Maser MR, White DN, et al. Failures of carbon dioxide laser excision of keloids. *Lasers Surg Med.* 1989;9:382–388.

144. Alster TS, Nanni CA. Pulsed dye laser treatment of hypertrophic burns scars. *Plast Reconstr Surg.* 1998;102:2190.

145. Allison KP, Kiernan MN, Waters RA, Clement RM. Pulsed-dye laser treatment of burns scars: alleviation or irritation? *Burns.* 2003;29:207.

146. Alster TS, Handrick C. Laser treatment of hypertrophic scars, keloids and striae. *Semin Cutan Med Surg.* 2000;19:287–292.

147. Jordan R, Cummins C, Burls A. Laser resurfacing of the skin for the improvement of facial acne scarring: a systematic review of the evidence. *Br J Dermatol.* 2000;142:413–423.

148. Alster T. Laser scar revision: comparison study of 585 nm pulsed dye laser with and without intralesional corticosteroids. *Dermatol Surg.* 2003;29:25–29.

149. Kuo YR, Wu WS, Jeng SF, et al. Activation of ERK and P38 kinase mediated keloid fibroblast apoptosis after flashlamp-pulsed-dye-laser treatment. *Lasers Surg Med.* 2005;36:31–37.

150. Tanzi EL, Alster TS. Laser treatment of scars. *Skin Therapy Lett.* 2004;9:4–7.

151. Kuo YR, Wu WS, Jeng SF, et al. Suppressed TGF-beta1 expression is correlated with up-regulation of matrix metalloproteinase-13 in keloid regression after flashlamp-pulsed-dye-laser treatment. *Lasers Surg Med.* 2005;36:38–42.

152. Bouzari N, Davis SC, Nouri K. Laser Treatment of keloids and hypertrophic scars. *Int J Dermatol.* 2007;46:80–88.

153. Asilian A, Darougheh A, Shariati F. New combination of triamcinolone, 5-fluorouracil, and pulsed dye laser for treatment of keloid and hypertrophic scars. *Dermatol Surg.* 2006;32:907–915.

154. Kono T, Ercocen AR, Nakazawa H, et al. Treatment of hypertrophic scars using a long pulse dye laser with cryogen spray cooling. *Ann Plast Surg.* 2005;54:487.

155. Behroozan DS, Goldberg LH, Dai T, et al. Fractional photothermolysis for the treatment of surgical scars: a case report. *J Cosmet Laser Ther.* 2006;8:35.

156. Achauer BM. Reconstruction of the burned face. *Clin Plast Surg.* 1992;19:623–629.

157. Salisbury RE. Reconstruction of the burned hand. *Clin Plast Surg.* 2000;27:65–69. *Professor Roger Salisbury can be quoted as saying "there is no cookbook" for reconstructing the burn hand (as in other areas) and describes how the surgeon can/should act, aiming at, what it was then called, "the preburn lifestyle of the patient" – he could be more current!*

158. Monstrey S, Hoeksema H, Verbelen J, et al. Assessment of burn depth and burn wound healing potential. *Burns.* 2008;34:761–769.

159. Lee LF, Porch JV, Spenler W, Garner WL. Integra in lower extremity reconstruction after burn injury. *Plast Reconstr Surg.* 2008;121:1256–1262.

160. Jeong SH, Koo SH, Han SK, Kim WK. An algorithmic approach for reconstruction of burn alopecia. *Ann Plast Surg.* 2010;65:330–337.

161. Angrigiani C, Artero G, Castro G, Khouri RK Jr. Reconstruction of thoracic burn sequelae by scar release and flap resurfacing. *Burns.* 2015;41:1877–1882.

162. Sari E, Tellioglu AT, Altuntas N, et al. Combination of rhomboid flap and double Z-plasty technique for reconstruction of palmar and dorsal web space burn contractures. *Burns.* 2015;41:408–412.

163. Cartotto R, Cicuto BJ, Kiwanuka HN, et al. Common postburn deformities and their management. *Surg Clin North Am.* 2014;94:817–837. *Professor Cartotto describes a series of approaches to scar bands and lines, with views in relation to laser use and more aggressive options such as transplants.*

164. Chang JB, Kung TA, Levi B, et al. Surgical management of burn flexion and extension contractures of the toes. *J Burn Care Res.* 2014;35:91–101.

165. Kurtzman LC, Stern PJ. Upper extremity burn contractures. *Hand Clin*. 1990;62:261–279.

166. Iconomou TG, Michelow BJ, Zucker RM. Tissue expansion in the pediatric patient. *Ann Plast Surg*. 1993;31:134–140.

167. Young RC, Burd A. Paediatric upper limb contracture release following burn injury. *Burns*. 2004;30:723–728.

168. Ofer N, Baumeister S, Megerle K, et al. Current concepts of microvascular reconstruction for limb salvage in electrical burn injuries. *J Plast Reconstr Aesthet Surg*. 2007;60:724–730.

169. Atyeh BS, Hayek SN. Management of war-related burn injuries: lessons learned from recent ongoing conflicts providing exceptional care in unusual places. *J Craniofac Surg*. 2010;21:1529–1537.

170. Wainwright DJ, Bury SB. Acellular dermal matrix in the management of the burn patient. *Aesthet Surg J*. 2011;37:13s–23s.

171. Hsiao JC, Yang JY, Chang CJ, et al. Flow-through anterolateral thigh flap for reconstruction in electrical burns of the severely damaged upper extremity. *Burns*. 2013;39:515–521.

172. Maione L, Forcellini D, Klinger M. Autologous fat grafting: current state of the art and critical review. *Ann Plast Surg*. 2015;74:633–638.

173. Gentile P, De Angelis B, Pasin M, et al. Adipose-derived stromal vascular fraction cells and platelet-rich plasma: basic and clinical evaluation from cell-based therapies in patients with scars on the face. *J Craniofac Surg*. 2014;25:267–272.

174. Fisher J, Wood MB. Late necrosis of a latissimus dorsi free flap. *Plast Reconstr Surg*. 1984;74:274–281.

175. Kim SW, Kwon YH, Kim YH. Incidental total necrosis of a successful flap due to a secondary operation after one year. *Arch Plast Surg*. 2014;41:294–296.

176. Friedalat JS, Hulman CS. Hypertrophic burn scar management: what does the evidence show? A systematic review of randomized controlled trials. *Ann Plast Surg*. 2014;72:S198–S201.

177. Stekelenberg CM, Marck RE, Tuinebreijer WE, et al. A systematic review on burn scar contracture treatment: searching for evidence. *J Burn Care Res*. 2015;36:e153–e161.

178. Stoddard FJ Jr, Ryan CM, Schneider JC. Physical and psychiatric recovery for burns. *Surg Clin North Am*. 2014;94:863–878.

179. Fufa DT, Chiang SS, Yang JY. Post burn contractures of the hand. *J Hand Surg Am*. 2014;39:1869–1876.

180. Alet JM, et al. Management of traumatic soft tissue defects with dermal regeneration template: a prospective study. *Injury*. 2014;45:1042–1048.

181. Kreulen M, Mackie DP, Kreis RW, Groenevelt F. Surgical release for intubation purposes in postburn contracture of the neck. *Burns*. 1996;22:310–312.

182. Onah II. A classification system for postburn mentosternal contractures. *Arch Surg*. 2005;140:671–675.

183. Malhorta R, Sheikh I, Dheansa B. The management of eyelid burns. *Burns*. 2009;54:356–371.

184. Orgill DP, Ogawa R. Current methods of burn reconstruction. *Plast Reconstr Surg*. 2013;131:827e–836e.

185. Seo DK, Kym D, Hur J. Management of neck contractures by single-stage dermal substitutes and skin grafting in extensive burn patients. *Ann Surg Treat Res*. 2014;87:253–259.

186. Wyrzykowski D, Chrzanowska B, Czauderna P. Ten years later – scalp still a primary donor site in children. *Burns*. 2015;41:359–363.

187. Desai S, Prashantha PG, Torgal SV, Rao R. Fatal pulmonary embolism subsequent to the use of Esmarch bandage and tourniquet: a case report and review of literature. *Saudi J Anaesth*. 2013;7:331–335.

188. Borges AF. Historical review of the Z and W plasty. Revision of linear scars. *Int Surg*. 1971;56:182–186.

189. Ivy RH. Who originated the Z plasty? (Charles Pierre Denonvilliers). *Plast Reconstr Surg*. 1971;47:67–72.

190. Borges AF, Gibson T. The original Z-plasty. *Br J Plast Surg*. 1973;26:237–246.

191. Yannas IV, Burke JF. Design of an artificial skin. I. Basic design principles. *J Biomed Mater Res*. 1980;14:65–81.

192. Yannas IV, Burke JF, Gordon PL, et al. Design of an artificial skin. II. Control of chemical composition. *J Biomed Mater Res*. 1980;14:107–132.

193. Dagalakis N, Flink J, Stasikelis P, et al. Design of an artificial skin. III. Control of pore structure. *J Biomed Mater Res*. 1980;14:511–528.

194. Burke JF, Yannas IV, Quinby WC Jr, et al. Successful use of a physiologically acceptable artificial skin in the treatment of extensive burn injury. *Ann Surg*. 1981;194:413–428.

195. Heimbach D, Luterman A, Burke J, et al. Artificial dermis for major burns. A multi-center randomized clinical trial. *Ann Surg*. 1988;208:313–320.

196. Nyame TT, Chiang HA, Orgill DP. Clinical application of skin substitutes. *Surg Clin North Am*. 2014;94:839–850.

197. Hur GY, Seo DK, Lee JW. Contracture of skin graft in human burns: effect of artificial dermis. *Burns*. 2014;40:1497–1503.

198. Kim W, et al. Wound healing effect of adipose-derived stem cells: a critical role of secretory factors on human dermal fibroblasts. *J Derm Sci*. 2007;48:15–24.

199. Klinger M, Marazzi M, Vigo D, Torre M. Fat injection for cases of severe burn outcomes: a new perspective of scar remodelling and reduction. *Aesth Plast Surg*. 2008;32:465–469. *Marco Klinger showed very early the benefits and fat grafting on burn scars – although we use it more frequently (smaller intervals) today, his initial study was a guideline for several surgeons around the world.*

200. Sultan SM, Barr JS, Butala P, et al. Fat grafting accelerates revascularization and decreases fibrosis following thermal injury. *J Plast Reconstr Aesthet Surg*. 2012;65:219–227.

201. Zuk PA, Zhu M, Mizuno H, et al. Multilineage cells from human adipose tissue: implications for cell based therapies. *Tissue Eng*. 2001;7:211–228.

202. Zuk PA, Zhu M, Ashjian P, et al. Human adipose tissue is a source of multipotent stem cells. *Mol Biol Cell*. 2002;13:4279–4295.

203. Fujimura J, Ogawa R, Mizuno H, et al. Neural differentiation of adipose-derived stem cells isolated from GFP transgenic mice. *Biochem Biophys Res Commun*. 2005;333:116–121.

204. Dominici M, Le Blanc K, Mueller I, et al. Minimal criteria for defining multipotent mesenchymal stromal cells. The International Society for Cellular Therapy position statement. *Cryotherapy*. 2006;8:315–317.

205. Rigotti G, Marchi A, Galiè M, et al. Clinical treatment of radiotherapy tissue damage by lipoaspirate transplant: a healing process mediated by adipose derived adult stem cells. *Plast Reconstr Surg*. 2007;119:1409–1422.

206. Gimble JM, Katz AJ, Foster SJ. Adipose-derived stem cells for regenerative medicine. *Circ Res*. 2007;100:1249–1260.

207. Akita S, Akino K, Hirano A, et al. Non-cultured autologous adipose-derived stem cells therapy for chronic radiation injury. *Stem Cells Int*. 2010;2010:532704.

208. Brown SA, Levi B, Lequeux C, et al. Basic science review on adipose tissue for clinicians. *Plast Reconstr Surg*. 2010;126:1936–1946.

209. Yoshimura K, Sato K, Aoi N, et al. Cell assisted lipotransfer for cosmetic breast augmentation: supportive use of adipose-derived stem/stromal cells. *Aesthetic Plast Surgery*. 2008;32:48–55.

210. Dominici M, Le Blanc K, Mueller I, et al. Minimal criteria for defining multipotent mesenchymal stromal cells. The International Society for Cellular Therapy position statement. *Cytotherapy*. 2006;8:315–317.

211. Kim W, Park BS, Sung JH, et al. Wound healing effect of adipose-derived stem cells: a critical role of secretory factors on human dermal fibroblasts. *J Derm Sci*. 2007;48:15–24.

212. Lolli P, Malleo G, Rigotti G. Treatment of chronic anal fissures and associated stenosis by autologous adipose tissue transplant: a pilot study. *Dis Colon Rectum*. 2010;53:460–466.

213. Bene MD, Pozzi MR, Rovati L, et al. Autologous fat grafting for scleroderma-induced digital ulcers. An effective technique in patients with systemic sclerosis. *Handchir Mikrochir Plast Chir*. 2014;46:242–247.

214. Viard R, Bouguila J, Voulliaume D, et al. La lipostructure dans les sequelles de brulures facials. *Ann Chir Plast Esthet*. 2012;57:217–229.

215. Sultan SM, Barr JS, Butala P, et al. Fat grafting accelerates revascularization and decreases fibrosis following thermal injury. *J Plast Reconstr Aesthet Surg*. 2012;65:219–227.

216. Carpaneda CA, Ribeiro MT. Study of histologic alterations and viability of adipose grafts in humans. *Aesthet Plast Surg*. 1993;17:43–47.

217. Coleman SR. The technique of periorbital lipoinfiltration. *Oper Tech Plast Reconstr Surg*. 1994;1:120–126. *Every plastic surgeon should be familiar with Coleman's technique for harvesting and preparing fat for injection aiming at the benefits of the adipose-derived stem cells contained on the fat concentrate.*

218. Coleman SR. Long term survival of fat transplants: controlled demonstrations. *Aesth Plast Surg*. 1995;19:421–425.

219. Coleman SR. Structural fat grafts: the ideal filler? *Clin Plast Surg*. 2001;28:111–119.

220. Coleman SR, ed. *Structural Fat Grafting*. St Louis: Quality Medical

Publishing; 2004.

221. Piccolo NS, Picclo MS, Piccolo MTS. Fat grafting for the treatment of burns, burn scars and other difficult wounds. *Clin Plast Surg.* 2015;42:263–283.

222. Carpaneda CA, Ribeiro MT. Study of histologic alterations and viability of adipose grafts in humans. *Aesthet Plast Surg.* 1993;17:43–47.

223. Carpaneda CA, Ribeiro MT. Percentage of graft viability versus injected volume in adipose autotransplants. *Aesthet Plast Surg.* 1994;18:17–19.

224. Pasyk KA, Argenta LC, Austad ED. Histopathology of human expanded tissue. *Clin Plast Surg.* 1987;14:435–445. *The novice will understand what happens during tissue expansion, facilitating future use planning and comprehension of expansion abilities.*

225. Pasyk KA, Argenta LC, Hasset C. Quantitative analysis of the thickness of human skin and subcutaneous tissue following controlled expansion with a silicone implant. *Plast Reconstr Surg.* 1988;81:426.

226. Sheng L, Yu Q, Xie F, Li Q. Foreign body response induced by tissue expander implantation. *Mol Med Rep.* 2014;9:872–876.

227. Brobmann GF, Huber J. Effects of different-shaped tissue expanders on transluminal pressure, oxygen tension, histopathologic changes, and skin expansion in pigs. *Plast Reconstr Surg.* 1985;76:731–736.

228. Lozano S, Drucker M. Use of tissue expanders with external ports. *Ann Plast Surg.* 2000;44:14–17.

229. Abdali H, Hadilou M. Finding of a clinical trial on symptoms and patients satisfaction under surgery with tissue expander with external port. *J Res Med Sci.* 2015;20:37–39.

230. Pisarski GP, Mertens D, Warden GD, Neale HW. Tissue expander complication the pediatric burn patient. *Plast Reconstr Surg.* 1998;102:1008–1012.

231. Adler N, Dorafshar AH, Bauer BS, et al. Tissue expander infections in pediatric patients: management and outcomes. *Plast Reconstr Surg.* 2009;124:484–489.

232. Patel PA, Elhadi HM, Kitzmiller WJ, et al. Tissue expander complications in the pediatric burn patient: a 10 year follow up. *Plast Reconstr Surg.* 2014;72:150–154.

第 22 章

冻伤、化学烧伤与表皮剥脱、大疱性表皮松解症、中毒性表皮坏死松解症的治疗

Stephen Milner

概要

- 冻伤:冻伤在历史上是战时的一种损伤,但近些年来更常见于普通老百姓。治疗方法主要是复温、防止缺血再灌注损伤、减少缺氧和抑制炎性介质的产生。最终的治疗要延迟到坏死组织界线明确以后。

- 化学烧伤:化学烧伤通常会比热烧伤损伤更深。传统的方法都是根据化学物质的作用机制来进行分类。衣物、手套和接触皮肤的其他物品应迅速予以去除,以减少与化学物质的接触。最终的治疗可能需要通过切痂和植皮来进行修复。作者也根据治疗方式提出了一种新的分类方法。

- 中毒性表皮坏死松解症:多形性红斑(erythema multiforme,EM)、Stevens-Johnson 综合征(Stevens-Johnson syndrome,SJS)和中毒性表皮坏死松解症(toxic epidermal necrolysis,TEN)被认为是同一疾病谱不同阶段的表现,均有明显发病率和病死率的危险因素。最主要的治疗是早期行创面清创,密切监护,而且最好转到烧伤治疗机构进行治疗。常累及黏膜,而早期眼部黏膜损害最为严重。

- 大疱性表皮松解症:大疱性表皮松解症是一种先天性皮肤病变,由于上皮组织与基底膜附着系统缺陷,导致皮肤出现大量水疱。为了防止远期的并发症,如瘢痕挛缩和并指(趾)畸形,需要对创面进行细心的处理。另外,鳞状细胞癌也是远期并发症之一。

冻伤

拿破仑军队的外科医生 Baron Dominique Larrey 于 1812 年入侵俄国时首先描述了冻伤的治疗。他认识到复温的重要性以及冻融循环的损伤作用[1,2]。另外,在第一次世界大战期间,Munroe 介绍了预防冻伤的方法。但是,冻伤一词由

R.H. Jocelyn Swan 于 1915 年首先应用,他描述了冻伤后感觉异常和疼痛的症状。他提倡用碘酒外涂创面,同时,推迟到坏死组织与正常组织界线明确以后再截肢[3]。这些建议直到今天仍在采用。

病理生理学

当温度降到 15℃ 以下时,自动体温调节反应会导致周期性的血管收缩和舒张,优先间断减少肢体的血流,以维持机体的核心体温。长时间的低温,会引起持续的血管收缩,从而导致低氧、酸中毒、血流淤滞,最终导致血栓形成[1,4]。

当组织冻结时,多种机制(包括损伤机制)就会启动。细胞外冰晶的形成会引起细胞膜的损伤,从而使渗透梯度发生改变,最终导致细胞内脱水和细胞死亡。当组织温度继续下降时,细胞外的冰晶会引起细胞机械性损伤[1,4]。另外,渐进式的皮肤缺血会引起内皮细胞损伤、组织缺氧和血栓形成,从而导致严重的炎性反应(图 22.1)。这些因素会触发前列腺素和血栓素的释放,进一步加重血管收缩、血小板聚集和血栓形成[1,4]。因此,治疗的目标是防止损伤、复温、增加血流,并阻止炎性介质的释放。

临床表现

身体周围的部位,如手、足、耳、鼻和面颊部,易发生冻伤。高危因素包括 30~49 岁的酗酒者、不适当的穿着、流浪者、感染、糖尿病以及吸烟。冻伤可分为浅度冻伤和深度冻伤。浅度冻伤的临床表现为麻木,中心为白斑、四周发红,或者是充满清亮液体的水疱。水疱通常会在第一个 24 小时内进一步发展。深度冻伤临床表现为蓝-紫色的颜色改变和出血性水疱(图 22.1),最终会变为质硬、发黑的焦痂和坏死。症状从麻木、绞痛,到感觉异常甚至丧失,并增加对寒冷刺激的敏感性[4]。

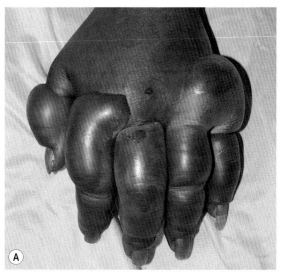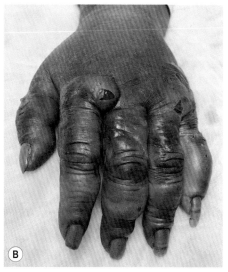

图 22.1　深度冻伤的蓝-紫色的颜色改变

治疗

在对冻伤部位进行复温之前,应将核心体温提高至35℃以上[5]。冻伤部位需要放在 38℃并含有抗菌剂的液体中复温,最合适的时间为 15 分钟至 1 小时。当冻伤组织变软,并呈红色或紫色时,就必须停止复温。复温时,疼痛会非常剧烈,必须给予足够的止痛治疗。

没有确切的文献报道有适当的引流水疱液的方法。作者的做法是,如果是完事的水疱,则引流清亮的水疱液,但出血性的水疱液予以保留。必须用非甾体抗炎药和外用制剂来对抗炎性反应。口服布洛芬有抗前列腺素活性的作用。创面可以外涂血栓素合成酶抑制剂芦荟汁。冻伤的肢体需要用夹板固定并抬高,以减轻水肿。不推荐预防性应用全身性抗生素,但根据标准的指南,必须注射破伤风抗毒素。

必须避免马上截肢,让创面有自然分界的过程。通常要等 6~12 周以后坏死组织与正常组织界线才比较明确,除

非患者发生湿性坏疽或脓毒症(图 22.2)。

辅助治疗

学界已证实,溶栓治疗是一个相对可以选择的治疗方法。多中心研究表明,应用组织纤溶酶原激动剂(rTPA)是有效的。Bruen 等[1,5]报道,冻伤 24 小时内应用 rTPA 治疗的患者,截指(趾)率从 41% 下降至 10%。

总结

冻伤最早被认为是战时的一种损伤,但如今更常见于普通老百姓。发病机制包括以下几个相互协同的机制:细胞内和细胞外冰晶形成、细胞膜破裂以及缺血再灌注损伤。冻伤分类与烧伤类似,分为浅度冻伤和深度冻伤。治疗方法主要是预防继续伤、复温、增加血流以减少缺氧以及抑制炎性反应。为了最大限度保留组织,最终的治疗必须要延迟至坏死组织与正常组织界线明确以后[6-9]。

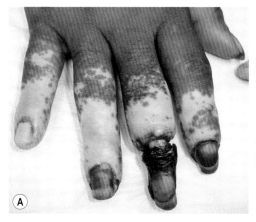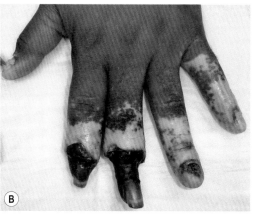

图 22.2　冻伤 6 周后,坏死组织与正常组织界线明确

化学烧伤

发病率

在烧伤住院患者中,化学烧伤仅次于热烧伤[10]。虽然化学烧伤仅占烧伤的一小部分(约10%),但其死亡率却占烧伤死亡的30%以上[11]。大部分患者为男性,而且酸烧伤是更为常见的原因。大部分受伤地点是工业场所。但是,近二十年来,在家中受伤的病例增加了近3倍。水泥烧伤约占所有化学烧伤的1/4[11,12]。影响化学烧伤的严重程度包括化学物质的物理性状(液体、固体或气体)、作用机制(酸、碱或其他)、浓度、酸碱度(特别是pH<2或>12时)以及作用持续时间[10,12,13]。

病理生理学

化学烧伤和热烧伤都会引起蛋白质变性,因此两者的创面外观通常比较相似。然而热烧伤是由于短时间高热所致,而化学烧伤则是化学物质持续作用所致。目前化学烧伤常用的分类方法由Carl Jelenko Ⅲ于1974年提出,根据作用机制分为六类:还原剂、氧化剂、腐蚀剂、原生质毒剂、干燥剂/发泡剂以及酸/碱[13]。作者提出了另一种实用的分类方法:酸、碱、有特殊解毒剂的化合物、金属元素、发泡剂及无机化合物。

治疗

全面的病史对于明确致伤物质非常重要,并可给予及时治疗。必须去除所有被浸渍的衣物。已经证实早期用大量清水冲洗可以减轻大多数化学烧伤的严重程度和减少住院时间。治疗化学烧伤的原则与治疗热烧伤的原则是相同的。提倡早期切除无活力的组织并行植皮修复[13]。

酸

酸可以引起组织凝固坏死,从而导致组织的快速改变,包括疏松结缔组织的凝固、血管内血栓形成、溃疡、纤维化以及红细胞溶解。干燥的焦痂可以产生从黑色到黄色的典型的颜色变化。治疗包括去除所有可见的化学物质,并用大量的清水冲洗。

盐酸

盐酸将皮肤蛋白质质子化而变成盐酸盐。只要其与皮肤接触,就会持续使蛋白质变性。

硫酸

硫酸在工业上有很多用途,包括铅酸蓄电池、化肥、废水处理等。硫酸具有很强的腐蚀性,通过使组织脱水和产热而引起损伤。损伤的皮肤呈黑色,并形成硬的干痂,痂下可

形成溃疡。

铬酸

铬酸常用于清洗其他金属。它是一种具有刺激性的黏稠黄色液体,由有活性的化学代谢产物——三氧化铬在强硫酸溶液中形成。与铬酸接触会引起蛋白质凝固、水疱和溃疡形成。伤后5小时,血浆中浓度达到峰值。一旦进入循环,三氧化铬即与血红蛋白结合,并在第一个24小时内被肾脏、肝脏、骨骼、肺和脾脏吸收。其对肾脏的毒性作用可以导致肾衰竭。吞服铬酸还能造成严重的肠胃炎、眩晕、肌痉挛,甚至死亡。致死剂量为5~10g。主要的治疗包括先用稀释的硫代硫酸钠溶液冲洗,然后再用在850mL液体中含有70g磷酸二氢钾和180g磷酸氢钠的磷酸盐缓冲液冲洗。全身症状可肌内注射2,3-二巯基-1-丙醇(4mg/kg)来治疗,在伤后的第一个48小时,每4小时一次,然后是每天一次(2mg/kg),再应用1周。

碱

碱,如石灰、氢氧化钠、氢氧化钾,是常见的家用清洗液。损伤机制包括脂肪皂化、细胞脱水和蛋白质溶解[12]。

次氯酸钠

作为家用漂白剂,次氯酸钠是常见的化学烧伤原因之一。它在强碱溶液中是一种强氧化剂,可以导致蛋白质凝固。活性物质为次氯酸(OCl^-),随着它对皮肤和黏膜的腐蚀性增强,毒性也会增加。损伤的严重程度更多取决于溶液的浓度,而不是损伤持续的时间。最少30mL 15%的氯溶液就可导致死亡。并不推荐应用酸性解毒剂,因为会增加氯的释放[13](图22.3)。

水泥(氢氧化钙)

水泥烧伤是常见的损伤,典型的损伤是患者跪在混凝土中受伤。水泥有很多成分,但在大多数常见的混合物中,氧化钙占比65%左右。它既是干燥剂,又是碱性物质。当氧化钙与水作用,变成氢氧化钙,引起液化坏死,从而导致损伤。治疗包括去除所有的水泥和被水泥浸渍的衣物,然后用清水冲洗,并外涂抗生素药膏[14,15]。

有特殊解毒剂的化学烧伤

钙盐为解毒剂的化学烧伤

氢氟酸

氢氟酸常被用作除锈剂、高强度清洁剂,具有双重损伤机制。氢氟酸引起组织直接的腐蚀作用与产生游离的氢离子有关。氟离子与钙和镁结合可形成难溶性盐,从而导致危及生命的低钙血症和低镁血症。氟离子还可以抑制Na-K ATP酶,导致大量的钾从细胞内流出。此外,氟离子可以直接激活心肌腺苷酸环化酶,从而导致有潜在致命的心律失常[16,17]。治疗包括大量水冲洗,清创,并在创面外涂葡萄糖酸钙凝胶以中和游离的氟离子。凝胶每4~6小时应用一次,持续应用3~4天[17]。如果疼痛缓解,就可认为治疗是有效的[8](图22.4)。

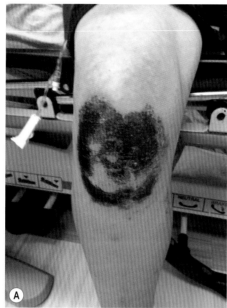

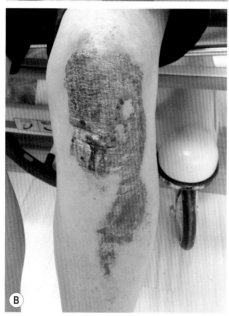

图 22.3　典型的双下肢皮肤漂白剂烧伤

用油覆盖的化学烧伤

苯酚

苯酚是从煤焦油中提取得来，于 1834 年被发现，最早用于污水处理，是一种具有防腐特性的芳香烃类化合物。Lemaire 于 1864 年在巴黎、Lister 于 1867 年在苏格兰首次证实了它的防腐作用。最初是被推荐作为手术室的防腐剂。另外，Koch 于 1881 年证实了苯酚的杀菌作用。虽然早期显示它有很多的应用前景，但目前它在医学上的应用只限于颜面化学脱皮、神经注射和表面麻醉。

通过皮肤吸收，会引起急性苯酚中毒，而且研究已证实，用大量清水冲洗可以去除苯酚的污染。长期以来，苯酚中毒都是用未稀释的聚乙二醇（polyethylene glycol，PEG）来治疗，其到目前为止仍然是最好的溶剂。但是，制作可重复使用、浸泡 PEG 的海绵并用于治疗非常费时。学界目前建议，刚开始先用清水冲洗，同时准备浸泡 PEG 的海绵垫。

白磷

白磷是一种黄色蜡样半透明固体，被用来制造各种武器，比如手榴弹和炸弹，也被用来生产各种杀虫剂和化肥。它与皮肤接触，就会自燃，直到完全氧化或被浸入水中而完全缺氧为止。它通过氧化周围组织、引起蛋白质变性和产生大量热量而导致组织损伤。因此，它可同时导致化学烧伤和热烧伤。创面典型的表现为疼痛、腐烂、发黄，并有特征性的大蒜气味[9]（图 22.5）。治疗包括去除所有的衣物，用生理盐水或清水彻底冲洗患处，并去除任何可见的颗粒。然后再用浸泡生理盐水或清水的敷料覆盖，并保持湿润。特殊的治疗包括用 0.5% 硫酸铜溶液冲洗。硫酸铜会在表面形成一层黑色的氧化铜，而氧化铜可以阻止继续氧化，并可凭此识别和去除创面上的白磷[18]。

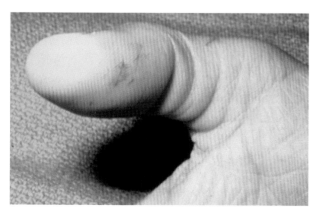

图 22.4　手指氢氟酸烧伤

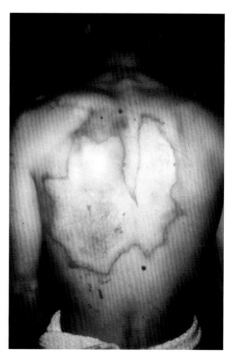

图 22.5　后背磷烧伤

其他化学烧伤

烷基汞制剂

这类化合物,如乙基和甲基磷酸汞,主要是有刺激性,但是会进一步发展为红斑和水疱。水疱内的游离汞会被吸收从而引起全身反应。因此,优先处理必须进行清创以去除这些化合物,而不是用肥皂水或清水反复冲洗。全身汞中毒可用螯合剂来治疗。

元素金属:金属锂、钠、钾和镁烧伤

元素金属烧伤比较少见,偶见于用水冲洗这些元素金属导致受伤。这些元素金属与水接触会引起燃烧,并导致进一步的热烧伤。首先必须用矿物油覆盖患者的受伤部位,然后再用清水冲洗,去除附着在皮肤上的化学颗粒。

起疱剂

起疱剂是一种能引起皮肤水疱的物质。在第一次世界大战期间被首次当作化学武器来使用。包括氮芥子气、砷化物、路易斯毒气和卤化肟等。严重的损伤可导致粒细胞缺乏或再生障碍性贫血[12]。

路易斯毒气

路易斯毒气(2-氯乙烯二氯胂)会引起急性眼部刺激、打喷嚏、流涎和流泪。非致死性的慢性损伤可导致砷中毒。

芥子气

芥子气损伤早期的症状包括眼烧伤和窒息感。伤后4小时可见皮肤红斑,12~48小时皮肤可出现水疱,伴有强烈的腋部和会阴部瘙痒。水疱易破裂,可流出琥珀色的血浆性液体,可导致浅表但剧痛的溃疡。更加严重的损伤可以导致皮肤凝固性坏死、角膜糜烂以及坏死性支气管炎。

卤化肟

与二氯甲醛肟接触会立即感到刺痛,在几秒钟内,损伤部位就会发生肿胀和起水疱,1周后成痂。但是创面通常会延迟超过2个月才愈合。如果眼睛受伤,会产生剧烈疼痛,甚至会导致失明。吸入损伤会导致呼吸道分泌物明显增加和肺水肿。

治疗

起疱剂损伤的治疗从去除衣物并用大量清水反复冲洗创面开始。要注意的是必须要用合适的方式保护好患者。患者所有被污染的衣物必须放在一个特殊的袋子里。水疱必须要去除并外用抗生素药膏包扎。但是,磺胺嘧啶银并不适合与二巯丙醇(一种用于路易斯中毒的特殊解毒剂)合用。芥子气损伤的水疱液是无毒的,但芥子气中毒没有特殊的解毒剂。如果眼睛受伤,必须用清水冲洗,并用抗生素治疗[12]。

总结

化学烧伤,虽然并不常见,但会引起严重的损害,而且通常是致命的。标准的治疗方法包括去除所有被污染的衣物并用清水反复冲洗。必须牢记,有些化学物质是有特殊解毒剂的。

表皮剥脱、大疱性表皮松解症、中毒性表皮坏死松解症的治疗

多形性红斑(erythema multiforme,EM)、Stevens-Johnson综合征(Stevens-Johnson syndrome,SJS)和中毒性表皮坏死松解症(toxic epidermal necrolysis,TEN)曾被认为是3种独立的疾病,但如今却被认为是大疱性疾病综合征连续的过程,只是由于表皮剥脱的程度不同而有所区别。多形性红斑是皮肤的超敏反应引起的,又可分为轻型和重型。轻型多形性红斑的特征是暗红色"靶"形的病损,对称分布在肢体的伸侧面以及手掌和足底,水疱可有可无。重型多形性红斑与轻型的相似,但会累及黏膜,大多为口腔黏膜[19]。

SJS由美国医生Stevens和Johnson于1922年首先报道,他们报道了两名儿童的急性皮肤黏膜综合征,同时伴有皮疹、口腔炎和结膜炎。重型多形性红斑的特征是肢端对称性"靶"形病损,发病率低,且无死亡率。而SJS累及的范围更广,中心部位的皮肤也会被累及,发病率高,偶尔还会导致死亡[20]。

TEN是表皮剥脱性疾病最严重的类型,通过皮肤累及的程度来界定。与重型多形性红斑和SJS一样,TEN也会累及黏膜,而且有较高的发病率和死亡率[20,21]。Lyell于1956年首次在4名有皮肤水疱的患者中报道了TEN特征。目前SJS和TEN已被作为能危及生命的急性皮肤黏膜病损的代表[20]。他们的组织学表现为真皮与表皮之间的连接被破坏。病损累及超过体表面积30%的为TEN,而病损累及小于体表面积10%的为SJS。相关的前驱症状包括发热、萎靡不振以及流感样症状,可发生在与刺激剂接触后。可累及口咽部、眼部、胃肠道以及气管-支气管的黏膜。尼科利斯基征可为阳性,用手指中度按压可使表皮与真皮分离。药物引起的TEN病例约占80%[22]。SJS和TEN的平均死亡率分别为1%~5%和25%~35%。

流行病学

SJS和TEN非常少见,有报道称其年发病率为1~2/1 000 000,更常见于女性,而且随着年龄的增长,发病率也增高。某些患者群体,包括某些癌症、胶原性血管疾病和艾滋病患者,发生SJS和TEN的风险会增加[19,20]。

药物是引起SJS和TEN的主要病因,涉及的药物超过100种。目前已经明确的高危药物有磺胺类、抗惊厥药、别嘌醇和非甾体抗炎药。

病理生理学

学界已经证实表皮细胞凋亡会导致表皮细胞坏死。可能的机制有Fas与Fas配体的相互作用;从细胞毒性T淋巴细胞分泌穿孔素和颗粒酶B;T细胞和巨噬细胞的过度增生,并产生多种细胞因子,如γ-干扰素和肿瘤坏死因子-α[23-25](图22.6)。

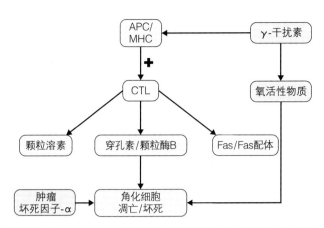

图 22.6　SJS/TEN 可能的病理生理机制：抗原敏感细胞（APC）表达抗原，激活细胞毒性 T 淋巴细胞（CTL），直接在角化细胞以不受组织相容性（MHC）-1 限制的方式产生免疫反应。激活的细胞毒性 T 淋巴细胞产生多种细胞毒性蛋白质，包括颗粒溶素、穿孔素/颗粒酶 B、Fas/Fas 配体以及细胞因子，从而导致角化细胞凋亡和坏死

Fas 与 Fas 配体的相互作用

表皮细胞在其表面分泌一种跨膜糖蛋白 Fas，Fas 配体由 T 细胞和自然杀伤细胞分泌。Viard 等于 1988 年在其里程碑式的研究中证实，在 TEN 患者的血浆中 Fas 配体升高，而且在皮肤活检中有 Fas 配体的表达，而在药物引起的斑丘疹或健康人中并没有这种现象。研究人员猜想，可能是由于表皮细胞上膜结合的 Fas 配体断裂导致血浆中 Fas 配体升高。他们得出结论，TEN 患者角化细胞分泌可彻底激活 Fas 配体，而角化细胞分泌 Fas 的连接反应会导致细胞凋亡。

细胞毒性 T 细胞

细胞毒性 T 细胞通过颗粒介导的细胞外分泌穿孔素和颗粒酶 B 而发挥作用。早期认为自然活性药物代谢产物可诱导细胞介导的针对表皮的细胞毒性免疫反应。然而已有研究证实，TEN 患者水疱中的 CD8+ T 细胞在没有本体药物的再刺激下也会产生反应，但并不会拮抗其代谢产物。

细胞毒性 T 细胞会通过特定药物穿孔素/颗粒酶介导的途径自动杀伤角化细胞。研究已证实，颗粒溶素，一种细胞溶解蛋白，是通过特定药物刺激 CD8+ T 细胞和自然杀伤细胞产生的，在表皮破坏中是一个重要的因素。它在 TEN 患者中的浓度是其他细胞毒性蛋白的 4 倍。研究发现，通过大量减少颗粒溶素，细胞毒性也会明显降低[24,25]。

细胞因子

Nassif 等对 Fas-Fas 配体相互作用的研究也有贡献，他们发现，TEN 患者水疱中的 γ-干扰素、肿瘤坏死因子-α 和 Fas 配体浓度明显高于烧伤患者。γ-干扰素会使肿瘤坏死因子-α 和 Fas 配体的水平增加，并导致角化细胞的活化。Fas 配体只在表皮基底层中角化细胞中表达，而在其下的真皮细胞层中均没有表达[23]。

在表皮内的 CD8+ T 细胞和巨噬细胞被认为可以介导自身免疫反应。研究已证实，TEN 患者水疱液中的自然杀伤细胞，比如肿瘤坏死因子-α 对表皮细胞会有损伤作用。通过许多不同机制产生的凋亡被认为是角化细胞死亡的最后共同途径[24,25]。

临床表现

患者刚开始通常表现为发热和流感样症状。几天后，典型的病例都是先出现疼痛的症状，然后再出现皮损的表现。斑丘疹首先暴发出现在面部和躯干，然后快速播散到身体的其他部位。病损为平坦、不规则"靶"形皮损或红色斑丘疹。皮损进一步发展为不结实的水疱，最后导致大面积皮肤脱落。黏膜损伤几乎在所有病例都会出现，而且可早于也可晚于皮肤损伤。黏膜损伤刚开始为红斑，然后发展为糜烂和溃疡。TEN 患者中约有 25% 会累及呼吸道上皮，并可能发展为急性呼吸窘迫综合征。严重的口腔病损和大量的分泌物可使气道陷入急性危险之中[20]（图 22.7 和图 22.8）。

黏膜损伤

黏膜损伤包括所有黏膜表面的水疱、脱落和糜烂。嘴唇和口咽部是最常受累及的部位，会引起剧烈疼痛、吞咽困难、吞咽疼痛和出血。眼部黏膜损伤可能是最凶险的类型，包括结膜粘连和瘢痕形成、角膜溃疡和穿孔，甚至失明。生殖道、肛门直肠和食管黏膜也常受累及[26]。

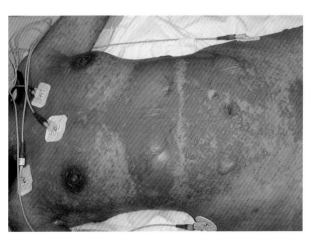

图 22.7　TEN 患者的急性水疱

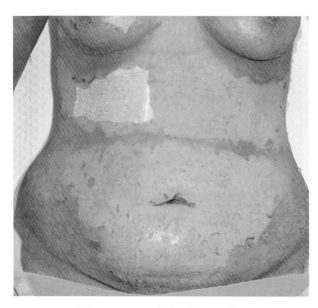

图 22.8　TEN 患者已愈合的情况

治疗

目前推荐的处理包括立即停用致病的药物;早期将患者转到烧伤机构治疗;通过穿刺皮肤全层活检进行组织学诊断。广泛的口腔黏膜损伤可能需要行气管插管以保持气道通畅。研究已证实,全身应用糖皮质激素和经验性预防应用抗生素并没有意义。已有体外实验研究报道称,静脉注射免疫球蛋白可阻断 Fas 受体与 Fas 配体的相互作用,减少细胞的凋亡,因此,可以防止角化细胞的死亡。早期报道称,应用静脉注射免疫球蛋白后,患者存活率明显增加。然而,近期的研究并不能重复这样的结果[21,27,28]。创面必须应用生物敷料、生物合成敷料或含银敷料包扎,尽量减少换药次数。建议早期进行肠内营养。如果结膜受累及,建议与眼科医生沟通,作进一步处理。

一些研究者发现,有部分临床评分系统,比如众所周知的 TEN 患者评分(SCORE of TEN,SCORTEN),对预测患者的死亡率非常有帮助。在这些评分系统中,影响预后的因素有:年龄 >40 岁;恶性肿瘤;皮肤剥脱的面积;心率 >120 次/min;血尿素氮 >10mmol/L;血糖 >250mg/dL;血碳酸氢盐 <20mmol/L。最近的研究表明,第 3 天的评分与患者的存活率相关性最大[29]。

总结

EM、SJS 和 TEN 都是大疱性疾病谱中的类型。治疗的目标必须保持创面清洁和干燥,尽量减少换药次数,并采用 ICU 程度的支持治疗。虽然静脉注射免疫球蛋白在体外实验已取得不错的效果,但临床研究并没有得到相同的结果。

大疱性表皮松解症

大疱性表皮松解症(epidermolysis bullosa,EB)是一组以皮肤出现大量水疱为表现的遗传性大疱性疾病,常由于机械性损伤所致。根据皮肤的形态学特点和基底膜受累的区域通常分为 4 个亚型:①单纯型大疱性表皮松解症;②隐性营养不良型大疱性表皮松解症;③隐性交界型大疱性表皮松解症;④半桥粒型大疱性表皮松解症。

流行病学

每 100 万名活产婴儿会有 50 名发生 EB,特征是在出生时或出生不久,由于轻微的损伤导致的大的、充满液体的水疱。水疱常发生在负重区域和易磨损的部位。这种罕有的遗传性疾病影响所有种族和人群,有十多万美国人发病。最常见的类型是单纯型大疱性表皮松解症(占 90%),其次是隐性营养不良型大疱性表皮松解症(占 5%),最后是交界型大疱性表皮松解症(占 1%)[30,31]。

单纯型大疱性表皮松解症

单纯型大疱性表皮松解症(epidermolysis bullosa simplex,EBS)只是在皮肤表皮内分离。EBS 为显性遗传,并不累及皮肤外的组织,幸运的是愈合后不会遗留瘢痕。Weber-Cockayne 亚型是最常见的类型,水疱通常由明确的创伤诱发,病损大多为中度,常发生在手掌和足底,可伴有多汗症。更严重的类型特点可归纳为在出生时就出现广泛的水疱。

营养不良型大疱性表皮松解症

营养不良型大疱性表皮松解症(dystrophic epidermolysis bullosa,DEB)是一组有附着纤维缺陷的疾病。DEB 可为显性遗传,也可为隐性遗传。

隐性营养不良型大疱性表皮松解症(recessive dystrophic epidermolysis bullosa,RDEB)是由于基因 COL7A1 发生突变引起,其特征是皮肤在透明层或基底膜中心区域分离。RDEB 的临床特点包括慢性水疱、创面愈合减慢、关节挛缩、食管狭窄、假性并指(连指手套畸形)、角膜损伤以及寿命缩短[30](图 22.9)。肢体屈侧挛缩以及指甲和牙齿受累均较常

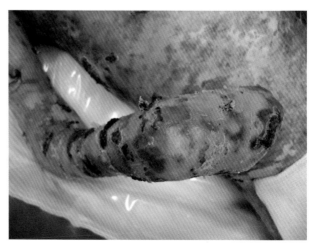

图 22.9　隐性营养不良型大疱性表皮松解症患者的并指畸形

见。肠道黏膜受累导致食管狭窄、尿道和直肠狭窄、包茎嵌顿和角膜瘢痕。可发生吸收障碍而导致发育不良。后遗症包括危及生命的感染、发展为鳞状细胞癌。皮肤癌大多发生在 15~35 岁的患者中，是导致那些在儿童时期存活下来患者死亡的最常见的原因[31]。

隐性交界型大疱性表皮松解症

隐性交界型大疱性表皮松解症（recessive junctional epidermolysis bullosa，RJEB）是基底膜内透明层下致密组织分离，可分为致命的和不致命的两个亚型。致命的交界型大疱性表皮松解症的特征是出生后即出现广泛的水疱，是由于附着纤维层粘连蛋白糖蛋白 5 表达缺陷引起。其特点是口、眼、鼻受累而出现水疱，而且常有明显的增生性肉芽组织。严重的角膜、气管支气管、口咽部、食管、直肠以及泌尿生殖系统的黏膜均可受累。患者通常不能活过婴儿期。不致命的交界型大疱性表皮松解症的临床表现为随着年龄的增长水疱逐渐改善。头皮、指甲和牙齿也可发生畸形。黏膜也可受累而导致管腔狭窄。

半桥粒型大疱性表皮松解症

半桥粒型大疱性表皮松解症（hemidesmosomal epidermolysis bullosa，HEB）是在大多数基底膜表面的上方半桥粒水平分离而产生水疱，潜在的共性机制是表皮组织的附着系统存在缺陷，皮肤受伤后导致表皮各层分离。

治疗

各种治疗仅限于创面处理和尽量减少损伤。避免粘连和适当压力的敷料对于预防水疱形成非常重要。未来的治疗是针对分子水平的治愈方法。目前研究的策略在于许多方面的研究，包括基因疗法、成纤维细胞疗法、骨髓干细胞疗法和蛋白疗法[30-36]。Apligraf 是从新生儿包皮中角化细胞和成纤维细胞合成而来，已证实取得了令人欣喜的效果。

总结

EB 是一组罕见的遗传性大疱性疾病。不同亚型的表现从反复出现的小创面到关节挛缩、管腔狭窄以及皮肤癌。治疗主要侧重于创面处理和减少创面引起的损伤两方面。

参考文献

1. Murphy JV, Barnwell PE, Roberts AHN, McGrouther DA. Frostbite: pathogenesis and treatment. *J Trauma.* 2000;48(1):171–178.
2. Zafren K. Frostbite: prevention and initial management. *High Alt Med Biol.* 2013;14(1):9–12.
3. Swan RHJ. So-called "frost-bite". *Proc R Soc Med.* 1914;VIII(5):41–46.
4. Reamy BV. Frostbite: review and current concepts. *J Am Board Fam Pract.* 1998;11(1):34–40. *This article provides a comprehensive review regarding the disease process of frostbite and the rationale behind the therapeutic approaches to the management of frostbite injury.*
5. Handford C, Buxton P, Russell K, et al. Frostbite: a practical approach to hospital management. *Extrem Physiol Med.* 2014;3:7.
6. Munroe HE. The character and treatment of frost-bite. *BMJ.* 1915;2(2):926.
7. Krishna B, Rai RM, Bhatia B. Susceptibility to frost-bite. *Suppl Def Sci J.* 1966;16:113–123.
8. Meryman H. Freezing injury and its prevention in living cells. *Am Natl Red Cross.* 1974;341–363.
9. Moritz AR, Henriques FC. Studies of thermal injury. *Am J Pathol.* 1947;23(6):915–941.
10. Tan T, Wong DSY. Chemical burns revisited: what is the most appropriate method of decontamination? *Burns.* 2015;41(4):761–763. [Online] Available from: <http://www.dx.doi.org/10.1016/j.burns.2014.10.004>.
11. Hardwicke J, Hunter T, Staruch R, Moiemen N. Chemical burns – an historical comparison and review of the literature. *Burns.* 2012;38:383–387. *This article offers a review of the history of chemical burn injury as well as a current review of the literature.*
12. Palao R, Monge I, Ruiz M, Barret JP. Chemical burns: pathophysiology and treatment. *Burns.* 2010;36:295–304.
13. Jelenko C. Chemicals that "burn". *J Trauma.* 1974;14(1):65–72.
14. Ng NYB, Abdullah A, Milner S. Cement burn. *Eplasty.* 2015;15:ic13. [Online] Available from: <http://www.ePlasty.com>.
15. Dinis-Oliveira RJ, Carvalho F, Moreira R, et al. Clinical and forensic signs related to chemical burns: a mechanistic approach. *Burns.* 2014;41(4):658–679. [Online] Available from: <http://dx.doi.org/10.1016/j.burns.2014.09.002>.
16. Stuke LE, Arnoldo BD, Hunt JL, Purdue GF. Hydrofluoric acid burns: a 15-year experience. *J Burn Care Res.* 2008;29(6):893–896.
17. Alper N, Desai K, Rabinowitz S. Management of hydrofluoric acid burns. *Eplasty.* 2014;14:ic42. [Online] Available from: <http://www.ePlasty.com>.
18. Ng NYB, Abdullah A, Milner S. A phosphorus burn. *Eplasty.* 2015;15:ic15. [Online] Available from: <http://www.ePlasty.com>.
19. Samim F, Zed C, Williams PM. Erythema multiforme: a review of epidemiology, pathogenesis, clinical features and treatment. *Dent Clin North Am.* 2013;57:583–596.
20. Ellender RP, Peters CW, Albritton HL, et al. Clinical considerations for epidermal necrolysis. *Ochsner J.* 2014;14(3):413–417.
21. Endorf FW, Cancio LC, Gribran NS. Toxic epidermal necrolysis clinical guidelines. *J Burn Care Res.* 2008;29(5):706–712.
22. Palmieri TL, Greenhalgh DG, Shaffle JR, et al. A multicenter review of toxic epidermal necrolysis treated in U.S. burn centers at the end of the twentieth century. *J Burn Care Rehabil.* 2002;23(2):87–96. *This article is a multi-center review of the current diagnosis and treatment of toxic epidermal necrolysis.*
23. Khalili B, Bahna S. Pathogenesis and recent therapeutic trends in Stevens–Johnson syndrome and toxic epidermal necrolysis. *Ann Allergy Asthma Immunol.* 2006;97:272–281.
24. Abe R, et al. Toxic epidermal necrolysis and Stevens–Johnson syndrome are induced by soluble Fas ligand. *Am J Pathol.* 2003;162(5):1515–1520.
25. Downey A, Jackson C, Harun N, Cooper A. Toxic epidermal necrolysis: review of pathogenesis and management. *J Am Acad Dermatol.* 2012;66:995–1003.
26. De Rojas MV, Dart JKG, Saw VPJ. The natural history of Stevens–Johnson syndrome: patterns of chronic ocular disease and the role of systemic immunosuppressive therapy. *Br J Ophthalmol.* 2007;91:1048–1053.
27. Wang J, McQuilten ZK, Wood EM, Aubron C. Intravenous immunoglobulin in critically ill adults: when and what is the evidence? *J Crit Care.* 2015;30(3):652.e9–652.e16. Available from: <http://dx.doi.org/10.1016/j.jcrc.2015.01.022>.
28. Law E, Leung M. Corticosteroids in Stevens–Johnson syndrome/toxic epidermal necrolysis: current evidence and implications for future research. *Ann Pharmacother.* 2015;49(3):335–342.
29. Su S, Chung W. Cytotoxic proteins and therapeutic targets in severe cutaneous adverse reactions. *Toxins (Basel).* 2014;6:194–210.
30. Vanden-Oever MJ, Tolar J. Advances in understanding and treating dystrophic epidermolysis bullosa. *F1000Prime Rep.* 2014;6:35.
31. Larocca CA, Cordova AC, Price LA, Milner SM. Squamous cell carcinoma as a complication of epidermolysis bullosa. *Am Surg.* 2012;78(9):E418–E419. Available from: <http://search.proquest.com/docview/1039696086?accountid=11752>.
32. Soro L, Bartus C, Purcell S. Recessive dystrophic epidermolysis bullosa: a review of disease pathogenesis and update on future

therapies. *J Clin Aesthet Dermatol.* 2015;8(5):41–46. *This article provides a comprehensive review regarding the disease process of epidermolysis bullosa and the rationale behind the therapeutic approaches to current management.*

33. Nevala-Plagemann C, Lee C, Tolar J. Placenta-based therapies for the treatment of epidermolysis bullosa. *Cytotherapy.* 2015;17: 786–795.

34. Webber BR, Tolar J. From marrow to matrix: novel gene and cell therapies for epidermolysis bullosa. *Mol Ther.* 2015;23(6):987–992.

35. Malaq AA, Denis B. A rapid response to matrix therapy with RGTA in severe epidermolysis bullosa. *Eplasty.* 2012;12:ic15. [Online] Available from: <http://www.ePlasty.com>.

36. Falabella AF, Valencia IC, Eaglstein WH, Schachner LA. Tissue-engineered skin (Apligraf) in the healing of patients with epidermolysis bullosa wounds. *Arch Dermatol.* 2000;136(10): 1225–1230.